耳内镜外科学

原理、指征和技术

Endoscopic Ear Surgery

Principles, Indications, and Techniques

原　著［意］Livio Presutti
Daniele Marchioni
主　审　汪照炎　王武庆
主　译　赵　宇　陈　阳
副主译　虞幼军　侯昭晖　张　文　杨　琼

世界图书出版公司
西安　北京　上海　广州

图书在版编目（CIP）数据

耳内镜外科学：原理、指征和技术 /（意）利维奥·普雷苏蒂（Livio Presutti），（意）达尼埃莱·马尔奇奥尼（Daniele Marchioni）著；赵宇，陈阳主译 .—西安：世界图书出版西安有限公司，2018.1（2019.11 重印）

书名原文：Endoscopic Ear Surgery: Principles, Indications, and Techniques

ISBN 978-7-5192-3880-3

Ⅰ. ①耳… Ⅱ. ①利… ②达… ③赵… ④陈… Ⅲ. ①耳疾病—内窥镜检—耳鼻喉外科手术 Ⅳ. ① R764.9

中国版本图书馆 CIP 数据核字（2017）第 296103 号

Original title（原书名）：Endoscopic Ear Surgery: Principles, Indications, and Techniques

by（原著者）Livio Presutti/Daniele Marchioni

Illustrator（插图作者）: Daniele Marchioni

书　　名	**耳内镜外科学：原理、指征和技术** Erneijing Waikexue: Yuanli Zhizheng He Jishu
原　　著	［意］ Livio Presutti　Daniele Marchioni
主　　译	赵　宇　陈　阳
责任编辑	张　丹
装帧设计	新纪元文化传播
出版发行	**世界图书出版西安有限公司**
地　　址	西安市北大街 85 号
邮　　编	710003
电　　话	029-87214941（市场营销部） 029-87234767（总编室）
网　　址	http://www.wpcxa.com
邮　　箱	xast@wpcxa.com
经　　销	新华书店
印　　刷	陕西金和印务有限公司
开　　本	889mm × 1194mm　1/16
印　　张	28.25
字　　数	260 千字
版　　次	2018 年 1 月第 1 版　2019 年 11 月第 4 次印刷
版权登记	25-2017-0104
国际书号	ISBN 978-7-5192-3880-3
定　　价	318.00 元

耳内镜手术视频

	WINDOWS & MAC 系统	平板电脑
推荐浏览器	所有主流平台上的最新浏览器版本以及支持 HTML5 视频播放的任何移动操作系统。 所有浏览器都应启 JavaScript。	
Flash Player 插件	Flash Player 9 或更高版本。 对于 Mac 用户，ATI Rage 128 GPU 不支持硬件缩放的全屏模式。	采用 Android 操作系统的平板电脑支持 Flash 10.1。
建议最佳的使用体验	显示器分辨率： · 正常（4∶3）1024 × 768 或更高 · 宽屏（16∶9）1280 × 720 或更高 · 宽屏（16∶10）1440 × 900 或更高 建议使用高速互联网连接（至少 384Kps）。	必须连接 WiFi 或蜂窝数据。

视频 10.1

https://www.thieme.de/de/q.htm?p=opn/cs/19/6/9460021-616b0695

视频 10.2

https://www.thieme.de/de/q.htm?p=opn/cs/19/6/9460022-6875e735

视频 11.1

https://www.thieme.de/de/q.htm?p=opn/cs/19/6/9460023-65a67303

视频 12.1

https://www.thieme.de/de/q.htm?p=opn/cs/19/6/9460024-fe7e3fad

视频 12.2

https://www.thieme.de/de/q.htm?p=opn/cs/19/6/9460025-3e886546

视频 12.3

https://www.thieme.de/de/q.htm?p=opn/cs/19/6/9460026-406449a4

视频 12.4

https://www.thieme.de/de/q.htm?p=opn/cs/19/6/9460027-571b963f

视频 13.1

https://www.thieme.de/de/q.htm?p=opn/cs/19/6/9460028-88216db9

视频 13.2

https://www.thieme.de/de/q.htm?p=opn/cs/19/6/9460029-4662cddf

视频 14.1

https://www.thieme.de/de/q.htm?p=opn/cs/19/6/9460030-09da1899

视频 14.2

https://www.thieme.de/de/q.htm?p=opn/cs/19/6/9460031-104837be

视频 14.3

https://www.thieme.de/de/q.htm?p=opn/cs/19/6/9460032-22398d79

视频 15.1

https://www.thieme.de/de/q.htm?p=opn/cs/19/6/9460033-e8753769

视频 15.2

https://www.thieme.de/de/q.htm?p=opn/cs/19/6/9460034-0450cf1f

视频 16.1

https://www.thieme.de/de/q.htm?p=opn/cs/19/6/9460035-824a46d6

视频 18.1

https://www.thieme.de/de/q.htm?p=opn/cs/19/6/9460036-51f3d95a

视频 19.1

https://www.thieme.de/de/q.htm?p=opn/cs/19/6/9460037-7f3a5c27

视频 19.2

https://www.thieme.de/de/q.htm?p=opn/cs/19/6/9460038-f7516ba7

视频 19.3

https://www.thieme.de/de/q.htm?p=opn/cs/19/6/9460039-edd84049

译者名单

（按姓氏拼音排序）

柴永川（上海交通大学医学院附属第九人民医院）
陈钢钢（山西医科大学第一医院）
陈俊明（广东省佛山市第一人民医院）
陈抗松（广东省佛山市第一人民医院）
陈　阳（空军军医大学附属西京医院）
韩明昱（解放军总医院）
侯昭晖（解放军总医院）
赖彦冰（广东省佛山市第一人民医院）
廖　华（湖北省人民医院）
汤文龙（深圳市龙岗区耳鼻咽喉医院）
汪照炎（上海交通大学医学院附属第九人民医院）
王博琛（广东省佛山市第一人民医院）
王　晶（四川大学华西医院）
王武庆（复旦大学附属眼耳鼻喉医院）
乌维秋（深圳市南山区人民医院）
杨　琼（深圳市南山区人民医院）
虞幼军（广东省佛山市第一人民医院）
张　瑾（陕西省人民医院）
张　珂（北京大学第三医院）
张全明（深圳市南山区人民医院）
张　文（陕西省人民医院）
赵　宇（四川大学华西医院）
朱伟栋（上海交通大学医学院附属第九人民医院）

原著作者

João Paulo Saraiva Abreu, MD
ENT resident, General Hospital of Fortaleza
Ceara, Brasil

Matteo Alicandri-Ciufelli, MD
Department of Otorhinolaryngology
Polyclinic at the University Hospital of Modena
Modena, Italy

Franca Laura Artioli
Audiologist, ENT Department
Polyclinic at the University Hospital of Modena
Modena, Italy

Stephane Ayache, MD
ORPAC, Department of Head and Neck Surgery
Private Hospital Center Clinique du Palais
Grasse, France

Mohamed M.K. Badr-El-Dine, MD
Professor of Otolaryngology
Department of Otorhinolaryngology
Faculty of Medicine
University of Alexandria
Alexandria, Egypt

Elio Maria Cunsolo, MD
Department of Otorhinolaryngology
Polyclinic at the University Hospital of Modena
Modena, Italy

Moises Ximenes Feijão, MD
General Hospital of Fortaleza
Ceara, Brazil

Elisabetta Genovese, MD
Professor
Department of Otorhinolaryngology
Polyclinic at the University Hospital of Modena
Modena, Italy

Federico Maria Gioacchini, MD
Department of Otorhinolaryngology
Polyclinic at the University Hospital of Modena
Modena, Italy

Alberto Grammatica, MD
Department of Otorhinolaryngology
Brescia General Hospital
Brescia, Italy

Gahl Greenberg, MD
Department of Radiology
Sheba Medical Center
Tel Hashomer, Israel

Maria Consolazione Guarnaccia, MD
Department of Otorhinolaryngology
Polyclinic at the University Hospital of Modena
Modena, Italy

Seiji Kakehata, MD, PhD
Department of Otolaryngology
Hirosaki University
Hirosaki, Japan

Daniele Marchioni, MD
Professor
Department of Otorhinolaryngology
Polyclinic at the University Hospital of Modena
Modena, Italy

Francesco Mattioli, MD
Department of Otorhinolaryngology
Polyclinic at the University Hospital of Modena
Modena, Italy

Lela Migirov, MD
Professor
Department of Otolaryngology and HNS
Sheba Medical Center
Tel Hashomer, Israel

Gabriele Molteni, MD
Department of Otorhinoloaryngology
Polyclinic at the University Hospital of Modena
Modena, Italy

João Flávio Nogueira, MD
General Hospital of Fortaleza
Ceara, Brasil

Alessia Piccinini, MD
Department of Otorhinolaryngology
Polyclinic at the University Hospital of Modena
Modena, Italy

David Pothier, MSc MBChB FRCS (ORL-HNS)
Neurotology Affiliate
Department of Otolaryngology
Toronto General Hospital
Toronto, Canada

Livio Presutti, MD
Professor
Department of Otorhinolaryngology
Polyclinic at the University Hospital of Modena
Modena, Italy

Davide Soloperto, MD
Department of Otorhinolaryngology
Polyclinic at the University Hospital of Modena
Modena, Italy

Muaaz Tarabichi, MD
American Hospital Dubai
Dubai, United Arab Emirates

Domenico Villari, MD
Department of Otorhinolaryngology
Polyclinic at the University Hospital of Modena
Modena, Italy

序　一

Preface

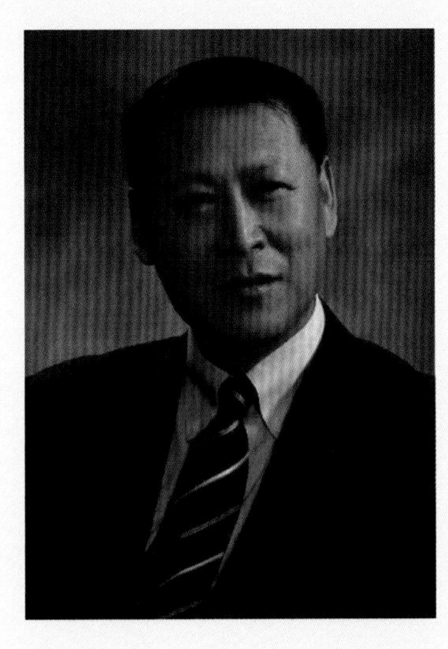

内镜的出现是外科领域的革命，许多部位的手术适应证、操作过程、外科效果都因此改变。近年来，随着耳内镜技术相关的操作空间、设备条件、外科技术基础等方面的限制条件逐渐被解决，耳内镜技术得到快速的发展。近期的耳内镜产品可以抵近观察、视野清晰，使内镜创伤小、恢复快、细节探查易、观察角度全等特点在耳部手术中得以实现。在满足安全和有效这两个外科手术基本要求的同时，耳科同道有能力为患者创造更加微创和舒适的手术治疗过程。

需要正确认识的是，尽管耳内镜技术是一种业内已证明的非常有益的治疗手段，耳内镜技术也必将在越来越多的领域发挥重要作用。随着耳内镜手术的成熟和普及，以及新的内镜系统和辅助设备的研发，最终会带来耳外科巨大的进展，使耳科手术更加微创、简便、有效、安全。但相对于腹腔镜、鼻内镜等相对成熟的内镜技术，耳内镜技术有其自身的技术要求和特点，还有很长的路要走。采用耳内镜手术或显微镜手术，并不是一个“非好即坏”的选择，它依赖于病变范围、性质、术者经验和技巧、助手配合以及设备和器械等因素，不宜一概而论。熟练掌握颞骨外科技术和基本原理，扎实的解剖和生理基础，精良的设备和器械，以上均是进行耳内镜外科的前提条件。在任何时候，患者的安全和有效治疗都是外科医生选择手术方案时首先要考虑的问题。

Livio Presutti 教授和 Daniele Marchioni 教授是耳内镜外科的先驱，他们在该领域的积极、严谨的探索，形成了他们关于耳内镜独特的技术体系，得到世界范围耳科医生的认可，*Endoscopic Ear Surgery* 一书是系统论述他们学术思想和技术体系的代表作，是他们多年探索、实践与智慧的体现。认真研究本书，对于耳科医生全面、系统地了解和认识耳内镜技术，科学、合理地开展和探索耳内镜手术，具有重要的指导意义和参考价值。

经翻译团队卓有成效的辛勤努力，将本著作以中文版的形式呈现给国内的同道，必将有利于促进更多中国同道学习、探索和开展耳内镜外科技术。我国耳内镜外科必将在全体同道的努力下，取得快速而理性的发展，获得令人瞩目的成绩。我非常高兴为本书作序，并向年轻的翻译团队表示祝贺。

2017.11.7

序　二

Preface

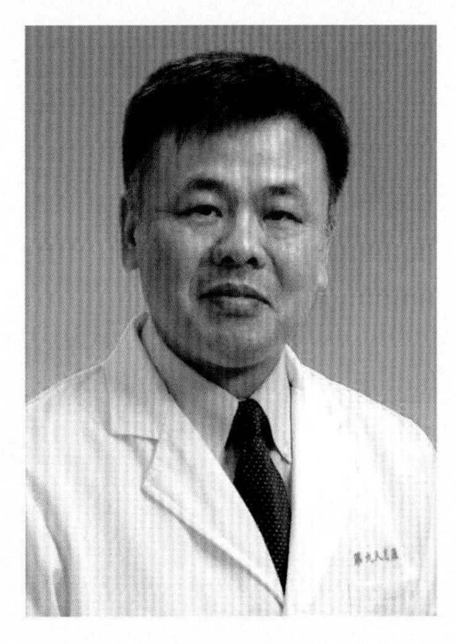

内镜很早就被应用在耳科和侧颅底外科中，当时所起的作用往往是检查与观察。现代耳内镜外科是从20世纪90年代开展起来的，其重要原因在于设备技术的发展，超细内镜与高清影像使经外耳道中耳精细结构处理成为可能。在此过程中，在耳内镜下中耳手术基础上，逐渐进步到耳内镜下内耳手术及侧颅底手术，同时伴随着耳内镜下中耳解剖通气生理功能的研究，逐步形成了一套耳内镜外科学技术体系。耳内镜的最大优势在于利用外耳道等自然孔道抵近观察，术野清晰，减少了耳科手术的骨质切除，能够安全有效地达到微创手术的目的。

国内耳内镜外科起步较晚，但发展迅速，近两年成为耳科发展的新热点。但需要指出的是，一项新技术的发展需要较长时间的验证，我们既不能排斥耳内镜手术，也不能拔高耳内镜，更不能认为其可以替代显微镜。就目前现状来说，与鼻内镜技术相比，耳内镜不能称为技术革命，只是一个技术革新。原因在于鼻内镜技术建立了解剖功能、发病机制、治疗理念和手术技术的全方位新体系，而耳内镜的基本理念和基本技术仍是耳显微外科技术理念，不过是改变了视角和进路。更为重要的是，耳内镜是单手操作，需要更加扎实的显微外科解剖基础和手术技巧。认为耳内镜手术不需要显微外科技术训练，可以走捷径的观念是错误的。耳内镜和显微镜都是手术工具，安全有效微创的治疗才是耳外科医生追求的目标。

现代医学的发展离不开医学科技的进步，在下一个阶段，内镜技术必将向超细化、任意角度弯曲、超高清、3D显像、内镜显微镜一体化的方向发展；对于耳外科医生来说，耳内镜手术器械的研发是应该重视的方向，可适应内镜狭窄空间的特殊显微器械能提高耳内镜手术的安全性和稳定性，而且国人外耳道较白人更为狭窄和弯曲，操作空间更小，符合国人特征的内镜显微器械研发更具临床意义。可以想象随着技术设备器械的飞速发展，耳内镜手术的成熟和普及，终将带来我国耳外科的进一步发展。

Livio Presutti 教授和 Daniele Marchioni 教授是耳内镜外科的先行者和推动者，他们在该领域认真严谨地探索，积极努力地推广，使耳内镜外科获得世界范围的认同。*Endoscopic Ear Surgery* 一书是耳内镜外科学的经典著作，全面系统地阐述了耳内镜外科的解剖、生理和手术技术。对于任何一个有志于耳内镜外科的医生来说，本书都具有重要的参考价值。

本书的翻译团队都是我国年轻有为的耳科医生，本身都具备扎实的显微外科功底，同时也积累了相当多的耳内镜手术经验，是耳内镜手术的践行者。他们在繁忙的日常工作之余，认真细致地将本书翻译成中文，忠于原著且译文流畅，是一本难得的高质量翻译著作，体现了译者们的严谨态度和专业水准。我非常高兴向广大耳科医生推荐本书，相信本书的出版会对我国耳外科事业起到推动作用。

吴皓

2017.11.19

原书前言

Forword

我从20年前开始用内镜做耳科手术，直到现在。我很清楚内镜技术可以显著地改变我们处理耳科疾病的方式，更好地帮助患者。我坚信，今后会有更多的耳科专家可以运用内镜拓展我们对中耳解剖、功能和疾病的理解。本书的问世就是这种信心的明证。

恭喜Daniele和Livio编写的内容丰富精彩的*Endoscopic Ear Surgery*出版！我相信本书必将成为耳科史上浓墨重彩的一笔，开内镜治疗耳病之先河。

Muaaz Tarabichi, MD
迪拜美国医院
阿联酋　迪拜

原书序
Preface

过去 30 年，外科手术特别是在微创技术上的发展突飞猛进，而耳科手术的变化不大。基于前辈大师的经验，例如 Jean Marc Thomassin 和 Muaaz Tarabichi，我们开始尝试系统地开展耳内镜手术。硬件的升级，尤其是高清摄像头和高质量光学器件的发展，也使得在狭窄的耳部空间里使用内镜手术操作较过去容易得多。

耳内镜的引入，使我们重新认识了原来在耳显微镜下隐蔽的韧带、皱襞以及骨性解剖结构。这些新的发现促使我们重新思考了一些耳的解剖和病理生理概念，重新研究了中耳的通气引流通道。新的内镜技术正好便于我们研究对比患者和正常人中耳通气径路。

耳内镜手术并不仅仅是通过外耳道来完成手术这么简单。我们认为，它代表的是功能性手术的新概念，不仅仅是切除病变，还要尽可能地保持和恢复原有的结构。这些新概念的关键原则是：尽可能保全中耳黏膜，尽可能避免开放乳突腔，尽可能恢复中鼓室和上鼓室、乳突的引流通道。

有些情况，例如累及岩尖和内耳道底的病变，或者在面神经内侧的病变，在耳显微手术中是非常大的挑战。这时使用内镜，可以增加保全耳蜗和面神经的机会，减少移位面神经的可能。这是因为内镜的广角视野，使我们可以处理面神经内侧的病变，而不需要移动它。因此，为了患者的最佳疗效，我们应该根据病变的解剖和生理特点来选择所使用的手术工具，显微镜或是内镜。而不是以前所认为的，手术工具不能改变手术策略。

本书是我们数年的艰苦解剖和临床实践的结晶，如果能够引起国际耳科界对耳内镜手术的认同，将使我们无比欣慰。当然，我们非常清楚，这只是一个开始，而不是一个终点。

Livio Presutti, MD

Daniele Marchioni, MD

郑重声明

由于医学是不断更新拓展的领域，因此相关实践操作、治疗方法及药物都有可能会改变，希望读者可审查书中提及的器械制造商所提供的信息资料及相关手术的适应证和禁忌证。作者、编辑、出版者或经销商不对书中的错误或疏漏以及应用其中信息产生的任何后果负责，关于出版物的内容不作任何明确或暗示的保证。作者、编辑、出版者和经销商不就由本出版物所造成的人身或财产损害承担任何责任。

视频目录
List of Videos

- **Endoscopic Treatment of Cholesteatoma with Antral Extension/ 胆脂瘤累及鼓窦的内镜手术**

Open Endoscopic Tympanoplasty with Obliteration/ 开放式内镜鼓室成形术（填塞缩腔）

Open Endoscopic Tympanoplasty/ 开放式内镜鼓室成形术

Open Endoscopic Tympanoplasty with Bony Wall Reconstruction/ 开放式内镜鼓室成形术（骨壁重建）

- **Endoscopic Myringoplasty/ 内镜鼓膜成形术**

Myringoplasty with Pars Tensa Retraction/ 紧张部内陷的鼓膜成形术

Endoscopic Myringo-ossiculoplasty/ 内镜鼓膜听骨链成形术

- **Endoscopic Transcanal Stapes Surgery （Stapedotomy）/ 经耳道内镜镫骨手术（镫骨开窗术）**

Endoscopic Stapes Surgery with CO_2 Flexible Laser/ 内镜二氧化碳激光镫骨手术

Exclusively Endoscopic Transcanal Approach to the Inner Ear and Petrous Apex/ 全内镜经耳道内耳和岩尖手术

Exclusive Endoscopic Approach to IAC/ 全内镜内耳道手术径路

- **Combined Approaches to Petrous Apex and Inner Ear Diseases/ 岩尖和内耳病变的内镜－显微镜联合径路**

Endoscopic-assisted Surgery for Inner Ear Cholesteatoma/ 内镜辅助的内耳胆脂瘤手术

Endoscopic-assisted Restrosigmoid Approach for CPA Meningioma Suprameatal Approach/ 内镜辅助的乙状窦后耳道上入路桥小脑角脑膜瘤手术

目　录

Contents

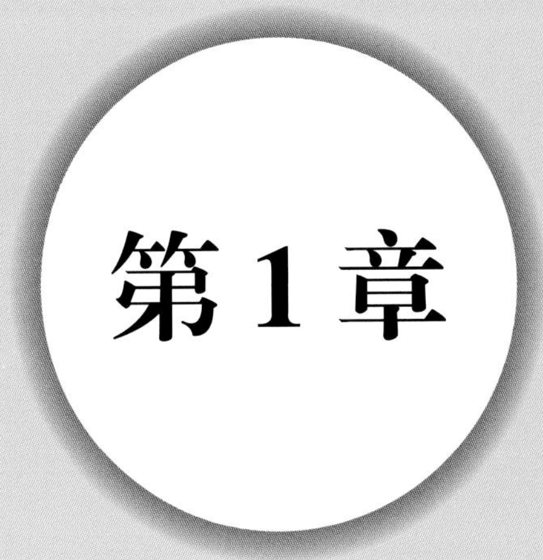

耳内镜外科学绪论

- 1.1 器械与设备
- 1.2 起　步
- 1.3 误　区

1 耳内镜外科学绪论

Dave Pothier

1.1 器械与设备

1.1.1 概 述

耳内镜手术技术和标准耳显微手术技术十分相似，只是二者处理中耳结构与病变的径路不同。因此，它们所需的器械也差不多，简单的胆脂瘤切除和鼓室成形术可以共用一套器械。由于耳内镜广角视野的特点，医生可能需要一些特殊角度的剥离子和显微钳，且随着使用耳内镜熟练程度的提高，对特殊器械的需求也会增加。另一方面，即使同一件器械在显微镜下和在内镜下的使用技巧仍有很大不同。由于耳道入口狭窄，一些中耳隐蔽区域，例如：后鼓室和下鼓室在显微镜下难以暴露，内镜下则能够直视处理。两者最大的技术区别，还是耳内镜下单手操作的事实：一手持镜，另一手完成绝大部分的手术操作。初看起来，单手操作既奇怪又困难，但仔细分析一下，其实在显微手术中，主要的精细操作还是靠单手完成的，另一只手只是用吸引器清除术野的出血和冲洗液。而事实上，耳内镜手术不做辅助切口，出血会比传统手术少，使用吸引器的频率也就少了许多。

1.1.2 内镜选择

内镜的型号多种多样，各有优缺点，基本上是直径越大，视野越宽，也更明亮。所以，原则上应该选择更长更粗的耳内镜。大多数耳内镜医生都选择和鼻内镜相同的型号，长 14~18cm，直径 3mm 的硬质 0° 镜。随着内镜质量的提升，3mm 内镜可以提供和 4mm 内镜相同大小的视野，又可以深入到中耳腔，因此被越来越多的医生接受。角度镜在中耳手术中使用不多，观察鼓室窦等区域时可能需要换成 30° 或 45° 镜。45° 镜对后鼓室的显露当然更好，但对操作技巧要求较高。内镜的长度也很重要，很多传统耳显微手术医生选择的辅助性耳内镜都很短。其实，更长的内镜可以让操作的手在前，持镜的手在后，二者在耳道中就不容易相互干扰。

内镜的质量是耳内镜手术设备的关键，高清的数字摄像头也同样重要，还需要一个高清的监视器，这三个硬件共同为术者提供一个清晰的术野。而模拟信号的摄像头在有血的狭窄视野中往往偏红，即使耳内镜手术的出血很少，也常常使模拟信号摄像头完全饱和失真，从而无法辨认解剖结构。

1.2 起 步

刚起步做耳内镜手术，最好从简单的、适合内镜的手术开始。随着技术的提高，才能更加从容地一步步挑战更高难度的手术。

1.2.1 病例选择

操作耳内镜，可以从最容易的鼓膜切开置管开始，之后是最简单的内植法鼓膜修补术。一开始就做巨大的胆脂瘤，或者鼓室充满肉芽的病例显然是不明智的。一个没有感染，干耳的中耳手术更适合医生积累最基本的内镜手术技巧。

1.2.2 病变因素

当你已经能够熟练地在内镜下掀起外耳道鼓膜瓣，就可以开始尝试内镜下的胆脂瘤手术。在选择病例的时候，术前的 CT 扫描可以帮助医生判断病变累及的范围。如果病变局限于中鼓室及上鼓室听骨链的外侧，是最适合新手的耳内镜胆脂瘤手术。假如病变已经累及乳突，则最好选择联合手术，内镜下处理中耳腔联合显微镜下完成乳突切开术。在扩展高级手术之前，这是明智的选择。

虽然内镜为识别中耳的重要结构提供了更好的视野，但是习惯了显微镜操作的人还是需要时间来适应。毕竟二者的径路非常不同。因此，初学者还是应该避免一些可能有明显解剖异常的病例，如外半规管瘘、面神经管裂等。

1.2.3　辅助检查

高分辨率的 CT 扫描是耳内镜术前必需的检查。标准的轴位、矢状位和冠状位扫描对耳内镜手术而言，都不及平行于外耳道的三维重建影像有价值，该视角可以让术者预览到内镜经耳道所呈现的术野。

1.2.4　术前谈话

虽然有经验的内镜手术医生很少会在术中改变术式而诉诸耳后切口的常规术式，术式因病变范围而改变的术前谈话还是必要的。患者们当然欢迎医生采用小切口的微创术式，即使常规取耳屏软骨的切口也比传统的耳内切口要小。

1.2.5　手术室布局

手术室的布置基本相同，只是将显微镜换成了内镜工作台，通常摆放在术者对面，监视器在平视的高度。

1.2.6　术前准备

患者常规消毒铺巾，同侧肩膀放低。于耳道缓慢注射加入血管收缩剂的局麻药，可以显著减少出血，利于手术进行。

1.3　误　区

1.3.1　困难的第一步

耳内镜手术的宗旨之一是减少手术径路上的软组织切口损伤。实际需要的软组织操作也很少，手术第一步是做耳道内的鼓膜耳道皮瓣。而耳内镜的优势要在皮瓣翻好，到达鼓室之后才会显现出来。传统显微镜手术有的做法是在耳道内切口之后接着做耳后的切口，而内镜手术没有耳后切口，直接翻起鼓膜耳道皮瓣。这时耳道可能会有出血，一些初学者会觉得在内镜下单手翻瓣很困难。只要克服了这个困难，进入到鼓室，耳内镜广阔而清晰的术野优势就显而易见了。因此，做好耳道鼓膜瓣是耳内镜手术的关键一步。

1.3.2　控制出血

翻鼓膜耳道瓣控制出血的技巧很多，首先是要一丝不苟地打好局麻（混合血管收缩剂），可以让术野保持清晰。使用浸泡肾上腺素的小棉球既可以止血，又可以吸血，还可以辅助掀起耳道皮瓣，非常适合在内镜下使用。

1. 小棉球

使用浸泡肾上腺素的小棉球既可止血，又可吸血，还可以辅助掀起耳道皮瓣，非常适合在内镜下使用。

2. 盐水灌洗

内镜视野中如果出血多很容易发红，所以术中常规使用盐水灌洗来保持术野的清晰，最简单的做法就是用 20mL 注射器连接一个软管用 37℃盐水冲洗。

3. 时间分配

当术者熟悉了耳内镜手术，因为不用切口和缝合，可以节省不少时间。不过，内镜手术下的少量出血都可能影响手术，出血对术野的影响明显比在显微镜下的要大。有时候只是少量出血，内镜放大后会觉得出血很多。难以控制的时候，其实不如暂时把耳道填塞起来止血，等待的过程可以取移植材料如耳屏软骨和软骨膜，5min 后再继续内镜下的操作，出血往往也停止了。为减少出血所付出的时间，在内镜手术都是值得的。

1.3.3　耳道狭窄

在外耳道狭窄的病例实施内镜手术是非常具有挑战性的。克服这个困难也有一些技巧。比如有一种错误观点，看到耳道窄就少注射一些含肾上腺素的局麻药，认为会让耳道更窄。其实，之后遇到的出血才是手术难以进行的原因。正确的做法是常规注射局麻药后用 Lempert 耳道镜扩展耳道宽度，同时也就把饱胀的耳道皮肤展平了。在翻起耳道鼓膜瓣后，可以用刮匙扩大骨性耳道。实际耳内镜手术中很少需要扩大骨性耳道。

1.3.4 镜头起雾

手术开始的时候由于镜头温度低，容易凝结起雾，温水加热或使用防雾剂可以解决该问题。

（陈　阳　译；赵　宇　审校）

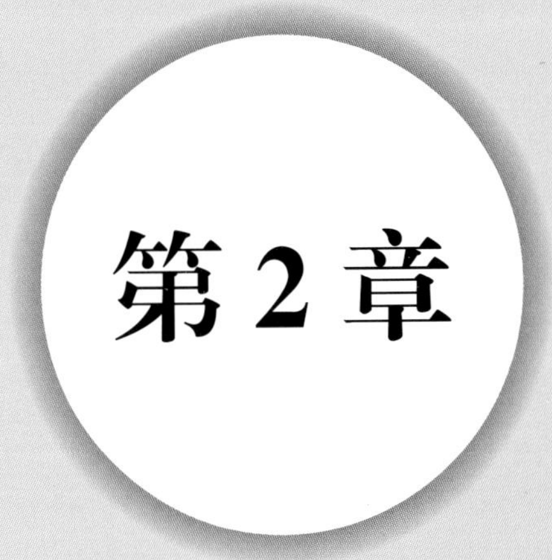

耳内镜手术原则

- 2.1 引　言
- 2.2 耳道入路的优势
- 2.3 内镜耳道入路对中耳解剖、功能和疾病的理解
- 2.4 内镜手术的缺点
- 2.5 安全问题
- 2.6 内镜胆脂瘤手术
- 2.7 治疗原则

2 耳内镜手术原则

Muaaz Tarabichi

2.1 引 言

虽然 30 年前就开始有人用内镜来探查术后的乳突腔，但还是有一些问题让这项技术没有在耳科手术中广泛地开展起来[1]。一个原因是世界上的许多耳科大师都认为耳内镜只是一个辅助性的工具，应用范围很局限，因而大多数耳科医生都觉得没有学习的必要[2–6]，也不认为使用耳内镜对患者和医生有多大好处。相反，笔者在美国数年的执业期间，从 1993 年开始用内镜完成中耳手术，现在已经取代了显微镜的地位[7–11]。在这个过程中，内镜让我重新认识了胆脂瘤在颞骨的病理过程及手术干预的机制。只有经历显微镜和耳内镜两种手术径路的磨砺之后，耳科医生才能发现由于显微镜的特点和局限性，对认识和处理胆脂瘤所带来的影响。

2.2 耳道入路的优势

胆脂瘤切除路径

后天性胆脂瘤多数都是鼓膜内陷发展形成的，首先在鼓室窦、面隐窝、下鼓室和上鼓室等区域形成囊袋[12]，一部分囊袋继续扩张进入乳突。然而大多数耳后径路的胆脂瘤手术复发在鼓室或鼓室周边暴露困难的腔隙里，而少有在乳突腔复发的[13–14]。因此，理论上讲，胆脂瘤的切除应该经耳道从鼓膜、鼓室开始，一步一步向后追踪到囊底。但是由于显微镜直视角的特点，目前主流的胆脂瘤切除都是经耳后包含乳突的切除，难以经耳道完成。显微镜下的视野受到耳道最窄处的限制（图 2.1）。这种限制使得耳科医生改从后面的平行于耳道的乳突腔获得通向上鼓室、面隐窝以及下鼓室的锁孔径路（图 2.2）。相反，耳内镜可以越过相对狭窄的耳道，让医生看到鼓室四周的各个角落，甚至 0° 耳内镜也可以提供广角的视野（图 2.1）。

内镜提供的术野是锥形的，锥顶在耳道，只要耳道能容许内镜和器械通过即可操作。而显微镜的术野是倒圆锥形，口大底小，因此需要磨除更多外侧的骨质来显露深部隐蔽的腔隙。所以，经耳道完成中耳胆脂瘤手术是耳内镜手术最大的优势和主要工作。内镜提供了一个更自然和直接的径路探寻分离中耳腔内的胆脂瘤。例如，内镜下只需 10min 完成耳道翻瓣便可在鼓室后壁观察面隐窝（图 2.3），而在显微镜下则要先做乳突切开，然后在面神经和鼓索神经之间才能磨出一个锁孔型的视野观察面隐

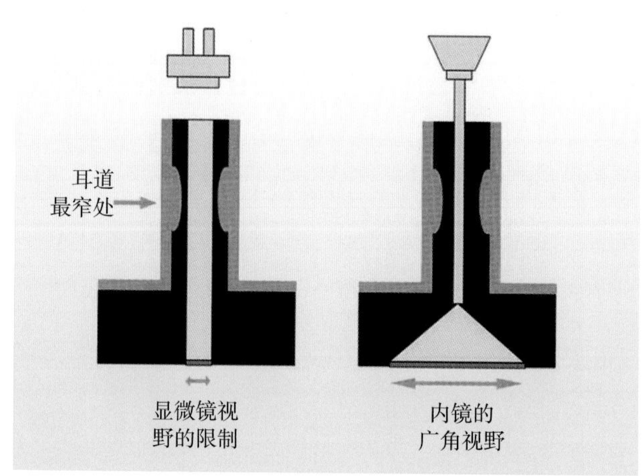

图 2.1 显微镜下的经耳道术野宽窄受到耳道最窄处的限制，而耳内镜可以越过相对狭窄的耳道，让医生看到鼓室四周的角落，甚至 0° 耳内镜也可以提供广角的视野

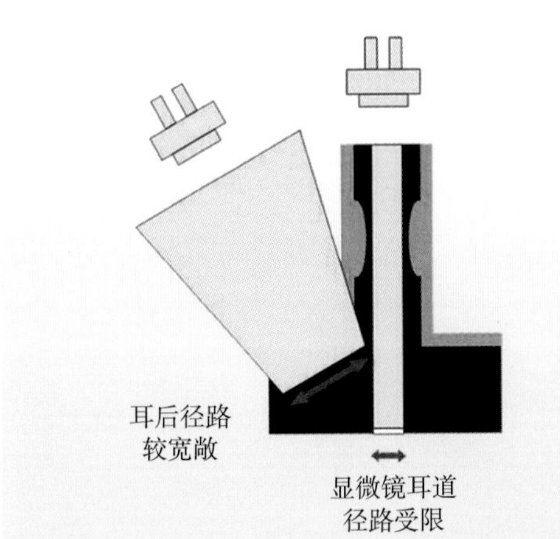

图 2.2　显微镜经耳道术野的这种限制使得耳科医生改从后面开放平行的乳突腔以获得通向上鼓室的锁孔径路，当然就要磨除大量正常健康的乳突气房

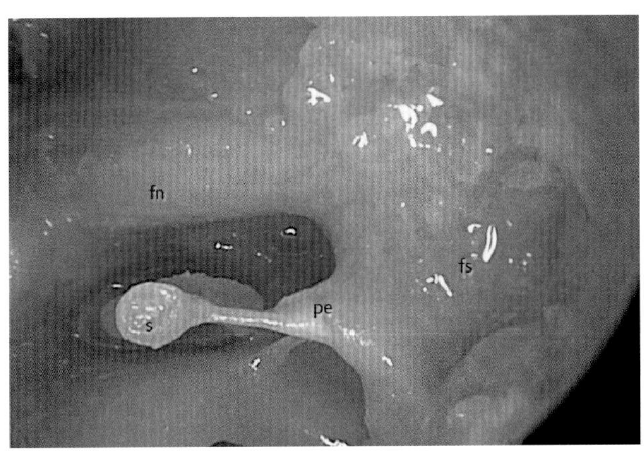

图 2.3　左侧耳内镜术野只需去除少量后壁骨质就可以清楚地看到一个浅凹状的面隐窝，锥隆起、镫骨和面神经水平段等结构都十分清楚。fn，面神经水平段；s，镫骨；pe，锥隆起；fs，面隐窝

窝。显微镜对下鼓室和鼓室窦的暴露就更为有限了，需要完成的乳突磨骨范围和难度却更加大。耳内镜则可以通过微创的耳道径路为医生提供鼓室各个角落的全景视野，完成病变的全切，无须耳后的切口和磨骨。

2.3 内镜耳道入路对中耳解剖、功能和疾病的理解

颞骨的中耳腔在功能、形态和解剖上由截然不同的两部分组成，如果采用乳突径路是不容易体会到的：一个是位于后上的乳突和上鼓室，另一个则是位于前下的鼓室腔（图 2.4）[15]。二者的解剖分隔是上鼓室隔。上鼓室隔有后上和前下两部分，后上部由锤骨外侧皱襞和锤砧外侧皱襞组成，将外侧上鼓室与中鼓室分隔开（图 2.5）；前下部是鼓膜张肌皱襞，将上鼓室与中鼓室和咽鼓管隔开（图 2.6）。

绝大多数人耳的中鼓室和上鼓室的通道只有两个，而且主要是前鼓峡（图 2.7），是砧镫关节和鼓膜张肌腱之间的空隙。另一个是后鼓峡，砧镫关节后方的空隙，这个通道有较大的个体差异。上述这些解剖结构，包括鼓膜张肌皱襞和上鼓室外侧皱襞，在显微镜下都难以观察清楚。在这么多年的耳显微手术历史中，也鲜有人提及。经乳突的耳显微手术是先开放后面的乳突腔，继而切除骨质连通鼓室腔，当到达鼓室腔时，鼓室腔和乳突腔已经连成一体，不会注意上述的解剖结构。然而经耳道径路

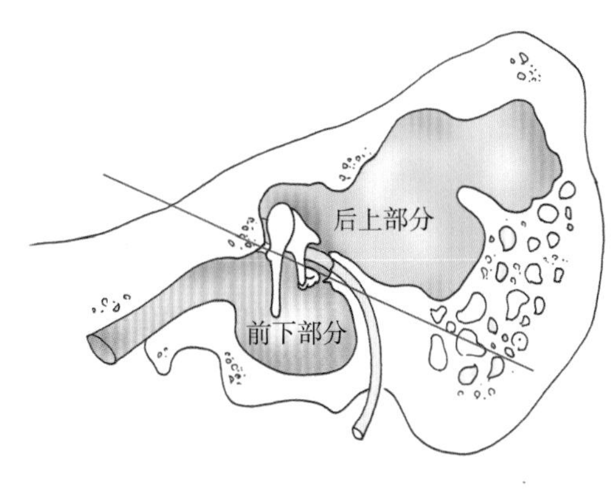

图 2.4　中耳通风系统分区示意图，由上鼓室隔分为前下和后上两个部分

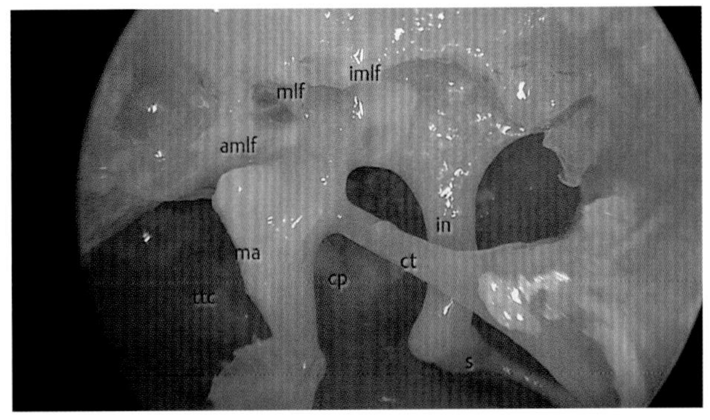

图 2.5　左耳。外侧上鼓室和中鼓室被锤砧外侧韧带和锤骨外侧韧带分隔。注意锤砧外侧韧带几乎位于垂直位置，锤骨外侧韧带则位于斜外方。ma，锤骨；cp，匙突；amlf，锤骨前韧带；mlf，锤骨外侧韧带；imlf，锤砧外侧韧带；ct，鼓索神经；ttc，鼓膜张肌管；s，镫骨；in，砧骨

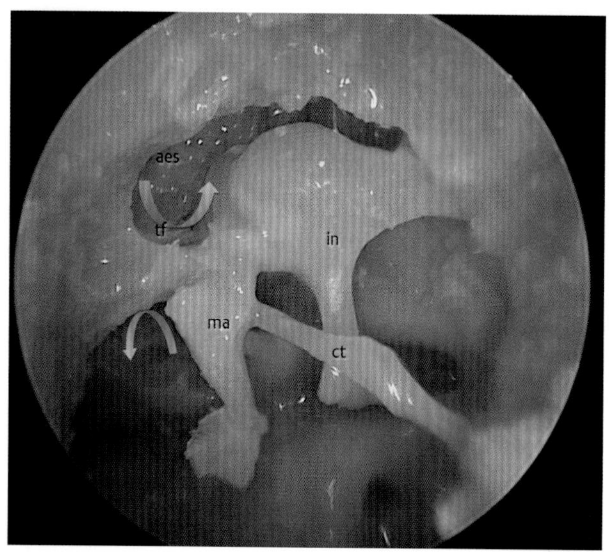

图 2.6　左耳。前上鼓室和咽鼓管上隐窝及咽鼓管被鼓膜张肌皱襞分隔开，二者之间并不能流通空气。ma，锤骨；in，砧骨；ct，鼓索神经；aes，上鼓室前间隙；tf，张肌皱襞

的内镜手术，可以常规检查上述解剖结构（图 2.7，图 2.8）。

如前所述，中耳腔被上鼓室隔所划分的两个解剖区域在功能和形态学上是截然不同的。位于前下方的中下鼓室被覆的主要是假复层纤毛上皮，富含黏液分泌细胞，主司黏液清除功能。而位于后上的上鼓室和乳突腔被覆的主要是单层立方上皮，其黏膜下基质少，利于黏膜下血管的气体交换，主司气体交换功能（图 2.9）[15]。形态和功能的差别还体现在两个部分的外表，前下的中鼓室表面光滑，而后上的乳突气房则呈多孔的蜂房状（图 2.10）。这种差别在胚胎发育过程中已有表现，详见第 3 章。中上鼓室的分隔和狭窄的鼓峡通道成为孤立性上鼓室

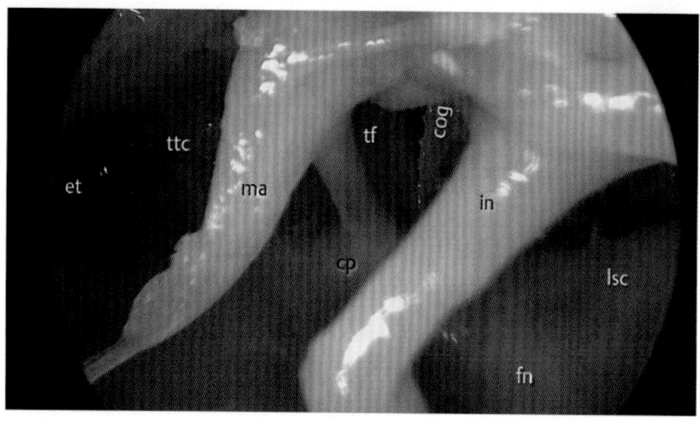

图 2.7　左耳。用 30° 内镜观察鼓峡。ma，锤骨柄；ttc，鼓膜张肌管；tf，张肌皱襞；cp，匙突；in，砧骨；fn，面神经；lsc，外半规管；et，咽鼓管；cog，Sheehy 齿突

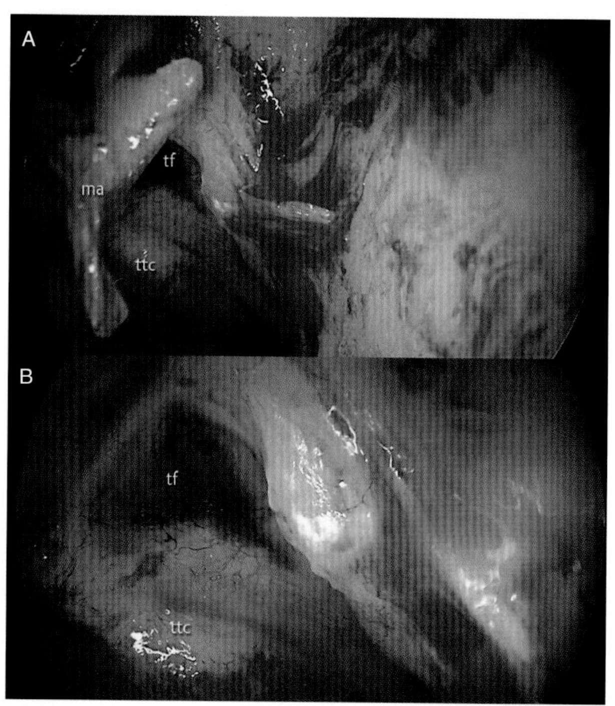

图 2.8　右耳。A. 45° 内镜观察张肌皱襞与锤骨的关系。B. 45° 内镜向上放大观察张肌皱襞。ma，锤骨柄；ttc，鼓膜张肌管；tf，张肌皱襞

胆脂瘤最可能的原因 [16]。另一个支持经耳道入路处理常见的上鼓室胆脂瘤的证据是外耳道与上鼓室的平面关系 [17]。图 2.11 反映了另一个说明上鼓室胆脂瘤适合内镜经耳道径路的证据。在颞骨冠状位 CT 上，经外耳道长轴向内所做的延长线，更多指向了上鼓室，而不是中鼓室。唯一挡在这条线上的结构只有

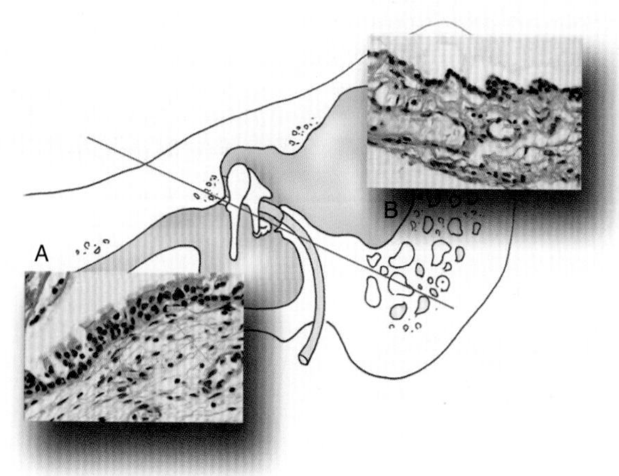

图 2.9　中耳两个分区的组织学对比。A. 前下区黏膜是假复层纤毛上皮，富有分泌细胞和纤毛。B. 后上区黏膜为单层立方上皮，基质薄，黏膜下血管靠近上皮，便于气体交换

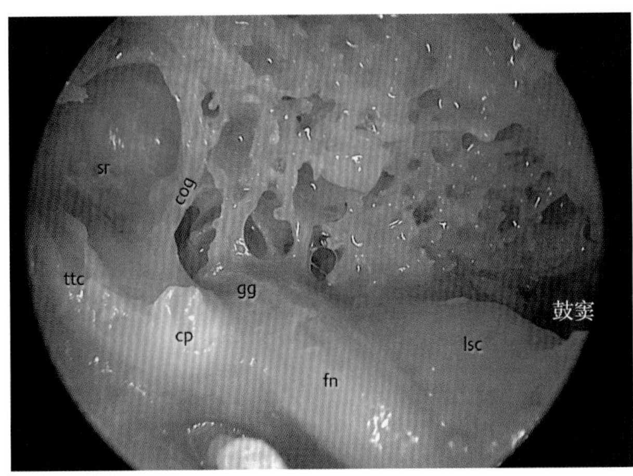

图 2.10　左耳。鼓膜张肌腱已切断，锤骨连同前棘、前韧带、鼓索神经已去除。注意看属于中耳前下区的咽鼓管上隐窝的光滑表面与上鼓室后上区多齿多房形态的差别。cog，Sheehy 齿突；sr，咽鼓管上隐窝；cp，匙突；gg，面神经第一膝及膝状神经节；lsc，外半规管；ttc，鼓膜张肌管；fn，面神经

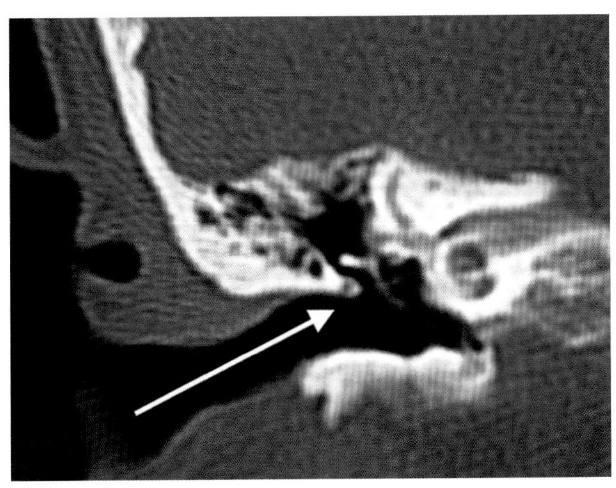

图 2.11　颞骨冠状位 CT 显示，经外耳道长轴向内所做的延长线，更多指向了上鼓室，而不是中鼓室，经耳道处理上鼓室病变自然合理

盾板，这是外耳道尽头的天然路障，切除盾板，则上鼓室结构尽收眼底。

如前所述，耳内镜手术最大的优势在于内镜的广角视野，其他优点包括：①视野可以越过手术器械，而在显微镜下，手术器械甚至术者的手均可能造成遮挡。②显微镜手术中为避免操作手的遮挡，而通常将靶目标放在视轴的右侧，而内镜下的视轴与内镜是平行的，因此更容易观察面隐窝和鼓室天盖等结构。③内镜下需要观察放大影像只需要向内靠近目标即可，无须重新对焦。

2.4 内镜手术的缺点

关于耳内镜手术争议最大的有两个问题，第一个观点认为，相对于人的耳道，直径 4mm 的内镜过于粗大。笔者做耳内镜手术已经 17 年了，经过头 3 年的实践，已经否定了这种观点。因为使用细镜子的结果是视野缩窄，操作困难，丢失了内镜手术最大的优势：广角。粗镜子的限制主要是不能将镜头深入到中耳，不容易看到鼓窦方向。带角度的粗镜子由于斜面长也受到了限制。近来已经有广角的 3mm 耳内镜出现，视野和 4mm 耳内镜相仿，当然可以更深入地观察中耳，所以被大多数耳内镜医生采用。4mm 耳内镜因为粗而不能深入，也避免了镜子误伤中耳结构的可能，所以还是推荐初学者使用。内镜手术的第二个问题是单手操作，无法同时进行吸引。其实，许多耳科医生都有显微镜下经耳道径路的手术经验，也是一手固定耳窥镜，另一手操作。大家不能把耳后切口乳突径路手术的情形搬到耳道径路的内镜手术来，前者的软组织和骨组织创伤明显大于后者，需要用到吸引器的地方当然更多。后者在耳道相对封闭的空间里更容易暂时性地压迫止血，而不用吸引器持续吸引。经耳道径路的削骨主要是切除盾板，因为盾板较薄，基本上可以用刮匙刮除，不用钻也就不需要冲水吸引。近几年，也有医生在显微镜下采用耳道径路做中耳胆脂瘤手术。但如前所述，显微镜视野因种种限制，这种术式并不常能完成病变切除。而笔者使用内镜完成中耳胆脂瘤手术是常规手术。

2.5 安全问题

耳内镜手术有两个需要关注的安全问题。

1. 镜头散热问题：氙灯的照明更亮，发热也更多。耳道腔并不大，低输出功率的常规灯源也能满足照明，氙灯不是必需的。经常用防雾剂擦洗镜头，也有助于降低温度。内镜发热快，降温也快。

2. 镜头的直接损伤：如果使用大口径内镜，如 4mm 内镜，本身就可以预防镜头超过鼓环而造成损伤。笔者推荐初学者采用 4mm 耳内镜，在技巧成熟之后再换成 3mm 内镜，就能更加从容地用内镜完成整个中耳手术。

2.6 内镜胆脂瘤手术

类似于传统显微镜下的胆脂瘤手术分型，内镜下的胆脂瘤手术也分三种径路：①经耳道完成的局限性胆脂瘤手术；②内镜开放式胆脂瘤手术；③扩大耳道径路手术。尽管术前的高分辨 CT 和耳内镜检查有助于选择术式，最终的手术选择还是根据术中的实际情况来确定的。因此，要跟患者讲清楚术前的手术计划有变化的可能。

2.6.1 内镜经耳道局限性胆脂瘤手术

显微镜下要暴露上鼓室，尤其是暴露前上鼓室是比较困难的。而在内镜下医生可以清楚地观察到内陷囊袋的发展，从中鼓室开始，内陷包绕听骨及其周围的韧带和皱襞。这样清晰的视野也有助于将囊壁完整切除并保留原有的听骨链，而不是分别从上鼓室、面隐窝等不同途径分块切除。

手术技巧：在后壁翻起一个宽的鼓耳道瓣（图 2.12），用刮匙或磨钻削除后上方的盾板以满足直视下操作，即可轻松地剥离切除内陷袋（图 2.13）。尽量保留原有听骨链，骨性缺损用耳屏软骨 - 软骨膜复合物修复即可（图 2.14）。

2.6.2 内镜开放式胆脂瘤手术

传统的开放式手术通过乳突轮廓化，让病变充分显露，被认为是中耳胆脂瘤最后的术式。但随之而来的是一个需要终身维护的大腔。有时候还会有术腔纤维化，耳道口狭窄等并发症，听骨链重建也未必能二期完成。耳内镜手术通过耳道完成胆脂瘤切除，不需要开放未受累的气房（图 2.15~2.18）。

耳内镜手术的径路和重建技术具有更高的可预见性，其术腔也更利于听骨和鼓膜重建，保留了健康的乳突气房和皮质。术后得到两个分隔的腔：一个是重建的缩小的鼓室腔，负责传导声波，因为胆脂瘤患者多数咽鼓管功能不良，正好匹配一个小的鼓室腔。另一个是扩大的上鼓室，以及鼓窦和乳突，一同与外耳道连通（图 2.19）。

这种术式曾经由丹麦的 Tos 教授在 1982 年介绍过[12]。然而许多医生都在想是不是应该封闭开放的上鼓室，因为传统的乳突开放手术时常由于软骨段的切口造成耳道狭窄。为了避免耳道的瘢痕狭窄，只能设计更宽大的耳道口成形术，切除更多的软组织和皮肤。如前所述的内镜开放术式，与传统开放手术不同，基本不会伤及软骨段外耳道，也很少发生耳道的瘢痕狭窄。上鼓室腔比较浅和小，更有机会得到一个清洁无病的耳道。

手术技巧（图 2.20）：翻起一个宽蒂的耳道后

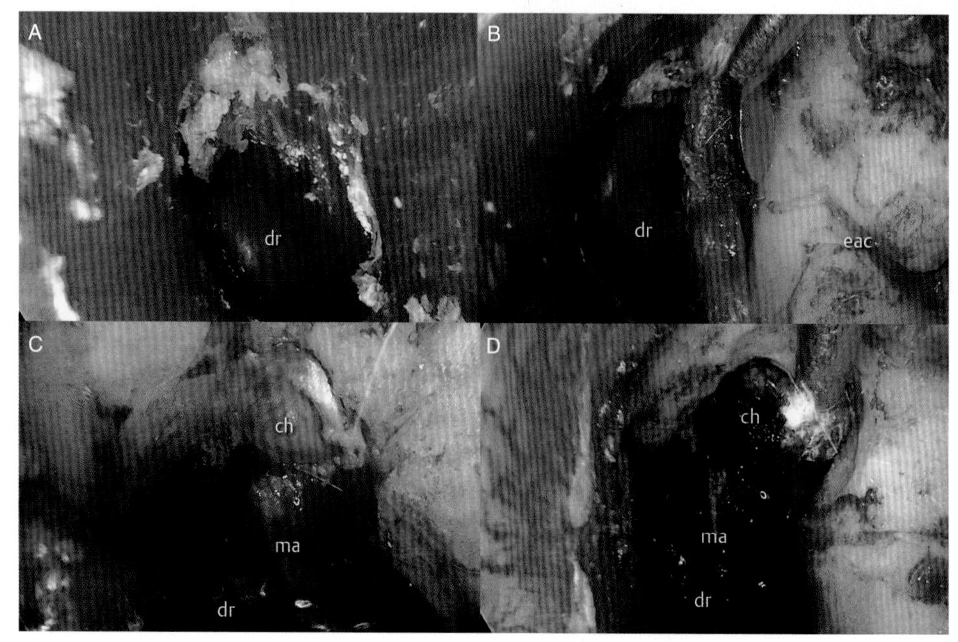

图2.12 左耳。内镜经耳道切除局限性上鼓室胆脂瘤。A. 术前鼓膜像。B. 翻起外耳道后壁皮瓣。C. 翻瓣后观察胆脂瘤囊袋。D. 内镜下的上鼓室切开。dr，鼓膜；ma，锤骨；ch，胆脂瘤；eac，外耳道

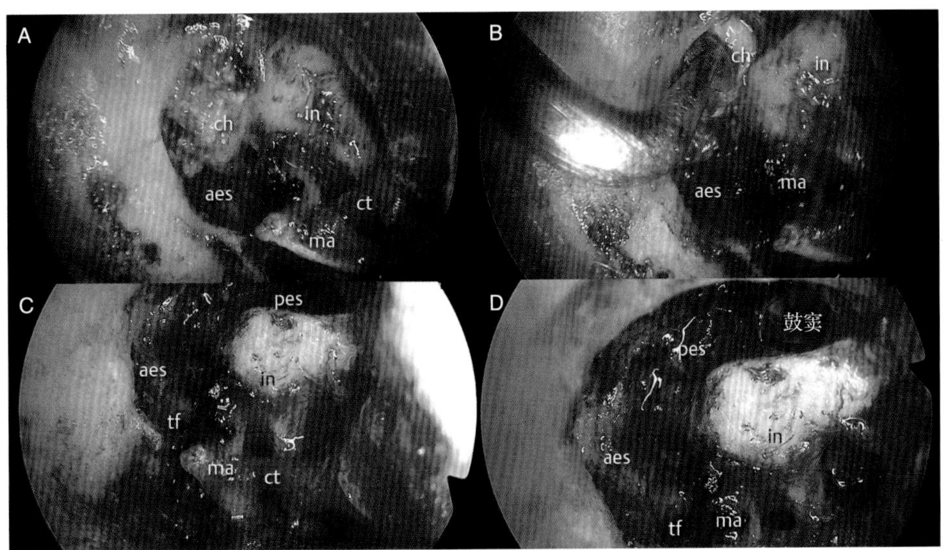

图 2.13　左耳。内镜经耳道切除局限性上鼓室胆脂瘤。A，B. 直视下剥离切除胆脂瘤，此例可保留听骨链。C，D. 切除胆脂瘤后，内镜下检查上鼓室。ma，锤骨；ch，胆脂瘤；aes，上鼓室前间隙；pes，上鼓室后间隙；ct，鼓索神经；tf，张肌皱襞；in，砧骨

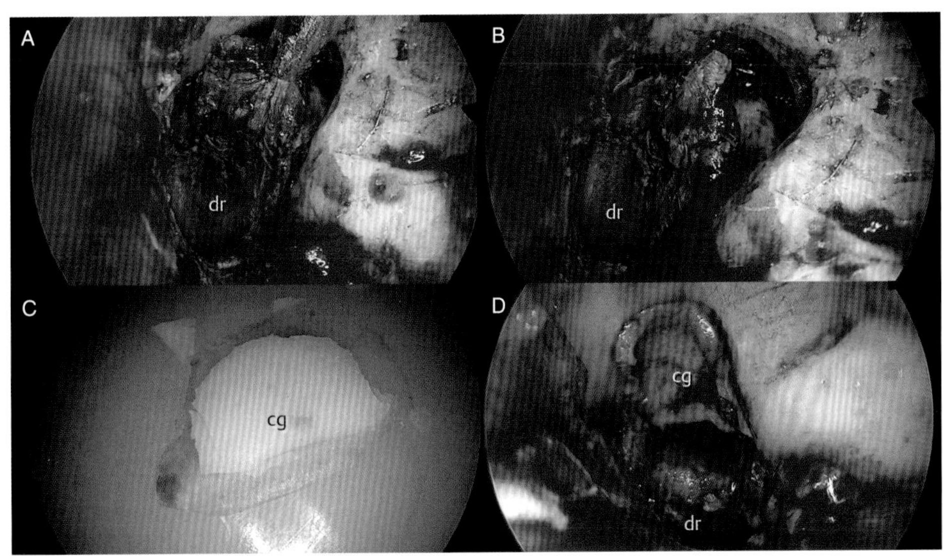

图 2.14　左耳。切除胆脂瘤后的上鼓室缺损用复合耳屏移植物修复。A，B. 切除胆脂瘤后的上鼓室盾板缺损。C. 耳屏软骨复合物。D. 用复合耳屏移植物修复缺损。dr，鼓膜；ma，锤骨；cg，软骨移植物

壁皮瓣；经耳道行上鼓室切开暴露砧骨和锤骨头，根据病变范围再进一步扩大至整个上鼓室并向后到鼓窦。缺损和内陷的鼓膜用软骨膜修复，鼓室填充吸收性明胶海绵后将软骨膜上缘直接搭在面神经水平段表面。耳道和上鼓室腔也用吸收性明胶海绵填塞。术后就形成前下的封闭的传声的小鼓室腔，以及后上的与耳道一体的开放的上鼓室和鼓窦（图 2.20，图 2.21）。

2.6.3　内镜扩大耳道径路至中耳和岩尖

虽然耳内镜可以提供比显微镜更宽阔的中耳视野，还是会遇到有些耳道限制了内镜的使用和视角。在处理病变之前最好先解决这些对耳内镜操作的限制，以求获得安全良好的术野，能够暴露好累及前鼓室，咽鼓管及岩尖的病变（图 2.22）。

手术技巧。在评估病变范围之后，就要考虑是否需要扩大耳道径路。而通常病变累及前鼓室或咽鼓管，或者明显向下鼓室延伸的都需要扩大耳道径路。扩大耳道就要熟悉相邻的重要结构，才能保证安全（图 2.23~2.25）。鼓环是外耳道和中耳的分界线，个体差异较多[18]。所以在扩大耳道的时候，

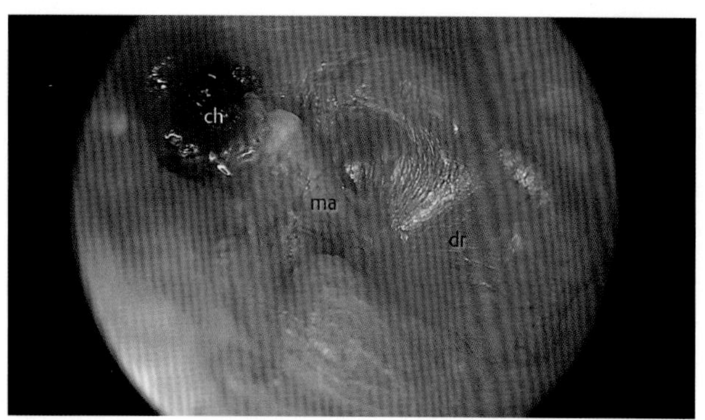

图 2.15 右耳。上鼓室胆脂瘤的鼓膜像。ch，胆脂瘤；ma，锤骨；dr，鼓膜

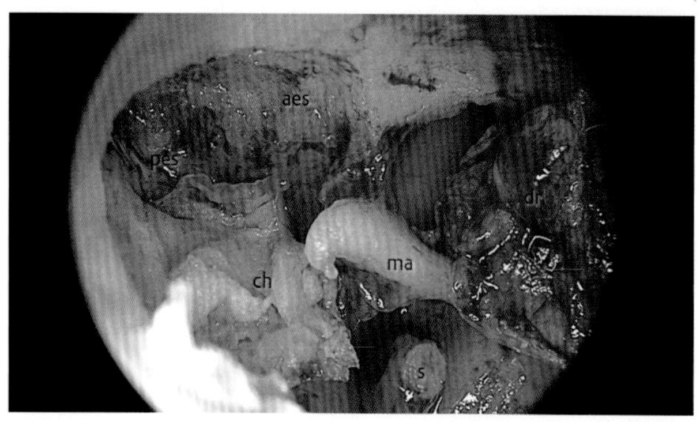

图2.16 右耳。翻起耳道鼓膜瓣后，经耳道完成上鼓室切开，切除砧骨和锤骨头，在内镜下暴露胆脂瘤的囊袋。ch，胆脂瘤；ma，锤骨；s，镫骨；aes，上鼓室前间隙；pes，上鼓室后间隙；dr，鼓膜

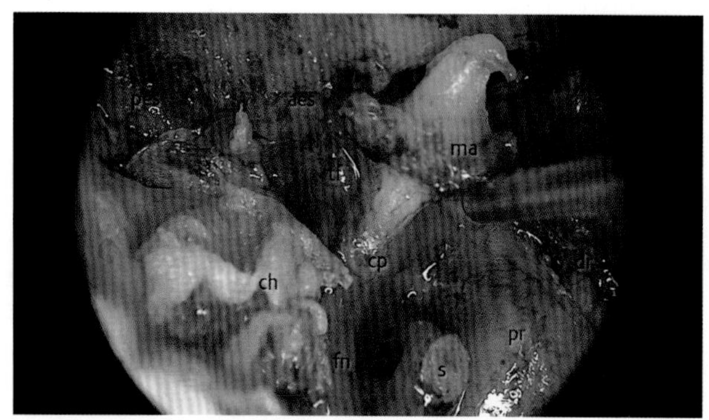

图 2.17 右耳。将锤骨柄向前翻，即可显露鼓膜张肌皱襞。ch，胆脂瘤；ma，锤骨；s，镫骨；aes，上鼓室前间隙；pes，上鼓室后间隙；dr，鼓膜；cp，匙突；pr，鼓岬；tf，张肌皱襞；fn，面神经

需要警惕鼓环四周的所有重要结构。向后要考虑到面神经和前置的乙状窦[19]，向下要注意高位的颈静脉球[20]，向前是颞颌关节窝，即使打开也影响不大，但会构成前方的视野限制。

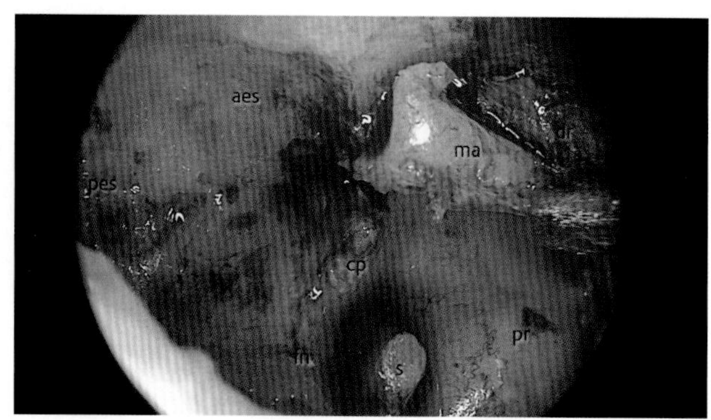

图 2.18 右耳。胆脂瘤切除后的中耳腔 . ch，胆脂瘤；ma，锤骨；s，镫骨；aes，上鼓室前间隙；pes，上鼓室后间隙；dr，鼓膜；cp，匙突；pr，鼓岬；fn，面神经

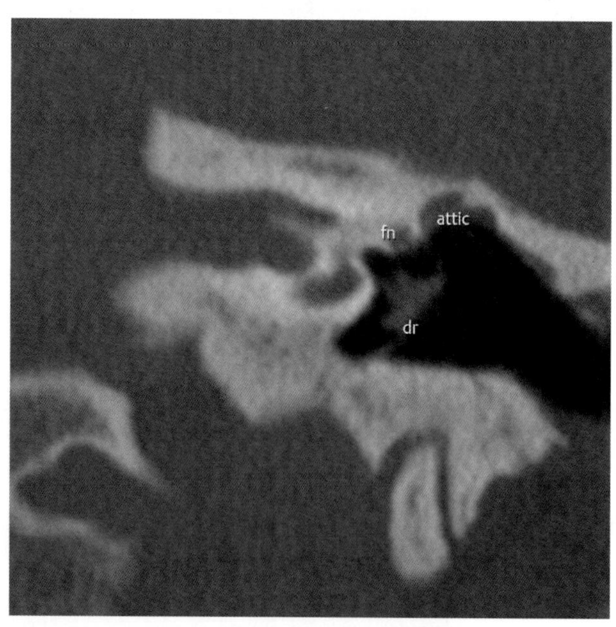

图 2.19 内镜开放式胆脂瘤手术后的冠状位 CT。与正常鼓膜相比不同，新的鼓膜（ dr ）上缘搭在面神经水平段（ fn ），上鼓室向外耳道开放。图 2.20 左耳。A. 一个上鼓室胆脂瘤病例。B. 翻起一个宽蒂的耳道后壁皮瓣。C. 上鼓室切开至胆脂瘤上缘和后缘暴露充分。D. 切除胆脂瘤。ch，胆脂瘤；ma，锤骨；s，镫骨；dr，鼓膜；eac，外耳道；rw，圆窗；ct，鼓索神经

内镜扩大耳道径路与 Sheehy 外植鼓室成形术相似，耳道的皮肤与鼓膜上皮层一并取出，保留血管蒂，然后掀起鼓环和鼓膜纤维层，刮除或磨除耳道的悬骨，扩大视野暴露病变。处理完病变和听骨链之后，外植法修补穿孔，复位剩余的鼓膜瓣和耳道皮肤瓣，再用吸收性明胶海绵填塞固定。

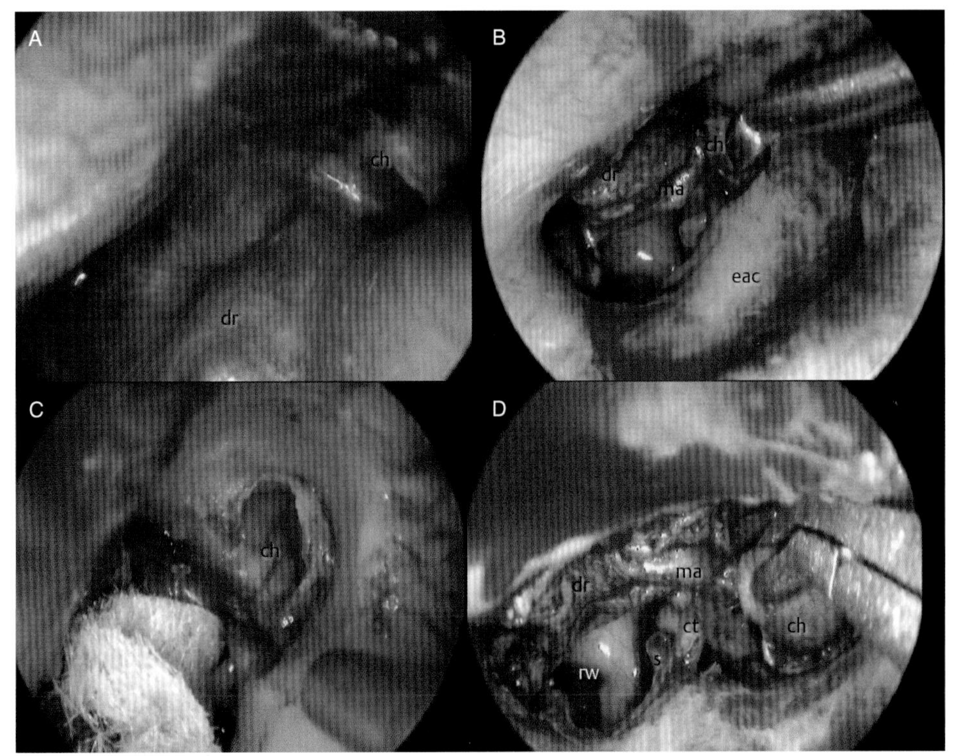

图 2.20　左耳。A. 一个上鼓室胆脂瘤病例。B. 翻起一个宽蒂的耳道后壁皮瓣。C. 上鼓室切开至胆脂瘤上缘和后缘暴露充分。D. 切除胆脂瘤。ch，胆脂瘤；ma，锤骨；s，镫骨；dr，鼓膜；eac，外耳道；rw，圆窗；ct，鼓索神经

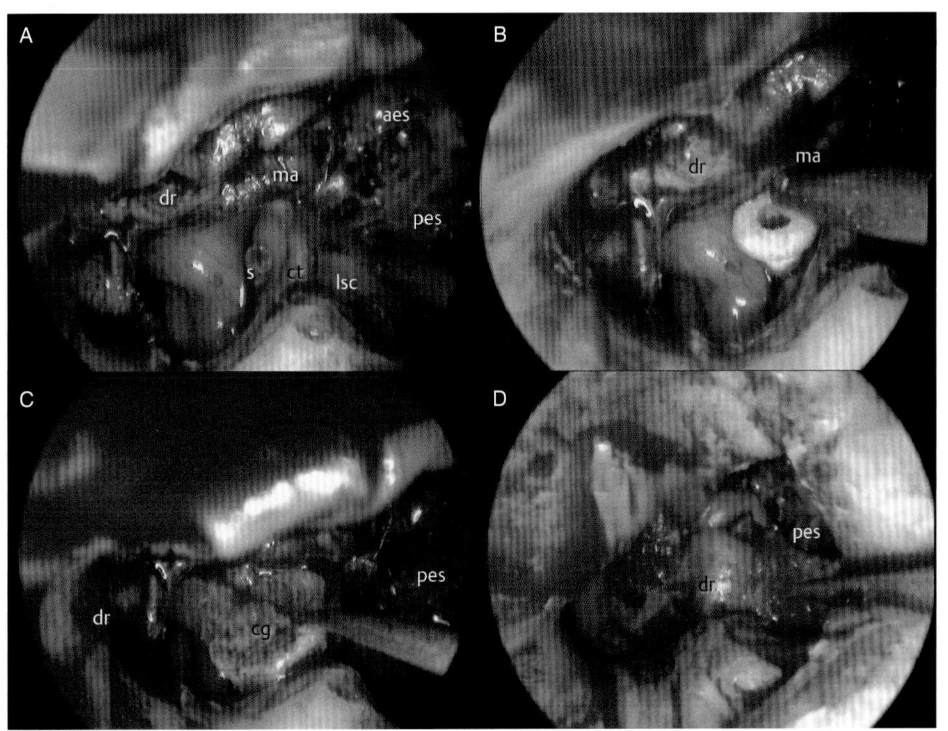

图 2.21　左耳。A. 已切除胆脂瘤的鼓室。B. 听骨链重建。C. 在人工听骨表面加盖软骨片，形成一个与上鼓室乳突分隔的小鼓室。D. 复位耳道鼓膜瓣，盖在听骨与面神经水平段表面。ma，锤骨；s，镫骨；dr，鼓膜；ct，鼓索神经；aes，上鼓室前间隙；pes，上鼓室后间隙；lsc，外半规管；cg，软骨片

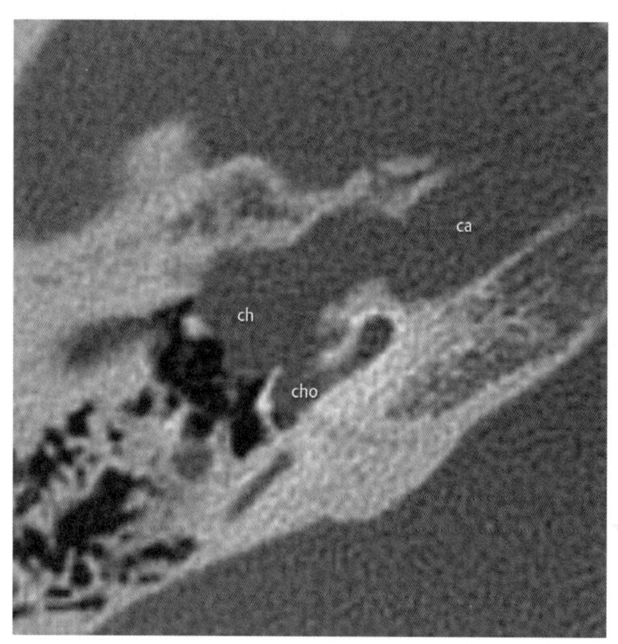

图 2.22　轴位颞骨 CT 示胆脂瘤累及岩尖、耳蜗和颈内动脉。ch，胆脂瘤；cho，耳蜗；ca，颈内动脉

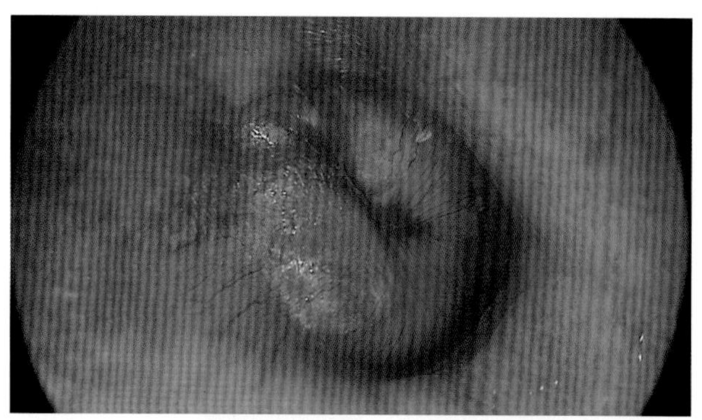

图 2.23　右耳。一例累及内耳的胆脂瘤鼓膜像

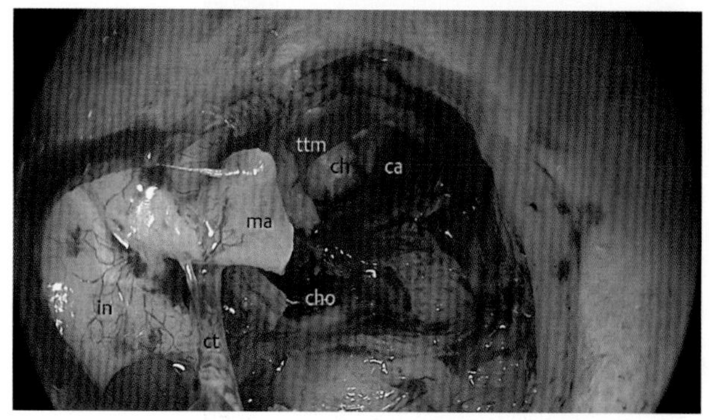

图 2.24　右耳。扩大耳道径路：大部分累及耳蜗的胆脂瘤已切除。ma，锤骨；cho，耳蜗；ca，颈内动脉；ct，鼓索神经；ttm，鼓膜张肌；ch，胆脂瘤；in，砧骨

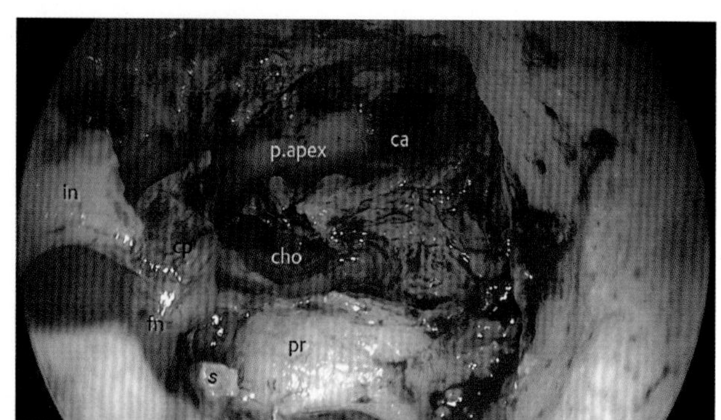

图 2.25　右耳。扩大耳道径路：胆脂瘤已全部切除。cho，耳蜗；ca，颈内动脉；p.apex，岩尖；pr，鼓岬；s，镫骨；in，砧骨；fn，面神经；cp，匙突

2.7 治疗原则

临床上胆脂瘤的情况是千变万化的，大小、位置及咽鼓管功能状态，中耳黏膜的状态，患者年龄，都是医生在制订手术方案时需要了解的。只有综合考虑才有可能获得良好的手术效果，还能预防术后内陷囊袋的复发（图 2.26）。

术前详细的耳内镜检查非常重要，比显微镜所能提供的信息要多很多。通过对咽鼓管和鼓峡的检查可以了解到疾病是直接由咽鼓管功能障碍导致的中耳广泛负压，还是张肌皱襞封堵鼓峡引起的局部问题，中鼓室和鼓室其余部分正常。该区别对术后预防内陷袋复发，以及决定是否要让上鼓室和乳突与耳道连通都是关键性的（图 2.27，图 2.28）。

CT 扫描也是术前必需的检查，可以明确病变范围和提示可能的并发症。最新的 CT 技术带来两大好处：一个是高分辨率呈现细微的解剖结构，如鼓膜张肌腱和镫骨；另一个是可以按医生要求任意方向重建剖面图。

决定手术方案的因素主要有三个。

1. 耳道的宽窄和走向。
2. 造成空间限制的部位。
3. 胆脂瘤累及乳突腔的范围。

一般人会认为耳道太窄难以操作，而实际上大多数病例都可以翻起鼓膜耳道瓣经耳道完成手术，不需要扩大耳道。如果耳道的大小、形状和走向限制了内镜对病变的暴露，则需要采用扩展耳道径路。

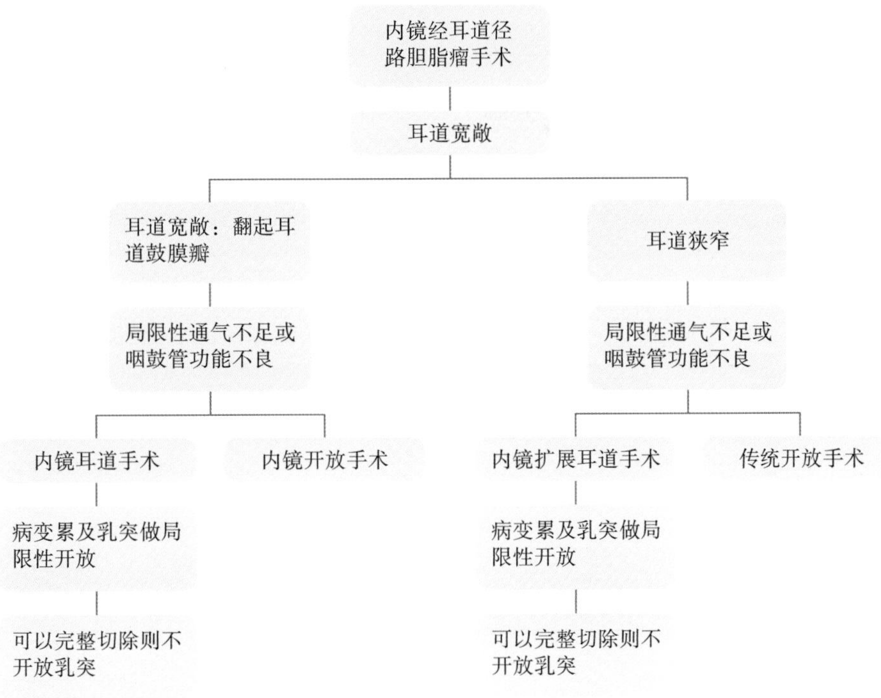

图 2.26　内镜经耳道径路胆脂瘤手术路径

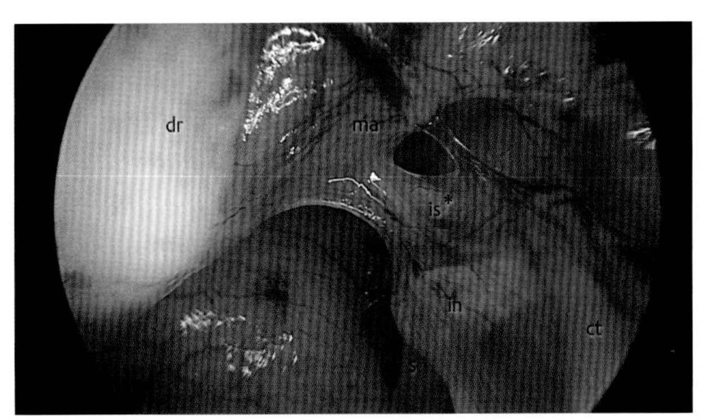

图 2.27　左耳。内镜检查可见鼓峡被封闭。ma，锤骨；ct，鼓索神经；dr，鼓膜；in，砧骨；is*，鼓峡；s，镫骨

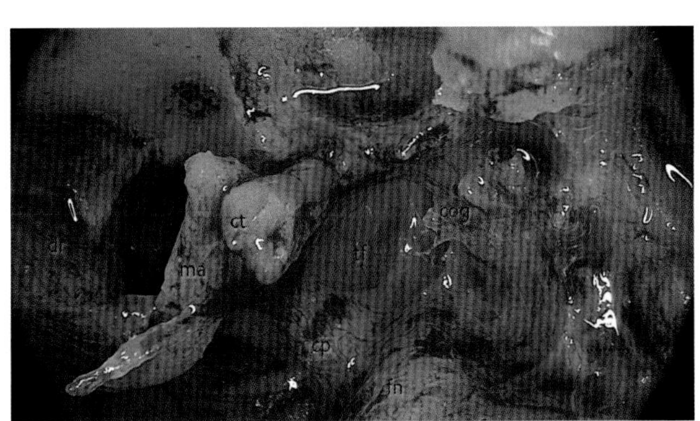

图 2.28　左耳。术中看鼓膜张肌上缘和前上鼓室。ma，锤骨；ct，鼓索神经；tf，张肌皱襞；cp，匙突；fn，面神经；dr，鼓膜；cog，齿突

上述的胆脂瘤患者在迪拜美国医院只占到 20%。是否要将上鼓室、乳突开放取决于通气障碍发生的层面。如果是鼓峡堵塞造成的上鼓室乳突部分通气障碍，可以通过手术重建；若是咽鼓管功能障碍导致的广泛负压和黏膜病变，则最佳选择是让上鼓室和乳突开放于耳道。这一点与传统显微镜手术中的乳突开放或填塞理论是完全不同的。

（陈　阳　译；王武庆　审校）

参考文献

[1] Thomassin JM, Korchia D, Doris JM. Endoscopic-guided otosurgery in the prevention of residual cholesteatomas. Laryngoscope, 1993, 103: 939–943

[2] Hawke M. Telescopic otoscopy and photography of the tympanic membrane. J Otolaryngol, 1982, 11: 35–39

[3] Nomura Y. Effective photography in otolaryngology-head and neck surgery: endoscopic photography of the middle ear. Otolaryngol Head Neck Surg, 1982, 90: 395–398

[4] Takahashi H, Honjo I, Fujita A, et al. Transtympanic endoscopic findings in patients with otitis media with effusion. Arch Otolaryngol Head Neck Surg, 1990, 116: 1186–1189

[5] Poe DS, Bottrill ID. Comparison of endoscopic and surgical explorations for perilymphatic fistulas. Am J Otol, 1994, 15: 735–738

[6] McKennan KX. Endoscopic 'second look' mastoidoscopy to rule out residual epitympanic/mastoid cholesteatoma. Laryngoscope, 1993, 103: 810–814
[7] Tarabichi M. Endoscopic management of acquired cholesteatoma. Am J Otol, 1997, 18: 544–549
[8] Tarabichi M. Endoscopic middle ear surgery. Ann Otol Rhinol Laryngol, 1999, 108: 39–46
[9] Tarabichi M. Endoscopic management of cholesteatoma: long-term results. Otolaryngol Head Neck Surg, 2000, 122: 874–881
[10] Tarabichi M. Endoscopic management of limited attic cholesteatoma. Laryngoscope, 2004, 114: 1157–1162
[11] Tarabichi M. Transcanal endoscopic management of cholesteatoma. Otol Neurotol, 2010, 31: 580–588
[12] Tos M. Modification of combined-approach tympanoplasty in attic cholestea-toma. Arch Otolaryngol, 1982, 108: 772–778
[13] Sheehy JL, Brackmann DE, Graham MD. Cholesteatoma surgery: residual and recurrent disease. A review of 1024 cases. Ann Otol Rhinol Laryngol, 1977, 86: 451–462
[14] Glasscock ME, Miller GW. Intact canal wall tympanoplasty in the management of cholesteatoma. Laryngoscope, 1976, 86: 1639–1657
[15] Arz B, ed. Chronic Otitis Media: Pathogenesis-Oriented Therapeutic Management. The Hague: Kugler Publications, 2008: 3–11
[16] Marchioni D, Alicandri-Ciufelli M, Molteni G, et al. Selective epitympanic dysventilation syndrome. Laryngoscope, 2010, 120: 1028–1033
[17] Kinney SE. Five years experience using the intact canal wall tympanoplasty with mastoidectomy for cholesteatoma: preliminary report. Laryngoscope, 1982, 92: 1395–1400
[18] Adad B, Rasgon BM, Ackerson L. Relationship of the facial nerve to the tympanic annulus: a direct anatomic examination. Laryngoscope, 1999, 109: 1189–1192
[19] Gangopadhyay KP, McArthur PD, Larsson SG. Unusual anterior course of the sigmoid sinus: report of a case and review of the literature. J Laryngol Otol, 1996, 110: 984–986
[20] Moore PJ. The high jugular bulb in ear surgery: three case reports and a review of the literature. J Laryngol Otol, 1994, 108: 772–775

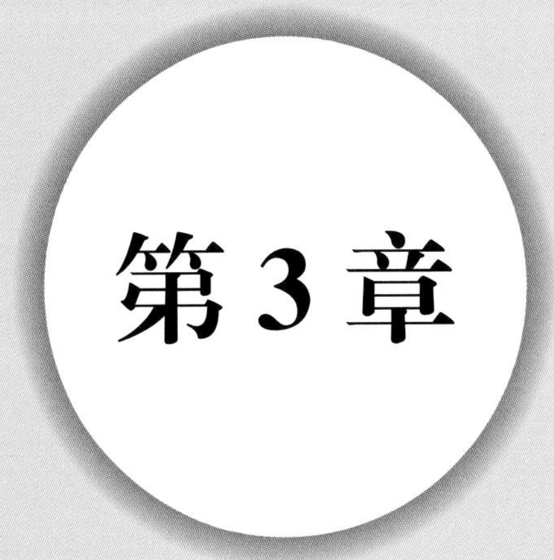

耳的胚胎学

- 3.1 引　言
- 3.2 外耳发育
- 3.3 中耳发育
- 3.4 内耳发育

3 耳的胚胎学

Eliomaria Cunsolo, Francesco Mattioli, Matteo Alicandri-Ciufelli, Daniele Marchioni

3.1 引 言

耳部胚胎发育的知识对认识耳部疾病和制订正确的康复、治疗和手术方案至关重要。在了解耳部胚胎发育之前，首先来复习一下人体胚胎发育的基本过程。

胚胎发育可以分为三个阶段：第一个阶段是胚胎前期，即受精后的第 1~2 周，受精卵分裂；第二个阶段胚胎期，是指第 3~8 周；第三个阶段是胎儿期，第 9~38 周（图 3.1~3.3；表 3.1）[1–3]。耳部发育是比较早的，在孕第 21~22 天，胚胎期的前半阶段开始，仅次于心血管系统和原始胎盘形成阶段。胚胎第 25~28 天，神经管头侧封闭，耳基板出现（图 3.4~3.7）。第 31~35 天，视泡和鼻基板出现；第 28~32 天，咽弓出现（图 3.8）[4–5]。

3.2 外耳发育

外耳的发育包括了耳廓和外耳道，实际上与鼓环和听骨链的发育也是整合在一起的[6–8]。耳廓的发育从胚胎第 4 周，胚胎期的后半段开始的。耳廓的雏形是相对于第一鳃沟的一条增厚组织，上行发育为颌弓，下行发育为舌弓，而后在两周内发育成 6 个小丘，被称为“伊思小丘”（colliculi of His；图 3.9，图 3.10）[6, 9–11]。这 6 个小丘各自发育成耳廓的哪个部位还存在争议，在医学遗传学也是个很有趣的话题。耳廓在怀孕第 5 个月就基本成形了，出生以后还要继续生长到 9 岁。

外耳道、鼓环、鼓膜

咽器发育出现在胚胎期的前半段，由多个重叠的环形结构组成，称为鳃弓。每个鳃弓都包含外、

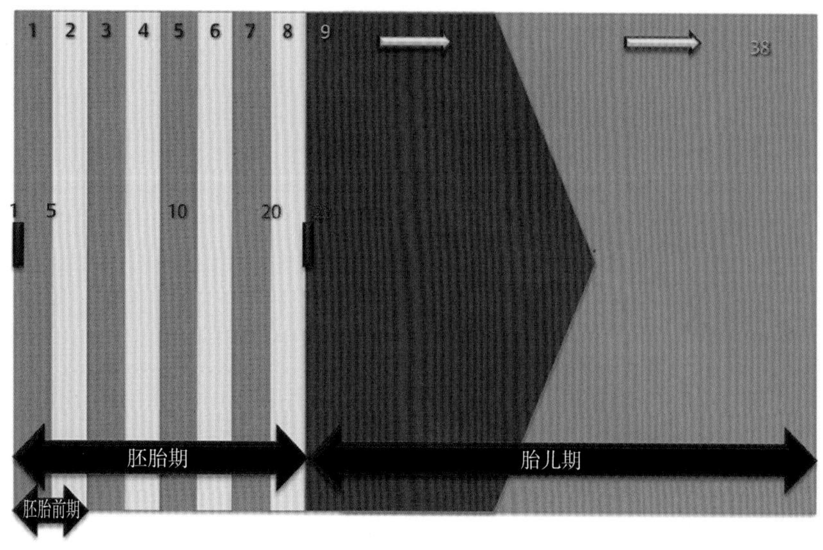

图 3.1 产前发育时间阶段图。第 1 阶段（胚胎前期）受精卵分裂（孕第 1~2 周），第 2 阶段胚胎期（孕第 3~8 周），第 3 阶段胎儿期（孕第 9~38 周）

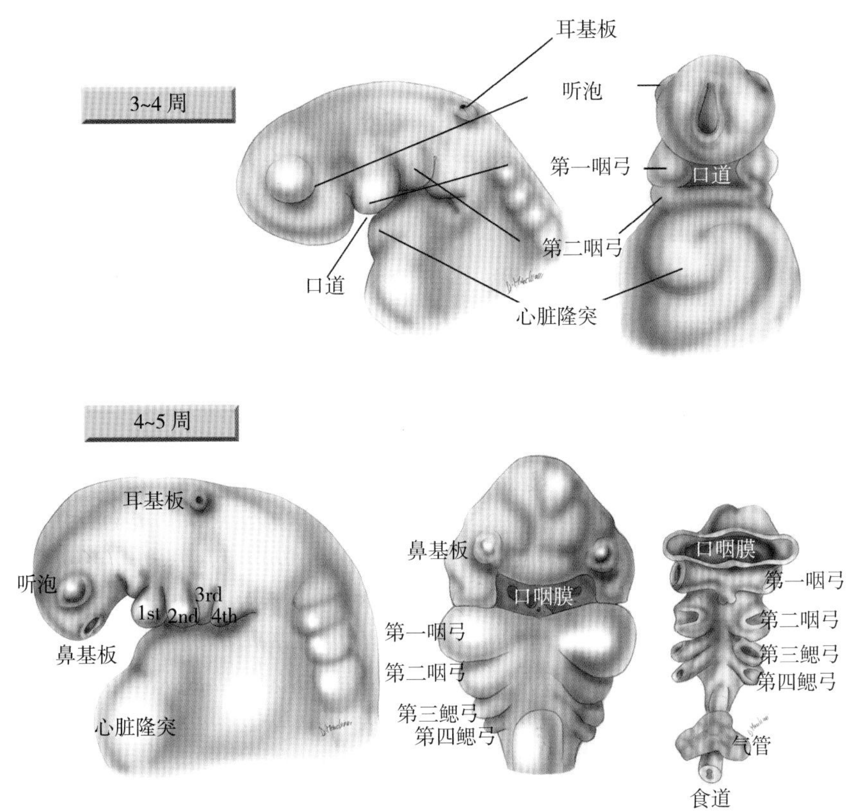

图 3.2 胚胎期。胚胎第 3 到第 5 周头的发育。口腔开始发育为极浅的凹陷，称为“口道”。这个凹陷的加深过程中，外胚层和内胚层组织是不直接接触的。这两层组织的连接形成了口咽膜。胚胎第 4 周，由胚胎两个外胚层区域增厚，在前方跨过头部形成鼻窝，发育为鼻基板

中、内三个胚层[4]。人类共有 6 个鳃弓，用罗马数字Ⅰ～Ⅵ标识，除此之外还有 5 个咽囊，4 条鳃沟。咽器是多个头颈部器官结构发育的来源（图 3.11，图 3.12）。耳的发育就来自咽器中的第 1 和第 2 鳃弓，以及 1、2 鳃弓间的内陷：第 1 鳃沟和第 1 咽囊。胚胎第 4 周，第一鳃沟背侧外胚层组织内陷，外耳道的雏形显现（图 3.13）[6-10]。同时，第 1 咽囊的内胚层组织内陷形成原始咽鼓管鼓室腔道。到第 8 周，耳廓的形态已经相当清楚，外胚层明显内陷形成了耳甲腔和外耳道（图 3.13）。

胚胎第 9 周，原始外耳道的底部上皮增生，被称为“耳道板”或“耳道帽”，它正对着第 1 咽囊内陷形成的咽鼓管鼓室腔。中胚层（外中胚层）夹在耳道板外胚层和第 1 咽囊内陷的内胚层之间，由其增生形成了鼓膜的纤维层（图 3.14）。耳道板的外侧部分则形成了鼓膜的上皮层。围绕耳道板的部分发育为骨性外耳道（图 3.15）。

大约胚胎第 9 周，“耳道板”形成的同时也产生了一个骨性组织（鼓环），为即将发育的鼓膜提供与周围组织的连接和支撑。从第 9 周开始，鼓环结构开始清晰，同时原始鼓膜四周形成 4 个骨化中心（图 3.16）。第 10 周，4 个骨化中心融合为一个环形结构，只在上面有一个缺口，形成 Rivinus 切迹，一直保持到出生时。直到青春期鼓环发育形成半环形结构，被称之为“Huschke 孔”，标志着整个发育过程结束。

3.3 中耳发育

3.3.1 听骨链

听骨链主要来源于第 1 和第 2 咽弓的间充质。第 1 咽弓（下颌弓）的间充质发育为 Meckel 软骨及其衍生物，第 2 咽弓（舌弓）间充质发育出 Reichert 软骨及其衍生物（图 3.17，图 3.18）[12-13]。

听骨链的胚胎发育分为两个阶段，首先是咽弓的鳃杆发育阶段，之后才是 3 个听小骨的发育。为

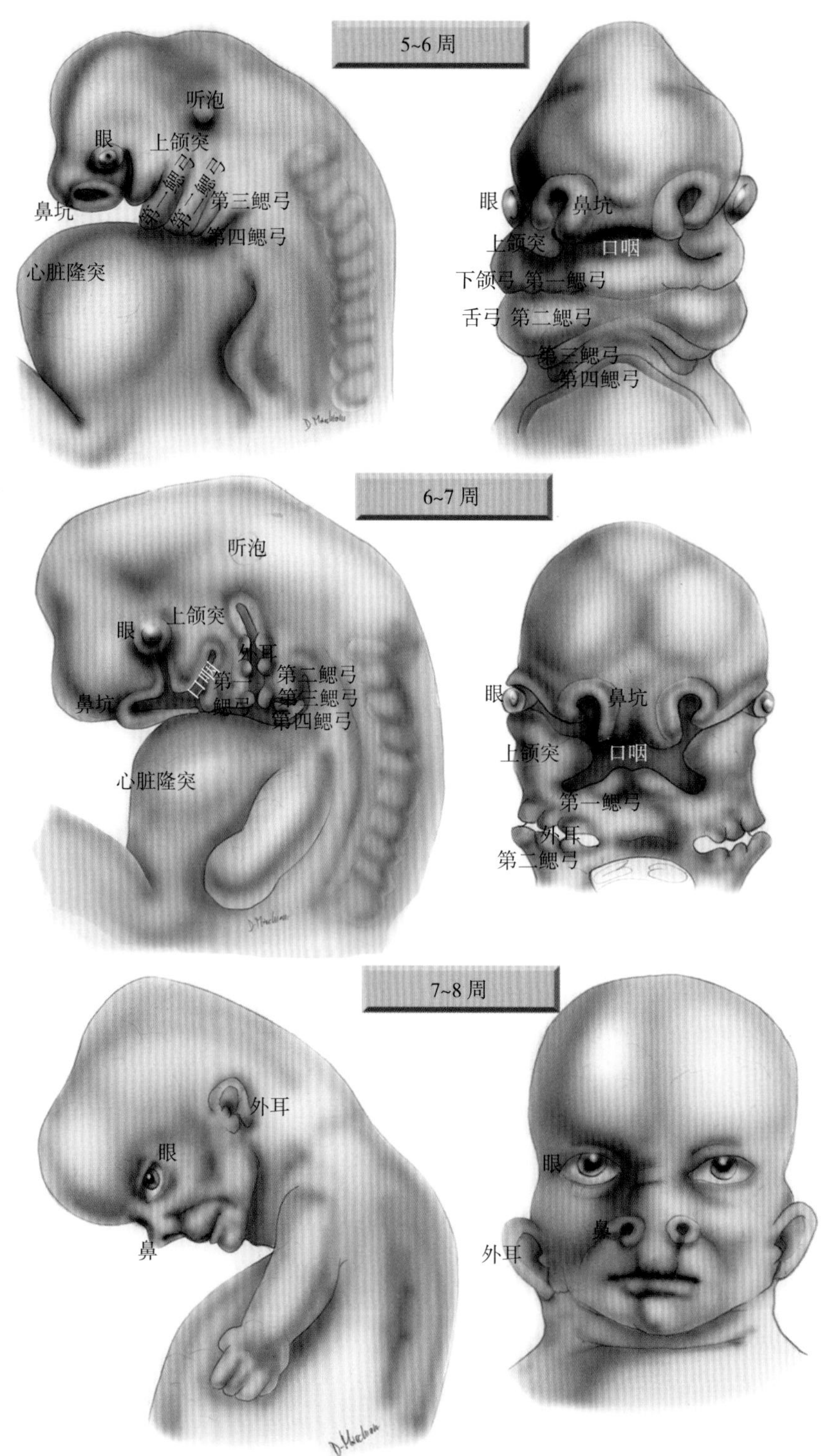

图 3.3 胚胎期第 5~8 周头的发育。第 5~7 周胚胎口腔的头端中央突起，形成鼻额突。鼻坑就位于鼻额突的两侧，周围有马蹄形的突起。突起的内侧部分叫内侧鼻突，外侧部分称为外侧鼻突。外侧鼻突和上颌突（第一鳃弓头侧）由位于眼球内侧的一条沟槽分开，此沟称为鼻泪沟。鼻基板于第五周开始内陷形成鼻坑。鼻坑向前发展形成内侧鼻突和外侧鼻突。左右鼻坑继续发育，顶壁融为一体，下壁接近原始口腔，一层薄薄的口鼻膜分隔开鼻坑和口腔。这个膜破裂形成原始后鼻孔。第 8 周时口腔和鼻腔相互独立，鼻泪沟吸收重塑，面部外形开始发育

表 3.1　外耳、中耳和内耳的发育时间表

时间（周）	内耳	中耳	外耳
3	耳基板	咽鼓管鼓室隐窝雏形	
4	耳囊；前庭耳蜗分化		外胚层增厚
5			外耳道雏形
6	椭圆囊球囊分化		
7	耳蜗第一圈发育		
8	三管互联	锤砧骨软骨雏形	外耳道软骨部
9		鼓膜	
11	耳蜗发育两圈半		
12	膜迷路和骨迷路发育		
15		镫骨软骨雏形	
16		锤砧骨骨化	
18		镫骨骨化	
20	内耳成熟		
21			
30		鼓室腔	
32		锤砧骨骨化完成	
34		乳突发育	
35		鼓窦发育	
37		上鼓室发育	

更好地理解听骨链的早期发育，必须强调第 1、2 咽弓的“鳃杆”（镫骨雏形）和“鳃弓间桥”（图 3.19）。这些结构将精确地按照时间先后顺序，依次出现 Meckel 软骨，Reichert 软骨和听小骨。

鳃杆指的是咽弓里的一组间充质细胞。镫骨的雏形就来源于舌弓鳃杆背外侧端的一段间充质细胞。鳃弓间桥连接的是第一鳃弓的鳃杆后端与下舌弓中段（图 3.19，图 3.20）。

人胚胎听骨链的发育最早是从孕第 4 周开始的。胚胎早期，原始镫骨开始从面神经和镫骨动脉的雏形中分离开来。随着镫骨雏形的发育，面神经像车辙一样在鳃弓后端压出一条沟，原始镫骨，透明间带（interhyale）和透明外带（laterohyale）三个部分组成“Y”形（图 3.20）[12–14]。胚胎第 5 周锤骨和砧骨的雏形也会出现，一开始是一组间充质细胞浓集增厚，被称为“鳃弓间桥”，再后来则发育为锤骨和砧骨的雏形。

鼓索神经从面神经发育而来，从鳃弓间桥腹侧绕行，呈袢状围绕着之后发育成形的听骨链。在锤砧骨加速发育的期间，鼓索神经停止生长。鼓索神经以神经袢的形式，使得锤骨和砧骨先后从舌弓鳃杆分离开来，最终在胚胎第 6 周末完全分离（图 3.21）[14]。

锤骨柄和砧骨长脚分别起源于鳃弓间桥的远端。听骨链发育的结果：锤骨和舌弓鳃杆完全分离，而砧骨还是与起源于鳃弓间桥的长脚，以及起源于舌弓鳃杆的镫骨头保持连续（图 3.22）。砧骨长脚间充质细胞的快速增殖，使砧骨长脚延伸到达镫骨，之后形成砧镫关节。在上述发育进程中，镫骨的雏形在胚胎第 5~6 周也开始发育。原始镫骨围绕着镫骨动脉发育，最终形成“闭孔”结构（图 3.23，图 3.24）[14]。

胚胎第 8~9 周，听骨链持续发育，并在第 9 周末听骨链的软骨模式基本成形。同时，透明间带和透明外带也发育成形，前者最终发育成镫骨肌，后者连接镫骨上部和原始镫骨肌并最终发育成镫骨肌腱（图 3.24）。胚胎第 7~9 周，镫骨舌外侧部与镫骨内侧或迷路部，发育形成镫骨卵圆窗结构。第 7 周，原始镫骨形成闭孔结构后内侧的底板开始发育，并且在未来卵圆窗的位置上插入到耳囊。因此在迷路囊上形成一个凹陷，凹陷区的骨化程度较周围均低，在骨迷路上形成了一个组织特点明显不同的区域，称为“镫骨板”。“镫骨板”位于闭孔结构中央，与底板环相互衔接。

胚胎第 7 周，砧骨短脚也抵达了迷路囊。透明外带也抵达迷路囊并形成锥隆起，并参与形成面神经管。锥隆起内含起源于上颌弓的镫骨肌，由面神经支配。

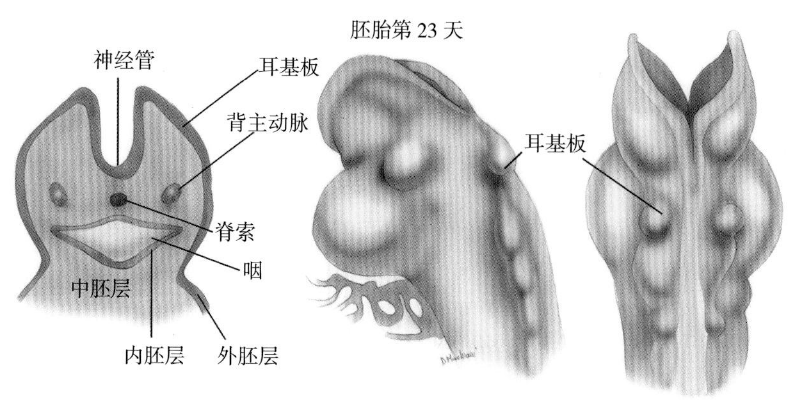

图 3.4 内耳的发育：胚胎第 23 天。在第 4 周早期，后脑（菱脑）表面两边的外胚层增厚形成耳基板。从这个增厚点开始向原始内耳发育

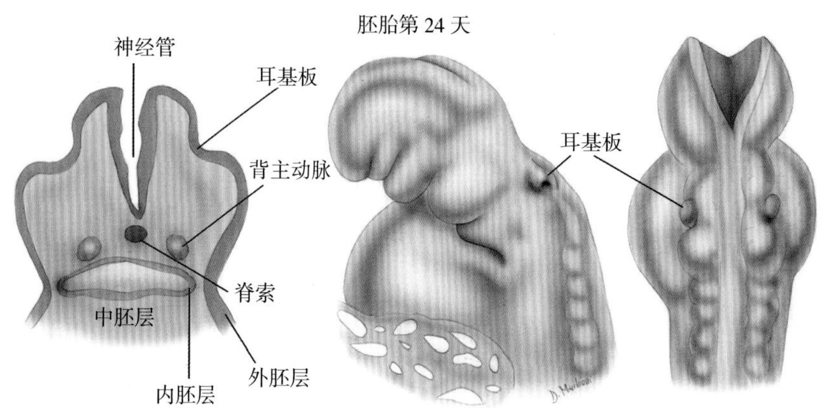

图 3.5 内耳的发育：胚胎第 24 天。轴旁中胚层和脊索的诱导信号刺激表面的外胚层形成耳基板。耳基板很快就开始内陷，外胚层组织就下沉深入中胚层

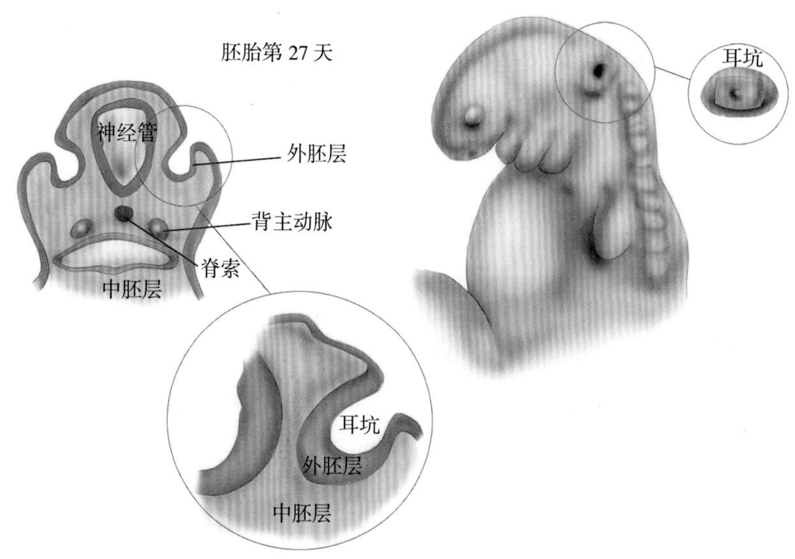

图 3.6 内耳发育的两个阶段：胚胎第 27 天，胚胎期的第 2 周。耳基板的外胚层凹陷进入中胚层，形成耳坑。同时，神经管头侧的神经孔封闭

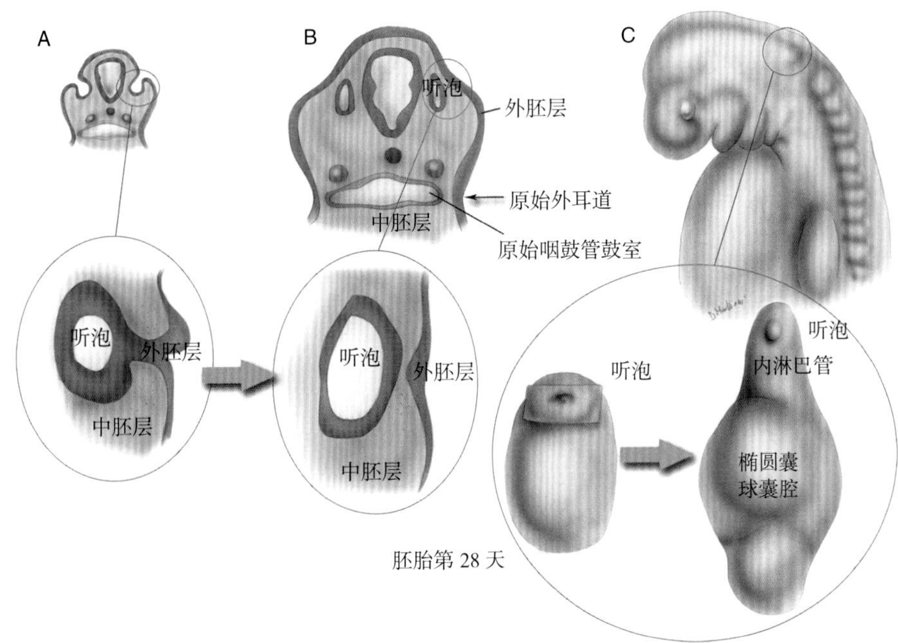

图 3.7　耳的发育：胚胎第 28 天。这一时期发生了内耳发育的一些重要现象。A. 耳坑持续内陷，直到与表层脱离，封闭成听泡。听泡一边增大，一边继续下沉。刚与表层脱离之初，听泡的胚胎的表层和原始内淋巴管连接部分还保持相对增厚形态（A，B），之后就独立发育（B）开始形成内耳。听泡向下发育出椭圆囊球囊腔，向上发育出内淋巴管（C）

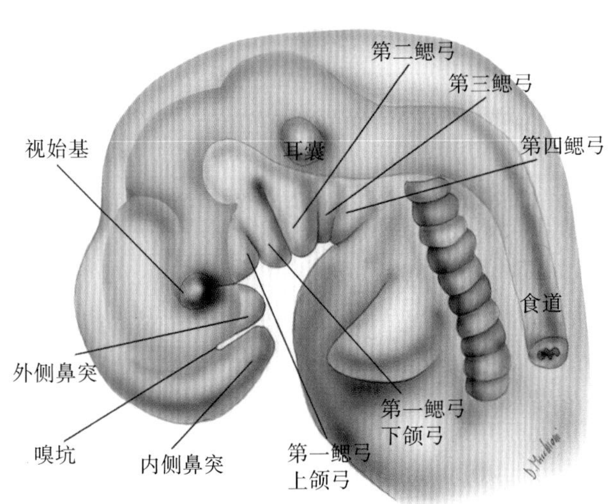

图 3.8　5mm 的人胚胎的鳃弓示意图

两个月内，鼓膜张肌分化出肌腹和肌腱，肌腱附着于锤骨柄。

3.3.2　咽鼓管、鼓窦、乳突的发育

中耳腔发源于咽囊内胚层的原始憩室，其内侧是耳囊，外侧是外耳道。这个憩室被称为 Köllicker 咽鼓管鼓室腔，早在胚胎第 3 周就已形成。中耳腔的发育并不是持续不断的，而是先后分为三个阶段 [13]。

1. 第一阶段：原始鼓室腔的发育。
2. 第二阶段：鼓室内腔的发育。
3. 第三阶段：上鼓室隐窝、鼓窦和乳突的发育。

3.3.3　原始鼓室腔的发育

在 5mm 的胚胎就可见第 1 咽囊内陷形成的咽鼓管鼓室腔雏形。到 25mm 胚胎，这个囊袋发展接触到来自外胚层的原始外耳道上皮。两个腔道接触形成的斜面，即是以后鼓膜形成的位置（图 3.13，图 3.15）。这时的咽鼓管鼓室腔顶部是中胚层增厚形成的听骨链，在锤骨柄的下面，所以只有正常鼓室的下半部分。这个状态一直持续到胚胎第 20 周，才会接着发育鼓室内腔。

3.3.4　鼓室内腔的发育

咽鼓管鼓室腔向上发展就遇到听骨链，此阶段，鼓室的迷路壁已经明确。鼓室腔发育形成憩室或“囊袋”过程中，其方向并非随机而是按照特定模式，最早在 1902 年由 Hammar 做出描述 [15]。

3.3.5　中耳腔和皱襞的形成

孕第 3~7 个月，中耳腔的胶状组织逐渐被吸收。与此同时，一些内覆上皮的液囊从咽鼓管口向中耳

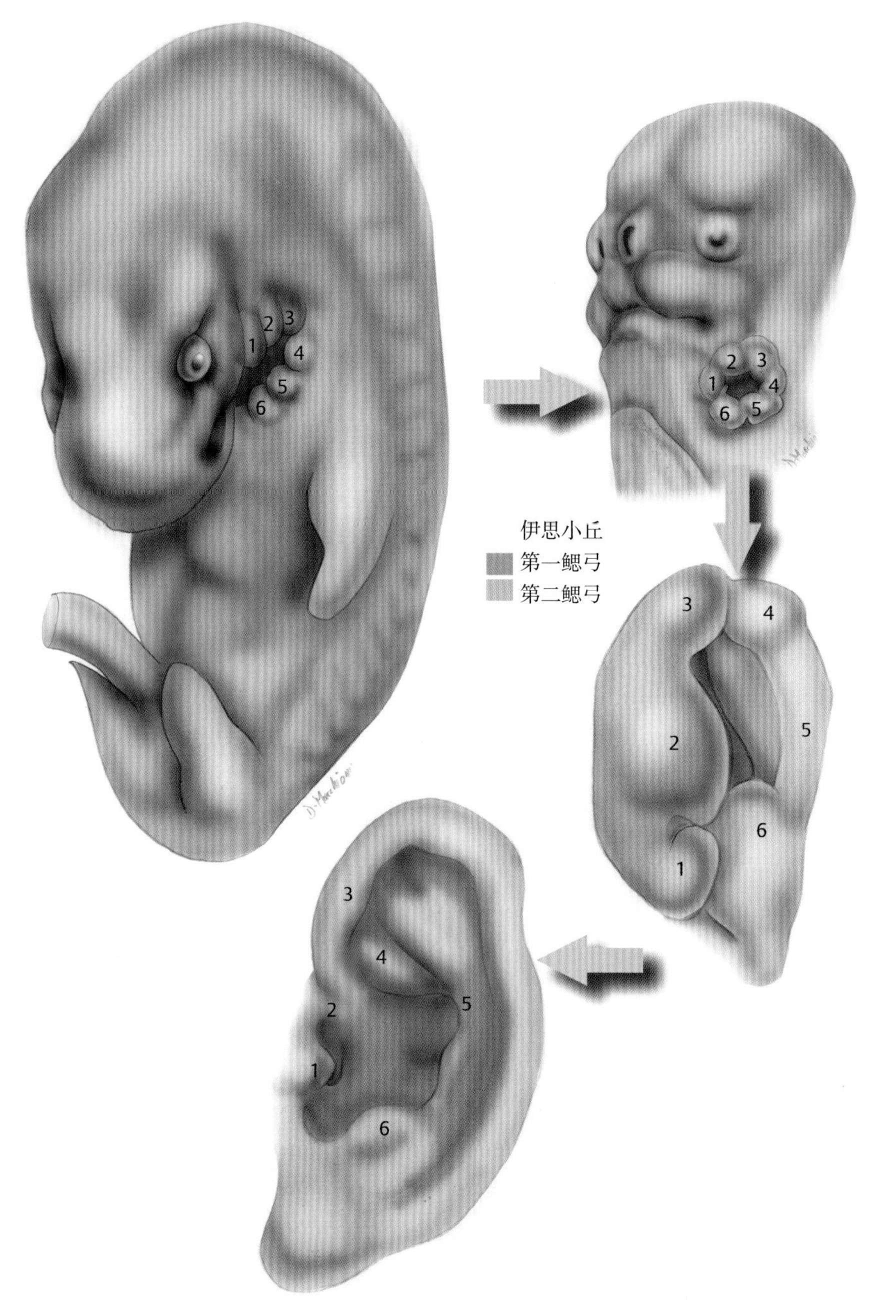

图 3.9 胚胎第 4 周，当第 1 鳃沟末端细胞聚合出现上颌弓和舌弓时，外耳的发育就开始了。细胞继续聚合形成 6 个小丘，然后融合成 2 个皱褶：前皱褶源于下颌弓（紫色），后皱褶源于舌弓（绿色）。最后两个皱褶在第一鳃沟上端融合发育为外耳

腔扩展（图 3.13）。这些源自第 1 咽囊的囊袋一共 4 个，前囊、内侧囊、上囊和后囊（图 3.25），这些囊袋逐渐向中耳和上鼓室发展，包裹听骨链，被覆在鼓室乳突的气房。两个囊袋之间的界面则形成肠系膜样的黏膜皱襞（图 3.26，图 3.27）[15–16]。各个囊袋相互紧贴形成的皱襞，决定了以后中耳的腔隙和通风道。这些皱襞中间还有一些残留的中胚层组织，包含了滋养鼓室内容物的血管。

· 前囊：前囊是最小的一个囊袋：它从前向后向内侧扩展，位于鼓膜张肌腱前方，形成 von Tröltsch 前袋。它与快速扩张的内侧囊相抵形成鼓膜张肌皱襞的下份。前囊和内侧囊的位置关系将影

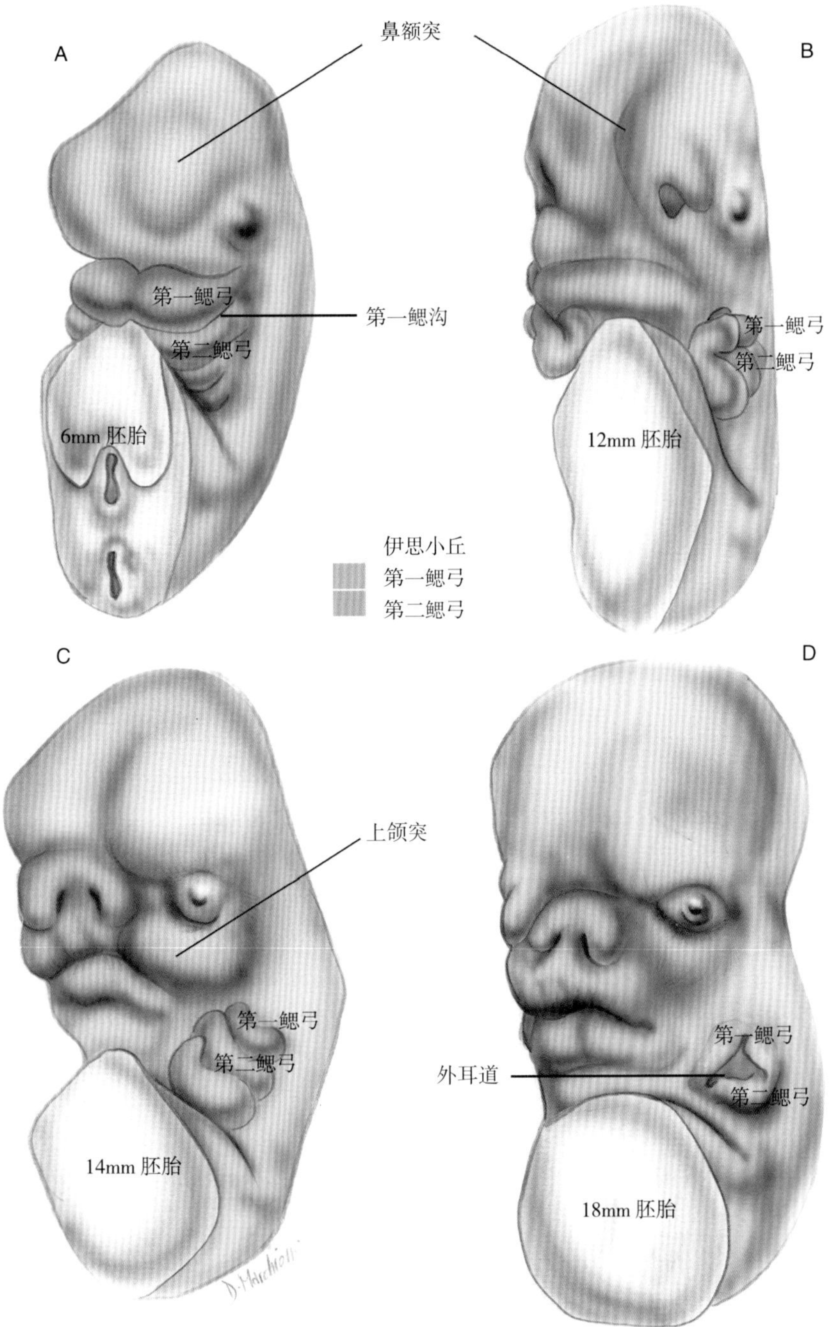

图 3.10　人胚胎面部和咽弓的斜额面观。A. 人胚胎 6mm 阶段外耳开始发育。B，C. 胚胎 12~14mm 阶段：第 1、2 鳃弓出现 6 个小丘。D. 胚胎 18mm 阶段，6 个小丘融合为 2 个皱褶：前皱褶源于第一鳃弓，后皱褶源于第 2 鳃弓

响鼓膜张肌皱襞的倾角，以及上鼓室前间隙和咽鼓管上隐窝的大小（图 3.28，图 3.29），详见第 4 章。

如果前囊向内侧扩展充分，形成较大的上鼓室前间隙，就会在相对靠后的位置遇到内侧囊，在冠状位上形成一个垂直的皱襞分隔上鼓室前后间隙（图 3.30）。

· 内侧囊：内侧囊经鼓峡向上发育形成上鼓室，并分成 3 个囊袋（图 3.31，图 3.32）。

内侧囊的前份形成上鼓室的前面部分，内侧囊与前囊的接触过程形成张肌皱襞的上份。内侧囊向后扩展形成上鼓室的后、内、外侧空间；跨过砧骨体和锤骨头与上囊汇合形成锤砧外侧皱襞和锤骨外

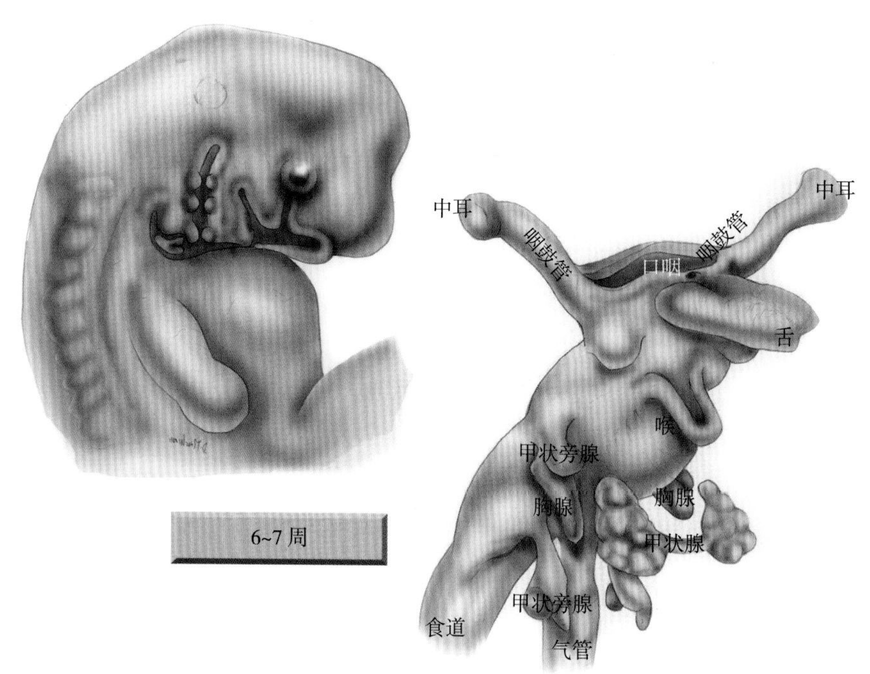

图 3.11 胚胎 6~7 周从咽弓发育出来的头颈部结构

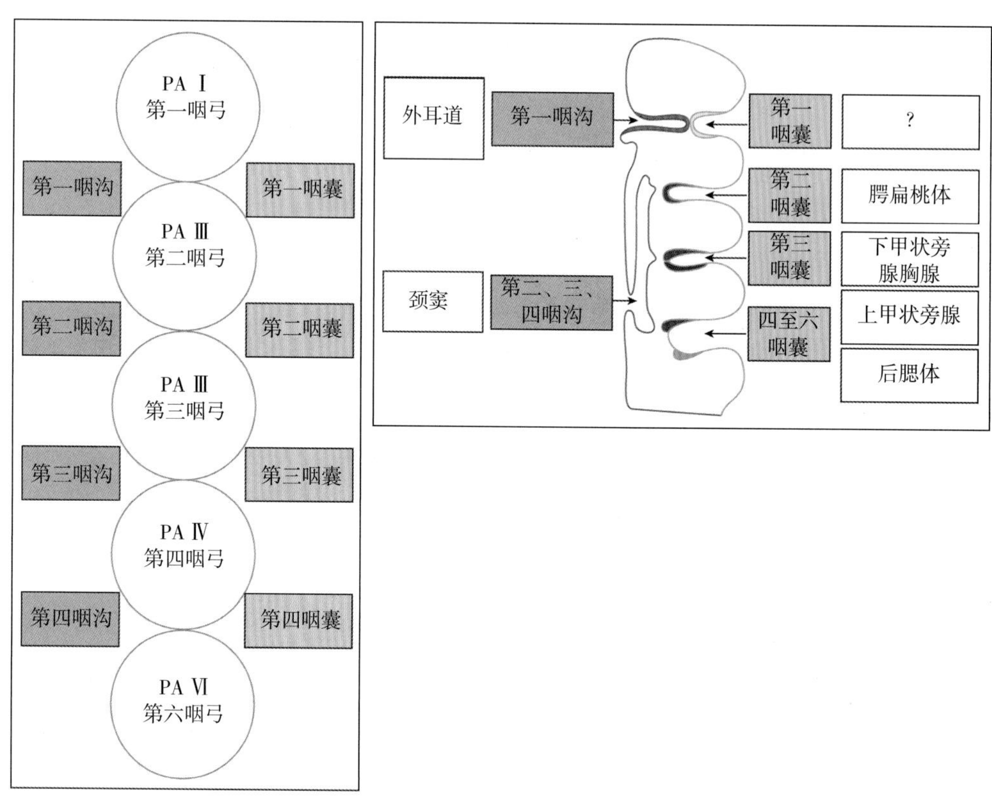

图 3.12 六个咽弓按从Ⅰ～Ⅵ编号，还有 5 个咽囊和 4 条鳃沟。它们都发育形成头颈部的解剖结构

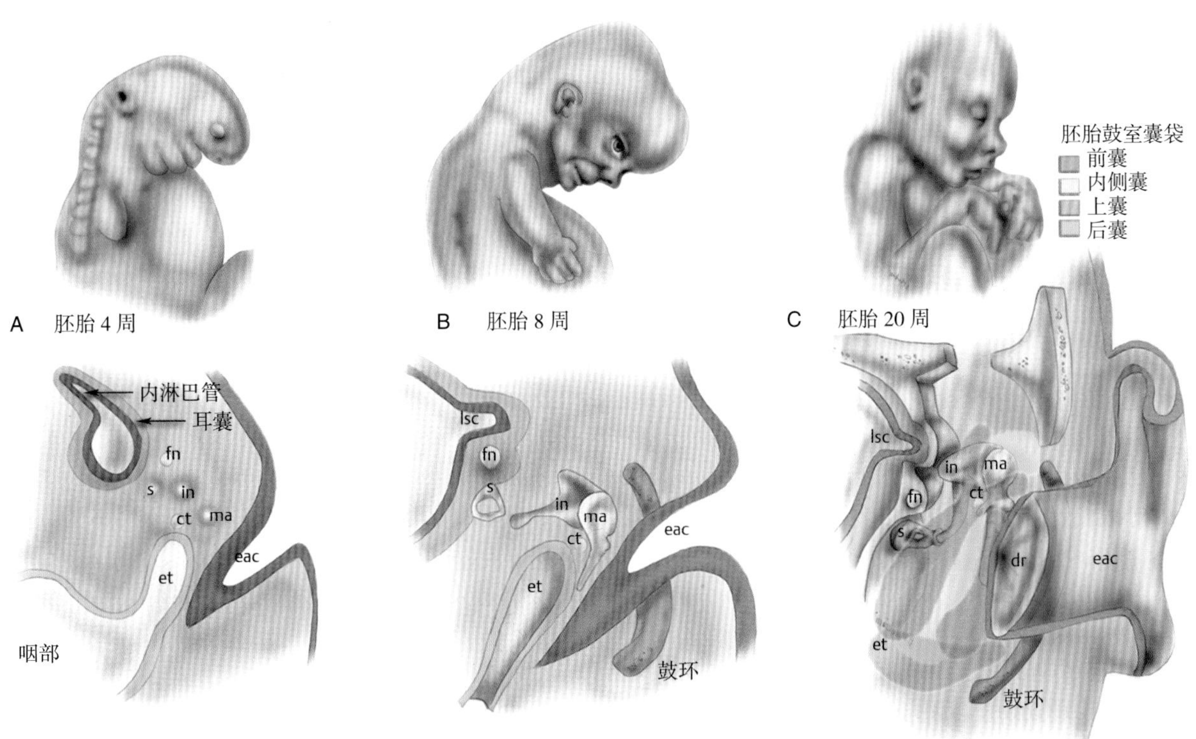

图 3.13 中耳的发育。A. 胚胎第 4 周，咽囊内胚层近心端收缩形成原始咽鼓管，远端则扩展为扁平的囊袋，然后发育成原始鼓室腔。这时的咽囊内胚层组织就与由鳃沟发育来的原始外耳道的外胚层组织非常接近了。原始的听小骨和面神经也开始出现了。B. 胚胎第 8 周，原始听小骨基本成形，面神经走行在镫骨上方。鼓环发育的同时，咽囊的内胚层、鳃沟的外胚层以及夹在中间的中胚层紧贴在一起，发育成鼓膜。三者分别形成鼓膜内侧的黏膜层、中间的纤维层以及外侧的上皮层。C. 胚胎 20 周，鼓膜、外耳道、听小骨都已成形，面神经也已经走行在正确的位置，鼓室腔开始发育。初期的鼓室腔是由咽鼓管扩展而来的被覆内皮、充满液体的囊腔，而且一共是 4 个囊袋：前囊、内侧囊、上囊和后囊。这些囊袋围绕在听小骨周围，不断扩展，并在相互靠拢贴合的过程中形成黏膜皱襞。在这些皱襞中间是残留的中胚层组织，鼓室腔的内容物，包括血管。孕 3~7 个月，中耳腔里的凝胶状组织逐渐吸收。胚胎 30 周，鼓室腔发育完全。et，咽鼓管；in，砧骨；ma，锤骨；s，镫骨；fn，面神经；lsc，外半规管；dr，鼓膜；eac，外耳道；ct，鼓索神经

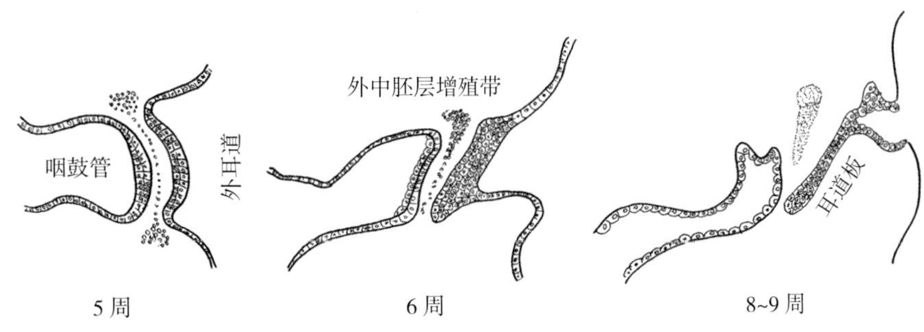

图 3.14 胚胎第 4 周，第一鳃沟背侧外胚层组织内陷形成外耳道的雏形。同时，第 1 咽囊的内胚层组织内陷形成原始咽鼓管鼓室腔

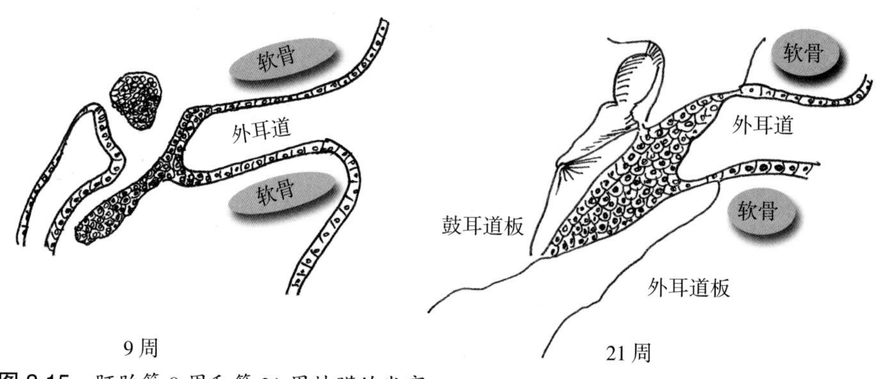

图 3.15 胚胎第 9 周和第 21 周鼓膜的发育

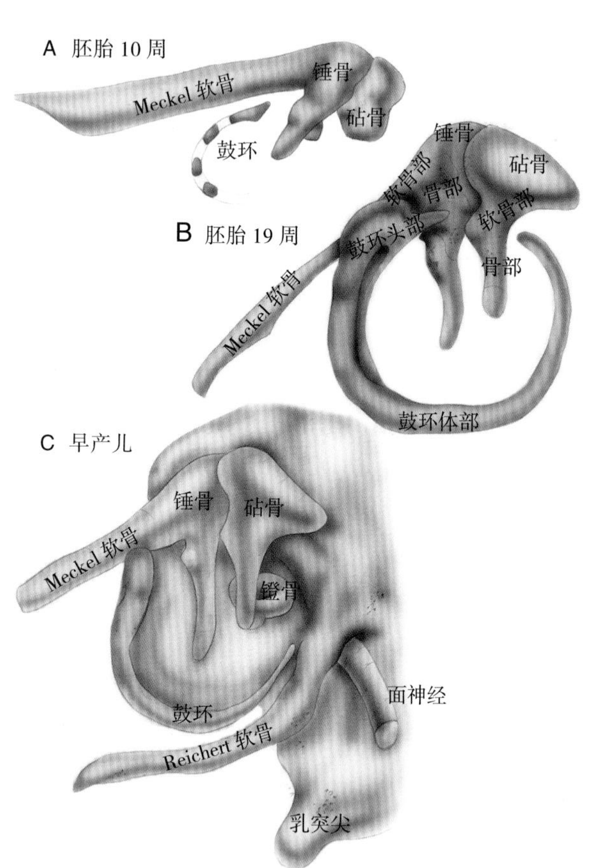

图 3.16 左耳。从胚胎 10 周到临产胎儿的鼓环发育。鼓环由 4 个细小的骨化中心发育而成：A. 四个骨化中心逐渐融合成半环形，直径也越来越大，并与周围的颞骨结合到一起，到达成熟鼓环的位置。B. 新生儿的鼓环完成了与颞骨的锚定，但随着颞骨的发育，出生后鼓环没有形成闭环结构，而是在上方出现了 Rivinus 切迹。C. 胚胎 19 周（b）锤骨和砧骨从软骨上的骨化中心开始逐渐骨化

侧皱襞的上份。内侧囊向后扩展，形成内侧囊听骨链内侧的中鼓室间隙，向鼓窦方向发展，最终气化形成源自颞骨岩部的乳突气房。

· 上囊：上囊从咽鼓管经锤骨柄内侧和砧骨长脚之间向后向外发展，然后转向内侧形成了 von Tröltsch 后袋并最终形成 Prussak 间隙，在上方与内侧囊汇合形成锤骨外侧皱襞和锤砧外侧皱襞的下份（图 3.32）。上囊继续向后，越过锥隆起形成部分鼓窦，与内侧囊一起气化形成源自颞骨鳞部的乳突气房。鼓窦的上囊和内侧囊间皱襞持续发育，形成一个骨性的分隔，称为 Koerner 隔。

· 后囊：后囊向中耳下发展，依次形成下鼓室、下鼓室窦、圆窗龛、鼓室窦、后鼓室窦和卵圆窗龛的大部分（图 3.33，图 3.34）。

3.4 内耳发育

得益于扫描电子显微镜技术的发展，内耳的胚胎学研究获得巨大的进展。

3.4.1 膜迷路的早期发育

内耳最早的雏形可见于胚胎第 22 天的后脑左右两边神经外胚层的增厚。这个耳基板迅速增厚并内陷形成听窝。胚胎第 4 周半，该内陷的神经外胚层完全脱离表层的外胚层组织，形成封闭的耳囊。之后，膜迷路的各个部分开始分化和独立发育。

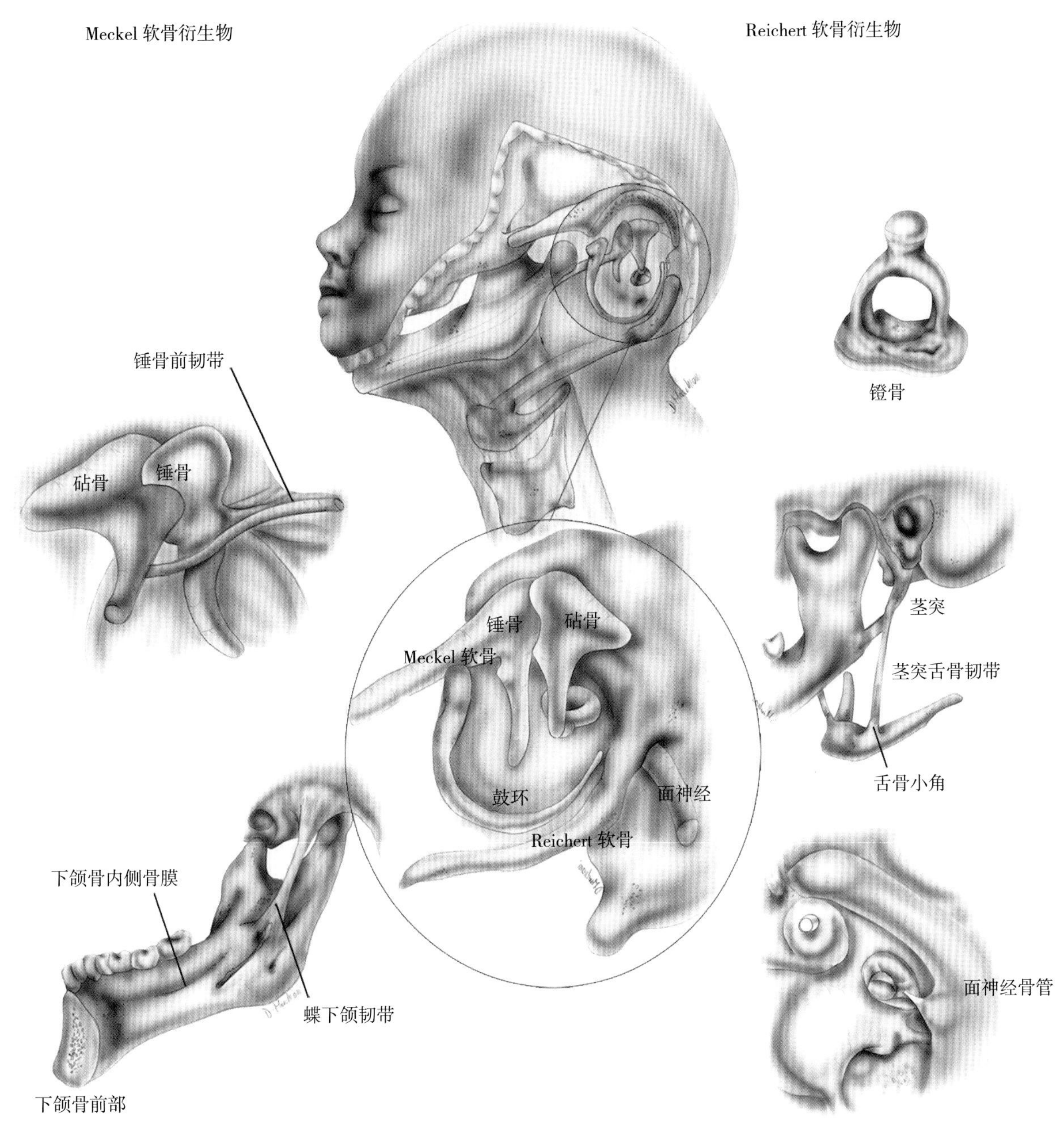

图 3.17　咽弓的演化物。图左，Meckel 软骨（第 1 咽弓）衍生物：锤骨、砧骨和锤骨前韧带，蝶下颌韧带，下颌骨内侧骨膜。图右，Reichert 软骨（第 2 咽弓）的衍生物：镫骨，茎突，舌骨小角，茎突舌骨韧带，部分面神经骨管

虽然内耳发育很复杂，原始听泡一开始可以分为下背侧和腹侧两个单元。下背侧单元分化出椭圆囊半规管膜迷路和内淋巴管系统，腹侧单元分化出耳蜗球囊膜迷路系统。耳囊体积增长迅速，尤其是显著拉长，形成听泡的形态。听泡中间形成“总囊斑”，由此分化出前庭感受器官，其上部分化出椭圆囊斑和上、外侧半规管壶腹嵴；其下部分化出球囊斑和后半规管壶腹嵴。听泡背侧和腹侧单元的细胞分裂的阶段，是按时间先后出现Ⅰ、Ⅱ、Ⅲ 3 个皱褶（图 3.35）[17–18]。到胚胎第 7 周末，这 3 个皱褶进行性变深，基本形成了膜迷路的 3 个部分：内淋巴管，椭圆囊半规管，耳蜗球囊。这 3 个部分由一个“Y”形的导管连接在一起（图 3.36）。

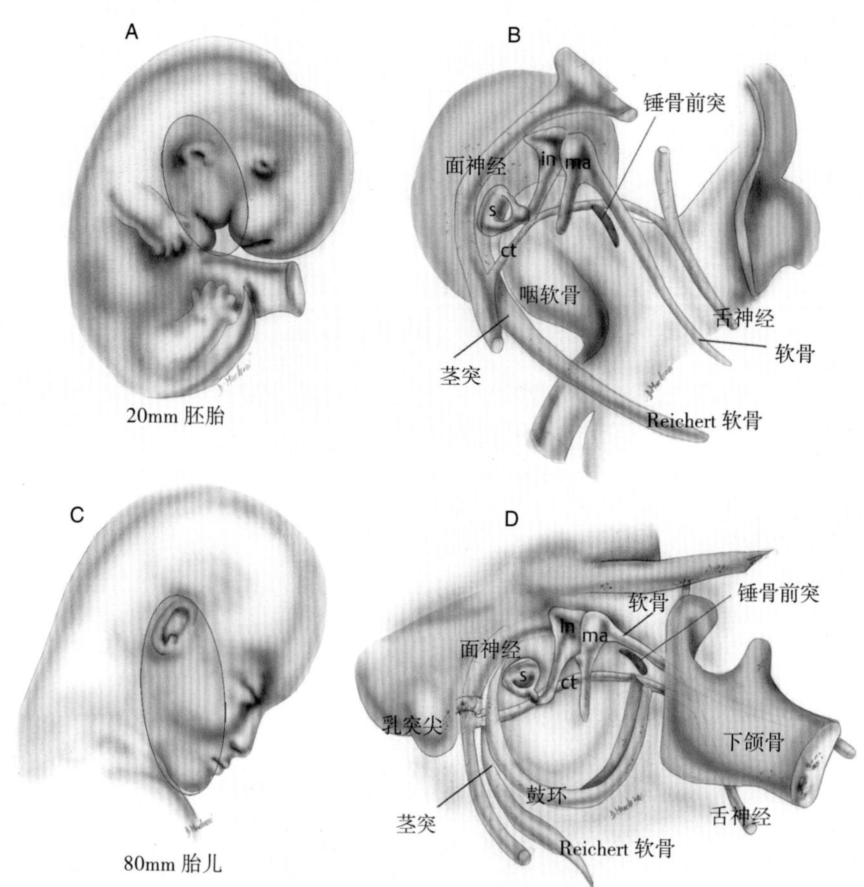

图 3.18 胚胎期（20mm 胚胎）和胎儿期鳃弓演化结构。A，B. 20mm 胎儿已经有原始听骨，面神经和鼓索神经也在听骨周围发育。第一、第二鳃弓发育出条形软骨结构，分别被命名为 Meckel 和 Reichert 软骨。这时，下颌弓远端出现骨化中心。C，D. 80mm 胎儿鼓环已经形成，水平段和垂直段面神经已经到达新生儿的位置。Meckel 软骨的末端与锤骨融合，近端到达下颌骨结合部。下颌骨这时已经骨化，并由下颌骨内侧牙槽板插入到 Meckel 软骨，使其并入到下颌骨。Reichert 软骨则生成了茎突。in，砧骨；ma，锤骨；s，镫骨；ct，鼓索神经

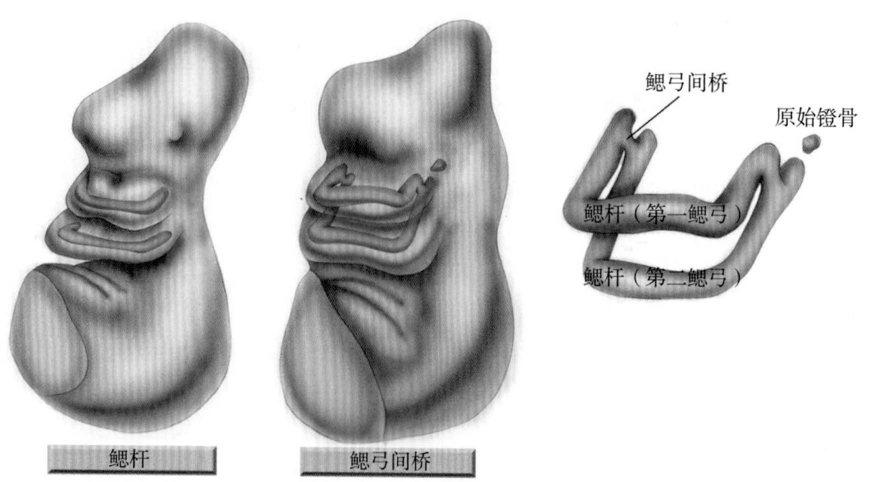

图 3.19 胚胎第 4 周，鳃弓间桥的出现是听骨链发育的开始。它是第一鳃弓（下颌弓）鳃杆与第二鳃弓（舌弓）鳃杆之间出现的连接。鳃弓间桥的间充质内混合了第一鳃弓和第二鳃弓的成分，以软骨分化出原始的锤骨和砧骨。镫骨大部分，除去足板的内侧面，来源于舌弓鳃杆。

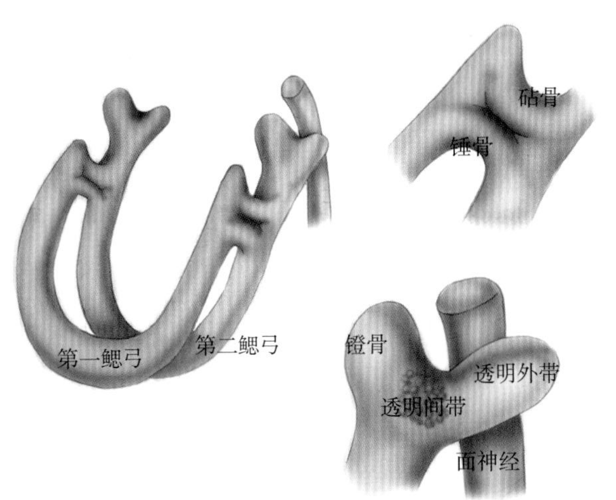

图 3.20　鳃弓间桥发育出听骨链。胚胎第 5 周一组浓集的间充质细胞发育成锤骨和砧骨的雏形，称为“鳃弓间桥”。第二鳃弓的鳃杆后端围绕面神经生长成“Y”形，原始镫骨、透明外带和透明间带 构成了“Y” 的三个部分

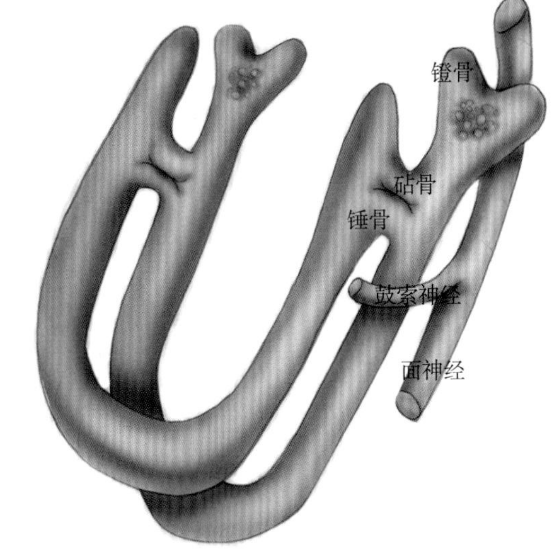

图 3.21　鼓索神经围绕鳃弓间桥的腹侧生长

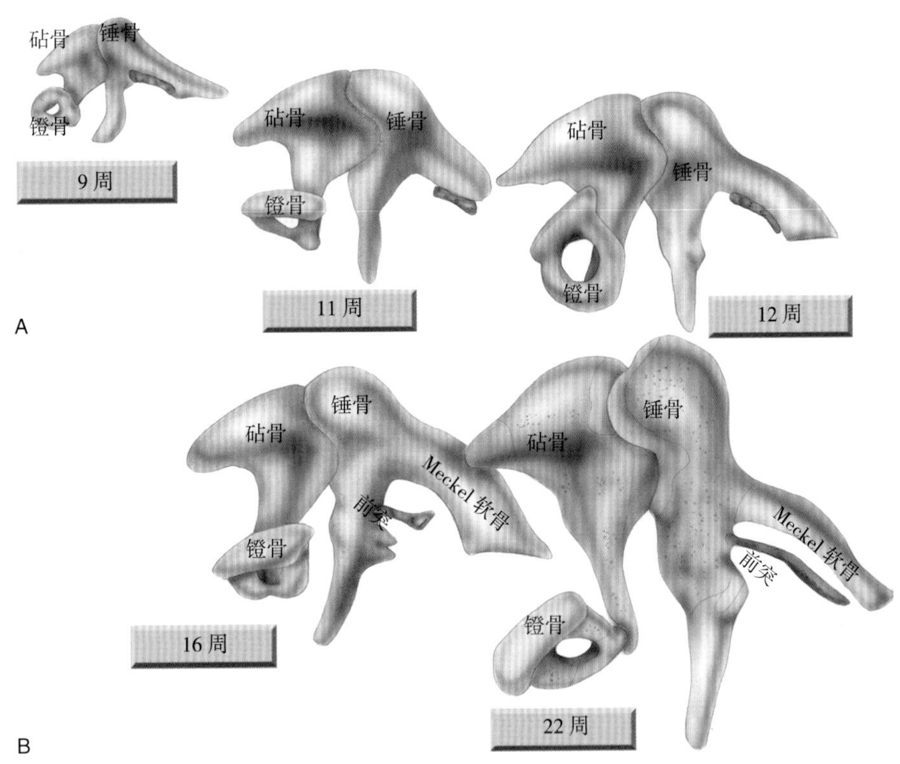

图 3.22　右耳。胚胎第 9~22 周听骨链发育模式图。A. 第 9~22 周：听骨链开始为软骨形态，其后逐渐骨化；锤骨前突独立发育；Meckel 软骨体积增大（第 22 周变成锤骨前悬韧带）。B. 第 16 周，锤骨（锤骨头和锤骨颈连接部）和砧骨（长脚）出现骨化中心（图中为浅蓝色），代表听骨链骨化开始。第 22 周，软骨骨化扩展到砧骨体，锤骨头和镫骨弓（图中为浅蓝色），听骨链的关节部分仍为软骨。这期间听骨链已达成人大小，锤骨前突与锤骨体也融合为一体

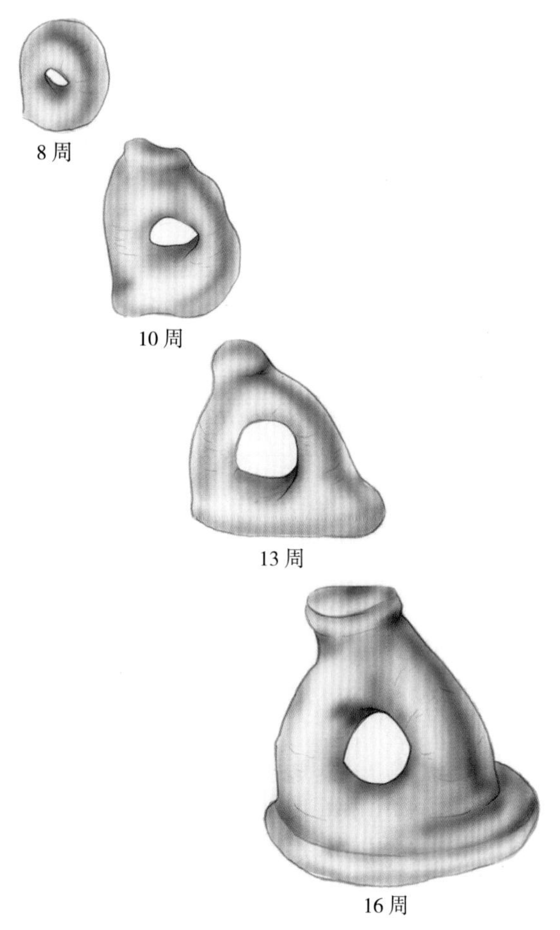

图 3.23 镫骨的发育。第 8 周镫骨为圆环形；第 10 周近似马镫形，不过底板不明显；第 13 周马镫的形态较前明显．第 16 周有了典型的镫骨形态，但还是软骨

3.4.2 导管和内淋巴囊

内淋巴系统是最早从听泡独立发育出来的结构，也是唯一一个在出生后继续生长并且改变空间构象的膜迷路结构。儿童的内淋巴囊向下弯曲生长到大约出生时 4 倍的体积[13，18]。

3.4.3 球囊和椭圆囊

如前已经提到3个皱褶发育形成的内淋巴管、椭圆囊球囊导管由一个“Y”形的导管连接在一起。之后，第一皱褶又发育出椭圆囊球囊导管的 Bast 瓣膜。

大约胚胎第 8 周，雏形的球囊和蜗管之间凹陷形成再联合管。囊斑和壶腹嵴的分化发育也很早，第 11 周已基本和成人的形态相似[13]。

3.4.4 半规管

胚胎第 6 周听泡背侧单元外翻开始 3 个半规管的发育，先是上半规管，然后是后半规管，最后是外半规管。起初，向外膨胀的半规管雏形是扁平的囊袋。后来，每个囊袋的中央部分逐渐吸收消失，而未来的半规管管腔保留在周围。半规管壶腹和半规管管同时形成。上半规管和外半规管的壶腹都在管道的前端发育，而后半规管壶腹在管道的后端发育。管径和半径的增长也是按照上、后、外的顺序发育的（图 3.37，图 3.38）[18–19]。

3.4.5 蜗 管

膜迷路的形态发生更加复杂，也相对较晚。胚胎第 6 周，听泡的球囊腹侧发生管形的外凸，开始蜗管的发育。第 7 周末，蜗管底圈已经形成；第 8 周，发育出一圈半；第 9 周末发育成两圈半的形态，长度约 20mm。到第 16 周，蜗管达到最终 33~37mm 的长度。

怀孕 5 个月 Corti 器发育成形，耳囊的骨化和其他膜迷路结构也基本达到成年人大小。第 25 周胎儿的内耳发育已达成年人水平。

3.4.6 骨迷路和外淋巴间隙的发育

这个过程包括 3 个阶段。

· 膜迷路外周间叶细胞组织浓集而后转化成软骨耳囊。

· 内耳外淋巴间隙成腔。

· 软骨耳囊骨化形成最终的骨迷路。

间叶细胞浓集

胚胎第 5 周，除了以后产生蜗管的憩室，整个听泡的间叶细胞都开始浓集。第 6 周，整个膜迷路都被胚胎的结缔组织包绕。这些结缔组织直接覆于听泡的基底膜上皮。

软骨前和软骨耳囊

这个阶段，耳囊组织细胞的软骨化是不同步的。经过复杂的分化和去分化，3 个半规管的长度、直径和曲率发育形成膜迷路的各部分[13，18，20]。

耳囊的骨化中心

除内淋巴系统外，当迷路的大小和形态发育到位，耳囊的骨化就开始了。耳囊的骨化始于非同时出现的 14 个骨化中心。

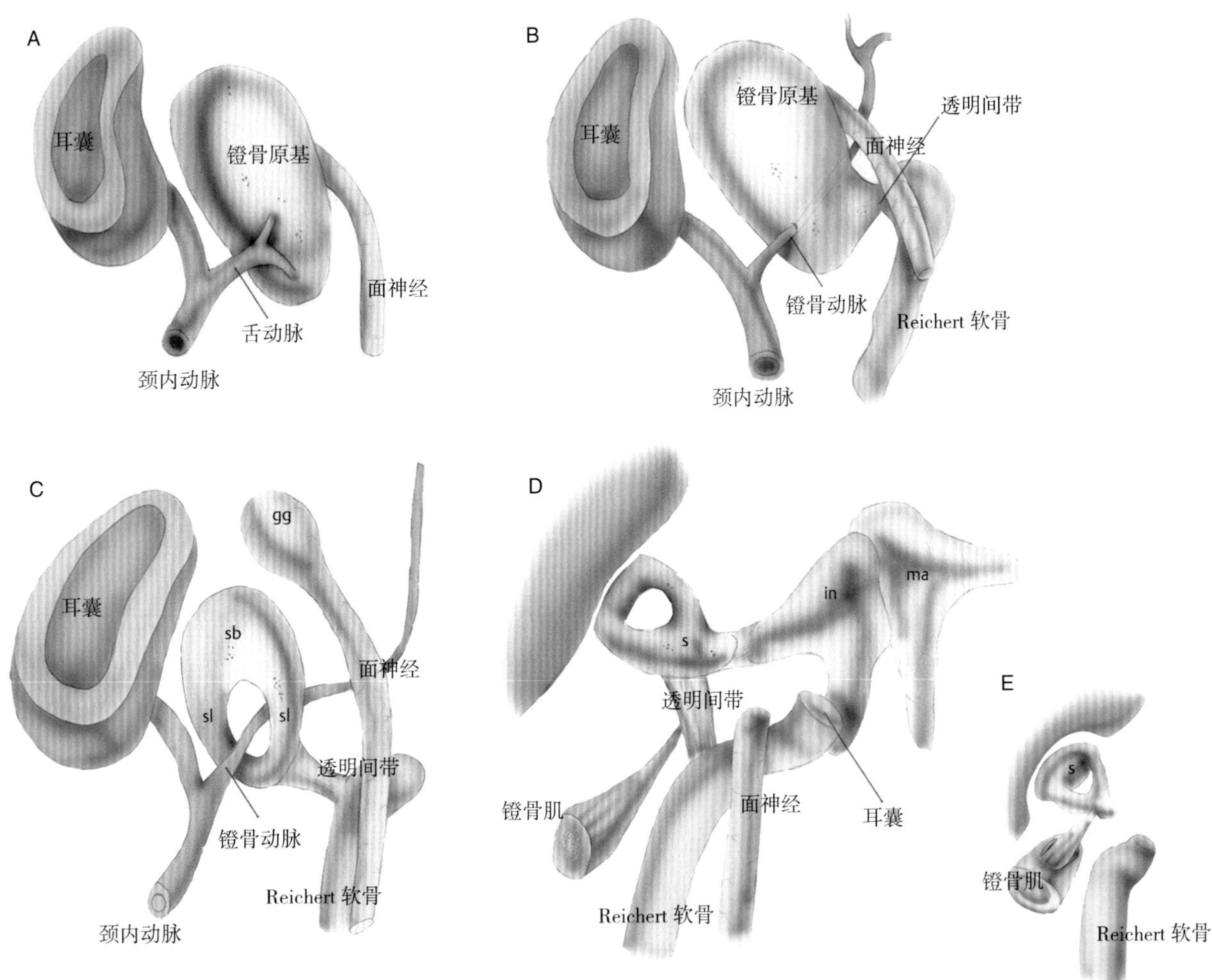

图 3.24　镫骨的发育。**A.** 8mm 胚胎阶段，镫骨动脉的原基从舌骨动脉分出，从第 1 咽囊、舌骨动脉和面神经三者之间进入镫骨原基。**B.** 10mm 胚胎阶段，镫骨动脉从镫骨原基下部穿过。透明间带位于镫骨原基和 Reichert 软骨之间。**C.** 13mm 胚胎阶段，镫骨原基与形成耳囊的间充质细胞分开，原始镫骨各部分的形态开始显现：上面部分将形成底座（sb），下面部分将形成前后两弓（sl）。**D.** 13mm 胚胎阶段，镫骨动脉几乎消失，听骨链已经发育。砧骨长脚与镫骨头形成连接。Reichert 软骨的头端通过透明间带连接镫骨，另一端连接耳囊下面的延伸部分。**E.** 镫骨肌从 Reichert 软骨分化出来。in，砧骨；ma，锤骨；s，镫骨；gg，膝状神经节；sl，镫骨弓；sb，镫骨原基上部

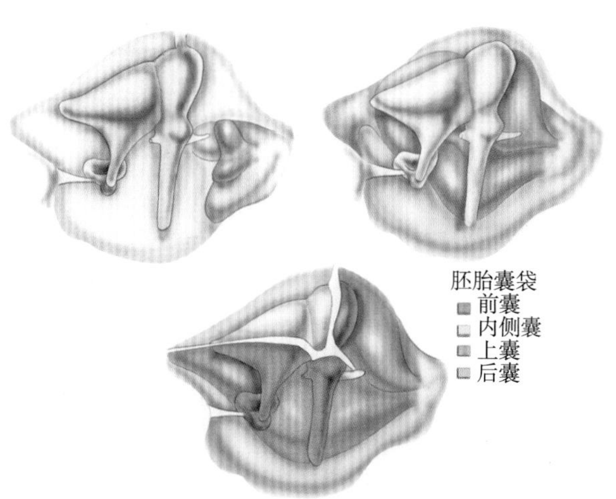

图 3.25　4个囊袋发育形成鼓室腔。胚胎第3~7个月从咽鼓管向中耳发育的4个囊袋决定了鼓室的成腔。这些囊袋围绕听骨链发育，并相互贴近，形成中耳的各个皱襞和间隙，最终影响中耳的通气路径

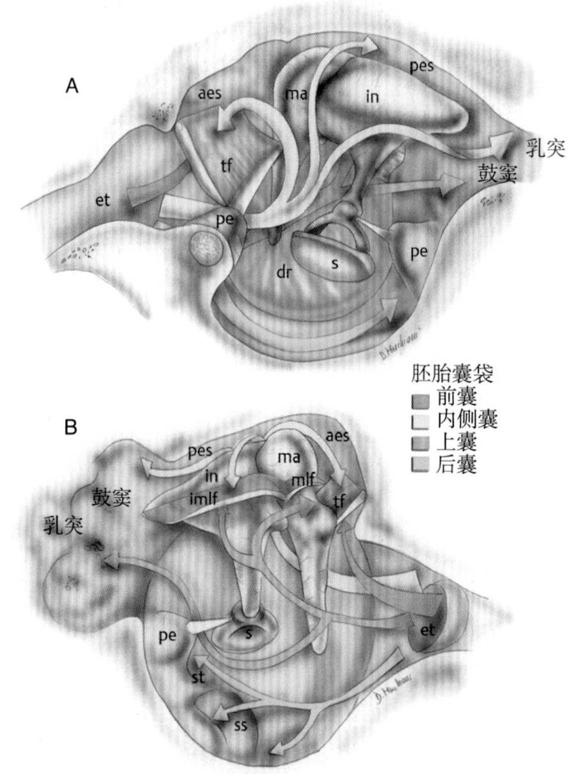

图 3.26　胚胎囊袋发育形成鼓室腔。A. 右耳从内向外观。B. 右耳从外向内观。箭头显示各个囊袋向原始鼓室发育的方向。上囊和内侧囊相遇形成了锤砧外侧皱襞和锤骨外侧韧带皱襞。前囊和内侧囊相遇形成张肌皱襞。in，砧骨；ma，锤骨；s，镫骨；et，咽鼓管；pe，锥隆起；ss，下鼓室窦；st，鼓室窦；pes，上鼓室后间隙；aes，上鼓室前间隙；tf，张肌皱襞；mlf，锤骨外侧皱襞；imlf，锤砧外侧皱襞；dr，鼓膜

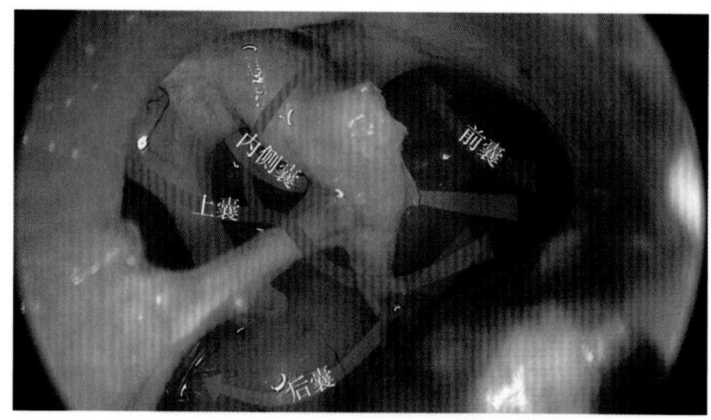

图 3.27　右耳。箭头显示4个囊袋从咽鼓管向原始鼓室发育形成鼓室腔

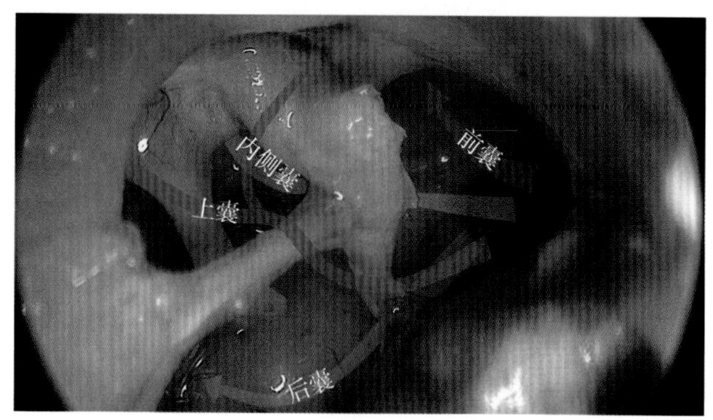

图 3.28　右耳。箭头显示张肌皱襞和咽鼓管上隐窝的形成。张肌皱襞的倾角和咽鼓管上隐窝的深度取决于前囊的发育，尤其是张肌皱襞的倾角取决于从上往下的内侧囊和从下往上的前囊的相遇角度。ma，锤骨；aes，上鼓室前间隙；mlf，锤骨外侧皱襞；dr，鼓膜；ttc，鼓膜张肌管；prs，Prussak间隙；sr，咽鼓管上隐窝

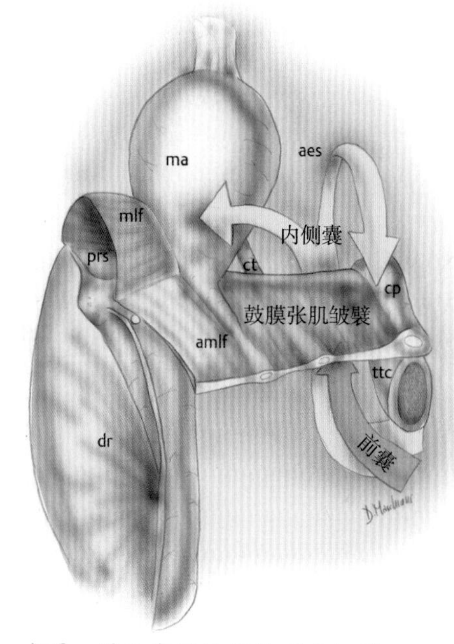

图 3.29　右耳。图示张肌皱襞的形成机制。ma，锤骨；aes，上鼓室前间隙；mlf，锤骨外侧皱襞；dr，鼓膜；ttc，鼓膜张肌管；prs，Prussak间隙；sr，咽鼓管上隐窝

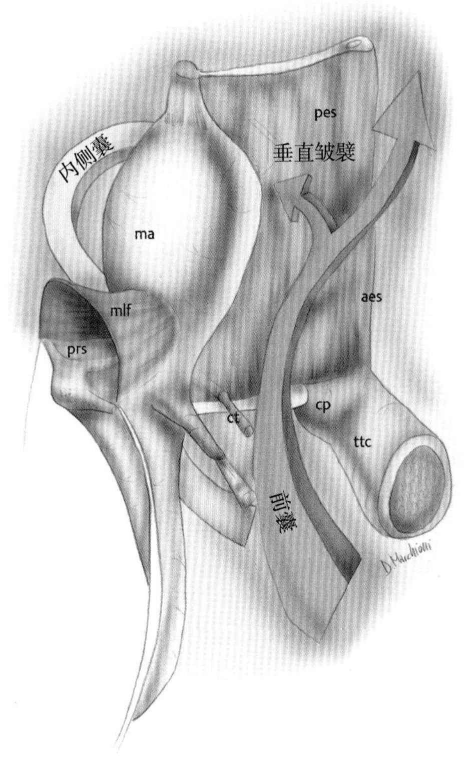

图 3.30　右耳。图示张肌皱襞的形成机制。ma，锤骨；aes，上鼓室前间隙；mlf，锤骨外侧皱襞；dr，鼓膜；ttc，鼓膜张肌管；prs，Prussak 间隙；sr，咽鼓管上隐窝

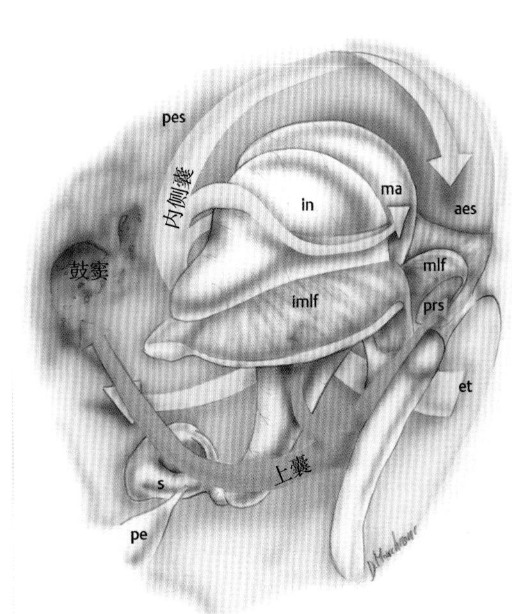

图 3.31　右耳。鼓室腔的成腔机制。内侧囊从咽鼓管向上鼓室发展过程形成了鼓峡。上囊从咽鼓管经中鼓室又形成了 von Tröltsch 后袋和 Prussak 间隙。上囊和内侧囊在上鼓室相遇形成了锤砧外侧皱襞和锤骨外侧韧带皱襞。in，砧骨；ma，锤骨；s，镫骨；et，咽鼓管；pe，锥隆起；pes，上鼓室后间隙；aes，上鼓室前间隙；mlf，锤骨外侧皱襞；imlf，锤砧外侧皱襞；prs，Prussak 间隙

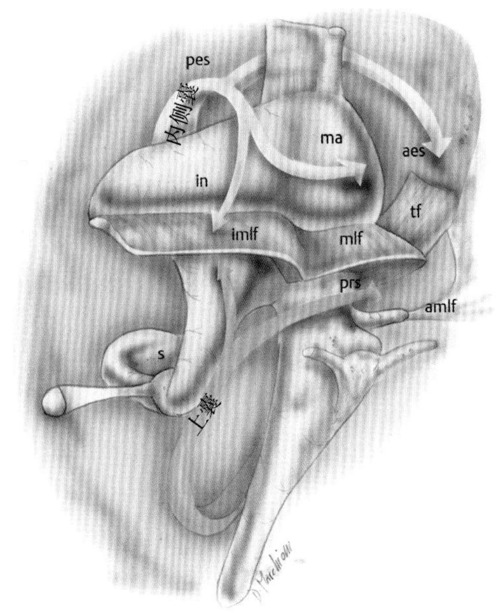

图 3.32　右耳。鼓室腔的成腔机制。上囊和内侧囊相接形成了锤砧外侧皱襞和锤骨外侧韧带皱襞。鼓峡的尺寸取决于上囊和其他囊袋的发育速度。in，砧骨；ma，锤骨；s，镫骨；pes，上鼓室后间隙；aes，上鼓室前间隙；mlf，锤骨外侧皱襞；imlf，锤砧外侧皱襞；prs，Prussak 间隙；tf，张肌皱襞；amlf，锤骨前韧带皱襞

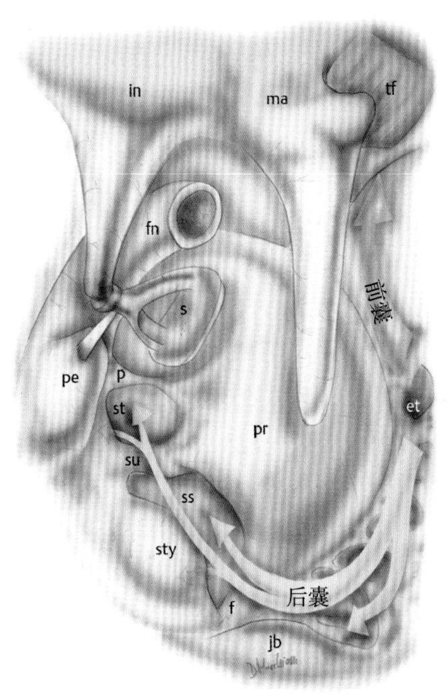

图 3.33　右耳。鼓室腔的成腔机制。后囊从咽鼓管向下鼓室和后鼓室发育，形成后鼓室间隙。鼓室窦和下鼓室窦的深度取决于后囊的发育程度。in，砧骨；ma，锤骨；s，镫骨；et，咽鼓管；pe，锥隆起；tf，张肌皱襞；st，鼓室窦；ss，下鼓室窦；jb，颈静脉球；p，ponticulus 岬小桥；su，subiculum 岬下脚；sty，styloid prominence 茎突隆起；f，finiculus 岬末脚；fn，facial nerve 面神经 . pes，上鼓室后间隙；aes，上鼓室前间隙；mlf，锤骨外侧皱襞；imlf，锤砧外侧皱襞；prs，Prussak 间隙；tf，张肌皱襞；amlf，锤骨前韧带皱襞

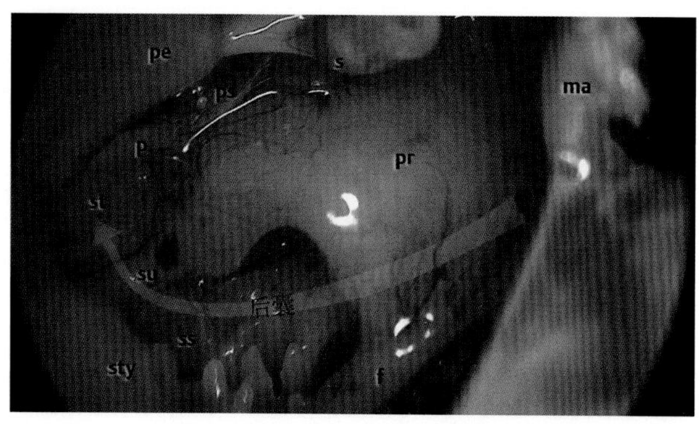

图 3.34 右耳。鼓室腔的成腔机制。后囊发育形成后鼓室间隙和下鼓室气房。ma，锤骨；s，镫骨；pe，锥隆起；st，鼓室窦；ss，下鼓室窦；p，岬小桥；su，岬下脚；sty，茎突隆起；f，岬末脚；ps，后鼓室窦；pr，鼓岬

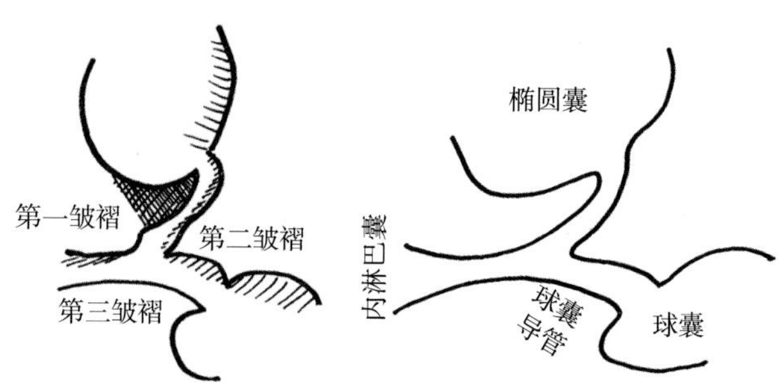

图 3.36 膜迷路的形态发育。一个"Y"形的管道结构连接了膜迷路的三个部分：内淋巴管，椭圆囊半规管以及耳蜗球囊

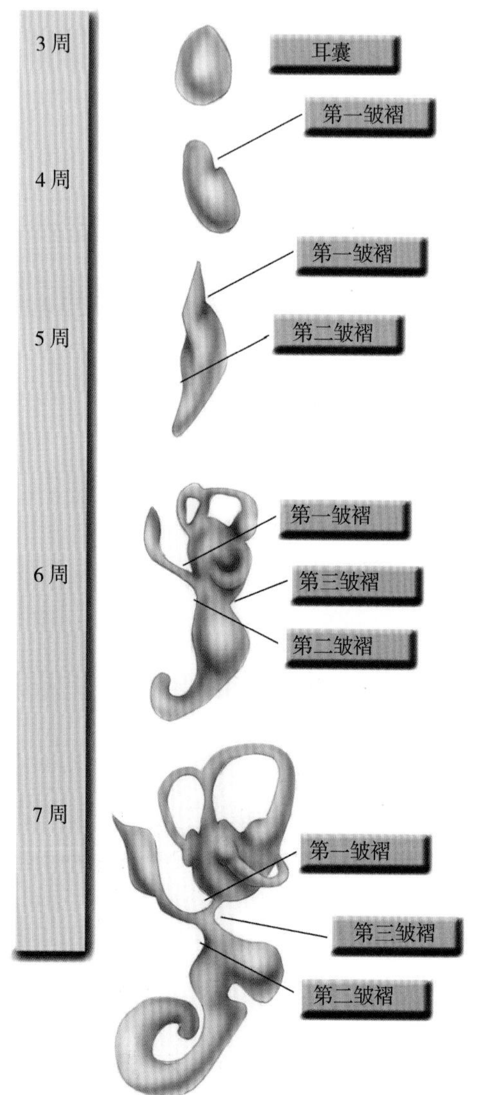

图 3.35 膜迷路的发育。第 3~7 周，膜迷路三个皱褶的发育，最后形成连接内淋巴导管和椭圆囊球囊淋巴管的"Y"形"椭圆囊球囊导管系统"

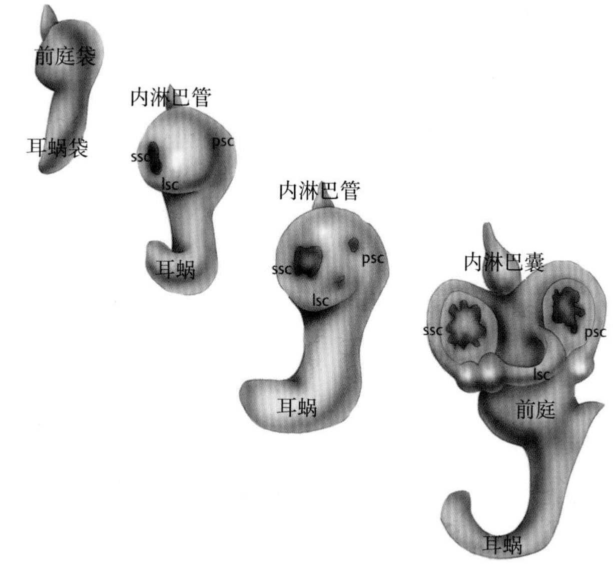

图 3.37 胚胎第 4~8 周内淋巴迷路系统的演化。lsc，外半规管；psc，后半规管；ssc，上半规管

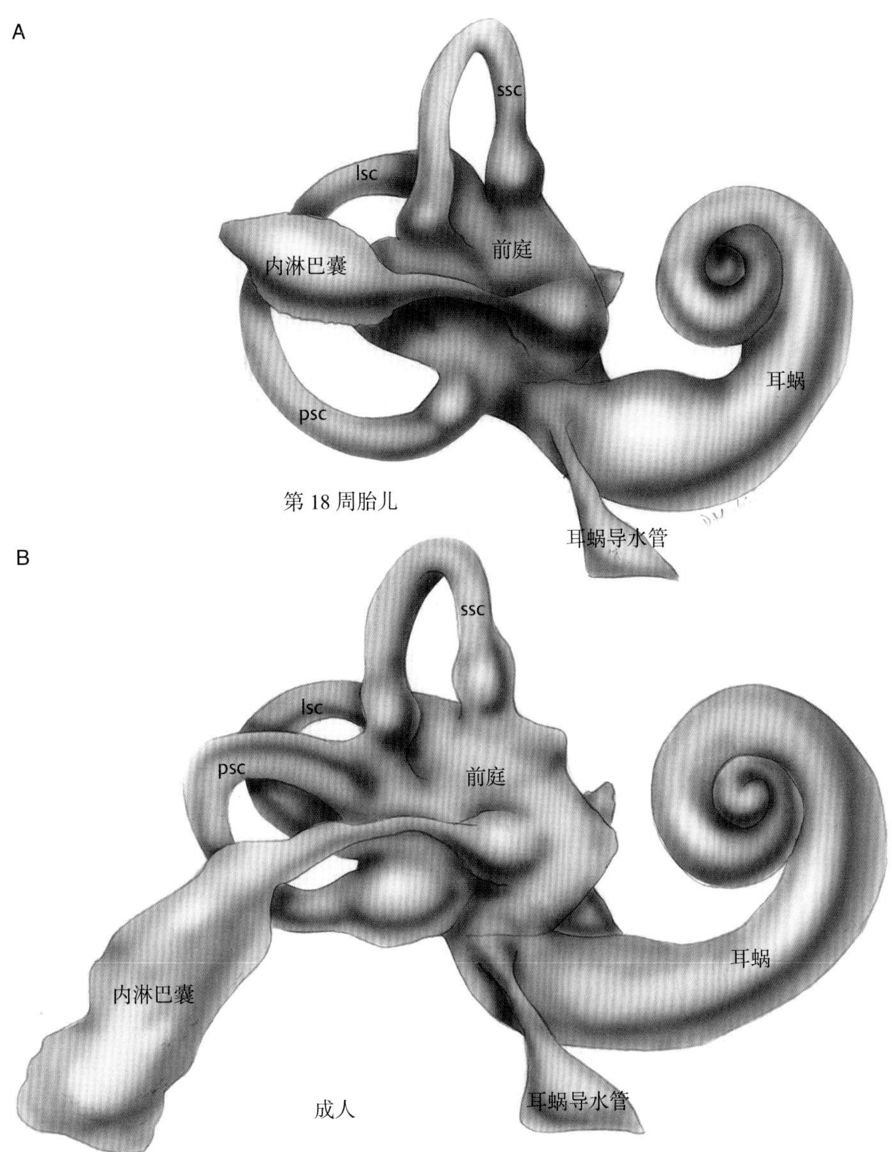

图 3.38　第 18 周胎儿（A）和成人的（B）的膜迷路。注意第 18 周胎儿的内淋巴管是水平位的，和总脚一个平面，后来在发育中向下弯曲了 30° ~60° 。lsc，外半规管；psc，后半规管；ssc，上半规管

（陈　阳　译；赵　宇　审校）

参考文献

[1] Streeter GL. Developmental horizons in human embryos; a review of the histogenesis of cartilage and bone. Contrib Embryol, 1949, 33: 149–168

[2] O'Rahilly R, Muller F. Developmental Stages in Human Embryos. Washington DC: Carnegie Institution, 1987

[3] O'Rahilly R, Müller F. Developmental stages in human embryos: revised and new measurements. Cells Tissues Organs, 2010, 192: 73–84

[4] Grevellec A, Tucker AS. The pharyngeal pouches and clefts: development, evolution, structure and derivatives. Semin Cell Dev Biol, 2010, 21: 325–332

[5] Anson BJ, Donaldson JA. Surgical Anatomy of the Temporal Bone. 3rd ed. Philadelphia:WB Saunders, 1981

[6] Gulya AJ, Schuknecht HF. Anatomy of the Temporal Bone with Surgical Implications. 2nd ed. Pearl River, NY: Parthenon, 1995

[7] Pearson AA. Developmental anatomy of the ear//English GM, ed. Otolaryngology. Philadelphia: JB Lippincott, 1989

[8] Hunter AG, Yotsuyanagi T. The external ear: more attention to detail may aid syndrome diagnosis and contribute answers to embryological questions. Am J Med Genet A, 2005, 135: 237–250

[9] Miura M, Sando I, Thompson S. Congenital anomalies of the external and middle ear//Bluestone C, Stool SE, et al. Pediatric Otolaryngology. 4th ed. Philadelphia: Saunders, 2003

[10] Weerda H. Classification of congenital deformities of the auricle.

Facial Plast Surg, 1988, 5: 385–388

[11] De la Cruz A, Hansen MR. Reconstruction surgery of the ear: auditory canal and tympanum//Cummings CW, Flint PW, Harker LA, et al. Otolaryngology Head and Neck Surgery. 4th ed. Philadelphia: Mosby, 2004, 4439–4444

[12] Gulya AJ. Developmental anatomy of the temporal bone and skull base//Glasscock ME, Gulya AJ. Surgery of the Ear. 5th ed. Hamilton: BC Decker, 2003

[13] Donaldson JA. The ear: developmental anatomy//Donaldson JA, ed. Surgical Anatomy of The Temporal Bone. 4th ed. New York: Raven Press, 1992: 19–139

[14] Rodríguez-Vázquez JF. Development of the stapes and associated structures in human embryos. J Anat, 2005, 207: 165–173

[15] Hammar JA. Studien über die Entwicklung des vorderdarms und einiger angrenzenden Organe. 1. Abt: allgemeine Morphologie der Schlundspalten beim Menschen. Entwicklung des Mittelohrraumes und des äusseren Gehörganges. Arch Mikrosk Anat, 1902, 59: 471–628

[16] Proctor B. The development of the middle ear spaces and their surgical significance. J Laryngol Otol, 1964, 78: 631–648

[17] Mondini C. Anatomia surdi nati section. De Bononiensis Scientiarium et Artium Instituto atque Academia commentari. 7:8, 419, 1791

[18] Jackler RK, Luxford WM, House WF. Congenital malformations of the inner ear: a classification based on embryogenesis. Laryngoscope, 1987, 97(Suppl 40): 2–14

[19] Sennaroglu L, Saatci I. A new classification for cochleovestibular malformations. Laryngoscope, 2002, 112: 2230–2241

[20] Giesemann AM, Goetz F, Neuburger J, et al. Appearance of hypoplastic cochleae in CT and MRI: a new subclassification. Neuroradiology, 2011, 53: 49–61

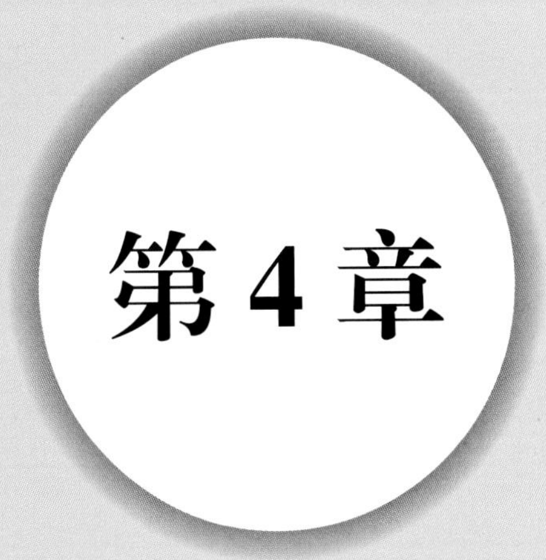

中耳内镜解剖

4 中耳内镜解剖

Daniele Marchioni, Matteo Alicandri-Ciufelli,
Domenico Villari, Livio Presutti

4.1 引　言

中耳的空间非常狭小，某些区域用显微镜无法窥及。中耳解剖的复杂性促使有经验的耳外科医生研究出不同的技术，来探查手术显微镜不能看到的区域。尽管手术显微镜能提供术中照明和放大解剖结构，但也有明显的限制，医生只能直视前方而不能看到（视野）周围的结构，显微镜的直线视野导致中耳手术中出现盲区。这些限制可由内镜的辅助而克服，因为内镜可以“看到周围角落”。

近年来内镜技术的发展使这一工具得到新的应用：中耳内镜外科学。在 20 世纪 90 年代，内镜检查法作为诊断工具用于耳科学，从未越过鼓膜。近期由于中耳手术中内镜检查法的发展，能够空前地极其详细地观察中耳活体解剖。用如此大的放大倍数探查隐藏的陷窝，如鼓室窦，上鼓室前间隙和前鼓室间隙，使用传统显微镜入路几乎不可能。基于 6 年的耳内镜外科经验，我们相信大多数无法进入的间隙可以很容易在内镜手术中窥及，一些新的或修正的解剖概念需要被引入。

除了更宽敞更清晰的中耳解剖镜像，内镜检查能帮助我们更好地理解中耳生理和通气通道，而一旦这些结构受损则导致疾病发生。

根据各亚区与中鼓室的关系，可以把中耳分成几个解剖亚区：中鼓室是使用耳内镜或显微镜经外耳道可观察的部分，其后方为后鼓室，上方为上鼓室，前方为前鼓室，下方为下鼓室（图 4.1）。这些区域详细的内镜解剖将在下文说明和讨论。

4.2 后鼓室

后鼓室结构复杂，包括位于鼓室腔后部的数个不同腔隙（图 4.2）[1]。后鼓室被岬下脚的骨嵴分为上后鼓室和下后鼓室（图 4.3）。

后鼓室上部又可细分出四个腔隙：两个位于面神经乳突段及锥隆起的前内侧，两个位于其后外侧（图 4.4），锥隆起是后鼓室的支点。从锥隆起

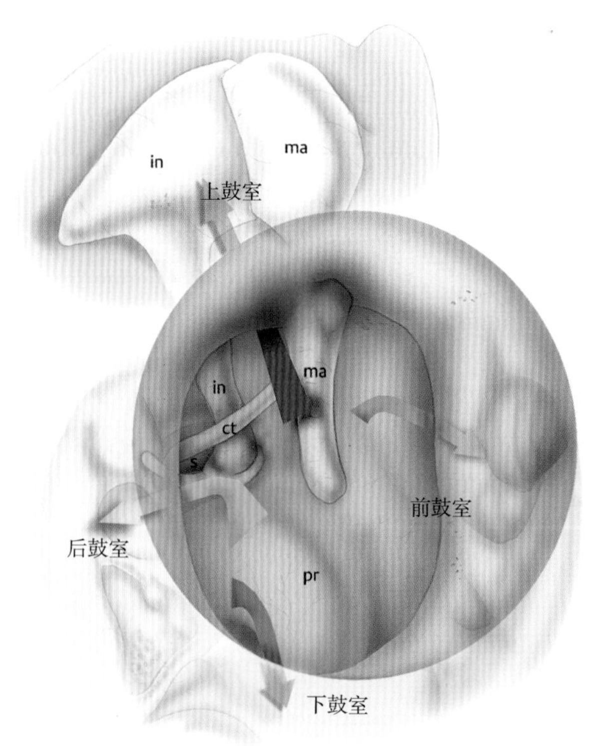

图 4.1　右耳。图示中耳隐蔽的隐窝。ct，鼓索神经；ma，锤骨；in，砧骨；s，镫骨；pr，鼓岬

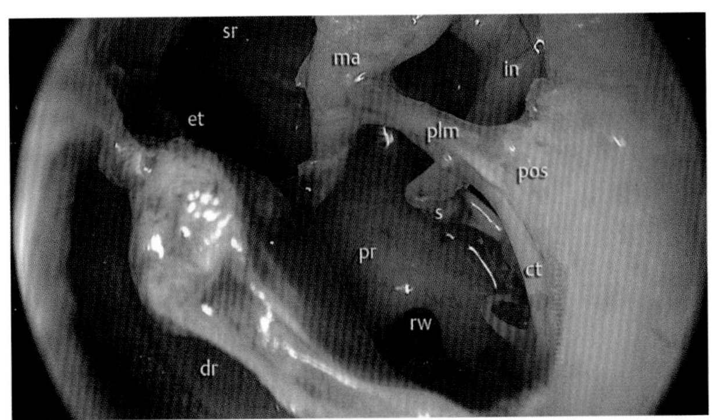

图 4.2　左耳。后鼓室复合体的位置与鼓室腔的关系（红色箭头示后鼓室的位置）。a，锤骨；pr，鼓岬；rw，圆窗；et，咽鼓管；ct，鼓索；in，砧骨；plm，锤骨后韧带；ps，后棘；dr，鼓膜；sr，咽鼓管上隐窝

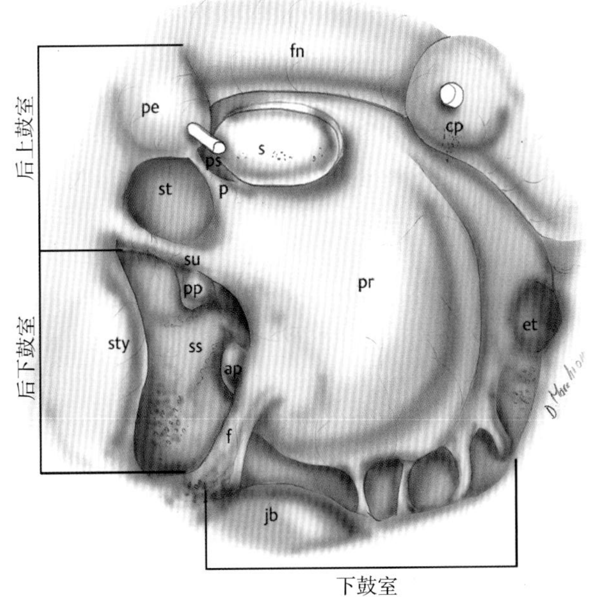

图 4.3　右耳。后鼓室内侧间隔的亚分区。有二个不同的部分：下后鼓室间隙有下鼓室窦组成，位于下方的岬末脚和上方的岬下脚之间；上后鼓室间隙由鼓室窦组成，位于下方的岬下脚和上方的岬小桥之间。鼓室窦与后鼓室窦之间由岬小桥分隔。pr，鼓岬；s，镫骨；et，咽鼓管；f，岬末脚；ap，前柱；pp，后柱；jb，颈静脉球；ss，下鼓室窦；sty，茎突复合体；su，岬下脚；p，岬小桥；st，鼓室窦；ps，后鼓室窦；pe，锥隆起；fn，面神经；cp，匙突

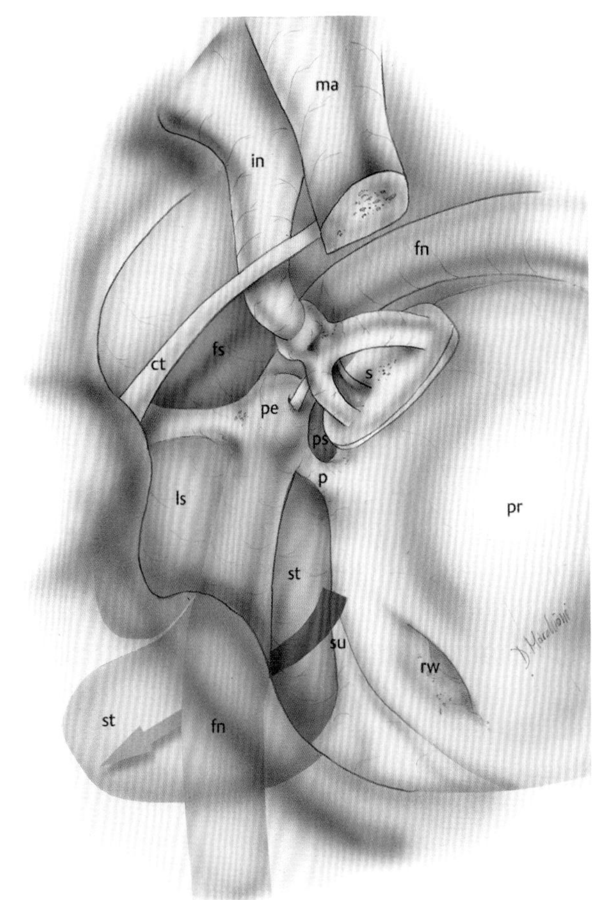

图 4.4　右耳。绘图展示后鼓室的内侧和外侧间隙。pr，鼓岬；s，镫骨；su，岬下脚；p，岬小桥；st，鼓室窦；ps，后鼓室窦；pe，锥隆起；fn，面神经；fs，面隐窝；ls，外侧鼓室窦；rw，圆窗；in，砧骨；ma，锤骨；ct，鼓索

伸出两个骨性结构：鼓索嵴横行向外达鼓索隆起，分隔上方的面隐窝和下方的外侧鼓室窦；岬小桥横向内达鼓岬，分隔下方的鼓室窦和上方的后鼓室窦。

4.2.1　鼓室窦

鼓室窦位于锥隆起、镫骨肌和面神经的内侧，后半规管和前庭的外侧。上界为岬小桥，下界为自茎突隆起伸向圆窗龛后缘的突出骨嵴，即岬下脚（图 4.5~4.7）。鼓室窦的大小形状变异较大。Mechkel[2] 首先描述了鼓室窦，但只提到锥隆起前方的部分。Steinbrugge[3] 后来研究了鼓室窦的深度，首次描述了鼓室窦向后的扩展：其发现向后扩展的深鼓室窦位于锥隆起和面神经内侧。在观察了鼓室窦深度变化后，指出这种鼓室窦在疾病中的重要性。Donaldson 等 [4] 在 20 世纪 70 年代也研究了鼓室窦的形态及变化，其描述了面神经垂直段内后侧的鼓室窦，并观察到当鼓室窦太大时用显微镜和现有器械无法清除其内的病变。

近期，本书的作者研究了经耳内镜鼓室窦解剖和经耳内镜达到鼓室窦入路的可行性 [1]。将鼓室窦的形态按术中发现分类，并观察了岬小桥的变化。

术者的特定位置有助于内镜下后鼓室的研究。耳内镜入路中术者站于术耳的对侧：耳内镜从对侧

以 45° 角进入外耳道，即可观察到鼓室窦和岬小桥的内侧。

鼓室窦按形状分为不同类型。

· 经典型：鼓室窦位于岬小桥和岬下脚之间的面神经与锥隆起内侧（图 4.8）。

· 汇合型：岬小桥不完整，鼓室窦汇入后鼓室窦（图 4.9）。

· 分隔型：从面神经乳突段伸向鼓岬的骨嵴，将鼓室窦分为上下两部分（图 4.10）。

· 受限型：颈静脉球高位，限制了鼓室窦向下扩展（图 4.11）。

一些解剖学研究关注鼓室窦的深度，这是非常重要的细节。因为鼓室窦越深，彻底清除鼓室窦胆脂瘤就越困难，鼓室窦非常深时就格外困难。因此外科医生术前了解鼓室窦扩展非常有用。将鼓室窦按深度分为以下三型（图 4.12）。

· A 型：小鼓室窦，鼓室窦的深度为面神经乳突段的内界。这种情况鼓室窦较小，不向面神经的内、后扩张。

· B 型：深鼓室窦，鼓室窦内界位于面神经内侧，不向面神经后方扩张。

· C 型：后延深鼓室窦，鼓室窦边界位于面神经内后方。鼓室窦非常深，乳突气化好。

根据既往经验，经耳道内镜入路适用于 A 型和 B 型鼓室窦，C 型鼓室窦用耳内镜不可能完全探及，特别是乳突气化良好时，这种情况有必要行面后入路。

4.2.2 岬小桥

内镜入路进入鼓室窦使得岬小桥也暴露良好[1, 5]。如上所述，岬小桥是锥隆起至鼓岬的骨嵴，分隔鼓室窦与上方的后鼓室窦。可辨识出岬小桥的三种变异。

· 经典型（图 4.13）：此型岬小桥完整，骨嵴从锥隆起达鼓岬，代表鼓室窦上界，与后鼓室窦分隔。

· 不完全岬小桥（图 4.14）：此种鼓室窦与后鼓室窦汇合。

· 交通岬小桥：此型岬小桥像一座骨性小桥，桥下鼓室窦与后鼓室窦相通（图 4.15，4.16）。

当岬小桥呈桥状时，术中内镜评估此区意义重大，因为胆脂瘤可能残留于骨性桥下。

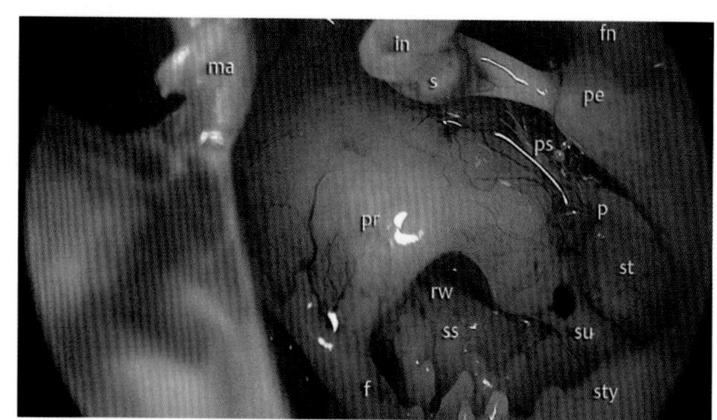

图 4.5 左耳。经耳道内镜像，0° 镜见后鼓室内侧间隙。岬下脚是起于茎突复合体至圆窗龛后柱的骨嵴。pr，鼓岬；s，镫骨；f，岬末脚；jb，颈静脉球；ss，下鼓室窦；sty，茎突复合体；su，岬下脚；p，岬小桥；st，鼓室窦；ps，后鼓室窦；pe，锥隆起；fn，面神经；rw，圆窗；in，砧骨；ma，锤骨

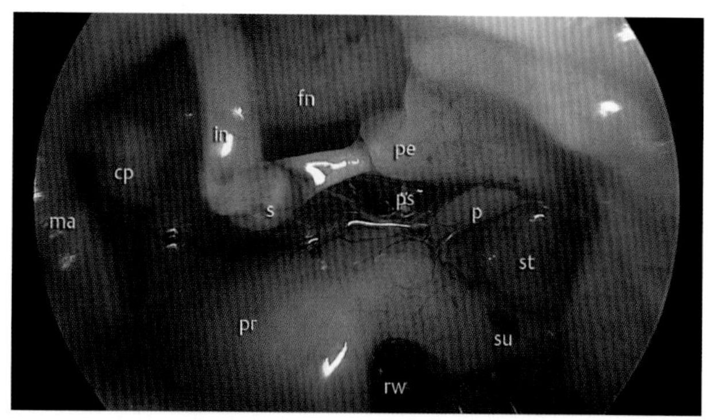

图 4.6 左耳。经耳道后鼓室 0° 内镜像。岬小桥是锥隆起至鼓岬的骨嵴，分隔鼓室窦与后鼓室窦。pr，鼓岬；s，镫骨；su，岬下脚；p，岬小桥；st，鼓室窦；ps，后鼓室窦；pe，锥隆起；fn，面神经；rw，圆窗；in，砧骨；ma，锤骨；cp，匙突

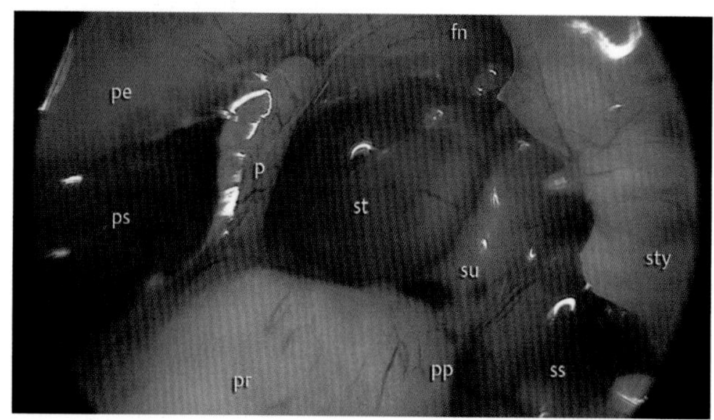

图 4.7 左耳。45° 内镜下鼓室窦内界放大像。经典型：鼓室窦位于岬小桥与岬下脚之间，面神经和锥隆起内侧。pr，鼓岬；su，岬下脚；p，岬小桥；st，鼓室窦；ps，后鼓室窦；pe，锥隆起；fn，面神经；ss，下鼓室窦；sty，茎突复合体；pp，后柱

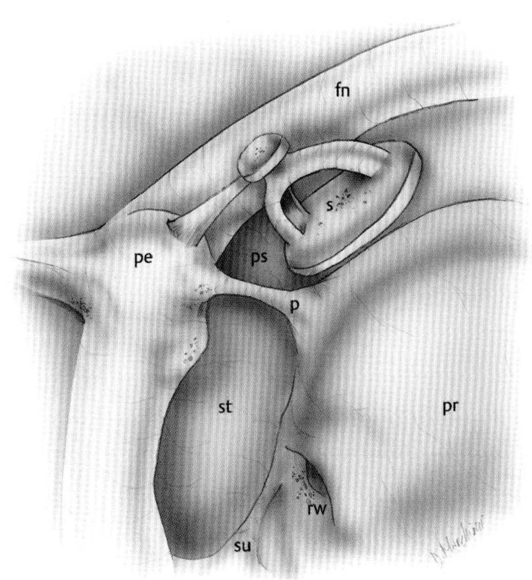

图 4.8　右耳。经典型鼓室窦。pr，鼓岬；su，岬下脚；p，岬小桥；st，鼓室窦；ps，后鼓室窦；pe，锥隆起；fn，面神经；rw，圆窗；s，镫骨

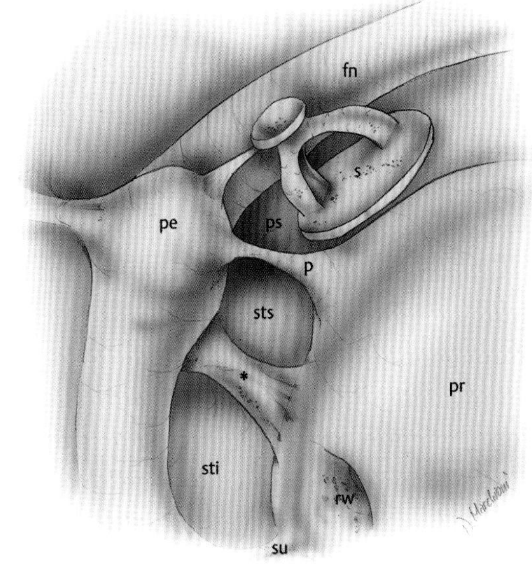

图 4.10　右耳。分隔型鼓室窦。pr，鼓岬；su，岬下脚；sti，鼓室窦下部；sts，鼓室窦上部；pe，锥隆起；fn，面神经；p，岬小桥；ps，后鼓室窦；s，镫骨；rw，圆窗；*，分隔鼓室窦的骨嵴

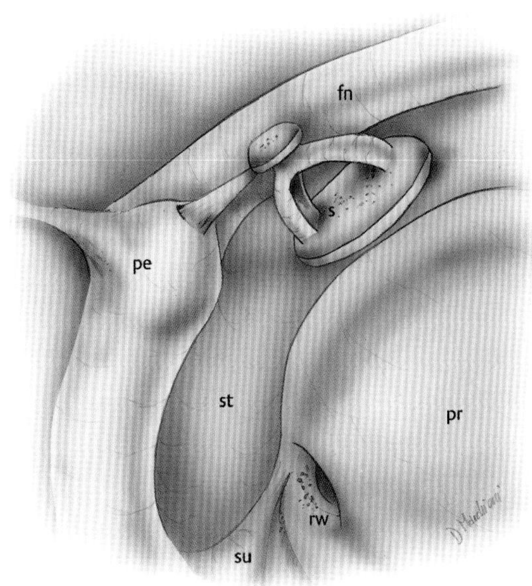

图 4.9　右耳。汇合型鼓室窦。pr，鼓岬；su，岬下脚；p，岬小桥；st，鼓室窦；pe，锥隆起；fn 面神经；rw，圆窗；s，镫骨

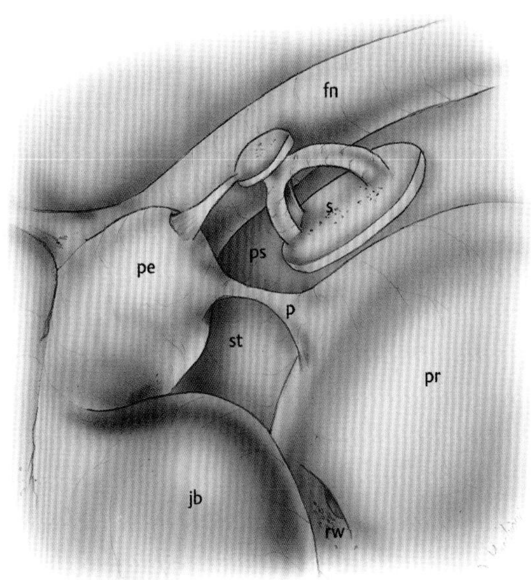

图 4.11　右耳。受限型鼓室窦。pr，鼓岬；st 鼓室窦 pr，鼓岬；pe 锥隆起；fn，面神经；rw，圆窗；s，镫骨；ps 后鼓室窦；jb，颈静脉球；p，岬小桥

4.2.3　岬下脚

内镜入路达鼓室窦时岬下脚也暴露良好 [5]。岬下脚是圆窗龛后唇伸至茎突隆起的骨嵴，分隔鼓室窦与下鼓室窦，详述于后。

岬下脚可有可无。岬下脚存在时分隔鼓室窦与下后鼓室窦（图 4.17），岬下脚不存在时鼓室窦与下后鼓室融合（图 4.18）。桥状岬下脚少见，当其存在时鼓室窦与下后鼓室桥下相通（图 4.19）。

4.2.4　锥隆起与锥下间隙

笔者在内镜中耳手术中注意到了鼓室窦与后

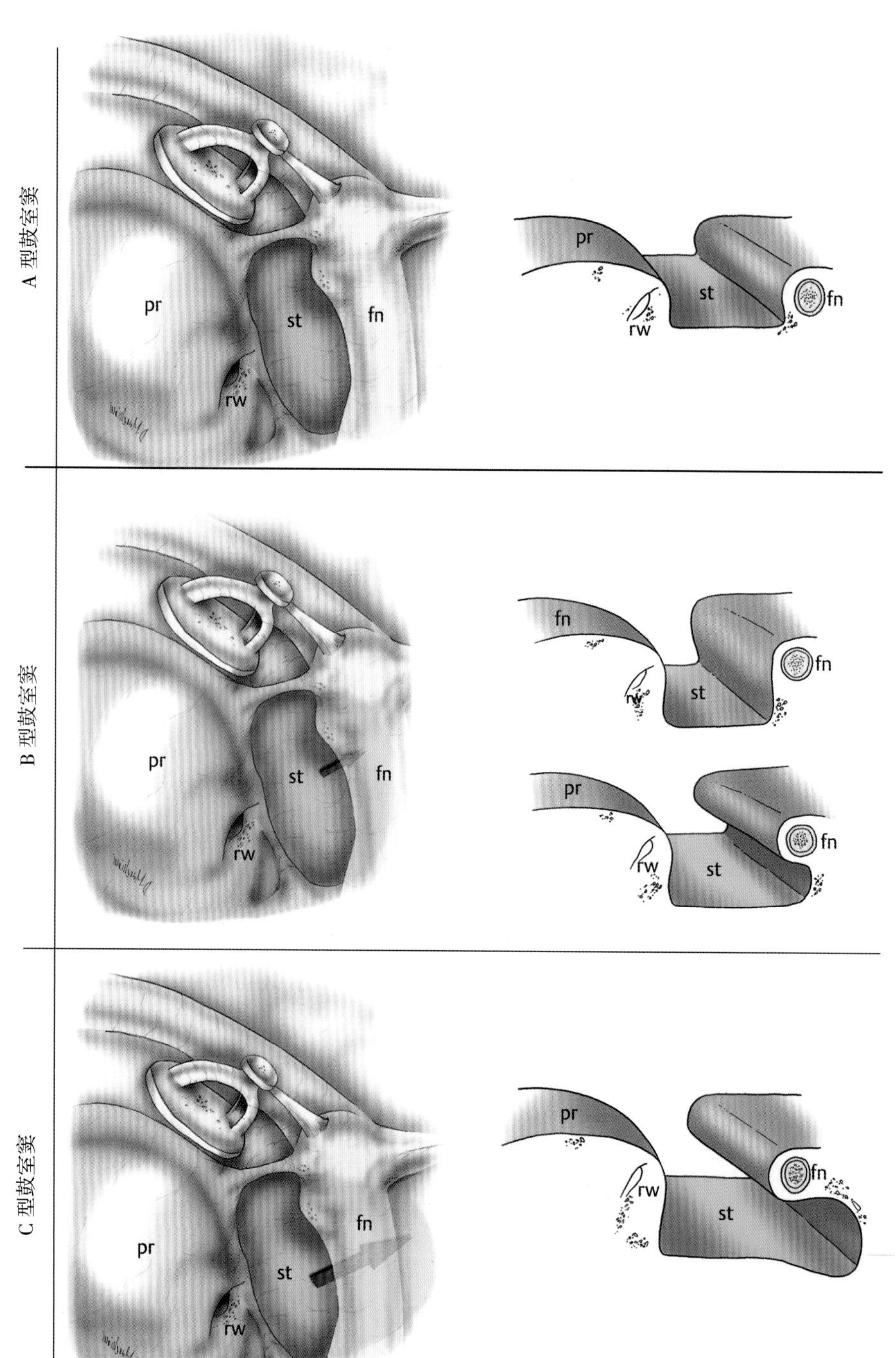

图 4.12　右耳。鼓室窦深度分型。rw，圆窗；pr，鼓岬；st，鼓室窦

鼓室窦及锥隆起之间的密切且变异较大的关系。后鼓室气化可以不确定的方式扩展入锥隆起下方的隐窝。该解剖结构命名为锥下间隙（图 4.20）[6]。该间隙的外界为锥隆起的内侧面，内侧界为外侧壁，下方为岬小桥，后上界为面神经骨管。它可能直接与鼓室窦或后鼓室窦相通，取决于岬小桥的位置（图 4.21~4.23）。此间隙的特征（特别是深度）变异很大，可以因锥隆起内侧壁充分发育而完全不存在，也可以呈非常深的锥下间隙。当锥隆起的内侧面完整形成，则锥下间隙大，由鼓室窦和后鼓室窦围成（锥隆起具有独立外形）（图 4.23）；当锥隆起内侧面部分形成（锥隆起的部分形态），锥下间隙则狭窄，有些则很深，用内镜不能探及其后部（图 4.21，图 4.22）。部分锥隆起内侧骨壁不存在，与

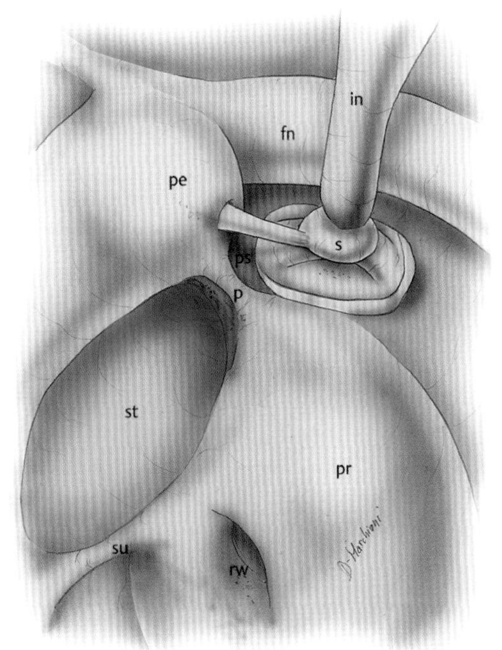

图 4.13　右耳。经典型岬小桥分隔鼓室窦与后鼓室窦。pr，鼓岬；pr，鼓岬 su，岬下脚；p，岬小桥；s，镫骨；ps，后鼓室窦；pe 锥隆起；fn，面神经；rw，圆窗；s，镫骨；in，砧骨

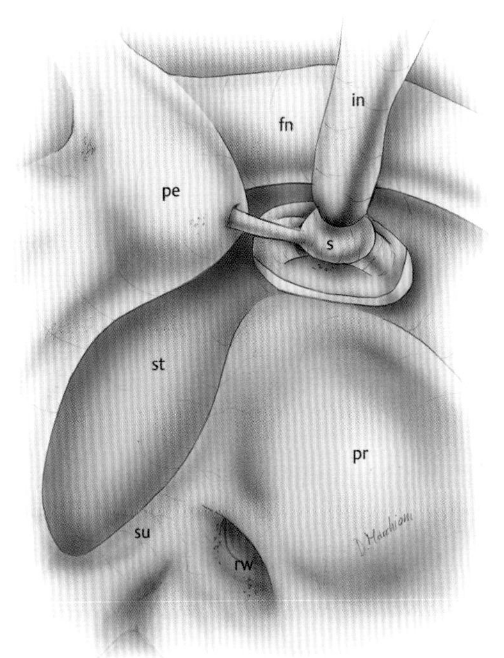

图 4.14　右耳。不完全型岬小桥，此例鼓室窦与后鼓室窦汇合。pr，鼓岬；su，岬下脚；st，鼓室窦；s，镫骨 pe，锥隆起；fn，面神经；rw，圆窗；s，镫骨；in，砧骨

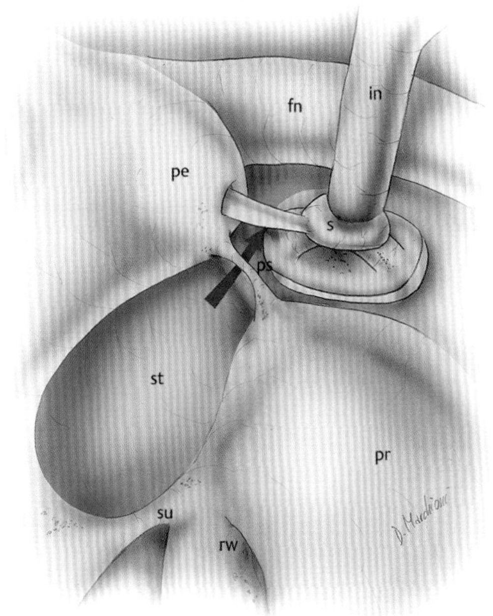

图 4.15　右耳。桥状岬小桥，此例鼓室窦与后鼓室窦在岬小桥下交通。红色箭头示鼓室窦与后鼓室窦的交通区。pr，鼓岬；su，岬下脚；st，鼓室窦；s，镫骨 ps，后鼓室窦；p，岬小桥；pe，锥隆起；fn，面神经；rw，圆窗；s，镫骨；in，砧骨；ps，后鼓室窦

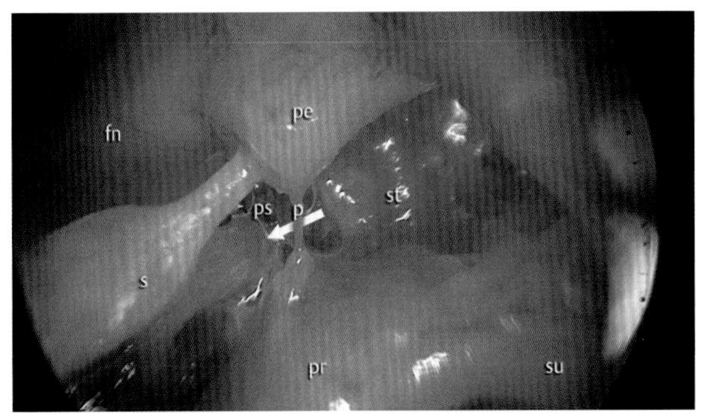

图 4.16　左耳。45° 内镜下桥状岬小桥。白色箭头示鼓室窦与后鼓室窦间的交通区。pr，鼓岬；su，岬下脚；st，鼓室窦；s，镫骨 ps，后鼓室窦 ；pe，锥隆起；p，岬小桥；fn，面神经；s，镫骨

后鼓室内侧壁完全融合。这时锥下间隙则不存在（与锥隆起融合；图 4.24）。

锥下间隙越深手术残留胆脂瘤的风险越大。因此，对此解剖间隙的充分认识有助于减少术中胆脂瘤残留的风险。

4.2.5　后鼓室下部

有作者研究了后鼓室下部的解剖，但此区域

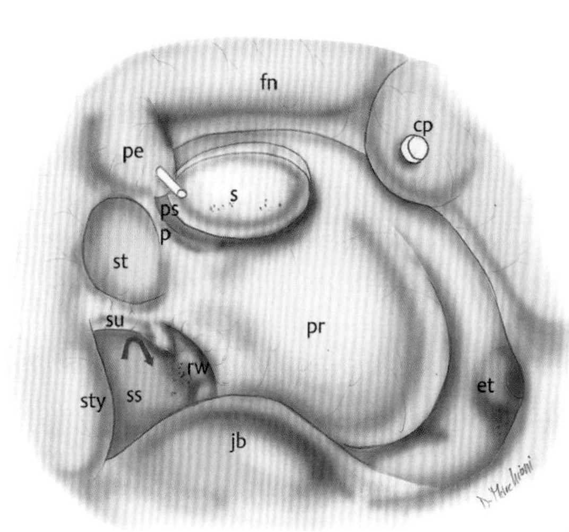

图 4.17　右耳。岬下脚是圆窗龛后柱伸至茎突复合体的骨嵴，分隔鼓室窦与下后鼓室。pr，鼓岬；s，镫骨；et，咽鼓管；jb，颈静脉球；ss 下鼓室窦（下后鼓室）；sty 茎突复合体；su，岬下脚；p 岬小桥 st，鼓室窦；ps，后鼓室窦；pe，锥隆起；fn，面神经；cp，匙突；rw，圆窗

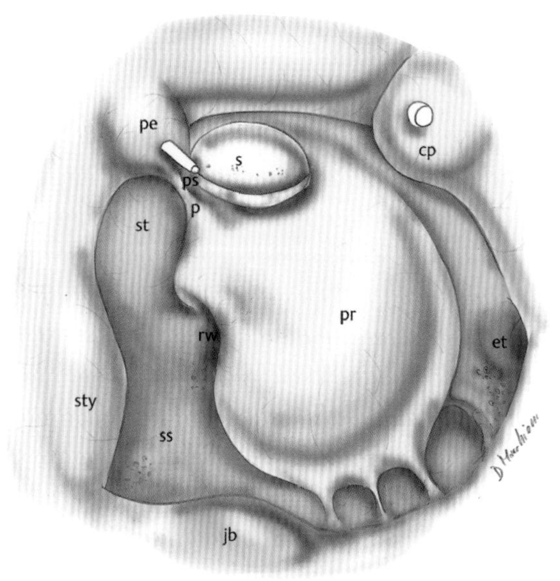

图 4.18　右耳。此例岬下脚不存在，鼓室窦与下后鼓室（下鼓室窦）融合。pr，鼓岬；s，镫骨；et，咽鼓管；jb，颈静脉球；ss，下鼓室窦（下后鼓室）；sty，茎突复合体；st，鼓室窦；p，岬小桥；ps，后鼓室窦；pe，锥隆起；fn，面神经；cp，匙突；rw，圆窗

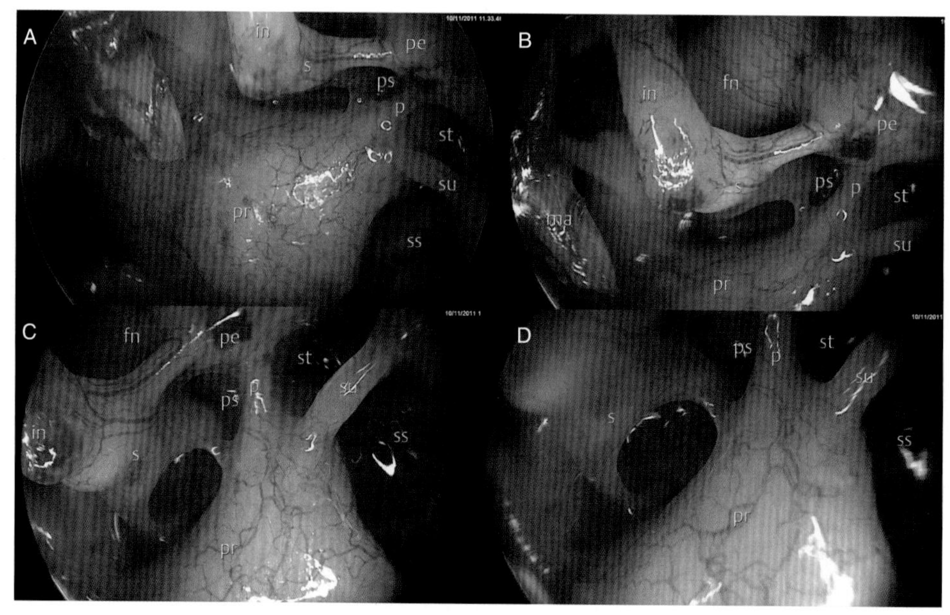

图 4.19　左耳后鼓室内镜像，见桥状岬下脚（0° 内镜）。pr，鼓岬；s，镫骨；ss，下鼓室窦（下后鼓室）；p，岬小桥；st，鼓室窦；pe 锥隆起；fn 面神经；in，砧骨；ma，锤骨；su，岬下脚

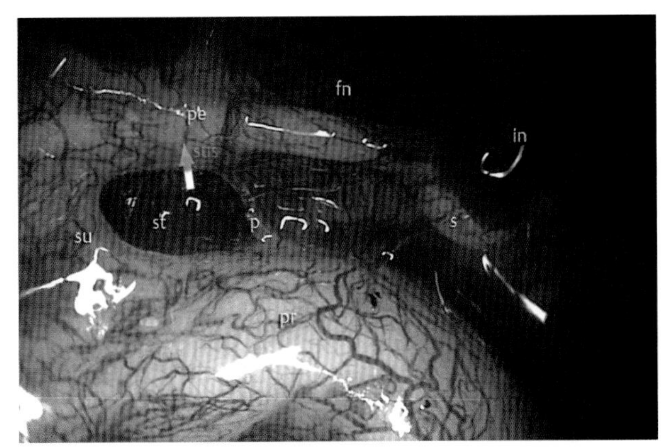

图 4.20　右耳。锥隆起和鼓室窦放大像。白色箭头示锥下间隙。pr，鼓岬；s，镫骨；p，岬小桥；st，鼓室窦；pe，锥隆起；fn，面神经；in，砧骨；su，岬下脚；sus，锥下间隙

在文献中被严重忽略了。可能是因为常规显微镜手术中此区域不易达到。事实上，Proctor[7-8] 在颞骨解剖研究中已经辨识了此区域几乎所有的结构（图 4.25~4.27）。他描述了一个较恒定的结构：岬支柱（来自拉丁语），一个连接耳蜗基底转至鼓室颈静脉壁的骨嵴，与圆窗龛前柱连接。因为 Proctor 认为岬支柱支持着鼓室下动脉，并在中耳发育中包裹着此动脉。本书作者证实了此结构的存在，及与圆窗龛前柱的关系。并辨识了两种变异：嵴型和桥型。笔者决定重命名岬支柱为岬末脚。理由如下：首先笔者认为鼓室下动脉不可能总是位于这骨性结构中，特别是桥型时。因为它有时非常细小。而且，希望可以辨识出后鼓室与下鼓室间清楚的边界。因此，选用岬末脚（finiculus，来自拉丁语“边界”），这一解剖结构可表现为不同的形态（图 4.28，图 4.29）。

Garcia 等 [9] 关注茎突隆起和鼓室腔下壁（分隔颈静脉球与鼓室腔）的解剖。他们指出茎突隆起从颈静脉壁与乳突壁之间交界处发出，根据茎突隆起和颈静脉球发育程度，二者与鼓室窦和圆窗龛建立重要关系，改变耳部后鼓室的解剖。

Proctor[8] 也明确了一个骨性结构代表后鼓室底，称为腔室区（area concamerata）。尽管腔室区的内壁（Proctor 所指的是 fustis）即一条主要形成圆窗龛底的光滑骨柱，在我们的一些病例中很容易辨认，但这一区域的其他部分似乎难以辨认（图 4.27）。事实上手术中我们注意到有些患者在鼓室窦的下方还有一个窦，在后上的岬下脚和前下的岬末脚之间形成边界清楚的间隙。后外界为茎突隆起，后内界为听囊，向前内开放于圆窗龛，称之为下鼓室窦（图 4.30，图 4.31）。Savic 和 Djeric[10] 在 1987 年研究下鼓室解剖时可能已经辨识了此结构，他命名这个位于下鼓室与鼓室后壁之间的窦为鼓室下窦（sinus hypotympanum）。我们选择重命名此窦为下鼓室窦（sinus subtympanicus），以明确其是属于后鼓室的空间。Savic 和 Djeric 所用的鼓室下窦易产生误解。

4.3 上鼓室隔和 Prussak 间隙

上鼓室隔由三个锤骨韧带皱襞（前，外，后），

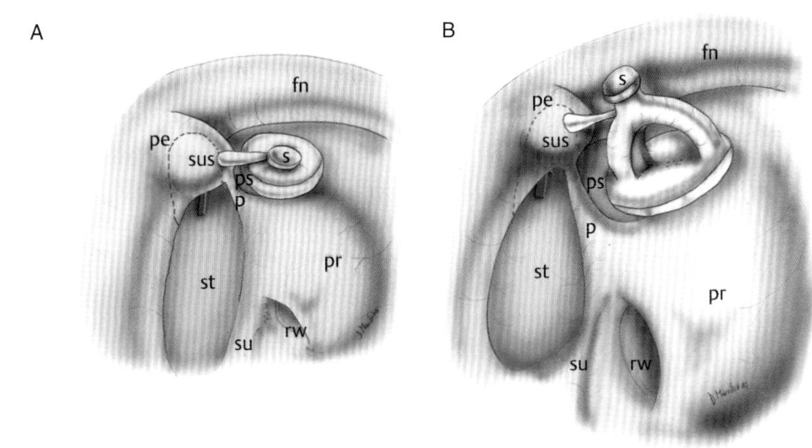

图 4.21　右耳。锥下间隙因锥隆起形成而独立存在。此例锥隆起近似三角形状。pr，鼓岬；s，镫骨；p 岬小桥 st，鼓室窦；pe 锥隆起；fn 面神经；su，岬下脚；sus，锥下间隙；ps 后鼓室窦；rw，圆窗

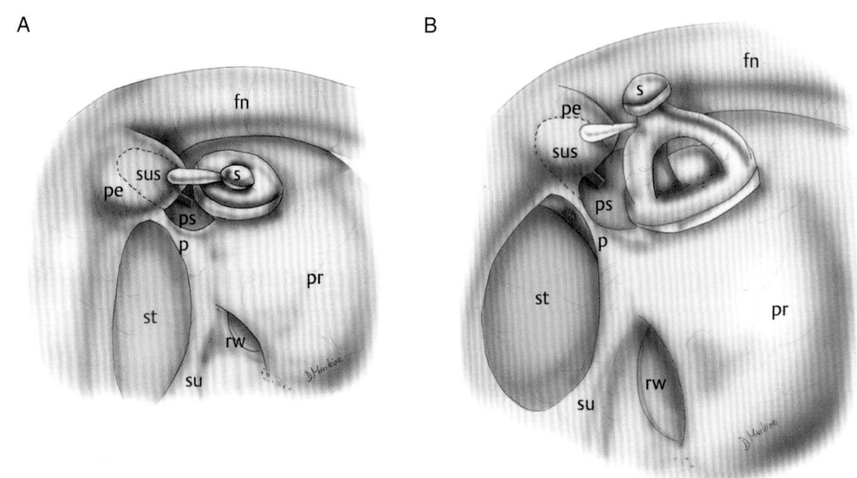

图 4.22　右耳。锥下间隙因锥隆起形成而独立存在，近似三角形状。此例锥下间隙与后鼓室窦相通（红色箭头）。pr，鼓岬；s，镫骨；p，岬小桥；st，鼓室窦；pe，锥隆起；fn 面神经；su，岬下脚；sus 锥下间隙；ps；后鼓室窦；rw，圆窗

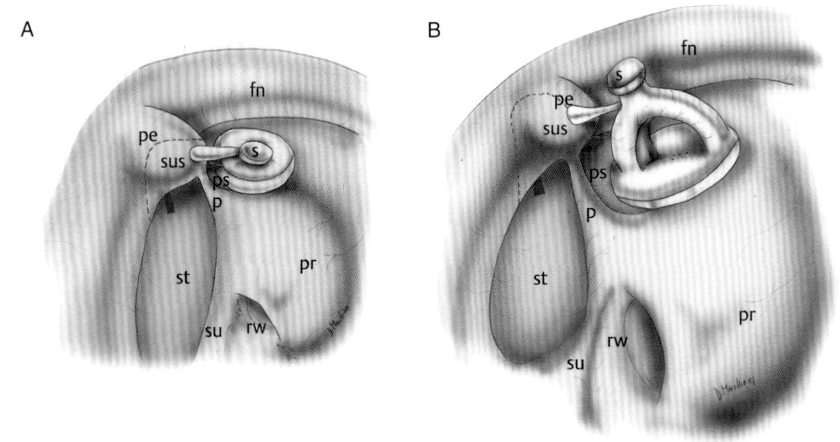

图 4.23　右耳锥下间隙因锥隆起形成而独立存在。完全三角形状，通过锥下间隙（红色箭头）与鼓室窦和后鼓室窦。pr，鼓岬；s，镫骨；p，岬小桥；st，鼓室窦；pe，锥隆起；fn，面神经；sus，锥下间隙；ps，后鼓室窦；rw，圆窗

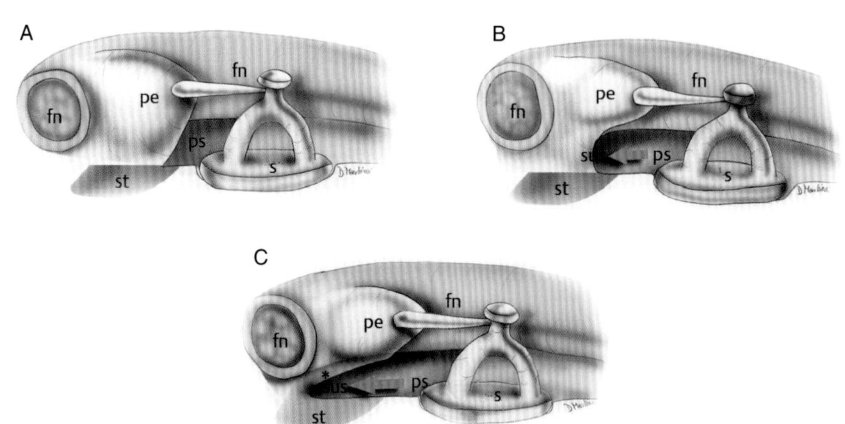

图 4.24　右耳。锥隆起的不同形状和锥下间隙的深度。A. 锥隆起融合型无锥下间隙。B. 锥隆起近似三角形，此例锥下间隙相当深。C. 锥隆起近似三角形，锥下间隙非常深，此例内镜部分可探及。星号标示解剖隐藏区。pr，鼓岬；s，镫骨；p 岬小桥；st，鼓室窦；pe，锥隆起；fn，面神经；sus，锥下间隙；ps，后鼓室窦

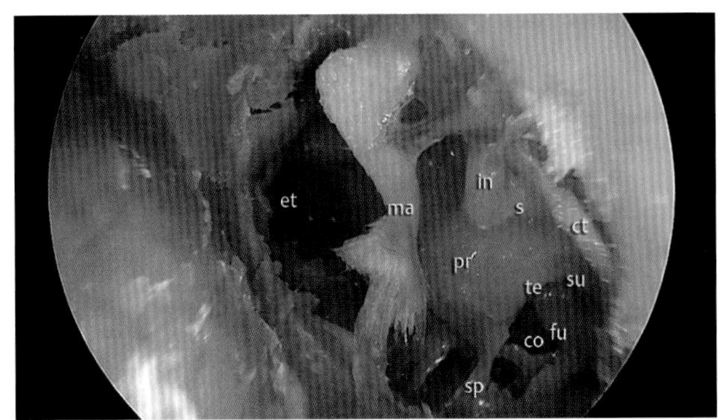

图 4.25　左耳经耳道下部后鼓室和下鼓室的图像。pr，鼓岬；s，镫骨；in 砧，骨；ma，锤骨；te，圆窗龛天盖 su，岬下脚；fu，柱骨（fustis）；co，腔室窦（sinus concameratus）；sp，鼓岬支柱；et，咽鼓管；ct，鼓索神经

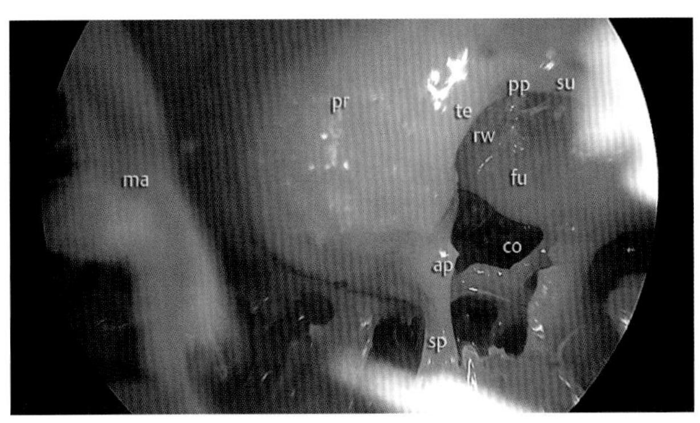

图 4.26　左耳。0° 内镜 放大的下后鼓室和圆窗龛。pr，鼓岬；te 圆窗龛天盖 ；su，岬下脚；fu，柱骨（fustis）；co，腔室窦（sinus concameratus）；sp，鼓岬支柱；ma，锤骨；ap，前柱；pp，后柱；rw，圆窗；p，岬小桥；st，鼓室窦；ps，后鼓室窦；s，镫骨

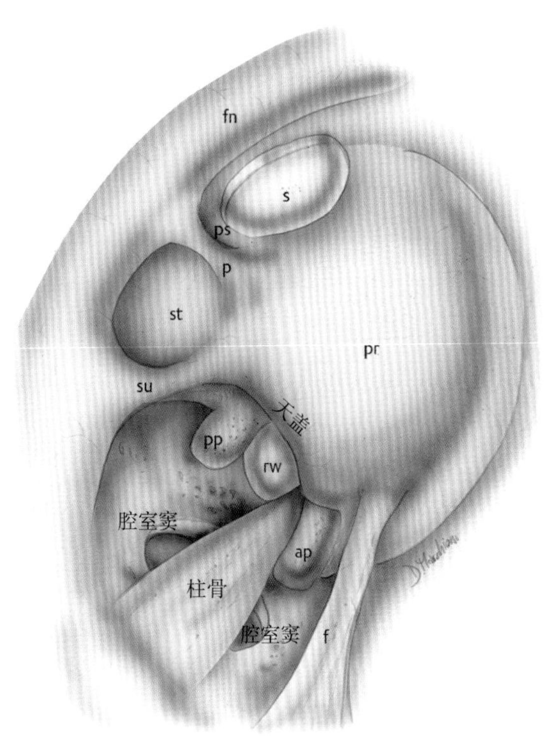

图 4.27　右耳。图示 Proctor 命名的下后鼓室和圆窗龛的解剖形态。pr，鼓岬；te，圆窗龛天盖 ；su，岬下脚；fu，柱骨（fustis）；co 腔室窦（sinus concameratus）；sp，鼓岬支柱；ma，锤骨；ap，前柱；pp，后柱；rw，圆窗；fn，面神经

砧骨后韧带皱襞和两个单纯皱襞（鼓膜张肌皱襞和锤砧外侧皱襞）以及锤骨和砧骨一起组成（图 4.32，4.33）[11]。Palva 及其同事们研究上鼓室通气通路时描述了鼓室隔的解剖[12]。他们观察到咽鼓管的通气直接到达中下鼓室，再通过鼓峡到达上鼓室（图 4.32~4.35）。0° 和 45° 镜可放大该位于砧镫关节和匙突及鼓膜张肌腱之间的间隙（Proctor 前鼓峡；图 4.36~4.38）。从后方切开上鼓室后，45° 镜可放大锥隆起和砧骨短突之间的间隙（Proctor 后鼓峡；图 4.39，图 4.40）。

中鼓室直接确保了外侧上鼓室下部的通气。更内侧或更靠近颅侧是外侧上鼓室上部，其下界为锤砧外侧皱襞（图 4.41，图 4.42）。这一解剖区域（详述于后）及内侧上鼓室称作上鼓室上部或上单位。上鼓室上部与中鼓室经其下方的鼓峡相通，向后通

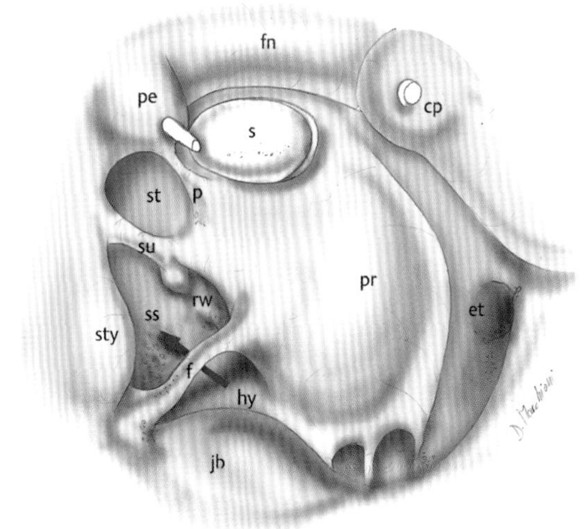

图 4.28　右耳。桥形的岬末脚是少见的形态。红色箭头指示下鼓室和下后鼓室沟通的区域。f，岬末脚；pr，鼓岬；te，圆窗龛天盖；su，岬下脚；rw，圆窗；p，岬小桥；st，鼓室窦；s，镫骨；fn，面神经 hy，下鼓室；pe，锥隆起；ss，下鼓室窦；cp，匙突；jb，颈静脉球；sty，茎突复合体；et，咽鼓管

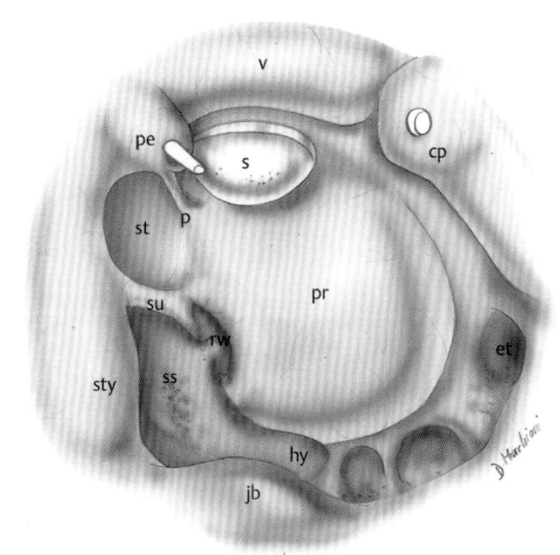

图 4.29　右耳。岬末脚缺如；这个病例下鼓室与下后鼓室融合。pr，鼓岬；su，岬下脚；rw，圆窗；p，岬小桥；st，鼓室窦；s，镫骨；fn，面神经；hy，下鼓室；pe，锥隆起；jb 颈静脉球；ss，下鼓室窦；sty，茎突复合体；et，咽鼓管

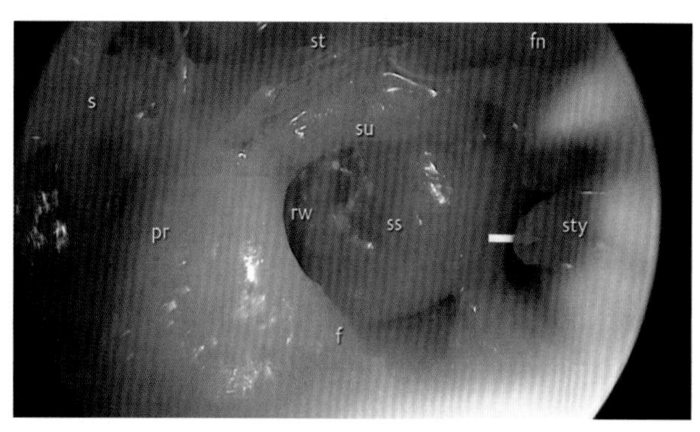

图 4.30　左耳。0° 内镜放大下鼓室窦，显示下鼓室窦向后延伸到茎突复合体的内侧。f，岬末脚；su，岬下脚；pr，鼓岬；rw，圆窗；st，鼓室窦；s，镫骨；fn，面神经；ss，下鼓室窦；sty，茎突复合体 ma，锤骨

向鼓窦入口（图 4.43，图 4.44）。

上鼓室下单位是以 Prussak 间隙为代表的较小空腔（图 4.32，图 4.41，图 4.45~4.47）。解剖和生理上都与上单位被锤骨外侧韧带皱襞的拱顶所分隔（图 4.32，图 4.47~4.49）。大多数上鼓室下单位经中鼓室后份通气（图 4.32，图 4.48~4.50）。所以，上鼓室两个单位各有其独立的通气道（图 4.32）。

鼓膜张肌皱襞在上鼓室隔中的位置重要，详述于后，其阻止了属于前鼓室的管上隐窝和上方的前上鼓室的通气。鼓膜张肌皱襞完整时前上鼓室唯

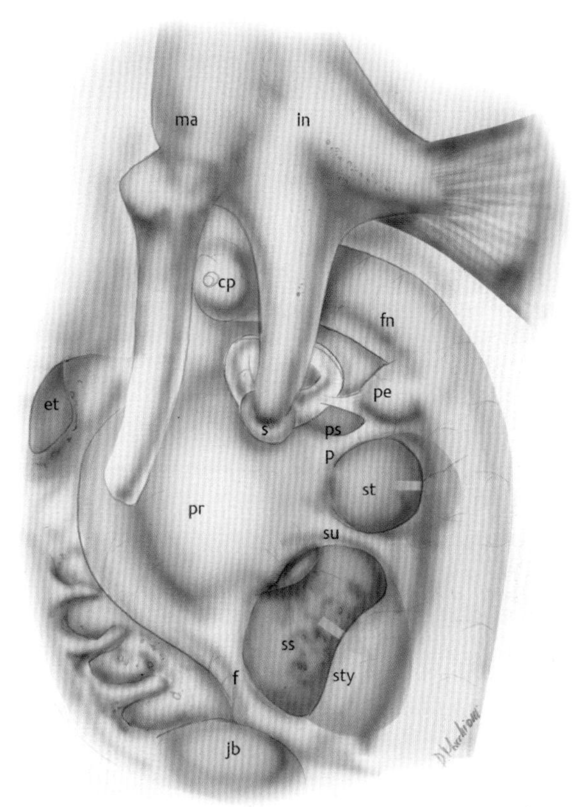

图 4.31　左耳。图示后鼓室的下鼓室窦的解剖，箭头显示向后延伸的鼓室窦和下鼓室窦。f，岬末脚；su，岬下脚；pr，鼓岬；st，鼓室窦；s，镫骨；fn，面神经；ss，下鼓室窦；sty，茎突复合体；cp，匙突；jb，颈静脉球；et，咽鼓管；ps，后鼓室窦；ma，锤骨；in，砧骨；pe，锥隆起；p，岬小桥

一的通气通道是鼓峡（图 4.51，图 4.52）。根据 Palva 的研究，鼓膜张肌皱襞仅在 25% 的病例中不完整（图 4.53~4.55）[11-12]，提供了从管上隐窝到达上鼓室（前上鼓室）的额外通气路径。

鼓膜张肌皱襞解剖变异大：大多数患者鼓膜张肌皱襞上拱，从鼓膜张肌半管延伸向外至前鼓室外侧面，向后附着于匙突和鼓膜张肌腱，向前延伸至颧弓根骨质，构成上鼓室的底部。如果鼓膜张肌皱襞向上嵌入横嵴，鼓膜张肌皱襞的平面的方向几乎垂直，如果向前嵌入咽鼓管天盖，其方向则呈水平。

鼓膜张肌皱襞通常呈 45° 角，常见的附着部位在管上鼓室天盖的中央部。笔者还观察到鼓膜张肌皱襞外周较厚，而中央部通常薄弱透明易于切开。

因为鼓膜张肌皱襞的角度，其下方的管上隐窝可大可小。鼓膜张肌皱襞的外侧部与鼓索神经最前

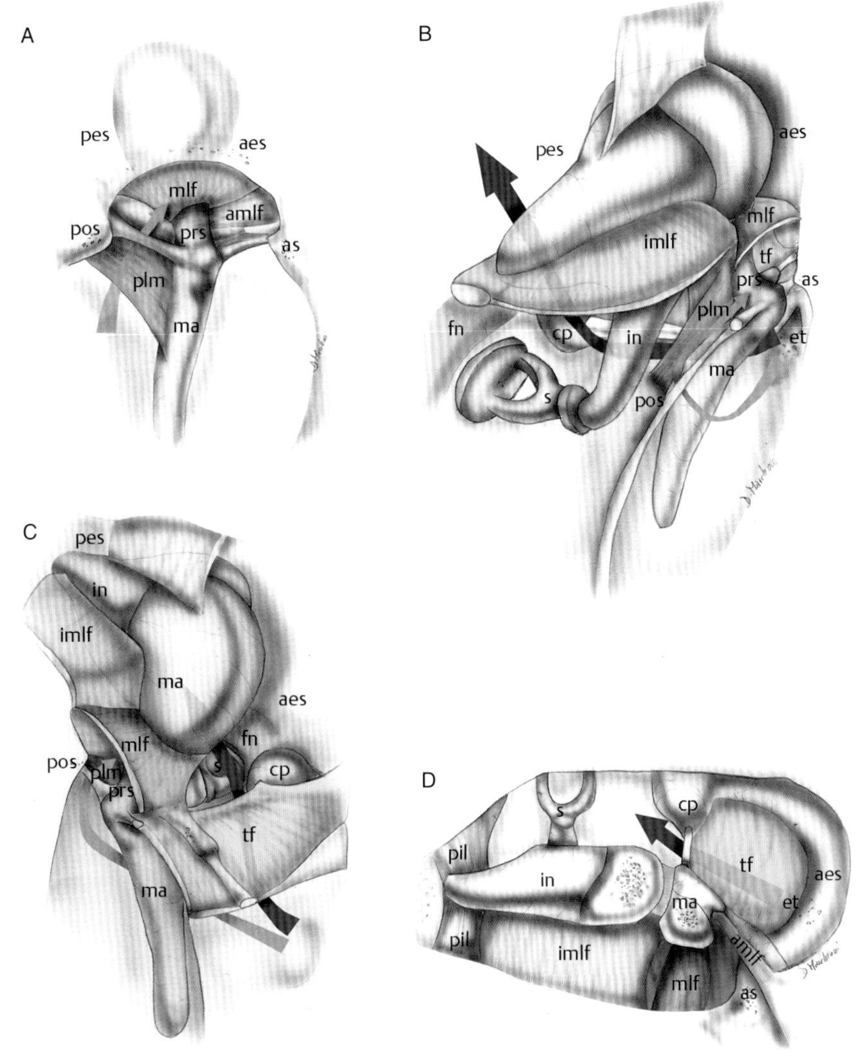

图 4.32　右耳。图示上鼓室隔，由三个锤骨韧带皱襞（前、外侧和后）、砧骨后韧带皱襞和两个单纯膜性皱襞（鼓膜张肌皱襞和锤砧外侧皱襞）共同组成。蓝色箭头代表上鼓室和乳突的主要通气路径（通过鼓峡），桔色箭头代表 Prussak 间隙的通气路径。A. 外侧面观。B. 后面观。C. 前面观。D. 上面观。s，镫骨；fn，面神经；cp，匙突；et，咽鼓管；ma，锤骨；in，砧骨；plm，锤骨后韧带；pos，后棘；prs，Prussak 间隙；后棘 aes 上鼓室前间隙；as，前棘；amlf，锤骨前韧带皱襞；pes，上鼓室后间隙；pil，外侧和内侧砧骨后韧带；tf，鼓膜张肌皱襞；mlf，锤骨外侧皱襞；imlf，锤砧外侧皱襞

部关系密切，此处鼓索神经平行于鼓膜张肌向前进入岩鼓裂。鼓膜张肌皱襞因其解剖特点在中耳生理中非常重要，可使前上鼓室与前鼓室之间的通气完全隔绝。在鼓峡阻塞所致的病理性通气不良的中耳手术中，基本原则是切开鼓膜张肌皱襞中部，以便创建一个前鼓室与上鼓室前间隙的额外通气通道。

笔者相信中、上鼓室间通气的生理学概念在经耳道内镜中耳手术中至关重要。通过建立宽大的鼓峡通道和经鼓膜张肌皱襞的辅助通道，恢复上鼓室上下单位一致性通气是手术的基础。手术必须确保上鼓室所有部分气流通畅。

4.4 面神经

内镜入路有助于理解面神经从膝状神经节到第二膝的鼓室段解剖特征，有助于观察面神经鼓室段在鼓室腔的走行及其与上鼓室间隙和中耳结构关系。

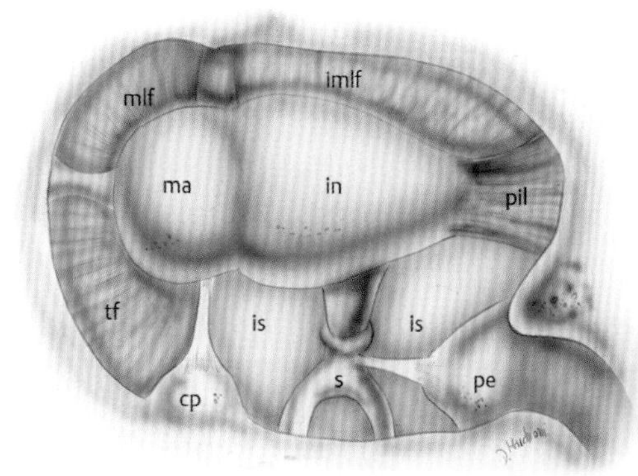

图 4.33　右耳。模式图显示上鼓室隔的上面观。s，镫骨；cp，匙突；ma，锤骨；in，砧骨；pil，外侧和内侧砧骨后韧带；tf，鼓膜张肌皱襞；mlf，锤骨外侧皱襞；imlf，锤砧外侧皱襞；is，鼓峡；pc，锥隆起

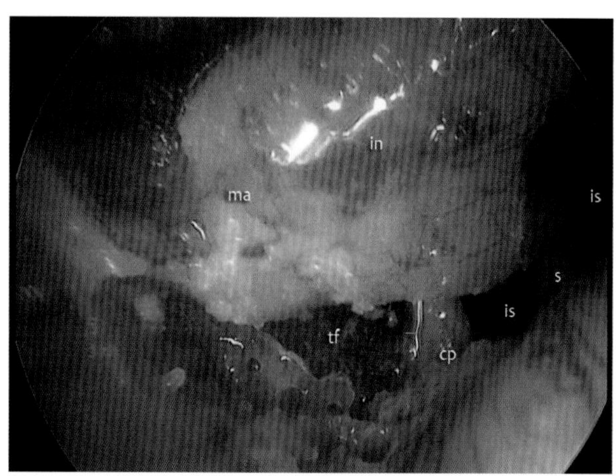

图 4.34　右耳。45° 内镜下通过乳突进入鼓窦从上面观察鼓峡的图像。s，镫骨；cp，匙突；ma，锤骨；in，砧骨；tf 鼓膜张肌皱襞；is，鼓峡

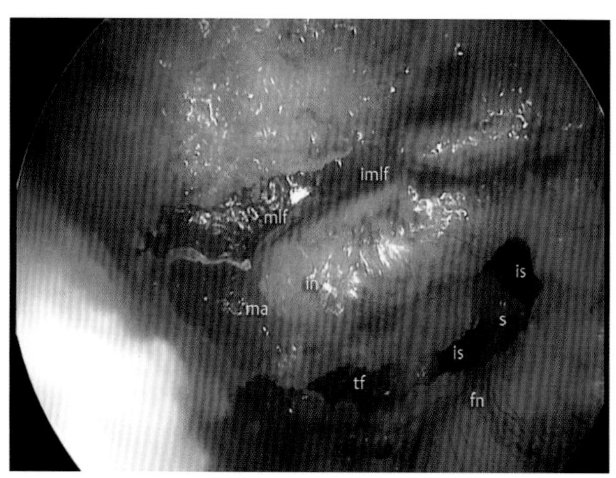

图 4.35　右耳。45° 内镜下通过乳突进入鼓窦从上面观察上鼓室隔的图像。s，镫骨；cp，匙突；ma，锤骨；in，砧骨；tf 鼓膜张肌皱襞；is，鼓峡； mlf，锤骨外侧皱襞；imlf，锤砧外侧皱襞；fn，面神经

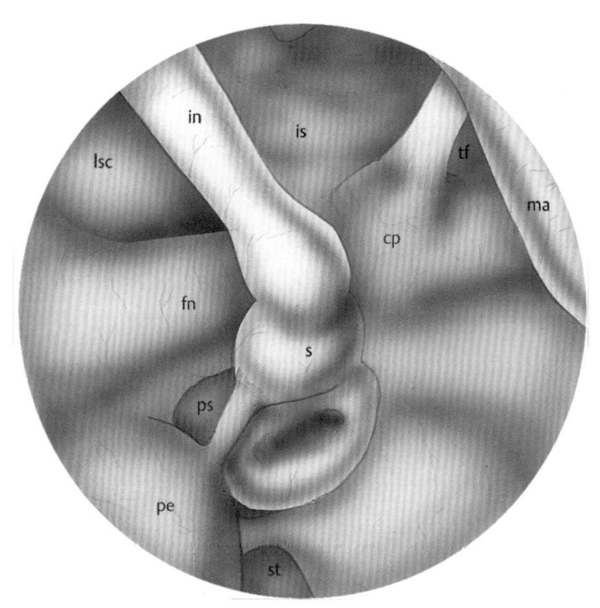

图 4.36　右耳。45° 内镜下经耳道观察鼓峡（Proctor’s 的前鼓峡）模式图。s，镫骨 ；cp 匙突 ；ma，锤骨；in，砧骨；is，鼓峡；fn，面神经；tf 鼓膜张肌皱襞；ps，后鼓室窦；pe，锥隆起；lsc，外侧半规管

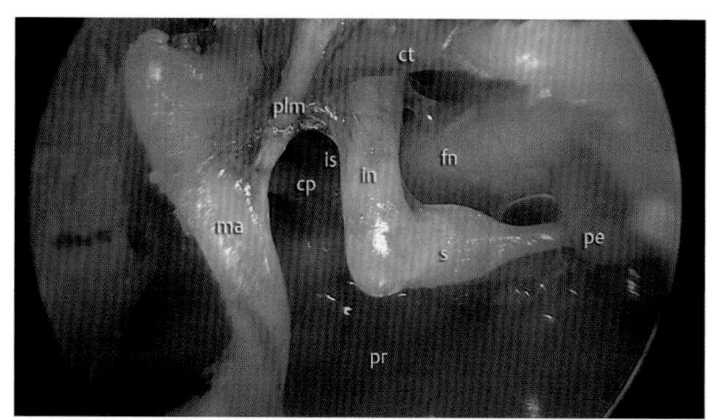

图 4.37　左耳。45° 内镜下经耳道观察鼓峡。s，镫骨 ；cp，匙突；ma，锤骨；in，砧骨；is，鼓峡；fn，面神经；pe，锥隆起；plm，锤骨后韧带；pr，鼓岬；ct，鼓索神经

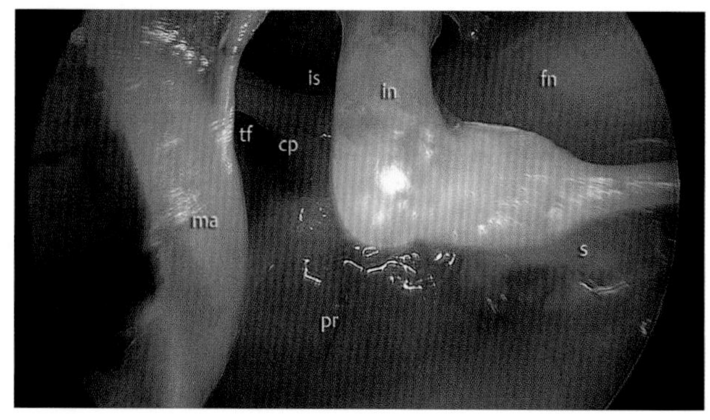

图 4.38　左耳。45° 内镜下经耳道观察放大的鼓峡。s，镫骨 ；cp，匙突；ma，锤骨；in，砧骨；is，鼓峡；fn，面神经；pr，鼓岬；tf，鼓膜张肌皱襞

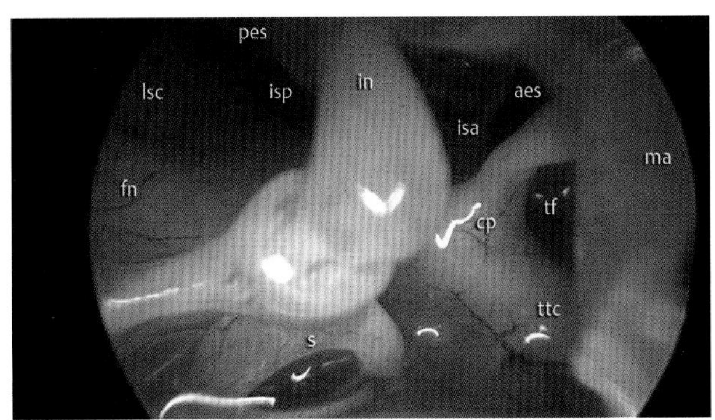

图 4.39　右耳。45° 内镜下经耳道观察放大的 Proctor's 的后鼓峡，位于锥隆起和砧骨短突之间。s，镫骨；cp，匙突；ma，锤骨；in，砧骨；isp，后鼓峡；isa，前鼓峡；fn，面神经；tf，鼓膜张肌皱襞；lsc，外侧半规管；aes，上鼓室前间隙；pes，上鼓室后间隙；ttc，鼓膜张肌半管

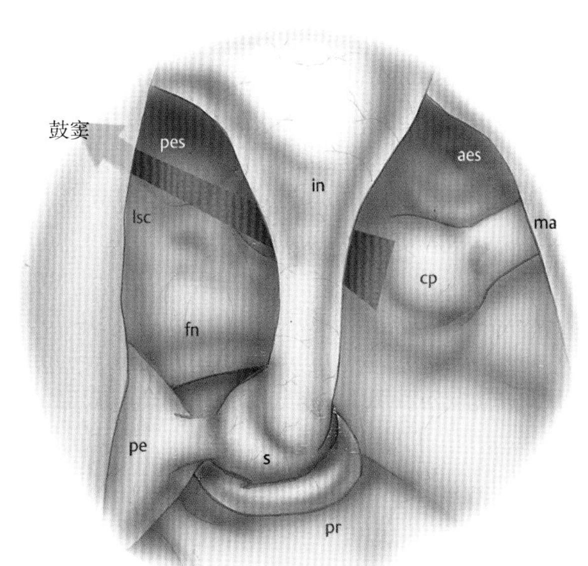

图 4.40　右耳。后上鼓室后观察的后鼓峡模式图，听骨链保持完整（箭头代表从咽鼓管通过鼓峡到达鼓窦的路径）。s，镫骨；cp，匙突；ma，锤骨；in，砧骨；fn，面神经；lsc，外半规管；aes，上鼓室前间隙；pes，上鼓室后间隙；pe，锥隆起；pr，鼓岬

内镜下观察面神经鼓室段的位置及与匙突的关系，可辨认出这段面神经不同方向的两个部分。将其命名如下。

· 匙突前段（图 4.56，图 4.57），为鼓室段面神经位于匙突骨后界前上的部分。

· 匙突后段（图 4.56~4.58），为鼓室段面神经位于匙突骨后界以后的部分。

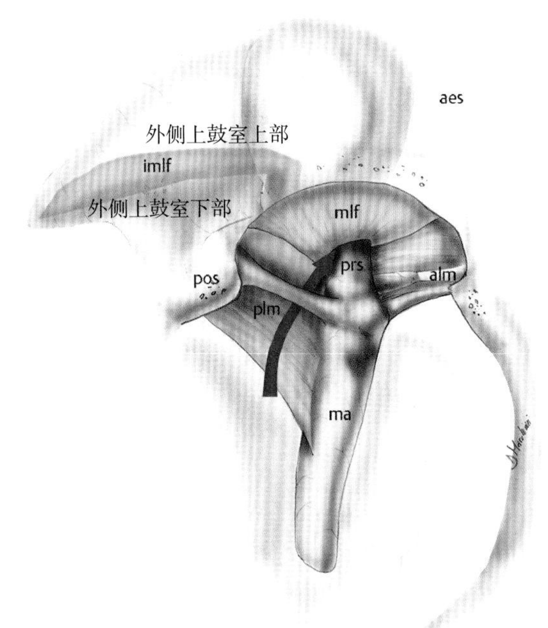

图 4.41　右耳。上鼓室下单位和上单位内容模式图。锤砧皱襞把外侧上鼓室上部与外侧上鼓室下部分隔开，锤骨锤砧外侧皱襞是 Prussak 间隙的顶（红色箭头示鼓膜与锤骨后韧带之间的 Prussak 间隙的通气路径）。ma，锤骨；aes，上鼓室前间隙；prs，Prussak 间隙；plm，锤骨后韧带；mlf，锤骨外侧皱襞；imlf，锤砧外侧皱襞；pos，后棘；alm，锤骨前韧带

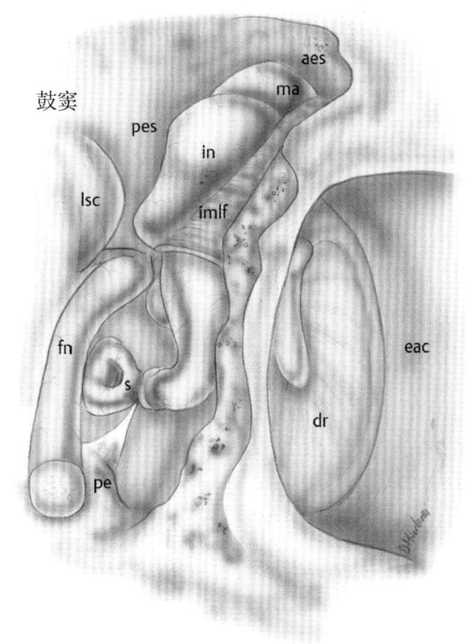

图 4.42　右耳。图示代表锤砧皱襞的位置。ma，锤骨；aes，上鼓室前间隙；imlf，锤砧外侧皱襞；pos，后棘；alm，锤骨前韧带；s，镫骨；in，砧骨；fn，面神经；eac，外耳道；dr，鼓膜；pe，锥隆起；pes，上鼓室后间隙；lsc，外侧半规管

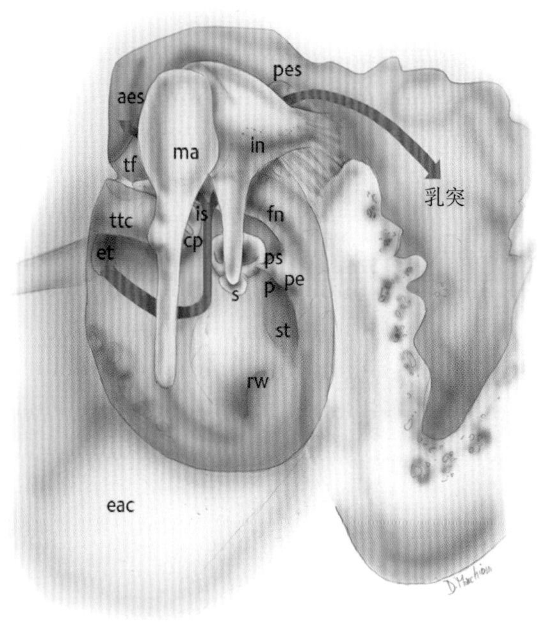

图 4.43　箭头代表从咽鼓管到上鼓室和鼓窦的主要通气路径。ma，锤骨；aes，上鼓室前间隙；s，镫骨；in，砧骨；fn，面神经；eac，外耳道；pe，锥隆起；pes，上鼓室后间隙；is，鼓峡；ttc，鼓膜张肌半管；rw，圆窗；p，岬小桥；st，鼓室窦；tf，鼓膜张肌皱襞；et，咽鼓管；cp，匙突；ps，后鼓室窦

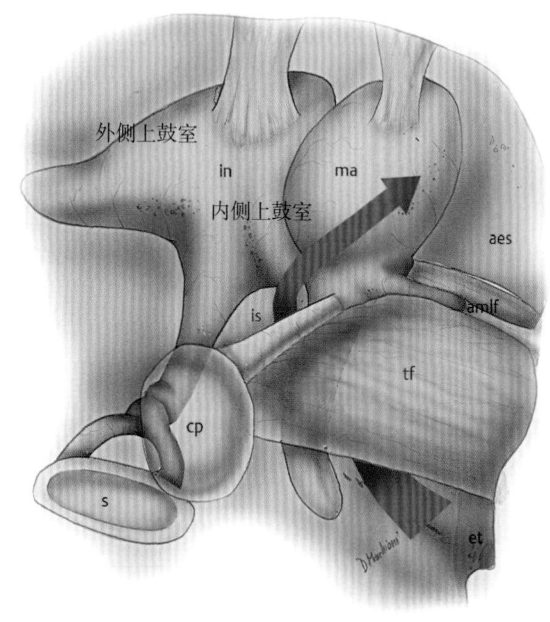

图 4.44　左耳。从内侧向外侧看上鼓室的主要通气路径（箭头）ma，锤骨；aes，上鼓室前间隙；s，镫骨；in，砧骨；is，鼓峡；tf，鼓膜张肌皱襞；et，咽鼓管；cp，匙突；amlf，锤骨前韧带皱襞

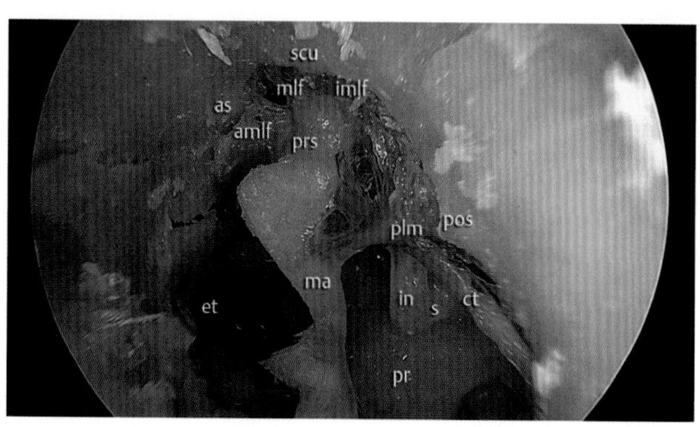

图 4.45　左耳。鼓膜切除后内镜观察 Prussak 间隙和锤骨的韧带皱襞。ma，锤骨；s，镫骨；in，砧骨；et，咽鼓管；amlf，锤骨前韧带皱襞；plm，锤骨后韧带；pos，后棘；prs，Prussak 间隙；as，前棘；mlf，锤骨外侧皱襞；imlf，锤砧外侧皱襞；scu，盾板；ct，鼓索神经；pr，鼓岬

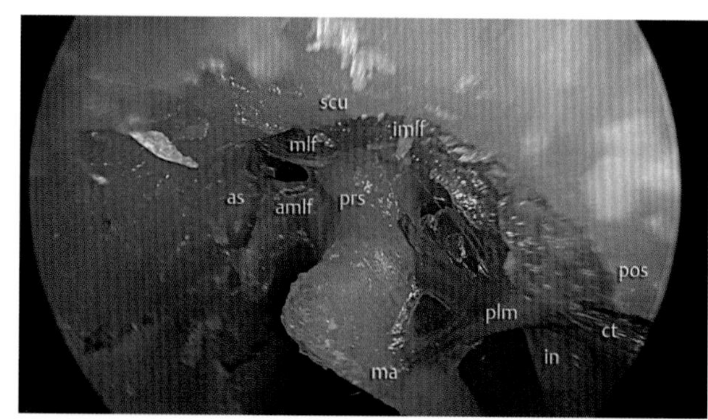

图 4.46　左耳。0° 内镜放大的 Prussak 间隙。ma，锤骨；s，镫骨；in 砧骨；amlf，锤骨前韧带皱襞；plm，锤骨后韧带；pos，后棘；prs，Prussak 间隙；as，前棘；mlf，锤骨外侧皱襞；imlf，锤砧外侧皱襞；scu，盾板；ct，鼓索神经

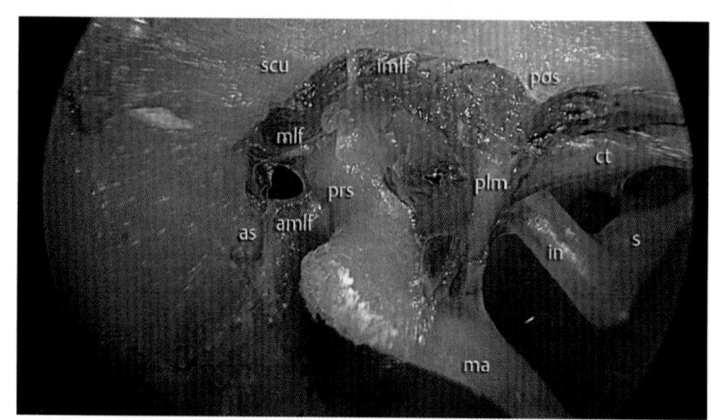

图 4.47　左耳。45° 内镜放大的 Prussak 间隙。ma，锤骨；s，镫骨；in，砧骨；amlf 锤骨前韧带皱襞；plm，锤骨后韧带；pos，后棘；prs，Prussak 间隙；as，前棘；mlf，锤骨外侧皱襞；imlf，锤砧外侧皱襞；scu，盾板；ct，鼓索神经

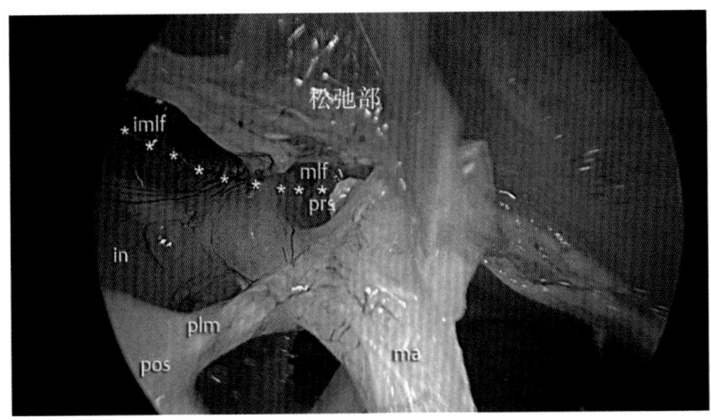

图 4.48　右耳。45° 内镜观察锤骨外侧韧带皱襞和锤骨外侧皱襞，* 代表锤骨外侧皱襞和锤砧外侧皱襞附着线，分隔了上鼓室的上单位与下单位。ma，锤骨；in，砧骨；plm，锤骨后韧带；pos，后棘；prs，Prussak 间隙；mlf，锤骨外侧皱襞；imlf，锤砧外侧皱襞

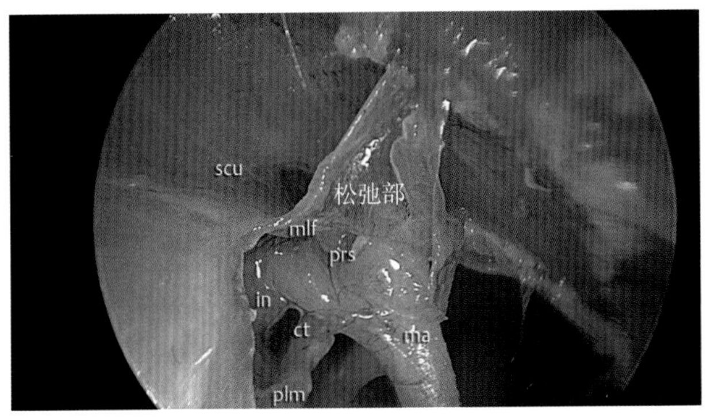

图 4.49　右耳。45° 内镜下观察 Prussak 间隙，鼓膜松弛部和后袋。鼓膜松弛部代表了 Prussak 间隙的外侧壁（后袋这个间隙在锤骨后韧带和鼓膜松弛部之间）。ma，锤骨；in，砧骨；plm，锤骨后韧带；prs，Prussak 间隙；mlf，锤骨外侧皱襞；scu，盾板；ct，鼓索神经

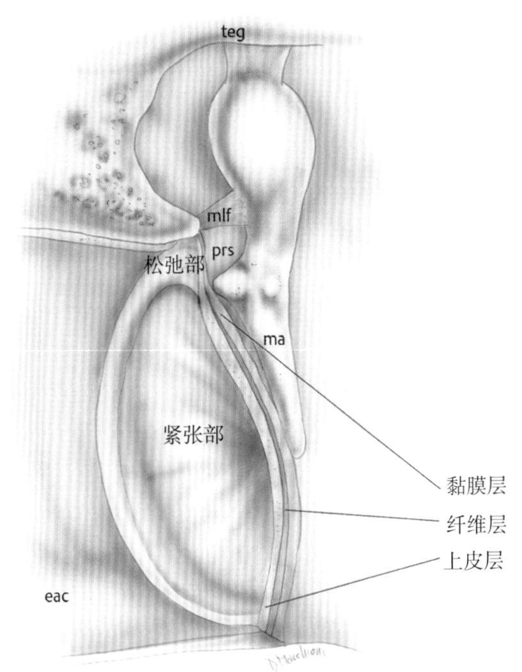

图 4.50　右耳。图示代表 Prussak 间隙的前面观和鼓膜的分层。ma，锤骨；prs，Prussak 间隙；teg，天盖；mlf，锤骨外侧皱襞；eac，外耳道

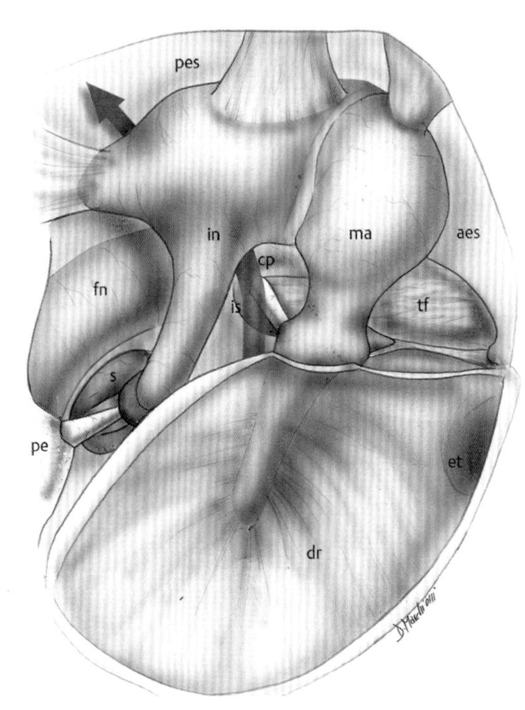

图 4.51　右耳。大多数患者前上鼓室的通气路径通过鼓峡，他们的鼓膜张肌皱襞是完整的。ma，锤骨；in，砧骨；is，鼓峡；tf，鼓膜张肌皱襞；et，咽鼓管；cp，匙突；s，镫骨；aes，上鼓室前间隙；fn，面神经；pe，锥隆起；pes，上鼓室后间隙；dr，鼓膜

面神经鼓室段匙突前段

膝状神经节位于上鼓室前间隙底，恰好在匙突的前上方，水平走行平行于鼓膜张肌半管（图 4.59）。锤骨头和砧骨须去除，以直接显露整个面神经鼓室段，尤其是切除锤骨可使匙突段和膝状神经节区良好显露。匙突代表着辨认膝状神经节的标志。有些病例中膝状神经节覆盖着上鼓室前间隙气房的骨质，磨开匙突正前上方上鼓室前间隙的气房，膝状神经节完全暴露（图 4.60）。

面神经鼓室段匙突后段

去除砧骨锤骨头后，内镜经耳道可直接达到面神经鼓室后段，此区域外侧直接暴露于术者视野前方。

不需要去除听骨链而能暴露面神经的唯一部位是匙突后段的最后方，与第二膝和锥隆起紧接的部

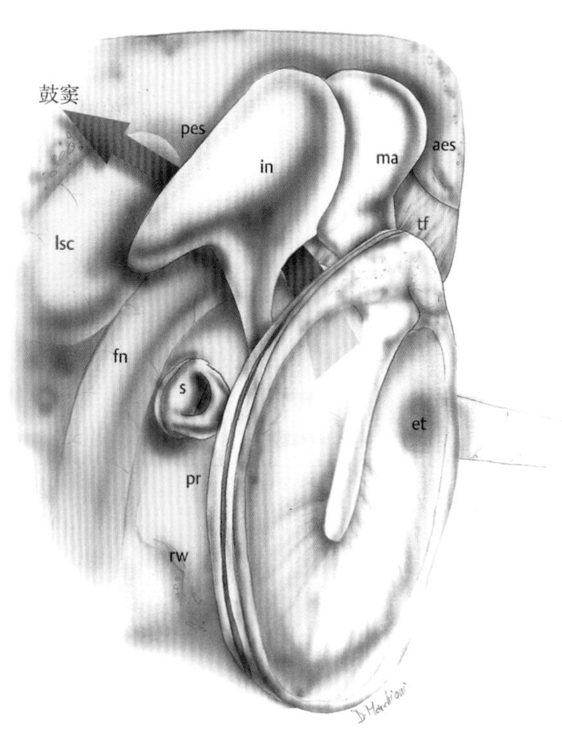

图 4.52 右耳。鼓膜张肌皱襞完整的患者鼓窦和乳突的通气路径（箭头）。ma，锤骨；in，砧骨；tf，鼓膜张肌皱襞；et，咽鼓管；s，镫骨；aes，上鼓室前间隙；fn，面神经；pes，上鼓室后间隙；lsc 外半规管；pr，鼓岬；rw，圆窗

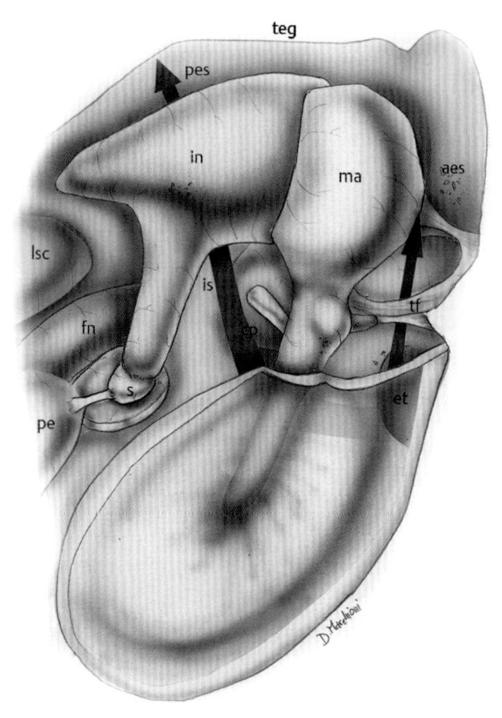

图 4.53 右耳。有不完整的鼓膜张肌皱襞的患者前上鼓室的通气路径。这些患者有两条通气路径，一条通过鼓峡（大箭头），另外一条额外的通气路径从咽鼓管通过鼓膜张肌皱襞到达前上鼓室（小箭头）。ma，锤骨；in，砧骨；is，鼓峡；tf，鼓膜张肌皱襞；et，咽鼓管；cp，匙突；s，镫骨；aes，上鼓室前间隙；fn，面神经；pe，锥隆起；pes，上鼓室后间隙；lsc，外半规管；teg，天盖

位。此段即为上鼓室后间隙的底。相对于鼓膜张肌半管的走行方向稍斜，于前庭窗和镫骨上方从前方的匙突下降至后方的锥隆起，即第二膝处（图 4.61）。

匙突后段平行于外半规管，后者为内镜进入鼓窦入口的标志（图 4.59）。

4.5 上鼓室

上鼓室是中鼓室上方颞骨气化的部分。很多作者研究了上鼓室腔的解剖。从解剖学的观点看，可将上鼓室分为两个分界清楚的间隙：较大的后间隙（PES）和较小的前间隙（AES；图 4.62）[11-13]。根据齿突和鼓膜张肌皱襞的构造，AES 和 PES 的分界可以仅是齿突，也可以是匙突水平的一个冠状平面。砧骨体、砧骨短脚及锤骨头占据上鼓室后间隙的大部。

4.5.1 上鼓室后间隙

外侧上鼓室后部较狭窄，被锤砧外侧皱襞进一步分为两个部分（图 4.63，图 4.64），它们相互

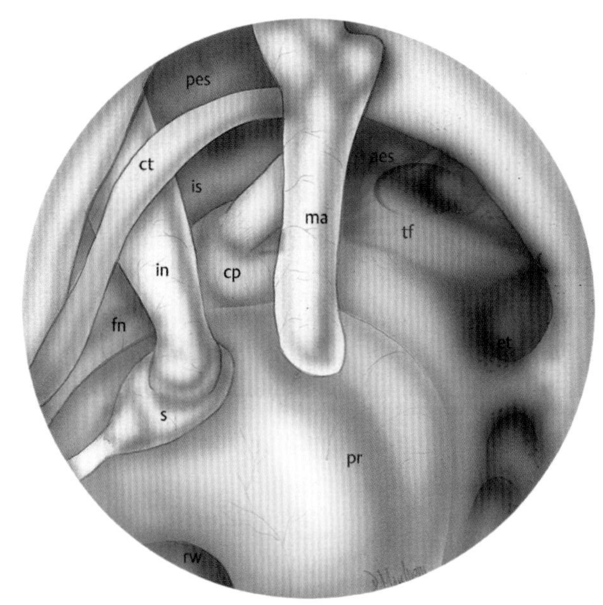

图 4.54 右耳。45° 内镜观察不完整的鼓膜张肌皱襞的下缘，有可能通过鼓膜张肌皱襞的开口看到上鼓室前间隙。ma，锤骨；in，砧骨；is，鼓峡；tf，鼓膜张肌皱襞；et，咽鼓管；cp，匙突；s，镫骨；aes，上鼓室前间隙；fn 面神经；pes，上鼓室后间隙；ct，鼓索神经；pr，鼓岬；rw，圆窗

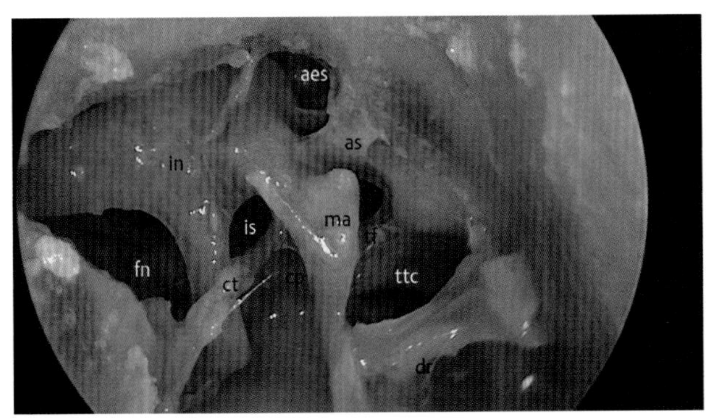

图 4.55　右耳。45° 内镜在解剖过程中观察有不完整的鼓膜张肌皱襞的前鼓室。ma，锤骨；in，砧骨；is，鼓峡；tf，鼓膜张肌皱襞；cp，匙突；aes，上鼓室前间隙；fn，面神经；ct，鼓索神经；as，前棘；ttc，鼓膜张肌半管；dr，鼓膜

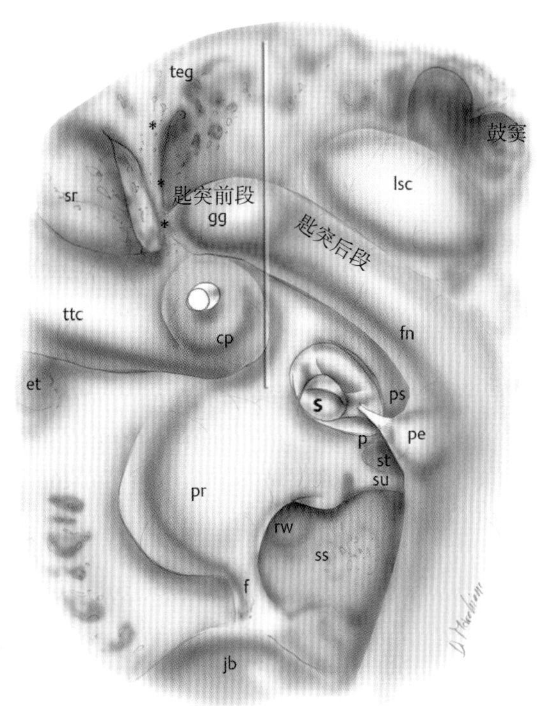

图 4.56　左耳。听骨链切除后，面神经鼓室段以匙突为界划分为两部分。cp，匙突；fn，面神经；ttc，鼓膜张肌半管；teg，天盖；sr，咽鼓管上隐窝；*，齿突；pr，鼓岬；s，镫骨；p 岬小桥；st，鼓室窦；pe，锥隆起；su，岬下脚；ss，下鼓室窦；f，岬末脚；jb，颈静脉球；et，咽鼓管；gg，膝状神经节；lsc，外半规管；ps，后鼓室窦；rw，圆窗

分隔上下排列：外侧上鼓室上部和外侧上鼓室下部（图 4.65）。外侧上鼓室下部的上界为锤砧外侧皱襞，位于内侧的砧骨体和短突与外侧的盾板内侧面之间。外侧上鼓室下部位置较低，与鼓室隔相连，并与下方的中鼓室相通。中鼓室为外侧上鼓室下部提供通气。

外侧上鼓室上部更靠内侧，其下界为锤砧外侧皱襞（图 4.65~4.67）。外侧上鼓室上部及内侧上鼓室合称为所谓上鼓室上部或上单位。外侧上鼓室上部通过下方的鼓峡与中鼓室相通，向后开放于鼓窦入口，它的上界是鼓室盖，下界为面神经第二段（鼓室段），外侧界为上鼓室外侧骨壁。整个上鼓室上部通过鼓峡通气（图 4.32）。上鼓室后间隙容纳锤砧关节。

4.5.2　上鼓室前间隙

上鼓室前间隙（AES）吸引耳科医生的注意，是因为它与周围结构的关系和常被胆脂瘤累及。AES 被颧弓根局限于前方（颧弓根为一块分隔颈内动脉周围气房的厚骨板）。AES 上方为鼓室盖（分隔硬脑膜），外侧为鼓骨和鼓索神经，内侧为分隔膝状窝的骨板，膝状神经节位于此窝中。鼓膜张肌皱襞分隔其下方的管上隐窝（详述于后）。

鲜有报道 AES 的大小形状的变异。Onal 等发现胚胎学上 AES 有两种形状（图 4.68）。Ⅰ型 AES（83%）包括两个由鼓膜张肌皱襞分隔开的腔隙，鼓膜张肌皱襞是胚胎内侧囊向前发育与前囊向后发育相遇而形成张肌皱襞。位于鼓膜张肌皱襞上方的腔隙可称为锤骨前间隙，鼓膜张肌皱襞下方的腔隙则称为管上隐窝。Ⅱ型 AES（17%）包括一个单一的腔，发育自前囊，位于齿突之前，与前方的咽鼓管连续。Ⅰ型 AES 患者鼓膜张肌皱襞附着于上鼓室前方的厚骨嵴并将 AES 分为两个腔。

4.5.3　鼓膜张肌皱襞

鼓膜张肌皱襞解剖变异很大：大多数患者鼓膜张肌皱襞上拱，从鼓膜张肌半管向外延伸至前鼓室外侧面，向后附着于匙突和鼓膜张肌腱，向前延伸至颧弓根骨质，成为上鼓室底部[11-12, 14]。

由于鼓膜张肌皱襞的角度，其下方的管上隐窝可大可小。鼓膜张肌皱襞的外侧部与鼓索最前部关系密切，此处鼓索平行于鼓膜张肌向前进入岩鼓裂。鼓索皱襞向外嵌入锤前韧带皱襞。

鼓膜张肌皱襞位置重要，因其阻止与管上隐窝的交通，管上隐窝属于前鼓室，上方为上鼓室前间隙。鼓膜张肌皱襞完整时（图 4.51），AES 唯一

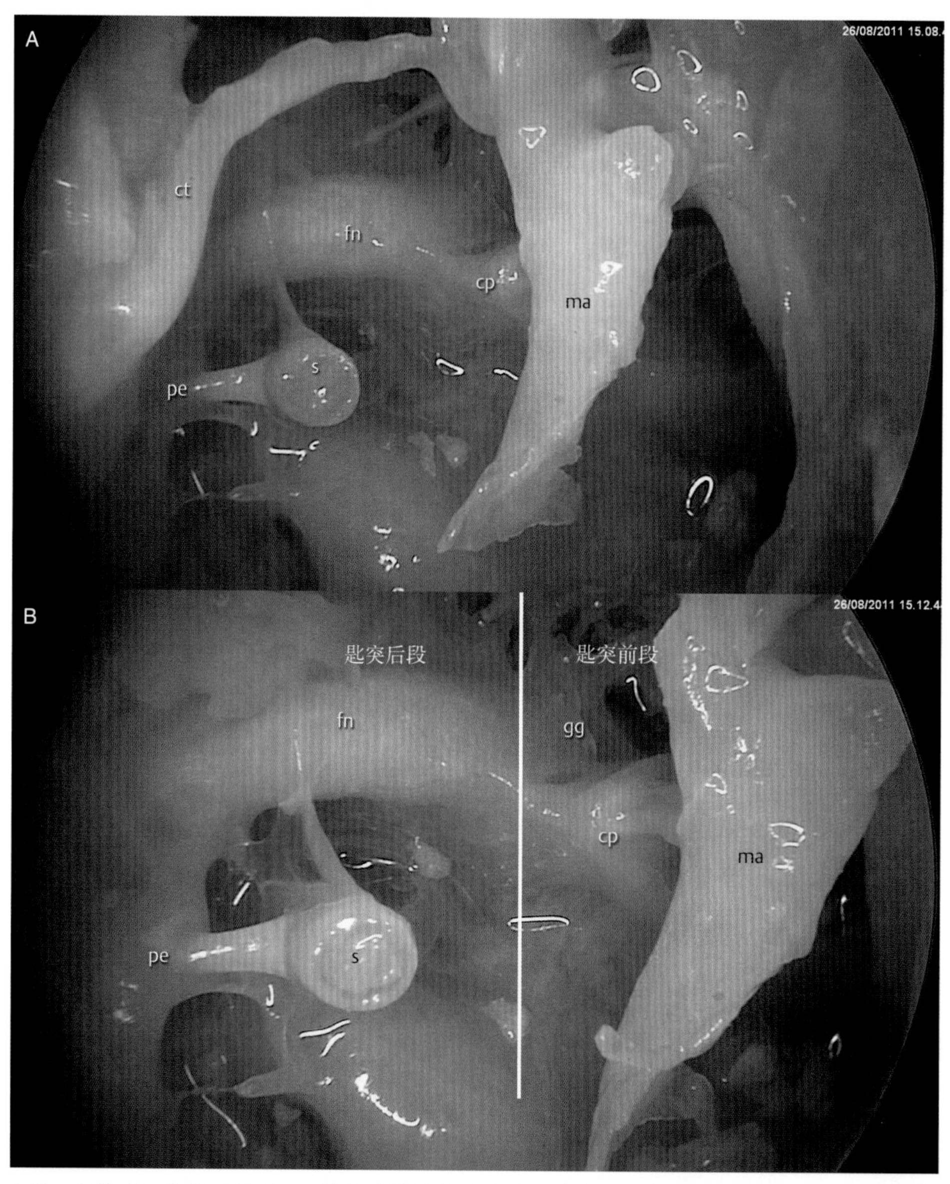

图 4.57　A，B. 右耳。内镜下切除了砧骨后，以匙突为界划分的面神经鼓室段两部分的图像。cp，匙突；fn，面神经；s，镫骨；pe，锥隆起；gg，膝状神经节；ct，鼓索神经；ma，锤骨

的通气通道是经鼓峡。根据 Palva 的研究，鼓膜张肌皱襞不完整仅为 25%（图 4.53），使来自咽鼓管额外的通气路径直达上鼓室（前上鼓室）。

4.5.4　横　嵴*

横嵴或 cog 是大多数情况下前后上鼓室的分界。Cog 是一个来自颅骨鼓室盖的骨性骨隔，垂直指向匙突，位于锤骨头前方。House 首先描述了 cog。这个骨嵴位于锤骨头前方，是胚胎前囊和内侧囊融合板的遗留物。

横嵴有不同形状，与周围结构（膝状神经节、鼓膜张肌皱襞和管上隐窝）关系也不同（图 4.69~4.71），横嵴可以是倾斜走行，前上附着于鼓室盖最前部，向后下指向匙突。有些患者横嵴完整，鼓膜张肌皱襞呈垂直位附着于横嵴，这时的横嵴是上鼓室前间隙和咽鼓管上隐窝的分界（图 4.69）。还有些患者横嵴完整，而鼓膜张肌皱襞水平走向附着于管盖和鼓膜张肌半管，于是横嵴与鼓膜张肌皱襞没有直接关系，而是将上鼓室前间隙与上鼓室后间隙分隔开（图 4.70）。还有患者横嵴不完整或退化，与上鼓室前间隙的天盖紧连（图 4.71）。

* 译者注：横嵴也称齿突或 cog

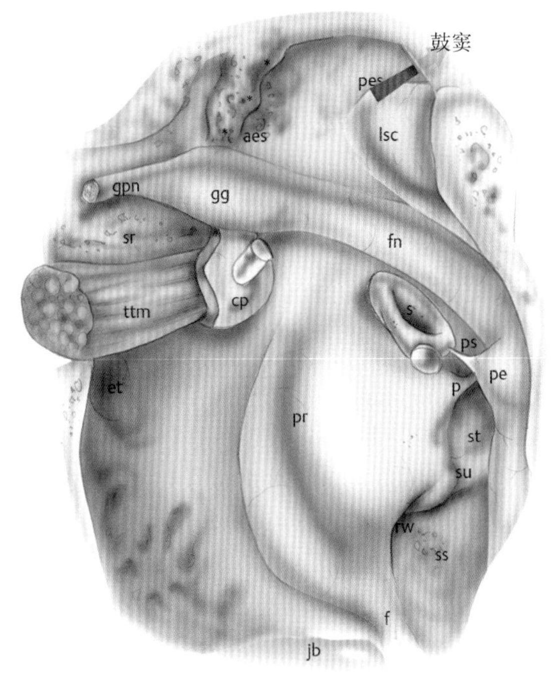

图 4.58　左耳。打开鼓膜张肌半管后，观察面神经鼓室段及岩浅大神经与鼓膜张肌之间的关系。gpn，岩浅大神经；cp，匙突；fn，面神经；ttm，鼓膜张肌；sr，咽鼓管上隐窝；*，齿突；pr，鼓岬；s，镫骨；p，岬小桥；st，鼓室窦；pe，锥隆起；su，岬下脚；ss，下鼓室窦；f，岬末脚；jb，颈静脉球；et，咽鼓管；gg，膝状神经节；lsc，外半规管；ps，后鼓室窦；rw，圆窗；aes，上鼓室前间隙

笔者在解剖中观察面神经与横嵴的关系，注意到当横嵴完整时，是内镜入路中定位膝状神经节的恒定标志，可以据此判断膝状神经节的位置。

横嵴不完整或退化时不能视为膝状神经节的可靠标志，因为它不能清楚地指向膝状神经节，对于面神经来说横嵴位置太靠前外侧。

4.6 前鼓室

前鼓室是在中耳之前，AES 之下和下鼓室之上的中耳气化部分（图 4.72）。匙突和鼓膜张肌皱襞及鼓膜张肌半管为前鼓室的上界，后界通常认为是鼓岬。前鼓室在中耳手术中不如其他间隙重要，因为中耳慢性疾病很少累及此间隙，然而，有些重要结构位于其中。前鼓室分为两个部分：上方的咽鼓管上隐窝和下方的咽鼓管口（图 4.73，图 4.74）。

咽鼓管上隐窝是一个大小不等的独立区域，与鼓膜张肌皱襞的走向有关。鼓膜张肌皱襞越是垂直，咽鼓管上隐窝越大。有些人鼓膜张肌皱襞呈水平位附着于鼓膜张肌半管，咽鼓管上隐窝就不存在了（图 4.75）。

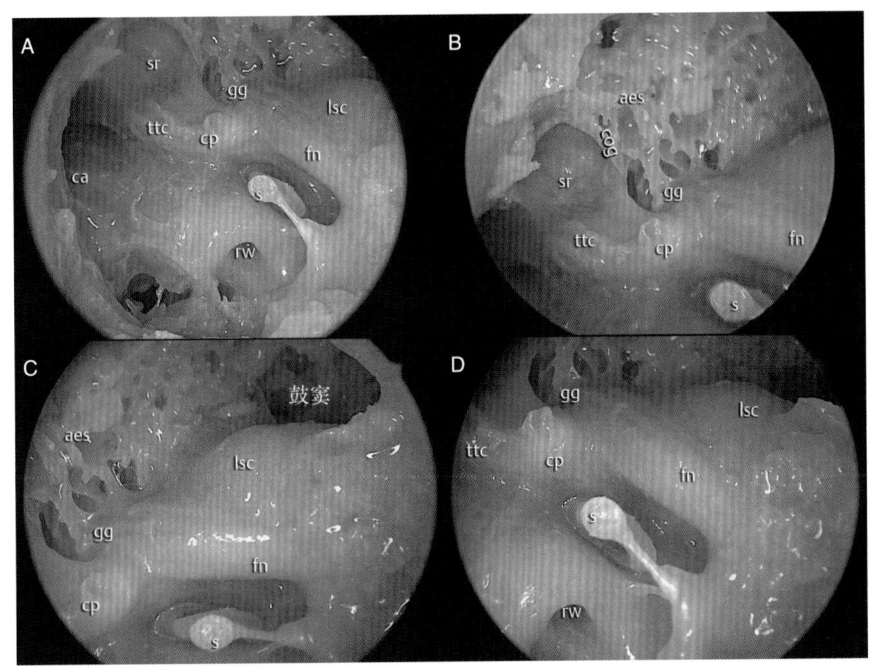

图 4.59　左耳。内镜下面神经解剖。切除听骨链后，可以直接到达整个面神经鼓室段，注意鼓室段面神经的匙突前段走行方向与鼓膜张肌半管的相互关系。cp，匙突；fn，面神经；ttc，鼓膜张肌半管；sr，咽鼓管上隐窝；s，镫骨；gg，膝状神经节；lsc，外半规管；rw，圆窗；aes，上鼓室前间隙；ca，颈内动脉

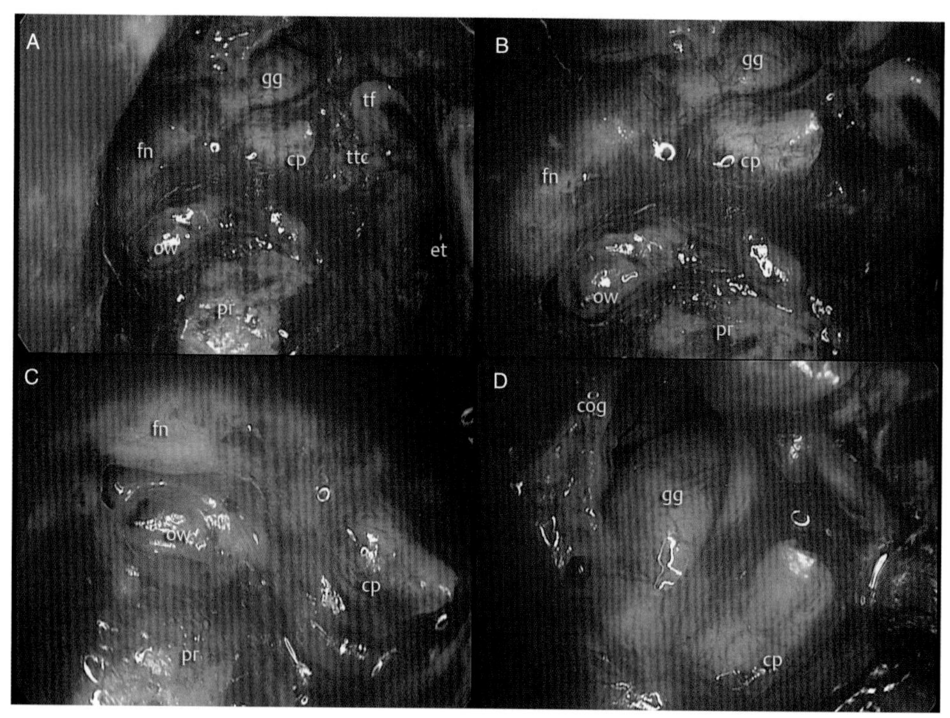

图 4.60　右耳。胆脂瘤摘除后膝状神经节的内镜下图像，显示膝状神经节与匙突之间的关系。cp，匙突；fn，面神经；ttc，鼓膜张肌半管；ow，卵圆窗；gg，膝状神经节；tf，鼓膜张肌皱襞；pr，鼓岬；et，咽鼓管

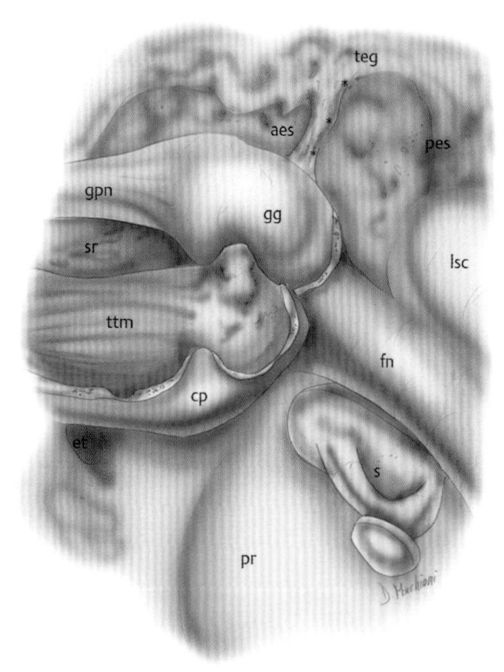

图 4.61　左耳。听骨链摘除后鼓室段面神经匙突前段和匙突后段的不同走向的图示，这张图也显示了岩浅大神经和鼓膜张肌之间的密切关系。cp，匙突；fn，面神经；ttm，鼓膜张肌；s，镫骨；gg，膝状神经节；lsc，外半规管；et，咽鼓管；aes，上鼓室前间隙；pes 上鼓室后间隙；sr，咽鼓管上隐窝；teg，天盖；pr，鼓岬；gpn 岩浅大神经

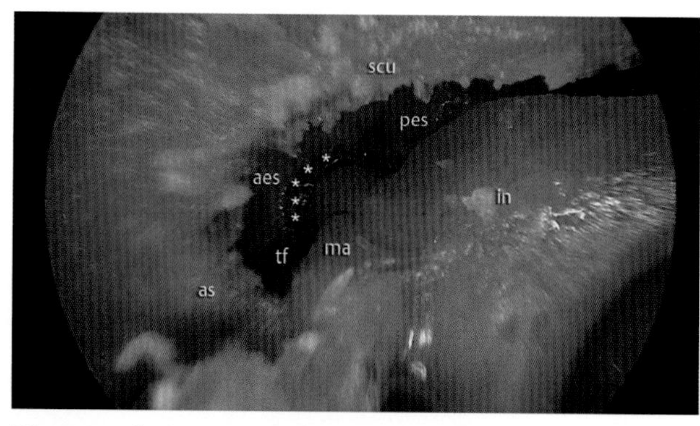

图 4.62　左耳。45° 内镜下上鼓室的图像。aes，上鼓室前间隙；pes，上鼓室后间隙；*，齿突；tf，鼓膜张肌皱襞（上缘）；as，前棘；scu，盾板；ma，锤骨；in，砧骨

咽鼓管鼓室部起于前鼓室，通常直径 11~12mm。有不同形状：正方形（35%），三角形（20%），不规则形（45%）[15]。咽鼓管开口的内侧和上方⋆有颈内动脉走行。表面骨质可较厚也可气化成气房（前鼓室气房；图 4.76）。这种变异很重要，因为在某些病例膨大的颈内动脉可能是裸露的（图 4.77）。45° 镜下可见咽鼓管口，解剖发育良好时还可直接观察到咽鼓管峡部。

⋆ 译者注：原文为上方，译者认为是下方

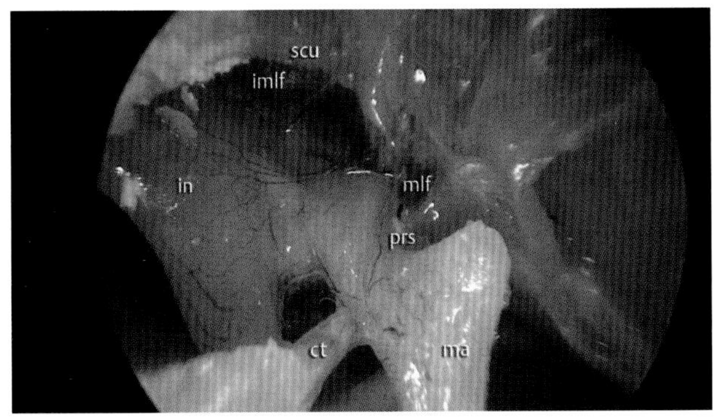

图 4.63　右耳、45° 内镜观察锤骨外侧皱襞和锤砧外侧皱襞。这些皱襞外侧连接盾板，内侧固定于锤砧关节，把外侧上鼓室的上部与外侧上鼓室下部及 Prussak 间隙分隔开。prs，Prussak 间隙；scu，盾板；ma，锤骨；in，砧骨；mlf，锤骨外侧皱襞；imlf，锤砧外侧皱襞；ct，鼓索神经

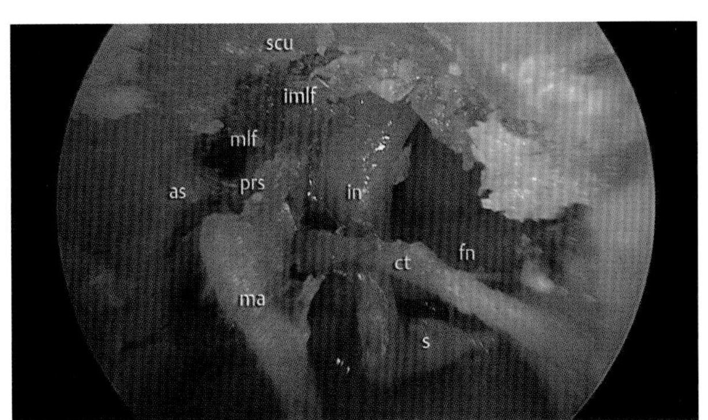

图 4.66　左耳。部分盾板切除后的内镜图像，保持锤砧外侧皱襞的完整。prs，Prussak 间隙；ma，锤骨；in，砧骨；mlf，锤骨外侧皱襞；imlf，锤砧外侧皱襞；ct，鼓索神经；as，前棘；fn，面神经；s，镫骨；scu，盾板

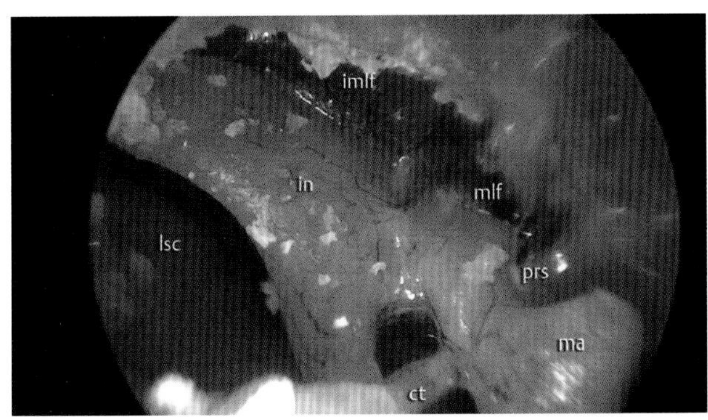

图 4.64　右耳。部分盾板切除后，45° 内镜放大显示锤砧外侧皱襞和后鼓峡。prs，Prussak 间隙；ma，锤骨；in，砧骨；mlf，锤骨外侧皱襞；imlf，锤砧外侧皱襞；ct，鼓索神经；lsc，外半规管

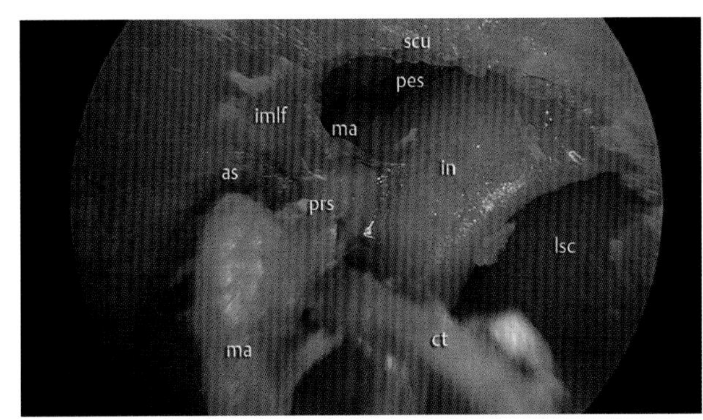

图 4.67　左耳。耳内镜解剖，部分盾板切除后，剥离锤砧外侧皱襞并翻向前方，打开外侧上鼓室的上部。prs，Prussak 间隙；ma，锤骨；in，砧骨；imlf 锤砧外侧皱襞；ct，鼓索神经；as，前棘；scu，盾板；lsc，外侧半规管；pes，上鼓室后间隙（外侧上鼓室上部）

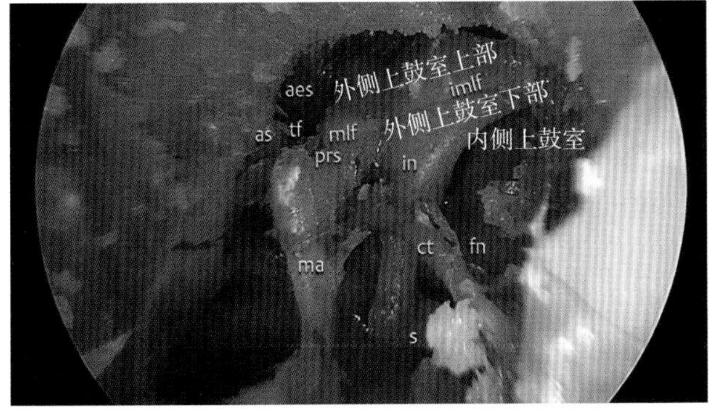

图 4.65　左耳。切除了盾板和韧带皱襞后的耳内镜解剖图像。黄色阴影代表锤砧外侧皱襞和锤骨外侧皱襞，把上单位（外侧上鼓室上部和内侧上鼓室）与下单位（外侧上鼓室下部和 Prussak 间隙）分隔开。prs，Prussak 间隙；ma，锤骨；in，砧骨；mlf，锤骨外侧皱襞；imlf，锤砧外侧皱襞；ct，鼓索神经；aes，上鼓室前间隙；tf，鼓膜张肌皱襞；as，前棘；fn，面神经；s，镫骨

4.7 下鼓室

下鼓室是鼓室腔位于颞骨鼓部与岩部交接处鼓膜以下的部分。通常形状为不规则骨沟状，自后方的岬末脚朝向前方的咽鼓管口走行。下鼓室的底连接下鼓室的内外壁并分隔鼓室腔与颈静脉球。由于底壁骨性隐窝的出现，下鼓室下壁的深度变异较大。平均深度小于 1mm，最大可深达 5mm。48.2% 的病例底壁较低，在鼓室腔的空腔中稍微凸起或凹陷。常见到棘、薄片、小梁和气房等微小解剖细节。

25.3% 的病例颈静脉球不同程度地突入鼓室腔，抬高鼓室腔底以至于下鼓室腔明显变小或消失。

A

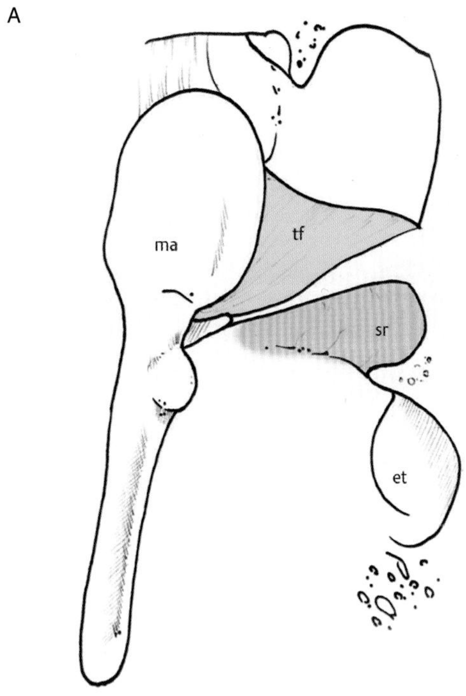

B

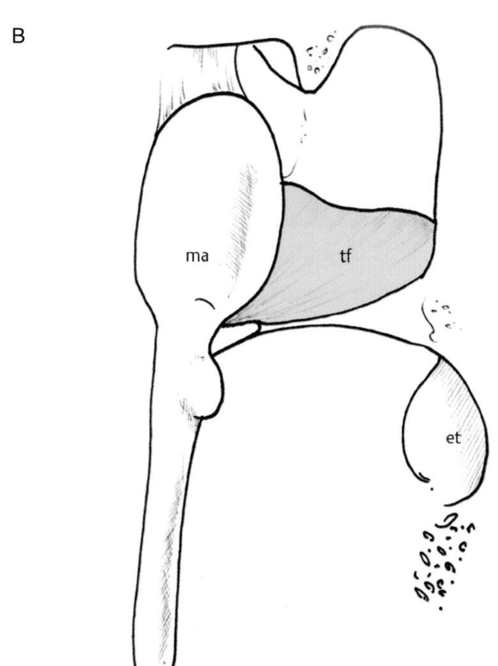

图 4.68　右耳。Onal's 的前上鼓室分类。A. 前部上鼓室由两个腔构成，被鼓膜张肌皱襞分隔，后者由前囊和内侧囊的前小囊融合发育形成；B. 前部上鼓室为单一空腔，由前囊发育形成。ma，锤骨；tf，鼓膜张肌皱襞；et，咽鼓管；sr，咽鼓管上隐窝

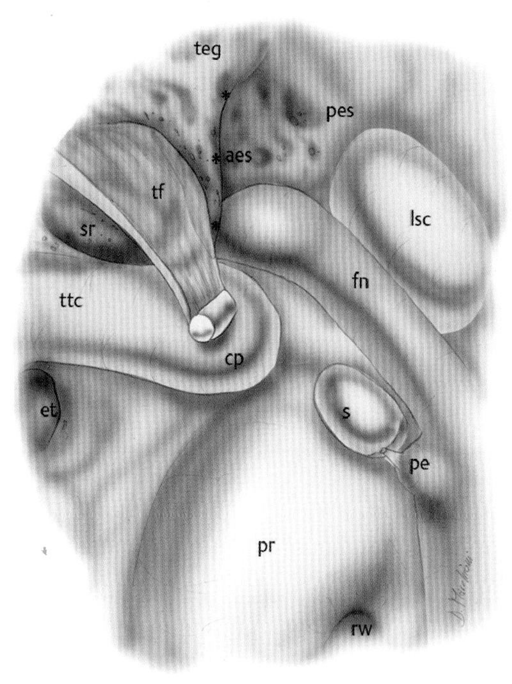

图 4.69　左耳，这个病例的鼓膜张肌皱襞呈垂直方向附着于横嵴。这种情况下，齿突（横嵴）位于前部上鼓室的前部，由鼓膜张肌皱襞分隔出大的咽鼓管上隐窝和小的上鼓室前间隙，根据我们的经验，只有在这种情况下，匙突代表了前上鼓室和后上鼓室的分界线。cp，匙突；fn，面神经；ttc，鼓膜张肌半管；s，镫骨；*，横嵴（齿突）；lsc，外半规管；et，咽鼓管；aes，上鼓室前间隙；pes，上鼓室后间隙；sr，咽鼓管上隐窝；teg，天盖；pr，鼓岬；rw，圆窗；pe，锥隆起；tf，鼓膜张肌皱襞

73.4% 的病例下鼓室前壁是由其入咽鼓管口的岩部骨质形成（图 4.78，图 4.79）。底壁厚约 2.5mm（最薄 1.5mm，最厚 5.5mm）。通常气化明显（65%），有些则紧实（35%）。气房开向下鼓室，常可扩展至通向颞骨岩突的管下气房系统。26.6% 的病例前壁由位于咽鼓管鼓室口水平的颈内动脉骨管形成。这些病例中骨壁可见棘、薄片，有时是气房等多余的骨质 [15]。22.4% 的病例在内外下壁交接处的下鼓室前部可见骨腔或下鼓室前窦，下鼓室前窦形状为椭圆形中空，可深达 2mm。

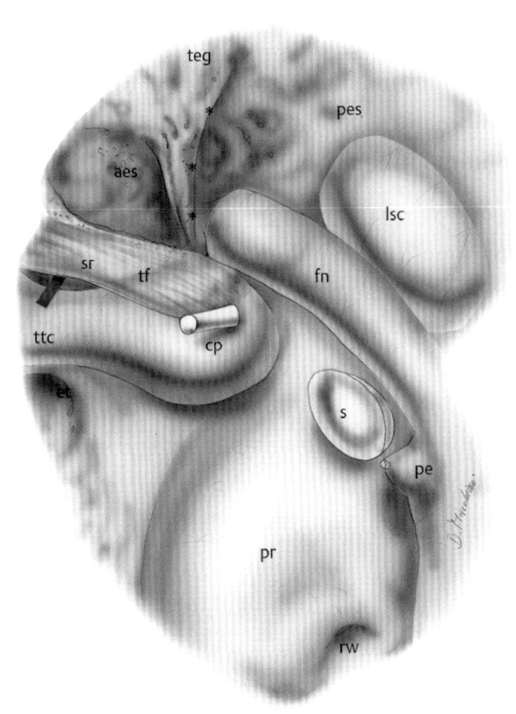

图 4.70　左耳。该病例的鼓膜张肌皱襞呈横向走形，与横嵴没有关系。这种情况下，齿突（横嵴）代表上鼓室前间隙和上鼓室后间隙的分界线。鼓膜张肌皱襞分隔出小的咽鼓管上隐窝（红色箭头）和一个宽大的上鼓室前间隙。cp，匙突；fn，面神经；ttc，鼓膜张肌半管；s，镫骨；*，横嵴（齿突）；lsc，外半规管；et，咽鼓管；aes，上鼓室前间隙；pes，上鼓室后间隙；sr，咽鼓管上隐窝；teg，天盖；pr，鼓岬；rw，圆窗；pe，锥隆起

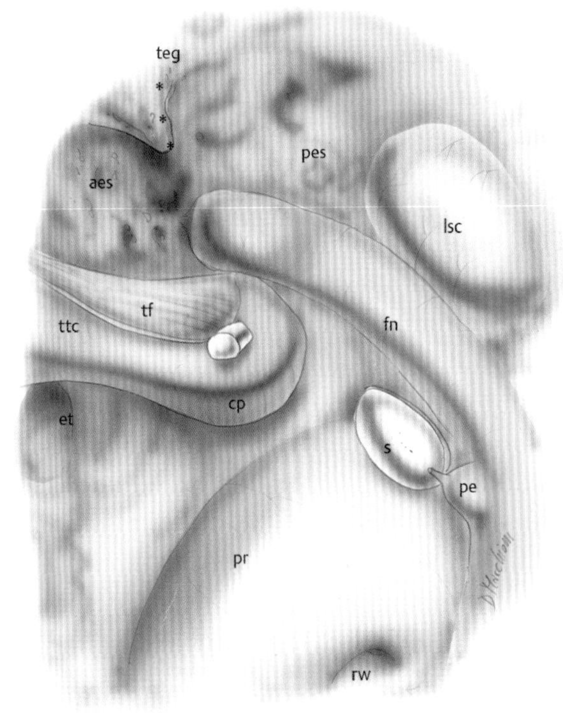

图 4.71　左耳。此病例的鼓膜张肌皱襞呈水平方向，横嵴不完整。这种情况下，还是齿突（横嵴）代表上鼓室前间隙和上鼓室后间隙的分界线，没有咽鼓管上隐窝。cp，匙突；fn，面神经；ttc，鼓膜张肌半管；s，镫骨；*，横嵴（齿突）；lsc，外半规管；et，咽鼓管；aes，上鼓室前间隙；pes，上鼓室后间隙；teg，天盖；pr，鼓岬；rw，圆窗；pe，锥隆起；tf，鼓膜张肌皱襞

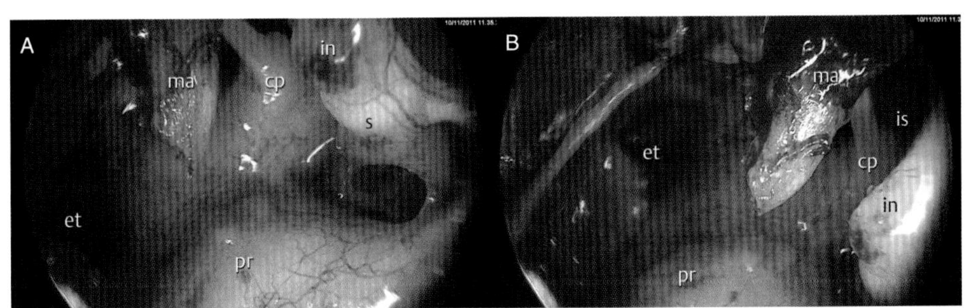

图 4.72　45° 内镜前鼓室和咽鼓管开口的图像。cp 匙突；s，镫骨；et 咽鼓管；pr，鼓岬；ma，锤骨；in，砧骨；is，鼓峡

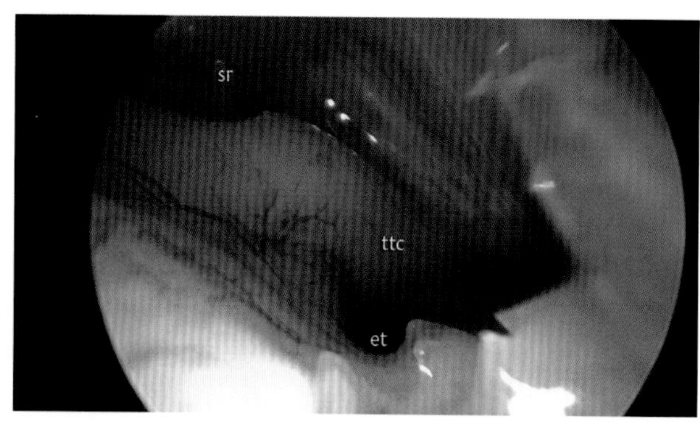

图 4.73　右耳。45° 内镜放大的咽鼓管开口和咽鼓管上隐窝图像。et，咽鼓管；sr，咽鼓管上隐窝；ttc，鼓膜张肌半管

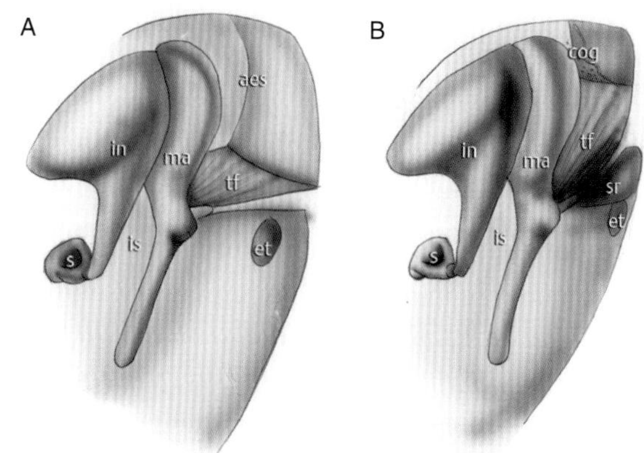

图 4.75　右耳。模式图代表各种大小的咽鼓管上隐窝，隐窝发育的程度依赖于鼓膜张肌皱襞的倾斜度。当鼓膜张肌皱襞呈水平方向，咽鼓管上隐窝不存在（A），鼓膜张肌皱襞方向越垂直，管上隐窝越宽（B）。sr，咽鼓管上隐窝；tf，鼓膜张肌皱襞；et，咽鼓管；ma，锤骨；in，砧骨；is，鼓峡；aes，上鼓室前间隙；s，镫骨

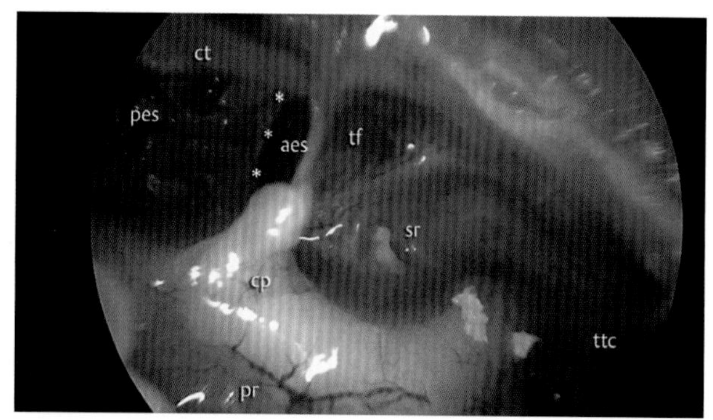

图 4.74　右耳。耳内镜放大图像，显示鼓膜张肌皱襞的下缘。此病例的鼓膜张肌皱襞呈横向分隔咽鼓管上隐窝和上鼓室前间隙，横嵴与鼓膜张肌皱襞没有关系。横嵴是上鼓室前间隙和上鼓室后间隙的分界线。cp，匙突；sr，咽鼓管上隐窝；ttc，鼓膜张肌半管；tf，鼓膜张肌皱襞；* 横嵴（齿突）；cp 匙突；ct，鼓索神经；aes，上鼓室前间隙；pes，上鼓室后间隙；pr，鼓岬

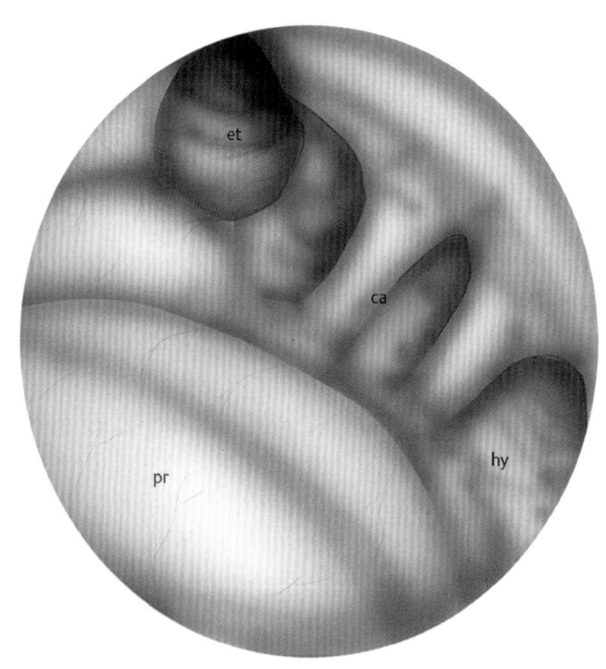

图 4.76　右耳。内镜下前鼓室的模式图。et，咽鼓管；pr，鼓岬；ca，颈内动脉；hy，下鼓室

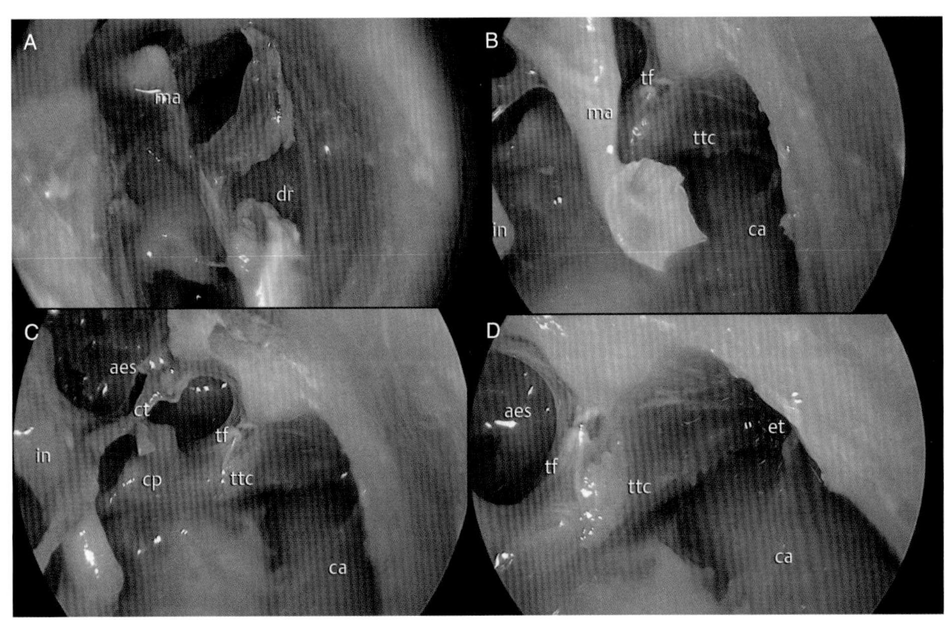

图 4.77　右耳内镜解剖。掀起鼓耳道瓣（A），用 45° 内镜可见放大的颈内动脉和咽鼓管开口，在这个病例，可见不完整的鼓膜张肌皱襞，使气流可以从咽鼓管直接到达上鼓室前间隙（B），鼓膜张肌皱襞呈水平方向，没有咽鼓管上隐窝。锤骨切除后（C）可以观察鼓索神经的位置及其与鼓膜张肌皱襞的关系。ttc，鼓膜张肌半管；tf，鼓膜张肌皱襞；cp，匙突；ct，鼓索神经；aes，上鼓室前间隙；ca，颈内动脉；et，咽鼓管；ma，锤骨；in，砧骨；dr，鼓膜

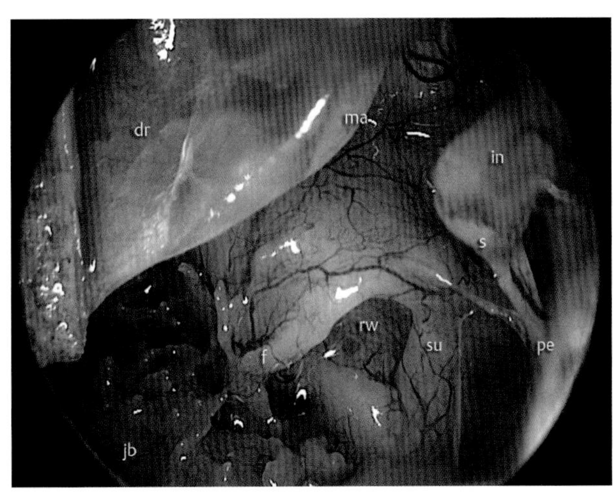

图 4.78　左耳。0° 内镜观察下鼓室图像。jb，颈静脉球；f，岬末脚；ma，锤骨；s，镫骨；in，砧骨；rw，圆窗；su，岬下脚；dr，鼓膜；pe，锥隆起

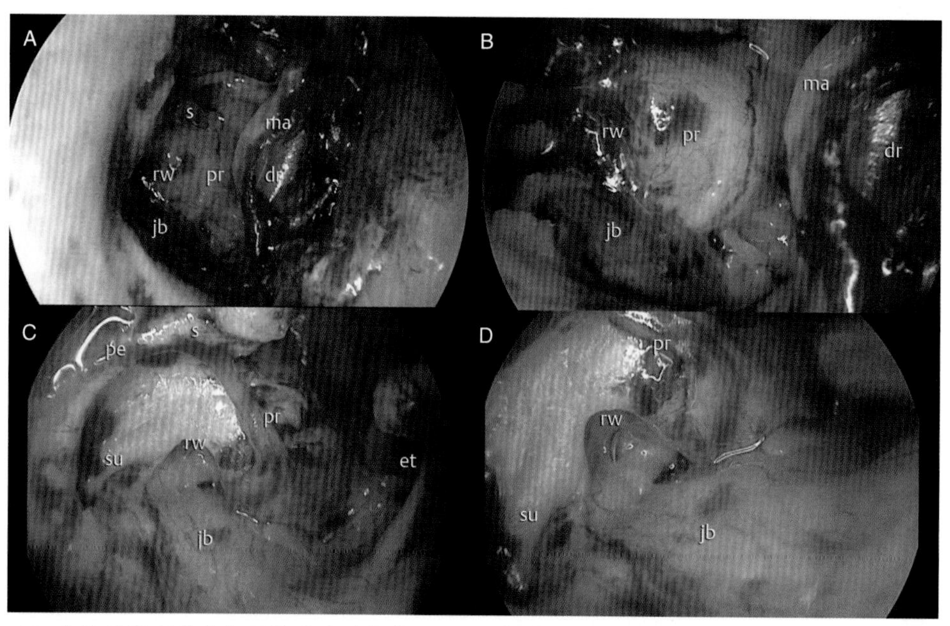

图 4.79 左耳。0° 内镜观察下鼓室和颈静脉球的变异。A，B. 裸露的颈静脉球。C，D. 颈静脉球上有坚硬的骨壁覆盖。jb，颈静脉球；ma，锤骨；s，镫骨；rw，圆窗；su，岬下脚；dr，鼓膜；pe，锥隆起；pr，鼓岬；et，咽鼓管

（乌维秋 杨 琼 译；
赵 宇 陈 阳 审校）

参考文献

[1] Marchioni D, Mattioli F, Alicandri-Ciufelli M, et al. Transcanal endoscopic approach to the sinus tympani：a clinical report. Otol Neurotol, 2009, 30: 758–765

[2] Ozturan O, Bauer CA, Miller CC, et al. Dimensions of the sinus tympani and its surgical access via a retrofacial approach. Ann Otol Rhinol Laryngol, 1996, 105: 776–783

[3] Steinbrugge H. On sinus tympani. Arch Otolaryngol, 1889, 8: 53–57

[4] Donaldson JA, Anson BJ, Warpeha RL, et al. The surgical anatomy of the sinus tympani. Arch Otolaryngol, 1970, 91: 219–227

[5] Marchioni D, Alicandri-Ciufelli M, Piccinini A, et al. Inferior retrotympanum revisited：an endoscopic anatomic study. Laryngoscope, 2010, 120: 1880–1886

[6] Marchioni D, Alicandri-Ciufelli M, Grammatica A, et al. Pyramidal eminence and subpyramidal space：an endoscopic anatomical study. Laryngoscope, 2010, 120: 557–564

[7] Proctor B. Surgical anatomy of the posterior tympanum. Ann Otol Rhinol Laryngol, 1969, 78: 1026–1040

[8] Proctor B, Bollobas B, Niparko JK. Anatomy of the round window niche. Ann Otol Rhinol Laryngol, 1986, 95: 444–446

[9] Garcia PJ, Tamega OJ, Soares JC, et al.Contribution to the study of the styloid prominence in the posterior tympanic cavity. Anat Anz, 1982, 151: 247–254

[10] Savic D, Djeric D. Surgical anatomy of the hypotympanum. J Laryngol Otol, 1987, 101: 419–425

[11] Palva T, Johnsson LG. Epitympanic compartment surgical considerations：reevaluation. Am J Otol, 1995, 16: 505–513

[12] Palva T, Ramsay H. Incudal folds and epitympanic aeration. Am J Otol, 1996, 17: 700–708

[13] Marchioni D, Alicandri-Ciufelli M, Grammatica A, et al. Lateral endoscopic approach to epitympanic diaphragm and Prussak's space：a dissection study. Surg Radiol Anat, 2010, 32: 843–852

[14] Marchioni D, Mattioli F, Alicandri-Ciufelli M, et al.Endoscopic approach to tensor fold in patients with attic cholesteatoma. Acta Otolaryngol, 2009, 129: 946–954

[15] Savić D, Djerić D. Anatomical variations and relations in the medial wall of the bony portion of the eustachian tube. Acta Otolaryngol, 1985, 99: 551–556

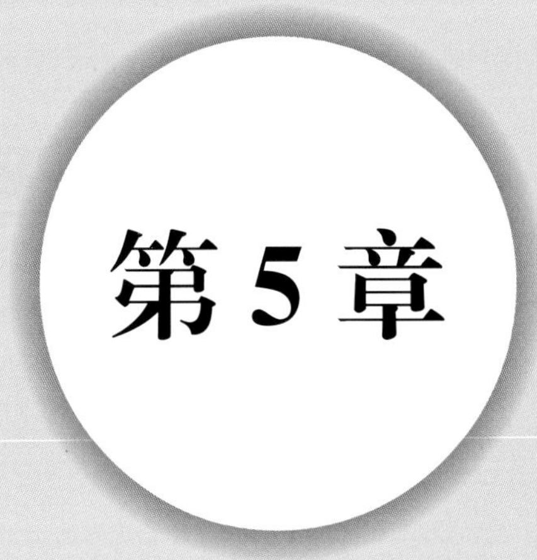

中耳通气和中耳病理生理学

5 中耳通气和中耳病理生理学

Daniele Marchioni, Matteo Alicandri-Ciufelli,
Alessia Piccinini, Livio Presutti

5.1 引 言

中耳气压的紊乱会导致“非功能性通气”，最后产生中耳负压，这是鼓膜内陷袋发生的基础，主要位于鼓膜松弛部，如果这个过程长期存在，就可能导致后天原发性胆脂瘤。

从既往文献可知有一些能影响中耳通气的因素，其中最重要的是：①咽鼓管功能；②中耳和乳突的气压缓冲机制；③中耳黏膜的气体交换（图 5.1）。临床上，发现孤立的松弛部袋状内陷和（或）局限于后上鼓室的胆脂瘤，而鼓膜紧张部和中鼓室正常的情况并不少见（图 5.2）。很难想象这些病例是咽鼓管引发了上述改变，为什么仅有部分鼓膜会被累及的原因尚不清楚。

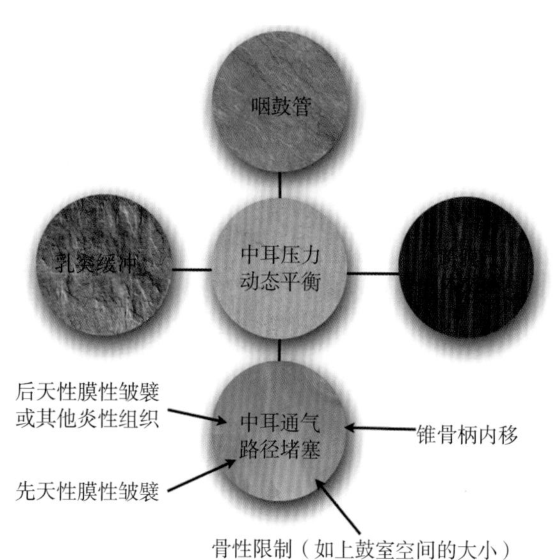

图 5.1 中耳通气的影响因素

通过中耳内镜手术观察到的结果，以及中耳解剖知识的发展，笔者提出另一个影响中耳气体平衡的因素：“选择性低通气”。这一概念将在后文中详细论述。

5.2 咽鼓管

众所周知，中耳的正常生理状态是在中耳腔内外有相等的压力，咽鼓管功能及其作为中耳压力调节器的作用已经有数篇文献报道[1-2]。当咽鼓管不能平衡压力，即产生负压，可以引起鼓膜不张、上鼓室或（鼓膜）后上象限内陷袋的产生，进而导致粘连性中耳炎和胆脂瘤的形成[3]。

正常情况下，咽鼓管保持关闭，只有当需要平衡压力时才开放。咽鼓管其他的功能包括清除中耳的液体，同时阻止鼻咽部分泌物反流至中耳腔。中耳和咽鼓管像呼吸系统一样都被覆了黏膜纤毛系统。纤毛像传送带依靠连续摆动将黏液和一些废物，从中耳通过咽鼓管传送到鼻咽部[1]。

咽鼓管的开启对（施于）它的肌肉力量高度敏感而对软骨的弹性特点相对不敏感。分析咽鼓管肌肉力量（腭帆张肌和腭帆提肌）和软组织弹性特点，咽鼓管管腔的扩张是由于肌肉收缩，引起管腔向内上旋转，后引起咽鼓管周围脂肪垫的变形[4]（Ostmann 脂肪垫；图 5.3）。

发展为胆脂瘤的病理结果可能因为咽鼓管功能不良，导致中耳（持续）的负压，鼓膜不张、上鼓室或后上象限内陷袋的形成和随之而来的粘连性中耳炎（图 5.4）。尽管，耳外科手术可以成功地彻

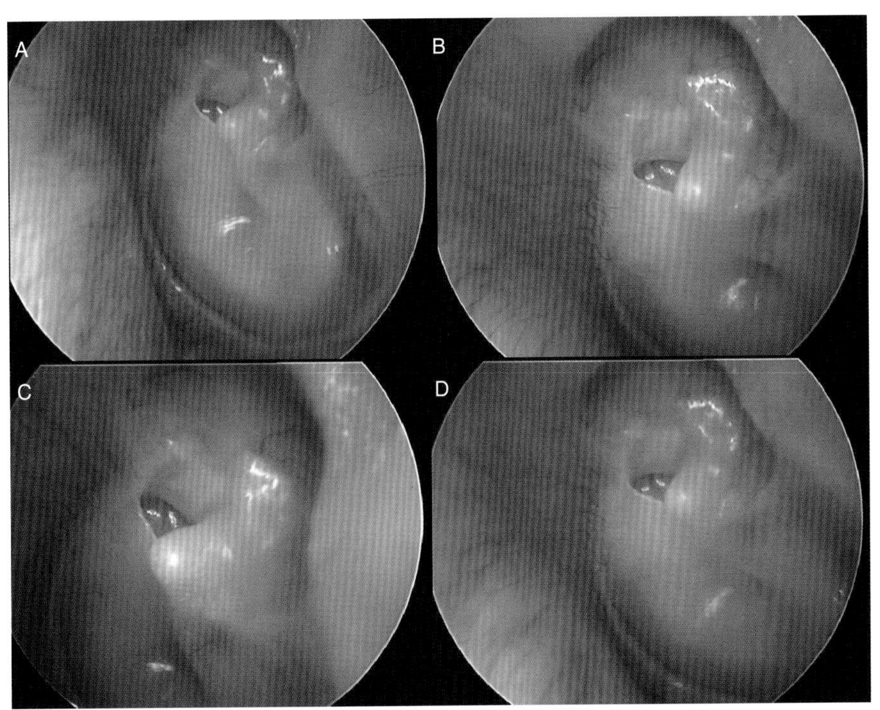

图 5.2　右耳，孤立的鼓膜松弛部内陷袋，0°内镜所见

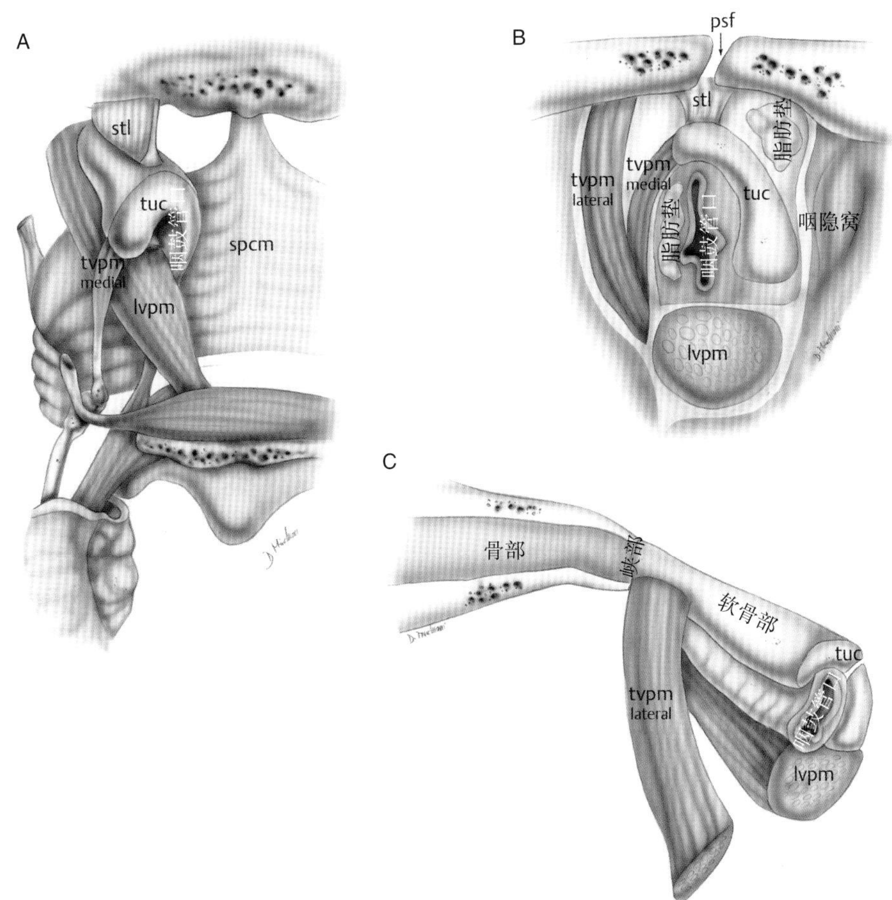

图 5.3　右耳，咽鼓管解剖，咽鼓管软骨段和相关肌肉。后面观（A）咽鼓管开口：咽鼓管管腔在鼻咽水平的切面观（B）。咽鼓管的骨性段和软骨段，冠状面（C）。tvpm，腭帆张肌；lvpm，腭帆提肌；tuc，咽鼓管软骨部；psf，岩蝶缝；spcm，上咽缩肌；stl，咽鼓管悬韧带；tvpm lateral，外侧腭帆张肌；tvpm medial，内侧腭帆张肌

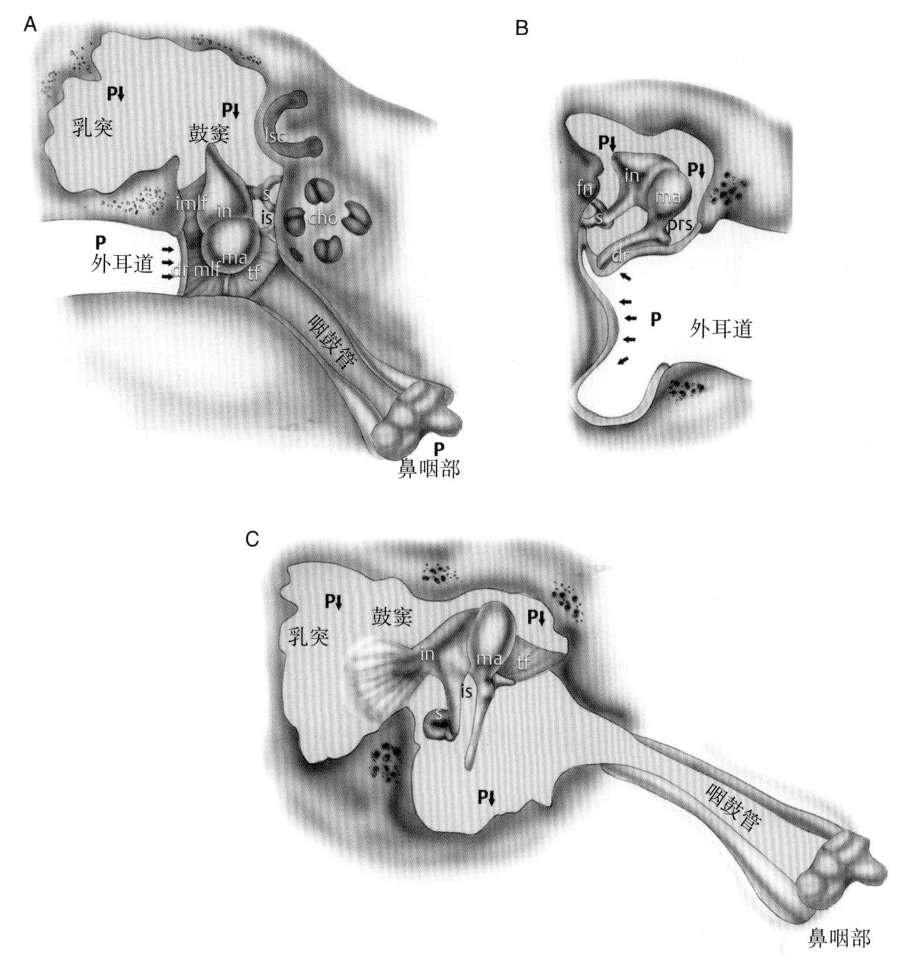

图 5.4 右耳。咽鼓管功能不良的患者黏膜全部内陷，上鼓室平面的轴位观（A），冠状位（B），矢状位（C）。这个病例展示了中耳和乳突压力减小继发的鼓膜松弛部和紧张部的内陷。in，砧骨。ma，锤骨。s，镫骨。is，鼓峡。tf，张肌皱襞。fn，面神经。dr，鼓膜。prs，Prussak 间隙。imlf，锤砧外侧皱襞。mlf，锤骨外侧皱襞。cho，耳蜗。lsc，外侧半规管

底清除胆脂瘤，但咽鼓管功能不良或咽鼓管处于临界状态的患者，术后较少取得满意的结果，甚至经常复发。

另一种可能的咽鼓管功能不良是咽鼓管异常（持续）开放（咽鼓管异常开放）。有这种疾病的患者主诉自听过强或听到自己的呼吸声或发声的回音。原因可能包括激素的改变（雌激素水平下降），快速的体重下降和慢性中耳功能不良。

虽然人们假定咽鼓管阻塞，中耳负压的产生以及随之而来的中耳渗液和鼓膜内陷之间存在因果关系一即“补空性积水”理论。这一理论因为多种原因已经受到质疑。第一，咽鼓管的解剖性阻塞是罕见的。其次，唯一能产生中耳高负压的生理方法是主动吸鼻抽空，需要假定咽鼓管关闭失败才能实现。第三，补空性积水理论是建立在中耳气体连续不断地被中耳黏膜吸收的基础上。但最近的几项研究证明跨膜（黏膜）的气体交换是双向的，且健康耳在没有咽鼓管开放的情况下，即使存在外界压力时也能够维持中耳压力与外界的平衡，甚至可以是正压状态。以上发现支持下述观点：即跨膜气体交换是调节中耳压力的基本机制，而咽鼓管起到一个释放阀的作用，可以排除多余的正压，也能被肌肉打开以平衡多余的中耳负压。“咽鼓管开放能力”在跨膜气体交换减少的病理情况下可能变得更加重要[2]。

5.3 跨膜气体交换

中耳黏膜的气体交换方式与肺内的肺泡气体交换方式相似。气体交换的方向是由中耳腔和黏膜的各组成气体的分压决定的（图 5.5）。炎症过程影响中耳黏膜厚度和血流流速，因而对（气体）弥散率产生直接影响[5]。

一些学者研究了中耳气体交换机制和中耳的病理变化（分泌性中耳炎和胆脂瘤）的相关性[6–7]。Miura 及其同事发表了一篇论文，研究了中耳黏膜的气体交换功能在用鼻吸气引起的中耳疾病中的影响。研究发现乳突气化不良（由于较少的中耳黏膜导致气体交换功能差的间接体征）和咽鼓管功能不良都可能与这些鼓室负压的病理改变密切相关。

Miura 等用 CT 检查了有用鼻吸气习惯的患者的乳突气化程度，而且用鼓室压力图检查了“用鼻吸气”引起的中耳负压。渗出性中耳炎和上鼓室内陷患者乳突腔的面积显著小于 8 例有用鼻吸气习惯的正常耳。以上发现提示通过中耳黏膜的气体交换功能的损害（下降）可能与用鼻吸气的中耳疾病的发展密切相关[8]。中耳压力的变化是由于中耳腔黏膜与毛细血管气体交换发生变化的结果。在中耳炎症的情况下，黏膜的血流动力学平衡改变影响跨膜气体交换功能[1, 9]。一项兔子的动物研究发现当黏膜有炎症时中耳有缩小的倾向，作者推测可能是由于 CO_2 的弥散与吸收功能破坏导致[10]。Yaguci 也证实了在植入人工黏膜后中耳气体交换功能显著改善，或许可以当作中耳黏膜的气体平衡作用的间接证据[11]。另有一项比较乳突切除术后患者与对照组中耳气体交换的研究表明，术耳的气体交换功能和乳突气化的恢复只有在乳突黏膜至少部分被保留时才有可能实现[12]。

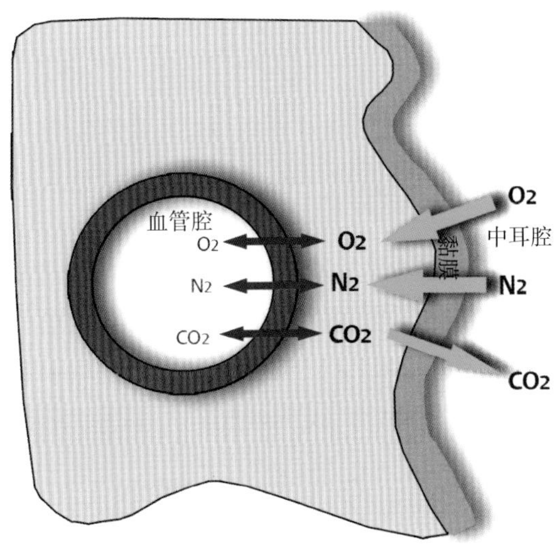

图5.5　中耳腔与血管之间的气体交换，箭头指示弥散方向。摘自于 Dammer CJ.Middle ear atelectasia：what cayses it and how is it corrected?[5]

5.4 乳突缓冲（功能）

波尔定律可以很好地解释容积与压力之间的关系，它说明在一定的温度下（温度常数），压力与容积的积是一常数。即压力与容积成反比，应用于乳突，则意味着小的乳突腔有引起更大压力变化的趋势[5]。所以乳突腔的容积对中耳顺应性和鼓膜表面的压力有重要影响。

Cinamon 和 Sadé[13] 研究了中耳和乳突气腔及鼓膜的活动度如何减少中耳气压力的规律性变化。乳突气化良好则容积大，可以稀释中耳腔的压力变化。平均乳突容积（6mL）的乳突腔与容积 1mL 的小乳突腔相比，气压改变相同数值，对应气体容积改变为 6 倍。

如果鼓膜固定不动模型中，中耳容积与压力呈线性关系，符合波尔定律。总之，产生同样压力，大乳突比小乳突需要更大的容量改变。所以，Cinamon 和和 Sadé 发现小乳突中耳对压力变化非常脆弱，可能发展出补偿缓冲机制，如额外的鼓膜内陷（不张）或者中耳容积因积液而减少。最近，进一步研究证实乳突在中耳压力调节中的作用，结果显示：惰性气体时间常数（曲线）随中耳容积的增加而减少[13]。

5.5 中耳通气路径的阻塞

1946 年，Chatellier 和 Lemoine 提出了“上鼓室隔”的概念，详细的解剖描述参看第 4 章（图 5.6，图 5.7），根据其描述，所有上鼓室的空间是通过位于砧骨后韧带的内侧部和鼓膜张肌之间“大鼓峡”实现通气的（图 5.8~5.11）。有些学者认

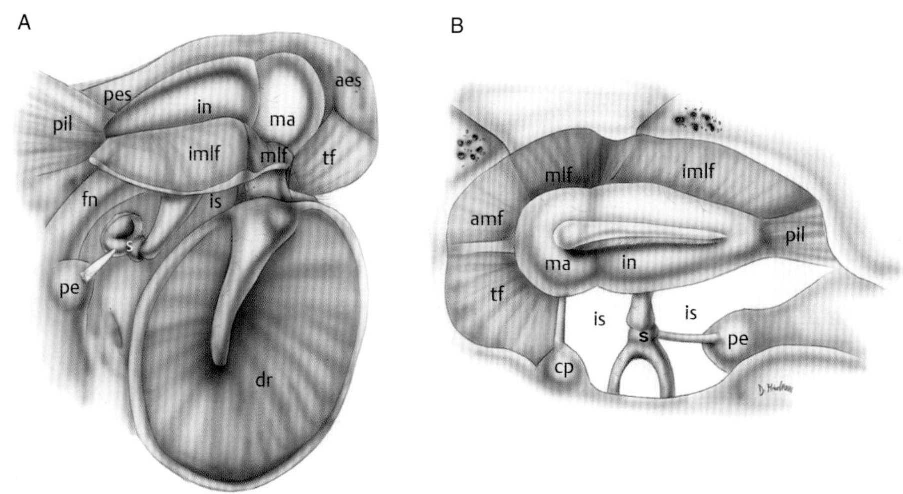

图 5.6 右耳有完整张肌皱襞的患者的上鼓室隔模式图。s，镫骨；fn，面神经；cp，匙突；ma，锤骨；in，砧骨；aes，前上鼓室；pes，后上鼓室；amf，锤前皱襞；pil，砧骨后韧带；tf，张肌皱襞；mlf，锤骨外侧皱襞；imlf，锤砧外侧皱襞；isthmus，鼓峡；pe，锥隆起

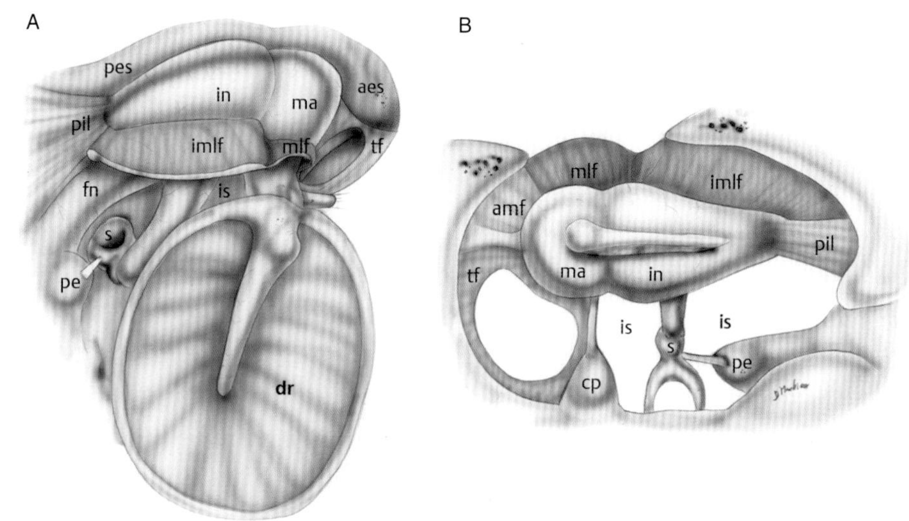

图 5.7 右耳。上鼓室隔和不完整张肌皱襞的模式图。s，镫骨；fn，面神经；cp，匙突；ma，锤骨；in，砧骨；aes，上鼓室前间隙；amf，锤前皱襞；pes，上鼓室后间隙；pil，砧骨后韧带；tf，张肌皱襞；mlf，锤骨外侧皱襞；imlf，锤砧外侧皱襞；is，鼓峡；pe，锥隆起

为鼓峡阻塞在各种类型的中耳疾病中都很常见，它可以引起咽鼓管 – 鼓室腔与上鼓室 – 乳突腔之间完全或不全的分隔，导致颞骨各气腔气体弥散障碍（图 5.12）。1978 年，有学者证实了形态 – 功能分区的存在，把中耳分为前下和后上空间[14]。前下空间对应中耳腔（中鼓室，前鼓室，下鼓室，后鼓室），可以被比作鼻子，而后上空间对应上鼓室、鼓窦、乳突气房，可以被比作肺（图 5.13）。这两部分（空间）以上鼓室隔为界，且在组织学上存在差异。前下空间被覆的上皮主要是假复层纤毛上皮，有黏液细胞；黏膜下结缔组织相对厚而致密，这部分主要司黏膜纤毛的清除功能。后上空间被覆的上皮是单层扁平细胞上皮，无纤毛和黏液细胞，黏膜下结缔组织薄而疏松，这部分主要司气体交换功能[14]。还有学者指出引起鼓峡阻塞的因素包括黏膜皱襞的变异、炎性粘连带及分泌物、内陷的鼓膜、病变的上鼓室黏膜和胆脂瘤[15]。在最近的临床工作中，笔者发现鼓峡的阻塞和中耳通气路径的阻塞在上鼓室病变患者

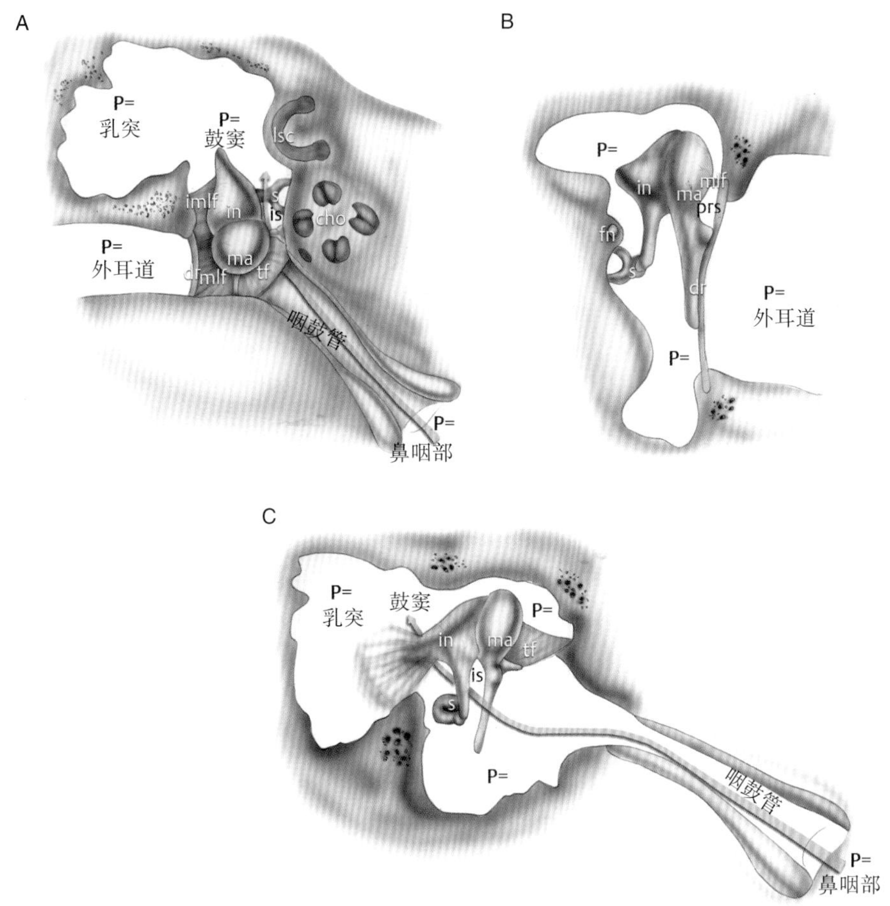

图 5.8　右耳。咽鼓管功能正常时的中耳通气路径：A. 轴位观（上鼓室水平）。B. 冠状位观。C. 矢状位观（C）。in，砧骨；ma，锤骨；s，镫骨；is，鼓峡；tf，张肌皱襞；fn，面神经；dr，鼓膜；prs，Prussak 间隙；imlf，锤砧外侧皱襞；mlf，锤骨外侧皱襞；cho，耳蜗；lsc，外半规管

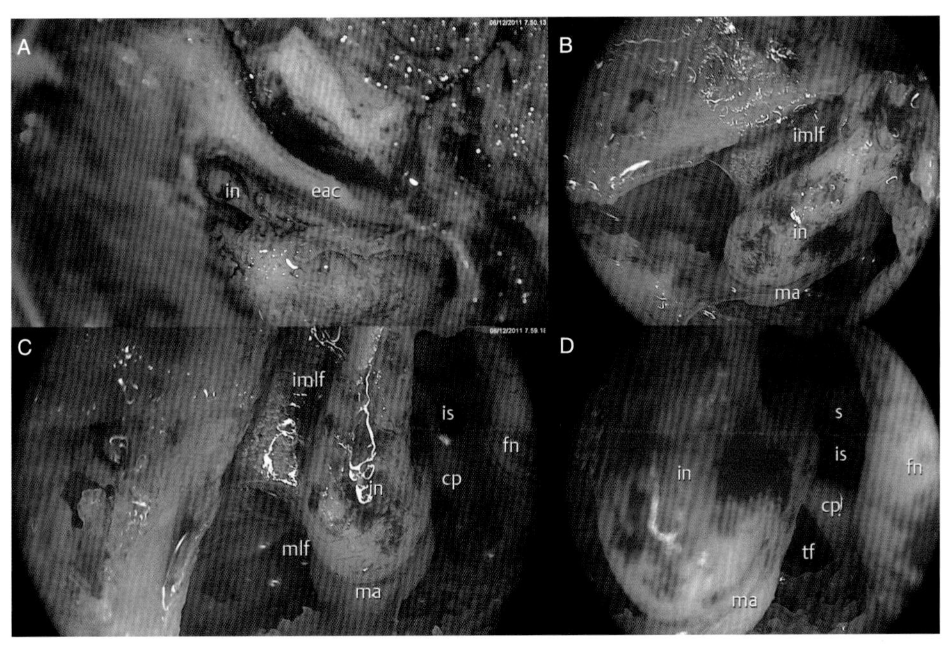

图 5.9　右耳。在经乳突的手术中用 45° 内镜从上方观察上鼓室隔。显微镜经乳突观察上鼓室的视野（A），内窥镜从上方观察锤砧外侧皱襞的放大图像（B），内镜从上方观察前、后鼓峡的放大图像（C，D）

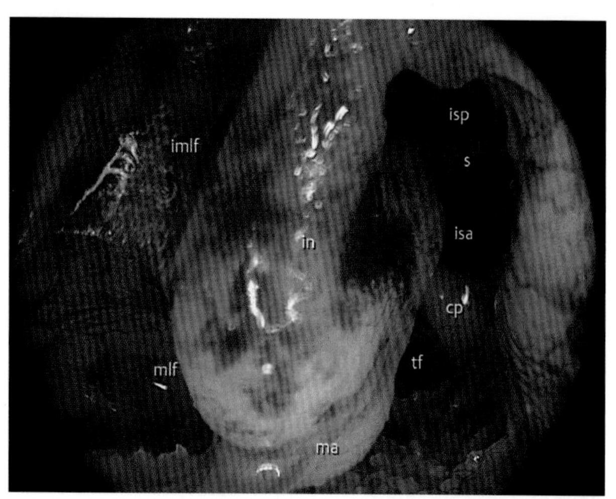

图 5.10　右耳。耳内镜从上方观察整个上鼓室隔；用 45° 内窥镜经乳突显示前、后鼓峡。in，砧骨；ma，锤骨；s，镫骨；isa，前鼓峡；isp，后鼓峡；tf，张肌皱襞；fn，面神经；mlf，锤骨外侧皱襞；imlf，锤砧外侧皱襞；cp，匙突

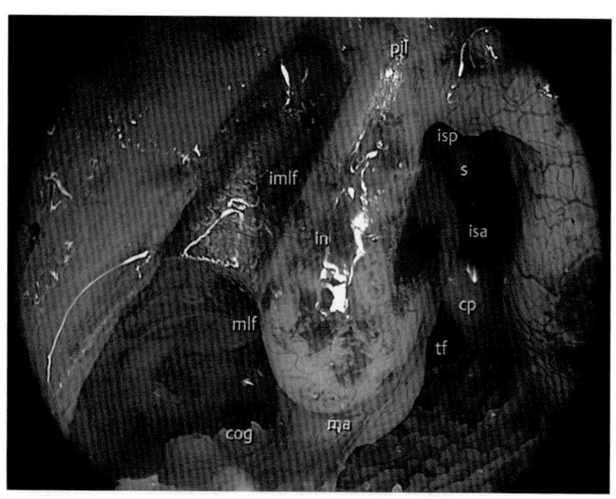

图 5.11　右耳。从上鼓室隔上方观察到的图像。in，砧骨；ma，锤骨；s，镫骨；isa，前鼓峡；isp，后鼓峡；tf，张肌皱襞；fn，面神经；mlf，锤骨外侧皱襞；imlf，锤砧外侧皱襞；pil，砧骨后韧带；cp，匙突

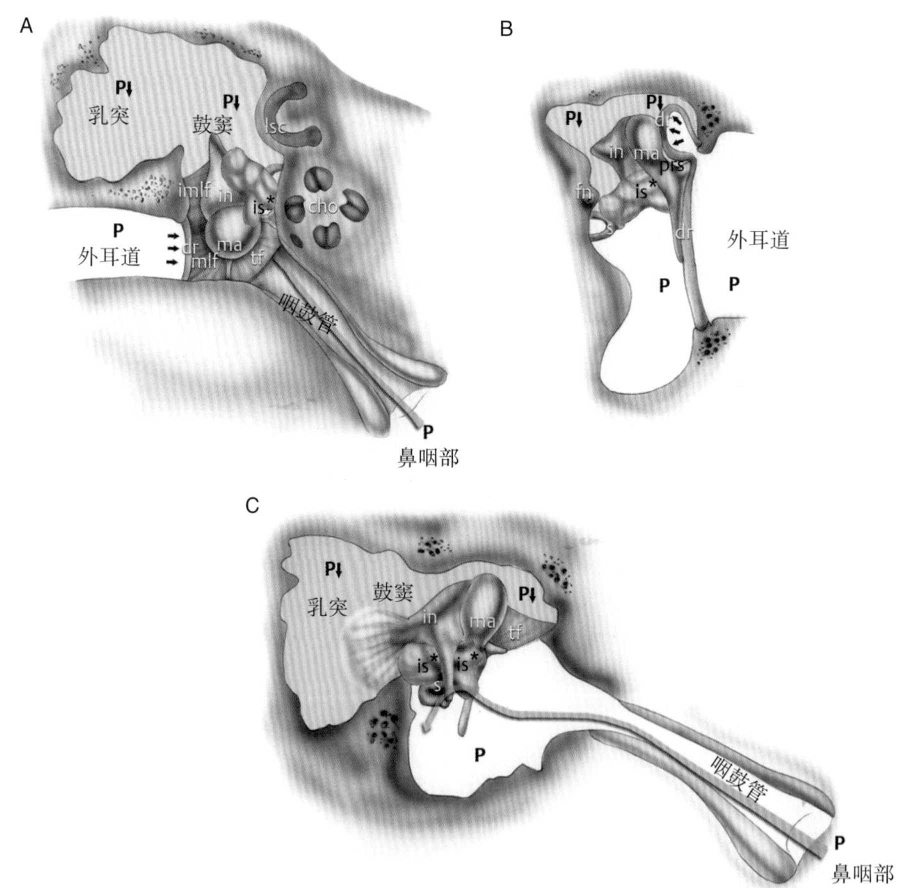

图 5.12　右耳。有鼓峡阻塞而咽鼓管功能正常的鼓膜松弛部内陷袋：上鼓室水平的轴位（水平位）切面（A），冠状位切面（B），矢状位切面（C）。in，砧骨；ma，锤骨；s，镫骨；is，鼓峡；isthmus，鼓峡；tf，张肌皱襞；fn，面神经；dr，鼓膜；prs，Prussak 间隙；imlf，锤砧外侧皱襞；mlf，锤骨外侧皱襞

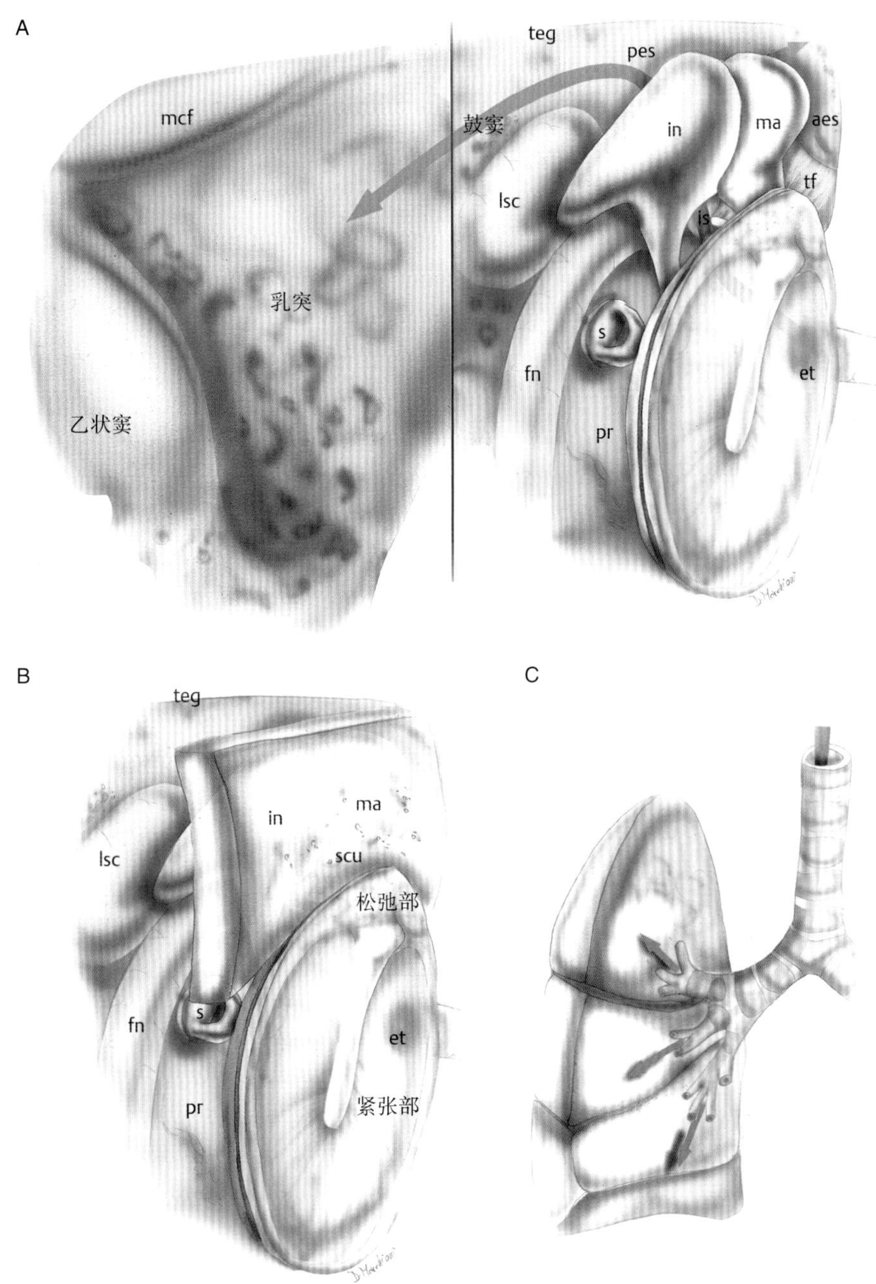

图 5.13　右耳。正常右耳解剖的前后径外侧面观图片。箭头显示气体经过开放的鼓峡，从咽鼓管到达前部上鼓室和后部上鼓室及乳突腔，健康右耳。为了更好地观察上鼓室，上鼓室外侧骨壁已切除。A. 红色线表示鼓窦水平乳突骨与上鼓室的界限。B. 上鼓室外侧壁骨质（盾板）分隔上鼓室与外耳道。C. 中耳 / 乳突通过鼓峡通气可以比作肺通过气管、支气管通气。in，砧骨；ma，锤骨；s，镫骨；is，鼓峡；isthmus，鼓峡；tf，张肌皱襞；fn，面神经；teg，天盖；lsc 外半规管；scu，盾板；pr，鼓岬；mcf，颅中窝；pes，上鼓室后间隙；aes，上鼓室前间隙；et，咽鼓管

中常可见到（图 5.14~5.16）[16-18]。

Palva 及其同事在颞骨解剖中研究了鼓膜张肌皱襞，他们观察到在大多数尸头解剖标本中，张肌皱襞完全分隔开上鼓室和前鼓室，上述解剖标本中的鼓峡是上鼓室唯一的通气路径（图 5.6）。另外一种情况，在很少的标本中，上鼓室前间隙与前鼓室通过张肌皱襞的孔道进行通气（图 5.7）[19-21]。笔者的研究也支持这些发现[16-18]。

Palva 观察了鼓峡阻塞的儿童，且有完整的张肌皱襞及曾做过鼓膜切开置管的患儿[19-21]。尽管做了鼓膜置管，这些患儿的上鼓室仍然持续存在炎性物质和胆固醇肉芽肿，该情况可能是从袋状内

陷发展为上鼓室胆脂瘤的基础。而张肌皱襞不全甚至缺失的儿童则显示上鼓室前间隙通气良好。很少有文献研究乳突气化与鼓峡阻塞的关系。当然，还是有几个研究者关注了乳突气化与中耳压力变化的关系。

Palva 也假设：Prussak 间隙（上鼓室的下单位）可能参与形成内陷袋，他推测通气路径的阻塞可能引发鼓膜松弛部内陷。正如在第 4 章描述的，上鼓室的下单位与上单位在解剖生理上是分离的，被下单位的拱顶“外侧锤骨韧带皱襞”所分隔开。上鼓室下单位多数是通过 Von Tröltsch 后袋从中鼓室通气的（图 5.17）。既然上鼓室的两个通气路径是彼此独立的，作者认为难以想象单独 Von Tröltsch 后袋的阻塞会导致鼓膜松弛部的内陷。

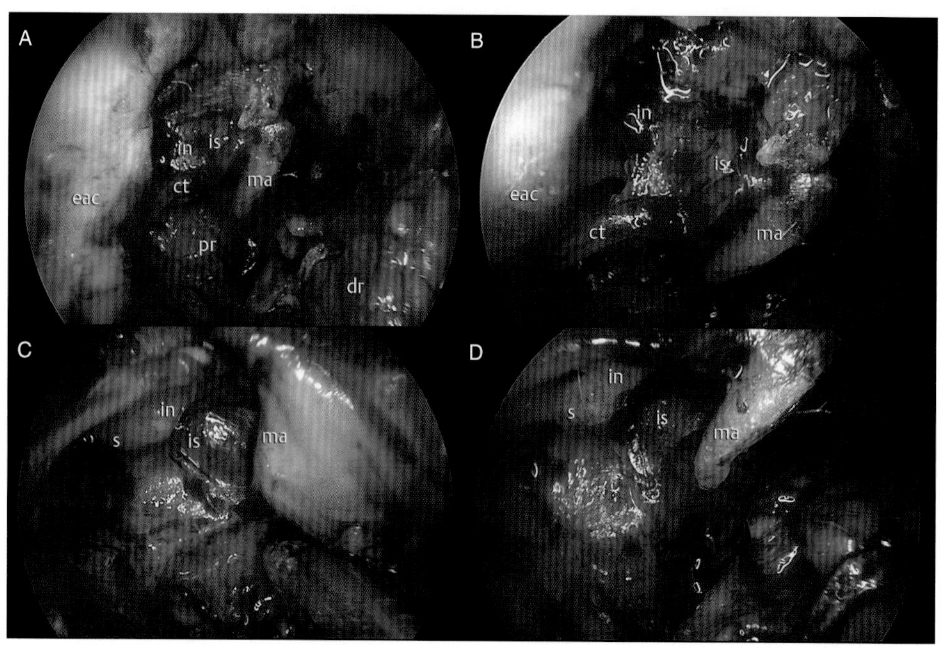

图 5.14　右耳。经耳道耳内镜观察鼓峡：上鼓室袋状内陷患者，鼓峡被炎性的皱襞阻塞。in，砧骨；ma，锤骨；s，镫骨；is，鼓峡；dr，鼓膜；eac，外耳道；ct，鼓索神经；pr，鼓岬

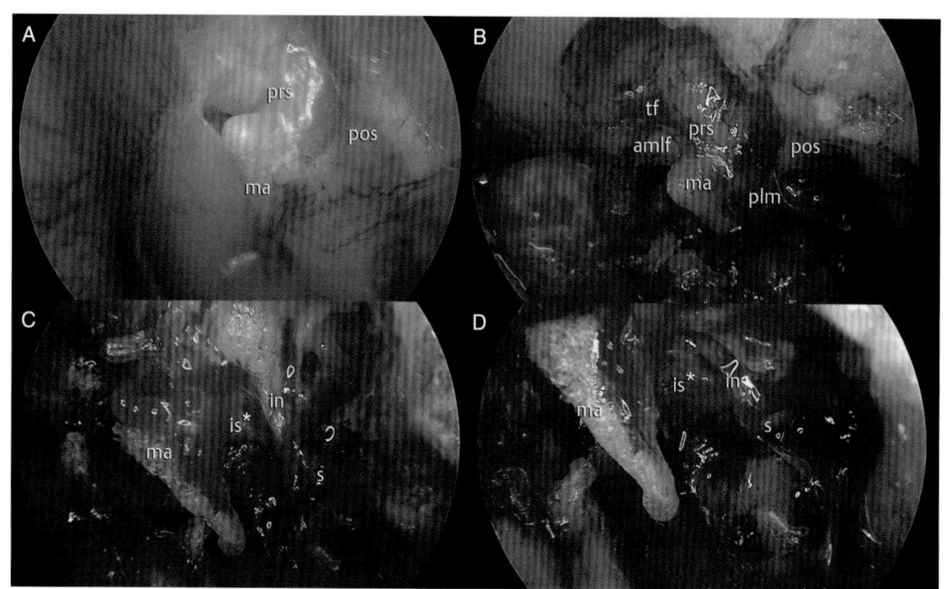

图 5.15　左耳。经耳道耳内镜下观察上鼓室袋状内陷患者的鼓峡：A. 术前内镜像。B. 抬起鼓耳道皮瓣。C，D. 耳内镜下观察鼓峡，这个病例中鼓峡被炎性肉芽组织阻塞。in，砧骨；ma，锤骨；s，镫骨；is*，鼓峡阻塞；dr，鼓膜；eac，外耳道；ct，鼓索神经；tf，张肌皱襞；amlf，锤骨前韧带皱襞；plm，锤骨后韧带皱襞；pos，后棘；prs，Prussak 间隙

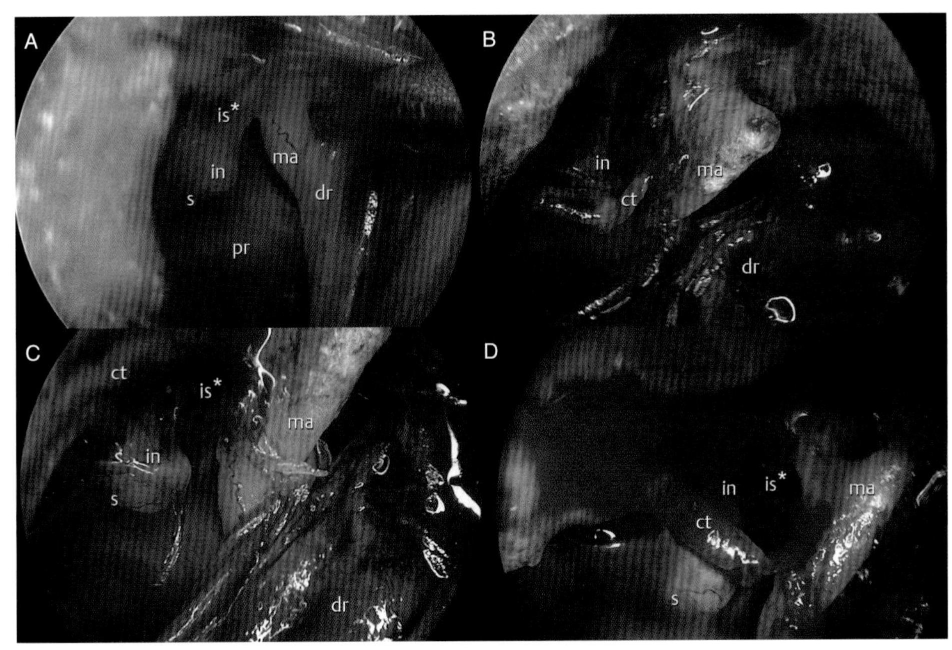

图 5.16　右耳。经耳道耳内镜观察上鼓室内陷袋患者的鼓峡。A. 耳内镜放大观察鼓峡被黏膜皱襞阻塞。B. 耳内镜观察黏膜皱襞切除后的鼓峡。C，D. 内镜（45°　内镜）下观察前鼓峡，显示黏膜皱襞完全阻塞经鼓峡的通气路径。in，砧骨；ma，锤骨；s，镫骨；is*，鼓峡阻塞；dr，鼓膜；ct，鼓索神经；pr，鼓岬

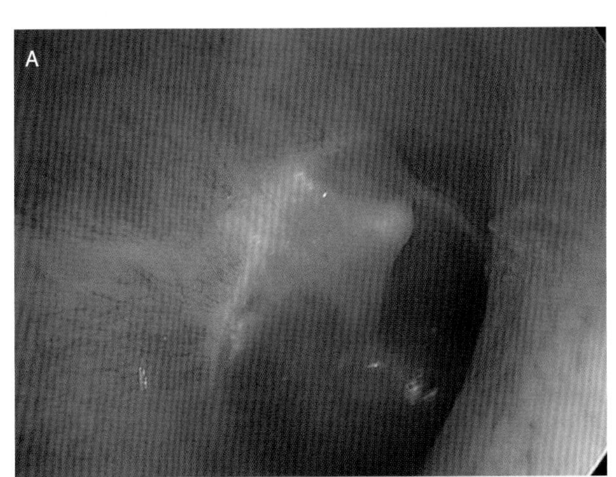

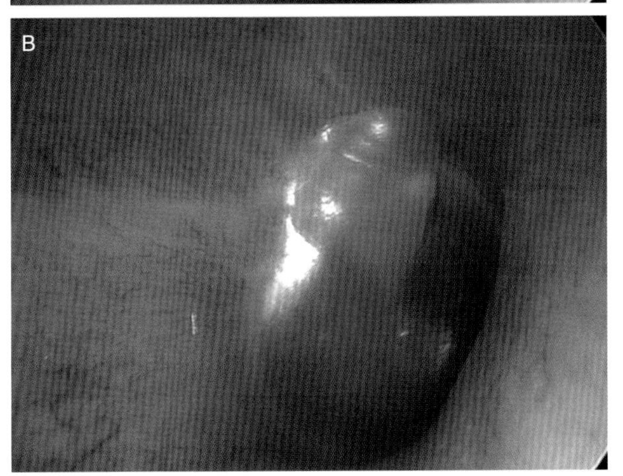

图 5.17　右耳。在做 Valsalva 动作之前（A）和之后（B），正常耳的 Prussak 间隙经由 von Tröltsch 后袋的通气

在笔者早期的一项研究中[22]，调查了局限性上鼓室胆脂瘤患者上鼓室的大小，发现患耳的上鼓室前隐窝比健侧耳小。笔者假定鼓峡阻塞伴有完整的张肌皱襞能把上鼓室前隐窝和上鼓室后隐窝及前鼓室分隔开。鼓峡阻塞能产生上鼓室 - 乳突气房的选择性负压（图 5.18）；这种长期的通气缺乏促使上鼓室前隐窝由于压力水平下降而发育不足，进而产生袋状内陷和上鼓室胆脂瘤囊袋。这个病变过程在咽鼓管功能正常的患者中同样可以发生（图 5.19，图 5.20）。

在进一步研究中[16, 18]，笔者发现有鼓峡阻塞的患者，乳突气化不良（图 5.21~5.23）。鼓峡阻塞可以是先天性皱襞，也可能是炎症条件下产生的皱襞。炎症很可能在“鼓峡水平”形成肉芽组织或皱襞。

鼓峡阻塞可能是上鼓室选择性低通气的基础，也是随之形成乳突发育不良的原因。

笔者把鼓峡解剖阻塞的类型分为 3 型。

A 型（图 5.24）：鼓峡阻塞伴有完整的张肌皱襞（大多数这类患者表现为选择性袋状内陷，上鼓室没有病理组织）。

B 型（图 5.25，图 5.26）：鼓峡阻塞伴有上鼓室垂直阻塞（由涉及锤砧关节的皱襞和肉芽组织组

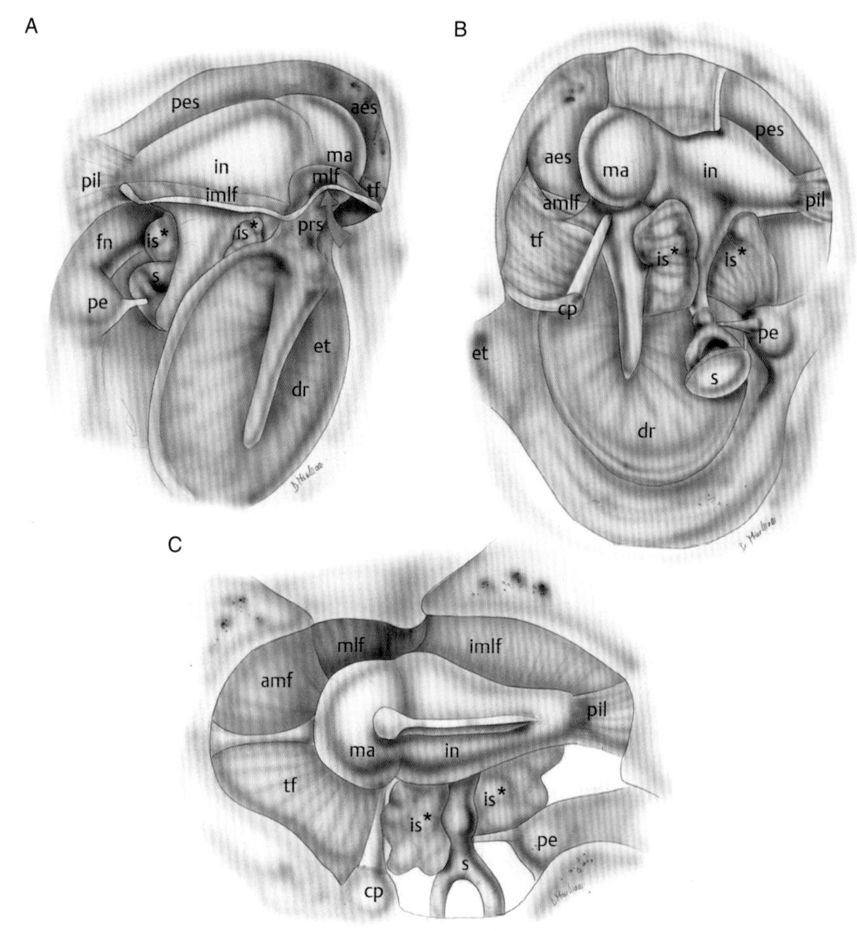

图 5.18 右耳。鼓峡阻塞合并完整的张肌皱襞，上鼓室通气径路的阻塞能产生选择性的上鼓室、乳突的负压，发展为选择性上鼓室内陷。A. 经耳道观察。B. 从内向外观察。C. 在上鼓室水平轴位观察。in，砧骨；ma，锤骨；s，镫骨；is*，鼓峡阻塞；dr，鼓膜；fn，面神经；pe，锥隆起；prs，Prussak 间隙；tf，张肌皱襞；amf，锤前皱襞；mlf，锤骨外侧皱襞；imlf，锤砧外侧皱襞；pil，砧骨后韧带；et，咽鼓管；cp，匙突；pes，上鼓室后间隙；aes，上鼓室前间隙；amlf，锤骨前韧带皱襞

成），把前上鼓室与后上鼓室隔开，可有或无完整的张肌皱襞。

C 型（图 5.27）：上鼓室的完全上皮化引起鼓峡阻塞和鼓窦完全阻塞，把中鼓室与上鼓室及乳突完全分隔。

每一种类型都伴随着不同程度的乳突硬化。

所有类型都可以有正常的咽鼓管功能，伴有上鼓室和乳突的选择性低通气。这些选择性低通气类型，把上鼓室和乳突从中鼓室分隔开来，可能诱发了上鼓室上单位的负压，继而导致低通气或硬化型乳突的产生。

在另一些文献中[16, 18]，笔者提出了“选择性上鼓室低通气综合征”的概念。如果鼓峡阻塞发生在有完整的张肌皱襞和锤砧皱襞的患耳，选择性上鼓室低通气综合征可以出现于咽鼓管功能正常的患者。所以，此种综合征可以同时出现下面 4 种情况：①完整的上鼓室隔合并鼓峡阻塞；② A 型鼓室导抗图或正负压平衡试验阳性，显示正常的咽鼓管功能；③上鼓室内陷袋和胆脂瘤（图 5.28）。

在大多数患者中，张肌皱襞和锤砧外侧皱襞都是完整的，上鼓室通气的唯一路径是鼓峡（图 5.29，图 5.30）。当鼓峡通畅且咽鼓管功能正常，上鼓室和乳突气房通气良好，压力水平一致，即可保证鼓室腔的正常环境（图 5.8）。反之，当鼓峡发生阻塞，上鼓室通气不良，而中耳腔是直接从咽鼓管通气的，即产生不同的压力环境（图 5.12）。

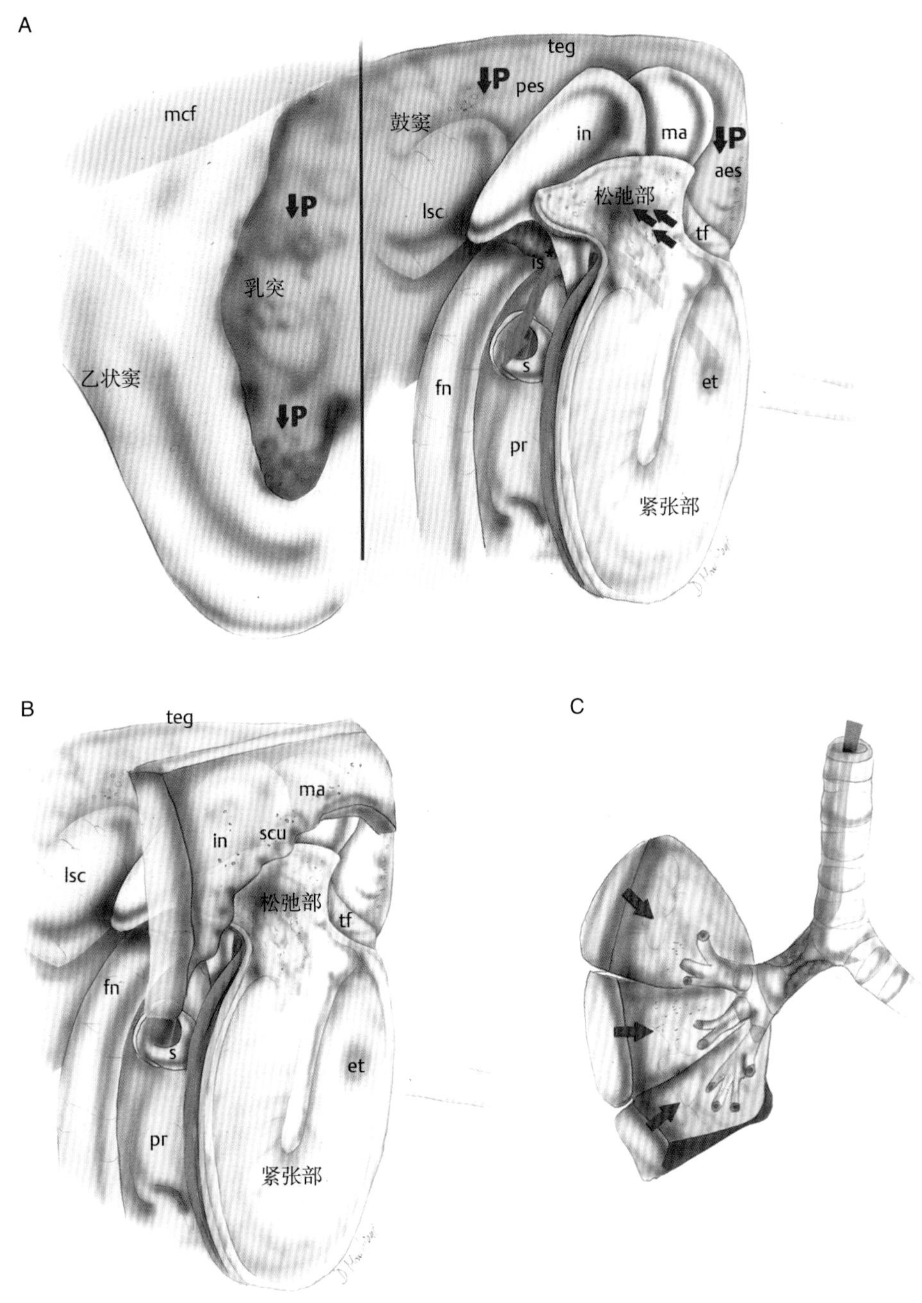

图 5.19　右耳。病变右耳前－后径的外侧面观，已切除上鼓室外侧骨板，箭头表示继发于鼓峡阻塞的病理性气流。通气仅存在于鼓室腔，而不存在于上鼓室，引起乳突腔和上鼓室的气压下降，继而导致乳突腔容积的压缩，产生了鼓膜内陷袋（A）。病变右耳前后径外侧面观，上鼓室外侧壁骨质部分腐蚀（B），以及鼓膜上部（或鼓膜松弛部）的内陷袋，由于鼓峡阻塞，完全阻断了鼓室腔与上鼓室的气流（A）。鼓峡阻塞导致的乳突内陷可以比作主支气管阻塞引起的肺不张。in，砧骨；ma，锤骨；s，镫骨；is，鼓峡；tf，张肌皱襞；fn，面神经；teg，天盖；lsc 外半规管；scu，盾板；pr，鼓岬；mcf，颅中窝

在临床上，孤立的松弛部内陷袋和（或）局限在后上（前上）鼓室的胆脂瘤，同时有鼓膜紧张部和中鼓室正常的情况并不少见（图 5.31，图 5.32）。当咽鼓管功能不足，中耳黏膜常常被炎症反应广泛累及，整个鼓膜内陷，但是如果咽鼓管功能正常，内陷袋可能与选择性低通气有关（图 5.33）。

皱襞并不是能影响中耳选择性低通气的唯一因素（图 5.34）。可以想象中耳骨性结构的限制也可能在中耳通气径路阻塞上发挥了作用。即气化不足的小的骨性空间更有助于皱襞的形成或至少缩小了

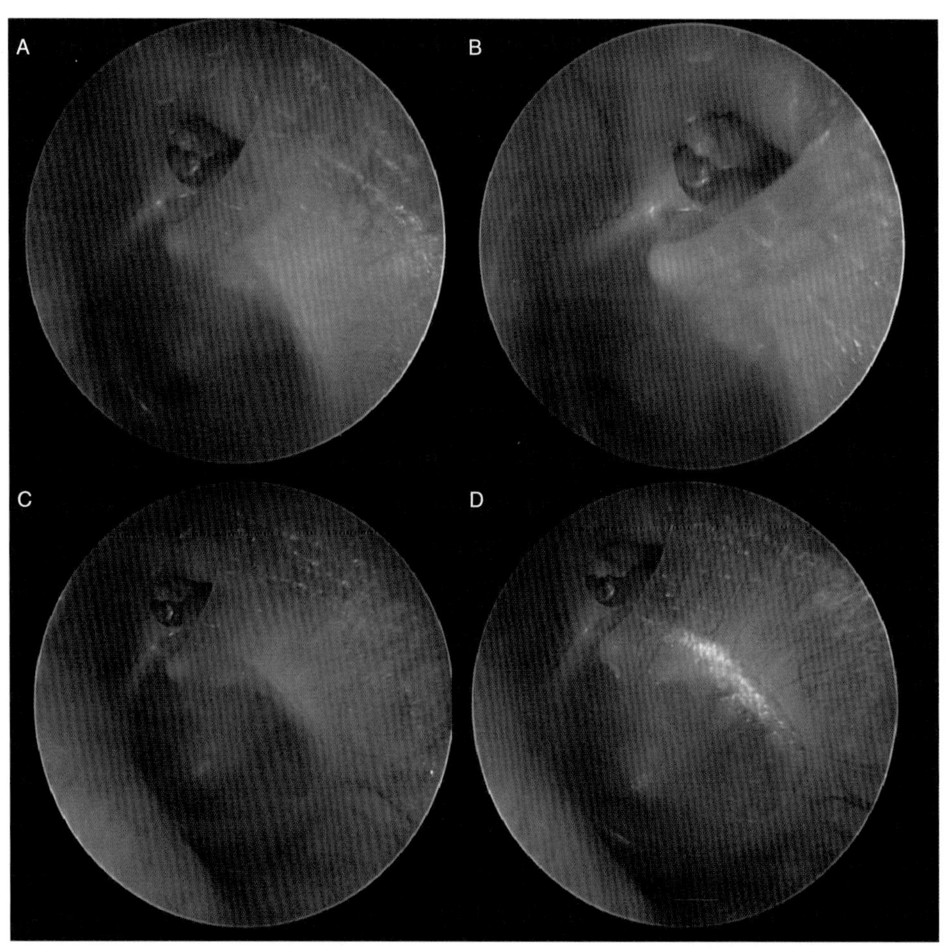

图 5.20　左耳。患有上鼓室选择性低通气综合征患者的耳内镜鼓膜照片（正常的咽鼓管功能伴有选择性上鼓室胆脂瘤和内陷袋）。在内镜下可以看到有在鼓膜紧张部的上鼓室胆脂瘤。Valsalva 动作以后正常鼓膜偏移

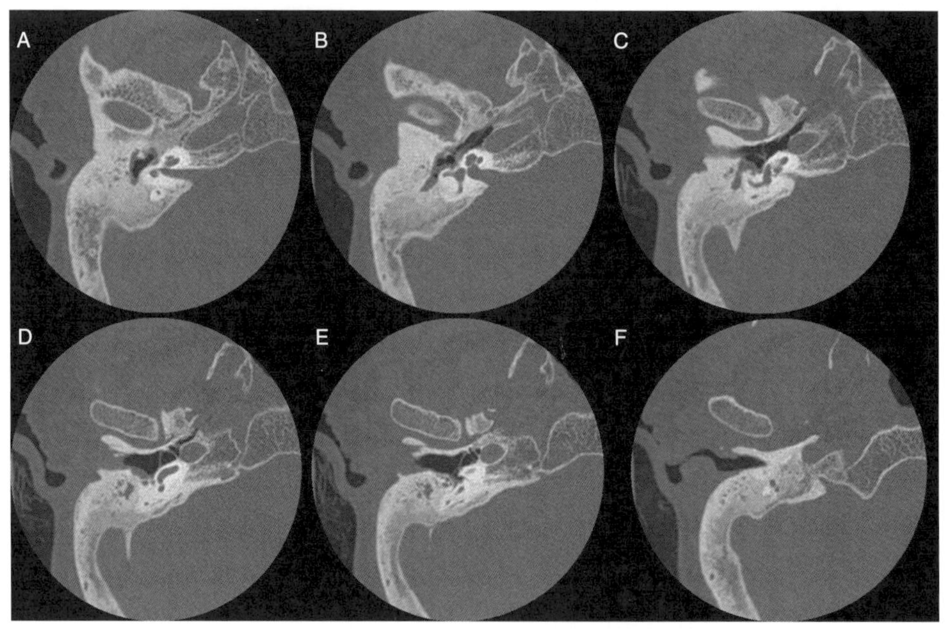

图 5.21　CT 扫描序列，轴位，鼓峡阻塞的右侧乳突，这些序列显示低气化的乳突

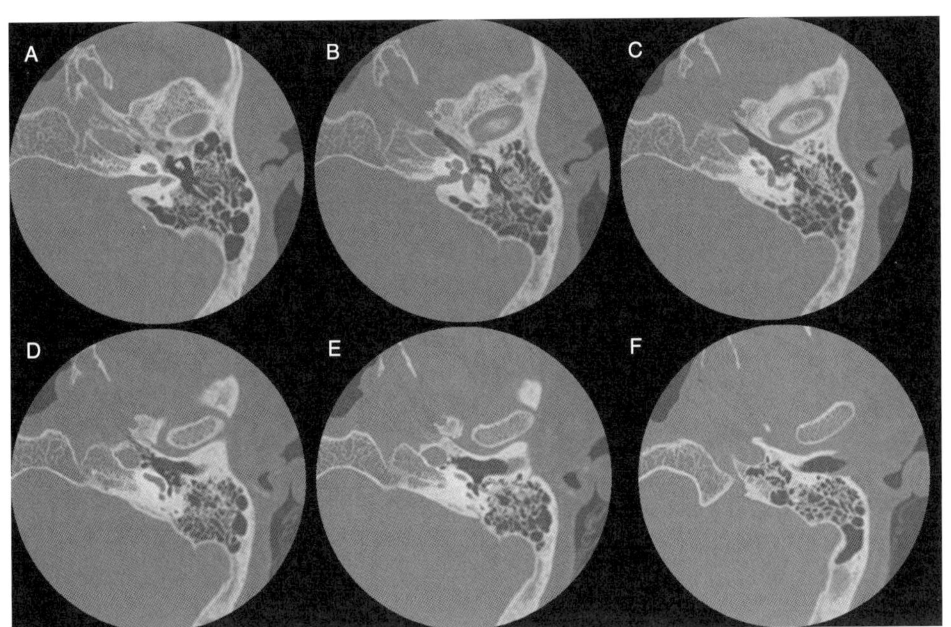

图 5.22　CT 扫描序列，轴位，（与图 5.21）同一个患者的右侧乳突，注意良好气化的乳突气房

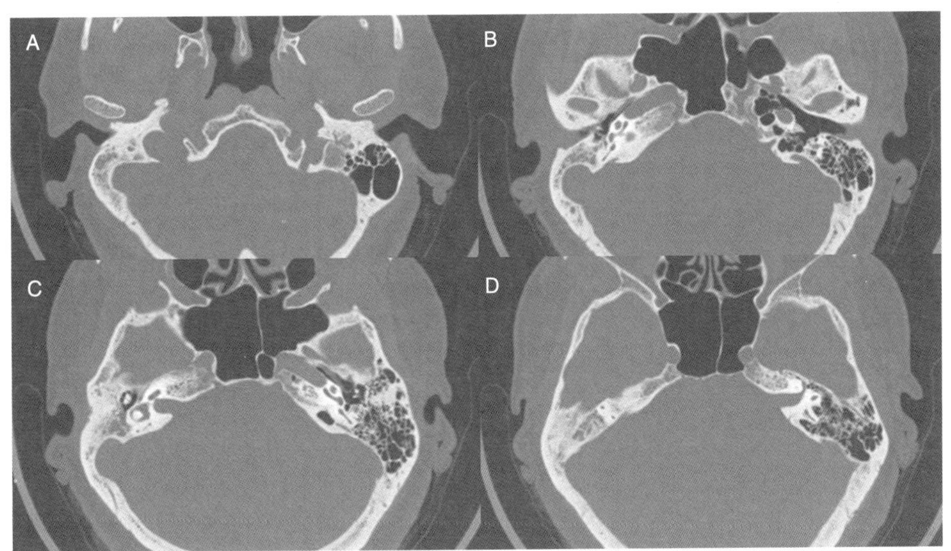

图 5.23　CT 扫描序列，轴位，（与图 5.21）同一个患者，注意患耳与健耳乳突气房气化的不同

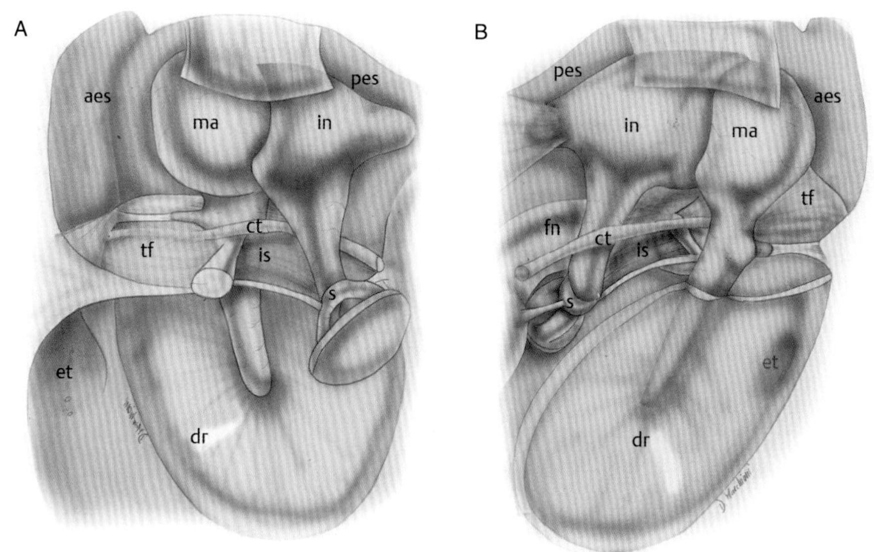

图 5.24 右耳，解剖阻塞类型。A. 鼓峡阻塞伴完整的张肌皱襞。in，砧骨；ma，锤骨；s，镫骨；is，鼓峡阻塞；dr，鼓膜；fn，面神经；tf，张肌皱襞；et，咽鼓管；pes，上鼓室后间隙；aes，上鼓室前间隙；ct，鼓索神经

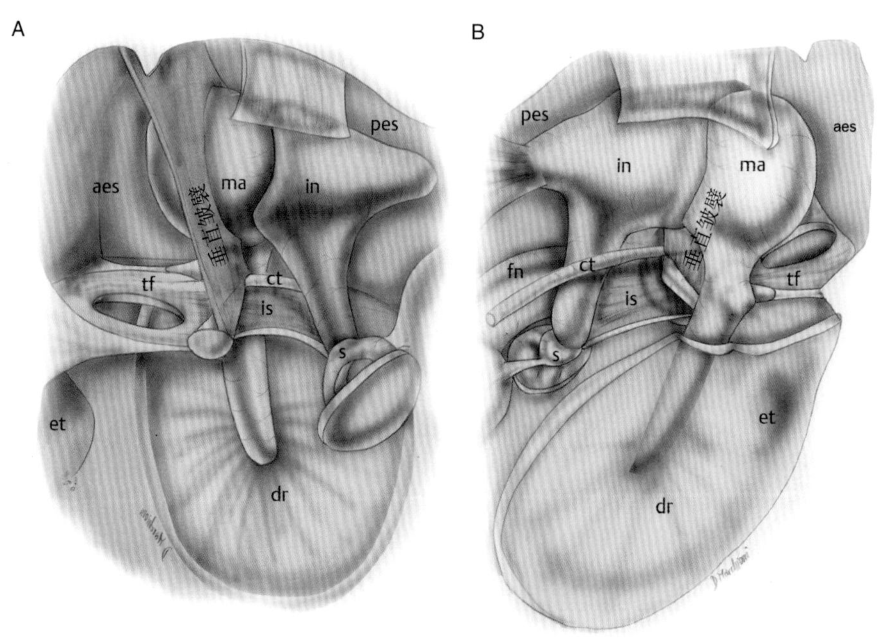

图 5.25 右耳，解剖阻塞类型。B. 鼓峡阻塞伴有上鼓室垂直阻塞。in，砧骨；ma，锤骨；s，镫骨；is，鼓峡阻塞；dr，鼓膜；fn，面神经；tf，张肌皱襞；et，咽鼓管；pes，上鼓室后间隙；aes，上鼓室前间隙；ct，鼓索神经

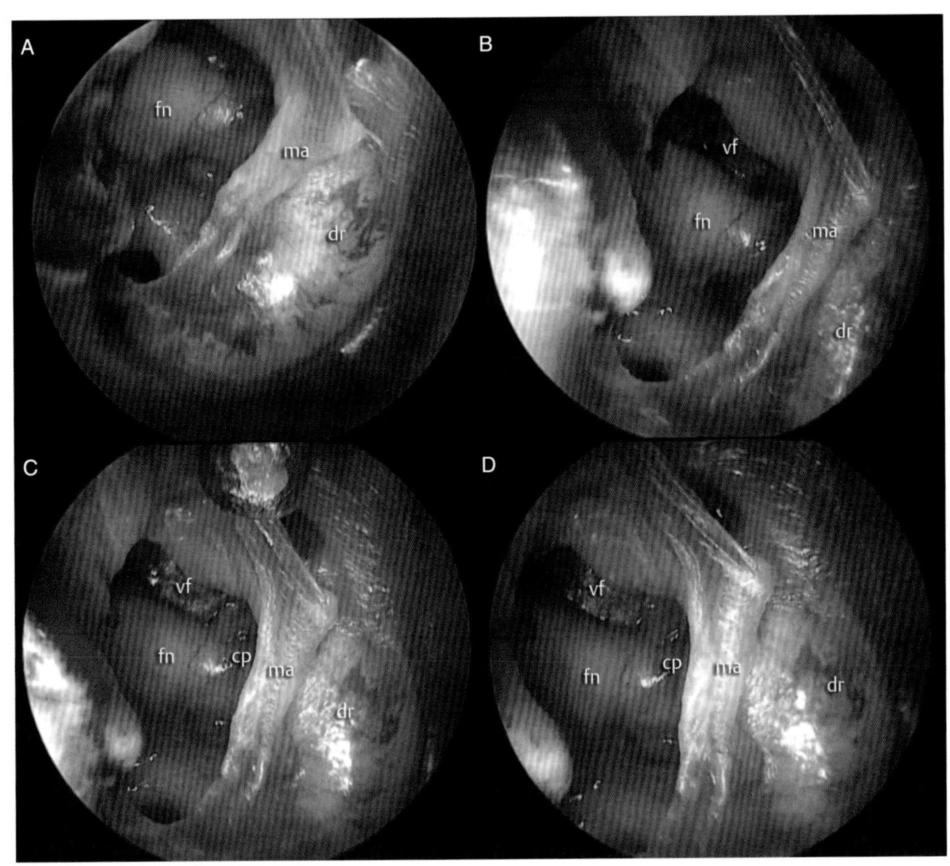

图 5.26　右耳，B 型解剖阻塞的术中内镜像。用 45° 内镜可以观察到垂直皱襞分隔前部上鼓室与后部上鼓室。ma，锤骨；dr，鼓膜；fn，面神经；vf，垂直皱襞；cp，匙突

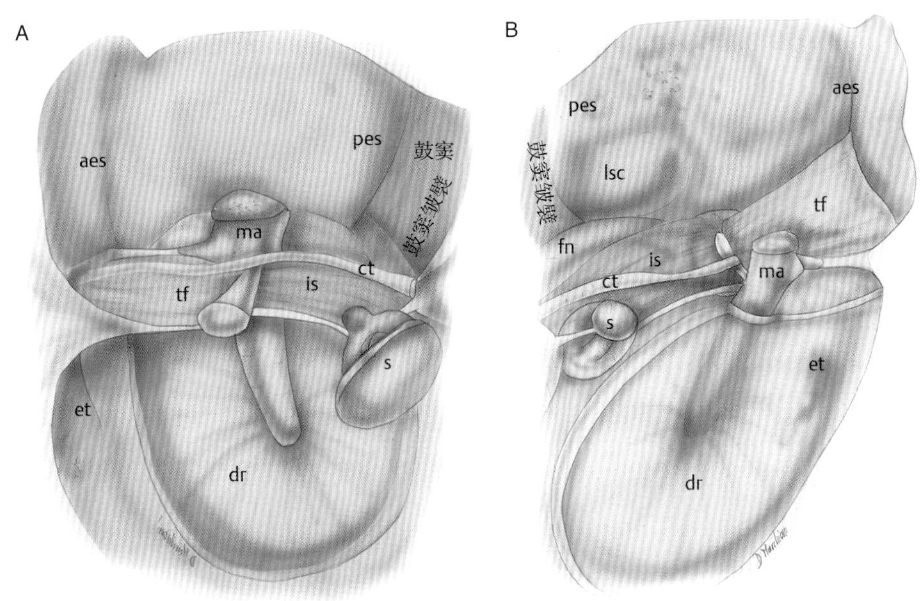

图 5.27　右耳，解剖阻塞类型 C。上鼓室的上皮化引起鼓峡阻塞和鼓窦阻塞。把中鼓室与上鼓室及乳突分隔开。in，砧骨；ma，锤骨；s，镫骨；is，鼓峡阻塞；dr，鼓膜；fn，面神经；tf，张肌皱襞；et，咽鼓管；pes，上鼓室后间隙；ct，鼓索神经；lsc 外半规管

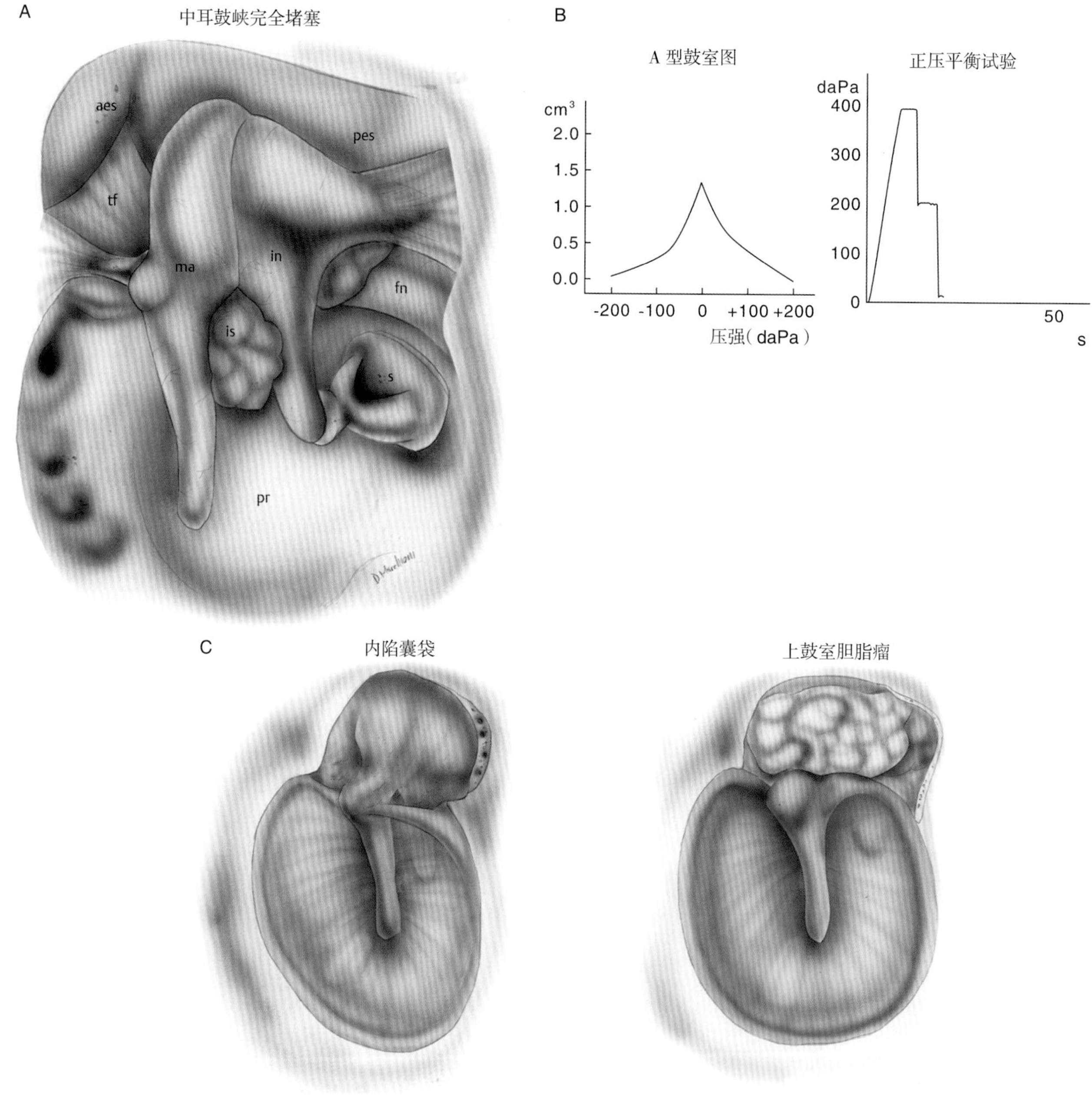

图 5.28 左耳。选择性低通气综合征。确诊这个综合征必须满足下面的条件：完整的上鼓室隔伴有鼓峡的阻塞（A）；A 型鼓室压图或正压平衡试验阳性，有正常的咽鼓管功能（B）；上鼓室内陷袋或胆脂瘤（C）。in，砧骨；ma，锤骨；s，镫骨；is，鼓峡阻塞；fn，面神经；tf，张肌皱襞；et，咽鼓管；pes，上鼓室后间隙；aes，上鼓室前间隙；pr，鼓岬

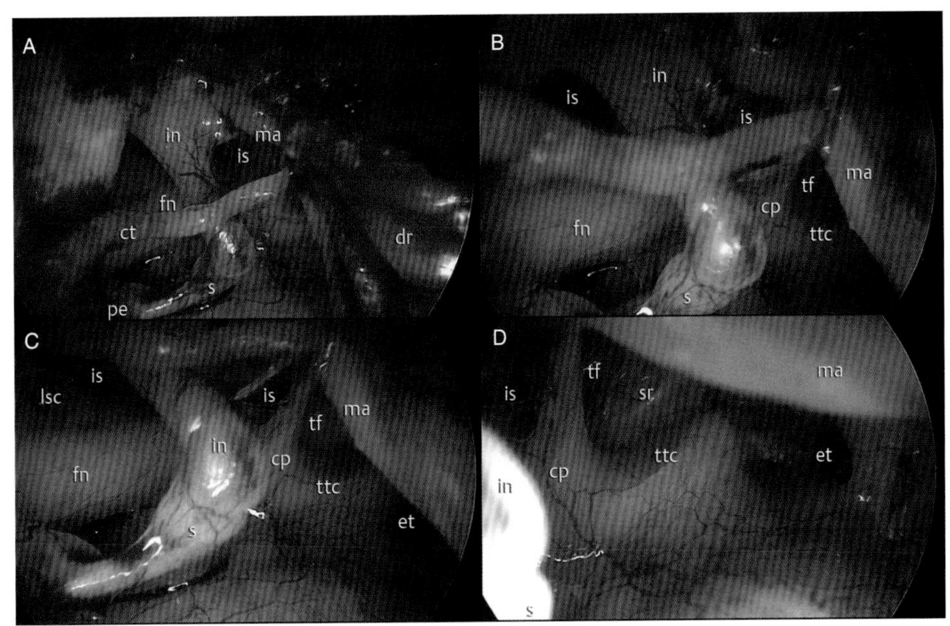

图 5.29　右耳。耳内镜经耳道观察非病理耳的鼓峡。in，砧骨；ma，锤骨；s，镫骨；is，鼓峡；fn，面神经；tf，张肌皱襞；et，咽鼓管；sr，管上隐窝；pe，锥隆起；ttc，鼓膜张肌管；ct，鼓索神经；dr，鼓膜；cp，匙突

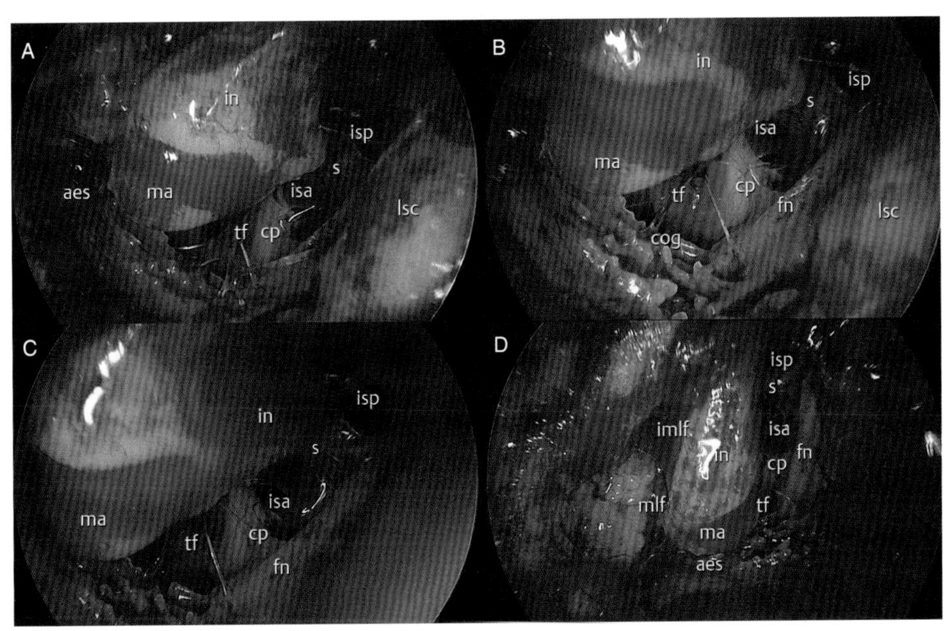

图 5.30　右耳。耳内镜经乳突从上方观察非病理耳的鼓峡，这个病例中，前鼓峡被黏膜皱襞阻塞。in，砧骨；ma，锤骨；s，镫骨；isa，前鼓峡；isp，后鼓峡；fn，面神经；tf，张肌皱襞；mlf，锤骨外侧皱襞；imlf，锤砧外侧皱襞；cp，匙突；lsc 外半规管；aes，上鼓室前间隙

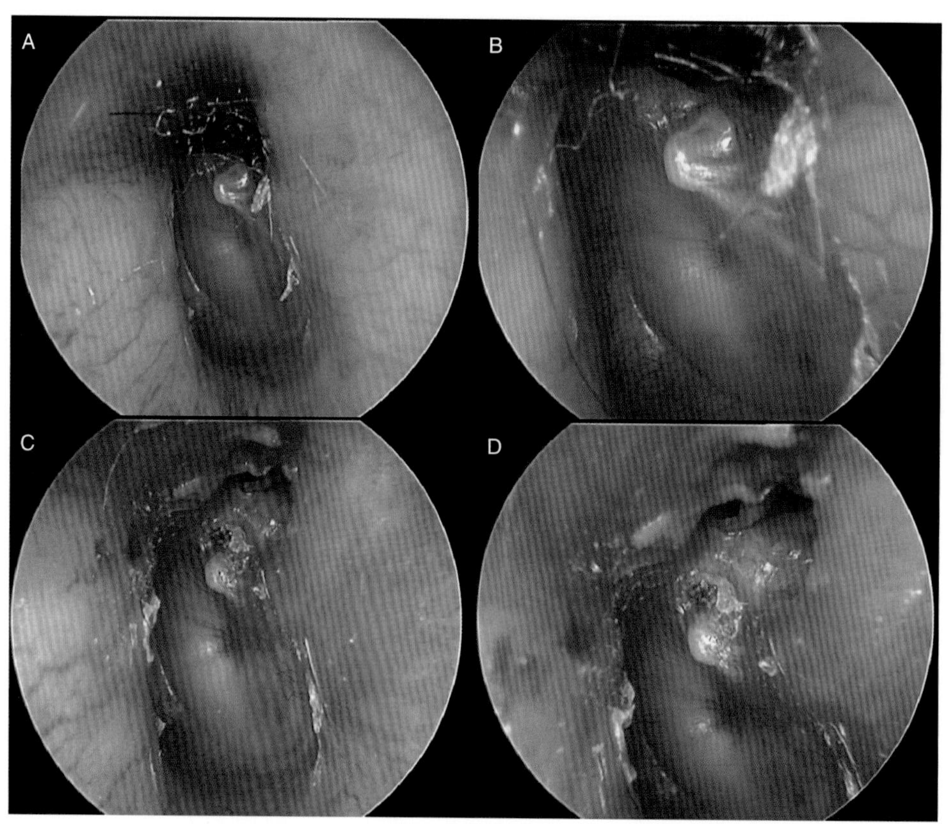

图 5.31 左耳。耳内镜观察上鼓室胆脂瘤

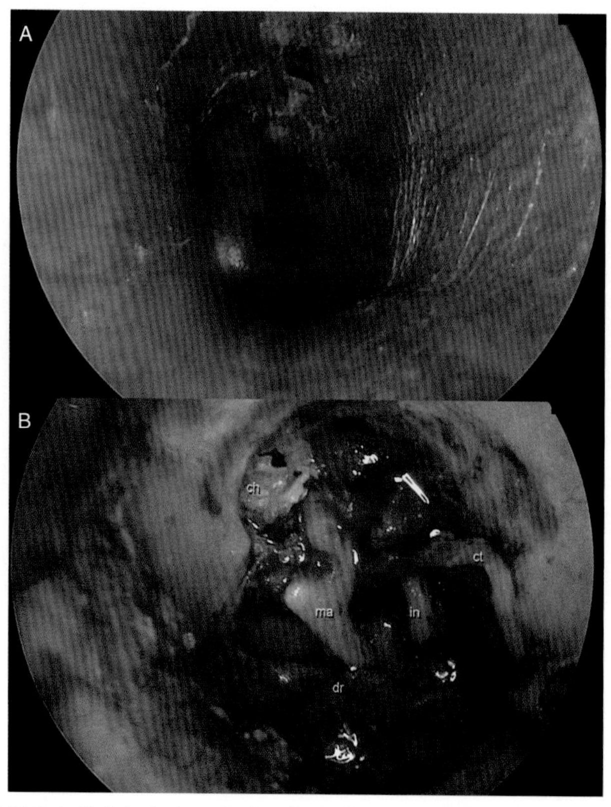

图 5.32 左耳。术前耳内镜观察前上鼓室胆脂瘤，鼓膜正常（A）。同一患者术中所见，已抬起鼓 – 耳道皮瓣（B），可以看到正常的鼓膜和累及前上鼓室的胆脂瘤。ma，锤骨；in，砧骨；ch，胆脂瘤；dr，鼓膜；ct，鼓索神经

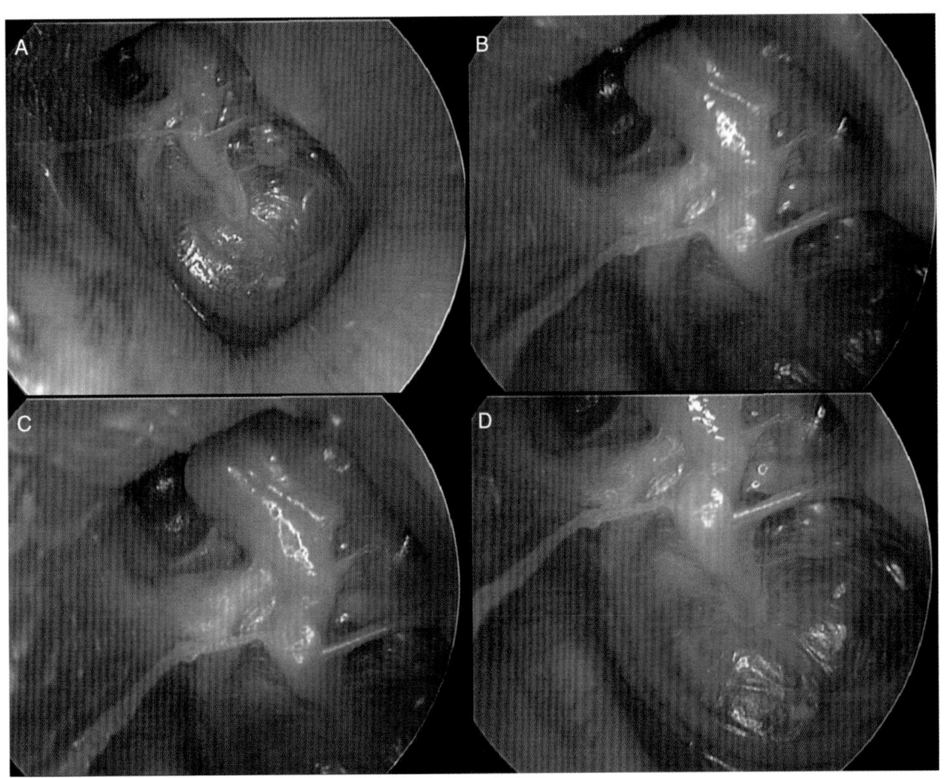

图 5.33　左耳。耳内镜观察咽鼓管功能不良伴有全部鼓膜内陷的患者（内陷累及中鼓室和整个上鼓室）

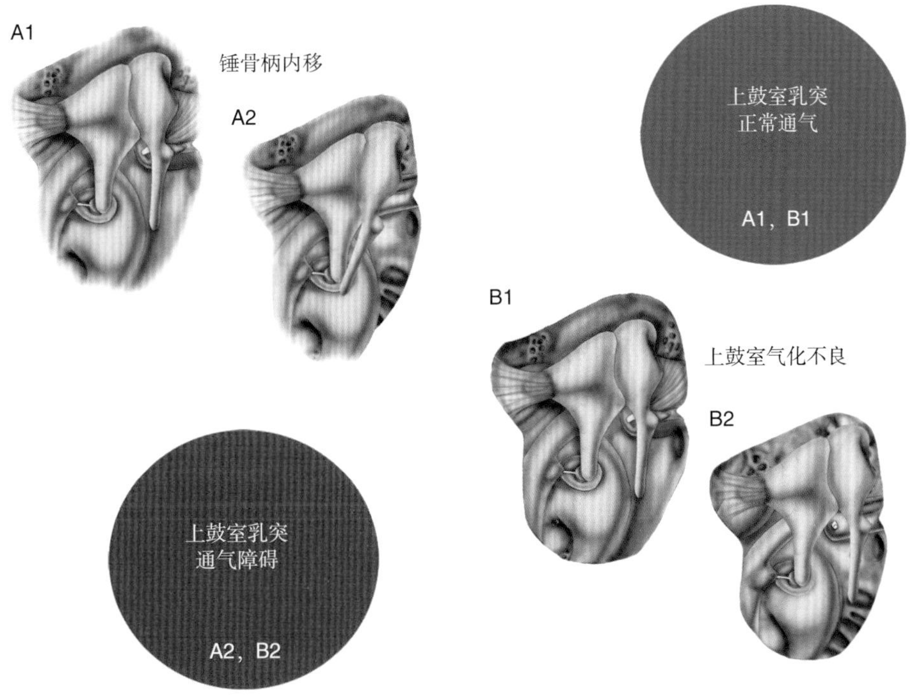

图 5.34　右耳。图示（引起）影响产生上鼓室选择性低通气综合征的其他因素。B1，B2. 上鼓室的骨性限制（上鼓室气化不良）；A1，A2. 听骨链畸形或位置异常（锤骨柄内移，减少了锤骨与砧镫关节之间的空间，产生了小的前鼓峡）

通气路径，易于形成通气不足。

另一个可能影响通气路径的因素是锤骨柄内移或者锤骨柄与砧骨长突的相对位置，可能缩小锤骨柄与砧镫关节之间的空间，使前鼓峡变小，而易于形成选择性慢性上鼓室通气不足（图 5.35，图 5.36）。在某些病例中，发现了单独的皱襞分隔开中鼓室空间，这种情况下，咽鼓管开口被黏膜皱襞分隔，产生了中鼓室特定区域的低通气（图 5.37）。

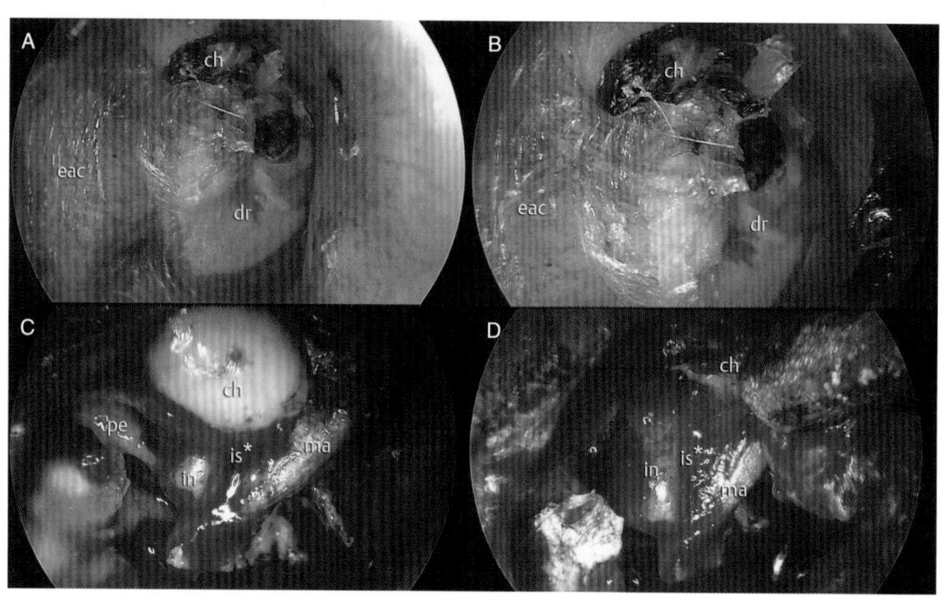

图 5.35　右耳，上鼓室胆脂瘤患者伴有锤骨柄位置异常，术前耳内镜观察鼓膜（A，B）；耳内镜经耳道观察抬起鼓 – 耳道皮瓣之后的鼓峡的情况（C，D）。注意锤骨柄内移到砧镫关节，阻塞了前鼓峡（D）上方胆脂瘤囊的位置及胆脂瘤切除术后被黏膜皱襞阻塞的鼓峡（D）。in，砧骨；ma，锤骨；is*，鼓峡阻塞；ch，胆脂瘤；dr，鼓膜；pe，锥隆起；eac，外耳道

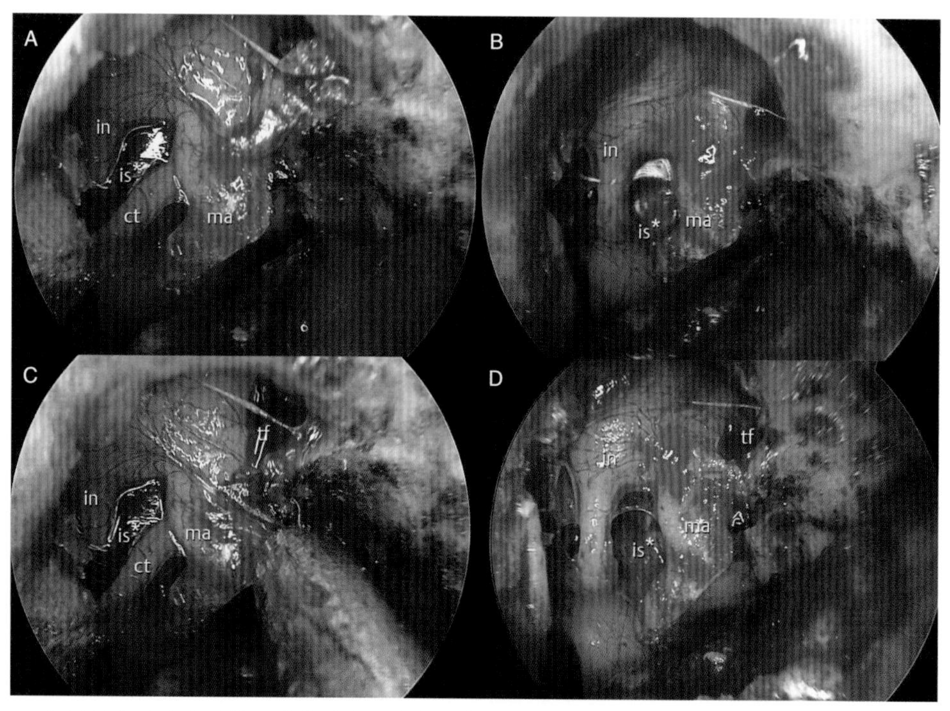

图 5.36　右耳。耳内镜手术的术中图像：选择性上鼓室内陷袋伴鼓峡阻塞的患者。这例患者听骨链位置正常。鼓峡被累及前后鼓峡的黏膜皱襞阻塞。in，砧骨；ma，锤骨；is*，鼓峡阻塞；ct，鼓索神经；tf，张肌皱襞

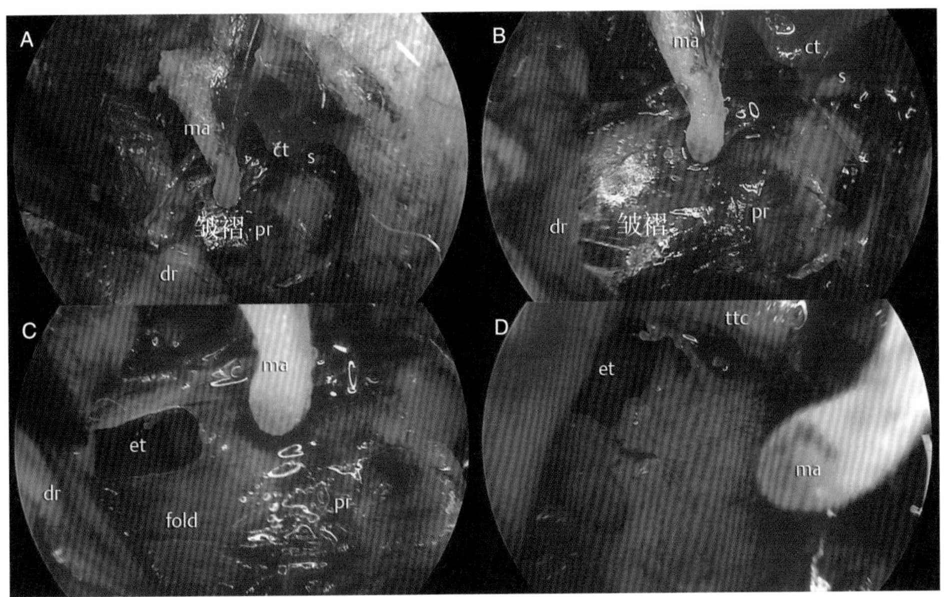

图 5.37　左耳。术中耳内镜图像。咽鼓管口与中鼓室之间被炎性皱襞分隔，伴鼓膜紧张部的内陷。ma，锤骨；dr，鼓膜；ct，鼓索神经；et，咽鼓管；s，镫骨；ttc，鼓膜张肌管；pr，鼓岬

（乌维秋　张全明　杨　琼　译；
陈　阳　汪照炎　审校）

参考文献

[1] Sadé J, Ar A. Middle ear and auditory tube: middle ear clearance, gas exchange, and pressure regulation. Otolaryngol Head Neck Surg, 1997, 116: 499–524

[2] Bunne M, Falk B, Magnuson B, et al. Variability of Eusta-chian tube function: comparison of ears with retraction disease and normal middle ears. Laryngoscope, 2000, 110: 1389–1395

[3] Seibert JW, Danner CJ. Eustachian tube function and the middle ear. Otolaryngol Clin North Am, 2006, 39: 1221–1235

[4] Ghadiali SN, Banks J, Swarts JD. Finite element analysis of active Eustachian tube function. J Appl Physiol, 2004, 97: 648–654

[5] Danner CJ. Middle ear atelectasis: what causes it and how is it corrected? Otolaryngol Clin North Am, 2006, 39: 1211–1219

[6] Miura M, Takahashi H, Honjo I, et al. Influence of the gas exchange function through the middle ear mucosa on the development of sniff-induced middle ear diseases. Laryngoscope, 1998, 108: 683–686

[7] Hergils L, Magnuson B. Regulation of negative middle ear pressure without tubal opening. Arch Otolaryngol Head Neck Surg, 1988, 114: 1442–1444

[8] Iwano T, Doi T, Hosoda Y, et al. Transmucosal pressure regulation in the middle ear cavity. Practica Otologica (Kyoto), 1993, 86: 1265–1272

[9] Aoki K, Mitani Y, Tsuji T, et al. Relationship between middle ear pressure, mucosal lesion, and mastoid pneumatization. Laryngoscope, 1998, 108: 1840–1845

[10] Hamada Y, Utahashi H, Aoki K. Physiological gas exchange in the middle ear cavity. Int J Pediatr Otorhinolaryngol, 2002, 64: 41–49

[11] Yaguchi Y, Wada K, Uchimizu H, et al. Middle ear mucosa regeneration by grafting of artificial mucosa. Acta Otolaryngol, 2007, 127: 1038–1044

[12] Takahashi H, Honjo I, Naito Y, et al. Gas exchange function through the mastoid mucosa in ears after surgery. Laryngoscope, 1997, 107: 1117–1121

[13] Cinamon U, Sadé J. Mastoid and tympanic membrane as pressure buffers: a quantitative study in a middle ear cleft model. Otol Neurotol, 2003, 24: 839–842

[14] Aimi K. The tympanic isthmus: its anatomy and clinical significance. Laryngoscope, 1978, 88: 1067–1081

[15] Ars B, Ars-Piret N. Morphofunctional partition of the middle ear cleft. Mediterr J Otol, 2007, 3: 31–39

[16] Marchioni D, Alicandri-Ciufelli M, Molteni G, et al. Selective epitympanic dysventilation syndrome. Laryngoscope, 2010, 120: 1028–1033

[17] Marchioni D, Mattioli F, Alicandri-Ciufelli M, et al. Endoscopic approach to tensor fold in patients with attic cholesteatoma. Acta Otolaryngol, 2009, 129: 946–954

[18] Marchioni D, Mattioli F, Alicandri-Ciufelli M, et al. Endoscopic evaluation of middle ear ventilation route blockage. Am J Otolaryngol, 2010, 31: 453–466

[19] Palva T, Johnsson LG. Epitympanic compartment surgical considerations: reevaluation. Am J Otol, 1995, 16: 505–513

[20] Palva T, Ramsay H, Böhling T. Tensor fold and anterior epitympanum. Am J Otol, 1997, 18: 307–316

[21] Palva T, Ramsay H. Incudal folds and epitympanic aeration. Am J Otol, 1996, 17: 700–708

[22] Marchioni D, Mattioli F, Cobelli M, et al. CT morphological evaluation of anterior epitympanic recess in patients with attic cholesteatoma. Eur Arch Otorhinolaryngol, 2009, 266: 1183–1189

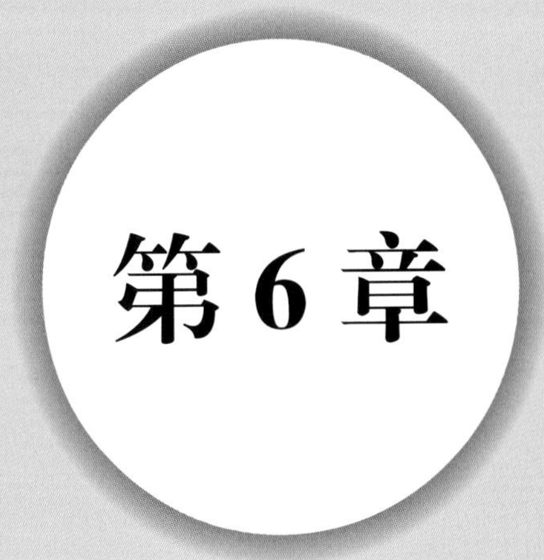

中耳内镜手术的影像学考量

- 6.1 引　言
- 6.2 术前 CT 评估及其对手术计划制订的影响
- 6.3 术后 CT 影像
- 6.4 MRI 弥散加权序列的应用

6 中耳内镜手术的影像学考量

Lela Migirov,Daniele Marchioni,Matteo Alicandri-Ciufelli,Gahl Greenberg

6.1 引 言

对于局限于中耳腔及其周边区域的胆脂瘤的暴露和清除而言，耳内镜下经耳道入路是一种可行且安全的微创技术 [1–5]。经改良的胆脂瘤清除技术，即内镜下清除面隐窝、鼓室窦、上鼓室前隐窝和咽鼓管区域的隐匿性胆脂瘤病变组织，是耳内镜外科（EES）公认的技术优势之一 [6–10]。由于外科技术的选择取决于疾病程度，术前耳镜检查和影像学发现在制订最佳手术方案中具有决定性作用。本章的目的是综述有助于耳内镜手术医生制订手术计划的所有影像学考量，特别是 CT 和弥散加权 MRI 成像在胆脂瘤诊疗中的使用价值。

6.2 术前 CT 评估及其对手术计划制订的影响

颞骨高分辨率 CT 在耳科疾病诊断，尤其是胆脂瘤的诊断中具有重要作用。术前 CT 扫描可以清晰地显示中耳和乳突的解剖结构，并精确评估胆脂瘤在鼓室窦和面隐窝内的侵犯情况 [11]。此外，CT 扫描具有良好的空间分辨率，可以抑制骨结构和空气信号，更好地显示小的软组织团块，对上鼓室胆脂瘤的诊断是一种非常有用的工具 [12]。然而，一般在耳部有炎症的患者才会行颞骨 CT 扫描，而在 CT 图像上中耳和乳突区表现为浑浊影的病例中有约 20%~70% 的患者其实很难将胆脂瘤与炎性组织、肉芽组织，纤维化组织或者黏蛋白分泌物等相鉴别 [13–20]。某些时候不可能单独应用 CT 来诊断或排除胆脂瘤，或预测疾病的侵犯程度。这就是为什么对于这些患者而言，CT 仅有很小用处或根本无用的主要原因。Aoki 曾报道 [15]，在 24 例术前 CT 扫描显示上鼓室、鼓窦和乳突气房有阴影的患者中，仅 6 例需要经乳突入路鼓窦切开来完全切除胆脂瘤。而其余的 18 例患者均可以在硬质耳内镜下采取经耳道入路上鼓室切开将胆脂瘤完全切除。图 6.1 和图 6.2 显示的病例：患者经 CT 扫描诊断为内陷袋胆脂瘤，并经全耳内镜下手术切除。这些患者内陷袋中包裹着一个小的胆脂瘤，并且呈现“干耳”状态。同时也不需要其他的影像学检查来指导手术计划制订和患者咨询。相反，图 6.3 显示了另外一例患者，冠位 CT 扫描证明该病例有可能在耳内镜下经耳道入路切除胆脂瘤病变，而轴位 CT 显示乳突区有相对较大的浑浊影，术中发现乳突区的浑浊影其实是该患者胆脂瘤伴有的轻微炎症表现，其全部病灶最终都在全耳内镜下切除。在中耳和乳突区呈现部分或完全浑浊影的病例中，当胆脂瘤不能与炎症反应性改变的软组织区分，而其实它又可能经耳内镜手术完全切除时，磁共振（MRI）扫描可以提供病变范围的重要信息，并可用于指导制订一个微创的耳内镜经耳道入路手术计划。

6.2.1 外耳道

外耳道（EAC）的大小是耳内镜手术的一个基本考量，可通过轴位和冠位 CT 对其进行影像学评估。但是适合进行耳内镜手术的外耳道大小的最小值并不太容易确定，因为外耳道形态大小是否合适还需要进行临床评估。术前对外耳道进行耳内镜检查可以更好地评估其不规则或迂曲程度，以此来确定其

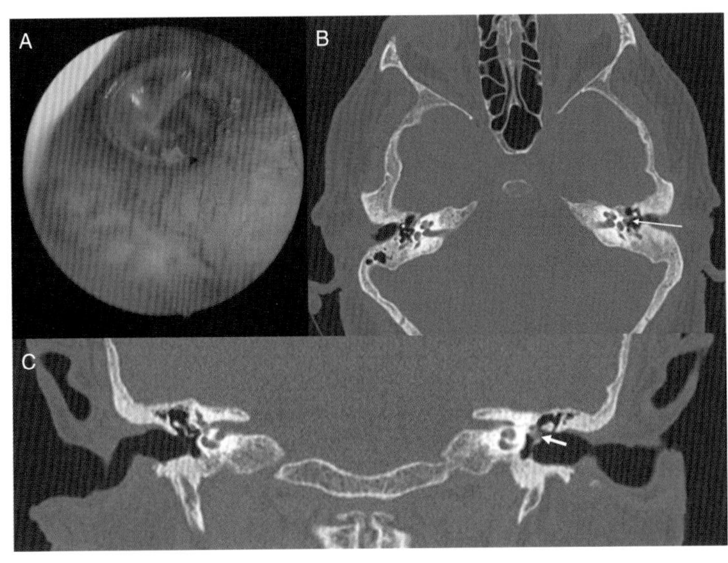

图 6.1　通过 CT 影像对胆脂瘤内陷袋（箭头）进行准确诊断，并进行全耳内镜下手术操作.（病例 1）

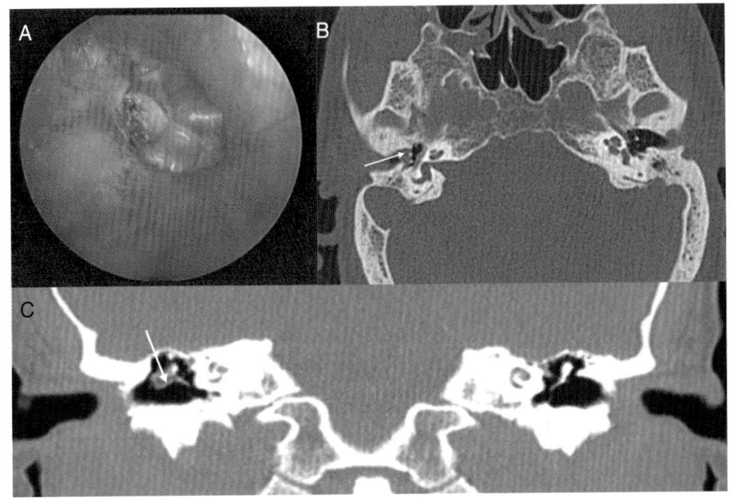

图 6.2　通过 CT 影像对胆脂瘤内陷袋（箭头）进行准确诊断，并进行全耳内镜下手术操作（病例 2）

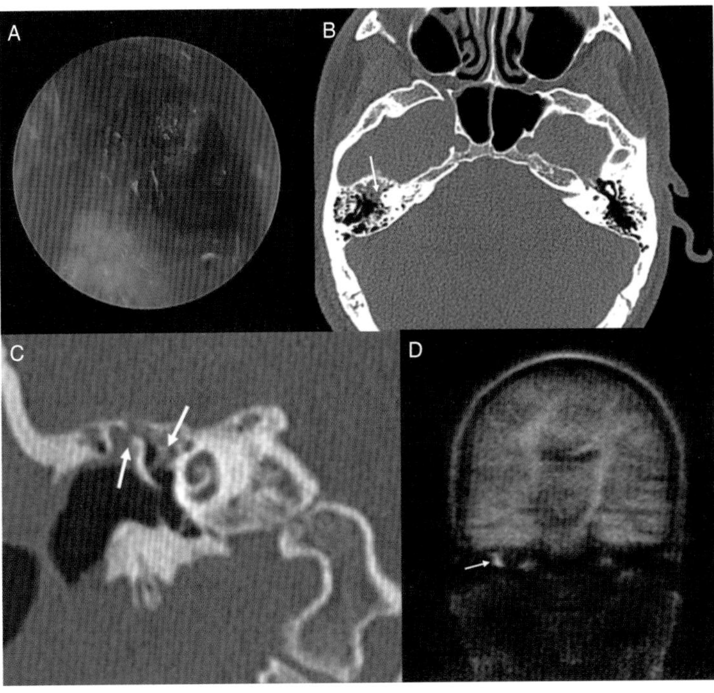

图 6.3　颞骨冠位 CT 影像表明该患者的胆脂瘤可以用耳内镜经耳道入路切除。A. 术前耳内镜像。B. 颞骨轴位 CT 显示，在乳突内有相对较大的浑浊影（箭头），考虑为胆脂瘤合并的轻度炎症，全部病变可完全在耳内镜下切除。C. 左侧箭头显示胆脂瘤的生发位置，可见胆脂瘤从上鼓室一直累及至膝状神经节（右侧箭头）。D.MRI 图像可见颞骨内存在等密度软组织影（箭头）

是否适合行内镜入路。外科医生应该把握好所有内镜下外耳道操作的机会，以此来增加狭窄外耳道患者手术视野的暴露并不断提高手术技术。

6.2.2 鼓室窦

在第 4 章中已经描述过，鼓室窦的深度存在很大变异，而鼓室窦越深，越难完全切除胆脂瘤。鼓室窦的临床和影像学分型有助于术前手术计划的制订和手术入路的选择（例如选用耳内镜或显微镜；图 6.4）。高分辨率螺旋 CT 断层影像可以为我们提供鼓室窦深度的评估和分型。

· A 型（图 6.5）：小鼓室窦。面神经垂直段的内侧缘与鼓室窦底在同一水平。在这种患者中，鼓室窦较小，没有向面神经的内侧和后方扩展。

· B 型（图 6.6）：较深的鼓室窦。鼓室窦的内

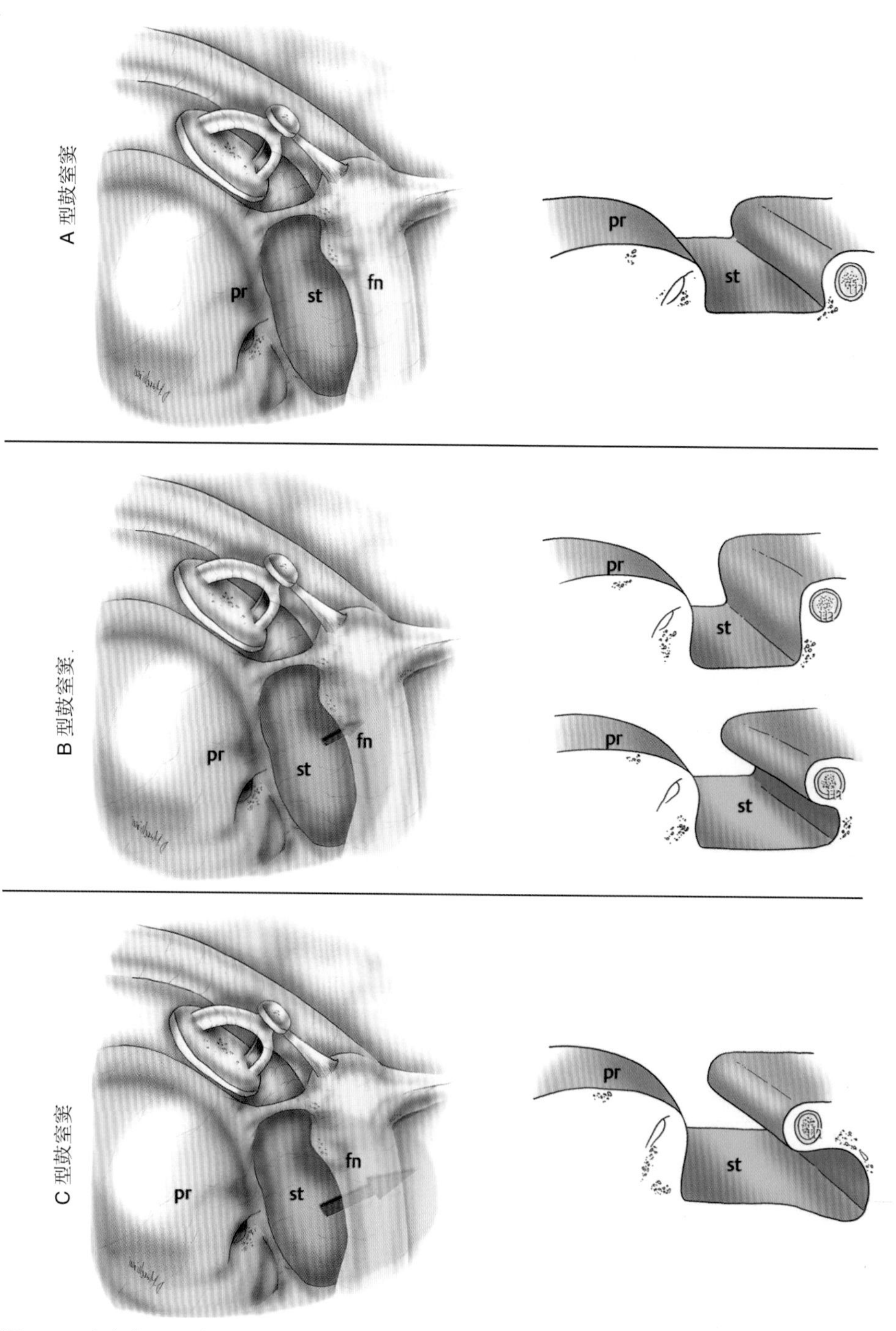

图 6.4 鼓室窦的临床和影像学分型。pr，鼓岬；st，鼓室窦；fn，面神经

侧界位于面神经垂直段的内侧，但并未向面神经后方扩展。

· C 型（图 6.7）：向面神经后方扩展的较深的鼓室窦。鼓室窦的内侧界位于面神经垂直段的内侧和后方。这类患者的鼓室窦大而深，同时乳突气化良好。

以笔者的经验，经耳道内镜入路适合于 A 型和 B 型鼓室窦患者。C 型鼓室窦患者经耳内镜入路很难完全暴露整个窦腔，尤其是合并气化良好的乳突气房时。对于这类患者，如果鼓室窦存在病变组织，在耳内镜联合显微镜下行面后入路鼓室切开探查是较好的选择。

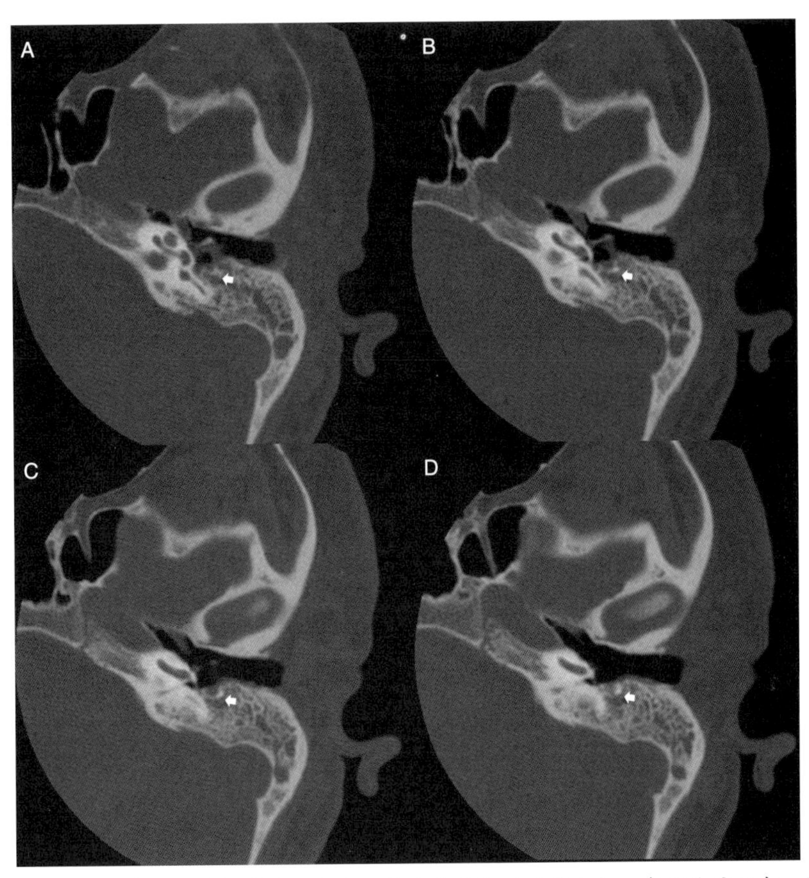

图 6.5　小鼓室窦。显示面神经垂直段的内侧界恰好相当于鼓室窦的深度（箭头）。在这些病例中，鼓室窦较小，未向内、向后扩展至面神经

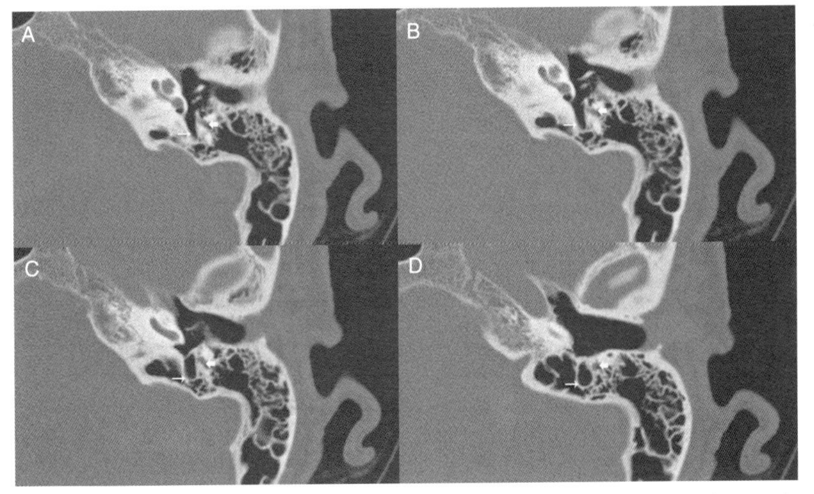

图 6.6　深在的鼓室窦（细箭头）。鼓室窦的内侧界位于面神经垂直段的内侧，未向面神经后方扩展

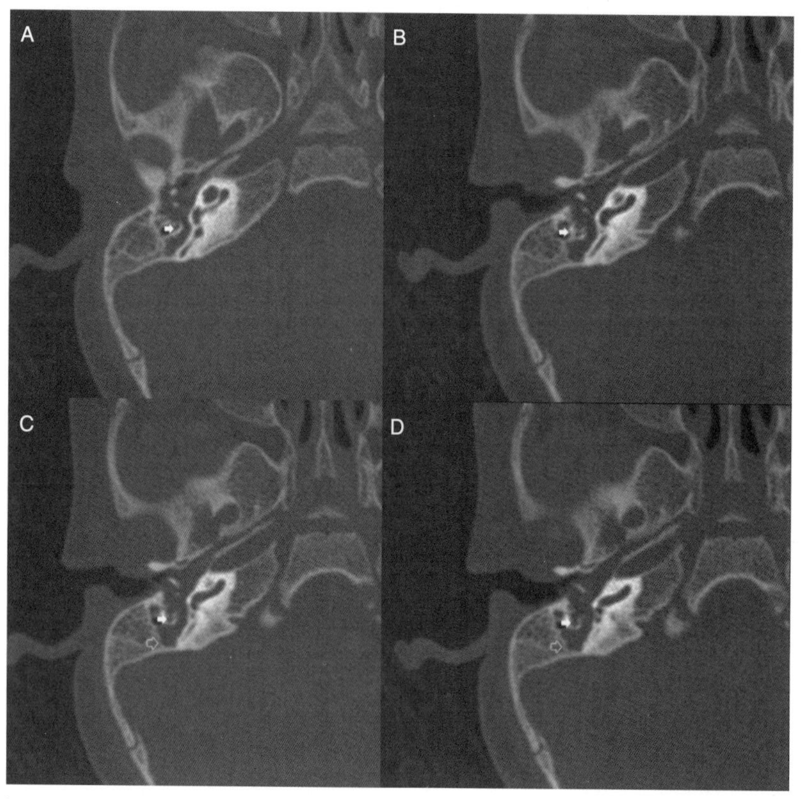

图 6.7 向后扩展的深在的鼓室窦。鼓室窦的内侧界（空心箭头）位于面神经垂直段的内侧和后方（实心箭头）。在这些病例中，鼓室窦大而深，且乳突气化良好

6.2.3 鼓窦及乳突受累

一些研究学者认为胆脂瘤病变只要不向后超过外半规管平面，就可以在耳内镜下切除。虽然乳突受累一般被认为是全耳内镜手术径路的禁忌证，但随着手术设备、诊断学和外科技术的不断发展，这些禁忌也在慢慢被打破。在胆脂瘤侵及乳突区的病例中，部分医生认为应该从耳内镜回归显微镜，以保证乳突区胆脂瘤的完全切除。但在经过严格挑选的病例，如硬化型乳突、鼓窦或鼓窦周围区域胆脂瘤侵及的病例，全耳内镜径路下也可完全切除病变[21]。

硬化型乳突的存在是耳内镜下开放式鼓室成形术开展的重要前提条件。我们不推荐在拥有良好气化的乳突病例中实施耳内镜下开放式鼓室成形术。在没有进行重建的前提下，乳突气房将可能因乳突腔与中耳腔的隔离而出现通气阻塞。

基于上述原因，在术前通过 CT 评估鼓窦和鼓窦周围区域胆脂瘤是否侵及，可为手术医生研究全耳内镜径路的可行性提供帮助，同时对于患者咨询服务也是非常重要的。鼓窦和鼓窦周围区域的受累不仅影响入路的选择，也可影响到手术技术的选择，如完壁式或开放式。当鼓窦和鼓窦周围区域胆脂瘤侵及时，在影像学图像中呈现等密度信号，并且有明显的骨质侵蚀或乳突气房的受累（图 6.8，图 6.9）。

6.2.4 硬脑膜平面的评估

在颅中窝硬脑膜低位的大部分病例中，通过经典的开放式鼓室成形术进入鼓窦腔时会较为困难。术中为了完整切除病变，甚至需要将硬脑膜向上移位来获得鼓窦、鼓窦周围区域及上鼓室的良好视野。相反，同样的病例中使用耳内镜则可以更好地暴露上鼓室前上区域，而无须硬脑膜移位。

术前 CT 的硬脑膜平面图像还可以评估鼓室盖是否存在骨质缺损，而鼓室盖存在骨质缺损是耳内镜径路的手术禁忌证，因为缺损区的修复需要双手操作技术（图 6.10）。

6.2.5 鼓室亚区的受累

胆脂瘤的侵犯范围可以通过术前颞骨 CT 来评估。根据胆脂瘤的侵犯范围，将其分为以下分

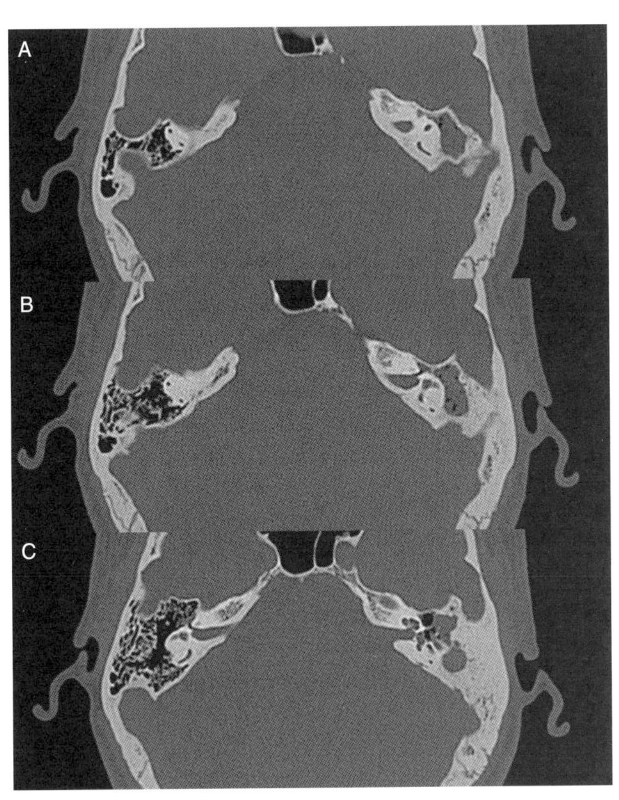

图 6.8　左耳。鼓窦和鼓窦周围区域存在等密度的病变组织，有明显的骨质或乳突气房的侵蚀

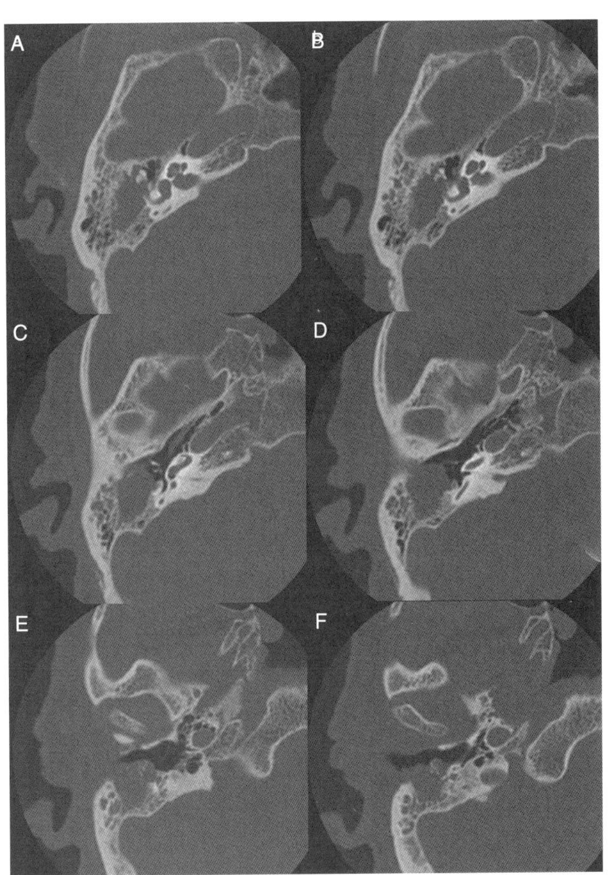

图 6.9　累及乳突气房的胆脂瘤轴位 CT 影像。该病例病变组织需要在显微镜下切除

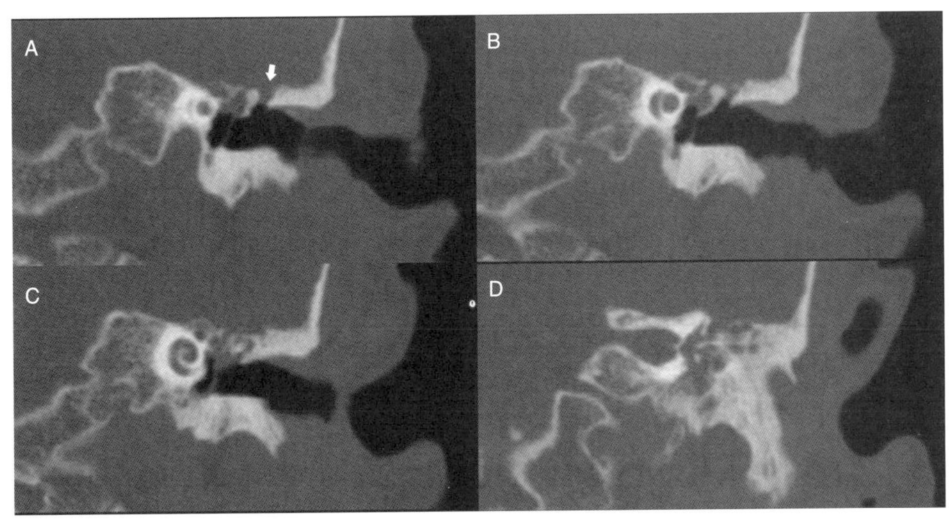

图 6.10　颞骨冠位 CT 影像：该患者上鼓室较小，并且存在鼓室盖骨质缺损（箭头）

型（图 6.11，图 6.12）[22]。

· A 型：胆脂瘤侵及上鼓室外侧部的后部（胆脂瘤位于砧锤关节外侧面与上鼓室外侧壁之间）。

· B 型：胆脂瘤侵及上鼓室内侧部的后部（胆脂瘤位于砧锤关节内侧面与上鼓室后部内侧壁之间）。

· C 型：胆脂瘤侵及上鼓室前部（胆脂瘤位于锤骨头的前方，侵及上鼓室前间隙）。

· D 型：胆脂瘤侵及鼓窦。

· E 型：胆脂瘤侵及其他鼓室区域（后鼓室、前鼓室或下鼓室）。

鼓室亚区的受累情况对于术中能否保留听骨链有较大影响。

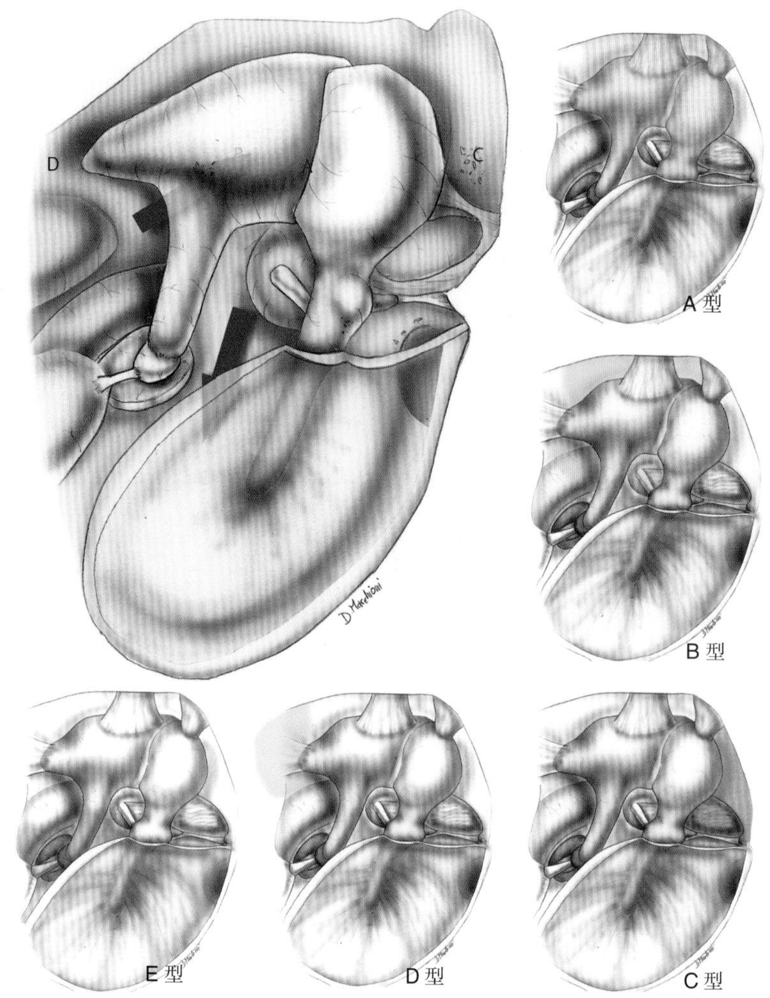

图 6.11　基于各亚区受累的上鼓室胆脂瘤分型

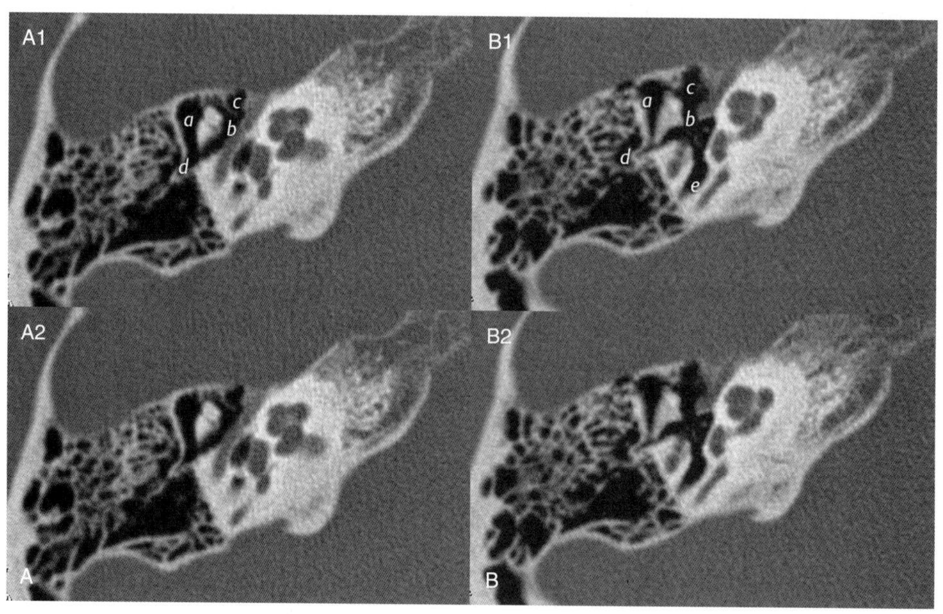

图 6.12　在两张 CT 影像图上标注的基于 a~e 亚区受累的上鼓室胆脂瘤分型

基于最近的一项研究结果，B 型胆脂瘤术中最有可能切除听骨链（图 6.13），主要原因：尽管可以使用 45° 耳内镜，但听骨链内侧区域的视野暴露仍然较为困难，尤其在砧锤关节的内侧。该型患者术中应切除听骨链以便完全清除胆脂瘤。另一方面，基于我们的初步研究结果，上鼓室前部或外侧部受累似乎不能作为术中切除听骨链的指征，事实上，在 A 型和 C 型这种单个亚区受累（图 6.14）或少量几个亚区联合受累的病例中，也不需要切除听骨链。另外联合受累亚区的数量与能否保留听骨链呈负相关，即受累亚区越多，听骨链越不容易保留，这主要与病变的进展使得中耳腔广泛受累有关。基于同样的原因，笔者会将听骨链的切除与患者其他亚区（E 型）的受累联系起来，认为这是原发获得性胆脂瘤的自然病程。这里的自然病程是指胆脂瘤在侵犯中鼓室或后鼓室之前趋向于先侵占整个上鼓室。

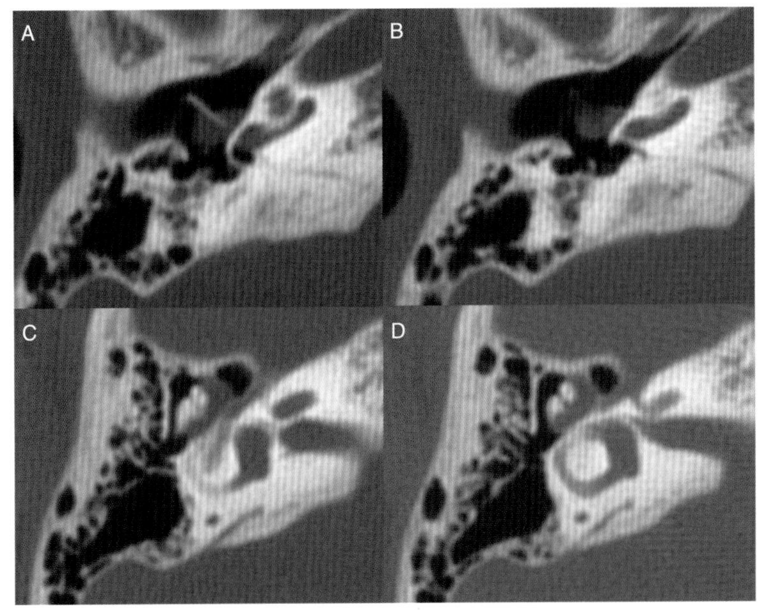

图 6.13　B 型胆脂瘤患者的轴位 CT（累及上鼓室外侧部亚区★）；在这些病例中，为了完整切除上鼓室外侧部#的病变组织，必须移除听骨链

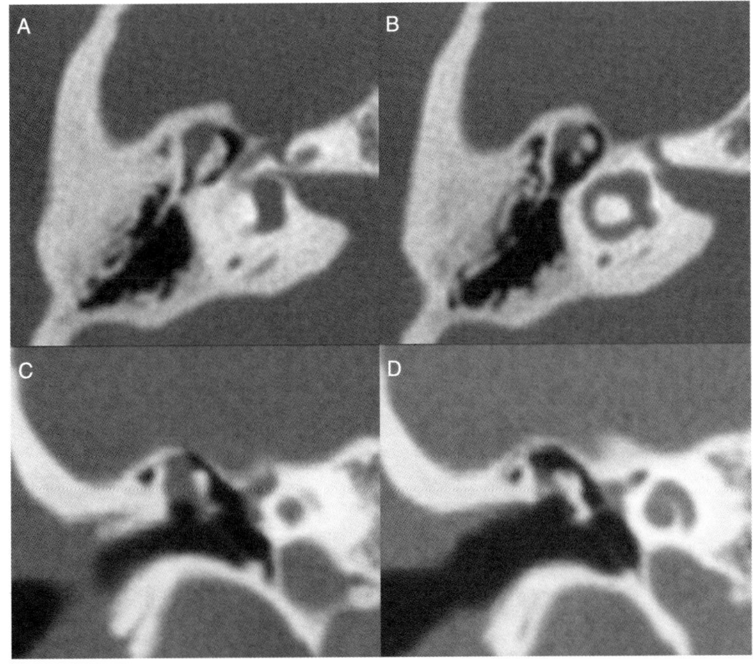

图 6.14　A+C 型胆脂瘤患者的轴位（A，B）和冠位（C，D）CT 影像（累及上鼓室内侧部和上鼓室前隐窝亚区）；在这些病例中可以尝试保留听骨链

★译者注：此处可能为原文作者笔误，实际应为上鼓室内侧部亚区

#译者注：此处可能为原文作者笔误，实际应为上鼓室内侧部

6.2.6 上鼓室的大小

上鼓室的测量应选择砧锤轴的平行线来测得最大前后径，并做此线的垂直线来测得最大横径，同时选择最靠下层的断层来显示齿突的全貌[12]。较小的上鼓室间隙会影响术中听骨链保留的可能性。尤其是当较小的上鼓室前间隙（AES）受累时，听骨链的切除就成为必然。同样，砧锤关节和鼓室盖之间的间隙较小且被胆脂瘤侵及时，将严重影响到手术操作，此时应该考虑切除听骨链，这一点应在术前得到预测。

当上鼓室间隙相对较小时，尽管术中通过清理鼓峡、切除张肌皱襞可以改善通气功能，但是上鼓室和乳突腔的通气引流仍然较差。在这种病例中，可以考虑切除砧骨和锤骨头，从而获得一个较大的、能保证上鼓室充分通气引流的上鼓室前隐窝。这些细节可在术前 CT 中通过测量上鼓室骨壁与锤骨头及砧骨体之间的距离来评估。

当 CT 扫描显示患者上鼓室可能存在通气障碍综合征并伴有上鼓室胆脂瘤浸润时，可能与上鼓室存在一个完整的鼓膜张肌皱襞及鼓峡闭锁有关。在这种病例中，胆脂瘤可以沿着张肌皱襞的方向浸润发展，并在 CT 影像上呈现一个位于上、中鼓室之间的“隔幕”形态，而咽鼓管的功能是正常的（图 6.15，图 6.16）。

6.3 术后 CT 影像

在耳内镜完壁式鼓室成形手术结束时，需保留中耳和外耳道的腔隙。当然，乳突骨也保持不动，而解剖结构的最大改变是上鼓室外侧壁切开。一般而言，相对经典的完壁式鼓室成形术，耳内镜下完壁式鼓室成形术有更多的限制。另外，在大部分病例的 CT 图像中，特别是冠状位断层中可以清晰地看到软骨移植物（图 6.17）[23]。

耳内镜开放式鼓室成形手术结束时，在外耳道的最内侧会重建一个小的开放腔。由于术中切除了外耳道后壁和上壁，该术式被认为是一种开放式技术，但是耳内镜开放技术并不要求做耳道成形，术中外耳道外侧部的大部分都在原有位置得以保留。而术中重建的小的乳突腔将上皮化，乳突的其他区域由于已经硬化，将如同术前一样被保留（图 6.18）[23]。

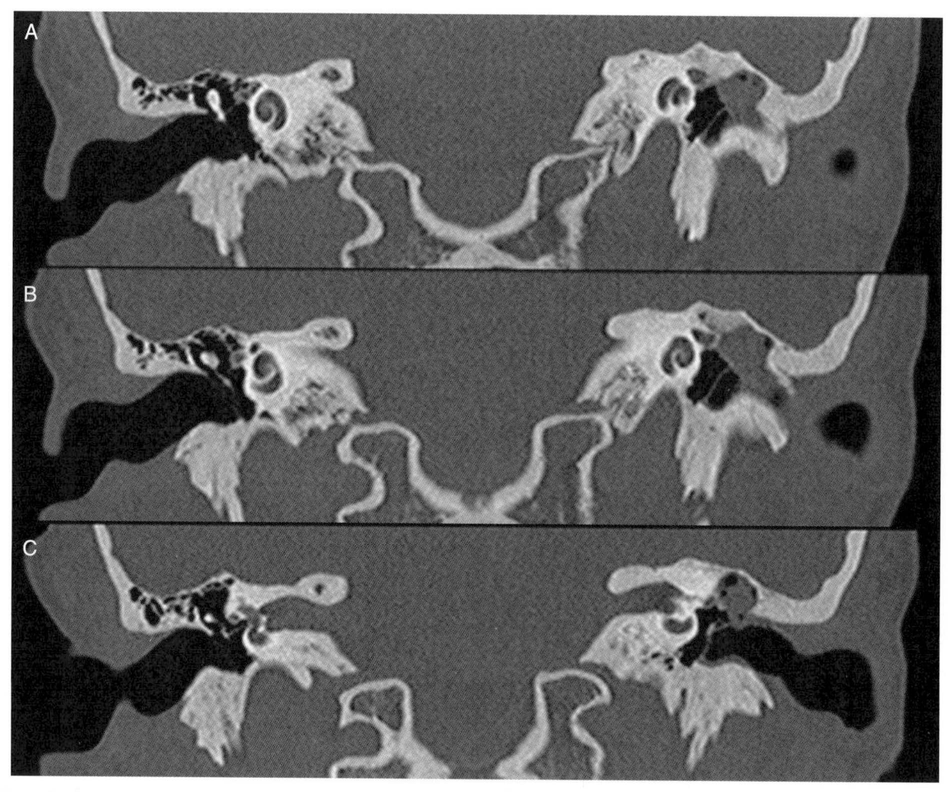

图 6.15 上鼓室通气障碍综合征（左耳）。该病例中，胆脂瘤紧贴鼓膜张肌皱襞上方扩张。在 CT 影像中，胆脂瘤在上、中鼓室之间呈现一个“隔幕”的形态

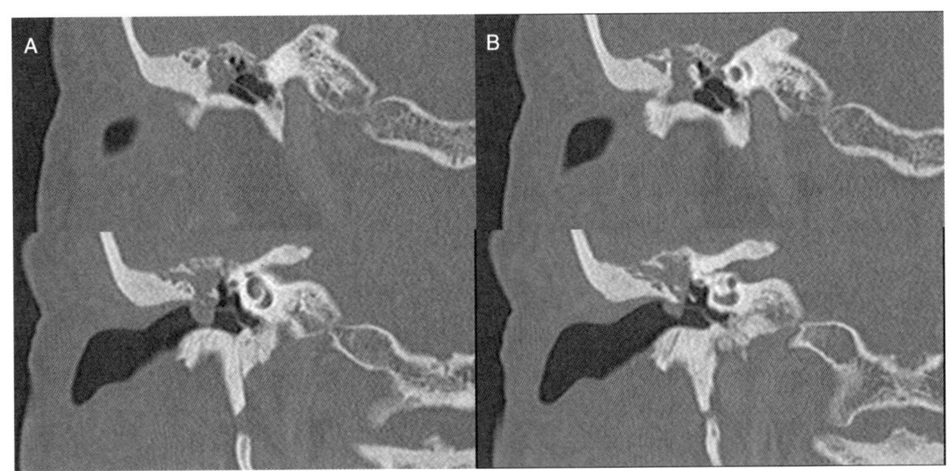

图 6.16　上鼓室通气障碍综合征（右耳）。该病例中，胆脂瘤也紧贴鼓膜张肌皱襞上方扩张。冠位 CT 影像非常有助于显示中、上鼓室之间的分界线

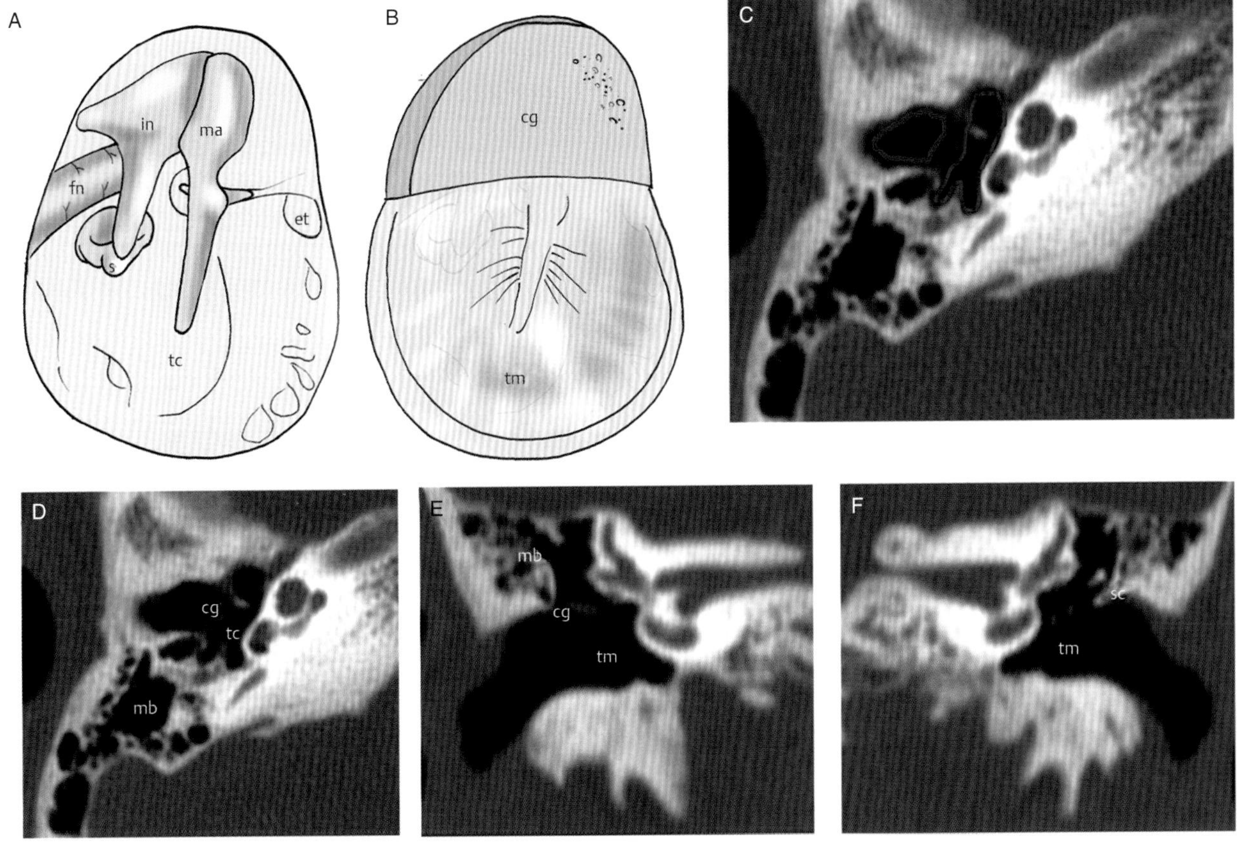

图 6.17　A. 示意图显示右耳耳内镜下完壁式鼓室成形术的由外向内的视野。鼓室盾板（上鼓室外侧壁）被切除，以便更好地暴露上鼓室，而其他解剖结构均被完好保留。B. 相同耳由外向内的视野（软骨片重建鼓室盾板并将鼓膜复位后）。C. 轴位显示右耳正常上皮化的皮肤（红线）和黏膜（蓝线）的区域分布。D. 右耳轴位显示耳内镜下鼓室成形术的术后影像。颞骨乳突部、鼓室及外耳道被完整保留。为更好的暴露上鼓室间隙，术中切除鼓室盾板，并用软骨片重建。E. 相同耳的冠状位影像显示鼓室盾板完全缺失，可见用于重建鼓室盾板的软骨片。软骨片大部分位于鼓膜松弛部水平，可为鼓膜提供最佳的支撑作用，并防止内陷袋形成。F. 对侧耳的冠状位影像显示正常的鼓室盾板以及其与鼓膜、乳突的相对关系。mb，乳突；cg，软骨片；tc，鼓室；tm，鼓膜；sc，鼓室盾板；in，砧骨；ma，锤骨；s，镫骨；et，咽鼓管；fn，面神经

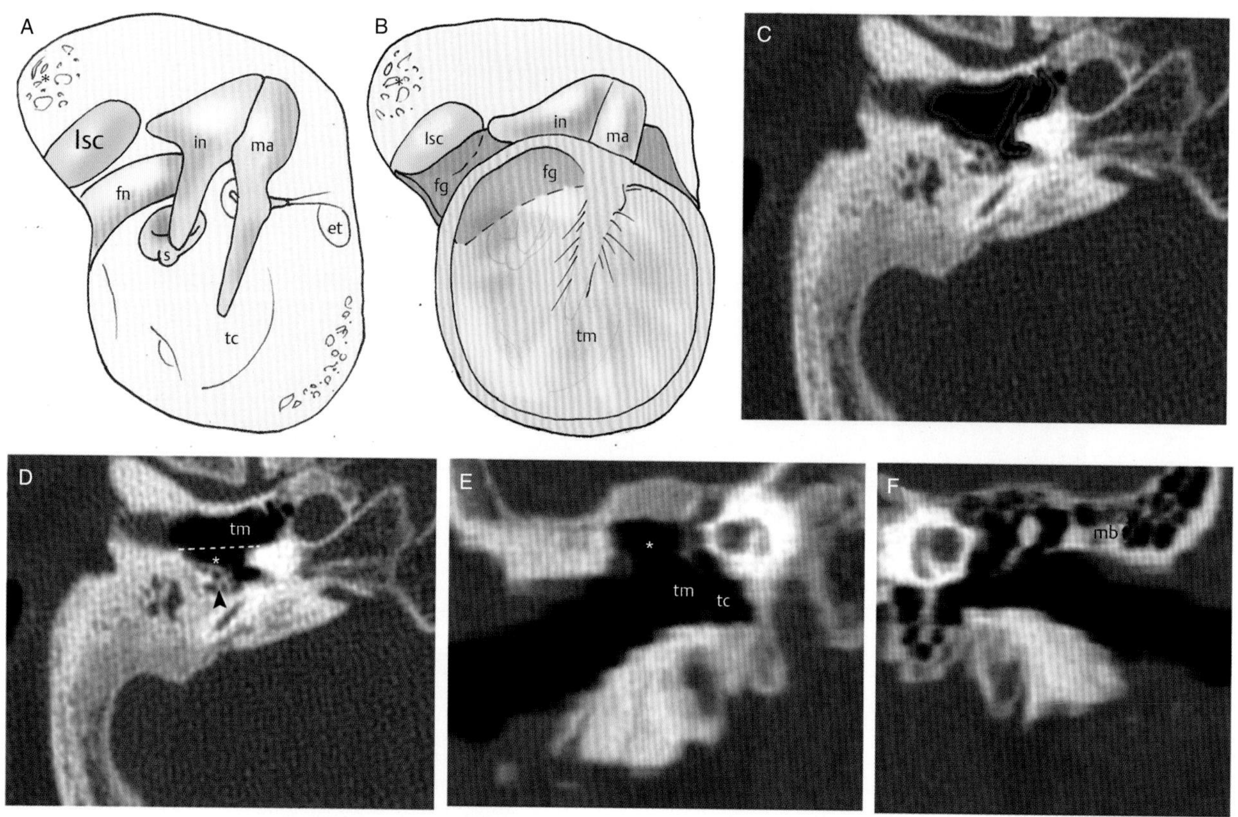

图 6.18 A. 示意图显示右耳耳内镜下开放式鼓室成形术的由外向内的视野。术中重建一个小的鼓室腔，并切除了外耳道后壁内侧和上部的大部分骨质，使鼓窦向外开放。B. 右耳，一块筋膜移植物将中耳和后方的小乳突腔分隔。C. 轴位显示右耳正常上皮化的皮肤（红线）和黏膜（蓝线）区域分布。D. 右侧耳内镜下开放式鼓室成形术的轴位视野；外耳道后壁的大部分内侧骨质被切除，以便暴露鼓窦。虚线表示磨除前的外耳道后壁位置，黑色箭头表示磨除的骨组织区域；术中重建一个小的乳突腔，直接向外与外耳道相通。E. 相同耳的冠状位影像显示小乳突腔与外耳道的交通，同时可见一个更小的鼓室腔。F. 对侧耳冠状位影像显示正常解剖结构。*，小乳突腔；tm，鼓膜；黑色箭头，磨除的部分外耳道后壁；虚线，术前的部分外耳道后壁；tc，鼓室腔；mb，乳突；in，砧骨；ma，锤骨；s，镫骨；fg，筋膜移植物；lsc，外半规管；et，咽鼓管

6.4 MRI 弥散加权序列的应用

现代 MRI 技术越来越多的应用到胆脂瘤术前评估和术后随访中，因此避免了二次探查手术[24-32]。使用 MRI 的快速自旋回波序列（TSE），也称之为非平面回波序列（non-EPI）弥散加权（DW）MRI，可将胆脂瘤与中耳、乳突的黏膜反应或其他组织相鉴别。非平面回波弥散加权 MRI 和半傅立叶采集单次快速自旋回波（HASTE）序列技术在文献中已得到广泛描述[29-30]。现代 MRI 序列在胆脂瘤的临床诊断和病变范围的确定等方面要优于 CT 扫描。Dhepnorrarat 等人发现冠位和轴位 TSE 断层的联合应用可以精确定位胆脂瘤。此外，单独应用 non-EPI DW 进行中耳胆脂瘤的检查是可行的，可以发现最小直径为 2mm 的胆脂瘤[27-28]。同时，研究还发现，应用 TSE/HASTE DW 序列检查发现的胆脂瘤大小和术中证实的胆脂瘤大小高度一致，误差在 1mm 内[30]。图 6.19~6.22 描述了通过术前 MRI 定位，并在术中证实的胆脂瘤的病例。

对于 CT 诊断失败的病例，MRI 是一个非常有用的工具，具体表现在明确胆脂瘤侵犯范围和选择最佳手术方案。然而，有文献报道，在可自行排出角化物碎片的胆脂瘤或内陷袋病例中（图 5.23，图 5.24），HASTE DW MRI 序列并不能产生扩散限制信号[14, 25, 27, 30-32]。这种结果并不意外，这是由 DW MRI 水分子受限运动的物理基础所决定的。在临床诊断为“干性胆脂瘤”的病例中，HASTE 序列影像中胆脂瘤不显像的特点反而可以提示我们，耳内镜下经耳道入路切除胆脂瘤可能是更好的选择。然而，所有的影像学检查都有其局限性，结果解读时均应

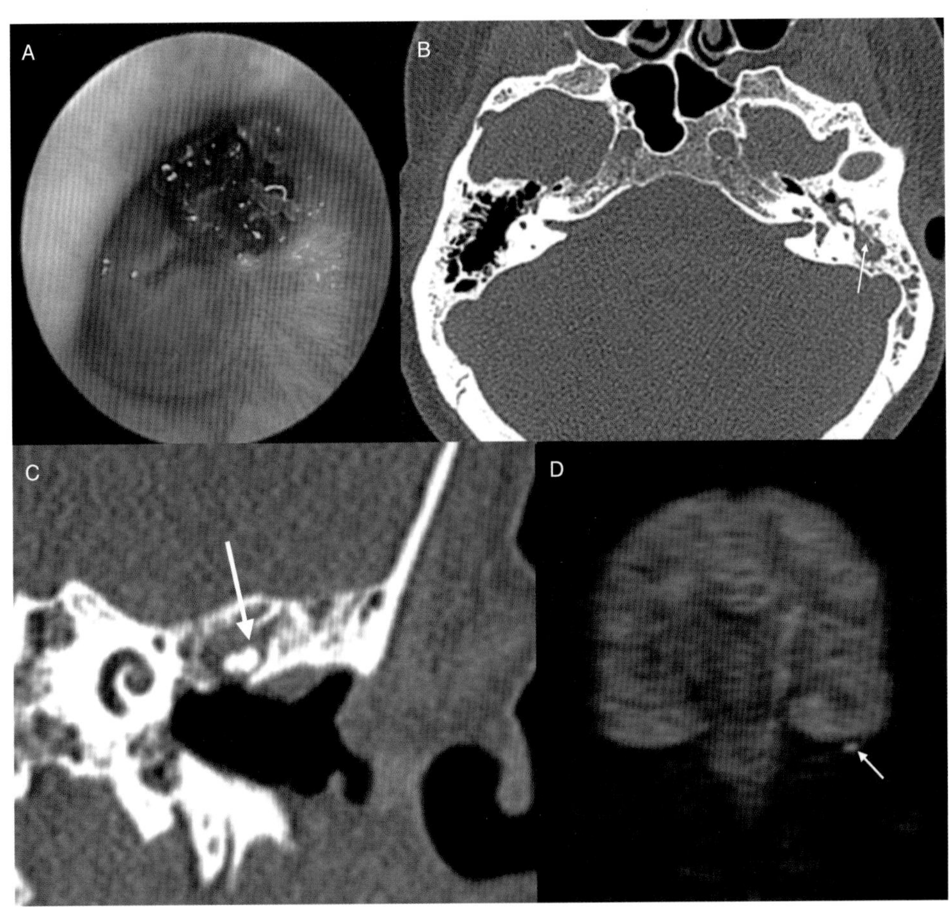

图 6.19　术前 MRI 显示胆脂瘤的位置（箭头），并且得到术中证实（病例 1）

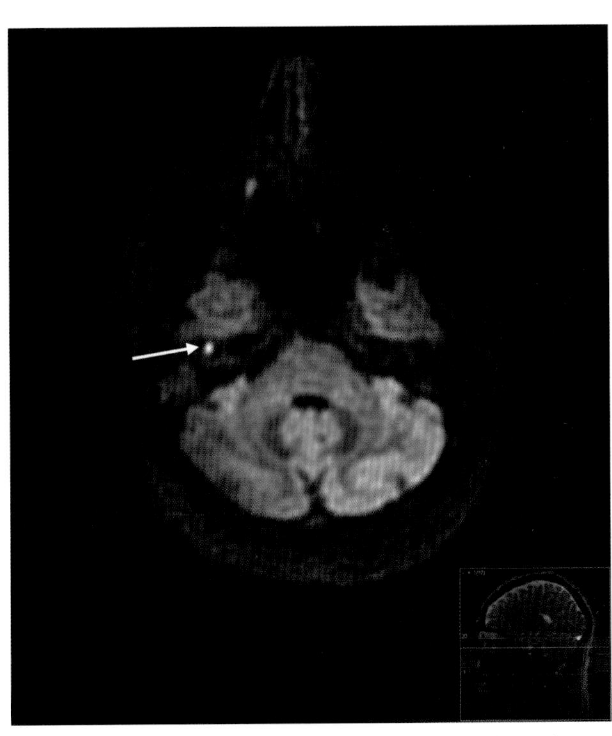

图 6.20　术前 MRI 显示胆脂瘤的位置（箭头），并且得到术中证实（病例 2）

慎重而为。例如外耳道耵聍或耳垂后方的皮脂腺囊肿都有可能在影像图像中被误认为是胆脂瘤 [27]。

由于费用受限的原因，大部分耳鼻咽喉科医生都更喜欢在胆脂瘤术前术后进行 CT 检查，而非 MRI。而 MRI 的技术优势，必将会带来胆脂瘤术前评估和术后随访等诊疗方面的改变和突破。在大部分病例中，尤其对于儿童患者，由于可以使放射线暴露最小化，CT 可以也应该被 non-EPI 技术所替代 [20, 33]。当然，当患者需要各种术前、术后影像学检查时，还应考虑经济成本和手术延误的后果。

尽管现代影像学和手术技术都很先进，但胆脂瘤的诊断和手术仍然具有挑战性。耳科医生从术前临床检查结果中得到的可靠信息越多，手术计划的制订就越完善。当耳科医生可以灵活地选择合适的外科技术，并将其与临床和影像学发现有机结合起来，手术的效果将显著提高。

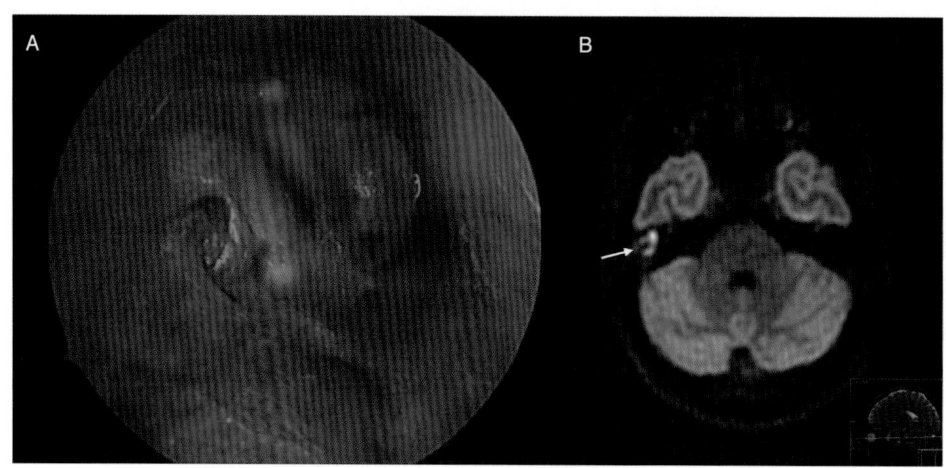

图 6.21　术前 MRI 显示胆脂瘤的位置（箭头），并且得到术中证实（病例 3）

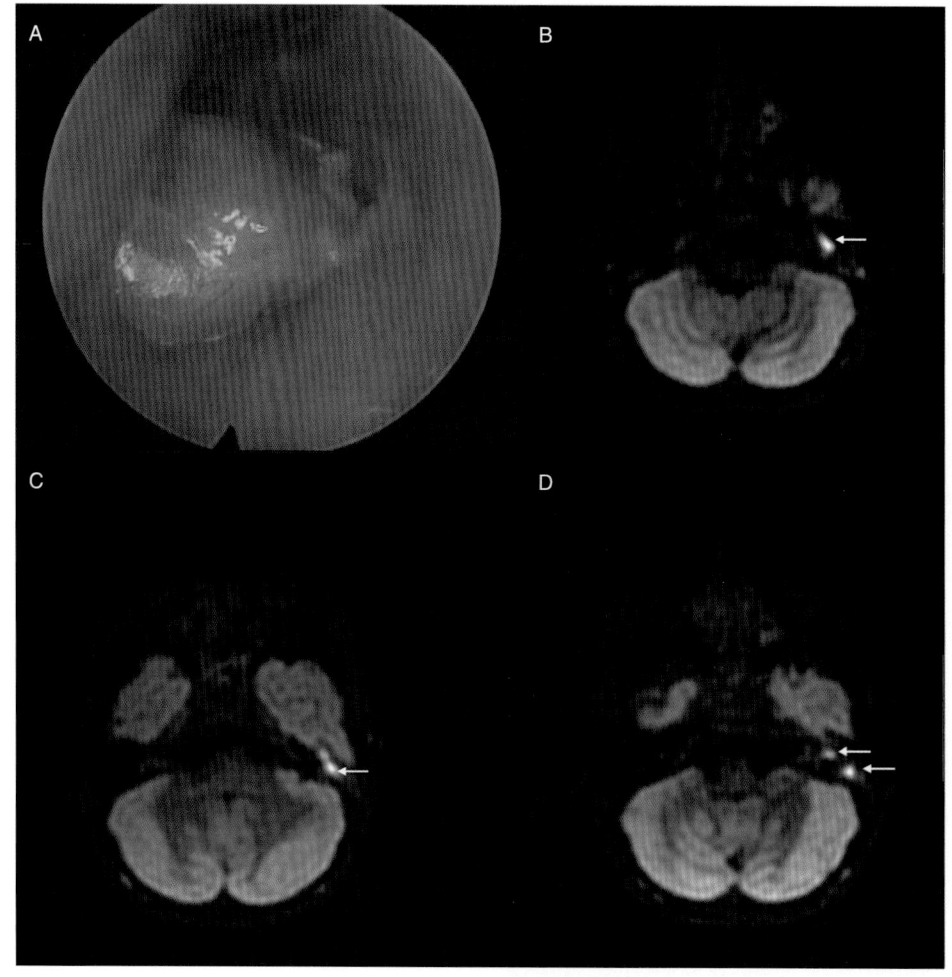

图 6.22　术前 MRI 显示胆脂瘤的位置（箭头），并且得到术中证实（病例 4）

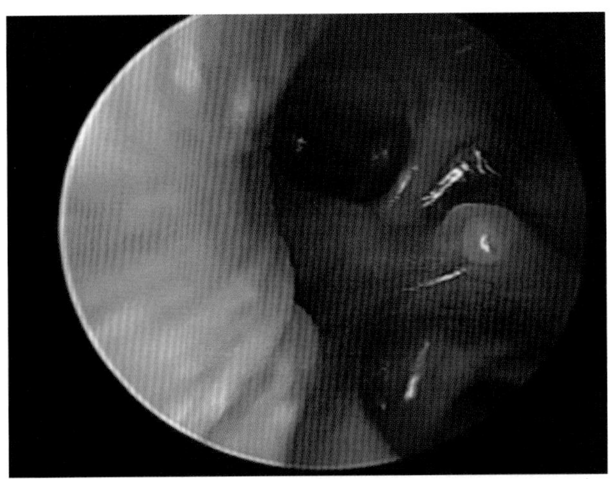

图 6.23　胆脂瘤或内陷袋自动排出角化物碎片，形成“干性胆脂瘤”，在 MRI 的 HASTE DW 序列中不显示扩散限制信号（病例 1）

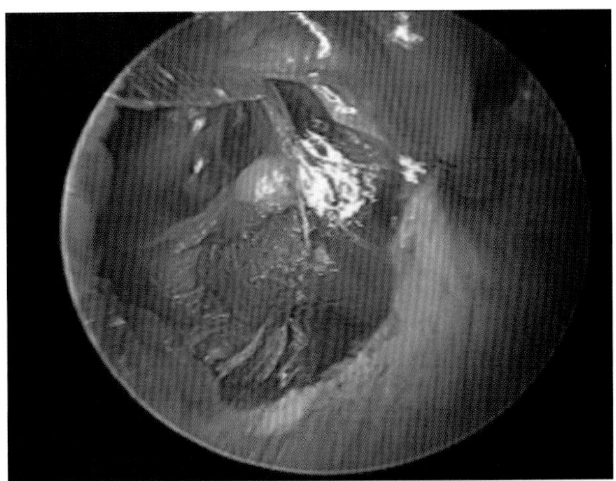

图 6.24 “干性胆脂瘤”在 MRI 的 HASTE DW 序列中不显示扩散限制信号（病例 2）

没有任何一种单一的影像学技术可以作为胆脂瘤手术的终极技术，其中 CT 扫描对于局灶性病变患者的术前咨询已经足够。当乳突区有局灶性或完全性的浑浊影时，CT 难以确定是否存在胆脂瘤及其侵犯范围，而 MRI 却能胜任，并可以辅助制订最佳的外科手术径路。另外，熟练掌握阅片技能是最大化术前影像学价值的必备要求。强烈建议在术后一年进行 non-EPI DWI MRI 随访观察，以排除残留的病变并避免复发。

（陈钢钢　译；汪照炎　赵　宇　审校）

参考文献

[1] Tarabichi M. Endoscopic middle ear surgery. Ann Otol Rhinol Laryngol, 1999, 108: 39–46

[2] Tarabichi M. Endoscopic management of limited attic cholesteatoma. Laryngoscope, 2004, 114: 1157–1162

[3] Tarabichi M. Transcanal endoscopic management of cholesteatoma. Otol Neurotol, 2010, 31: 580–588

[4] Marchioni D, Mattioli F, Alicandri-Ciufelli M, et al. Endoscopic approach to tensor fold in patients with attic cholesteatoma. Acta Otolaryngol, 2009, 129: 946–954

[5] Migirov L, Shapira Y, Horowitz Z, et al. Exclusive endoscopic ear surgery for acquired cholesteatoma: preliminary results. Otol Neurotol, 2011, 32: 433–436

[6] Badr-el-Dine M. Value of ear endoscopy in cholesteatoma surgery. Otol Neurotol, 2002, 23: 631–635

[7] Ayache S, Tramier B, Strunski V. Otoendoscopy in cholesteatoma surgery of the middle ear: what benefits can be expected? Otol Neurotol, 2008, 29:1085–1090

[8] Presutti L, Marchioni D, Mattioli F, et al. Endoscopic management of acquired cholesteatoma: our experience. J Otolaryngol Head Neck Surg, 2008, 37: 481–487

[9] Marchioni D, Mattioli F, Alicandri-Ciufelli M, et al. Transcanal endoscopic approach to the sinus tympani: a clinical report. Otol Neurotol, 2009, 30: 758–765

[10] Bottrill ID, Poe DS. Endoscope-assisted ear surgery. Am J Otol, 1995, 16: 158–163

[11] Walshe P, McConn Walsh R, Brennan P, et al. The role of computerized tomography in the preoperative assessment of chronic suppurative otitis media. Clin Otolaryngol Allied Sci, 2002, 27: 95–97

[12] Marchioni D, Mattioli F, Cobelli M, et al. CT morphological evaluation of anterior epitympanic recess in patients with attic cholesteatoma. Eur Arch Otorhinolaryngol, 2009, 266: 1183–1189

[13] Lemmerling MM, De Foer B, VandeVyver V, et al. Imaging of the opacified middle ear. Eur J Radiol, 2008, 66: 363–371

[14] Alzoubi FQ, Odat HA, Al-Balas HA, et al. The role of preoperative CT scan in patients with chronic otitis media. Eur Arch Otorhinolaryngol, 2009, 266: 807–809

[15] Aoki K. Advantages of endoscopically assisted surgery for attic cholesteatoma. Diagn Ther Endosc, 2001, 7: 99–107

[16] Stasolla A, Magliulo G, Parrotto D, et al. Detection of postoperative relapsing/residual cholesteatomas with diffusion-weighted echo-planar magnetic resonance imaging. Otol Neurotol, 2004, 25: 879–884

[17] Ayache D, Williams MT, Lejeune D, et al. Usefulness of delayed postcontrast magnetic resonance imaging in the detection of residual cholesteatoma after canal wall-up tympanoplasty. Laryngoscope, 2005, 115: 607–610

[18] De Foer B, Vercruysse JP, Bernaerts A, et al. The value of single-shot turbo spin-echo diffusion-weighted MR imaging in the detection of middle ear cho-lesteatoma. Neuroradiology, 2007, 49: 841–848

[19] Plouin-Gaudon I, Bossard D, Ayari-Khalfallah S, et al. Fusion of

MRIs and CT scans for surgical treatment of cholesteatoma of the middle ear in children. Arch Otolaryngol Head Neck Surg, 2010, 136: 878–883

[20] Plouin-Gaudon I, Bossard D, Fuchsmann C, et al. Diffusion-weighted MR imaging for evaluation of pediatric recurrent cholesteatomas. Int J Pediatr Otorhinolaryngol, 2010, 74: 22–26

[21] Marchioni D, Villari D, Alicandri-Ciufelli M, et al. Endoscopic open technique in patients with middle ear cholesteatoma. Eur Arch Otorhinolaryngol, 2011, 268: 1557–1563

[22] Marchioni D, Alicandri-Ciufelli M, Molteni G, et al. Ossicular chain preservation after exclusive endoscopic transcanal tympanoplasty: preliminary experience. Otol Neurotol, 2011, 32: 626–631

[23] Alicandri-Ciufelli M, Marchioni D, Grammatica A, et al. Tympanoplasty: an up-to-date pictorial review. J Neuroradiol, 2012, 39: 149–157

[24] De Foer B, Vercruysse JP, Bernaerts A, et al. Detection of postoperative residual cholesteatoma with non-echo-planar diffusion-weighted magnetic resonance imaging. Otol Neurotol, 2008, 29: 513–517

[25] Vercruysse JP, De Foer B, Pouillon M, et al, Offeciers E. The value of diffusion-weighted MR imaging in the diagnosis of primary acquired and residual cholesteatoma: a surgical verified study of 100 patients. Eur Radiol, 2006, 16: 1461–1467

[26] Venail F, Bonafe A, Poirrier V, et al. Comparison of echo-planar diffusion-weighted imaging and delayed postcontrast T1-weighted MR imaging for the detection of residual cholesteatoma. AJNR Am J Neuroradiol, 2008, 29: 1363–1368

[27] De Foer B, Vercruysse JP, Spaepen M, et al. Diffusion-weighted magnetic resonance imaging of the temporal bone. Neuroradiology, 2010, 52: 785–807

[28] De Foer B, Vercruysse JP, Bernaerts A, et al. Middle ear cholesteatoma: non-echo-planar diffusion-weighted MR imaging versus delayed gadolinium-enhanced T1-weighted MR imaging-value in detection. Radiology, 2010, 255: 866–872

[29] Pizzini FB, Barbieri F, Beltramello A, et al. HASTE diffusion-weighted 3-tesla magnetic resonance imaging in the diagnosis of primary and relapsing cholesteatoma. Otol Neurotol, 2010, 31: 596–602

[30] Dhepnorrarat RC, Wood B, Rajan GP. Postoperative non-echo-planar diffusion-weighted magnetic resonance imaging changes after cholesteatoma surgery: implications for cholesteatoma screening. Otol Neurotol, 2009, 30: 54–58

[31] Schwartz KM, Lane JI, Neff BA, et al. Diffusion-weighted imaging for cholesteatoma evaluation. Ear Nose Throat J, 2010, 89:E14–E19

[32] Rajan GP, Ambett R, Wun L, et al. Preliminary outcomes of cholesteatoma screening in children using non-echo-planar diffusion-weighted magnetic resonance imaging. Int J Pediatr Otorhinolaryngol, 2010, 74: 297–301

[33] Brenner DJ, Hall EJ. Computed tomography-an increasing source of radiation exposure. N Engl J Med, 2007, 357: 2277–2284

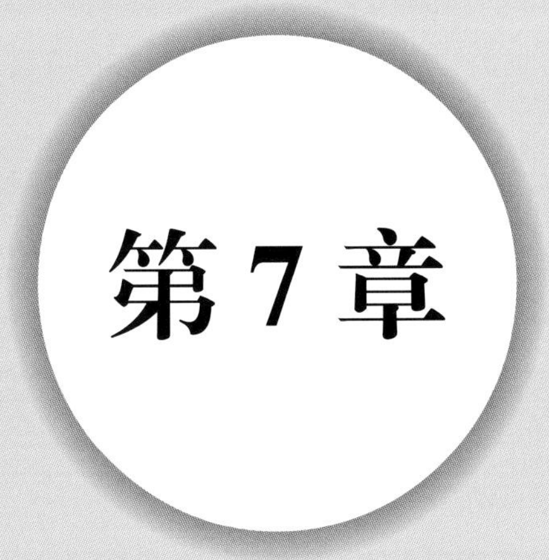

手术设备

- 7.1 引　言
- 7.2 手术室布局和一般器材
- 7.3 耳显微外科标准器械
- 7.4 耳内镜手术的内镜和特殊器材
- 7.5 耳外科手术的先进技术
- 7.6 用于内镜下耳神经外科颅底手术的特殊器械

7 手术设备

Mohamed Badr-El-Dine

7.1 引　言

本章对耳内镜手术进行了深入的阐述，并对目前现有的手术设备和器械进行了详细的图解。耳内镜手术这一新技术的开展推动了内镜设备及显微器材的设计，使之能够满足手术过程中的特殊要求。而先进的设备也促进了耳内镜手术的发展。这些新设计的特殊设备扩大了手术适应证，完善了手术技巧，同时也可以更好地控制疾病，帮助外科医生在手术过程中进入之前无法到达或很难到达的深处解剖位置，例如鼓窦、面隐窝、上鼓室前隐窝。

耳内镜手术的手术室应该配备先进的设备。外科医生在长时间操作装有摄像头的内镜时，应当保持一个舒适的位置。经特殊设计的，并且最好带有扶手的外科座椅，可以为外科医生提供适当的手和后背的支撑。

磁力驱动的显微镜是手术设备的基本部分。该显微镜配备有内置的高清摄像头或者可拆卸的高清摄像头，可在手术中进行同步摄像，实时显示和记录手术过程。连续的视频显示可以让麻醉师、洗手护士和其他观摩者看到手术实施过程，视频记录也可达到教学目的。

本章节主要是描述和讨论耳内镜手术的设备，包含以下内容。

1. 手术室布局及必要的常规设备。
2. 耳显微外科的标准器械。
3. 耳内镜手术的特殊设备和器材。
4. 耳科手术新技术的应用。

此外，部分耳神经外科内镜手术需要特殊的器材，这一部分会在本章第 6 节中讨论。

7.2 手术室布局和一般器材

7.2.1　手术室布局

患者以常规耳科手术体位，仰卧于手术台。显微镜摆放在无菌区域准备就绪，如有需要，可随时替换耳内镜。耳内镜摆放在主刀医生正前方，显示屏摆放在和主刀医生眼睛同一水平位置。由于主刀医生不会向下看耳内镜的目镜而是直接看显示屏，因此为了保证一个舒适的工作姿势，这些设备摆放在主刀医生舒适的方向很有必要的。总而言之，手术室包含了多种仪器，包括头顶上方的设备，这些设备为复杂且长时间的手术过程提供了良好的手术环境。

7.2.2　显微镜

显微镜对于大部分耳科手术是必不可少的，它是结合了可视化、连接性、数据管理为一体的装置。即使计划以单纯耳内镜完成的手术，显微镜也应该以无菌的、准备就绪的状态放在手术区域备用。显微镜应当视觉清晰、操作灵活，并且应让高清摄像头和高清屏幕连接，使显示效果达到最佳。按照人体工程学设计的手柄和灵活的电磁离合器在手术室提供了很大的灵活性，让显微镜和耳内镜之间的转换在手术过程中变得很容易。

7.2.3　多平面翻转的手术床

多平面翻转的手术床可以使患者保持理想体位，并且可以在切换耳内镜和显微镜的时候旋转患者位置，而不用改变显微镜或者外科医生的位置。图 7.1 展示了患者、手术床、设备和人员的位置关系。

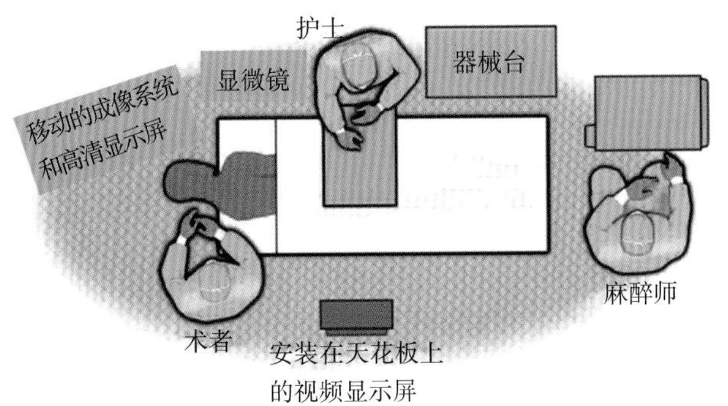

图 7.1 手术室布局图解以及患者的位置。图上展示了视频显示器和显微镜与患者和外科医生的位置关系

7.3 耳显微外科标准器械

除了进入软组织需要的手术刀、镊子、单极和双极电凝等标准器械之外，还需要以下耳科器械（图 7.2）。

1. 乳突自撑牵开器。

2. 磨骨器械：微型钻头，直柄和弯柄的微电机手柄；不同型号的钨钢切割头和 金刚砂磨头。

3. 冲洗和吸引装置。

4. 软组织解剖器、大号和小号的剪刀、有齿和无齿镊、骨膜剥离器。

总之，需要耳科医学常用的全套显微手术器械，包括以下器械。

1. 显微杯状钳和鳄鱼钳、直和弯的精细显微手术剪、不同角度和长度的显微钩、针、剥离子、不同大小和形状的刀，如圆头刀、Plester 纵切刀 、不同曲率的镰状刀、Rosen 剥离子、大号和小号的 House 刮匙等；

2. 不同型号的吸引器和冲洗器；

3. 有调控孔的吸引头。

7.4 耳内镜手术的内镜和特殊器材

7.4.1 耳内镜

事实证明，耳内镜手术在耳科手术中越来越多的优势。内镜和耳外科手术设备的结合，对微创手术的发展做出了巨大贡献。这是因为实施显微镜手术需要广角的入口来获得足够的照明和手术视野，而对比显微镜手术，内镜手术提供了直观的手术视野和目标区域的照明，避免了额外的暴露和磨钻。

内镜已经被证实有许多优于显微镜的优点，包括更广角的视野，更有助于看清平行于显微镜轴区域的结构，可看到深处的解剖位置和隐藏结构，如 “around corners”*，以及能够看到手术器械轴之

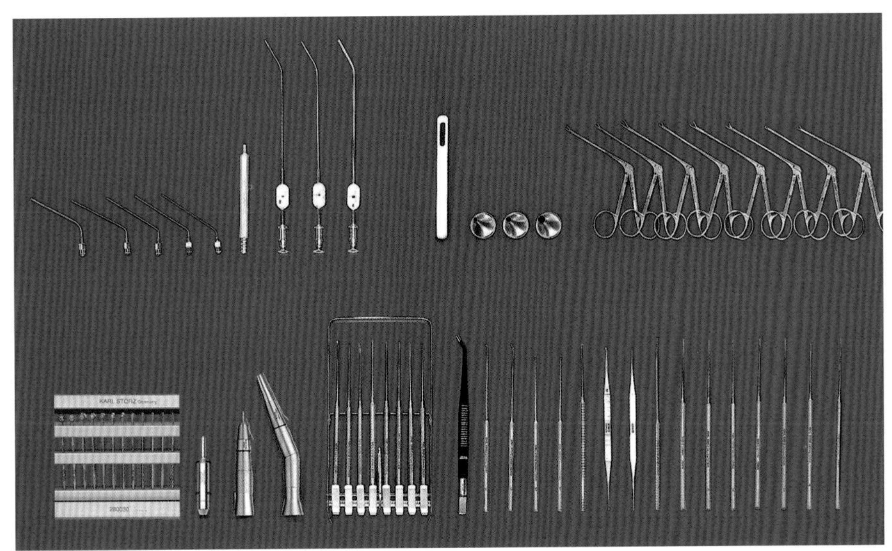

图 7.2 耳科医生在所有常规显微耳外科手术中使用的标准耳科器械套装。从用于耳显微外科的 Plester 基本套装中选取（Karl Storz GmbH & Co. KG，Tuttlingen, Germany）

* 译者注：意为鼓岬周围的隐匿结构、角落

外的区域。另一方面，内镜手术也存在缺点，包括丧失了对深度的感觉和双眼视觉效果，须单手操作技术，须保证严格无血的视野（因此应小心止血），内镜的镜头起雾或者被弄脏，医生须经可靠的训练，以及设备费用较高等问题[1-3]。

7.4.2 硬质内镜

Hopkins 硬质镜的设计为内镜提供不同的长度、直径和视野角度。通常用于耳科手术的硬质内镜的直径是 2.7mm、3mm 或者 4mm。现在所有的新内镜都是可耐受高温高压消毒的。内镜长度一般是 18cm、15cm、14cm、11cm 和 6cm。越大的直径可显示出质量越好的图像，也可传递更多的光线到手术区域。0° 和 30° 角度的镜头是运用最广泛的，45° 镜次之。内镜的镜头角度越大，越难操作并且不容易判断方位，例如 70° 镜，这样的大角度镜头只在观察隐匿区域时使用，比如有 20% 的患者其鼓窦非常深在（图 7.3，图 7.4）。在光学上现在越来越多的进展都在创造出新一代的直径更小，但视野广、图像质量高的内镜镜头。虽然有不同长度和直径的镜头，但是笔者还是建议使用直径为 3mm，长度为 15cm，角度为 0° 和 45° 的镜头。只有在外耳道宽敞的时候，才使用 4mm 镜头（图 7.5）。

0° 镜头可提供内镜下操作所有重要步骤的图像，它的光学性质几乎可以完整地暴露大部分手术域和病变区域。然而，0° 镜头的光学性质也限制了它扩大视野范围。内镜末端的镜头在使用前必须用防雾溶液清洗。

事实上，在胆脂瘤手术中，当胆脂瘤在 0° 镜下被完全切除后，会换 30° 或 45° 镜头。伸入有角度的镜头后，顺时针逆时针旋转镜头，所有中耳深

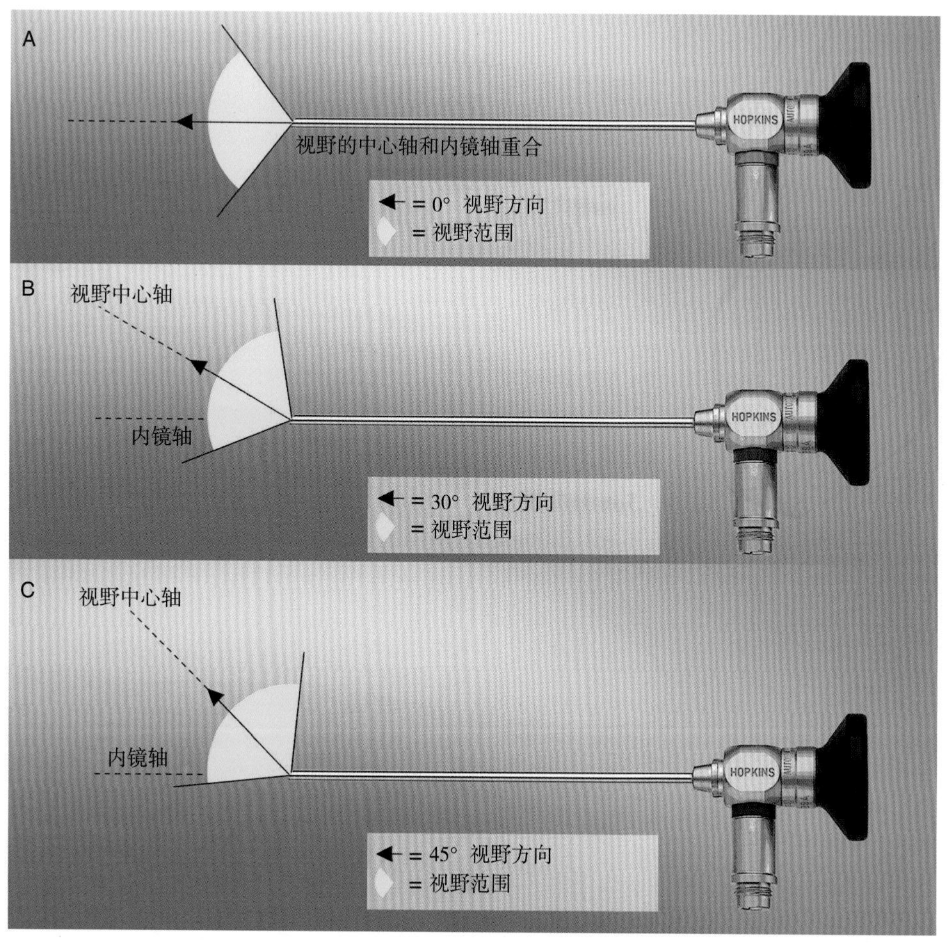

图 7.3 图为每一种内镜对应的视野范围。这证明了制造有角度器械进行角落里的操作是必要的。视野方向的定义：机械轴和视野中心区域的夹角。视野：以内镜镜头尖端为圆心，视野范围最大的两个点为径的夹角。视野深度：在内镜下，一个物体达到能聚焦的离镜头最近的距离和最远的距离之差。这张图显示了 3 种最常用在耳科手术的内镜头（0°，30°，45°），它们可用于全耳内镜手术及显微内镜联合手术

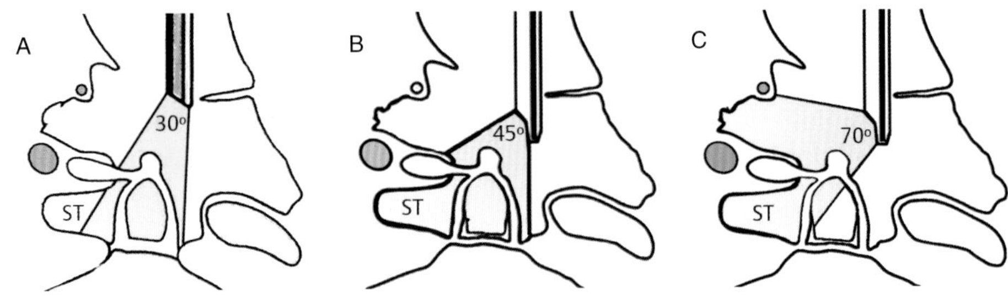

图 7.4　鼓窦及锥隆起区域的示意图，展示了不同角度内镜的视野范围。展示了每一种内镜能提供的可视化程度

处解剖部位都可被观察清楚，所有隐藏的病变都可被探查到并被切除。胆脂瘤的病变切除，只有在角度镜进行完最后的检查之后才能算真正完成。70° 镜头有时可用于检查，而大部分时候，30° 和（或）45° 镜头就足以探查任何残留病变[4-7]。

7.4.3　器　械

特殊设备和器械是“国际耳内镜外科协作组”（IWGEES），在内镜辅助和（或）单纯内镜手术上超过 15 年的经验基础上发展而来的。常规显微器械通过不断适应和变得更加精细来保证耳内镜手术的实施，包括变得更长，拥有一个或者两个弯的细长轴，以及更小的微探尖。

同时，高精设备的主要创新点，例如氙灯、高分辨率的摄像头及屏幕、数字处理器、文件编制系统和镜头冲洗系统，均完善了内镜技术的先进性，并推进了专用内镜设备和显微器械，特别是设计用于满足耳内镜手术独特需求的设备研发。

事实上，耳内镜辅助手术和全耳内镜手术，均需要耳科医生熟悉并用过的标准耳显微器械，同时也需要经过特殊改良和新设计的耳内镜手术器械。现在已经有仅用于耳内镜手术的基本器械套装。Thomassin 设计了一套特殊的耳内镜手术显微器械[2]，包括了 90° 向后弯曲的、有齿的杯状抓钳，耳勾，长弯剥离子和双头的末端单曲或左右双曲的器械。10cm 长的吸引管须弯曲 90°，并且需要 0.8mm、1.0mm、1.2mm 及 1.6mm 不同的直径。所有的吸引管都是连接在 Fisch 转换头上的 Luer-lock 型（图 7.6）。

经典的耳显微外科手术的器械通常含有直的或者稍弯曲的轴，但是由于耳内镜手术中需使用 30° 或 45° 的镜头（图 7.4），器械应变成相应的单曲或双曲的轴，或者曲率很大的轴，可辅助到达中耳隐藏的区域，而不需要为暴露视野而磨钻。

由于全耳内镜手术适应证的扩大及需要在有角度镜头下操作一些重要步骤，所以有必要改造器械使之更加适应有角度视野的手术（30° 和 45°）[8]。笔者现致力于创造出更多适合耳内镜手术的器械，也致力于使现有的手术器械微型化，以此来让它们更好地适应耳内镜手术。显微器械通过弯曲到达隐藏区域，有助于切除病灶角落。但重要的是，需要意识到器械弯曲使医生的操作

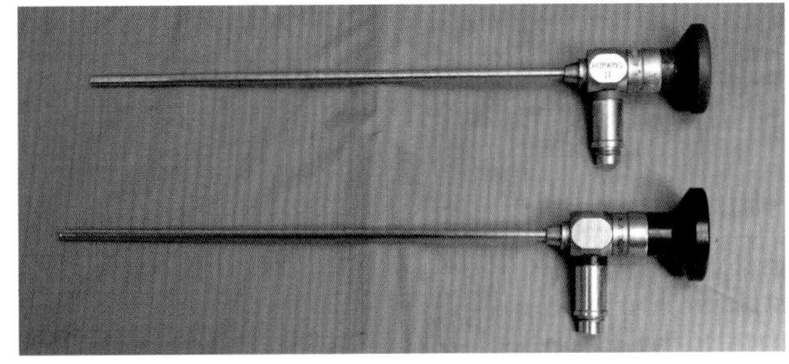

图 7.5　Karl Storz Hopkins 内镜，15cm 长，直径为 4mm，有 0° 和 45° 角度

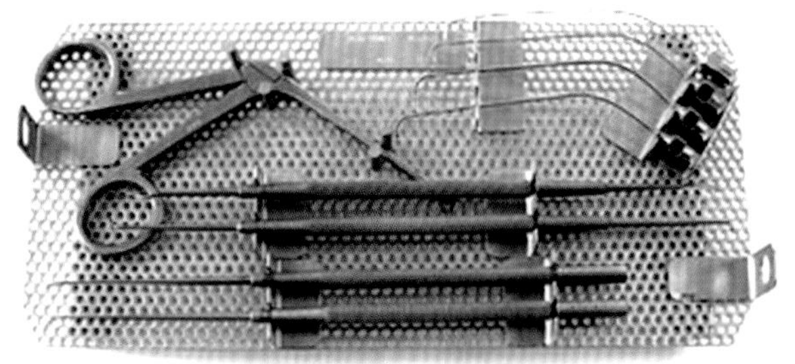

图 7.6　用以全耳内镜手术的 Thomassin 基本器械套装架。它包含了反向的、后弯的、有齿的杯状抓钳。带有 90° 弯头的，直径有 0.8、1.0、1.2 和 1.6cm 的吸引管。远端带有单曲和左右双曲的双头器械、耳勾和长柄弯剥离子

方向也需变化，如向左、右和向后。弯钳的发明是为了提升手术的可操作性。国际耳内镜外科协作组（IWGEES）在创造高度专业化和特殊设计的耳内镜手术器械方面做了大量的工作。这包括了弯手术器械、尖钩、一套弯曲的吸引管、一套弯曲的刮匙，和一套 10cm 长的弯曲的杯状抓钳。大多数最新设计的器械使吸引和器械轴合二为一，由此帮助主刀医生单手操作器械而另一只手可持拿耳内镜。圆刀带有一个可吸引的轴就是一个很好的例子（图 7.7~7.13）。

不同曲度和长度的器械在手术切除胆脂瘤的过程中非常有效（图 7.14）。这些器械在解剖隐藏位置时发挥了重要作用，例如鼓窦，上鼓室前隐窝和前鼓室。

7.5 耳外科手术的先进技术

7.5.1 高清数字摄像头

连接镜头上的高清数字摄像头可在一个或者多个屏幕上播放图像。三芯片摄像头是最新的高清数字摄像头，它可形成高质量图像并且可自动调控颜色亮度，白平衡和数字对比度强度。Karl Storz 提供的图像系统能在所有数字记录和显示设备上立即把光学信号转化为有改良图像的数字信号。它提供的分辨率和感光度是高质量数字图像的必要条件（图 7.15）。

7.5.2 氙 灯

照明是靠强大的冷光通过 180cm 长的光纤输送到内镜中去。不同的光源（卤素灯，氙灯，LED）可提供不同亮度的照明。氙灯是目前最佳的光源（图 7.16）。

7.5.3 高清数字显示屏和数据管理及记录

高清的液晶显示屏在整个内镜手术过程中都在显示被摄图像。显示器应当摆放在正对主刀医生视线的位置。载有高级图像和数据归档的高清数字文档系统，便捷记录了患者图像、视频、音频资料等信息及技术操作的重要阶段。因此保证了在手术台上患者信息的连续记录，也能获取高质量的图像（图 7.17）。

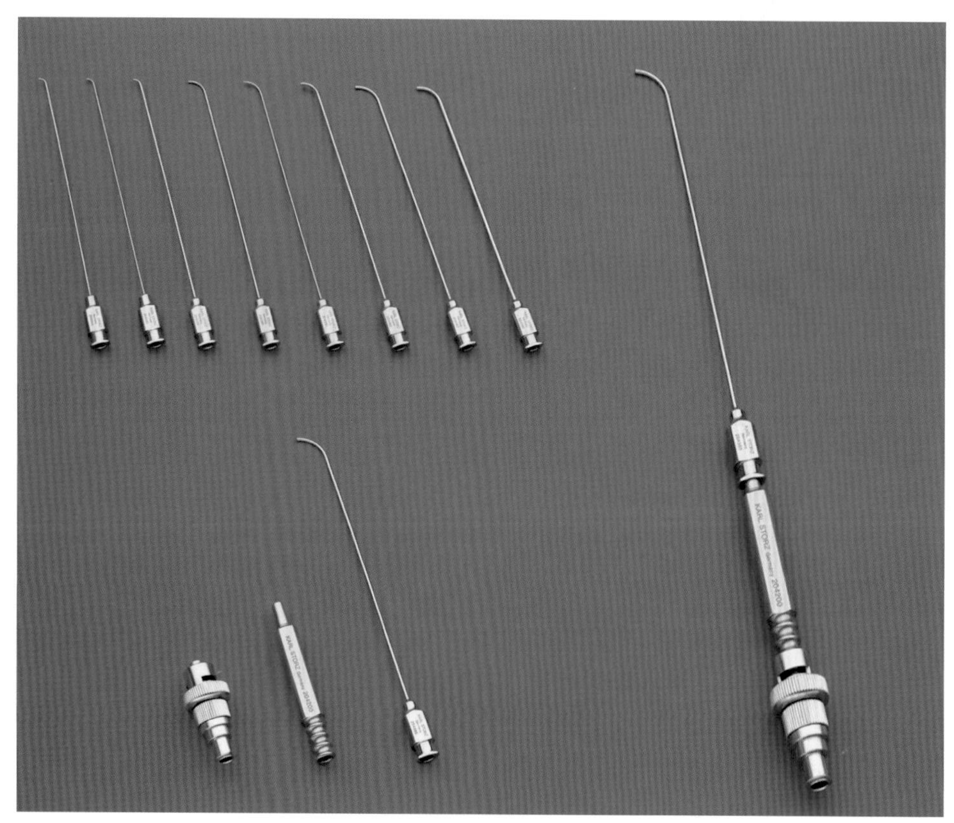

图 7.7 新式的吸引管，直轴并配有不同曲度的和长度的弯头。长度为 10cm，直径 0.8~1.6mm。所有的都是 Luer-lock 型，连接在 Fisch 或者旋转的接头上

7.5.4　数字成像仪

数字成像仪和数字化视频光盘记录可提供一个高分辨率，高数据容量的储存，它们也可提供一个直接的数字化格式。视频彩色打印使大型视频图像呈现出良好的质量，这些打印机可通过电子控制来调节亮度、对比度、图像缩放和标记。

7.5.5　手握式微型钻头：附件及钻头

微型钻头和不同型号的刮匙被用于多种类型的中耳手术。耳内镜手术的微型钻头是笔式的，紧凑、强劲、轻巧，并且具有高性能。能为主刀医生在狭小空间操作时保证稳定性和可操作性。微型钻头的附件呈锥形，在手术过程中可帮助看清切割钻和金刚砂钻的尖端（图 7.18）。

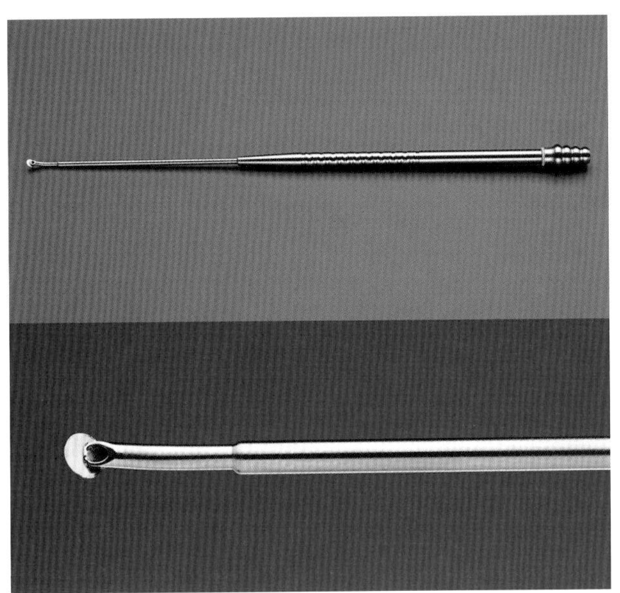

图 7.8　将内镜显微器械和吸引管合二为一是一个重大的改良。这可以在一只手持内镜的情况下，帮助单手操作的外科医生在解剖或者处理组织时克服出血的问题。圆头刀结合吸引管之后，接上可旋转的接头使操作更容易

7.5.6　超声骨刀

超声骨刀是 Mectron[9] 发明用以进行骨质切除的。虽然它无法代替微型钻头，但超声骨刀为现今骨部手术提供了新技术。超声骨刀手柄内含有压电陶瓷盘，可把微振动传送到专门设计用于外科手术的接头，该系统的优势是减少软组织损伤，扩大手术精确度，术中最大限度地看清术野并提供一个无血的操作环境。切割接头能够最大化控制在术中非常细微的移动（μm），它能够切割仅 0.3~0.6mm 宽的骨头而不会导致骨坏死。多种刀头的选择，使其很容易应用于不同的耳科和耳内镜手术当中（图 7.19）。

7.5.7　Vesalius（分子共振刀）

Vesalius（Telea 电子工程公司出品）是一种特殊的单极和双极输出的设备，它能让外科医生用非常准确的方式操作，可保留组织和生物结构[10]。商品名 QMR 源于特殊的能量方式，是将能量通过高频电场使组织间互相发生作用。这个切割作用不依赖于温度的上升而是通过诱发的共振效应破坏细胞。在切割模式，温度会上升到 45℃。凝固作用也同样是通过共振作用来传递能量。认识到这种切割作用不是基于组织的热效应是十分重要的。切割通

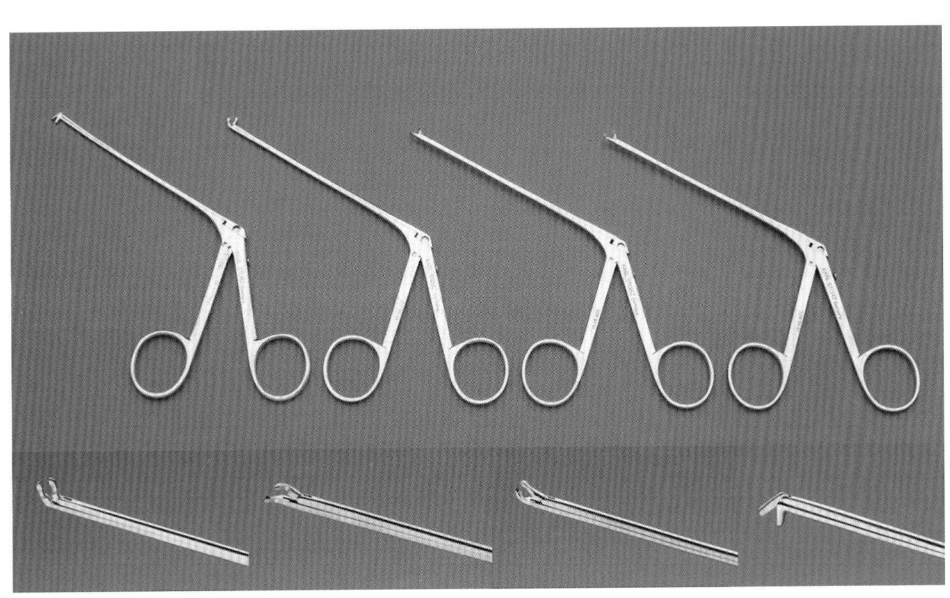

图 7.9　一套有 4 个大角度的内镜杯状抓钳，它们的长度是 10cm，方向是左，右，向后 90° 以及向上 45°

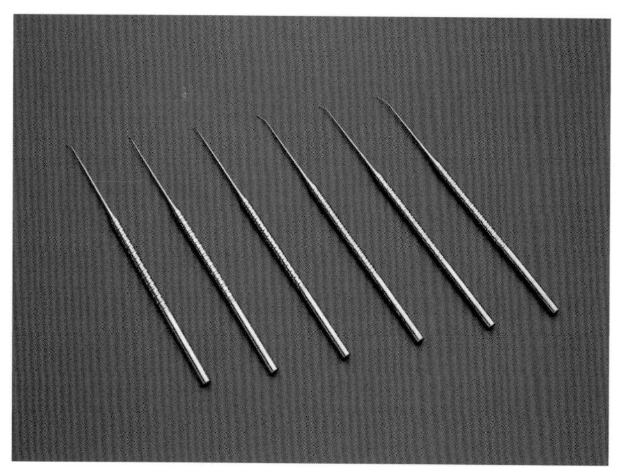
图 7.10 一套尖钩和 90° 的剥离子。所有的都包含很大的曲度和不同的方向：（成对的：由左向右）右，左和向后弯

常情况下是标准的电 / 放射手术模式，但这种切割方式是通过破坏分子间连接实现的，因此可使温度不上升。事实上温度达到 63℃是非常适合的温度，足够通过蛋白质变性来诱发凝固，可避免细胞的坏死，因此利用 Vesalius 进行切割和凝固是精确、柔和、无热损伤的。该设备提供了专门用以中耳内镜手术的不同中耳探头，来行耳道鼓膜瓣和切除可能需越过听小骨和上鼓室的胆脂瘤（图 7.20）。

7.5.8 激 光

激光有多种不同的类型（氩，钇铝石榴石，钕和二氧化碳），每一种类型的激光在精确度、穿透性和止血性能上都有各自特定的优势。灵活的二氧

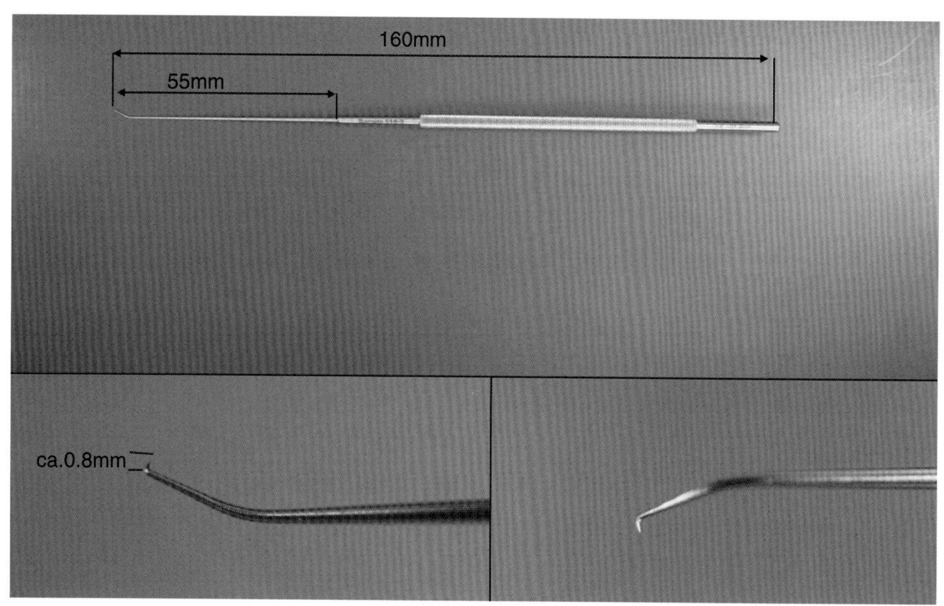

图 7.11 90° 的尖耳钩：右，左以及向后，都有很大的曲度

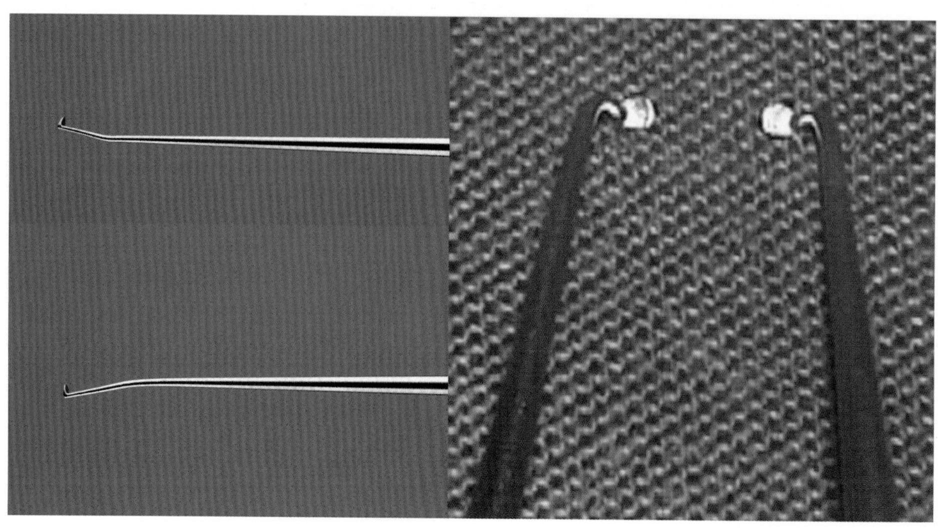
图 7.12 新式的内镜器械：90° 的剥离子，向右，向左和向后，都有很大的曲度。器械存在的曲度在指向不同方向上很有必要

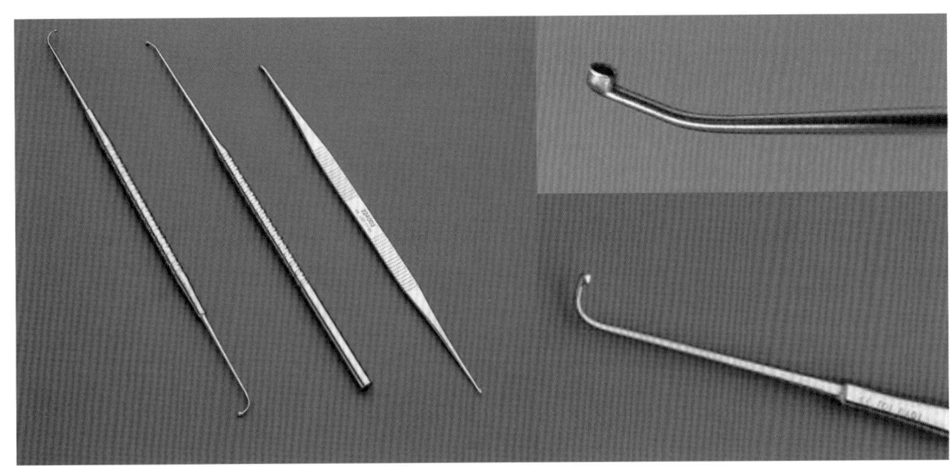

图 7.13　一套不同型号的耳用刮匙，弯曲的轴可在有角度的内镜下帮助操作。单头弯曲刮匙和标准的 House 双头刮匙

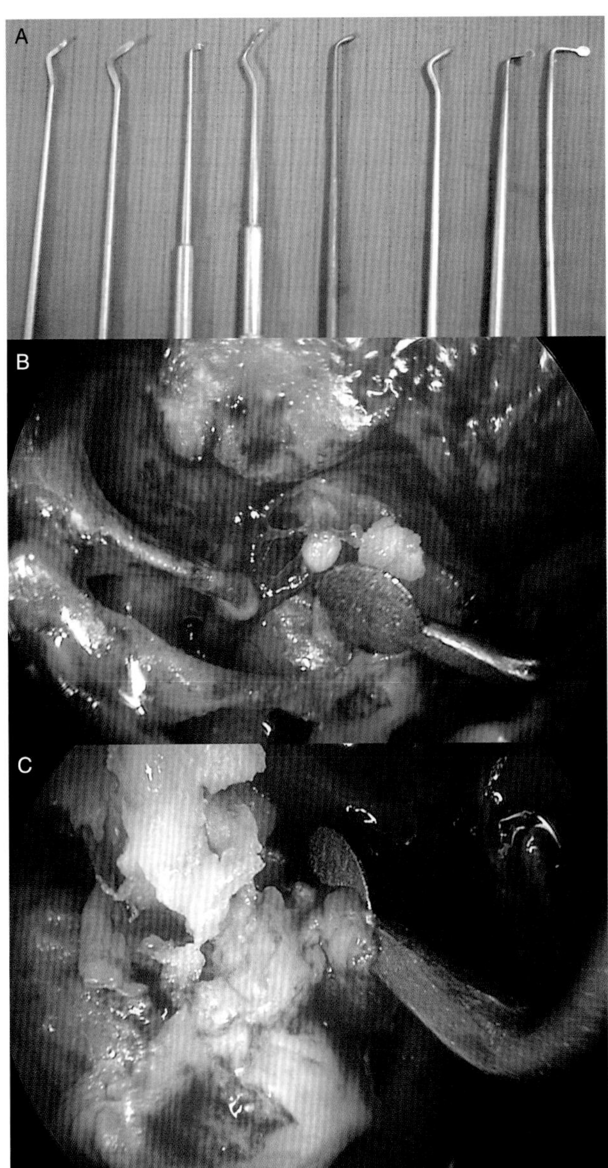

图 7.14　一套用于中耳手术的弯的显微器械，设计用于抵达位于中耳隐藏位置的病变组织

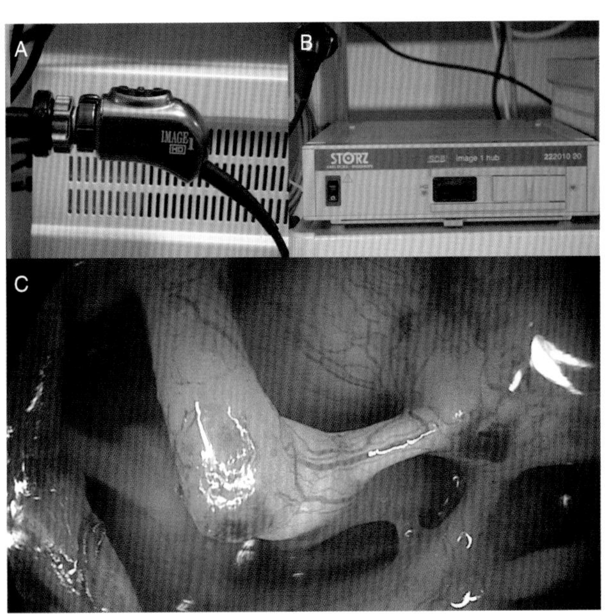

图 7.15　Karl Storz 提供的图像系统。它带有一个三芯片的电荷耦合高清摄像头，最大分辨率为 1920 × 1080pi，同时拥有一个完整的能提供分辨率和光敏性的数据处理模块，这也是得到最高数字图像质量的必要条件

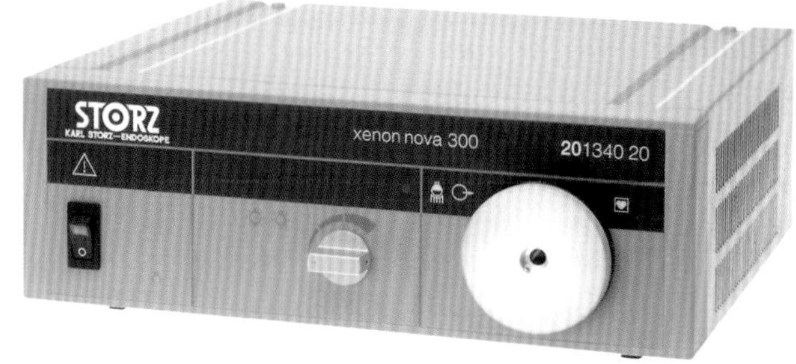

图 7.16　Xenon Nova 300（Karl Storz）被认为是标准的耳内镜手术光源。它可提供卤素灯两倍的光源输出，而只消耗卤素灯 2/3 的能量。Xenon Nova 300 的光更亮，照明范围更宽，色温是 6000 K。调光器可持续地手动调节亮度

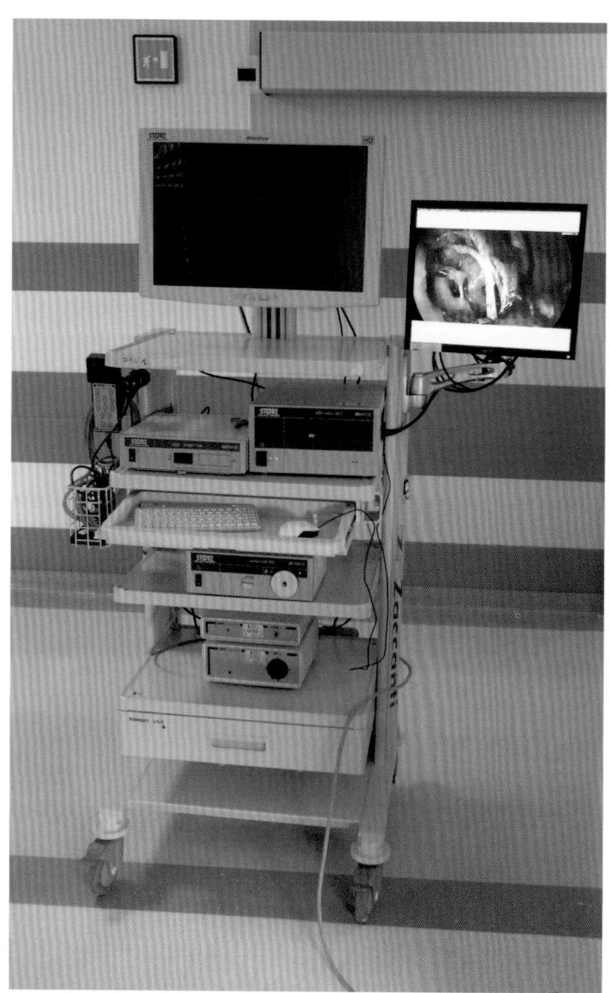

图 7.17　成像仪和显示器安装在一个移动的成像系统上（Karl Storz，Tuttlingen, Germany）。这个成像系统可轻松的自定义任何高清显示屏、数据管理、文档编制系统、光源和视频打印上的需求。视频显示屏被摆放在主刀医生视线方向上方。同时，数字成像仪和 DVD 记录（Storz AIDA compact system）可提供一个高分辨率和高数据储存容量。该系统在触屏、摄像头按钮和 / 或叫他开关上是无菌，并且符合人体工程学原理

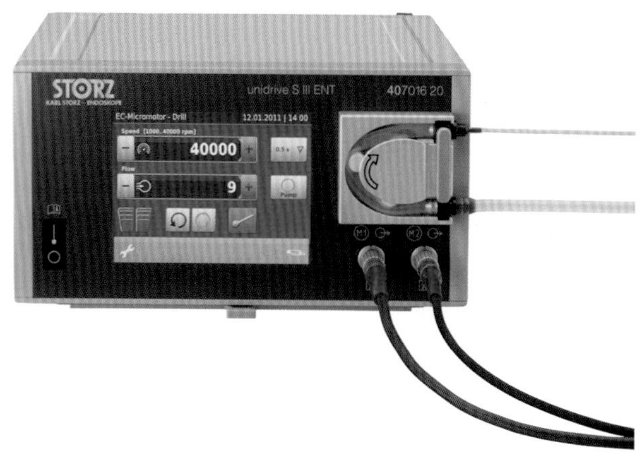

图 7.18　Karl Storz Unidrive S III ENT 控制台提供了一个有角度的手柄，以适应耳内镜手术操作

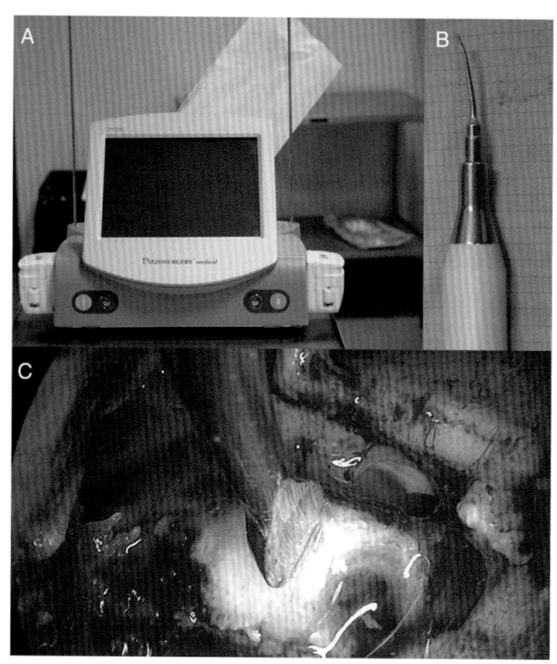

图 7.19　超声骨刀是被 Mectron（www. piezosurgery.com）创造的。图中显示了在骨质上手术的状态。多种型号的刀头可用于不同类型的手术

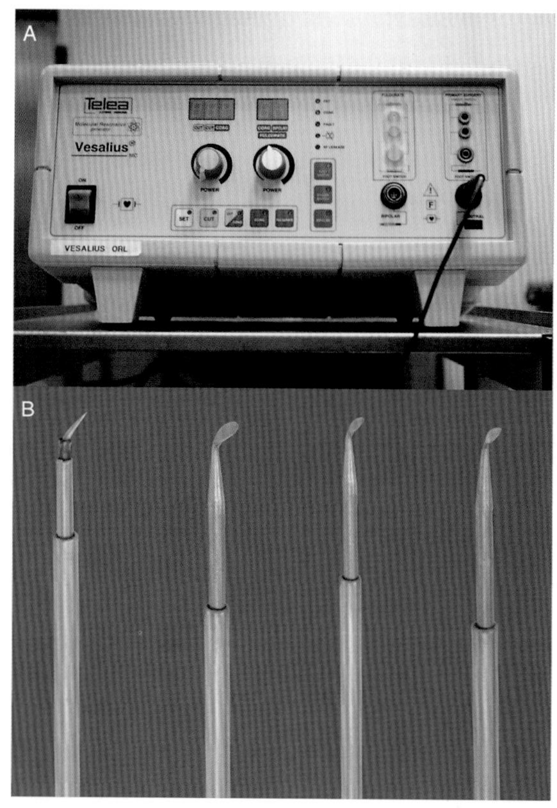

图 7.20　Vesalius 双极凝固 / 切割装置。它是一种分子共振发生器，一种由传统的电 / 放射外科设备发展而来。Vesalius 拥有特殊的专有光谱频率，可用于任何被考虑到的功能和单极或者双极的输出。用于内镜下中耳手术的电极特殊套装：例如：针型电极和匙型电极。Vesalius 是 Telea 电子工程的专利产品（www.vesalius.it）

化碳激光因其在切除过程中的精确性和无血视野的特点，在耳内镜手术中是非常有用的工具。激光能防止对完整的联动的听骨链造成损伤。这一独特性质可防止在切除胆脂瘤或镫骨手术中听小骨的移位（图 7.21）[11]。

7.6 用于内镜下耳神经外科颅底手术的特殊器械

内镜越来越多地应用于耳神经外科和颅底手术。然而，因为手术区域的限制及较常规耳科手术位置更深，桥小脑脚和颅底手术其自身的独特性。耳科手术标准器械主要因其长度不够而不适用。因此，多种型号的专业显微器械被改造或设计出来用以内镜下的颅底手术操作。这些被改造或设计的器械包括显微剪、显微器械、吸引管、双极电刀等，它们需要被改造得更长，更细以及带有角度的微探尖。吸引管也需改造为更长和带弯度的系列，特别是 Brackmann 吸引管能在有角度的视野下，在内耳道或者重要结构周围操作（图 7.22）。

神经导航和术中多普勒

随着新内镜手术发展到可到达内耳及岩尖，很有必要用一些特殊的器械来保证正确的解剖方向。在颅底深处操作时，神经导航给外科医生提供了有用的信息，而术中多普勒能在内镜手术进入内耳病变时，帮助探查到颈内动脉的确切位置（图 7.23）。

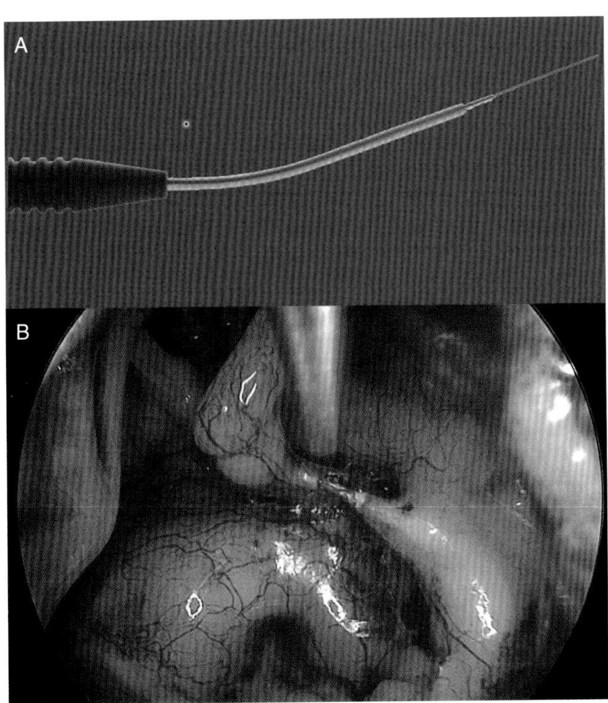

图 7.21　全导向的激光系统：光路灵活的二氧化碳激光系统使耳科手术能精确安全地进行。专门设计用于镫骨切除术 / 镫骨足板造孔术，修复镫骨手术，胆脂瘤切除，血管球瘤和听神经瘤手术

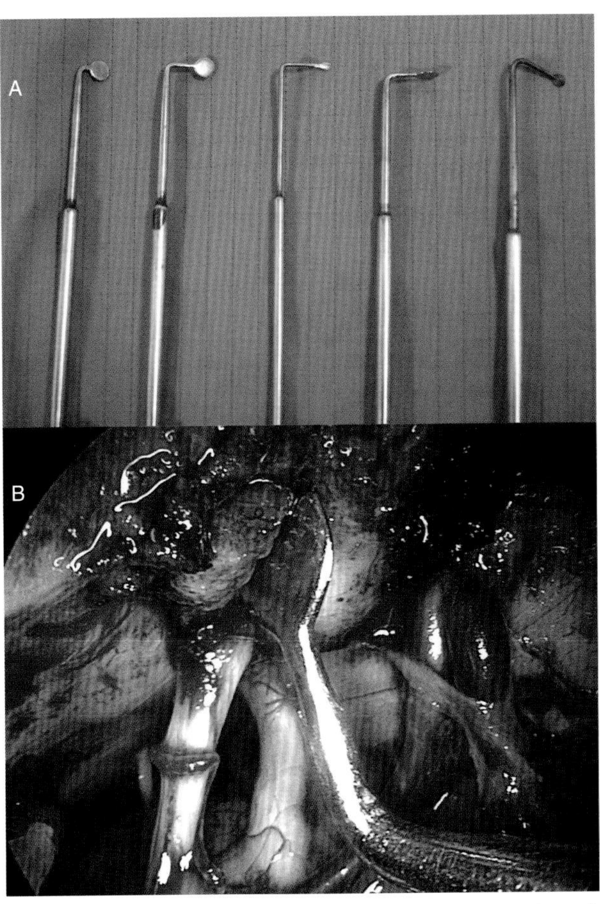

图 7.22　特殊设计的弯曲器械到达内耳道底部，从内耳道切除病变组织

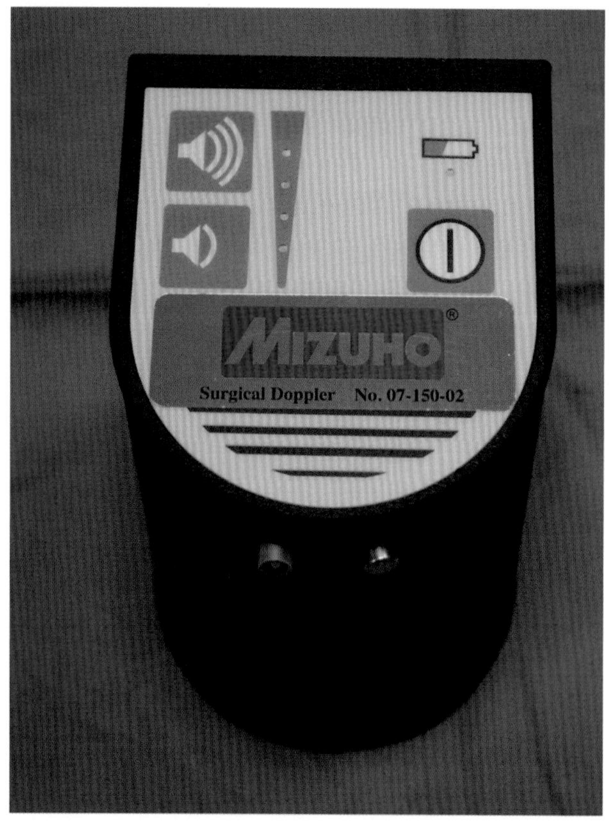

图 7.23 术中多普勒设备（Mizuho 系统）

（王　晶　赵　宇　译；汪照炎　柴永川　审校）

参考文献

[1] Tarabichi M. Transcanal endoscopic management of cholesteatoma. Otol Neurotol, 2010, 31: 580–588

[2] Thomassin JM, Korchia D, Doris JM. Endoscopic-guided otosurgery in the prevention of residual cholesteatomas. Laryngoscope, 1993, 103: 939-943

[3] Badr-el-Dine M. Value of ear endoscopy in cholesteatoma surgery. Otol Neurotol,2002,23: 631–635

[4] El-Meselaty K, Badr-El-Dine M, Mandour M, et al. Endoscope affects decision making in cholesteatoma surgery. Otolaryngol Head Neck Surg, 2003, 129: 490–496

[5] Presutti L, Marchioni D, Mattioli F, et al. Endoscopic management of acquired cholesteatoma: our experience. J Otolaryngol Head Neck Surg, 2008, 37: 481–487

[6] Ayache S, Tramier B, Strunski V. Otoendoscopy in cholesteatoma surgery of the middle ear: what benefits can be expected? Otol Neurotol,2008,29: 1085–1090

[7] Marchioni D, Mattioli F, Alicandri-Ciufelli M, et al. Transcanal endoscopic approach to the sinus tympani: a clinical report. Otol Neurotol, 2009, 30: 758–765

[8] Badr-El-Dine M, El-Garem HF, Talaat AM, et al. Endoscopically assisted minimally invasive microvascular decompression of hemifacial spasm. Otol Neurotol, 2002, 23: 122–128

[9] Piezosurgery medical manufactured by Mectron medical technology. Peizosurgery S.R.L., Via Portobello 12, 16039 Sestri Levante（GE）, Italy. www.piezosurgery. com

[10] VESALIUS® MC bipolar coagulation/cutting device. By Telea Electronic Engineering. Via Leonardo Da Vinci, 13 - 36066 Sandrigo-Vicenza-Italy. www. vesalius.it; www.teleamedical.com

[11] Kakehata S, Futai K, Kuroda R, et al. Office-based endoscopic procedure for diagnosis in conductive hearing loss cases using OtoScan Laser-Assisted Myringotomy. Laryngoscope,2004, 114: 1285–1289

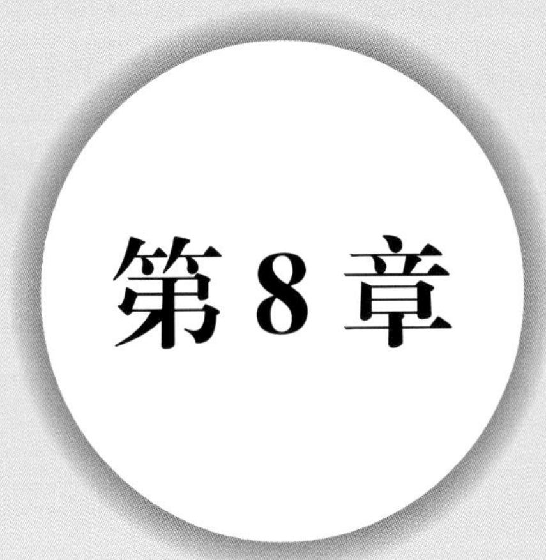

第8章

耳内镜下内陷袋和胆脂瘤的诊断与随访

8 耳内镜下内陷袋和胆脂瘤的诊断与随访

Seiji Kakehata

8.1 引 言

近期，软性和硬性内镜发展迅速，且优于传统的耳显微镜[1-2]。显微镜最初应用于耳外科是在1953年，从此成为该领域的重要器械。耳显微镜的优点是双目视野和双手操作。缺点是存在不可避免的视野死角，必须削磨骨质才能进入该术野[3]。

基于耳镜检查结果，为区分鼓膜的情况，如内陷、内陷袋（RPs）、胆脂瘤前病变和胆脂瘤[1,4]，Tos 和 Poulsen将松弛部的内陷临床分为0~Ⅳ 5类(图8.1)[5]，上鼓室胆脂瘤被他们定义为深内陷袋，即内陷袋的底不能为耳镜检查所见。Tos 还把胆脂瘤前病变定义为充满碎屑的内陷袋，即只要内陷的底部在耳显微镜下可见且碎屑能被吸引器清除，就不归为胆脂瘤。这些定义均是在耳显微镜下评估的。

在耳显微镜下观察上鼓室内陷袋受限于其光学特征（图8.2）。

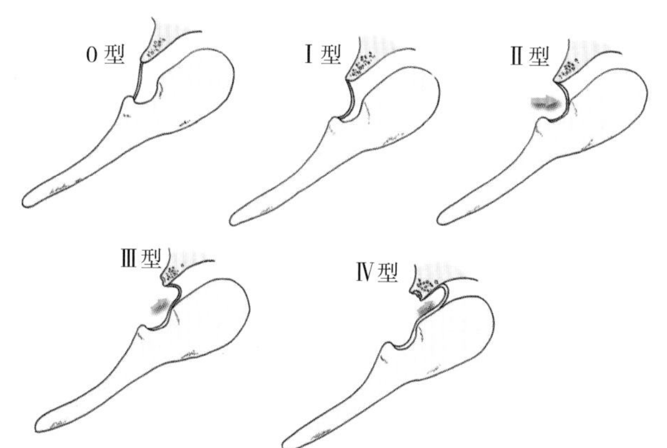

图 8.1 Tos 和 Poulsen 的松弛部内陷袋分型

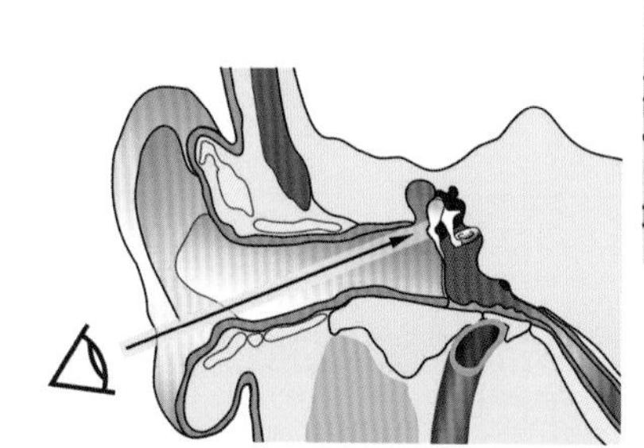
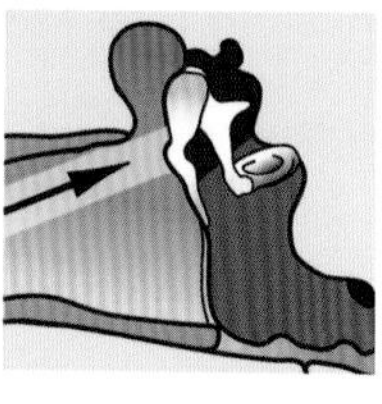

图 8.2 插图显示耳显微镜下观察上鼓室内陷袋，观察范围受限于光学特征

胆脂瘤沿局部解剖结构特有的途径生长[6]。周围黏膜皱襞、听骨悬韧带和听骨将中耳分隔成各种间隙和袋。鼓室隔，由黏膜皱襞和听骨悬韧带形成，被认为能阻止胆脂瘤延伸到邻近间隙[7-9]。

为了检查鼓膜内陷，笔者使用细的高分辨率硬性显微光纤内镜，细的硬性耳内镜和（或）数字电子内镜。内镜的视角随内镜的角度不同而改变。用30° 内镜观察内陷袋比耳显微镜视野更广阔（图8.3）。

总之，笔者发现显微光纤内镜、细的硬性内镜和电子内镜有助于术前评估鼓膜松弛部和紧张部内陷袋[10-12]。

8.2 方 法

内镜检查，选用0° 、30° 和 70° 细的硬性内镜(外径 1.9mm;Storz，Tuttlingen，Germany；图 8.4）或 0° 、30° 和 90° 镜（1.7mm 外径；Olympus，

Tokyo，Japan）。图像经附着于内镜镜头的高分辨率 CCD 摄像机（Storz，Tuttlingen，Germany 或 Striker，Santa Clara，CA，USA）传递给显视器并记录。

远端装有视频传感器芯片的电子内镜可提供更优的光学分辨率、对比度和辨色力（图 8.5）。可保存高质量的数字图像。90° 和直径 3.9mm 的广角镜更容易评估整个鼓膜。

显微光纤内镜的外径为 0.9mm，末端可弯曲 45° 角。

分辨率为 6000 像素（图 8.6），外径为 1.0mm 的显微光纤内镜（Polydiagnost，Pfaffenhofen，

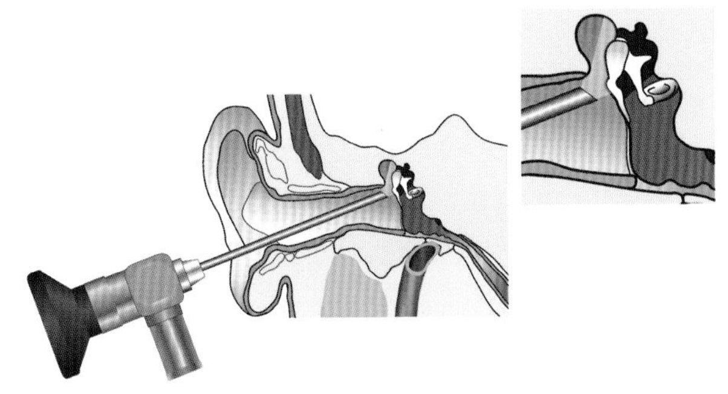

图 8.3　30° 内镜用于提供上鼓室的内陷袋广阔视野

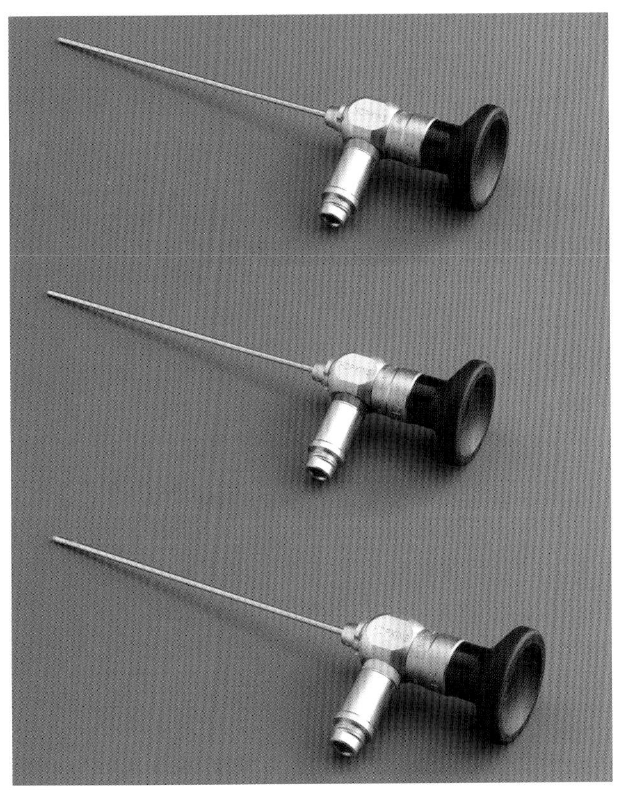

图 8.4　硬性内镜（从上到下），0°、30° 或 70° 镜

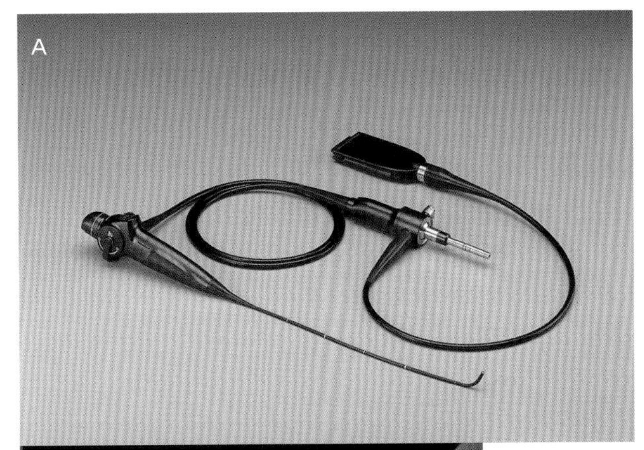

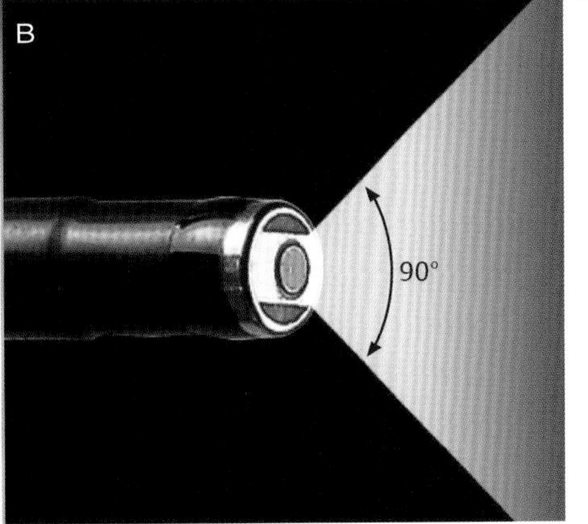

图 8.5　A. 软性电子内镜，装有远端视频传感器芯片。B. 该器械的末端

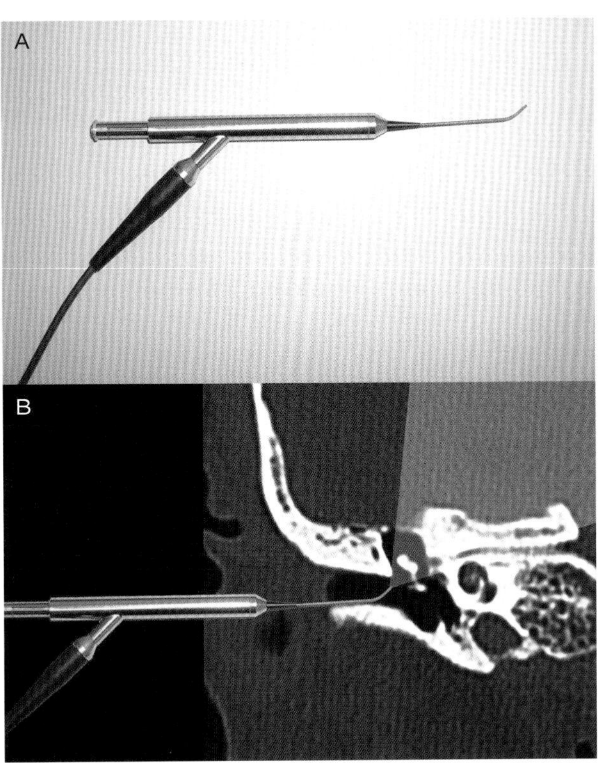

图 8.6　显微光纤内镜；末端带角度可检查松弛部内陷袋的深度

Germany）被用于检查松弛部内陷袋等的底部，该内镜由具备6000像素的600mm细小的显微光纤组成，并被一个有工作通道的硬性套管包封，内镜的长度是50mm，末端可弯曲45°，弯曲长度5mm。

细的硬性内镜用于内陷袋检查的方法

内镜用于在诊室耳部检查并评估内陷袋的情况，确定其深度及是否存在胆脂瘤，为患者疾病咨询和制订手术方案提供帮助。

对于小开口的内陷袋，其内部用耳显微镜无法观察。用30°细的硬性内镜观察，锤骨头和锤前韧带清晰可见。此外，近视图显示内陷袋通过前通路延伸到上鼓室内侧壁（图8.7）。基于此观察，做出上鼓室胆脂瘤的诊断，并判断手术操作可能涉及去除锤骨头。

对于大开口的上鼓室胆脂瘤，内镜提供了胆脂瘤延伸范围的信息（图8.8）。0°和30°内镜

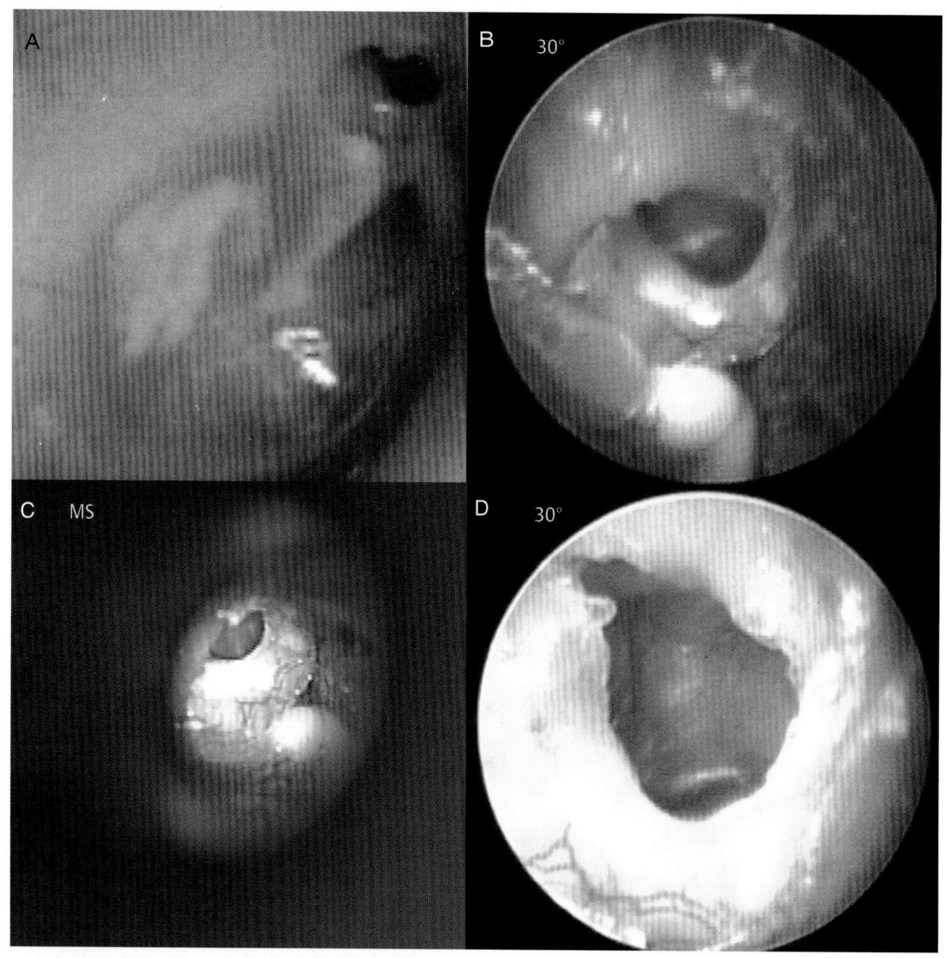

图8.7　上鼓室小开口内陷袋患者（右耳）。在这个病例中，显微镜检查（MS）无法显露内陷袋底（A，C）。30°镜硬性内镜探及内陷袋经前进路向深处延伸达上鼓室内侧（B，D）

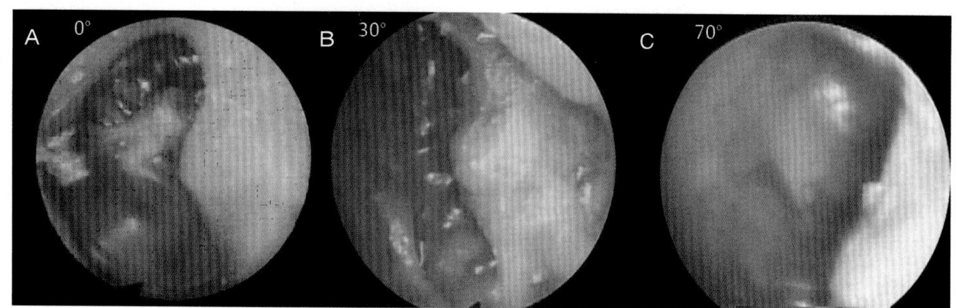

图8.8　大开口的上鼓室胆脂瘤患者左耳：使用不同角度内镜（0°、30°和70°）以获得胆脂瘤向后延伸的信息

的近视图显示胆脂瘤经上鼓室内侧壁向鼓窦方向延伸。此深内陷袋内部干净，无碎屑堆积，内陷袋底也可用 70° 镜观察到，提示此内陷袋局限于上鼓室。

耳显微镜检查诊断为 Tos 分型的Ⅲ型或Ⅳ型内陷袋病例，用耳内镜再检查，结果显示内陷袋较前预估的情况更深。因此，需要仔细检查评估内陷袋的深度和延伸范围。

电子内镜

外径为 3.9mm 的电子内镜已经为耳鼻喉科开发出来。

90° 广角和细小的尺寸可易于评估整个鼓膜。最佳焦距为 5~50mm，可获得内陷袋的近视图。

用电子内镜评估内陷袋和胆脂瘤，可显示其延伸路径。

外耳道、全部鼓膜、松弛部和紧张部鼓膜的图像都容易获得。1 例小开口内陷袋的近视图显示内陷袋底（图 8.9），其向前延伸至锤骨头前缘，向后延伸至砧骨体，向下达砧骨长脚。鼓膜后上象限的内陷也可窥及。这些病例中术前即可评估是否保留听骨链。

在 1 例大开口的上鼓室胆脂瘤中，电子内镜检查的近视图显示其越过听小骨顶部，延伸到上鼓室内侧，耳显微镜则不能获得此图像（图 8.10）。且观察到砧骨侵蚀，内陷延伸至后袋。根据电子内镜结果判断很难保留听骨。

电子内镜检查法与内镜检查法的比较

外径 3.9mm 的电子内镜可显示内陷袋的程度和延伸途径，尽管取决于内陷袋开口的大小。通过开口观察，内陷袋内部的情况如是否有脓和（或）碎屑存在，听骨侵蚀和胆脂瘤延伸路径可以检查出来。

然而，相对于外耳道而言，内镜的延伸部分又长又粗，限制了细节的观察。需要用 30° 镜或 70° 镜更精细地观察。

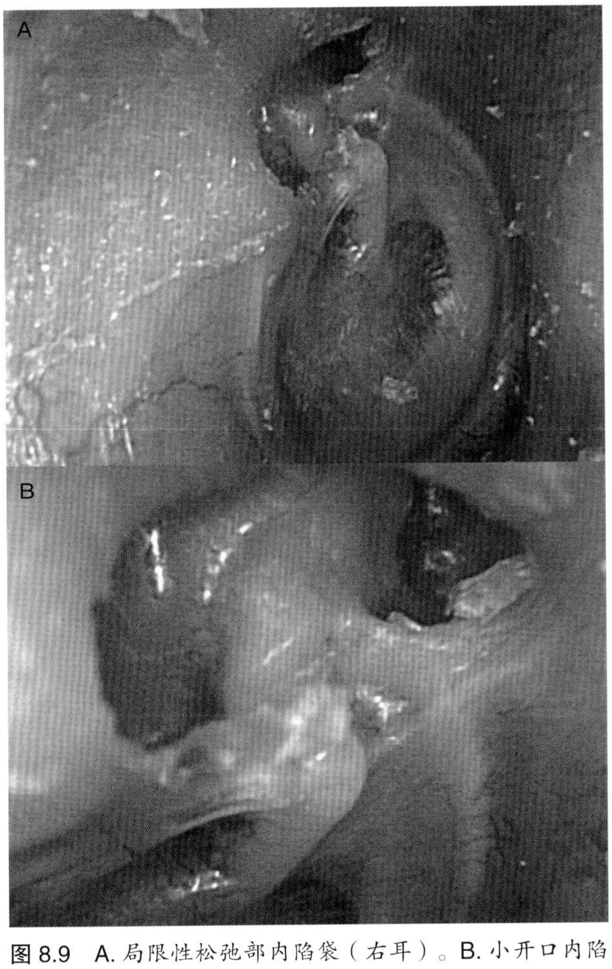

图 8.9　A. 局限性松弛部内陷袋（右耳）。B. 小开口内陷袋近视图显露内陷袋底

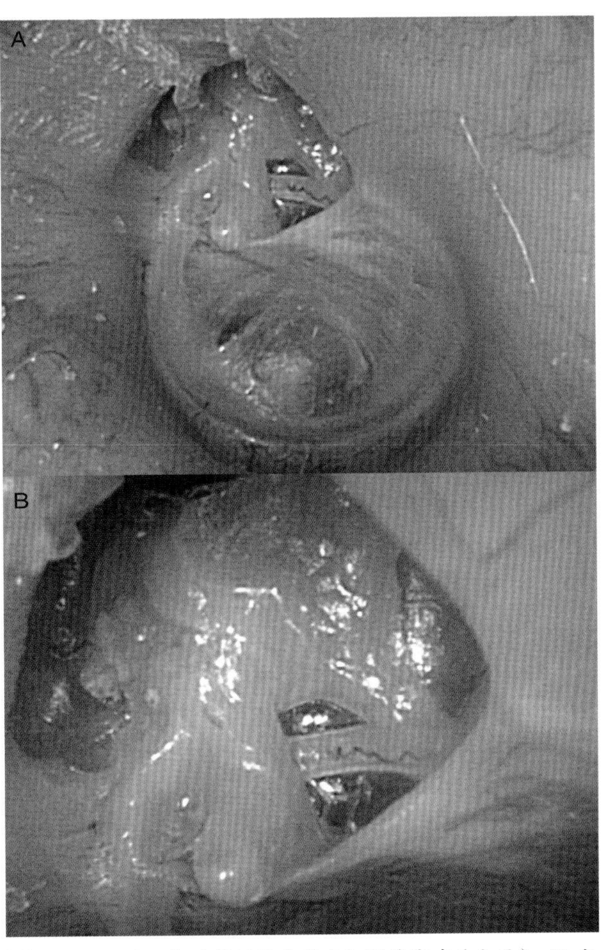

图 8.10　A. 开口相对宽敞的上鼓室胆脂瘤患者（左耳）。B. 电子内镜检查近视图显露其越过听小骨延伸至上鼓室内侧

在 1 例小开口的上鼓室胆脂瘤中，电子内镜检查显示内陷袋中的碎屑，并沿前径路延伸。内镜给出详细的信息，如袋内潮湿，内含碎屑，且胆脂瘤已延伸至上鼓室内侧（图 8.11）。

在 1 例大开口的上鼓室胆脂瘤中，电子内镜检查显示前上鼓室潮湿有脓，胆脂瘤也延伸至后袋，30° 和 70° 内镜下看到袋内充满碎屑和脓， 胆脂瘤延伸越过受侵蚀的锤骨头和砧骨体进入上鼓室内

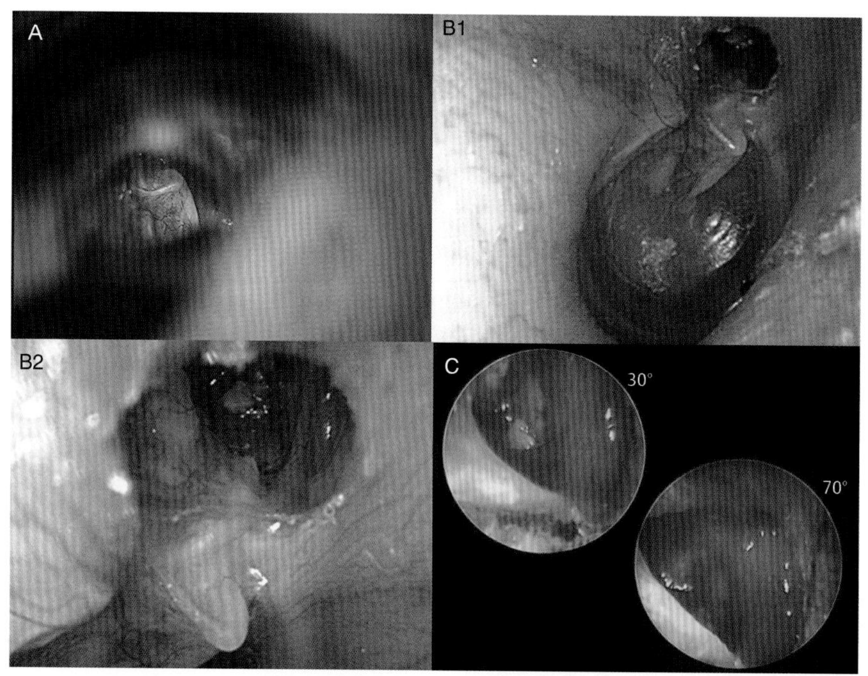

图 8.11 上鼓室胆脂瘤（右耳）。A. 显微镜图像。B1，B2，C. 内陷袋胆脂瘤 0° 内镜像。C，D. 30° 和 70° 内镜用于检查内陷袋向后延伸

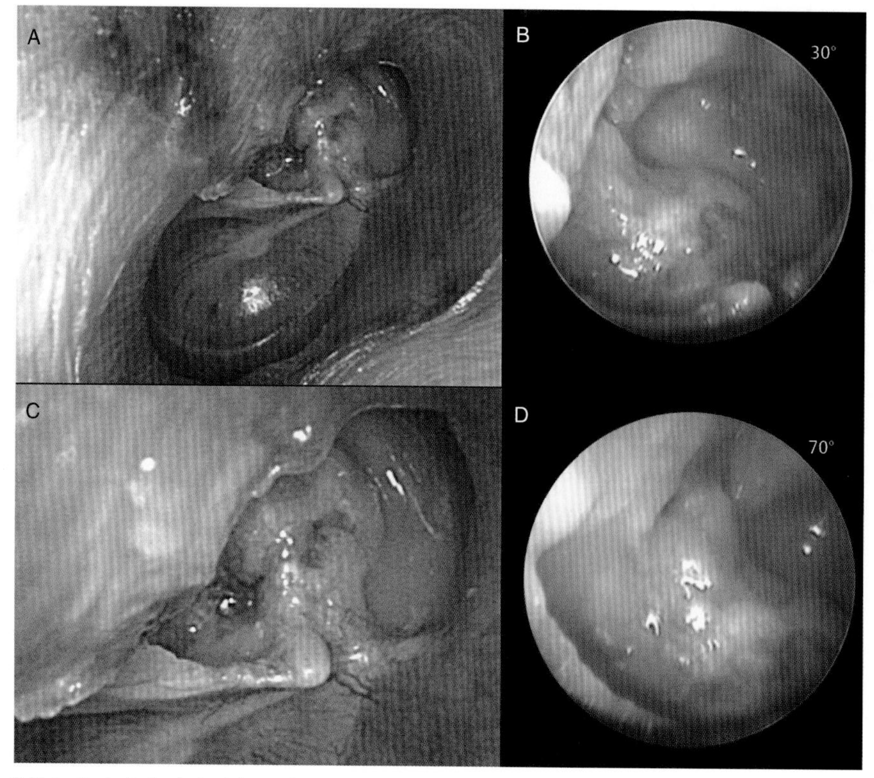

图 8.12 上鼓室内陷袋胆脂瘤患者（右耳）。左图：0° 内镜图像；右图：30° 和 70° 内镜图像示内陷袋延伸入上鼓室

侧（图 8.12）。

内镜检查对鼓膜紧张部疾病也非常有用。在一例粘连性中耳炎病例中，电子内镜给出的鼓膜全景提供了很好的前方视角。尽管后鼓室暴露受限，但后方的圆窗龛可见。用 0° 内镜观察时视野与电子内镜相似。细的 30° 和 70° 硬性内镜提供极好的后鼓室后方视野（图 8.13）。面隐窝和鼓室窦清晰可见，没有碎屑。

为了克服电子内镜的缺点，开发出了更细更短的电子内镜（图 8.14），其外径为 3.2mm，具备更短的 2~40mm 最佳焦距，可以获得更近的视野。在一例上鼓室胆脂瘤病例中，胆脂瘤延伸越过砧骨体达上鼓室内侧。然而，用标准电子内镜不能窥及内陷袋底。短电子内镜则显示内陷袋底，提示胆脂瘤局限于上鼓室。这种视野与 70° 镜几乎完全一致。因此，用这种短电子内镜可获得 0°、30° 和 70° 硬性内镜的镜像。但是短镜图像仍不是高清的。

窄带成像技术（NBI）是电子内镜的一个特征。在这种成像模式下，上皮下小血管呈棕色和绿色。非血管区呈白色。窄带成像时，穿孔边缘图像显示穿孔缘的血管分布，并在鼓室成形术时提供有用信息，确定新鲜创缘的范围（图 8.15）。

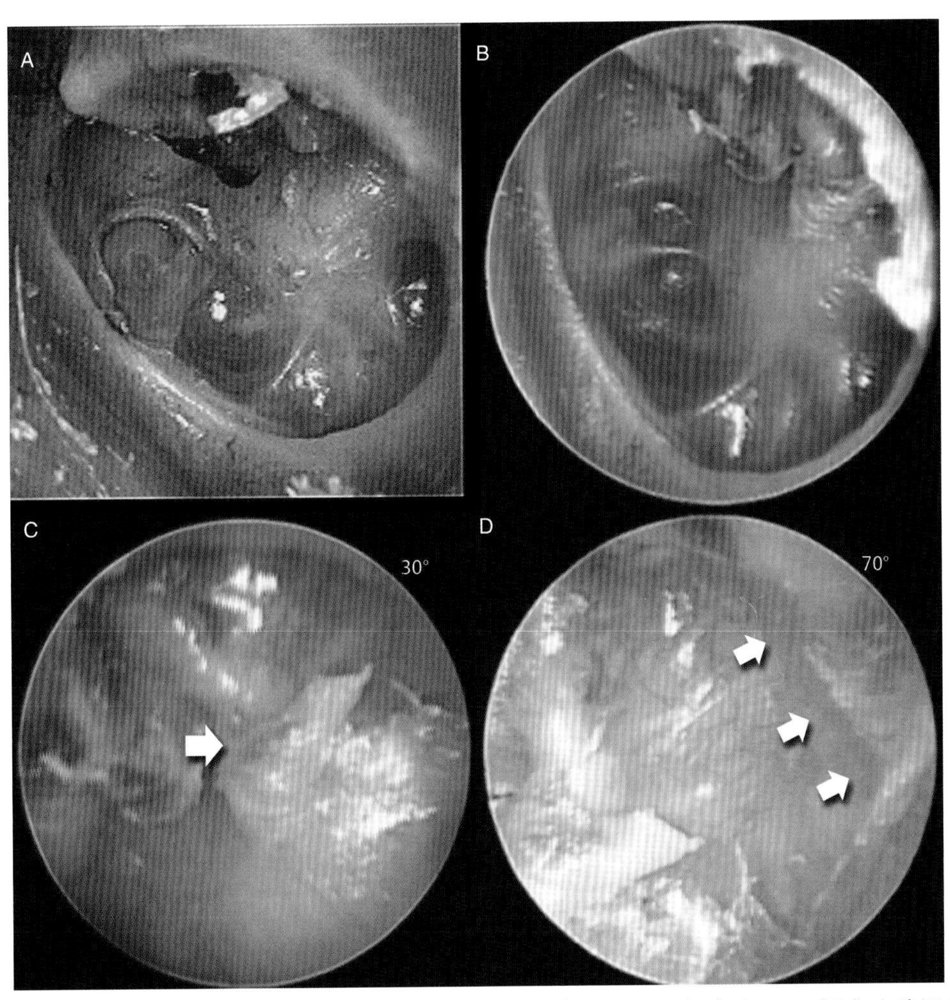

图 8.13　紧张部鼓膜内陷患者（左耳）。0° 内镜图示内陷袋（A，B）；用 30°（C）和 70°（D）内镜探及内陷袋向后延伸达后鼓室

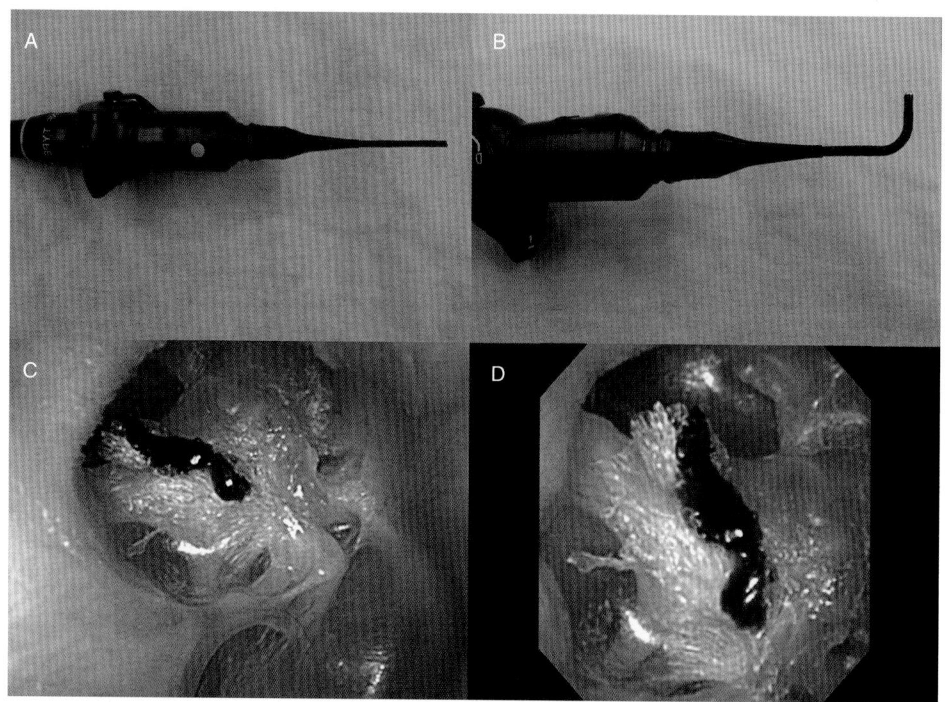

图 8.14　软性内镜（A，B）。用此器械可探及胆脂瘤越过砧骨体达上鼓室内侧（右耳）（C，D）

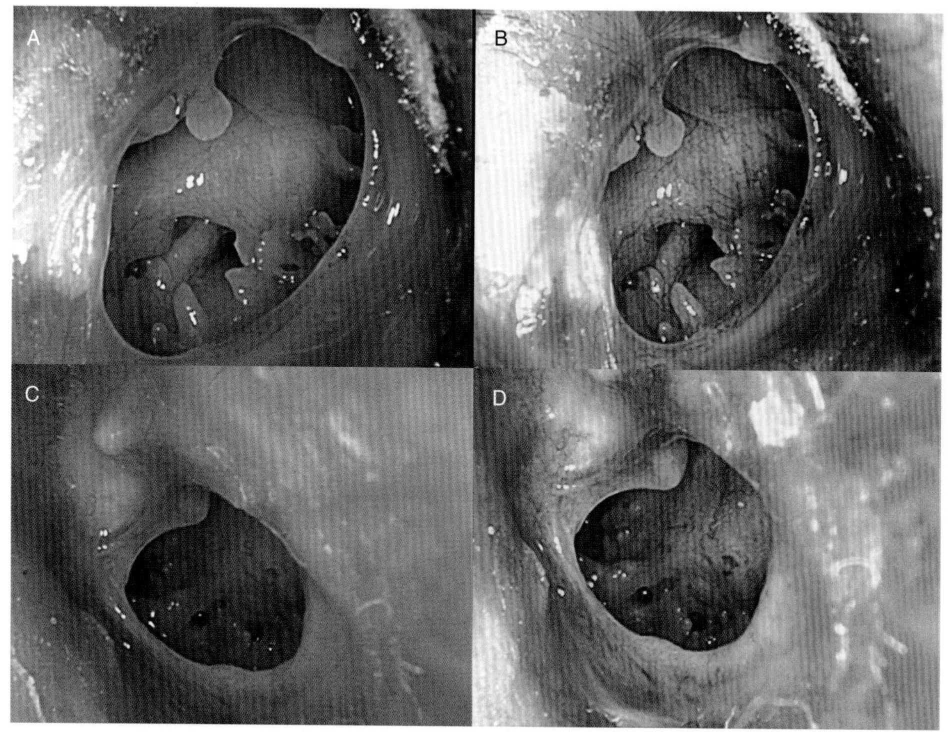

图 8.15　窄带成像技术（B，D）用于双侧鼓膜穿孔患者（A，C）

（张全明　杨　琼　译；虞幼军　校）

参考文献

[1] Kakehata S, Hozawa K, Futai K,et al. Evaluation of attic retraction pockets by microendoscopy. Otol Neurotol,2005,26: 834–837

[2] Kakehata S, Futai K, Kuroda R,et al. Offce-based endoscopic procedure for diagnosis in conductive hearing loss cases using OtoScan Laser-Assisted Myringotomy. Laryngoscope,2004,114: 1285–1289

[3] Mer SB, Derbyshire AJ, Brushenko A, et al. Fiberoptic endotoscopes

for examining the middle ear. Arch Otolaryngol, 1967, 85: 387–393
[4] Nomura Y. Effective photography in otolaryngology-head and neck surgery: endoscopic photography of the middle ear. Otolaryngol Head Neck Surg, 1982, 90: 395–398
[5] Tos M, Poulsen G. Attic retractions after secretory otitis. Acta Otolaryngol, 1980, 89: 479–486
[6] Jackler RK. The surgical anatomy of cholesteatoma. Otolaryngol Clin North Am, 1989, 22: 883–896
[7] Proctor B. The development of the middle ear spaces and their surgical significance. J Laryngol Otol, 1964, 78: 631–648
[8] Sudhoff H, Tos M. Pathogenesis of attic cholesteatoma: clinical and immunohistochemical support for combination of retraction theory and proliferation theory. Am J Otol, 2000, 21: 786–792
[9] Yoon TH, Schachern PA, Paparella MM, et al. Pathology and pathogenesis of tympanic membrane retraction. Am J Otolaryngol, 1990, 11: 10– 17
[10] Kakehata S, Futai K, Sasaki A, et al. Endoscopic transtympanic tympanoplasty in the treatment of conductive hearing loss: early results. Otol Neurotol, 2006, 27: 14–19
[11] Plontke SK, Plinkert PK, Plinkert B, et al. Transtympanic endoscopy for drug delivery to the inner ear using a new microendoscope. Adv Otorhinolaryngol, 2002, 59: 149–155
[12] Thomassin JM, Korchia D, Doris JM. Endoscopic-guided otosurgery in the prevention of residual cholesteatomas. Laryngoscope, 1993, 103: 939– 943

第 9 章

耳内镜下尸头解剖的原则

9 耳内镜下尸头解剖的原则

Daniele Marchioni, Matteo Alicandri-Ciufelli, Livio Presutti

9.1 引　言

与鼻窦内镜外科学类似，在耳内镜外科学中，尸头解剖是解剖研究和手术训练的一个基本步骤。完全无血的术野可以帮助医生更好地观察细微结构，同时可以模拟在活体患者中采用的手术步骤。下面笔者将逐步介绍一套内镜下耳部尸头解剖的流程[1-2]。在中耳解剖之后，还将描述到达内耳及内耳道的入路[3-4]。大部分解剖是在 0° 镜下完成的，而 45° 镜主要用来观察后鼓室结构（见本章中所有图片）[5-7]。

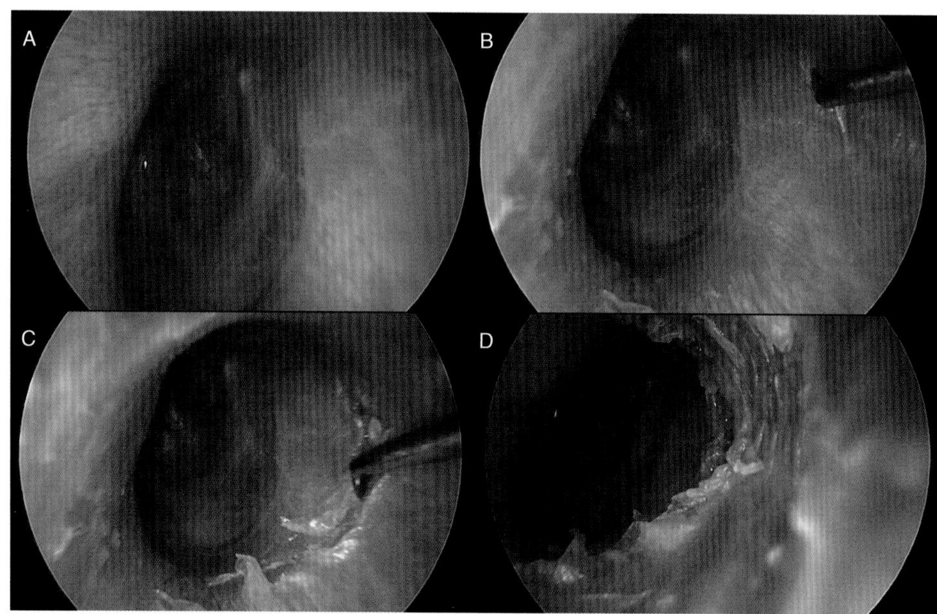

图 9.1　A. 内镜下初步评估外耳道的大小和形状，以及内镜下操作的可行性。B~D. 自 11 点钟至 6 点钟方向用圆刀做外耳道皮肤切口，术者需试着感觉切缘下方的骨质

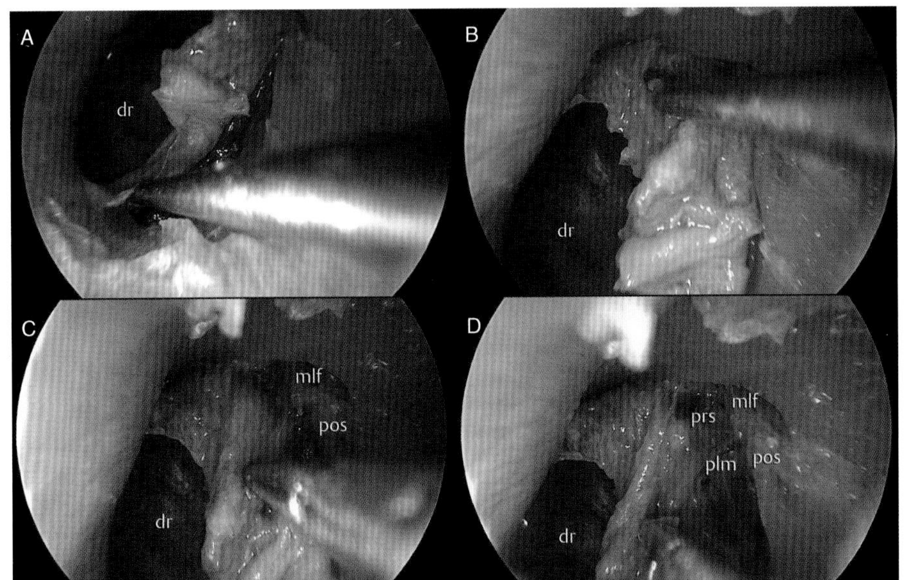

图 9.2　A. 用剥离子自外而内轻柔分离外耳道皮肤，尽量避免撕裂。通常自外耳道后下部开始分离。B. 继续向上分离，直至外耳道最上部，即可形成一个基底在前方的皮瓣。C，D. 分离皮瓣最内上部分以及鼓膜松弛部，即可暴露 Prussak 间隙。应特别注意鼓膜松弛部的解剖，用耳钳将松弛部牵拉向下，分离其与锤骨短突之间的疏松附着。还应注意保持锤骨后韧带的完整。dr，鼓膜；plm，锤骨后韧带；pos，后棘；mlf，锤骨外侧皱襞；prs，Prussak 间隙

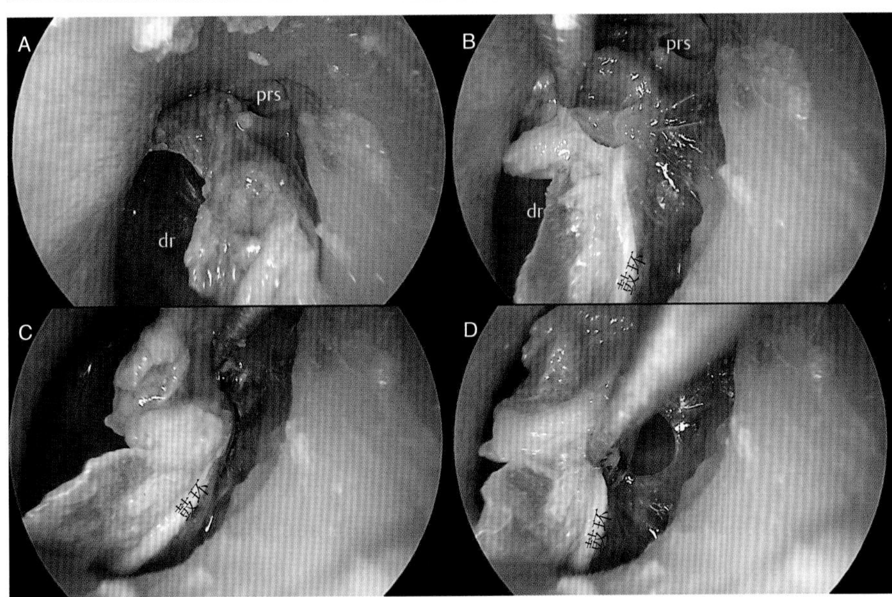

图 9.3　A. 暴露 Prussak 间隙的内侧面。B，C. 暴露纤维鼓环，并将其自鼓沟中挑起。D. 辨认鼓室腔黏膜，将其划开即可进入鼓室腔。prs，Prussak 间隙；dr，鼓膜

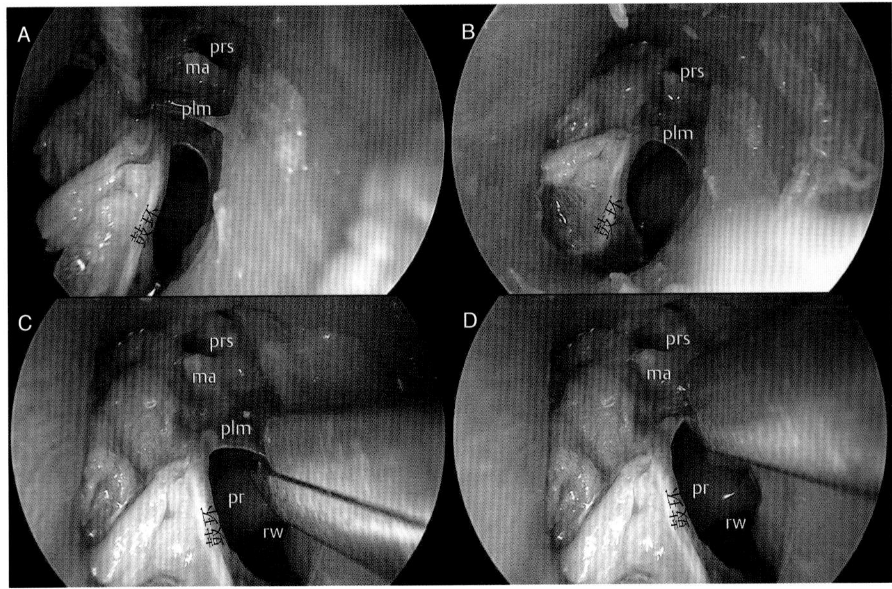

图 9.4　暴露锤骨后韧带（A，B）并用剪刀分离（C，D）从而可以游离皮瓣，继续解剖操作。ma，锤骨；prs，Prussak 间隙；plm，锤骨后韧带；pr，鼓岬；rw，圆窗

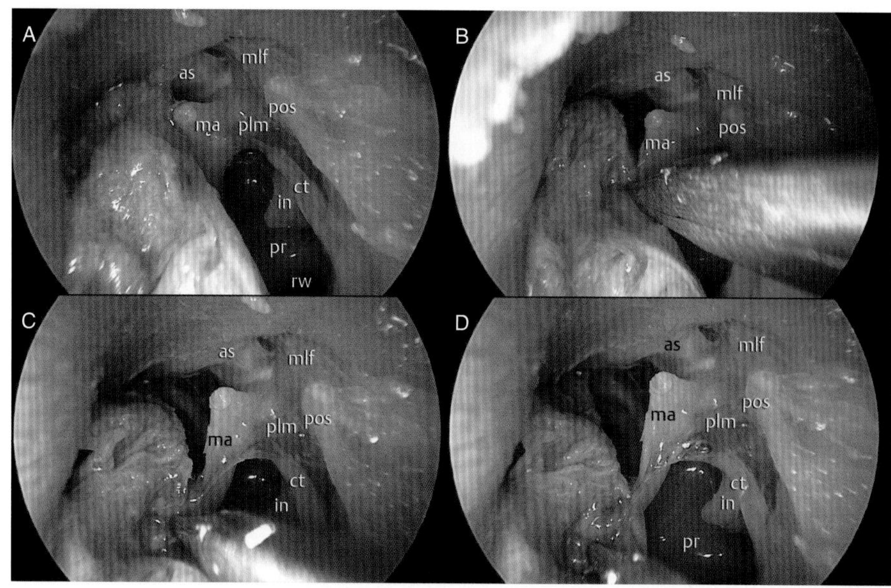

图 9.5 为了完全分离皮瓣，必须将锤骨柄及与其附着的鼓膜分离（A，B）。为达到分离目的，可以使用 Hartmann 钳牵拉鼓膜，或者使用钩针进行分离，在活体手术中可以使用 Visalius 器械来分离。自上向下分离锤骨柄，鼓膜的最前部已经掀开（C，D）。在这几步操作后，只留下鼓膜脐部的附着。ma，锤骨；prs，Prussak 间隙；plm，锤骨后韧带；pr，鼓岬；rw，圆窗；in，砧骨；as，前棘；mlf，锤骨外侧皱襞；ct，鼓索；pos，后棘

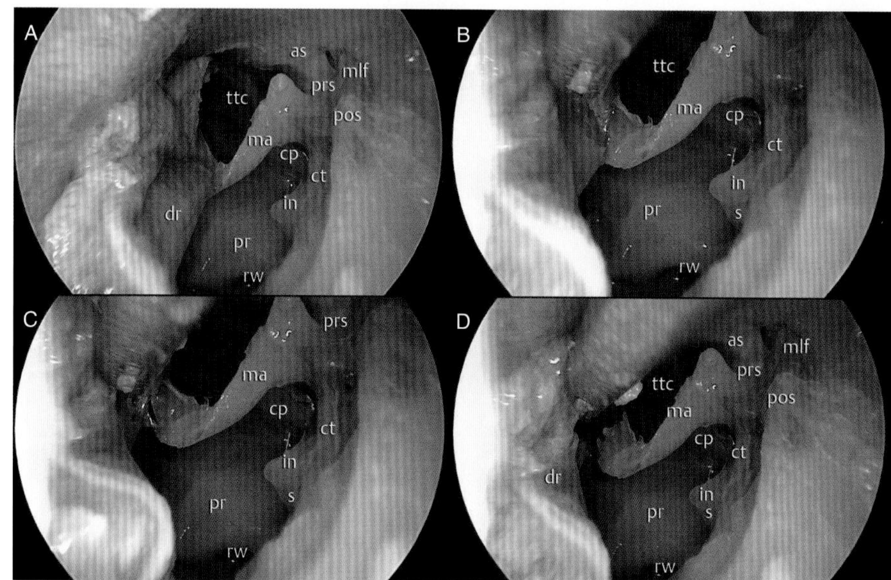

图 9.6 现在鼓耳道皮瓣仅剩下前方的基底，悬垂于脐部（A）。随后分离与脐部的链接，将鼓耳道瓣自锤骨柄完全游离（B~D）。至此可将鼓耳道瓣置于外耳道下部，从而得到足够空间，使得内镜可以到达鼓室腔中的任何部位。ma，锤骨；prs，Prussak 间隙；pr，鼓岬；rw，圆窗；in，砧骨；as，前棘；mlf，锤骨外侧皱襞；ct，鼓索；s，镫骨；cp，匙突；ttc，鼓膜张肌半管；dr，鼓膜；pos，后棘

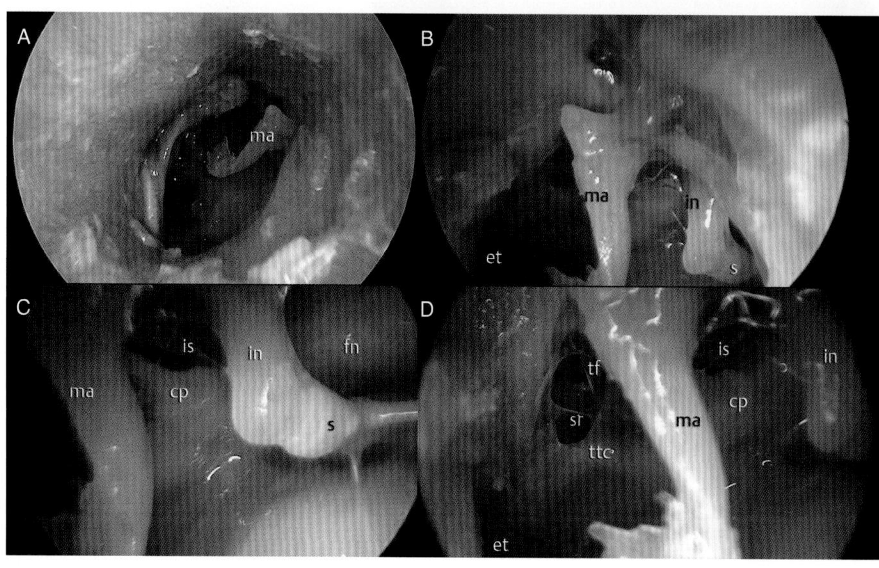

图 9.7 A. 现在鼓室内侧面充分暴露。B. 前鼓室和咽鼓管放大观。C. 鼓峡区域放大观。D. 张肌皱襞区域放大观（自下而上观察）。在本病例中，张肌皱襞完整而垂直，可清晰辨认出于张肌皱襞下部下方的管上隐窝。ma，锤骨；in，砧骨；s，镫骨；et，咽鼓管；fn，面神经；tf，张肌皱襞；sr，管上隐窝；is，鼓峡；ttc，鼓膜张肌半管；cp，匙突

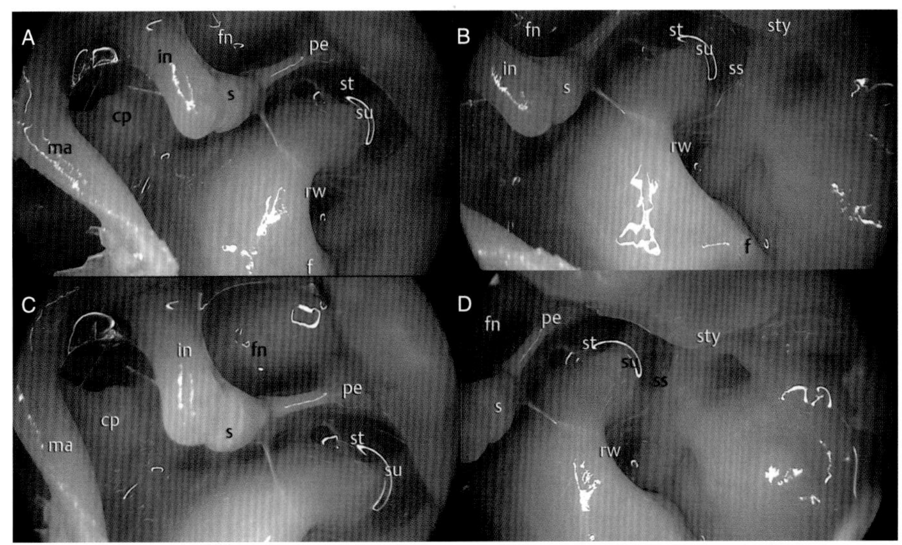

图 9.8　0° 和 45° 内镜下彻底探查后鼓室及圆窗区域。pe，锥隆起；sty，茎突；ma，锤骨；fn，面神经；s，镫骨；su，岬下脚；ss，下鼓室窦；cp，匙突；st，鼓室窦；rw，圆窗；in，砧骨

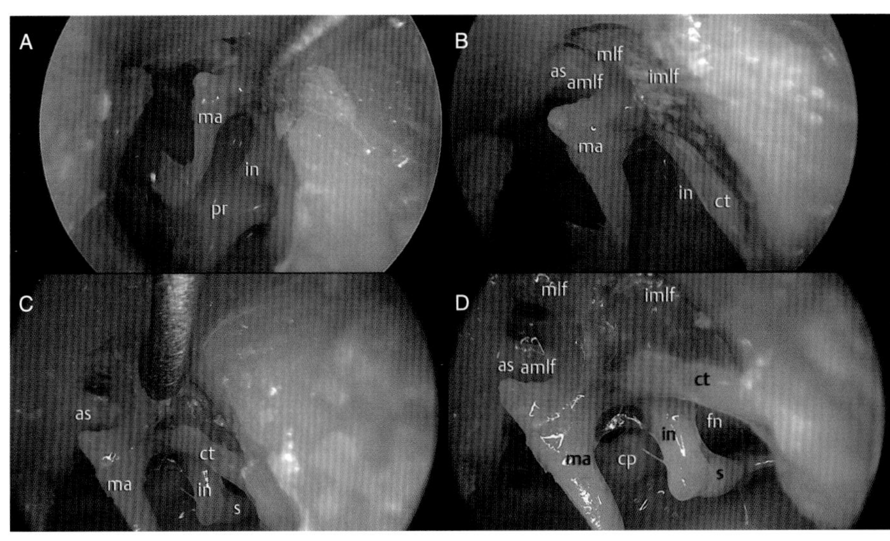

图 9.9　用刮匙行上鼓室外侧壁切除术以便于更好地观察 Prussak 间隙。去除鼓切迹最上部和后部的骨质，以辨认所有的韧带和皱襞。ma，锤骨；as，前棘；mlf，锤骨外侧皱襞；amlf，锤前韧带皱襞；ct，鼓索；in，砧骨；s，镫骨；fn，面神经；pr，鼓岬；imlf，锤砧外侧皱襞

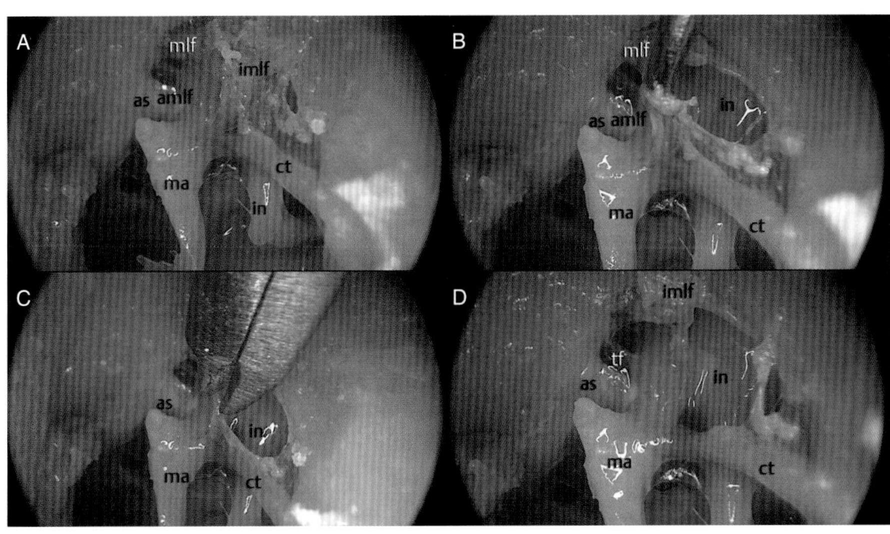

图 9.10　锤砧外侧皱襞已从其外侧附着处切断（A），然后掀起（B）并用剪刀去除（B）。然后掀开锤骨外侧皱襞以显露锤砧关节（D）。通过这些操作可以进入上鼓室上方和外侧以及张肌皱襞上方。ma，锤骨；as，前棘；mlf，锤骨外侧皱襞；amlf，锤前韧带皱襞；ct，鼓索；in，砧骨；s，镫骨；fn，面神经；tf，张肌皱襞；imlf，锤砧外侧皱襞

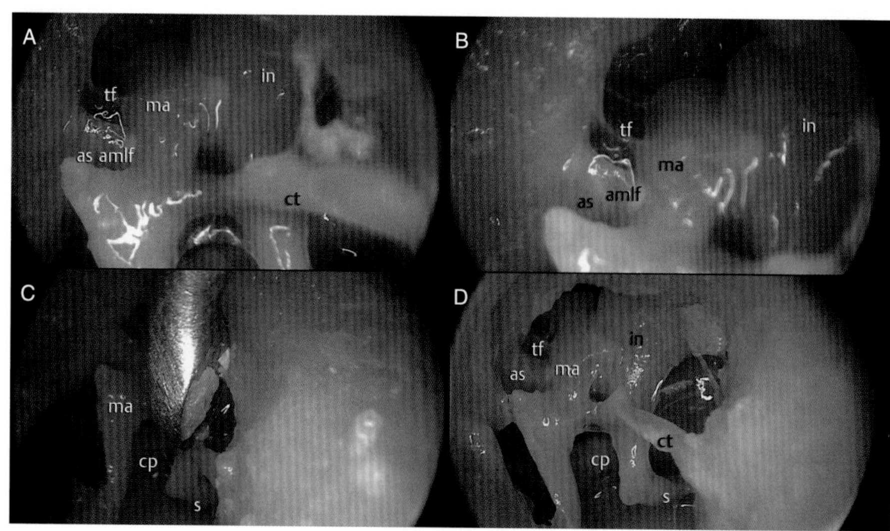

图 9.11 锤砧关节放大观（A），上鼓室前间隙放大观（B）。进一步向后方扩大上鼓室外侧壁的切除范围（C），以清晰暴露砧骨短突以及砧骨后韧带（D）。砧骨短突通向后上方的鼓窦区域。ma，锤骨；as，前棘；mlf，锤骨外侧皱襞；amlf，锤前韧带皱襞；ct，鼓索；in，砧骨；s，镫骨；fn，面神经；tf，张肌皱襞；cp，匙突

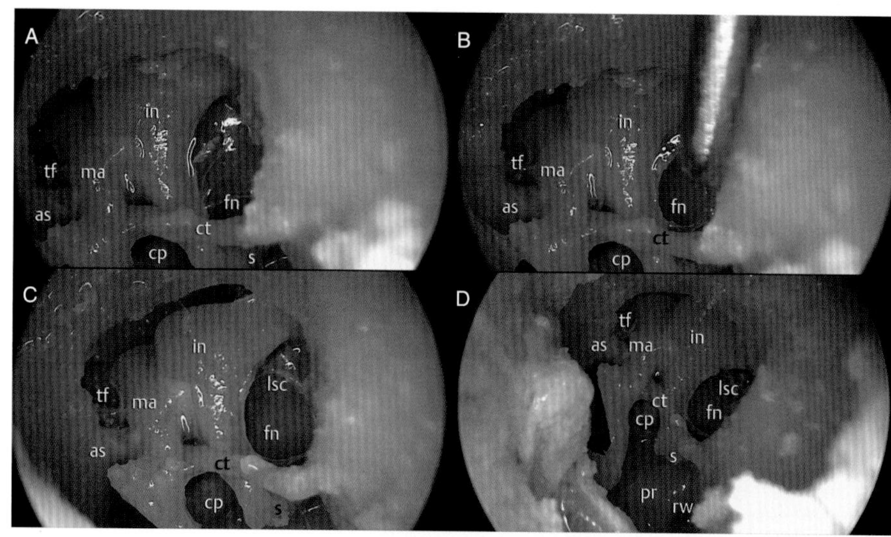

图 9.12 A，B. 本例标本中出现砧骨皱襞，用钩针去除之。经外耳道可见面神经鼓室段骨管。C. 进一步向后下方扩大上鼓室切除范围，可见砧骨后方的面神经和外半规管。C，D. 扩大上鼓室切除术后的中耳视野，可以观察鼓窦和砧骨短脚的比邻关系。ma，锤骨；as，前棘；ct，鼓索；in，砧骨；s，镫骨；fn，面神经；tf，张肌皱襞；cp，匙突；lsc，外半规管；pr，鼓岬；rw，圆窗

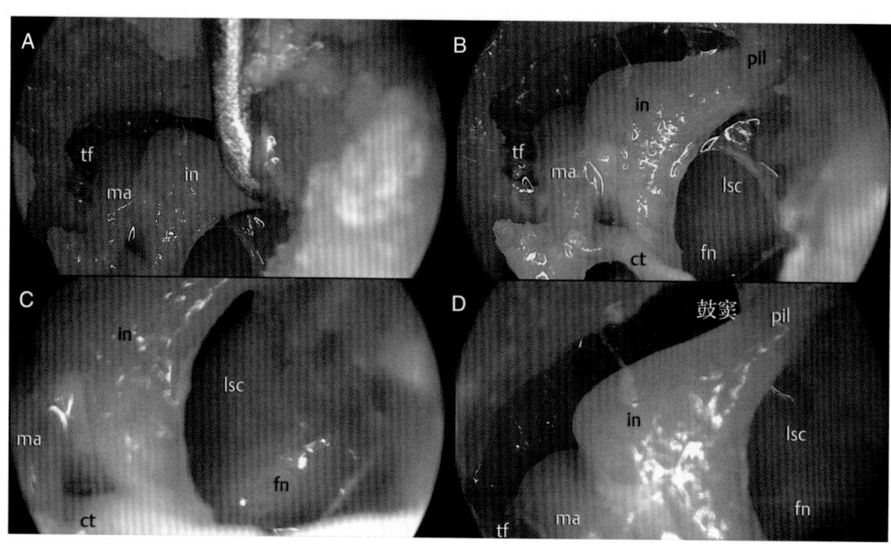

图 9.13 进一步开放上鼓室（A）以扩大暴露中耳内侧面的最后外侧部分（B），图示外半规管（C）以及鼓窦（D）。读者可注意砧骨短脚与鼓窦的位置关系。ma，锤骨；ct，鼓索；in，砧骨；s，镫骨；fn，面神经；tf，张肌皱襞；cp，匙突；lsc，外半规管；pil，砧骨后韧带

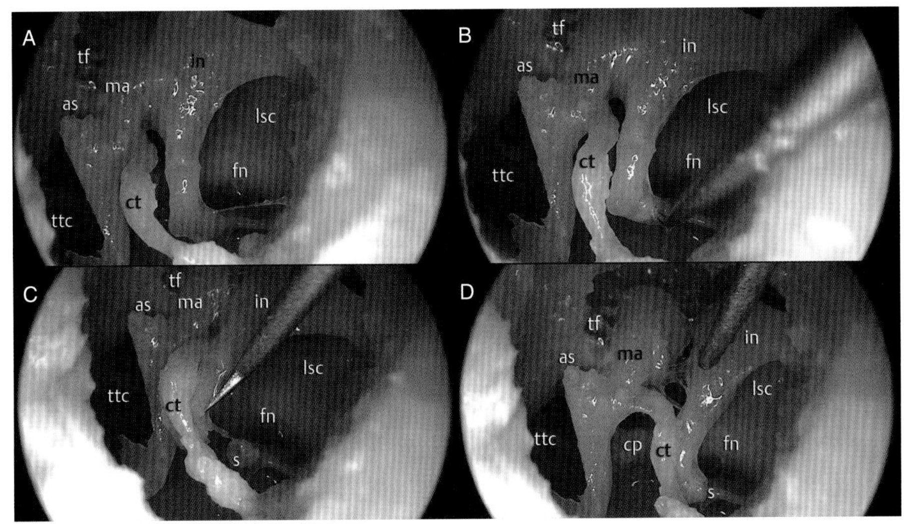

图 9.14　为去除砧骨，需向下移位鼓索（A）。用钩针脱位砧镫关节（B）然后将砧骨长脚向外旋转（C）。使用相同的钩针分离砧锤关节（D）。ma，锤骨；ct，鼓索；in，砧骨；s，镫骨；fn，面神经；tf，张肌皱襞；cp，匙突；lsc，外半规管；pil，砧骨后韧带；as，前棘；ttc，鼓膜张肌半管

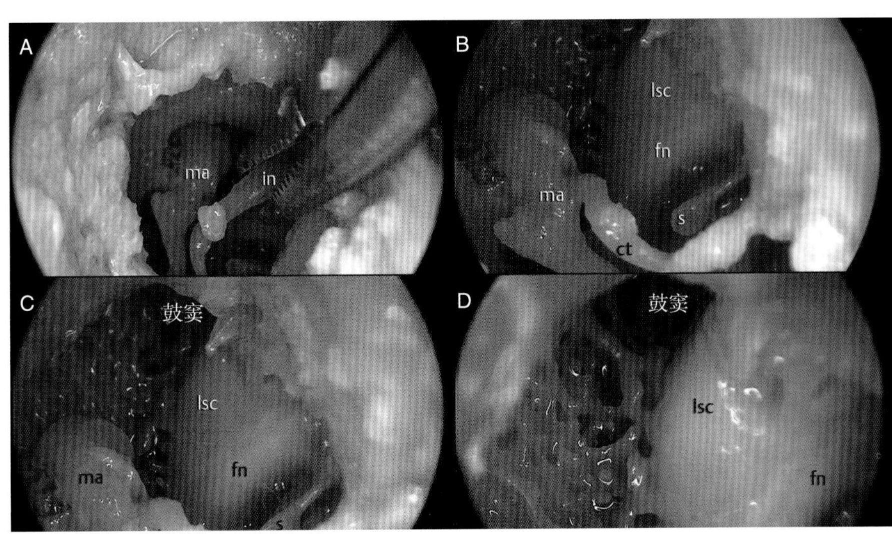

图 9.15　用耳钳取出砧骨（A），到达面神经和外半规管（B）、上鼓室后部（C）以及鼓窦（D）的通道得以拓宽。ma，锤骨；in，砧骨；lsc，外半规管；fn，面神经；ct，鼓索；s，镫骨

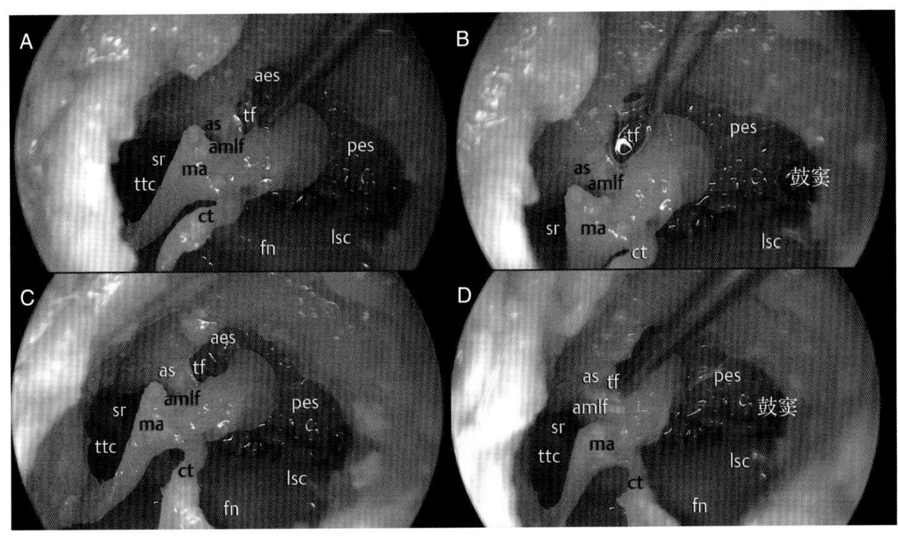

图 9.16　A. 尝试从上方到达张肌皱襞。B. 用钩针离断张肌皱襞。C. 近距离观察上鼓室前间隙和上鼓室后间隙。D. 向后观察鼓窦。ma，锤骨；as，前棘；ct，鼓索；in，砧骨；s，镫骨；fn，面神经；tf，张肌皱襞；cp，匙突；lsc，外半规管；ttc，鼓膜张肌半管；sr，管上隐窝；aes，上鼓室前间隙；pes，上鼓室后间隙；amlf，锤前韧带皱襞

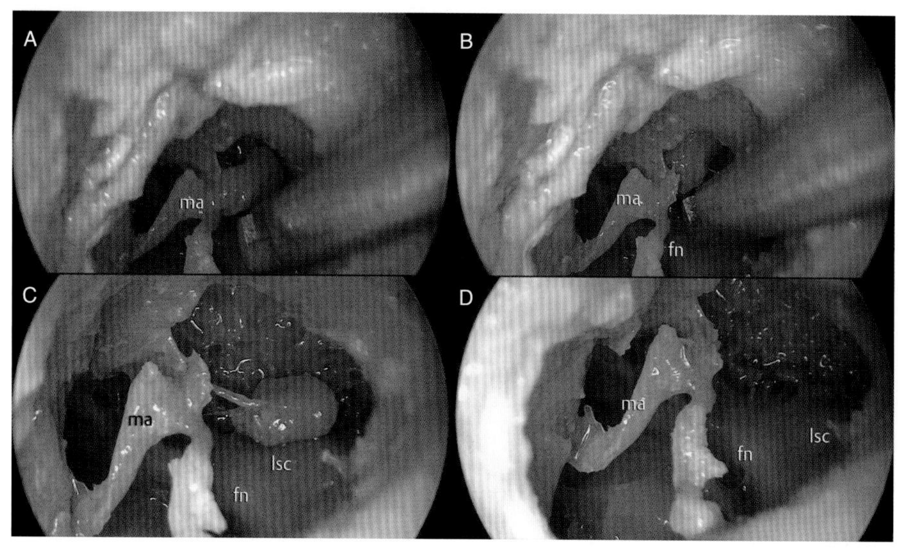

图 9.17 用锤骨头剪咬断锤骨头（A，B），用耳钳取出（C，D）。这一操作可以拓宽到达上鼓室前间隙和膝状神经节的路径。ma，锤骨；fn，面神经；lsc，外半规管

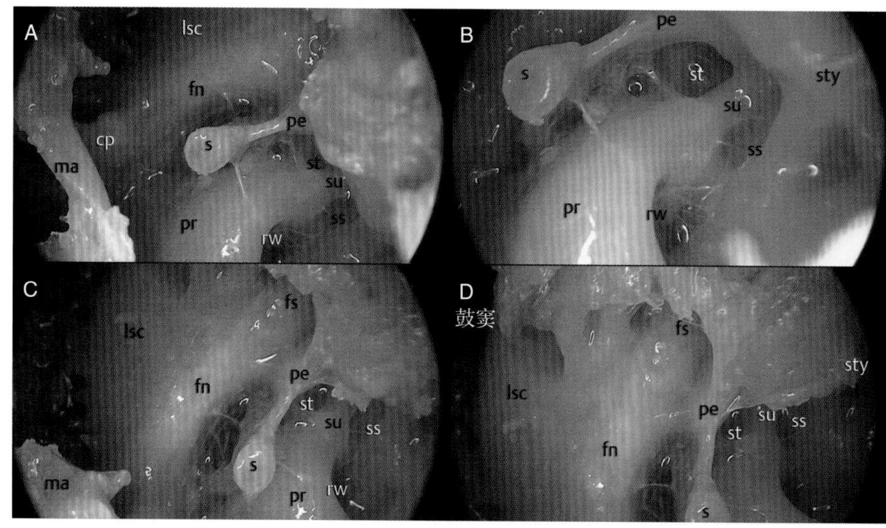

图 9.18 A. 中耳腔内侧壁的暴露已接近完成；观察位于匙突上方的面神经。B. 后鼓室上部和鼓峡区域放大观。C，D. 使用 45° 内镜下进一步观察后鼓室结构，可以清晰辨识出位于面神经第二膝外侧的面隐窝。也可观察到位于面神经鼓室段和乳突段内侧的鼓室窦和下鼓室窦。as，前棘；ma，锤骨；ct，鼓索；in，砧骨；s，镫骨；fn，面神经；tf，张肌皱襞；cp，匙突；lsc，外半规管；ttc，鼓膜张肌半管；st，鼓室窦；su，岬下脚；ss，下鼓室窦；fs，面隐窝；s，镫骨；rw，圆窗；pr，鼓岬；pe，锥隆起；sty，茎突复合体

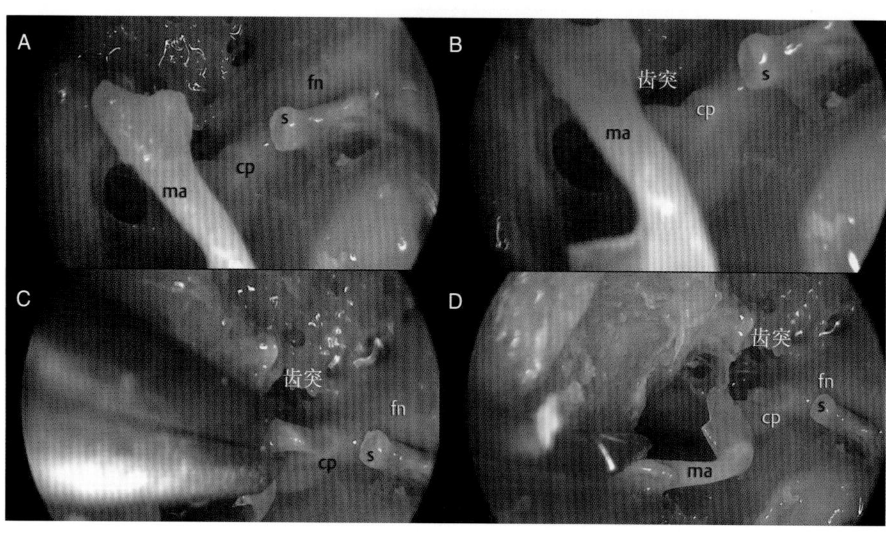

图 9.19 放大视野中匙突（A）和齿突（B）可见。剪断鼓膜张肌腱（C），用耳钳取出锤骨柄（D）。ma，锤骨；fn，面神经；cp，匙突；s，镫骨

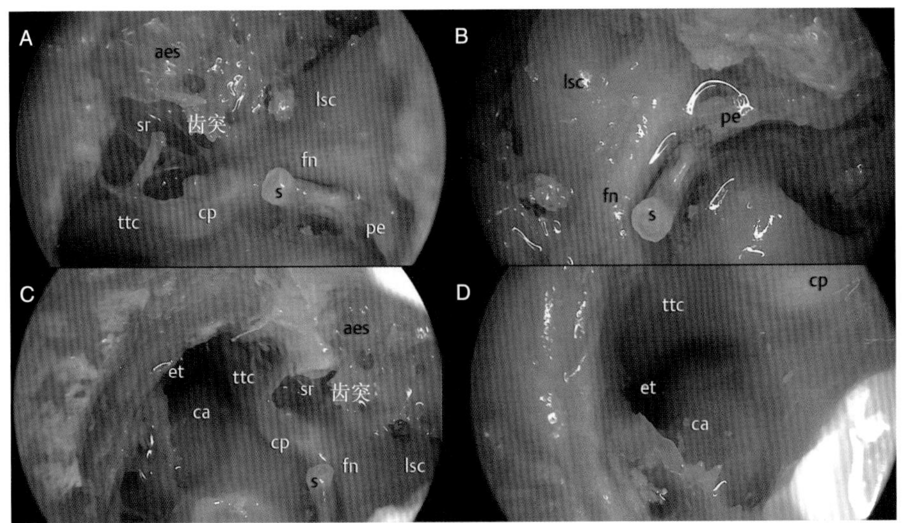

图 9.20　A. 暴露上鼓室前间隙，以及齿突、管上隐窝和鼓膜张肌半管区域。B. 45° 镜下辨识锥隆起区域，已剪断镫骨肌腱。C.45° 镜下观察前鼓室。D. 前鼓室区域放大观。注意观察颈内动脉、鼓膜张肌半管和咽鼓管鼓室开口之间的比邻关系。ca，颈内动脉；ttc，鼓膜张肌半管；et，咽鼓管；cp，匙突；aes，上鼓室前间隙；sr，管上隐窝；s，镫骨；fn，面神经；lsc，外半规管；pe，锥隆起

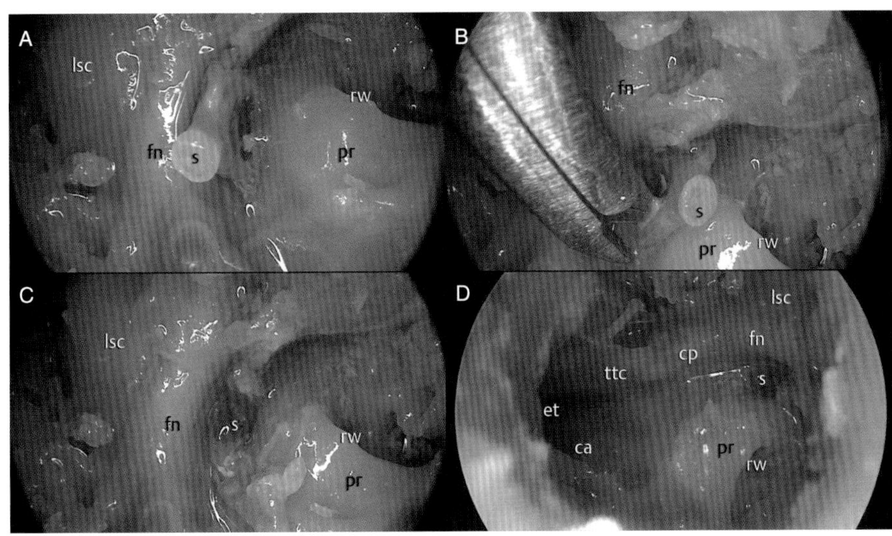

图 9.21　45° 镜下观察镫骨与其邻近的面神经和鼓岬之间的关系（A）。剪断镫骨前后弓（B），去除板上结构（C），观察镫骨足板和卵圆窗。近距离观察卵圆窗与周围结构的比邻关系（D）。ca，颈内动脉；ttc，鼓膜张肌半管；et，咽鼓管；cp，匙突；aes，上鼓室前间隙；rw，圆窗；lsc，外半规管；fn，面神经；s，镫骨；pr，鼓岬

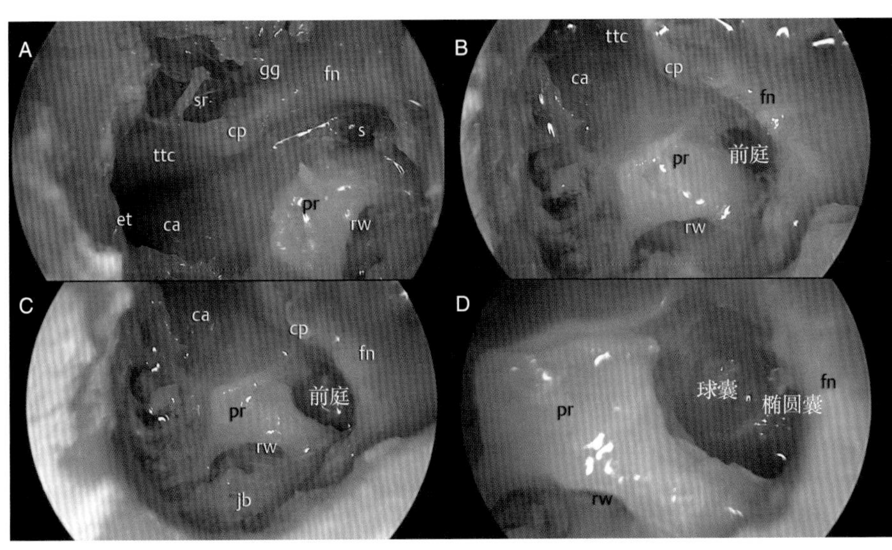

图 9.22　A. 观察镫骨及其与面神经和鼓岬之间的比邻关系。B. 去除镫骨足板可以到达内耳。C. 扩大卵圆窗，以便观察骨迷路内侧壁。D. 观察球囊和前庭区域。ca，颈内动脉；ttc，鼓膜张肌半管；et，咽鼓管；cp，匙突；aes，上鼓室前间隙；rw，圆窗；lsc，外半规管；gg，膝状神经节；sr，管上隐窝；fn，面神经；pr，鼓岬；s，镫骨；jb，颈静脉球

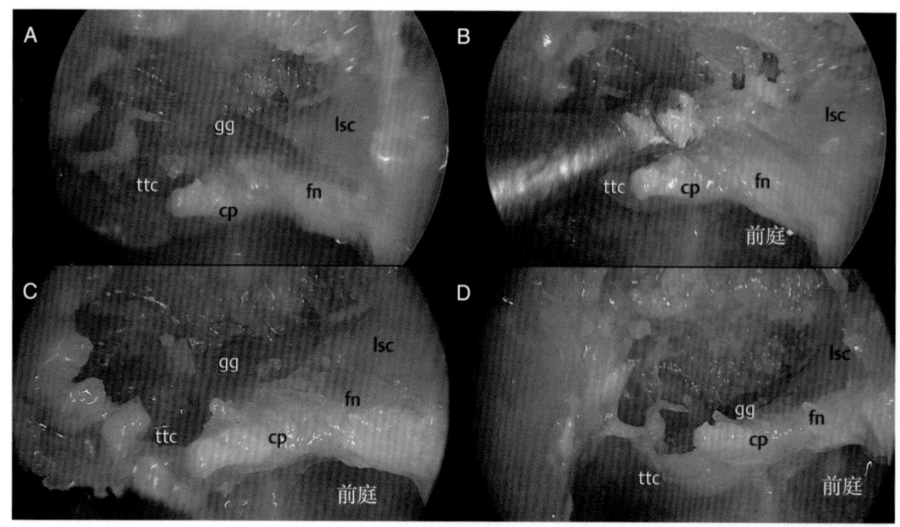

图 9.23　A. 观察上鼓室前间隙，特别是面神经的匙突前段及其与面神经、匙突和鼓膜张肌半管之间的关系。B，C. 为扩大膝状神经节区域的暴露，需用刮匙去除部分骨质。D. 近距离观察面神经及其与前庭之间的比例关系。ttc，鼓膜张肌半管；et，咽鼓管；cp，匙突；lsc，外半规管；gg，膝状神经节；fn，面神经

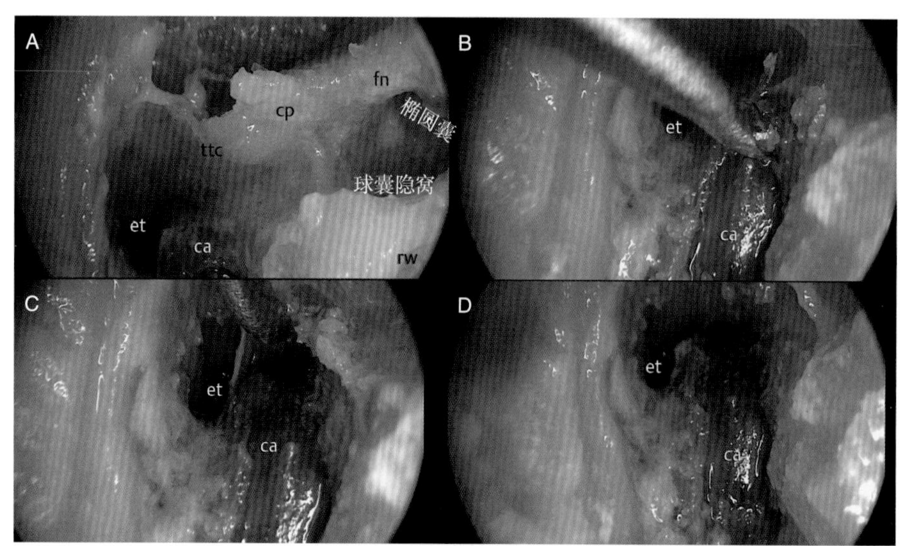

图 9.24　A. 此处可以更好地显示面神经与鼓膜张肌半管之间的关系。B，C. 用刮匙去除部分覆盖于颈内动脉表面的骨质，以便进一步暴露颈内动脉水平部。D. 再次显示颈内动脉垂直部和水平部与咽鼓管之间的关系。ca，颈内动脉；ttc，鼓膜张肌半管；et，咽鼓管；cp，匙突；fn，面神经；rw，圆窗

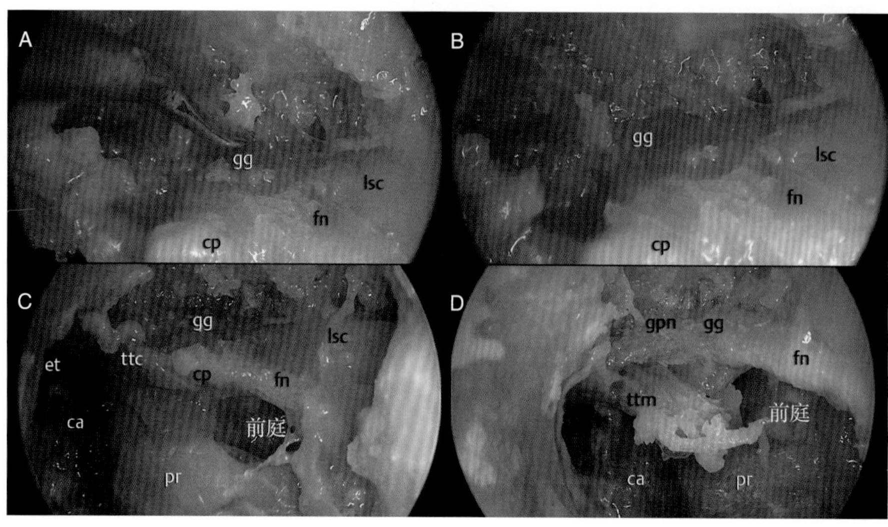

图 9.25　A，B. 在 0° 镜下暴露位于上鼓室前间隙的膝状神经节，去除齿突下方、匙突上方的骨质。C，D. 用刮匙去除匙突并前移鼓膜张肌，可以更好地到达膝状神经节区域以及自其前方分出的岩浅大神经。ca，颈内动脉；ttc，鼓膜张肌半管；et，咽鼓管；cp，匙突；lsc，外半规管；gg，膝状神经节；ttm，鼓膜张肌；gpn，岩浅大神经；fn，面神经；pr，鼓岬

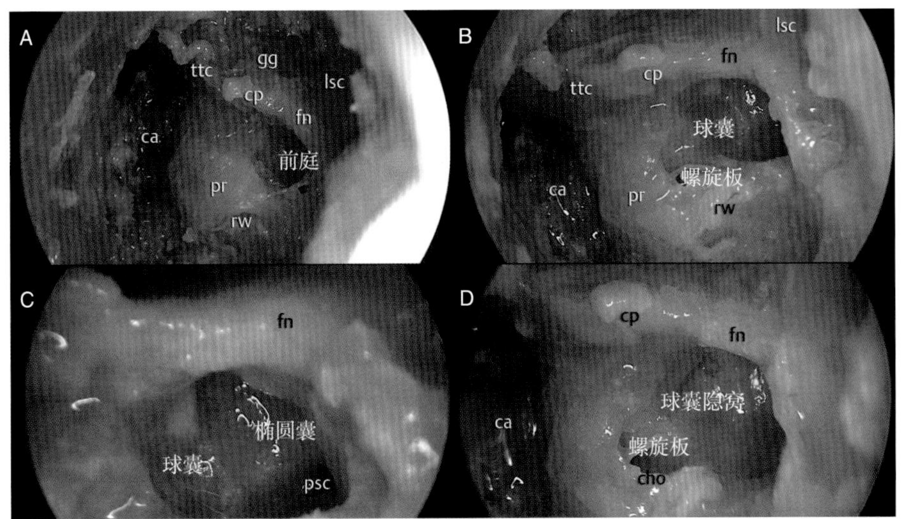

图 9.26　A，B. 继续扩大开放骨迷路。磨除鼓岬后上方的耳囊骨质，暴露出螺旋板。C. 内耳放大观显示后半规管壶腹区域。D. 进一步磨除暴露出耳蜗和球囊隐窝。球囊隐窝标志着球囊神经纤维进入骨迷路的位置。这一分隔球囊区和内耳道的解剖区域的骨质菲薄并且易碎。ca，颈内动脉；ttc，鼓膜张肌半管；et，咽鼓管；cp，匙突；lsc，外半规管；gg，膝状神经节；cho，耳蜗；pr，鼓岬；rw，圆窗；fn，面神经；psc，后半规管

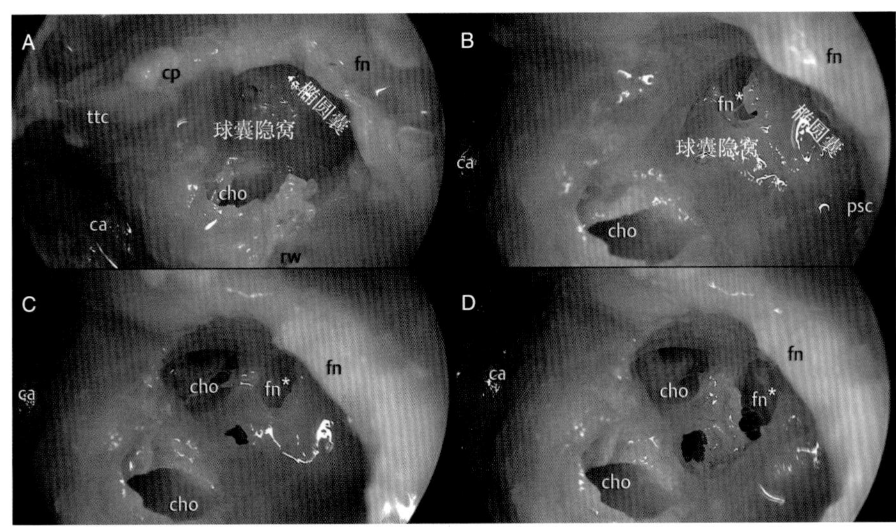

图 9.27　A，B. 去除掉球囊隐窝的菲薄骨质，即可到达内耳道，尤其是可以观察到面神经在内耳道内的走行。C，D. 进一步向下磨除可暴露耳蜗基底转，也可更好地显露蜗轴。ca，颈内动脉；ttc，鼓膜张肌半管；cp，匙突；cho，耳蜗；psc，后半规管；fn，面神经；rw，圆窗

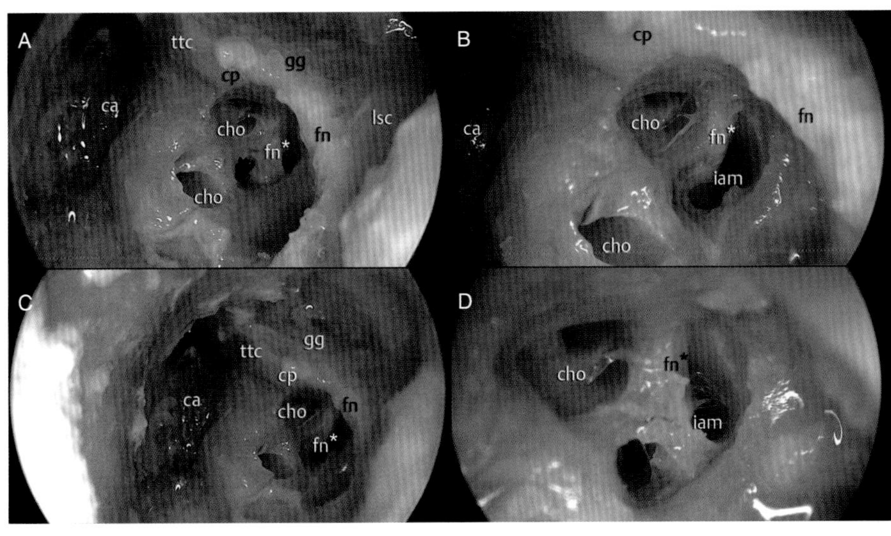

图 9.28　去除耳囊外侧壁后的术野（A）以及放大观（B）。可同时辨识出面神经鼓室段和面神经迷路段（C）。耳蜗、内耳道和面神经迷路段之间的关系（D）。ca，颈内动脉；ttc，鼓膜张肌半管；cp，匙突；lsc，外半规管；cho，耳蜗；iam，内耳道；gg，膝状神经节；fn，面神经；fn*，面神经迷路段

（汤文龙　译；张全明　杨　琼
赵　宇　审校）

参考文献

[1] Marchioni D, Alicandri-Ciufelli M, Grammatica A, et al. Lateral endoscopic approach to epitympanic diaphragm and Prussak' s space: a dissection study. Surg Radiol Anat,2010,32: 843-852
[2] Marchioni D, Molteni G, Presutti L. Endoscopic anatomy of the middle ear. Indian J Otolaryngol Head Neck Surg,2011, 63: 101-113
[3] Marchioni D, Alicandri-Ciufelli M, Mattioli F, et al. From external to internal auditory canal: surgical anatomy by an exclusive endoscopic approach. Eur Arch Otorhinolaryngol,2013,270: 1267-1275
[4] Marchioni D, Alicandri-Ciufelli M, Piccinini A, et al. Surgical anatomy of transcanal endoscopic approach to the tympanic facial nerve. Laryngoscope,2011,121: 1565-1573
[5] Marchioni D, Alicandri-Ciufelli M, Piccinini A,et al. Inferior retrotympanum revisited: an endoscopic anatomic study. Laryngoscope,2010,120: 1880-1886
[6] Marchioni D, Alicandri-Ciufelli M, Grammatica A,et al. Pyramidal eminence and subpyramidal space: an endoscopic anatomical study. Laryngoscope,2010,120: 557-564
[7] Marchioni D, Mattioli F, Alicandri-Ciufelli M, et al. Transcanal endoscopic approach to the sinus tympani: a clinical report. Otol Neurotol,2009,30: 758-765

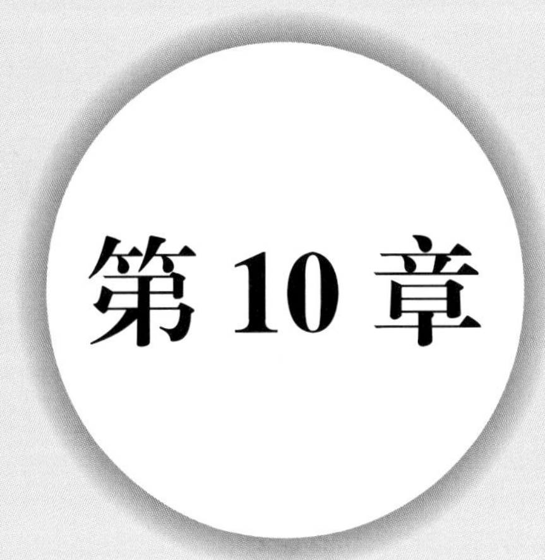

第 10 章

中耳胆脂瘤的耳内镜入路：分类和手术适应证

- 10.1 引　言
- 10.2 一般适应证
- 10.3 经耳道入路上鼓室胆脂瘤切除的目标
- 10.4 后天原发性胆脂瘤的全内镜下入路的手术适应证

10 中耳胆脂瘤的耳内镜入路：分类和手术适应证

Daniele Marchioni, Alberto Grammatica, Elisabetta Genovese, Maria Consolazione Guarnaccia, Domenico Villari, Livio Presutti

10.1 引 言

中耳胆脂瘤根据其特点可分为三类。

1. 后天原发性中耳胆脂瘤。
2. 后天继发性中耳胆脂瘤。
3. 先天性中耳胆脂瘤。

胆脂瘤的一些组织学研究表明，无论是先天性、后天原发性还是后天继发性胆脂瘤都有相似的组织学基础。胆脂瘤是由包着角化上皮碎屑的角化鳞状上皮（基质）和皮下结缔组织所构成的囊性结构。胆脂瘤的发病机制至今仍未完全明确。近来基于内镜技术的一些研究提出了起源于上鼓室区域的后天原发性胆脂瘤的新的发病机制假说。

10.1.1 后天原发性胆脂瘤

后天原发性胆脂瘤可以分为两个亚型。

· 上鼓室胆脂瘤（最常见的类型）

上鼓室胆脂瘤源于松弛部的进行性内陷到对应的上鼓室区域，发生机制是局限性的上鼓室通气功能障碍，而中鼓室的通气功能和鼓膜紧张部都是正常的（图 10.1）[1-4]。

· 中鼓室胆脂瘤

中鼓室胆脂瘤源于鼓膜紧张部向中鼓室内陷，通常是由咽鼓管功能障碍导致（一些病例整个鼓膜紧张部内陷都非常明显，也可能同时合并有鼓膜松弛部的内陷；图 10.2，图 10.3）；它也可以由继发于中耳炎的瘢痕组织所引起（造成了黏膜皱襞）；这些皱襞阻碍了中鼓室正常通气通道。临床表现为局限性的鼓膜紧张部内陷，特别是在后鼓室和下鼓室区域（图 10.4， 图 10.5）[5-7]。

10.1.2 后天继发性胆脂瘤

后天继发性胆脂瘤是在早期中耳炎遗留的鼓膜穿孔的基础上形成的。鼓膜穿孔（多数）是边缘性的，有时可累及鼓环[8]。这种情况使得皮肤更易移行至中耳，逐渐形成了胆脂瘤的基质（图 10.6， 图 10.7）。

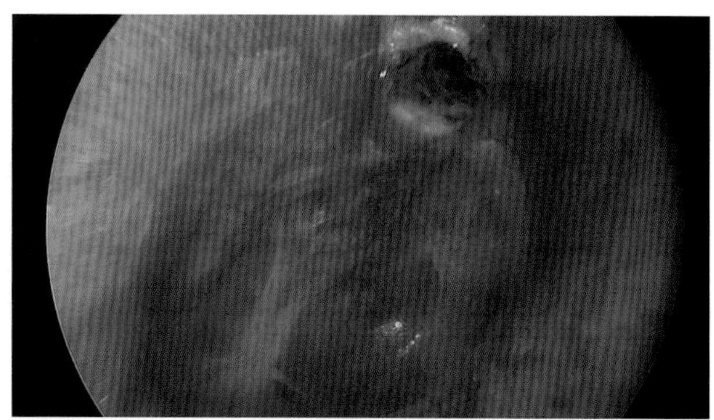

图 10.1 右耳上鼓室胆脂瘤；内镜观

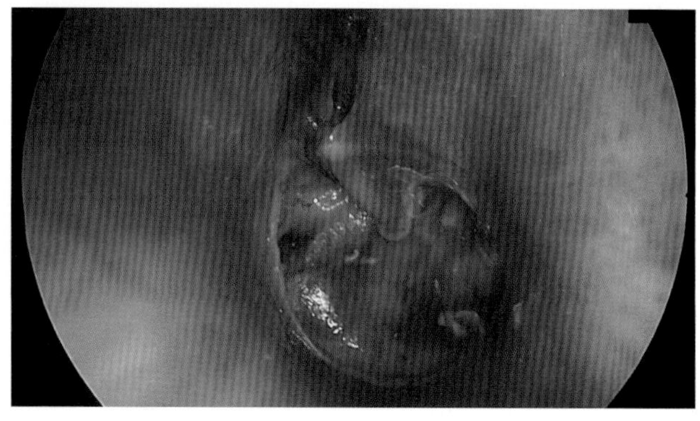

图 10.2 左耳后天原发性胆脂瘤。咽鼓管功能不良患者的中鼓室胆脂瘤

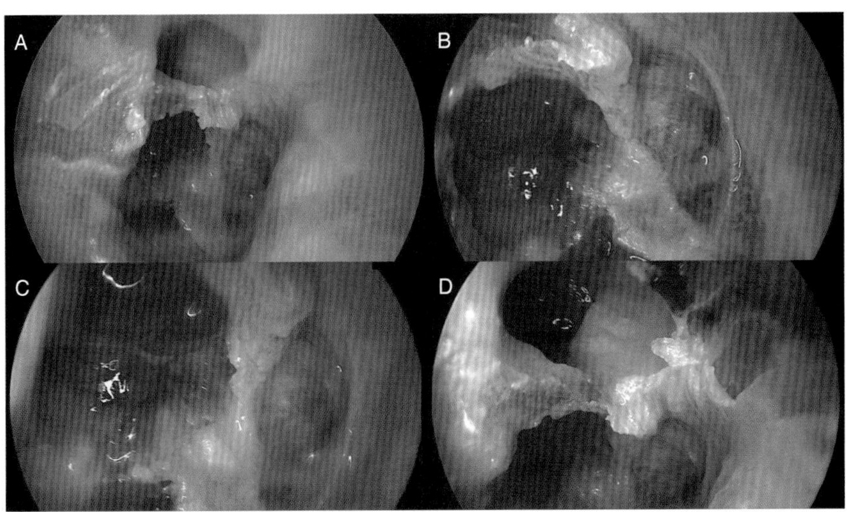

图 10.3　右耳后天原发性胆脂瘤。全局观（A）；咽鼓管功能不良患者的中鼓室胆脂瘤侵犯后鼓室（B）；后鼓室受侵的内镜抵近观察（C），上鼓室受侵（D）

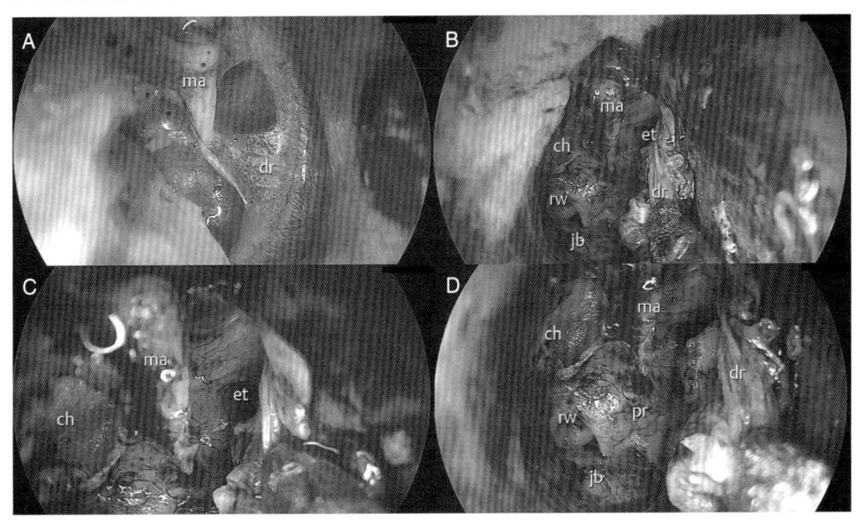

图 10.4　右耳。A. 中鼓室胆脂瘤合并后鼓室局限性鼓膜紧张部内陷（橘色箭头）。B. 内镜下经耳道入路：制作耳道鼓膜瓣，进入鼓室腔。C. 显示咽鼓管，前鼓室黏膜通气良好。D. 胆脂瘤的内陷囊袋侵犯了卵圆窗和后鼓室。ma，锤骨；ch，胆脂瘤；rw，圆窗；jb，颈静脉球瘤；et，咽鼓管；dr，鼓膜；pr，鼓岬

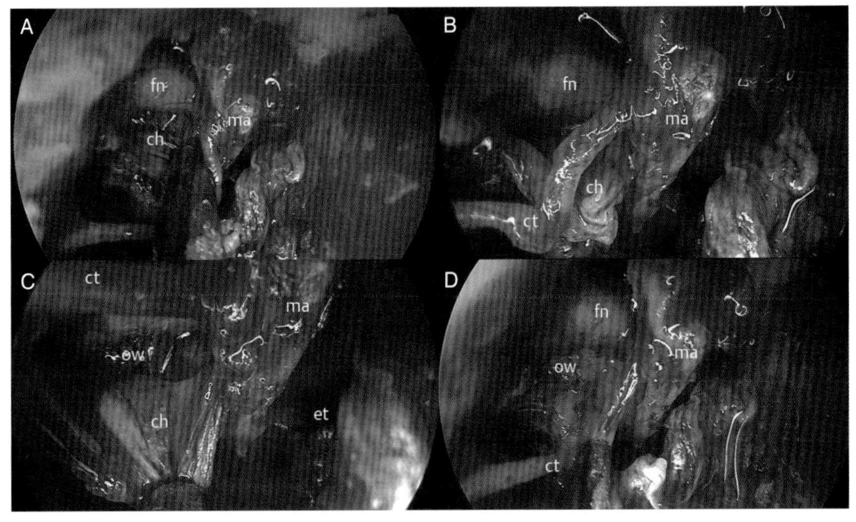

图 10.5　右耳，中鼓室胆脂瘤。A，B. 内镜下使用吸引器从面神经上去除了胆脂瘤囊袋的上极。C，D. 内镜下放大显示胆脂瘤囊袋，已从后鼓室中清除病变组织。ma，锤骨；ch，胆脂瘤；ow，卵圆窗；et，咽鼓管；ct，鼓索神经；fn，面神经

10.1.3 先天性胆脂瘤

先天性胆脂瘤的病因至今仍存在争议，但是上皮残留学说是最被广泛接受的。在完整鼓膜的内侧可见先天性的珍珠白色的肿块，鼓膜具有正常的紧张部和松弛部。患者没有耳漏、鼓膜穿孔或耳部手术史[9-11]。

10.2 一般适应证

10.2.1 适应证和禁忌证

经耳道入路全内镜手术适应证[12-15]（图 10.8）

· 侵及鼓室的后天原发性或继发性胆脂瘤（中鼓室及上鼓室区域），未累及鼓窦或乳突气房（图 10.9~10.16；视频 10.1）。

· 上鼓室胆脂瘤未累及鼓窦或乳突气房。

· 后鼓室胆脂瘤，和(或)前鼓室胆脂瘤，和(或)下鼓室胆脂瘤，未累及鼓窦或乳突气房。

· 局限性和进行性的鼓膜上鼓室内陷

· 局限性的紧张部内陷

· 先天性胆脂瘤侵犯上鼓室和中鼓室，未累及鼓窦或乳突气房。

见图 10.17~10.24；见视频 10.2。

禁忌证

· 乳突胆脂瘤。

· 外半规管瘘。

· 硬脑膜瘘或裂隙。

· 外耳道狭小。

内镜经耳道入路为整个鼓室腔和盲区提供了良好的视野(后鼓室、下鼓室和前鼓室；图 10.25)[16-19]，该技术受限于外耳道的解剖条件（外耳道应足够宽且无狭窄截面；图 10.26）。对于局限在鼓室腔的先天性胆脂瘤，合并局限性紧张部内陷的中鼓室后天原发性胆脂瘤，以及局限在中耳腔的后天继发性胆脂瘤的病例来说，经耳道内镜入路都可作

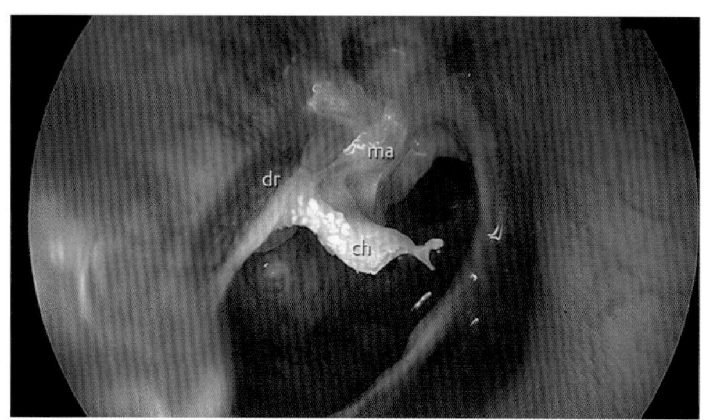

图 10.6 右耳。后天继发性胆脂瘤。ch，胆脂瘤；dr，鼓膜；ma，锤骨

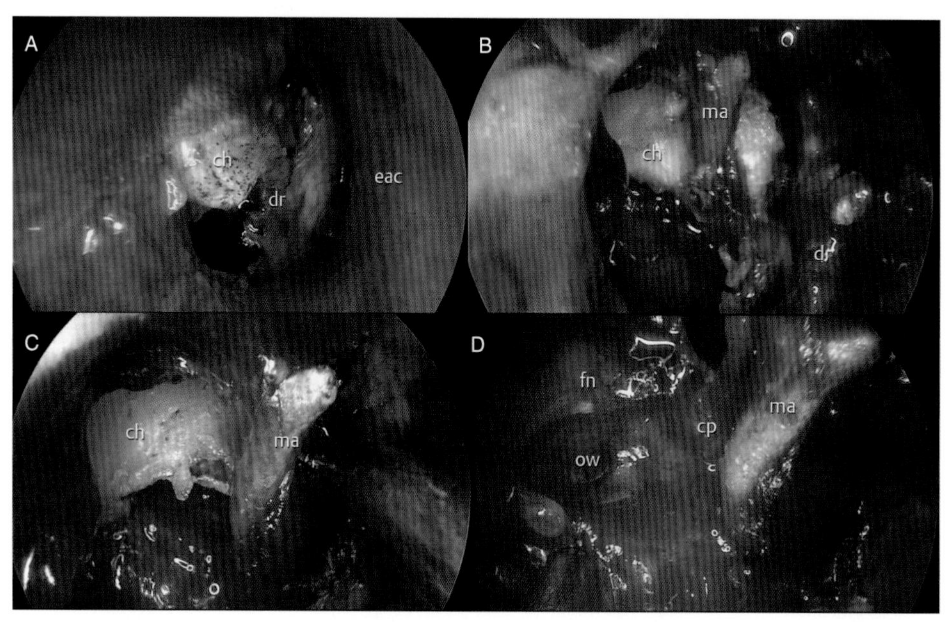

图 10.7 右耳。后天继发性胆脂瘤，行内镜下经耳道入路。A. 术前鼓膜像。B，C. 翻起耳道鼓膜瓣，内镜下可见胆脂瘤基质浸润性生长。D. 从鼓室腔中去除胆脂瘤后的卵圆窗。ma，锤骨；ch，胆脂瘤；ow，卵圆窗；fn，面神经；cp，匙突；dr，鼓膜；eac，外耳道

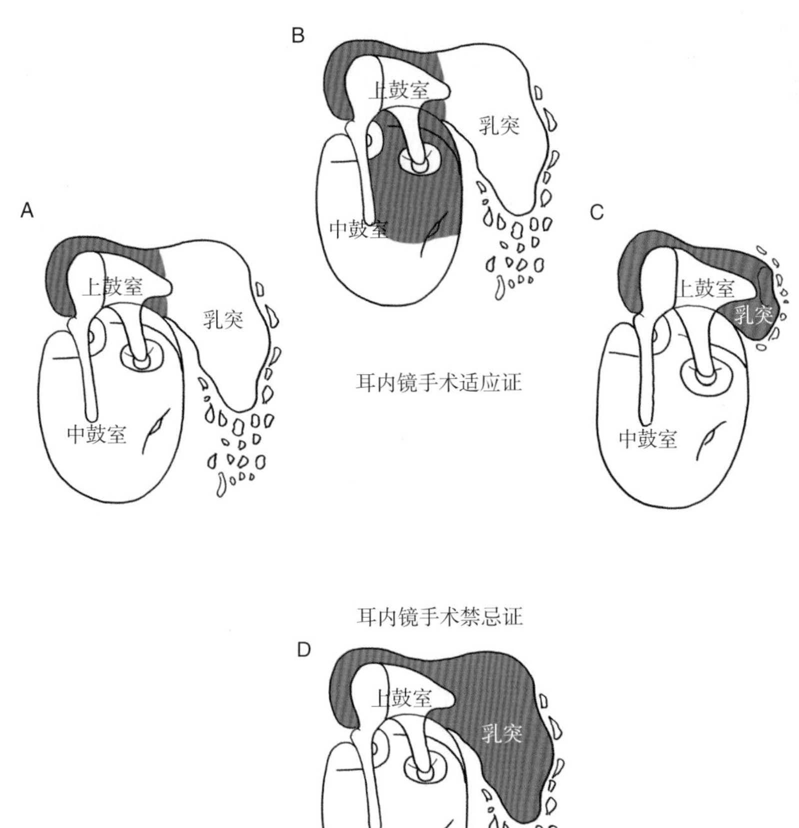

图 10.8 基于病变所累及的部位，内镜下耳科手术适应证的示意图。红色区域表示病变进入鼓室腔的延伸程度。A. 局限性上鼓室胆脂瘤。B. 胆脂瘤进入鼓室腔但乳突未受侵。C. 气化不良，小乳突的患者出现上鼓室胆脂瘤侵犯鼓窦及鼓窦周围气房（这种情况下适合经耳道内镜开放入路进行手术）D. 禁忌证：胆脂瘤侵犯乳突气房（这种情况需要显微镜下手术入路）

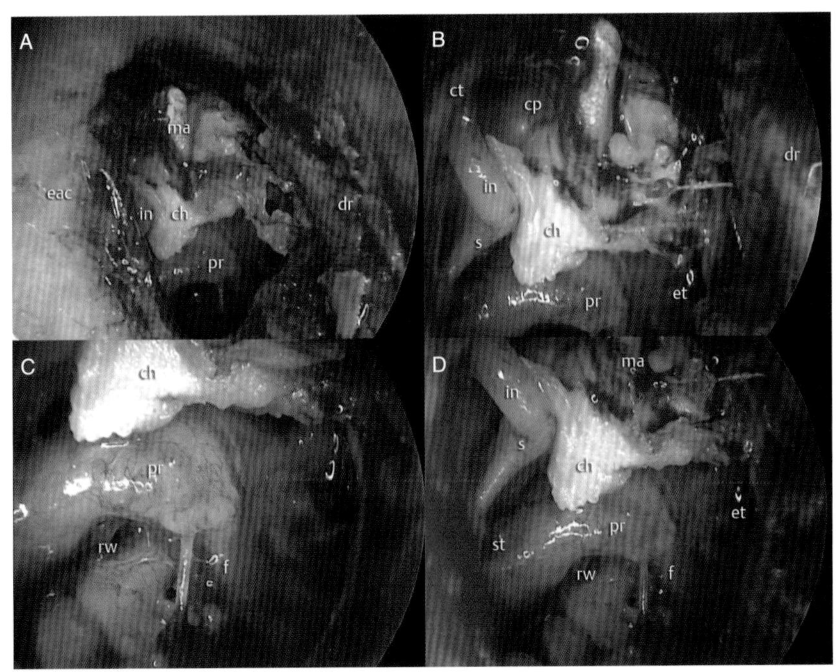

图 10.9 后天继发性胆脂瘤侵犯鼓室腔，但乳突气房未受侵。内镜下经耳道入路。右耳。A. 耳道鼓膜皮瓣。 B~D. 在内镜下暴露鼓室内的胆脂瘤、咽鼓管、圆窗和鼓峡。 ma， 锤骨；ch， 胆脂瘤；rw， 圆窗；cp，匙突；dr， 鼓膜；eac，外耳道；in， 砧骨；et， 咽鼓管；pr， 鼓岬；st， 鼓室窦；ct， 鼓索神经；s， 镫骨；f， 岬末脚

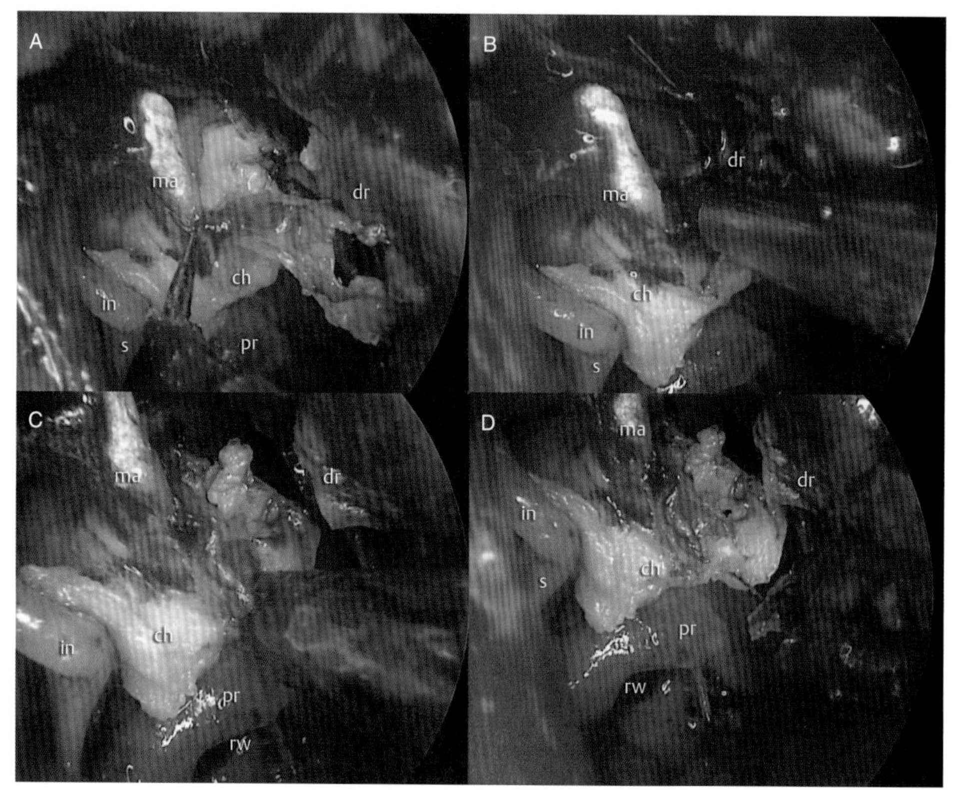

图 10.10　后天继发性胆脂瘤侵犯鼓室腔，但乳突未受侵。内镜下经耳道入路。右耳。使用分子共振刀（Vesalius），在内镜下将胆脂瘤从锤骨的内侧表面分离 。ma，锤骨；ch，胆脂瘤；rw，圆窗；dr，鼓膜，in，砧骨；pr，鼓岬；s，镫骨

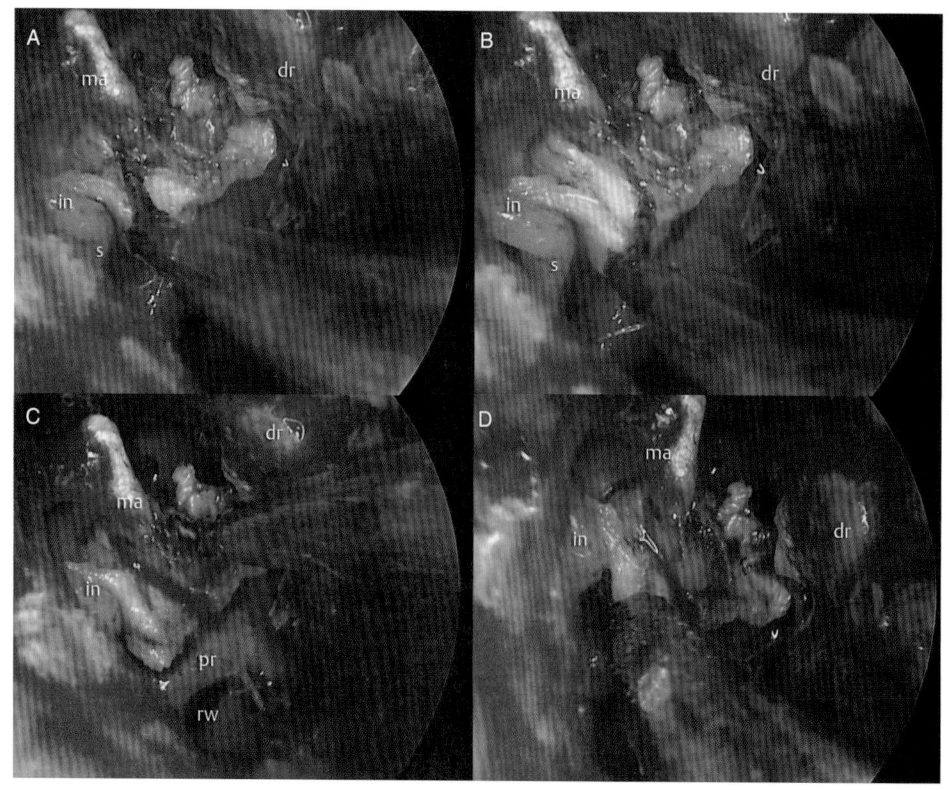

图10.11　后天继发性胆脂瘤侵犯鼓室腔，但乳突未受侵。内镜下经耳道入路。右耳。A，B. 使用分子共振刀切除胆脂瘤的基质。C，D. 使用吸引器逐步地将胆脂瘤从听骨由上向下分离。ma，锤骨；rw，圆窗；dr，鼓膜；in，砧骨；pr，鼓岬；s，镫骨

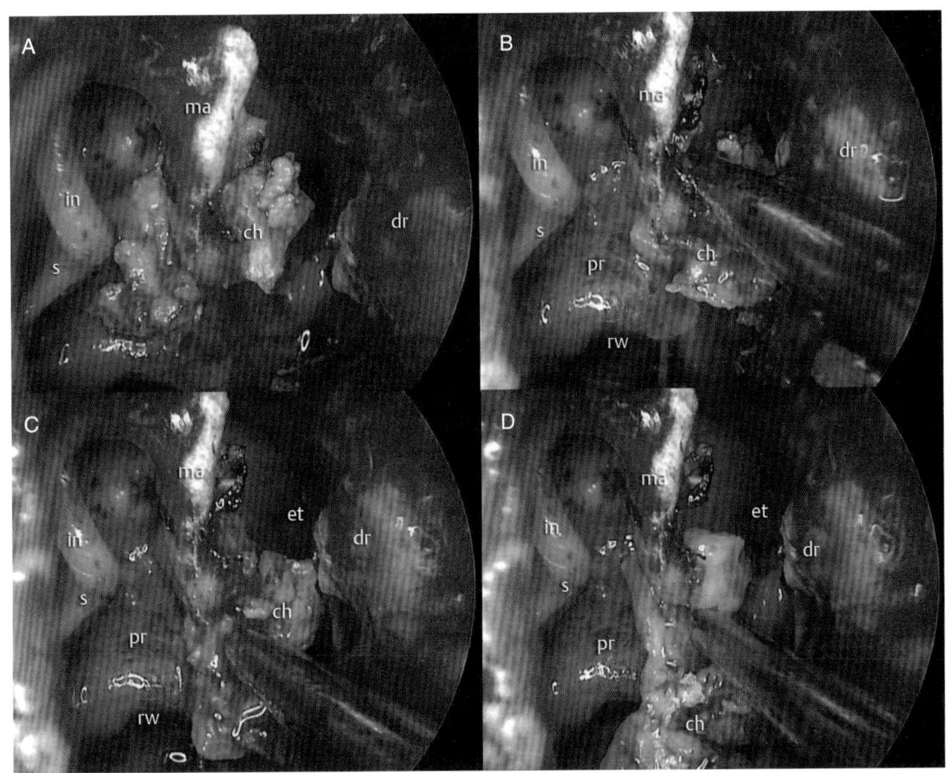

图 10.12　后天继发性胆脂瘤侵犯鼓室腔，但乳突未受侵。内镜下经耳道入路。右耳。A. 沿胆脂瘤的所有边界进行分离。B~D. 使用吸引器将胆脂瘤囊袋向下牵拉。锤骨；rw，圆窗；dr，鼓膜；in，砧骨；pr，鼓岬；s，镫骨；et，咽鼓管；ch，胆脂瘤

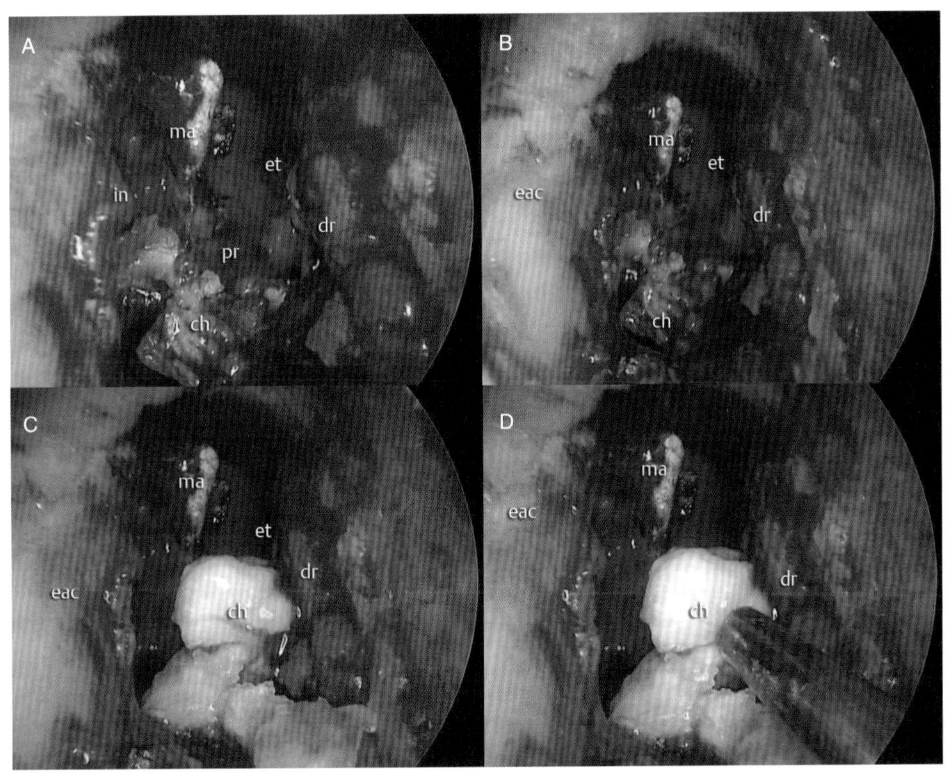

图 10.13　后天继发性胆脂瘤侵犯鼓室腔，但乳突未受侵。内镜下经耳道入路。右耳。A~C. 整块切除胆脂瘤囊袋并将其向下拉出到外耳道。D. 使用吸引器去除病变组织 . ma，锤骨；dr，鼓膜；in，砧骨；pr，鼓岬；et，咽鼓管；ch，胆脂瘤；eac，外耳道

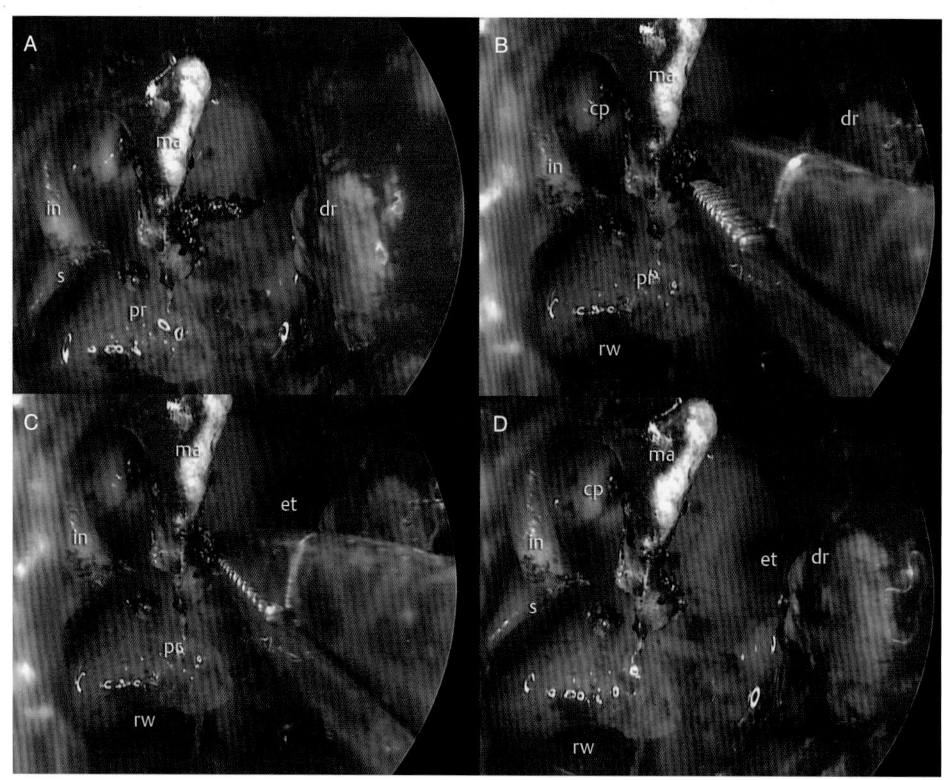

图 10.14 后天继发性胆脂瘤侵犯鼓室腔，但乳突未受侵。内镜下经耳道入路。右耳。A. 肉芽组织附着于锤骨柄。B，C. 使用微型剪去除肉芽组织。D. 听骨链已无病变。ma，锤骨；dr，鼓膜；in，砧骨；pr，鼓岬；et，咽鼓管；cp，匙突；s，镫骨；rw，圆窗

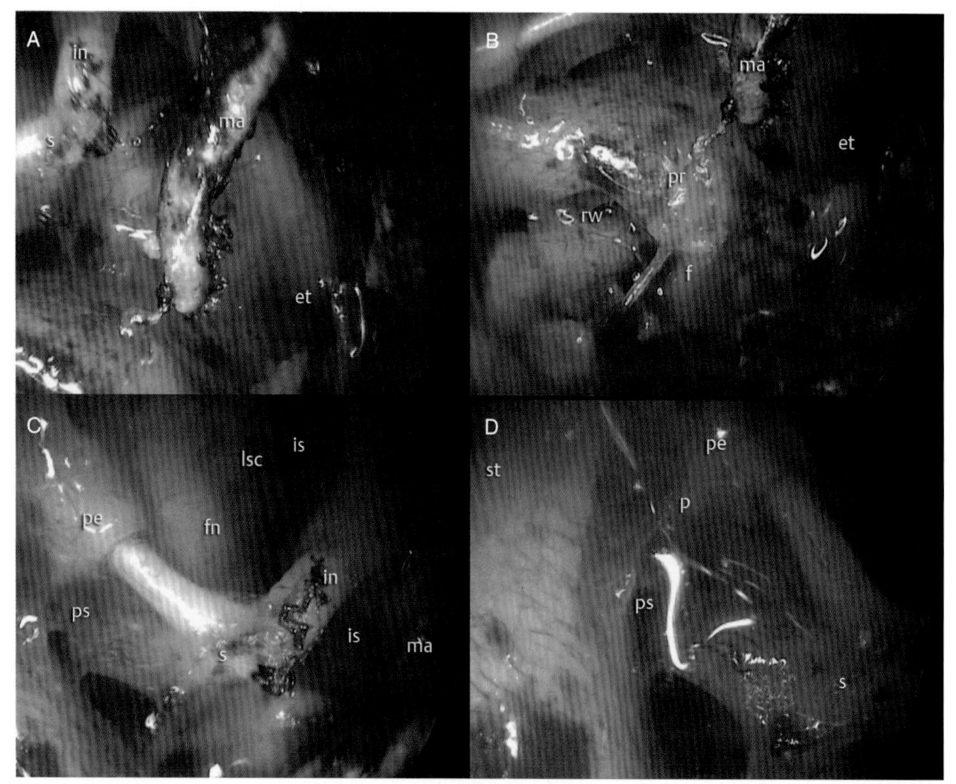

图 10.15 后天继发性胆脂瘤侵犯鼓室腔，但乳突未受侵。内镜下经耳道入路。右耳。使用 45° 内镜检查鼓室腔有无残留病变。A. 前鼓室的内镜观。B. 圆窗龛的内镜观。C，D. 后鼓室和鼓峡的内镜观 . ma，锤骨，in，砧骨；pr，鼓岬；et，咽鼓管 s，镫骨；rw，圆窗；f，岬末脚；st，鼓室窦，ps，后鼓室窦；p，岬小桥；pe，锥隆起，fn，面神经；lsc，外半规管；is，鼓峡

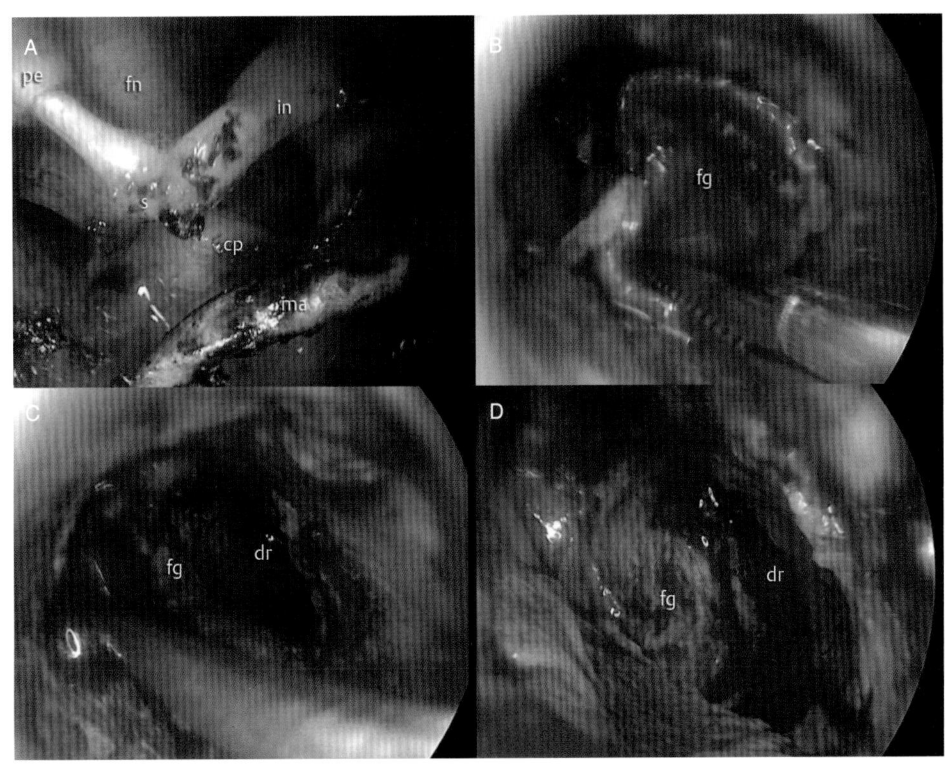

图 10.16　后天继发性胆脂瘤侵犯鼓室腔，但乳突未受侵。内镜下经耳道入路。右耳。A. 鼓室腔的术后观。B~D. 使用颞肌筋膜内置法修补鼓膜 . dr，鼓膜；fg，颞肌筋膜；ma，锤骨；in，砧骨；cp，匙突；fn，面神经；pe，锥隆起

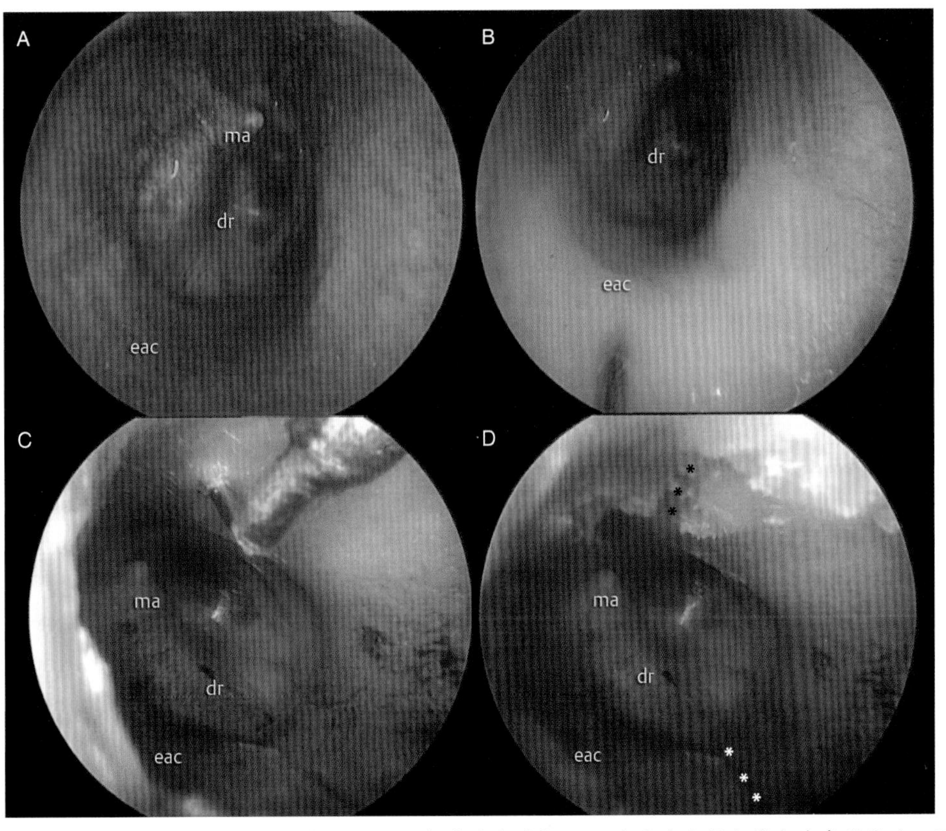

图 10.17　右耳先天性胆脂瘤。内镜下经耳道入路。A. 术前的鼓膜像。B. 外耳道注射含肾上腺素的溶液。C，D. 分别在外耳道 7 点和 2 点的方向行两个切口（*）。dr，鼓膜；ma，锤骨；eac，外耳道

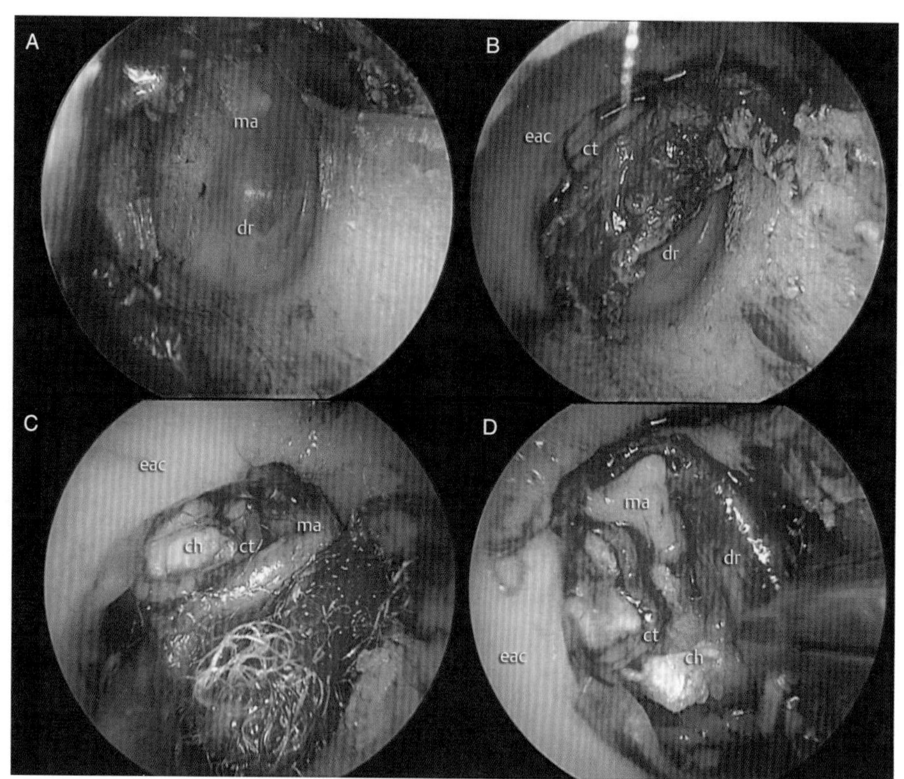

图 10.18 右耳先天性胆脂瘤。内镜下经耳道入路。A. 用环切刀环形切开。B. 掀开耳道鼓膜瓣；掀开鼓环后可见鼓索神经。C，D. 鼓膜向前向下掀开，将胆脂瘤囊袋从鼓膜内侧面上分离下来。dr，鼓膜；ma，锤骨；eac，外耳道；ch，胆脂瘤；ct，鼓索神经

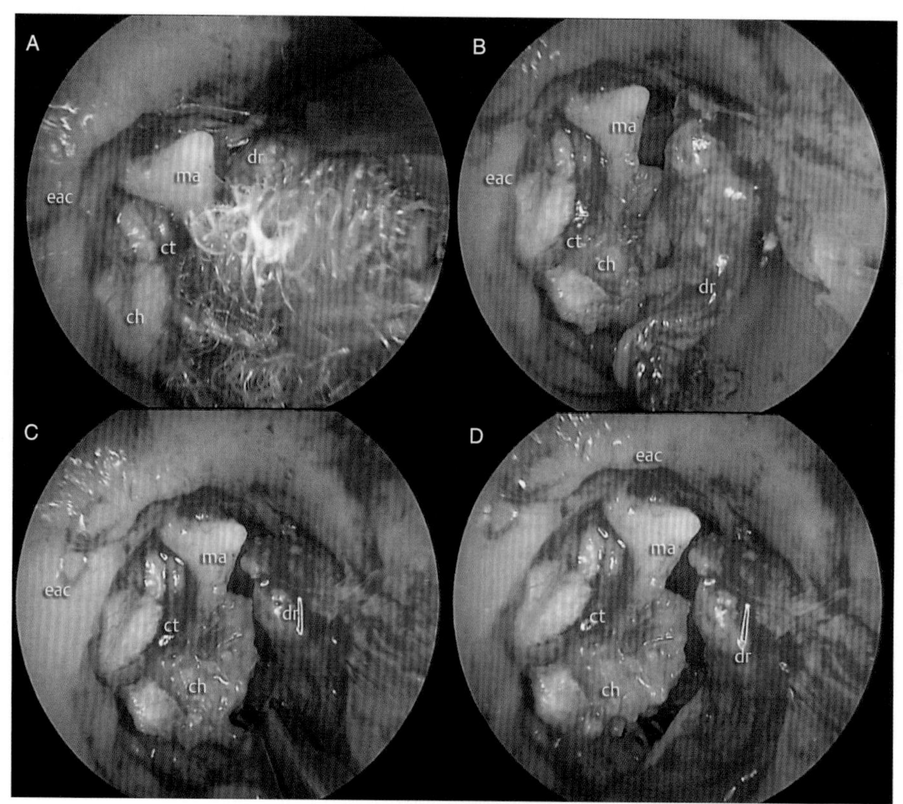

图 10.19 右耳先天性胆脂瘤。内镜下经耳道入路。将鼓膜从锤骨上分离并放在前方以提供一个进入鼓室的宽敞空间。胆脂瘤完全暴露，其基质位于听骨链的内侧，卵圆窗受累。dr，鼓膜；ma，锤骨；eac，外耳道；ch，胆脂瘤；ct，鼓索神经

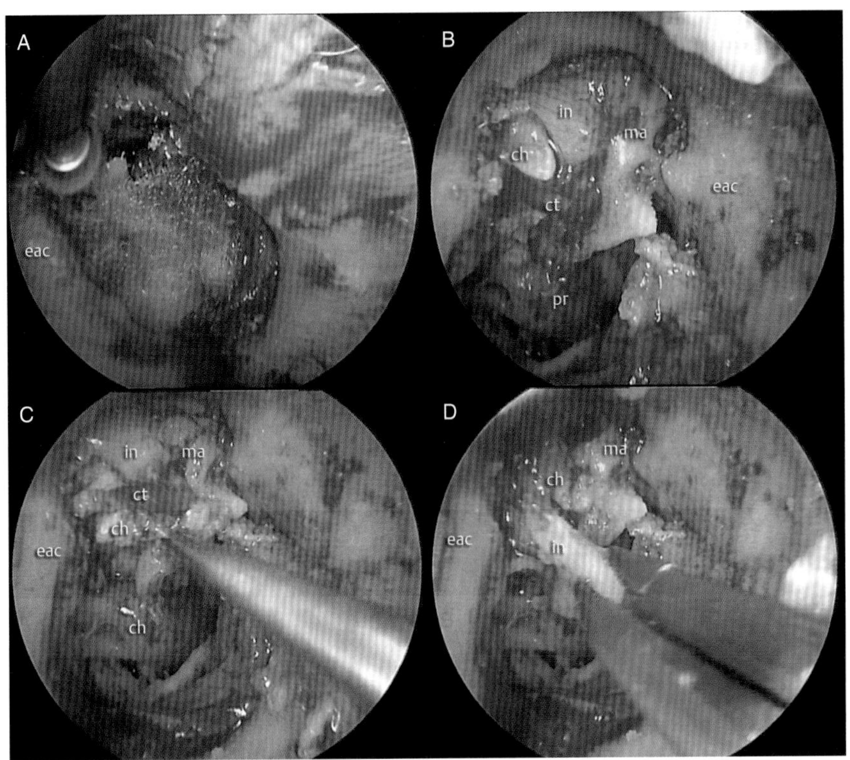

图 10.20　右耳先天性胆脂瘤。内镜下经耳道入路。A. 使用电钻去除部分盾板。B. 砧骨可见破坏；胆脂瘤囊袋位于听骨链内侧面，向上侵犯了上鼓室。C，D. 取出砧骨以直接暴露胆脂瘤囊袋。ma，锤骨；eac，外耳道；ch，胆脂瘤；ct，鼓索神经；in，砧骨；pr，鼓岬

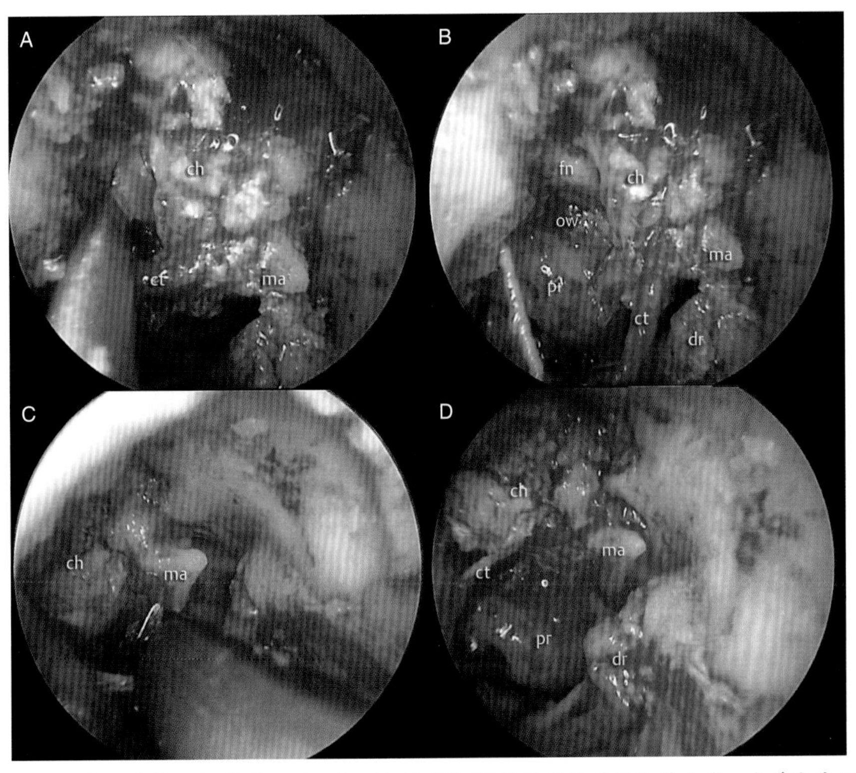

图 10.21　右耳先天性胆脂瘤。内镜下经耳道入路。A，B. 暴露胆脂瘤的后界并沿边界分离；向前分离胆脂瘤囊袋，将胆脂瘤基质从面神经鼓室段的表面和卵圆窗上小心剥除。C，D. 去除锤骨头。ma，锤骨；ch，胆脂瘤；ct，鼓索神经；pr，鼓岬，dr，鼓膜；fn，面神经；ow，卵圆窗

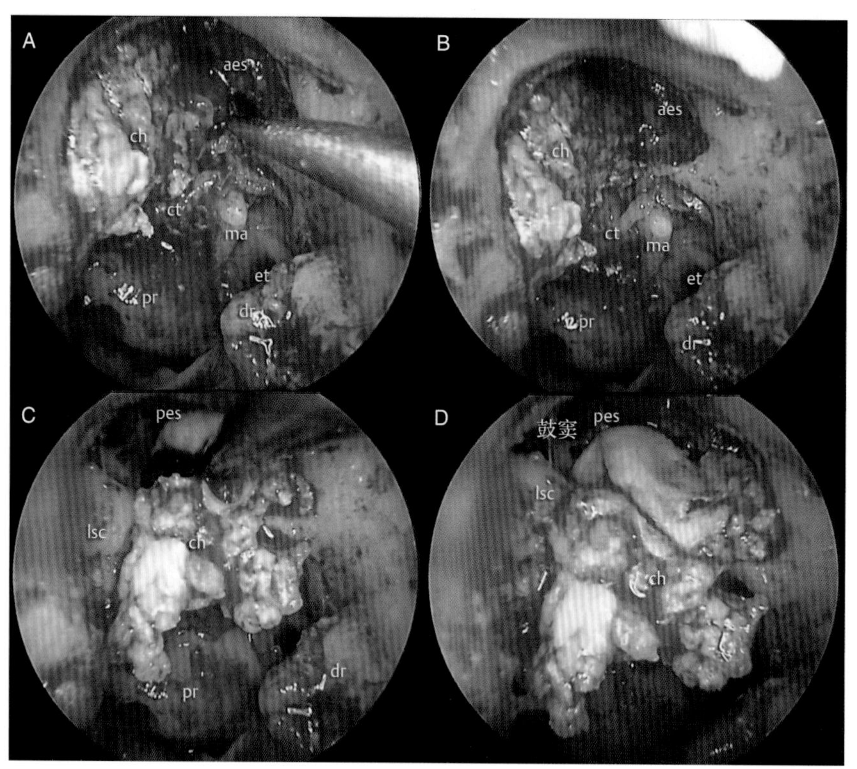

图 10.22　右耳先天性胆脂瘤。内镜下经耳道入路。A，B. 小心地将胆脂瘤的前缘从上鼓室前方的骨壁上剥离下来。C，D. 使用剥离子从鼓窦中将胆脂瘤囊袋剥离出来，并将胆脂瘤向下方牵拉。ma， 锤骨；ch，胆脂瘤；ct， 鼓索神经；pr， 鼓岬，dr， 鼓膜；et， 咽鼓管；lsc， 外半规管；pes， 上鼓室后间隙；aes， 上鼓室前间隙

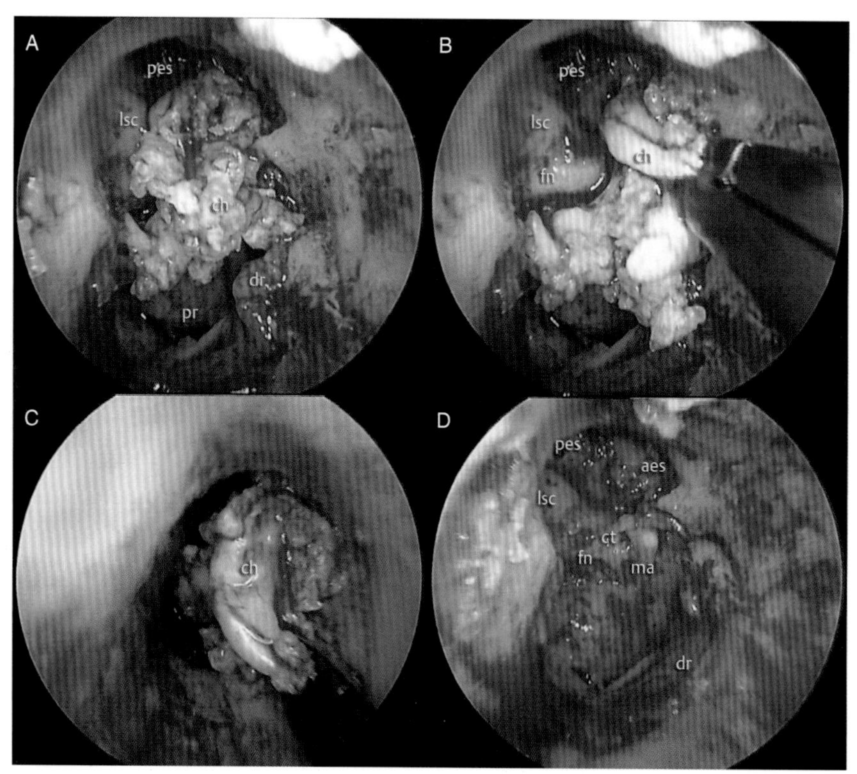

图 10.23　右耳先天性胆脂瘤。内镜下经耳道入路。A，B. 游离并切除全部胆脂瘤组织。C. 从鼓室中整块切除胆脂瘤。D. 鼓室腔的术后观。ma， 锤骨；ch，胆脂瘤；ct，鼓索神经；pr，鼓岬，dr，鼓膜；lsc，外半规管；pes，上鼓室后间隙；aes，上鼓室前间隙；fn， 面神经

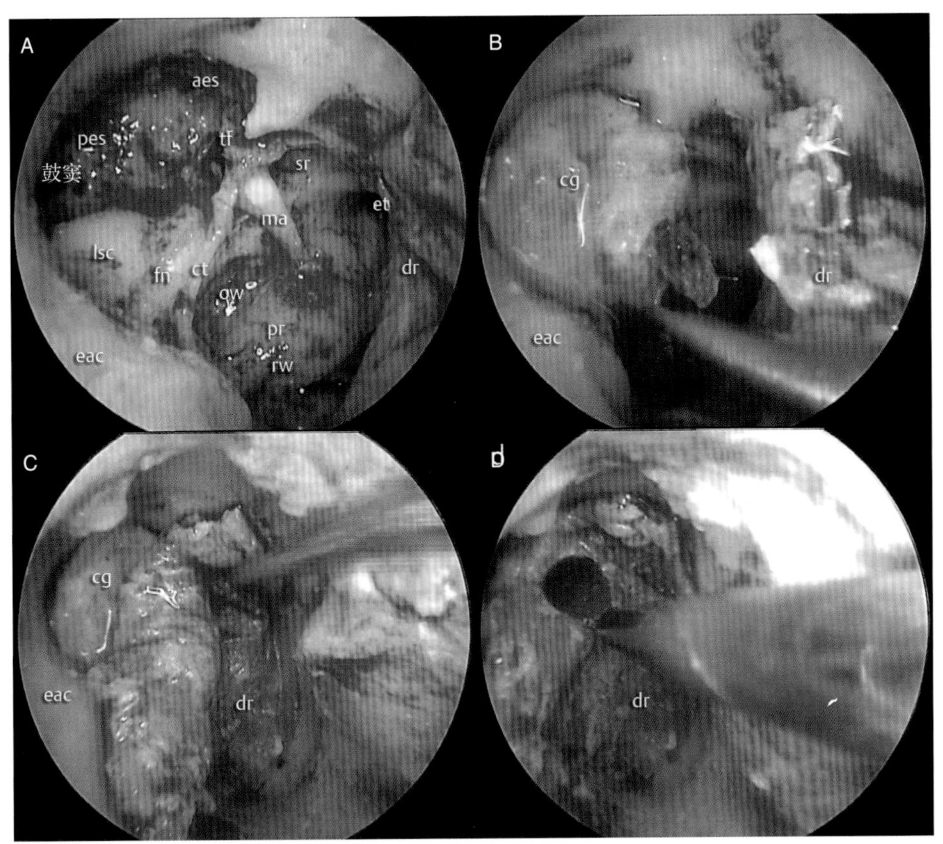

图 10.24　右耳先天性胆脂瘤。内镜下经耳道入路。A，B. 使用软骨移植物重建上鼓室外侧壁（盾板）。C，D. 复位耳道鼓膜瓣覆盖软骨及外耳道。此病例需要在术后一年行Ⅱ期听骨链重建术。ma，锤骨，ct，鼓索神经；pr，鼓岬，dr，鼓膜；lsc，外半规管；pes，上鼓室后间隙；aes，上鼓室前间隙；fn，面神经；rw，圆窗；ow，卵圆窗；cg，软骨移植物；et，咽鼓管；tf，鼓膜张肌皱襞；sr，管上隐窝；eac，外耳道

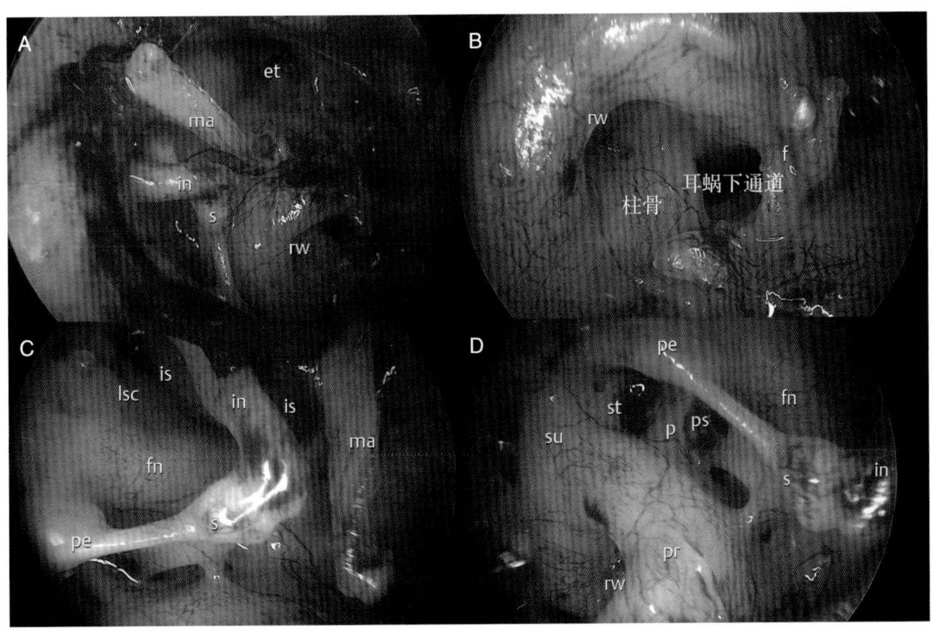

图 10.25　右耳。A. 掀开耳道鼓膜瓣后的鼓室腔整体内镜观。B. 内镜下抵近显示圆窗龛；可见圆窗膜及耳蜗下通道。C. 鼓峡及面神经的内镜观。D. 内镜下抵近显示后鼓室。ma，锤骨，in，砧骨；s，镫骨；pr，鼓岬；lsc，外半规管；fn，面神经；rw，圆窗；et，咽鼓管；f，岬末脚；st，鼓室窦；pe，锥隆起；su，岬下脚；p，岬小桥；ps，后鼓室窦；is，鼓峡

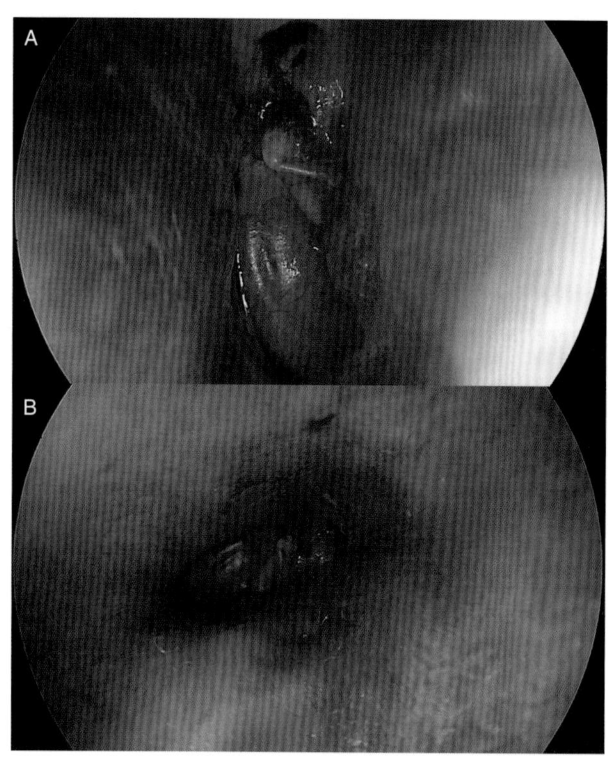

图 10.26　左耳。上鼓室胆脂瘤患者术前经耳道的内镜评估（A）可见患者外耳道窄（B）这种解剖条件是内镜下经耳道入路的相对禁忌证

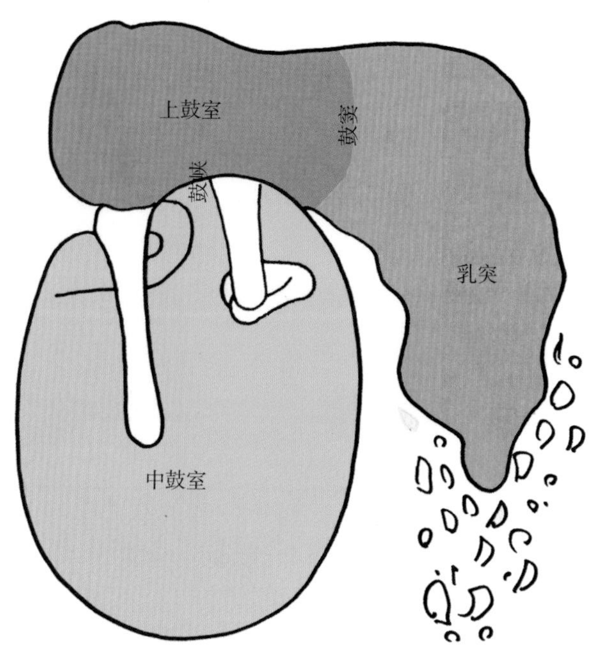

图 10.27　图为中耳各区域架构的示意图。中鼓室（绿色）通过鼓峡与上鼓室（紫色）相连；上鼓室通过鼓窦乳突区域（橘色）与乳突气房系统相连

为首选。这些适应证可以通过内镜下经耳道入路微创的操作彻底清除病灶，直达病灶，避免进行乳突切除。

由于咽鼓管通气障碍而造成的中鼓室后天原发性胆脂瘤是经耳道内镜入路的相对禁忌证。

10.2.2　上鼓室胆脂瘤

对于这种类型的胆脂瘤要特别注意，这也是最常见的类型之一（占病例数的 14%~25%）。上鼓室胆脂瘤是经耳道内镜入路手术最主要的适应证，因为经耳道入路可以彻底清除胆脂瘤的基质，同时还可还原中耳的生理解剖，从根本上预防了胆脂瘤的远期复发。

内镜下经耳道入路的解剖和生理学考量

在病理生理学方面，中耳应该被看作是三个独立但又彼此连接的空间（图 10.27）[20–22]。

1. 中鼓室部：包括中鼓室、后鼓室、前鼓室和下鼓室。

2. 上鼓室部：包括上鼓室的前部和后部，及其外侧和内侧的空间。

3. 乳突鼓窦部。

中鼓室部和上鼓室部之间是通过鼓峡连接的（位于前方的匙突和后方的砧骨后韧带之间）[23–25]。鼓峡是一个独特的解剖空间，它保证了中鼓室部和上鼓室部之间的安全通气通道，使空气从位于前鼓室的咽鼓管可以输送到上鼓室 - 乳突部。另外，鼓室隔的存在使得上鼓室与中鼓室分开并保持独立的空间。鼓室隔由三个锤骨韧带组成（前、后、外侧），砧骨后皱襞、鼓膜张肌皱襞及连接砧骨和锤骨的砧锤外侧皱襞（见第 4 章解剖和第 5 章生理相关内容）所组成 [26–27]。

在解剖上，上鼓室隔将上鼓室分为两个腔隙：一个是上部空间（上单位），大而宽，分为前上鼓室和后上鼓室，下界限是锤砧外侧韧带和锤骨外侧韧带；另一个是下部空间（下单位），小而窄，为 Prussak 间隙 [26]。Prussak 间隙的外侧是 Shrapnell 膜，其内侧下方是锤骨颈和锤骨短突；上方是锤骨外侧韧带（自锤骨颈部至盾板之间延续形成 Prussak 间隙的顶）；前方是锤前韧带，后方开口位于后下方的 von Tröltsch 间隙（主要的通气通道），同时提供了中鼓室与此间隙的交通。

von Tröltsch 间隙表现为一个缝隙样的形态，它的外侧是鼓膜的紧张部和松弛部，内侧是起源于锤骨颈后方和锤骨上方并向后连接于鼓室后棘的锤骨后韧带此间隙向后方和下方发展，开口于中鼓室的上部，因此 Prussak 间隙通过此与中鼓室引流交通[28–30]。

上单位和下单位是分开的，上单位从上方的鼓室顶壁向下至锤砧外侧韧带，形成了临床上非常重要的上鼓室空间。在这个空间内有锤砧关节和上鼓室前、后间隙。锤骨外侧韧带和锤砧外侧韧带为后上鼓室的底部，鼓膜张肌皱襞为前上鼓室的底部。

鼓膜张肌皱襞位于锤骨的前方，多数情况下是一个完整的膜，其内侧附着在鼓膜张肌半管的半部并延续到齿突的前方。使得前上鼓室和位于下方的前鼓室间隙完全分开。

上单位的另一个通气连接通道是通过鼓窦入口和鼓窦，连通乳突气房。鼓窦入口位于砧骨窝的上方，鼓窦在外半规管的后方。

无论是从解剖上还是通气的生理功能上来看，上鼓室间隙（上单位）均是另外两个空间（后方的鼓窦和乳突，以及下方的中鼓室）连接的结构。

上单位是一个包含了听骨链，尤其是锤砧关节及其相关韧带和正常生理黏膜皱褶的一个解剖空间，是其发生通气不良的一个基础。

当上鼓室隔完整存在时，上单位的主要通气路径是由鼓峡提供的。当有良好的咽鼓管功能时，气体从咽鼓管进入，通过鼓峡到达上鼓室区域，继而从上鼓室区域通过鼓窦入口和鼓窦进入乳突气房。

这些中耳解剖生理规律说明了只有保留良好的鼓峡，才能保证准确有效的中上鼓室间的通气通道。

很多早期的研究，尤其是尸头解剖研究，已经关注了鼓峡的评估[31–33]。内镜技术的出现为在病理状态下，尤其是上鼓室胆脂瘤中，研究上鼓室隔和鼓峡的形态学提供了可能。但由于观察角度和鼓峡位置的原因，在显微镜下很难实现对鼓峡的评估。（图 10.28~10.31）[4, 14, 34–35]。

这些研究表明，上鼓室胆脂瘤的患者存在完整的上鼓室隔，同时伴有鼓峡完全阻塞；从中鼓室到上鼓室的通气途径被完全阻断，导致上鼓室和乳突区域的黏膜的缺氧。在正常生理情况下，这些区域的黏膜供氧在咽鼓管功能正常时是可以保证的。

通气不足导致上鼓室黏膜对空气的进一步吸收，引起上鼓室负压，这可能是鼓膜松弛部完全内陷到上鼓室外侧，逐渐形成上鼓室胆脂瘤的致病基础。

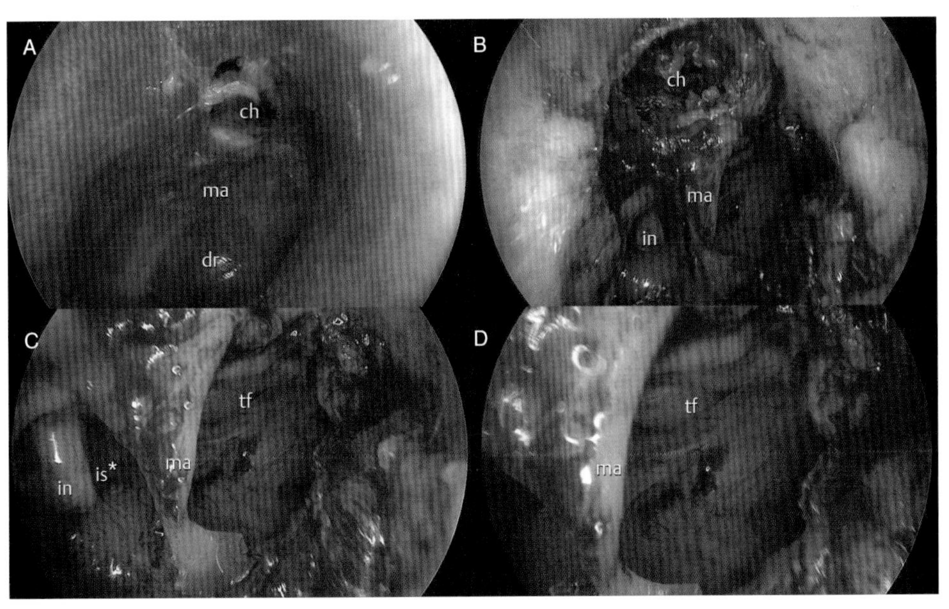

图 10.28　右耳上鼓室胆脂瘤的内镜下经耳道入路手术。A. 上鼓室胆脂瘤，术前内镜观。B. 内镜下经耳道入路中显示鼓室腔；掀开耳道鼓膜瓣，显示鼓室腔。注意中鼓室（可见黏膜正常）和上鼓室（胆脂瘤病变处）的区别。C，D. 内镜下观察鼓峡和鼓膜张肌皱襞的上表面，鼓峡被黏膜皱襞阻塞，完整的鼓膜张肌皱襞将上鼓室和前鼓室完全隔开，考虑存在局限性上鼓室阻塞综合征。ch，胆脂瘤；is*，鼓峡阻塞；tf，鼓膜张肌皱襞；ma，锤骨；in，砧骨

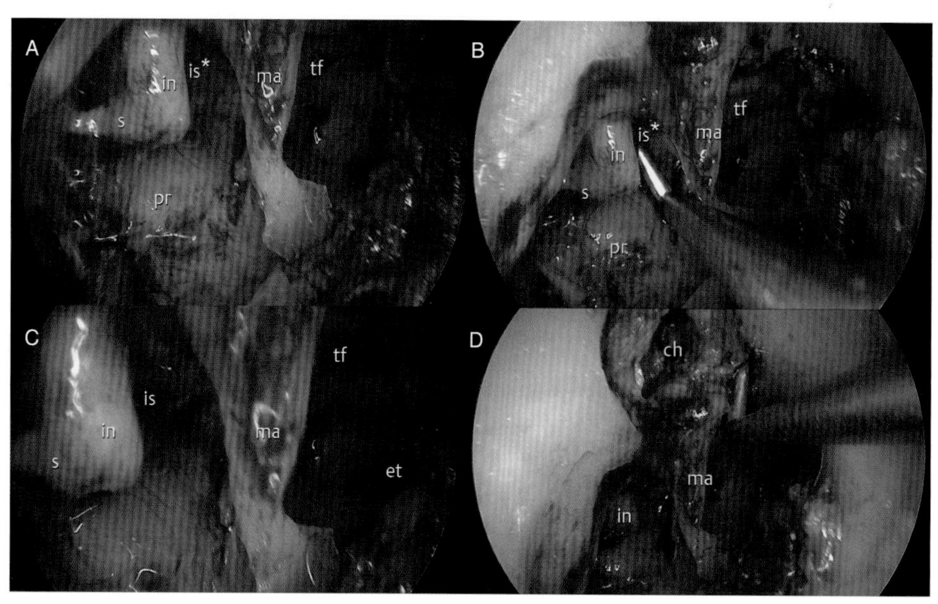

图 10.29 右耳上鼓室胆脂瘤的内镜下经耳道入路手术。A. 内镜下抵近显示鼓峡；在匙突和砧镫关节之间可见黏膜皱襞阻塞了鼓峡。B. 用钩针去除鼓峡处的黏膜皱襞，重建鼓峡的通气交通。C. 使用 45° 内镜观察鼓峡这一解剖区域。D. 使用带角度剥离子开始从上鼓室去除上鼓室胆脂瘤 . ch，胆脂瘤；is*，鼓峡阻塞；is，鼓峡入口；tf，鼓膜张肌皱襞；ma，锤骨；in，砧骨；s，镫骨；pr，鼓岬；et，咽鼓管

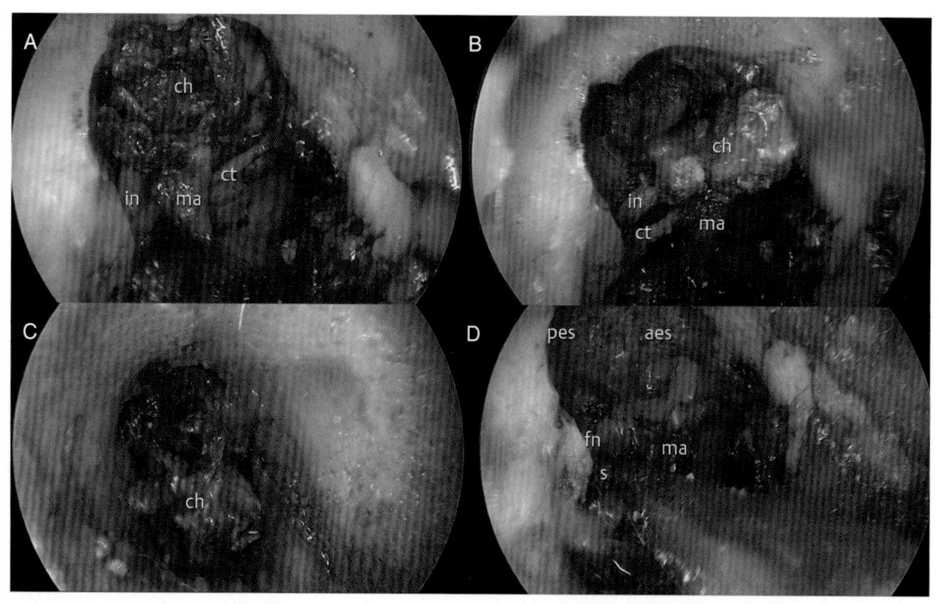

图 10.30 右耳上鼓室胆脂瘤的内镜下经耳道入路手术。A~C. 从上鼓室整块切除胆脂瘤囊袋。D. 内镜下观察鼓室腔。ch，胆脂瘤；ma，锤骨；in，砧骨；s，镫骨；fn，面神经；pes，上鼓室后间隙；aes，上鼓室前间隙；ct，鼓索神经

这也可以解释临床上典型的胆脂瘤形成和上鼓室内陷的常见情况：在松弛部完全内陷同时合并盾板吸收破坏时，鼓膜紧张部的形态和位置可以是正常的；中鼓室无病变，或鼓膜穿孔的同时上鼓室进行性内陷或形成胆脂瘤（图 10.32）。

这些情况表明可能存在局限性上鼓室通气障碍综合征，它是在咽鼓管功能正常的患者中，由于上鼓室隔完整而鼓峡完全或部分的阻塞（先天性、炎症皱襞或肉芽组织），导致了在中鼓室通气正常时，上单位仍出现局限性通气障碍[4, 14]。

下单位的选择性通气障碍也可以解释继发于 von Tröltsch 间隙后方的完全阻塞，引起的下单位

（Prussak 间隙）通气障碍，其仅局限在 Prussak 间隙，并不向上单位进展。只在少数的病例中，鼓膜松弛部的内陷会导致 Prussak 间隙胆脂瘤的形成（图 10.33~ 10.35）。

另一个重要的生理概念是关于乳突的气压缓冲。根据鼓膜的顺应性原理，Cinamon 和 Sadé 提出中耳和乳突腔可以提供一种调节（缓冲）中耳腔内所发生的生理性气压变化的机制。

乳突骨提供压力变化的缓冲是基于其体量及气化程度：在小乳突时，中耳更容易受到气压变化的影响，但是可以通过鼓膜内陷、鼓膜不张以及鼓室内积液衍生出一些缓冲能力[36-38]。

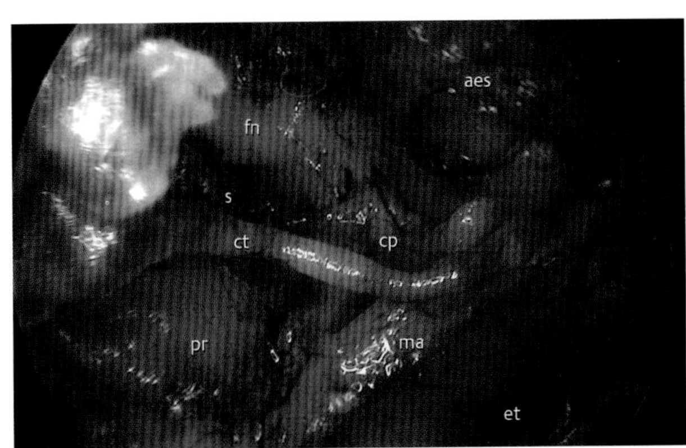

图 10.31　右耳上鼓室胆脂瘤的内镜下经耳道入路手术。胆脂瘤去除后的鼓室腔内镜观。ma，锤骨；s，镫骨；fn，面神经；aes，上鼓室前间隙；ct，鼓索神经；cp，匙突；et，咽鼓管；pr，鼓岬

一些作者研究了中耳气体调节缓冲机制和此区域胆脂瘤的形成（分泌性中耳炎和胆脂瘤）之间的相关性有关的跨黏膜的气体交换。

Miura 等[38]观察到乳突骨的气化不良与咽鼓管功能障碍和由于中耳负压而导致的中耳慢性炎症疾病相关。Miura 认为乳突的黏膜（尤其是在鼓窦和鼓窦周围）是调节气体交换和维持中耳稳态的基础。可以看到，乳突切除术后取代鼓窦和乳突正常黏膜的再生肉芽组织，在功能上尚不足以维持乳突内的稳态。因此，可能的话应尽量保留乳突气房及其黏膜，以通过气体交换来维持中耳的稳态及通气[39-41]。

10.3 经耳道入路上鼓室胆脂瘤切除的目标

内镜下经耳道入路手术的主要目标（图 10.36）。

· 直达病变，利于全切胆脂瘤（保留了乳突通道，而通过磨除乳突气房及其黏膜只是为了间接地暴露鼓室）。

· 通过清除可能造成鼓峡这一重要解剖区域

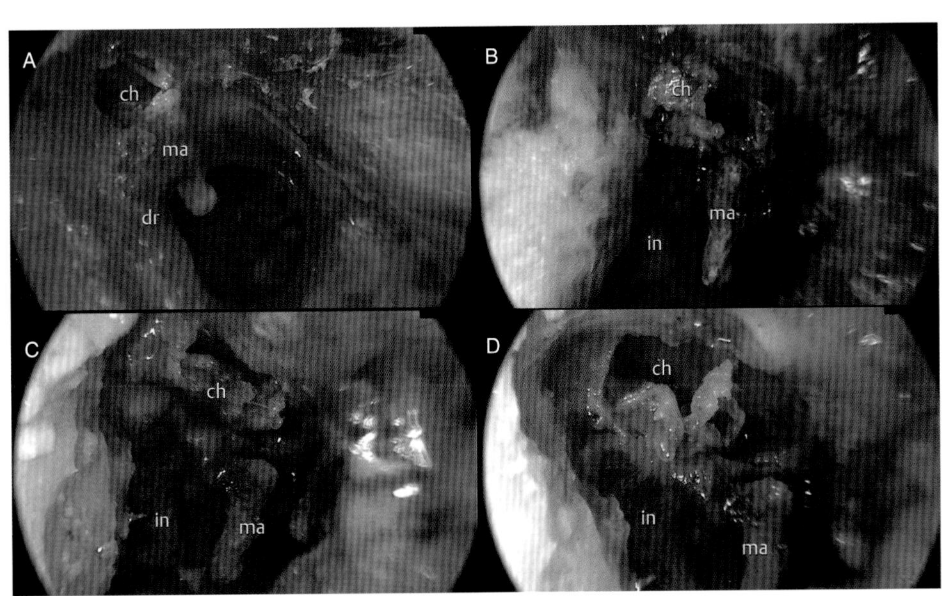

图 10.32　右耳。A. 上鼓室胆脂瘤合并近全的鼓膜穿孔；考虑存在局限性上鼓室阻塞综合征。B~D. 内镜下经耳道入路切除胆脂瘤囊袋。ma，锤骨；in，砧骨；ch，胆脂瘤；dr，鼓膜

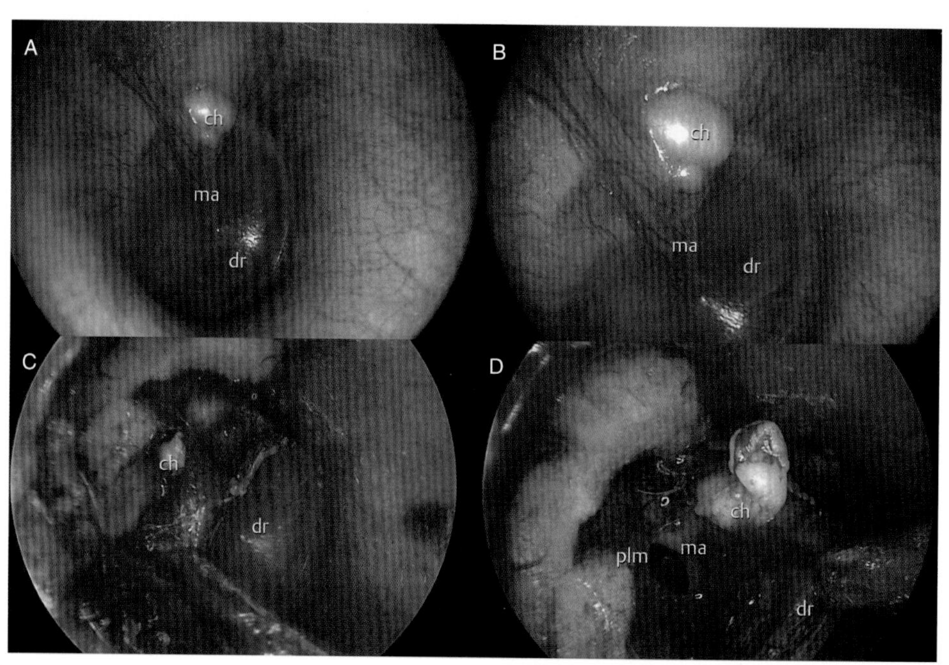

图 10.33 右耳。A.Prussak 间隙胆脂瘤。B. 内镜下放大观察 Prussak 间隙。C，D. 内镜下经耳道入路；制作耳道鼓膜瓣，轻柔的分离其后缘以暴露胆脂瘤囊袋。ma，锤骨；ch，胆脂瘤；dr，鼓膜；plm，锤骨后韧带

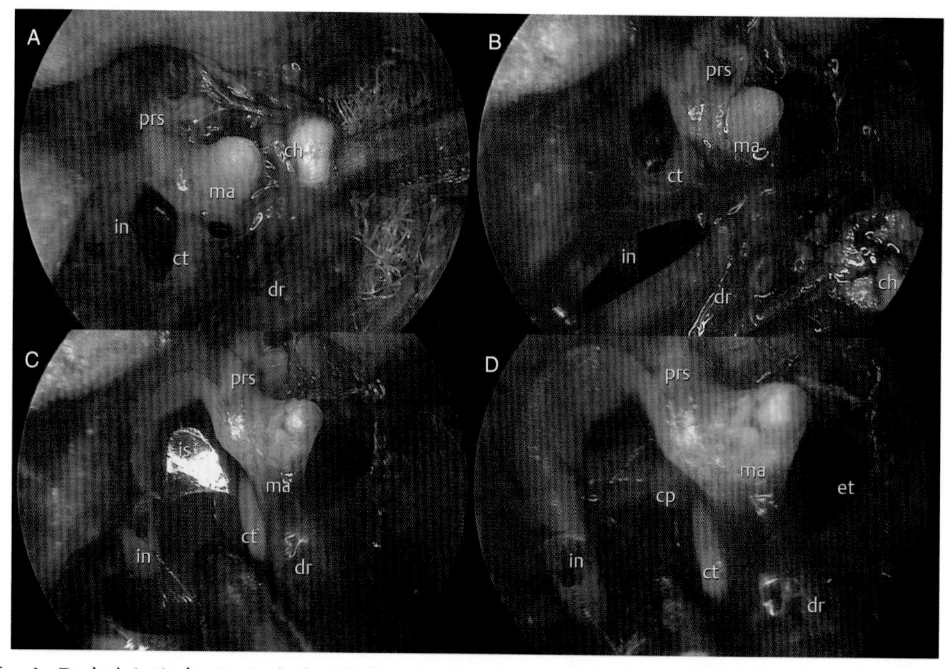

图 10.34 右耳。A，B. 去除胆脂瘤。C，D. 内镜下检查鼓峡；鼓峡处可见黏膜皱褶。使用吸引器去除鼓峡处的皱褶。ma，锤骨；ch，胆脂瘤；in，砧骨；dr，鼓膜；ct，鼓索神经；cp，匙突；is*，鼓峡阻塞；et，咽鼓管；prs，Prussak 间隙

阻塞的病变组织和黏膜褶皱来恢复上单位的通气；通过去除张肌皱襞建立第二通气途径模式，该第二通气途径可以建立前上鼓室和前鼓室之间的直接交通。

· 保留乳突黏膜和经黏膜的气体交换而不改变中耳的正常稳态。

完全经耳道入路手术的局限性

当胆脂瘤位于中耳的两个解剖区域（中鼓室和上鼓室）而不延伸到乳突和鼓窦的情况下，完全经耳道入路是可行的。鼓窦是此入路上的解剖

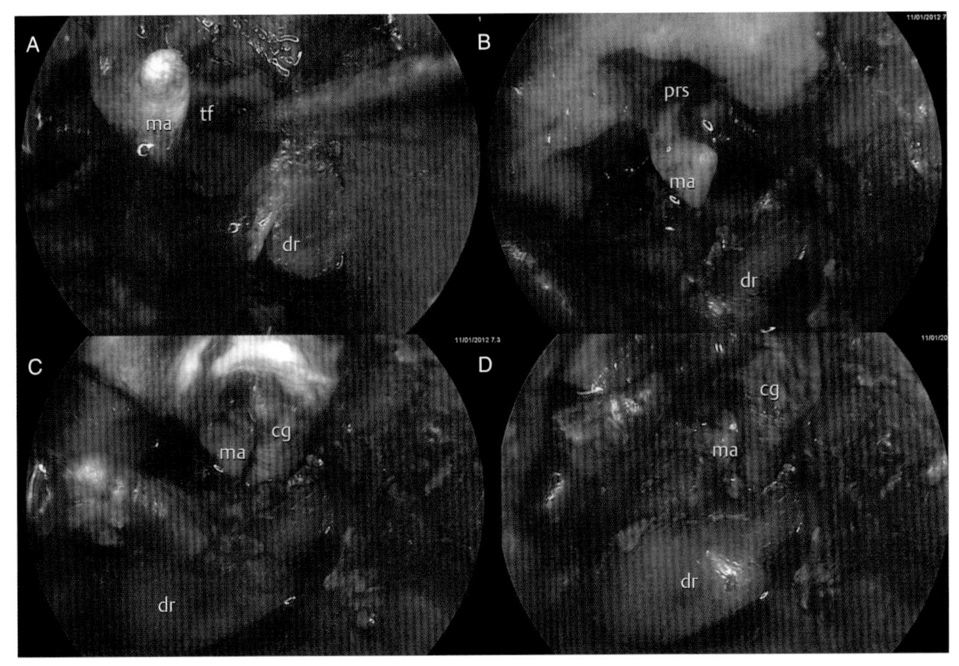

图 10.35　右耳。A. 使用钩针从锤骨前方去除鼓膜张肌皱襞。B. 恢复上鼓室和前鼓室的通气交通。C. 使用软骨移植物修复鼓膜缺损。D. 术后观。ma，锤骨；dr，鼓膜；cg，软骨移植物；tf，鼓膜张肌皱襞；prs，Prussak 间隙

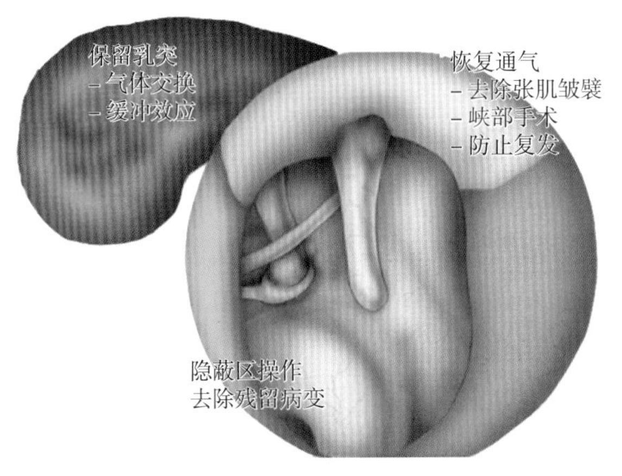

图 10.36　示意图显示内镜下经耳道入路处理上鼓室胆脂瘤或局限在鼓室腔的胆脂瘤的目标

界限（图 10.8）。

通过完全经耳道入路处理延伸到鼓窦内的胆脂瘤是不可取的，应采用传统的显微镜入路。

有一种例外的情况，在乳突气化不良时完全经耳道入路进行开放的手术，通过去除外耳道后壁骨质可以暴露至鼓窦（见第 14 章；图 10.8）。

10.4 后天原发性胆脂瘤的全内镜下入路的手术适应证

· 上鼓室（上单位）胆脂瘤未侵犯乳突气房（图 10.8）。

· Prussak 间隙（下单位）胆脂瘤。

· 持续加重的局限性和进展性上鼓室内陷囊袋。

· 局限性上鼓室通气不良综合征（任何阶段；图 10.8）。

· 上鼓室胆脂瘤侵犯鼓窦及其周围气房，伴乳突气化不良。

· 中鼓室胆脂瘤未侵及乳突。

10.4.1 完全经耳道入路的禁忌证

绝对禁忌证

· 胆脂瘤侵犯至鼓窦及乳突。

· 乳突区域的病变（迷路瘘、硬膜的瘘或裂缺）。

相对禁忌证

· 外耳道的闭锁、狭窄或骨疣。

· 凝血异常；高龄或者患者全身状况差。

10.4.2 胆脂瘤术前的分期

目前鼓窦 – 乳突胆脂瘤的手术治疗方式是有争议的。关于此类胆脂瘤的经典观念是基于使用显微

镜，是否去除外耳道后壁来进行开放或闭合式鼓室成形术来分类的[42, 43]。

若干因素可能会影响手术结果，但最重要的是外科医生的经验和手术技巧，以及他们对每种手术入路的经验和信心。虽然有很多关于此问题的论著，但是所得出的结果并不具有科学性的意义，因为这些研究大多未涉及胆脂瘤的分类或分期。胆脂瘤的分类或分期是非常重要的，尤其是在上鼓室胆脂瘤中，胆脂瘤基质的类型、其病变范围以及患者的年龄是影响预后的重要因素，由此也影响所采用手术入路的类型和复发率。

因此，只有在对胆脂瘤进行详细分期后选择适当的手术入路，才能在某种特定的手术入路方面获得有统计学意义的结果。一些文献中涉及了胆脂瘤的术前分期，但目前这些分期系统并未被耳科医生采用[44–45]。

由于这些原因，笔者建议使用上鼓室胆脂瘤的临床分期，此分期根据其病理状态选择规范化的处理方式。根据笔者常规使用内镜和显微镜（开放式和闭合式）6 年以上的经验，需要根据胆脂瘤的病变范围来建立分期系统以指导外科入路的分类。

10.4.3 术前临床检查

术前临床和影像学检查是胆脂瘤分期和选择适当的手术治疗的基础。

首先，要评估确定胆脂瘤的类型。

· 先天性胆脂瘤。

· 后天原发性胆脂瘤。

· 后天继发性胆脂瘤。

第二步要制订手术方案。通常进行以下术前检查。

· 术前的耳内镜评估外耳道的状态、听骨链以及中耳胆脂瘤的病变范围。

· 高分辨率 CT 以评估胆脂瘤在乳突中的侵犯情况、乳突的解剖（气化或硬化），上鼓室的大小、后鼓室的深度。

· 在某些情况下，需要进行弥散加权 MRI 的检查，既可以明确侵及乳突的胆脂瘤分期，还可以将胆脂瘤组织和炎性组织进行鉴别诊断。

· 听力学检查以评估患者听力情况，预测是否存在局限性通气障碍综合征；因此咽鼓管功能检查至关重要。

咽鼓管功能检查

许多测试都可用于测量咽鼓管（ET）的通气功能。 最常用的是压力反应试验、压力平衡试验、九步通气放气试验和咽鼓管声测法，其中前三个是压力测试，需使用鼓室导抗法进行。

· 压力反应试验测试了当中耳压力增加时咽鼓管被动开放的压力。

· 压力平衡试验测量了对中耳施加正压和负压时，咽鼓管开放以平衡鼓室压力的能力，该方法的前提是存在鼓膜（TM）穿孔，才可对中耳直接施加压力。

· 九步通气放气试验是使用鼓室压力计来测试中耳的静息压力。对外耳道施加 –300mmH_2O 的负压以在中耳产生相对超压，鼓室压力计测量对此超压复位的能力。使用正压重复此过程。在生理功能正常的中耳和外耳道中，患者吞咽 3 次后，压力应可回到静息水平。

· 咽鼓管声测法使用声音来测量咽鼓管的功能，在鼻孔处放置一个持续的声源，同时利用麦克风在外耳道记录传出的声压级。

测试开始时，在鼻孔中给予持续的声音信号。嘱患者吞咽（喝水），当咽鼓管开放时，可以测试到增加的声音强度，这个过程测试了咽鼓管主动通气的功能。在术前应该进行以上测试中的任意一种，以评估咽鼓管的相关状态。当上鼓室局限性通气障碍综合征存在时，可表现为正常的咽鼓管功能合并上鼓室胆脂瘤。

10.4.4 随 访

全内镜下耳外科手术可能成为耳外科领域发展的新前沿。笔者所在中心，根据六年多来积累的初步和探索性的经验，以及病理分期和术中发现情况，随访方案按照以下两种不同的方式进行。

1. 术后一年进行二期手术。

2. 术后一年行 CT 或 MRI。

在下列情况下，笔者建议在术后一年进行二期手术。

· 在这些怀疑局限性通气障碍综合征的上鼓室胆脂瘤病例中，以及在听骨链中断的情况下，笔者建议二期再行听骨链重建，因为一期手术使上鼓室和中鼓室融合，形成有效的鼓室含气腔，对术后一年再行的听力重建效果有益。

· 所有浸润性基质可能残留的胆脂瘤病例，需在一年后再次进行手术以去除复发病变。

· 儿童病例的复发率高；与成人相比，发生并发症的可能性也大。

在以下的病例中，第一次手术后的 1~2 年需进行 CT 的影像学随访。

· 整块切除完整胆脂瘤基质的上鼓室胆脂瘤，伴或不伴听骨链中断。

· 先天性胆脂瘤。

· 后天继发性胆脂瘤（图 10.37）。

胆脂瘤分期系统

Meyerhoff[46]1986 年提出了基于病理生理、病变部位、咽鼓管功能、听骨链中断及并发症的胆脂瘤分期理论。然而，这个分期由于缺乏临床相关性而没有被广泛采纳。Saleh 和 Milles[47] 在 1999 年提出了另一个基于胆脂瘤的病变范围、术前并发症的表现及听骨链情况的分期。这个分期理论同样由于其复杂性而没有被接受和广泛应用。

William P. Potsic 等 [48] 在 2002 年提出了针对先天性胆脂瘤的简单分期。Telmesani 等 [49] 在 2009 年提出了一个基于病变是否累及乳突、鼓室及上鼓室的胆脂瘤分期。这个分期简单、易于操作，但并不为耳科学界接受。

笔者认为胆脂瘤的分期系统必须要基于胆脂瘤的分型。

这里提出一个笔者在临床实践中所采用的分期方案。

上鼓室胆脂瘤的分期

为更好地对上鼓室胆脂瘤分期，笔者需要理解疾病从原发部位到其他部位进展的过程、胆脂瘤基

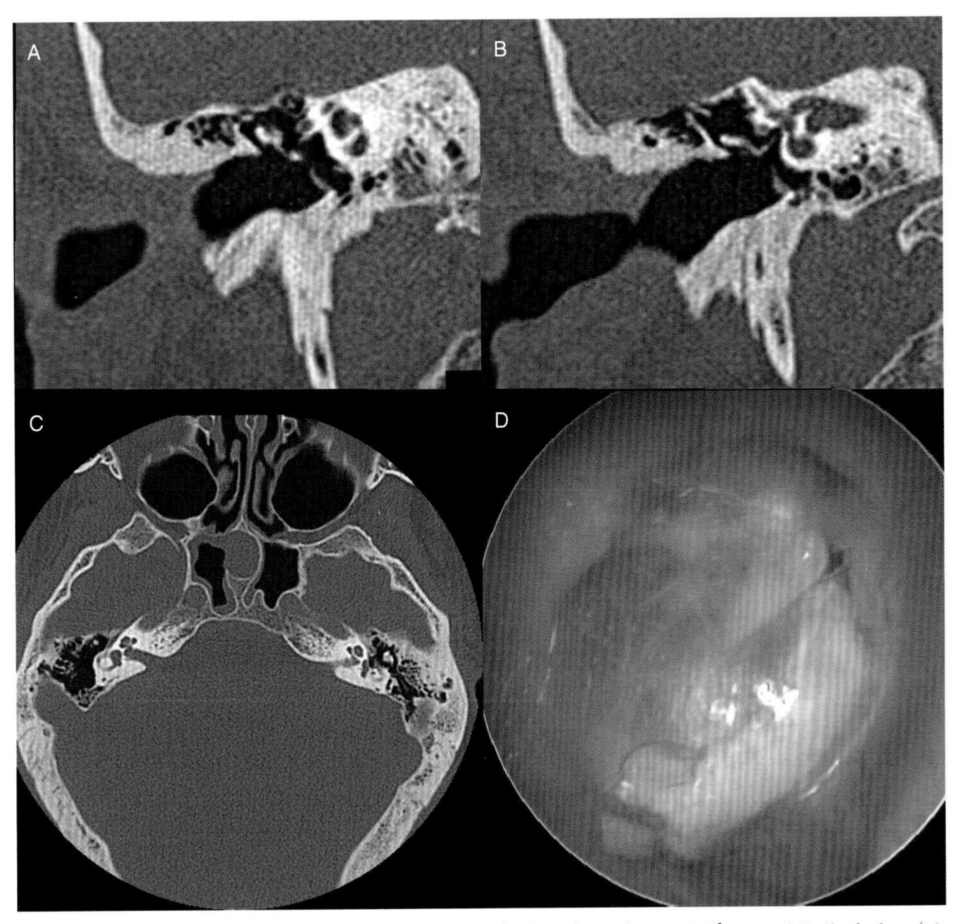

图 10.37　对经内镜下耳道入路行右侧后天继发性胆脂瘤的患者进行术后随访。颞骨 CT 冠状位层面（A，B）；颞骨 CT 轴位层面（C）；术后 2 年的内镜下复查情况（D）

质的特点、患者的年龄，如下所示 .

- 部位
  - 外侧上鼓室（和前上鼓室）
  - 内侧上鼓室
- 亚区
  - 中鼓室
  - 前鼓室
  - 下鼓室
  - 后鼓室
  - 鼓窦
  - 乳突
- Ⅰ侵犯范围
  - C1：胆脂瘤局限在上鼓室

    –C1a: 胆脂瘤侵犯上鼓室外侧

    –C1b: 胆脂瘤侵犯上鼓室内侧
  - C2：胆脂瘤侵犯了一个或更多的亚区

    –C2a: 向后侵犯了鼓窦及乳突

    –C2b：向下侵犯了中鼓室、前鼓室及下鼓室区域

    –C2c: 同时向后方及下方侵犯
  - C3：胆脂瘤侵犯了后鼓室间隙（鼓室窦、下鼓室窦、锥下间隙）和（或）面神经受侵。
  - C4：胆脂瘤侵犯内耳及岩尖。

    –C4a：之前任一分期合并中颅窝硬脑膜的受侵

    –C4b: 听囊和（或）迷路和（或）前庭和（或）耳蜗的受侵。

    –C4c: 岩尖和（或）颈内动脉和（或）内耳的受侵
- Ⅱ病变特点
  - S1：囊袋状胆脂瘤
  - S2：浸润性基质的胆脂瘤
- Ⅲ患者特点
  - A：成人
  - B：儿童（小于 14 岁）

举例：C1a， S1， B = 局限在上鼓室仅侵犯上鼓室外侧呈囊状的儿童型胆脂瘤

中鼓室胆脂瘤及后天继发性胆脂瘤的分期系统（Telmesani 等分期的修订版）

- T= 鼓室腔（中鼓室）
  - T1= 中鼓室受侵不伴隐窝受侵（下鼓室、后鼓室、前鼓室）
  - T2 = 中鼓室受侵伴一处隐窝受侵（下鼓室、后鼓室、前鼓室）
  - T3 = 两个及以上隐窝的受侵
- A= 上鼓室
  - A0= 无上鼓室受侵
  - A1= 上鼓室外侧受侵
  - A2= 上鼓室内侧受侵
  - A3= 全上鼓室受侵
- M= 乳突
  - M0= 无乳突受侵
  - M1= 鼓窦胆脂瘤
  - M2= 胆脂瘤范围超过鼓窦
  - M3= 胆脂瘤侵犯整个乳突腔
- Et= 咽鼓管
  - E0 = 功能正常
  - E1 = 咽鼓管功能障碍
- 先天性胆脂瘤的分期（Potsic 等的分期）
  - 第一期，单一象限：无听骨链受侵或乳突受侵
  - 第二期，多象限：无听骨链受侵或乳突受侵
  - 第三期，听骨链受侵：包括听骨链的侵蚀和为去除病变所行的外科切除；无乳突受侵
  - 第四期，乳突受侵（不考虑其余部位的情况）

（张　珂　译，赵　宇　侯昭晖　审校）

参考文献

[1] Sudhoff H, Tos M. Pathogenesis of attic cholesteatoma: clinical and immunohistochemical support for combination of retraction theory and proliferation theory. Am J Otol, 2000, 21: 786–792

[2] Semaan MT, Megerian CA. The pathophysiology of cholesteatoma. Otolaryngol Clin North Am, 2006, 39: 1143–1159 Review

[3] Marchioni D, Grammatica A, Alicandri-Ciufelli M, et al. The contribution of selective dysventilation to attical middle ear pathology. Med Hypotheses, 2011, 77: 116–120

[4] Marchioni D, Alicandri-Ciufelli M, Molteni G, et al. Selective epitympanic dysventilation syndrome. Laryngoscope, 2010, 120: 1028–1033

[5] Sudhoff H, Tos M. Pathogenesis of sinus cholesteatoma. Eur Arch Otorhinolaryngol, 2007, 264: 1137–1143

[6] Shunyu NB, Gupta SD, Thakar A, et al. Histological and immuno-

histochemical study of pars tensa retraction pocket. Otolaryngol Head Neck Surg, 2011, 145: 628–634

[7] Srinivasan V, Banhegyi G, O'Sullivan G, et al. Pars tensa retraction pockets in children: treatment by excision and ventilation tube insertion. Clin Otolaryngol Allied Sci, 2000, 25: 253–256

[8] Louw L. Acquired cholesteatoma pathogenesis: stepwise explanations. J Laryngol Otol, 2010, 124: 587–593

[9] Persaud R, Hajioff D, Trinidade A, et al. Evidence-based review of aetiopathogenic theories of congenital and acquired cholesteatoma. J Laryngol Otol, 2007, 121: 1013–1019

[10] Kazahaya K, Potsic WP. Congenital cholesteatoma. Curr Opin Otolaryngol Head Neck Surg, 2004, 12: 398–403

[11] Karmody CS, Byahatti SV, Blevins N, et al. The origin of congenital cholesteatoma. Am J Otol, 1998, 19: 292–297 Review

[12] Tarabichi M. Transcanal endoscopic management of cholesteatoma. Otol Neurotol, 2010, 31: 580–588

[13] Tarabichi M. Endoscopic management of limited attic cholesteatoma. Laryngoscope, 2004, 114: 1157–1162

[14] Marchioni D, Alicandri-Ciufelli M, Molteni G, et al. Endoscopic tympanoplasty in patients with attic retraction pockets. Laryngoscope, 2010, 120: 1847–1855

[15] Marchioni D, Villari D, Alicandri-Ciufelli M, et al. Endoscopic open technique in patients with middle ear cholesteatoma. Eur Arch Otorhinolaryngol, 2011, 268: 1557–1563

[16] Marchioni D, Alicandri-Ciufelli M, Piccinini A, et al. Inferior retrotympanum revisited: an endoscopic anatomic study. Laryngoscope, 2010, 120: 1880–1886

[17] Marchioni D, Mattioli F, Alicandri-Ciufelli M, et al. Transcanal endoscopic approach to the sinus tympani: a clinical report. Otol Neurotol, 2009, 30: 758–765

[18] Thomassin JM, Danvin BJ, Collin M. Endoscopic anatomy of the posterior tympanum. Rev Laryngol Otol Rhinol (Bord), 2008, 129: 239–243

[19] Abdel Baki F, El Dine MB, El Saiid I, et al. Sinus tympani endoscopic anatomy. Otolaryngol Head Neck Surg, 2002, 127: 158–162

[20] Matanda R, Van de Heyning P, Bogers J, et al. Behaviour of middle ear cleft mucosa during inflammation: histomorphometric study. Acta Otolaryngol, 2006, 126: 905–909

[21] Ars B, Wuyts F, Van de Heyning P, et al. Histomor-phometric study of the normal middle ear mucosa. Preliminary results supporting the gas-exchange function in the postero-superior part of the middle ear cleft. Acta Otolaryngol, 1997, 117: 704–707

[22] Ars B, Ars-Piret N. Morpho-functional partition of the middle ear cleft. Acta Otorhinolaryngol Belg, 1997, 51: 181–184 Review

[23] Palva T, Ramsay H. Epitympanic diaphragm in the new-born. Int J Pediatr Otorhinolaryngol, 1998, 43: 261–269

[24] Palva T, Ramsay H. Incudal folds and epitympanic aeration. Am J Otol, 1996, 17: 700–708

[25] Palva T, Johnsson LG. Epitympanic compartment surgical considerations: reevaluation. Am J Otol, 1995, 16: 505–513 Review

[26] Palva T, Ramsay H. Aeration of Prussak's space is independent of the supradiaphragmatic epitympanic compartments. Otol Neurotol, 2007, 28: 264–268

[27] Proctor B. Epitympanic mucosal folds. Arch Otolaryngol, 1971, 94: 578

[28] Palva T, Northrop C, Ramsay H. Aeration and drainage pathways of Prussak's space. Int J Pediatr Otorhinolaryngol, 2001, 57: 55–65

[29] Marchioni D, Alicandri-Ciufelli M, Grammatica A, et al. Lateral endoscopic approach to epitympanic diaphragm and Prussak's space: a dissection study. Surg Radiol Anat, 2010, 32: 843–852

[30] Marchioni D, Molteni G, Presutti L. Endoscopic anatomy of the middle ear. Indian J Otolaryngol Head Neck Surg, 2011, 63: 101–113

[31] Palva T, Johnsson LG, Ramsay H. Attic aeration in temporal bones from children with recurring otitis media: tympanostomy tubes did not cure disease in Prussak's space. Am J Otol, 2000, 21: 485–493

[32] Palva T, Ramsay H, Böhling T. Lateral and anterior view to tensor fold and supratubal recess. Am J Otol, 1998, 19: 405–413, discussion 414

[33] Palva T, Ramsay H, Böhling T. Tensor fold and anterior epitympanum. Am J Otol, 1997, 18: 307–316

[34] Marchioni D, Mattioli F, Alicandri-Ciufelli M, et al. Endoscopic evaluation of middle ear ventilation route blockage. Am J Otolaryngol, 2010, 31: 453–466

[35] Marchioni D, Mattioli F, Alicandri-Ciufelli M, et al. Endoscopic approach to tensor fold in patients with attic cholesteatoma. Acta Otolaryngol, 2009, 129: 946–954

[36] Sadé J, Luntz M, Levy D. Middle ear gas composition and middle ear aeration. Ann Otol Rhinol Laryngol, 1995, 104: 369–373

[37] Iwano T, Doi T, Hosoda Y, et al. Transmucosal pressure regulation in the middle ear cavity [Article in Japanese]. Practica Otologica (Kyoto), 1993, 86: 1265–1272

[38] Miura M, Takahashi H, Honjo I, et al. Influence of the gas exchange function through the middle ear mucosa on the development of sniffinduced middle ear diseases. Laryngoscope, 1998, 108: 683–686

[39] Kanemaru S, Nakamura T, Omori K, et al. Regeneration of mastoid air cells in clinical applications by in situ tissue engineering. Laryngoscope, 2005, 115: 253–258

[40] Magnuson B. Functions of the mastoid cell system: auto-regulation of temperature and gas pressure. J Laryngol Otol, 2003, 117: 99–103

[41] Takahashi H, Honjo I, Naito Y, et al. Gas exchange function through the mastoid mucosa in ears after surgery. Laryngoscope, 1997, 107: 1117–1121

[42] Bellucci RJ. Selection of cases and classification of tympanoplasty. Otolaryngol Clin North Am, 1989, 22: 911–926

[43] Merchant SN, McKenna MJ, Rosowski JJ. Current status and

future challenges of tympanoplasty. Eur Arch Otorhinolaryngol, 1998, 255: 221–228

[44] Meyerhoff WL, Truelson J. Cholesteatoma staging. Laryngoscope, 1986, 96: 935–939

[45] Schuring AG, Lippy WH, Rizer FM, et al. Staging for cholesteatoma in the child, adolescent, and adult. Ann Otol Rhinol Laryngol, 1990, 99: 256–260

[46] Meyerhoff WL, Truelson J. Cholesteatoma staging. Laryngoscope, 1986, 96:935–939

[47] Saleh HA, Mills RP. Classification and staging of cholesteatoma. Clin Otolaryngol Allied Sci, 1999, 24: 355–359

[48] Potsic WP, Samadi DS, Marsh RR, et al. A staging system for congenital cholesteatoma. Arch Otolaryngol Head Neck Surg, 2002, 128: 1009–1012

[49] Telmesani L, Sayed H, Bharani N. Proposed clinical classification of cholesteatoma. Egyptian Journal of Ear, Nose, Throat and Allied Sciences, 2009, 10: 50–53

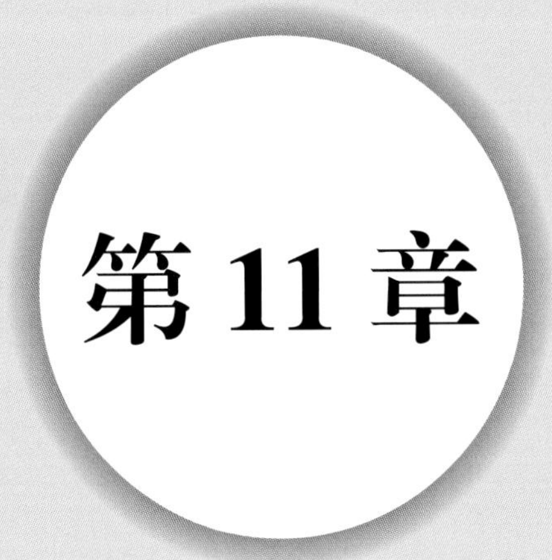

耳内镜联合显微镜下中耳胆脂瘤手术

11 耳内镜联合显微镜下中耳胆脂瘤手术

Daniele Marchioni, Alessia Piccinini, Matteo Alicandri-Ciufelli, Livio Presutti

11.1 总　论

耳内镜具有众所周知的优点，如：微创直达中耳的入路，保留乳突骨质、上鼓室及乳突黏膜，可直视鼓膜、听骨链、鼓索神经、面神经、圆窗与卵圆窗，可充分暴露后鼓室，包括内侧区域（鼓窦、鼓室下窦、锥下间隙）与外侧区域（面隐窝、外侧鼓室窦）等。但是全耳内镜手术仍存在一些禁忌证[1-4]。例如，当胆脂瘤侵犯乳突腔，仅经耳道入路清除病灶是不可能的，需采用耳内镜联合显微镜的方法。此外，外耳道狭窄或外耳道畸形，对全耳内镜手术来说也是主要的解剖障碍。选择联合方法的手术适应证应该具体问题具体分析，很多病例是在术中探查到真实的病变范围，特别是乳突受侵时，才决定采用联合方法。即使一贯倾向使用耳内镜的医生，如果情况需要，也不能将显微镜排除在外。与单一使用显微镜相比，联合技术的应用优点突出：只有个别病例才需要后鼓室切开，而且听骨链保存率可能更高[5-8]。本章将重点讲述笔者联合应用耳内镜与显微镜技术的经验。以下是两种联合方式。

1. 耳内镜与显微镜联合入路

手术开始由耳内镜经耳道入路清除鼓室及鼓窦的病变，接着在显微镜下行乳突切开术到达并清除鼓窦及乳突气房的病变。

2. 显微镜与耳内镜辅助入路

经典的显微镜手术（完壁式或开放式乳突根治术）进行时或完成后，应用耳内镜检查术腔，来发现并清除残留病变。

（1）完壁式技术。

（2）开放式技术。

11.2 耳内镜与显微镜联合入路

11.2.1 适应证

上鼓室胆脂瘤（C2a 型）向后延伸到乳突，外半规管瘘，乳突天盖的硬脑膜破损需要修补。

联合入路首先是经耳道的耳内镜入路，目的是追踪并去除中耳的病变，向前、上、下确定边界，然后将胆脂瘤推进鼓窦内（图 11.1，图 11.2）。下

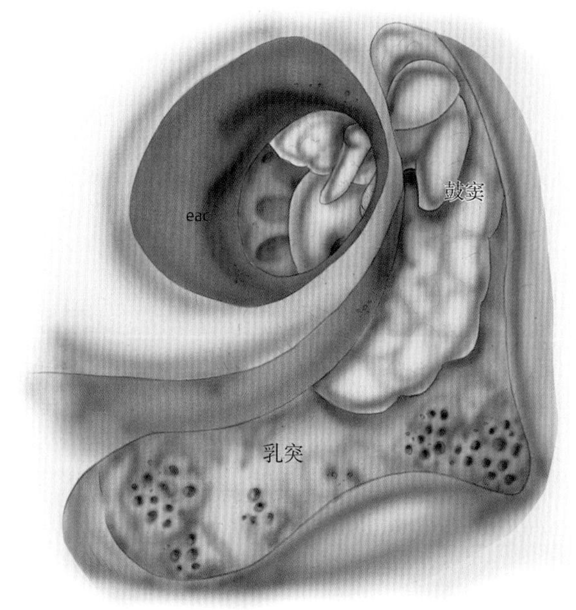

图 11.1 使用联合耳内镜入路的典型适应证：上鼓室胆脂瘤向后侵犯乳突。eac，外耳道

一步是显微镜下经鼓窦磨开乳突，保留外耳道后壁，去除乳突腔病变直至与前面剥离的胆脂瘤囊袋相通（图 11.3）。然后全面探查术腔以完整去除胆脂瘤（采用 0° 和 45° 内镜检查后鼓室、前鼓室和上鼓室）。

在去除胆脂瘤后，经乳突鼓窦的耳内镜探查为上鼓室前方及鼓膜张肌皱襞上方提供了绝佳视野。耳内镜下去除鼓膜张肌皱襞，可确保上鼓室和前鼓室的沟通（视频 11.1）。

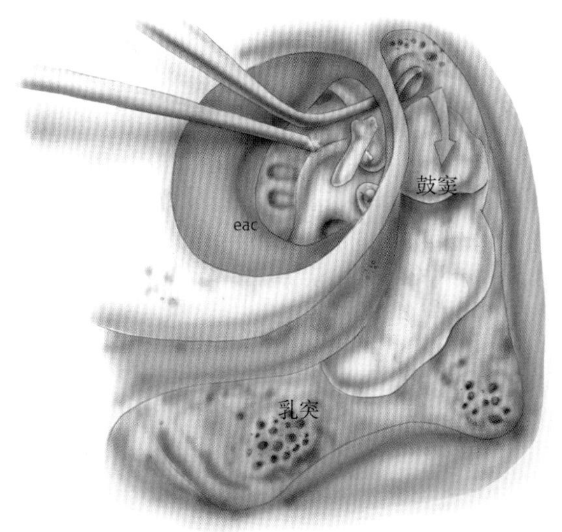

图 11.2　联合耳内镜入路的手术步骤。经外耳道耳内镜入路，去除鼓室内的胆脂瘤囊袋和侵及鼓窦的病变。eac，外耳道

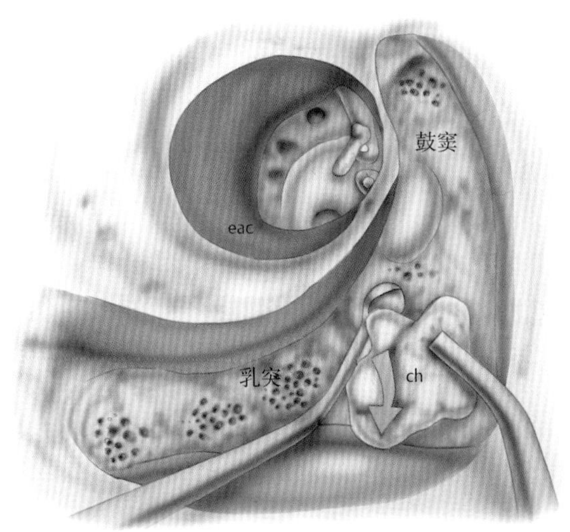

图 11.3　联合入路中使用显微镜，乳突磨开后暴露胆脂瘤，将乳突腔胆脂瘤尽量整块去除并尽可能保留鼓窦黏膜。eac，外耳道；ch，胆脂瘤

11.2.2　优　点

1. 使用耳内镜可更好地控制病变，且更可能保持外耳道后壁的完整性。

2. 对胆脂瘤的病理生理学机制的研究更容易且理解更透彻。

3. 能尽量保留鼓窦及其周围的黏膜，从而较好地维持术后中耳腔的内环境稳定。

11.2.3　耳内镜手术步骤

1. 消毒患者的乳突区及外耳；将患者的头转向对侧，下颌微伸（图 11.4）。术者坐在患耳的前方（图 11.5）。

2. 第一步是经耳道耳内镜入路：术者左手持耳内镜，右手持手术器械；座椅左边的扶手要升高至可以支撑左肘来保持术中内镜的稳定。手术器械在内镜的辅助下进入外耳道（图 11.6，图 11.7）。

后续所有步骤是在直径 3mm，长度 15cm 的 0° 内镜下完成。

1. 用肾上腺素溶液浸润外耳道。注射外耳道后

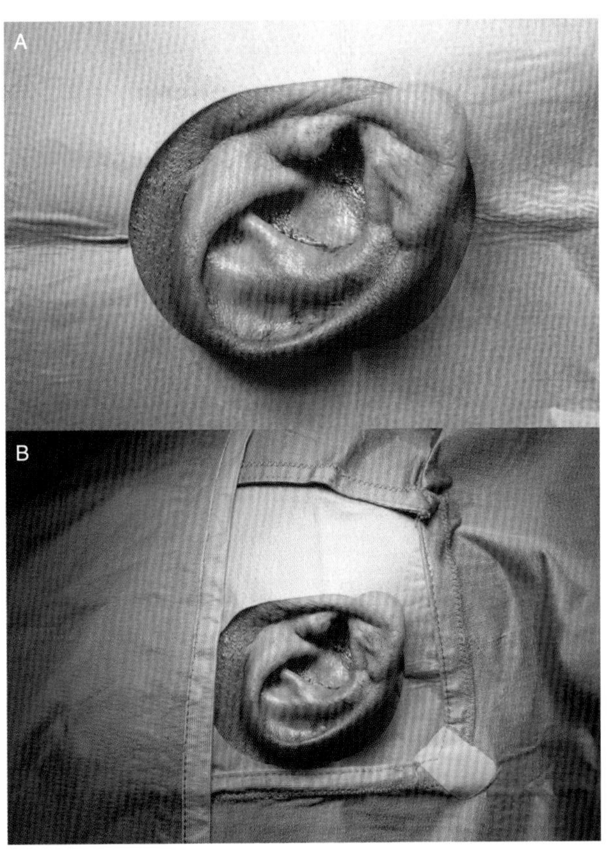

图 11.4　准备手术时患耳的位置。A. 近景。B. 患者头部转向对侧

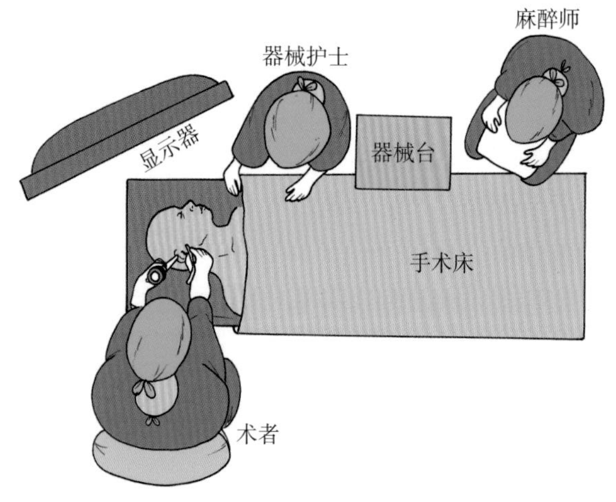

图 11.5 耳内镜手术时的手术室位置安排。术者坐在患耳的前方，左手持耳内镜，右手持手术器械

壁，然后将一些肾上腺素棉片放置在外耳道并保持5min。

2. 使用大小合适的手术刀和（或）射频手术钩形刀，于外耳道距离鼓环 2.5cm 处，从 3 点钟至 9 点钟做皮肤切口（图 11.8）。将肾上腺素棉片置于切口及骨壁之间，在棉片的保护下将耳道皮瓣轻轻掀起。皮瓣是用剥离子由两侧至中间，由上至下的顺序掀起。确认鼓环，将皮瓣分离至鼓环并用钩针将鼓环抬起。继续向前分离至鼓膜松弛部，仔细地将鼓膜松弛部从锤骨短突向下分离。将耳道皮瓣贴附于鼓膜脐部并向下推，暴露前鼓室（图 11.9）。

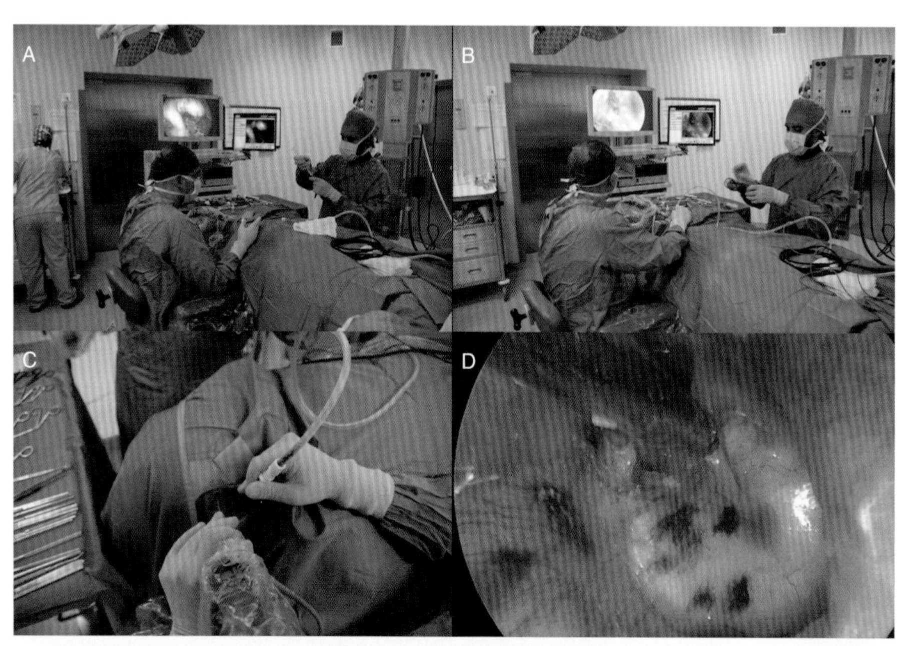

图 11.6 A，B. 耳内镜手术的手术室设置。C. 耳内镜轻柔地放入外耳道，手术开始前右手持吸引器将手术区域清理干净。D. 通过高清显示器，术者能够用耳内镜观察病变情况

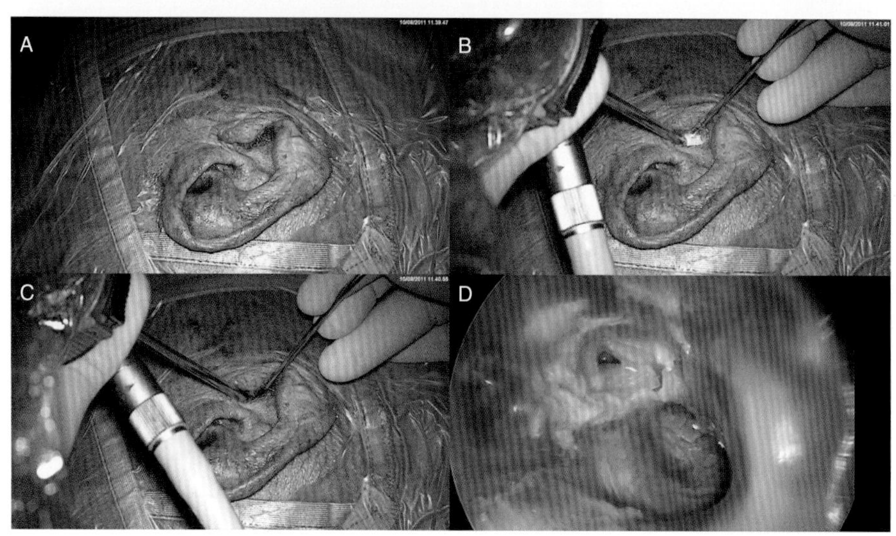

图 11.7 右耳。A. 术前患耳的位置。B，C. 耳内镜手术中耳内镜与手术器械的位置。D. 耳内镜下同一患者鼓膜的影像

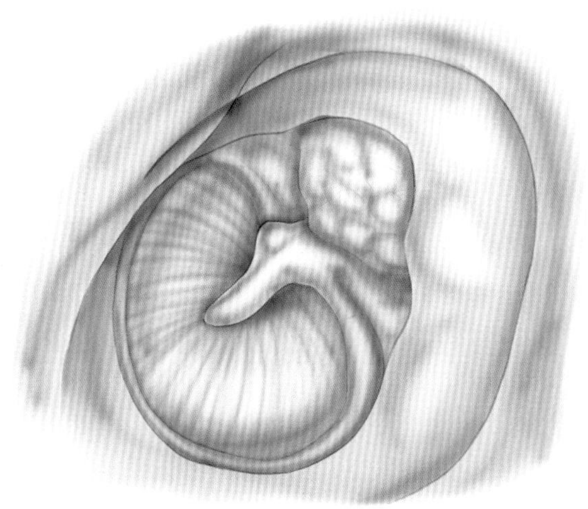

图 11.8　左耳。联合入路。第一步是在距鼓环 2.5mm 处，沿外耳道 3 点钟至 9 点钟方向做切口；切口呈三角形，尖端位于上鼓室

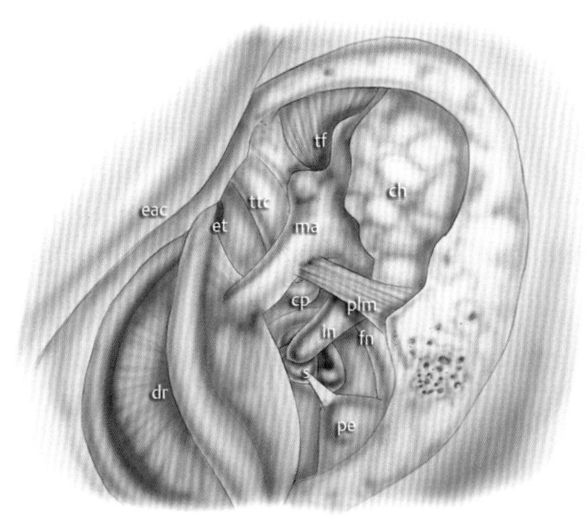

图 11.9　左耳。联合入路。鼓耳道皮瓣被轻柔掀起并推向下方。分离到最后，皮瓣贴附于脐部，使鼓室暴露良好。dr，鼓膜；ma，锤骨；in，砧骨；fn，面神经；pe，锥隆起；s，镫骨；plm，锤骨后韧带；cp，匙突；ttc，鼓膜张肌半管；ch，胆脂瘤；et，咽鼓管；tf，鼓膜张肌皱襞；eac，外耳道

3. 皮瓣掀开后，接下来是探查阶段，探查可能存在的峡部堵塞及鼓膜张肌皱襞 [见病例 1（图 11.22，图 11.23）和病例 2（图 11.30，图 11.31）]。探查时使用长 15cm，直径 3mm 的 45° 内镜，确认鼓膜张肌皱襞及鼓峡的形态。通过探查后鼓室、前鼓室、上鼓室及下鼓室，可获得对病变范围的实时评估。然后探查听骨链的情况（例如，区分听骨链破坏还是连接中断）和听骨链与胆脂瘤的解剖关系。如果胆脂瘤侵及上鼓室前隐窝和上鼓室外侧，但未侵及上鼓室内侧及锤砧关节的内侧面，则有可能保留听骨链的正常连接（图 11.10），否则有必要在去除胆脂瘤之前取掉听小骨（图 11.11）。磨除盾板，处理通常易被病变侵蚀的区域，分离锤骨

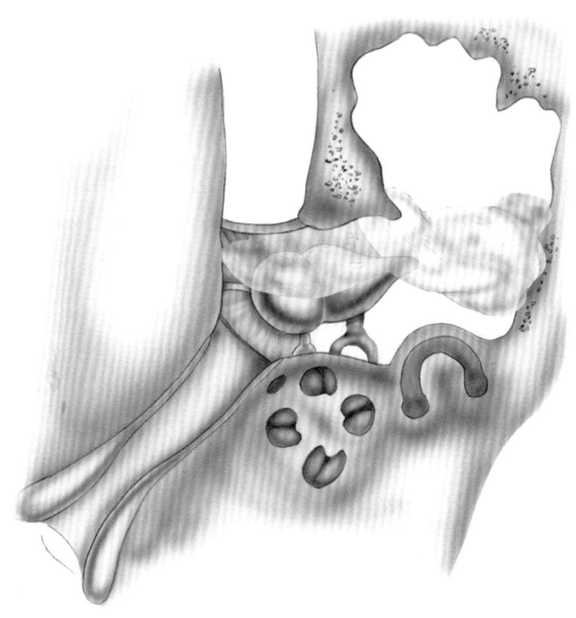

图 11.10　上鼓室胆脂瘤向上鼓室外侧侵及至听骨链，延至鼓窦

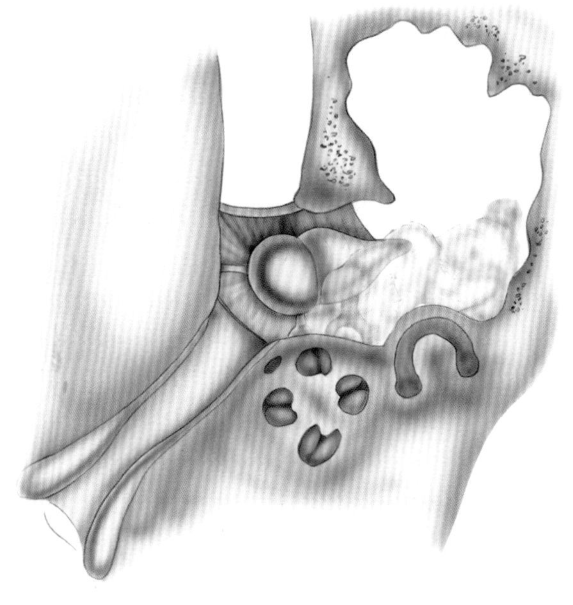

图 11.11　上鼓室胆脂瘤向上鼓室内侧侵及至听骨链，延至鼓窦

后韧带（图 11.12）。这些步骤可使术者用 45° 内镜进一步探查听骨链和上鼓室内侧。

上鼓室胆脂瘤向内侵及听骨链的手术入路

上鼓室胆脂瘤向内侵及听骨链的手术入路（图 11.11），采用长 15cm，直径 3mm 的 0° 内镜。当胆脂瘤侵及砧骨体及锤骨头内侧面时，必须取掉砧骨和锤骨头。取听骨时，内镜下一定要显示砧骨豆状突及中间间隙，用钩针确认砧镫关节，操作时一定要特别轻柔。一旦确认好砧镫关节，用钩针轻柔地将砧骨向一侧牵拉至与砧镫关节分离 [图 11.13；见病例 1（图 11.24，图 11.25）]。之后，可用钩针轻松将锤砧关节分离并用镊子取出砧骨。此操作可使进入面神经区域的通道更宽敞，可暴露面神经鼓室段，耳内镜下可直视后自锥段前至膝状神经节的区域。外半规管亦可直视，其走行于面神经锥段的上方与后方，是从上鼓室至鼓窦清除胆脂瘤时重要的解剖标志。确认锤骨颈，剪掉锤骨头并用镊子取出（图 11.14）。此操作使进入上鼓室的通道更宽敞，耳内镜可以从前到后探查到整个上鼓室。这种方式使胆脂瘤可在耳内镜下处理，使用弯头剥离子，可从上鼓室前隐窝的前壁清除胆脂瘤的前界，将胆脂

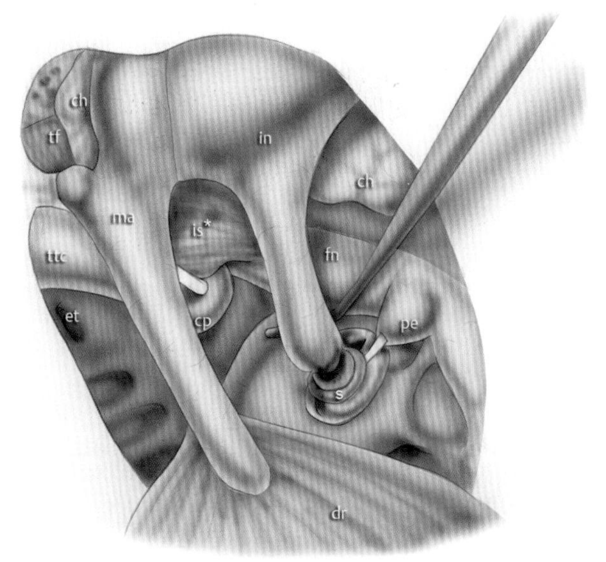

图 11.13 左耳。联合入路。当胆脂瘤侵及听骨链内侧面时，有必要在耳内镜下轻柔地在砧镫关节处操作以取出砧骨。dr，鼓膜；ma，锤骨；in，砧骨；s，镫骨；fn，面神经；cp，匙突；ttc，鼓膜张肌半管；ch，胆脂瘤；et，咽鼓管；tf，鼓膜张肌皱襞；is*，峡部堵塞，pe，锥隆起

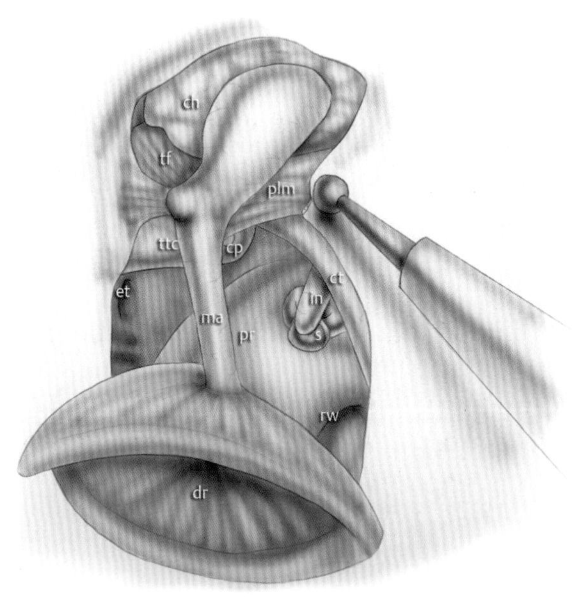

图 11.12 左耳。联合入路。耳内镜下用金刚钻磨除部分盾板，可顺利探查到胆脂瘤囊袋处。dr，鼓膜；ma，锤骨；in，砧骨；s，镫骨；ct，鼓索神经；plm，锤骨后韧带；cp，匙突；ttc，鼓膜张肌半管；ch，胆脂瘤；et，咽鼓管；tf，鼓膜张肌皱襞 ；pr，鼓岬；rw，圆窗

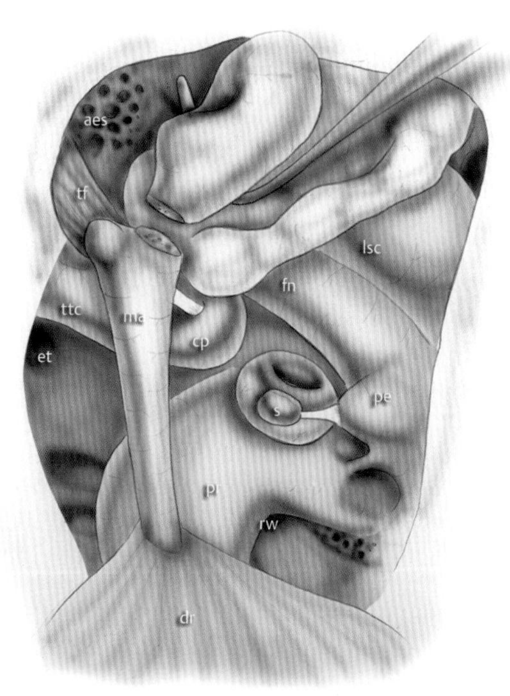

图 11.14 左耳。联合入路。取掉锤骨头后，可在耳内镜下直接到达上鼓室内侧间隔区，从上鼓室至鼓窦清除胆脂瘤。dr，鼓膜；ma，锤骨；in，砧骨；s，镫骨；fn，面神经；cp，匙突；ttc，鼓膜张肌半管；ch，胆脂瘤；et，咽鼓管；tf，鼓膜张肌皱襞；pe，锥隆起；pr，鼓岬；rw，圆窗；lsc，外半规管；aes，前上鼓室隐窝

瘤向后推入上鼓室后隐窝及鼓窦 [图 11.15；见病例 1（图 11.26）和病例 2（图 11.35，图 11.36）]；上鼓室的前部有以下解剖标志：前下方的鼓膜张肌皱襞上表面和鼓膜张肌半管上前方的鼓室前隐窝前壁，上方的颅中窝与横嵴（cog）的脑膜平面。横嵴虽然会有解剖差异，但是在大多数病例中，它上起源于天盖，下降止于匙突，将上鼓室分为前后两部分。将胆脂瘤从前至后，由下至上清除，直至将胆脂瘤从上鼓室的前方推向后方（图 11.16）。

这一阶段，解剖标志有面神经鼓室段（代表上鼓室后隐窝的下界）和外半规管（走行于面神经鼓室段的上方与后方）。外半规管的上方与后方是鼓窦（图 11.16）。

胆脂瘤被推入鼓窦后，即开始显微镜步骤。

上鼓室胆脂瘤向外侧侵及听骨链的手术入路

对于侵及上鼓室外侧的胆脂瘤，伴或不伴上鼓室前隐窝受侵，如果听骨链连接正常，清除时要考虑保留听骨链。这步需要暴露一个较大的上鼓室前隐窝，同时锤骨头与上鼓室前隐窝前壁之间的空间要宽敞。一些患者的上鼓室前隐窝狭窄，由于无法进行手术操作使保留听骨链非常困难。保留听骨链的操作要使用有角度的剥离器械。第一步是从上鼓室前隐窝前壁剥离胆脂瘤，然后轻柔操作，从听骨链外面剥离病变（锤骨头和砧骨体）。操作时的技巧是从前至后（图 11.17，图 11.18）。

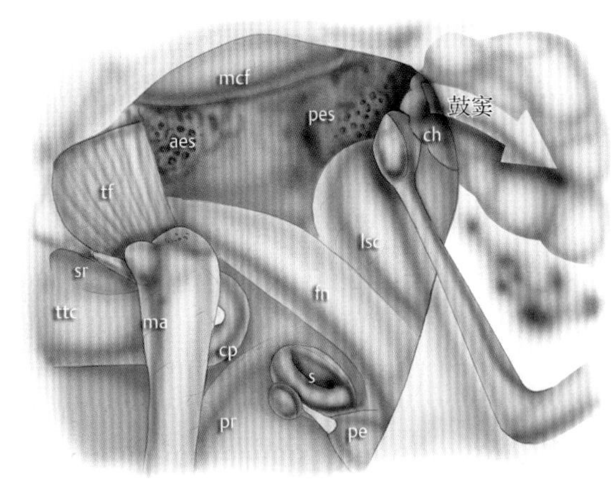

图 11.16　左耳。联合入路。在 45° 耳内镜下，将胆脂瘤从上鼓室后隐窝推向鼓窦（红色箭头）。ma，锤骨；s，镫骨；fn，面神经；cp，匙突；ttc，鼓膜张肌半管；sr，咽鼓管上隐窝；tf，鼓膜张肌皱襞；pe，锥隆起；rw，圆窗；lsc，外半规管；aes，上鼓室前隐窝；pes，上鼓室后隐窝；ch，胆脂瘤；pr，鼓岬；mcf，颅中窝

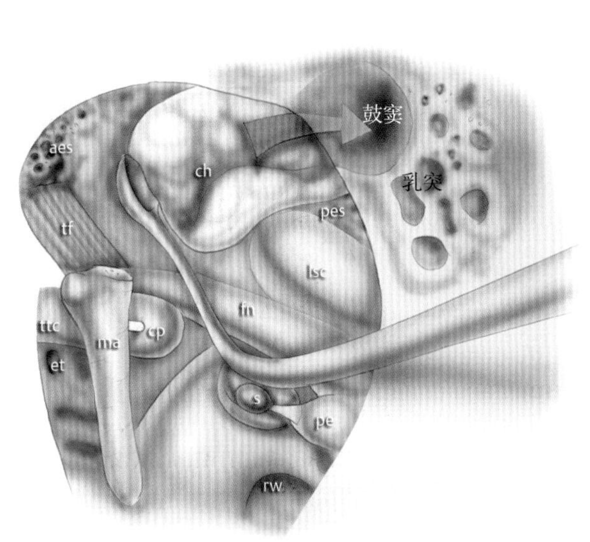

图 11.15　左耳。联合入路。在耳内镜下，用弯头剥离子将胆脂瘤从前上鼓室隐窝推向上鼓室后隐窝（红色箭头）。鼓窦就位于外半规管的后上方。ma，锤骨；s，镫骨；fn，面神经；cp，匙突；ttc，鼓膜张肌半管；et，咽鼓管；tf，鼓膜张肌皱襞；pe，锥隆起；rw，圆窗；lsc，外半规管；aes，上鼓室前隐窝；pes，上鼓室后隐窝；ch，胆脂瘤

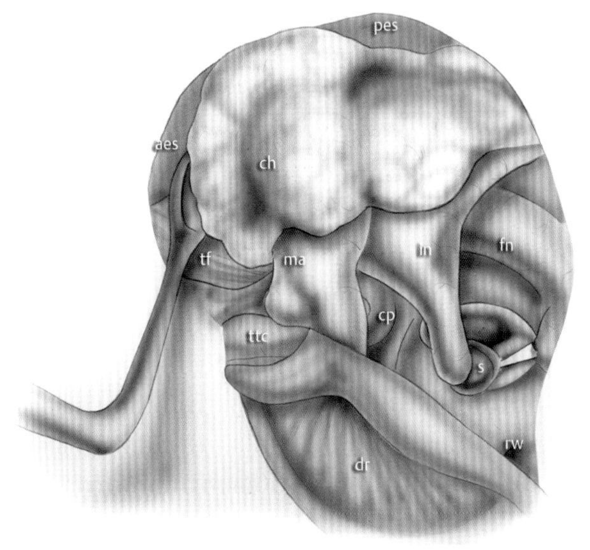

图 11.17　左耳。联合入路。当胆脂瘤位于听骨链外侧，清除病变要从上鼓室前隐窝至上鼓室后隐窝。为避免损伤听骨链结构，从上鼓室外侧清除胆脂瘤基质时，应用弯头剥离子轻柔操作。ma，锤骨；s，镫骨；in，砧骨；fn，面神经；cp，匙突；ttc，鼓膜张肌半管；tf，鼓膜张肌皱襞；aes，上鼓室前隐窝；pes，上鼓室后隐窝；ch，胆脂瘤；rw，圆窗；rw，圆窗；dr，鼓膜

关键点：进行这些步骤时，特别是对于经验不足的术者，推荐将砧镫关节分离，以避免镫骨脱位及足弓骨折。有些病例，笔者建议打磨外耳道后壁以暴露砧骨短脚。将胆脂瘤推入鼓窦区域是为了进行接下来显微镜下的手术步骤（图 11.19）。

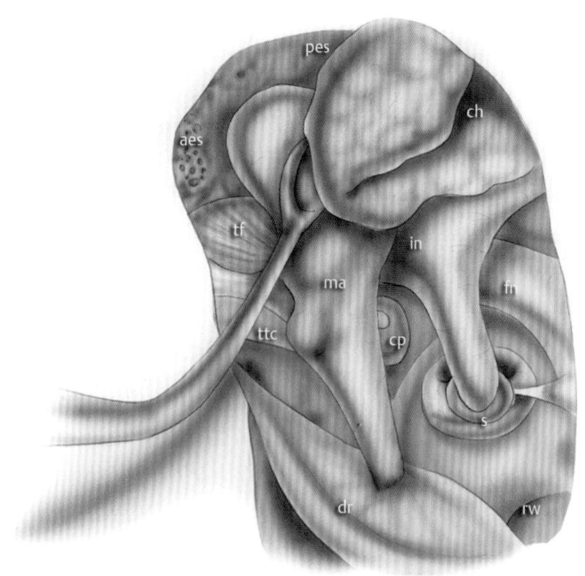

图 11.18　左耳。联合入路。将胆脂瘤囊袋从锤骨及砧骨体上轻柔清除，并将其向后推。ma，锤骨；s，镫骨；in，砧骨；fn，面神经；cp，匙突；ttc，鼓膜张肌半管；tf，鼓膜张肌皱襞；aes，上鼓室前隐窝；pes，上鼓室后隐窝；ch，胆脂瘤；rw，圆窗；dr，鼓膜

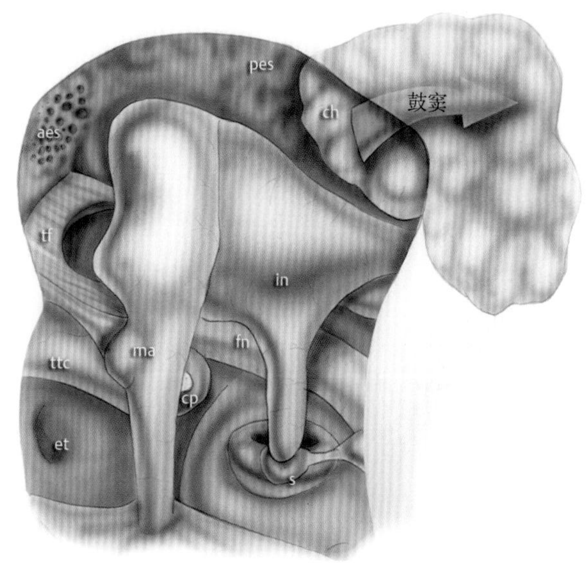

图 11.19　左耳。联合入路。胆脂瘤已经从上鼓室外侧被推向鼓窦。砧骨短脚就位于鼓窦的前下方。ma，锤骨；s，镫骨；in，砧骨；fn，面神经；cp，匙突；ttc，鼓膜张肌半管；tf，鼓膜张肌皱襞；aes，上鼓室前隐窝；pes，上鼓室后隐窝；ch，胆脂瘤

11.2.4　显微镜下的手术步骤

与传统的乳突根治术类似[见病例 2（图 11.37，图 11，38）]，术者先行耳后切口，做一颞肌瓣并确认好颞筋膜，然后暴露乳突骨皮质，撑开器固定外耳；用电钻磨开乳突，确认典型的解剖标志；轮廓化颅中窝硬脑膜和乙状窦，暴露窦脑膜角；磨薄并保留外耳道后壁，直至鼓窦周围气房、外半规管及砧骨窝能被确认，使胆脂瘤所在的鼓窦得以暴露（图 11.20）；仔细清除之前被剥离开的胆脂瘤，避免磨除鼓窦区并尝试保留黏膜的完整性（图 11.21）。

1. 将胆脂瘤清除后，用 45° 内镜探查乳突及整个鼓室是否有胆脂瘤残留，如发现即予以清除。

2. 此外，用 45° 内镜经乳突入路，鼓膜张肌皱襞的上表面可以直视，并可用钩针将其去除，以开放前鼓室与上鼓室前方的沟通[见病例 1 所有图片（图 1.22~11.28）]。

3. 必要时，从耳甲腔取软骨加固盾板[见病例 2（图 11.39，图 11.40）]，用可吸收线缝合耳后切口。

4. 重建阶段是在耳内镜下经外耳道完成[见病例 2（图 11.40）]。之后评估是否需要进行听骨链重建，确定是一期完成或是 12 个月后二次探查时实施[见病例 1 和病例 2（图 11.29~11.40）]。

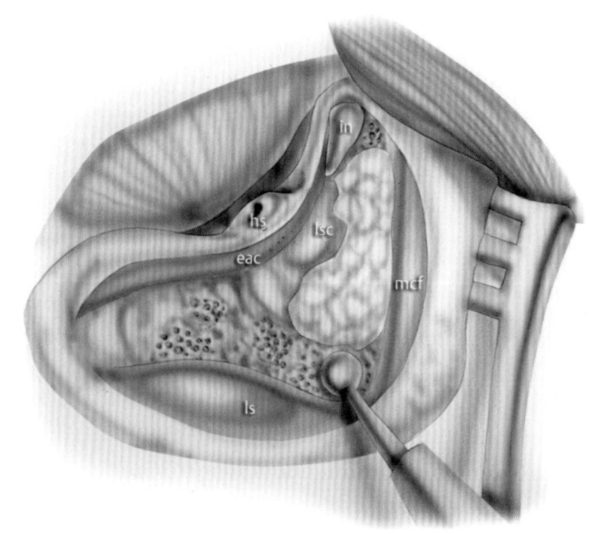

图 11.20　左耳。联合入路。显微镜阶段。磨开乳突骨皮质到达胆脂瘤囊袋所在的鼓窦。in，砧骨；hs，Henle 嵴；eas，外耳道；ls，鼓窦外侧；mcf，颅中窝；lsc，外半规管

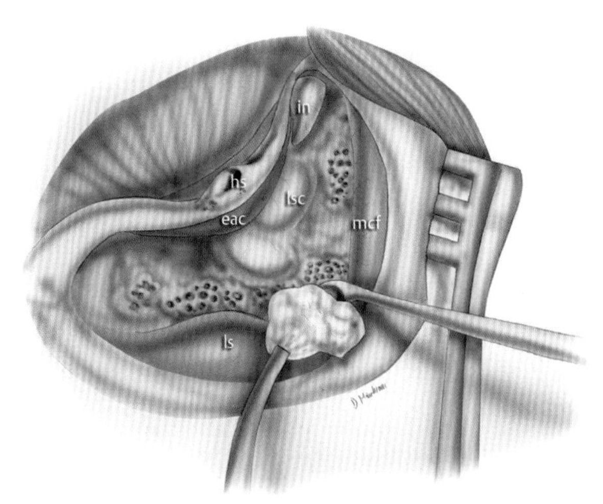

图 11.21　左耳。联合入路。将胆脂瘤从乳突清除，保留鼓窦黏膜的完整。in，砧骨；hs，Henle 嵴；eas，外耳道；ls，鼓窦外侧；mcf，颅中窝；lsc，外半规管

11.3 耳内镜辅助显微镜入路下的完壁术式

11.3.1　适应证

胆脂瘤侵犯上鼓室（C2a 型）和鼓室，并向后侵及乳突，但外耳道后壁完整且盾板无破坏。

根据一些术者经验，以及先前章节所描述的解剖及生理基础，乳突根治可能会影响盾板重建的可能性，特别是在破坏范围大的情况下。而且，乳突根治术需要去除乳突及鼓窦的黏膜，而黏膜是用于气体交换的，对保持中耳良好的功能平衡状态极为重要[4]。乳突根治术后这种平衡状态将不可避免地改变，由于缺乏空气供给及缓冲效果，从而延缓了术后康复。因此，对于盾板破坏范围大的患者和因病变蔓延需行乳突根治术的患者，笔者建议行开放式乳突根治术。

大多数术者仍按标准步骤在显微镜下行鼓室成形术[9–13]。耳内镜辅助下的显微镜入路包括：首先保留外耳道后壁的经乳突 / 经耳道的显微镜入路，再者是耳内镜手术步骤，探查显微镜下无法直接到达的后鼓室、上鼓室前方和下鼓室（图 11.41，图 11.42）。如果内镜下发现胆脂瘤残留则予以清除。显微镜下保留外耳道后壁使术者无法探查后鼓室外侧及内侧隐窝和上鼓室前隐窝，特别是没有取出听骨时，增加了探查上鼓室前方的难度。基于这些原因，耳内镜的辅助非常有帮助（图 11.43，图 11.44）。经乳突入路使用 0° 和 45° 内镜，术者能够探查上鼓室前方并保留听骨链完整。

11.3.2　优　点

常规显微镜下保留外耳道后壁的手术方式中，经耳道入路使用耳内镜，使所有的后鼓室隐窝可直接显露，不会有伤及面神经与迷路的风险。这种入路不需要行显微镜下后鼓室切开，显微镜下后鼓室切开仅能探查后鼓室（面隐窝）外侧区域，不能真

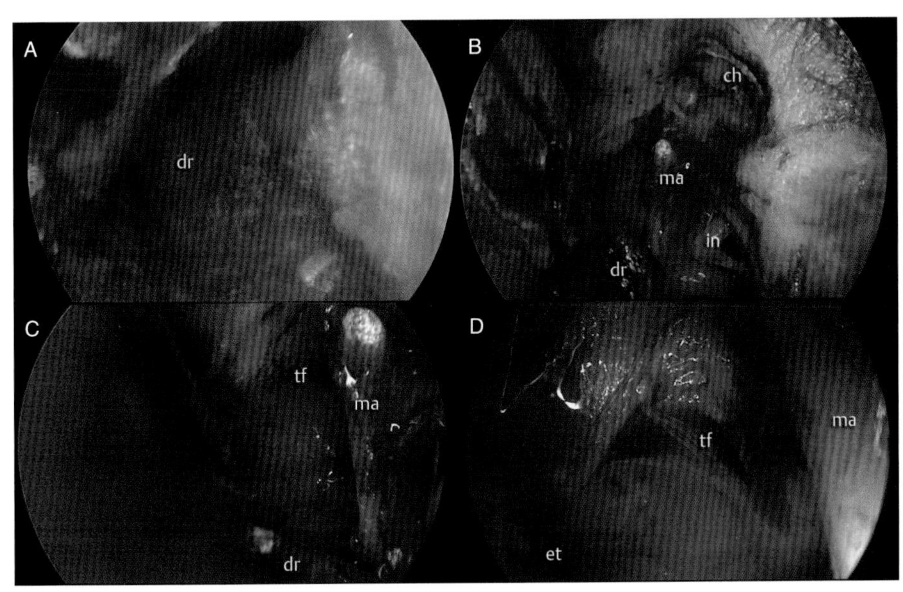

图 11.22　病例 1，左耳。A. 术前耳内镜下鼓膜像。B. 掀起耳道皮瓣并移置下方；胆脂瘤囊袋侵入上鼓室，耳内镜下可见。尽管存在上鼓室病变，中鼓室黏膜状态良好。C. 用 0° 镜，能看到锤骨柄前方鼓膜张肌皱襞的下缘。D. 经内镜放大的鼓膜张肌皱襞。此病例的鼓膜张肌皱襞完整，分隔上鼓室前方间隙与前鼓室。ma，锤骨，in，砧骨，tf，鼓膜张肌皱襞，ch，胆脂瘤，et，咽鼓管，dr，鼓膜

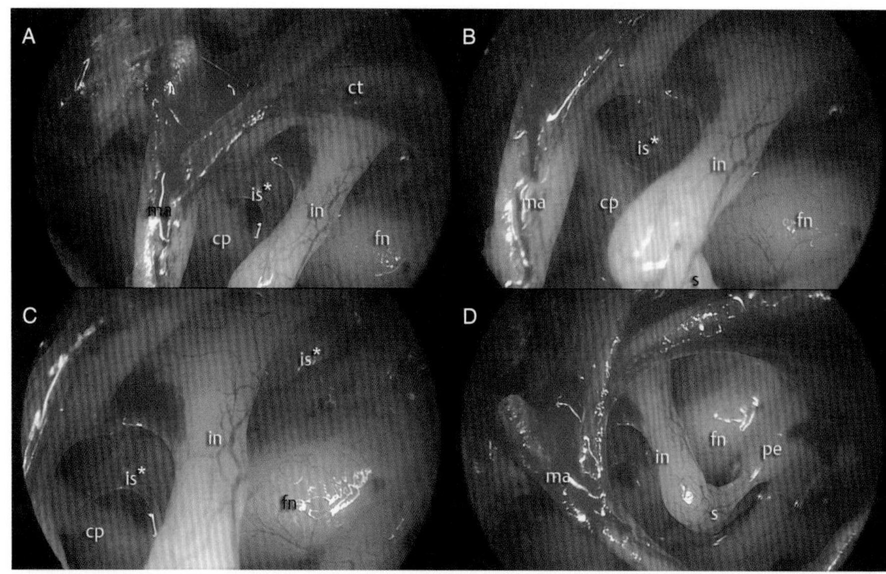

图 11.23　病例 1，左耳。A，B. 用 45° 内镜探查鼓峡。内镜下见附着在匙突与砧骨间的黏膜皱襞导致峡部堵塞明显。C，D. 另一皱襞堵塞峡部后方。推测此患者会患局限性通气障碍综合征。ma，锤骨，in，砧骨，cp，匙突，is*，峡部堵塞，ct，鼓索神经，fn，面神经，pe，锥隆起

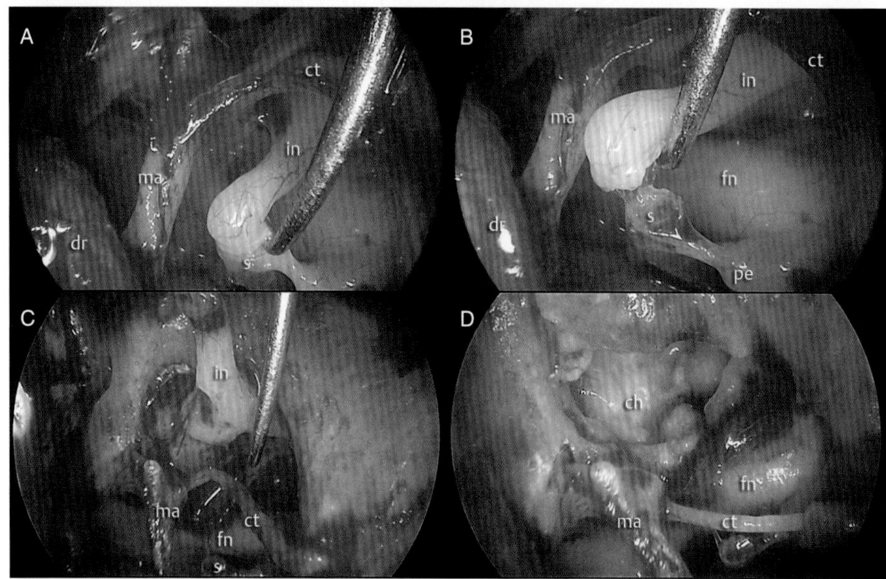

图 11.24　病例 1，左耳。A，B. 此病例中，处理向内侧蔓延的胆脂瘤需要去掉砧骨，才能从上鼓室内侧清除胆脂瘤。内镜下要轻柔地断开砧骨与镫骨的连接。C. 去掉砧骨与镫骨头。D. 内镜下显露在上鼓室内侧的胆脂瘤囊袋。ma，锤骨，in，砧骨，s，镫骨，ct，鼓索神经，fn，面神经，pe，锥隆起，ch，胆脂瘤，dr，鼓膜

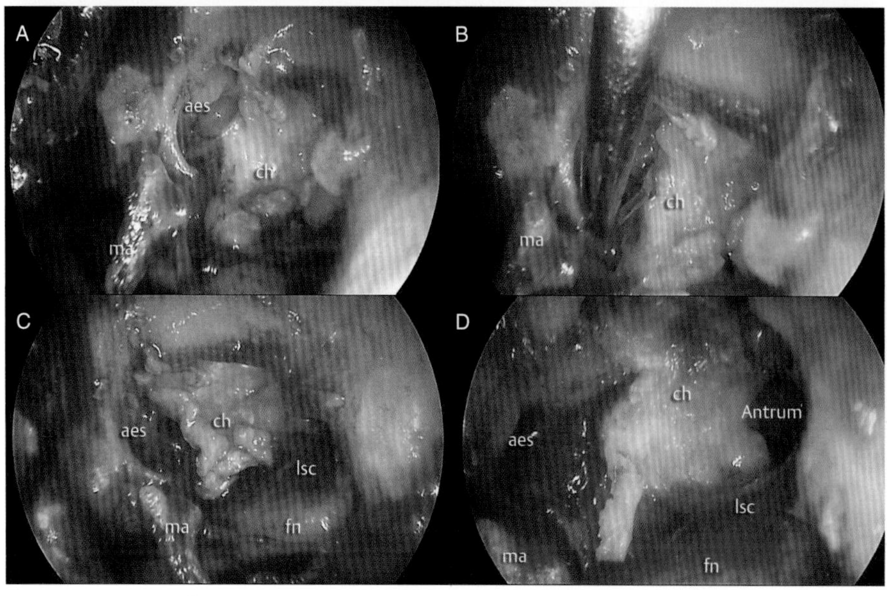

图 11.25　病例 1，左耳。A，B. 内镜下用弯头剥离子从上鼓室前隐窝至上鼓室后隐窝清除胆脂瘤囊袋。C. 清除时，看到胆脂瘤前界，术者要注意尽可能保证胆脂瘤囊袋的完整。D. 用 45° 内镜确认鼓窦的位置。ma，锤骨，fn，面神经，ch，胆脂瘤，aes，上鼓室前隐窝，lsc，外半规管

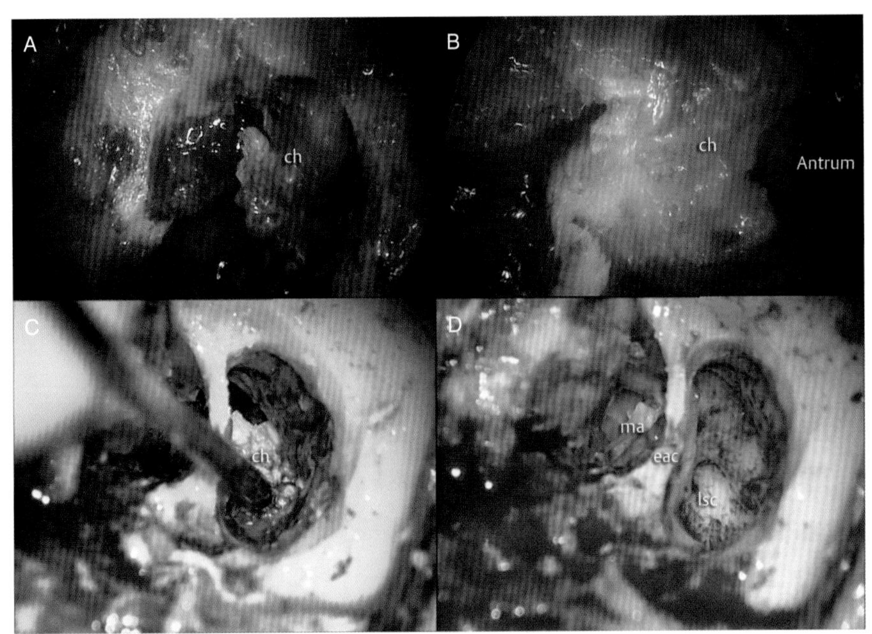

图 11.26 病例 1，左耳。A，B. 内镜下将胆脂瘤轻柔推向鼓窦。C，D. 进行乳突切除术以清除乳突内的胆脂瘤。ma，锤骨，ch，胆脂瘤，lsc，外半规管，eac，外耳道

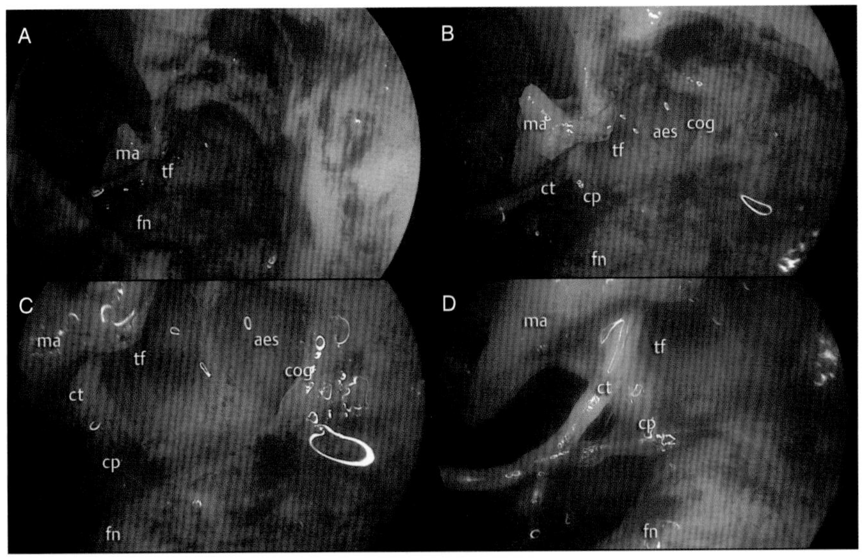

图 11.27 病例 1，左耳。A~D. 使用 45° 内镜经乳突显露上鼓室前隐窝；内镜下可直视鼓膜张肌皱襞上缘、匙突和齿突之间的关系。C. 此病例中，水平方向的完整鼓膜张肌皱襞是显而易见的；齿突就像一骨嵴，分隔上鼓室后隐窝和上鼓室前隐窝。D. 鼓索神经紧靠并经着沿鼓膜张肌皱襞外侧走形。ma，锤骨；aes，上鼓室前隐窝；fn，面神经；tf，鼓膜张肌皱襞；ct，鼓索神经；cp，匙突；cog，齿突

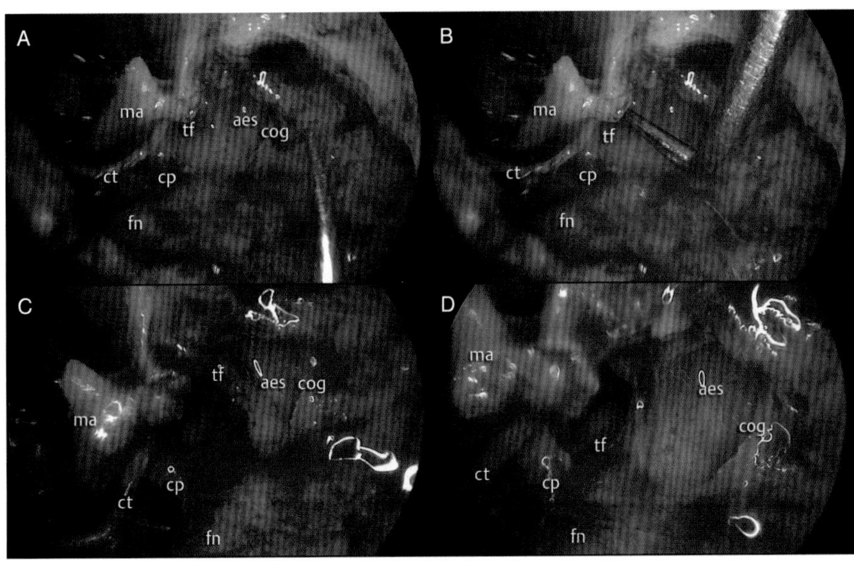

图 11.28 病例 1，左耳。重建阶段之前，术者在内镜下使用弯头器械通过乳突能将鼓膜张肌皱襞去除，使下鼓室与上鼓室前隐窝相通。ma，锤骨，aes，上鼓室前隐窝，fn，面神经，tf，鼓膜张肌皱襞，ct，鼓索神经，cp，匙突；cog，齿突

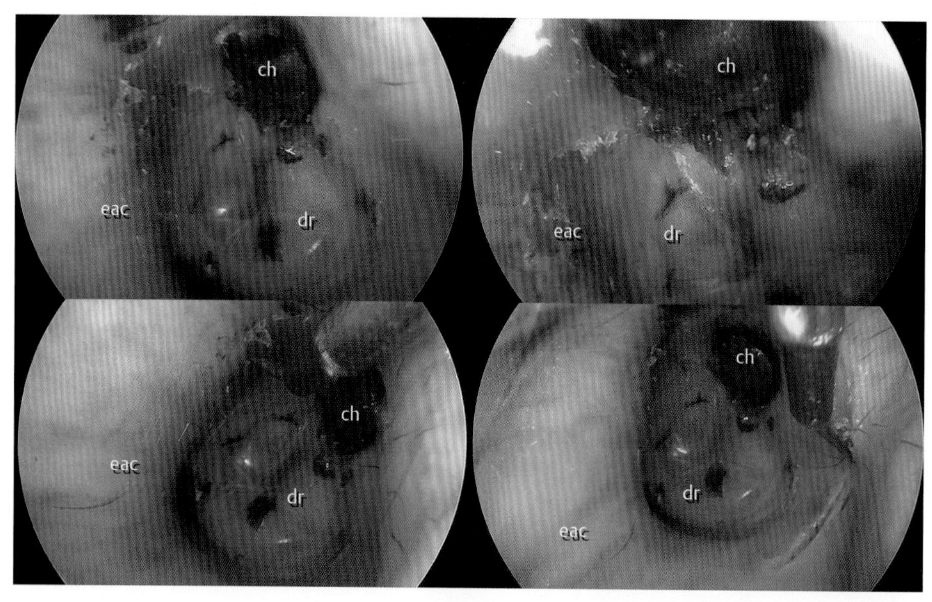

图 11.29 病例 2，左耳。A，B. 上鼓室胆脂瘤患者术前耳内镜的放大像。C，D. 用 Vesalius 刀行外耳道切口。dr，鼓膜，eac，外耳道，ch，胆脂瘤

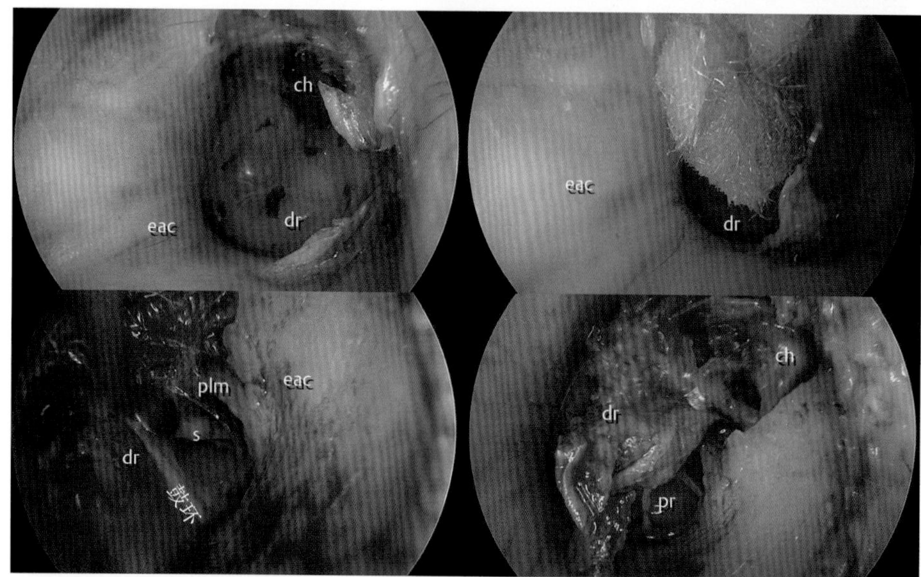

图 11.30 病例 2，左耳。A，B. 内镜下用剥离子将耳道皮瓣掀起直至看到鼓环。C. 将鼓环连同皮瓣抬起，进入鼓室。D. 分离鼓膜松弛部时，轻柔地将胆脂瘤囊袋从鼓膜分离，皮瓣移置下方。dr，鼓膜，eac，外耳道，ch，胆脂瘤，plm，锤骨后韧带皱襞，pr，鼓岬，s，镫骨

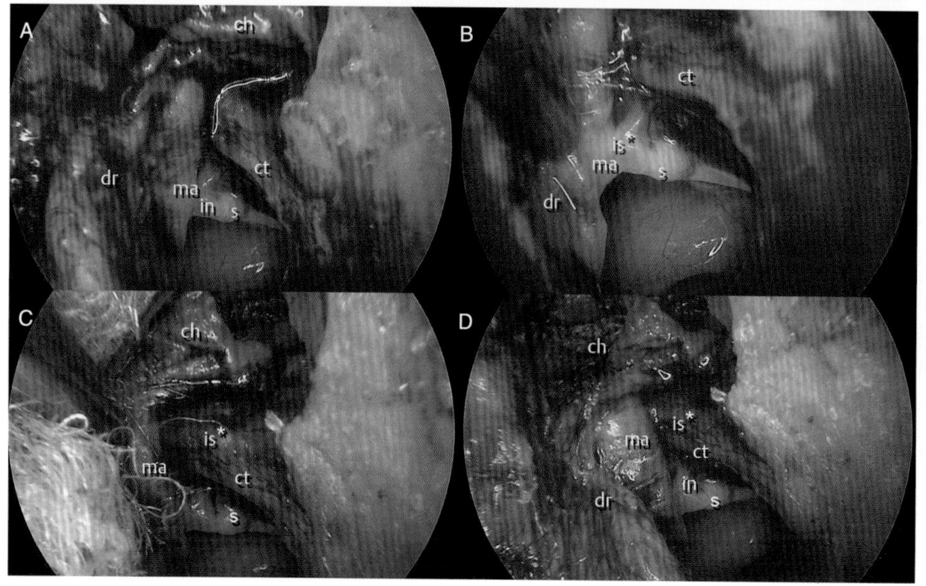

图 11.31 病例 2，左耳。A~C. 继续分离皮瓣，将鼓膜推至前下。B. 内镜下探查锤骨柄和砧镫关节的情况。此病例中亦探查了峡部：包裹着鼓索神经、锤砧关节和锤骨的黏膜皱襞堵塞了峡部。D. 锤骨柄搭在镫骨上。dr，鼓膜，ch，胆脂瘤；ct，鼓索神经；ma，锤骨，s，镫骨，in，砧骨，is*，峡部堵塞

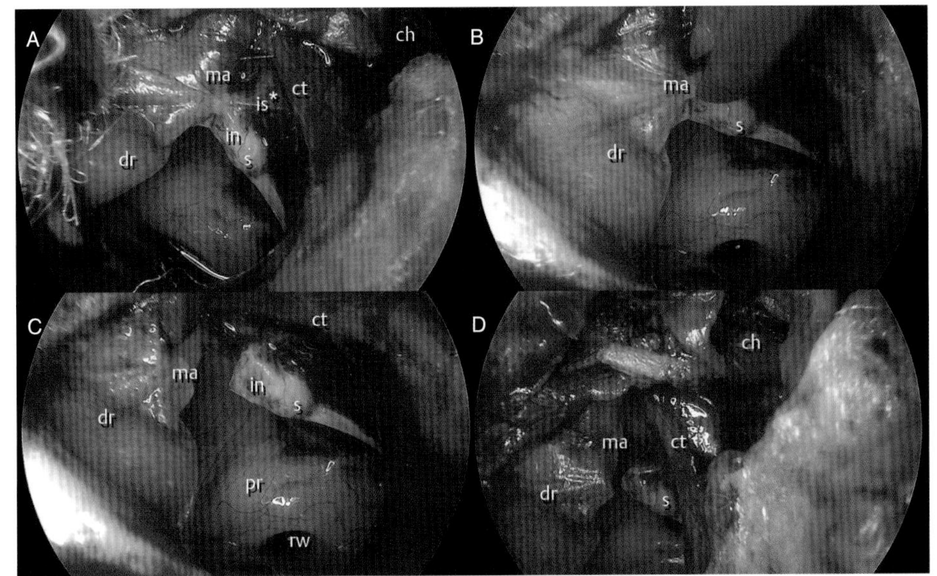

图 11.32　病例 2，左耳。A，锤骨柄贴附在镫骨上，峡部前方堵塞，砧骨长脚破坏。B，C. 用显微剪将镫骨和锤骨间的黏膜皱襞去除。D. 黏膜皱襞以水平方向将上鼓室（胆脂瘤所在处）与中鼓室（正常黏膜）分开。dr，鼓膜，ch，胆脂瘤；ct，鼓索神经；ma，锤骨，s，镫骨，in，砧骨，pr，鼓岬，rw，圆窗，is*，峡部堵塞

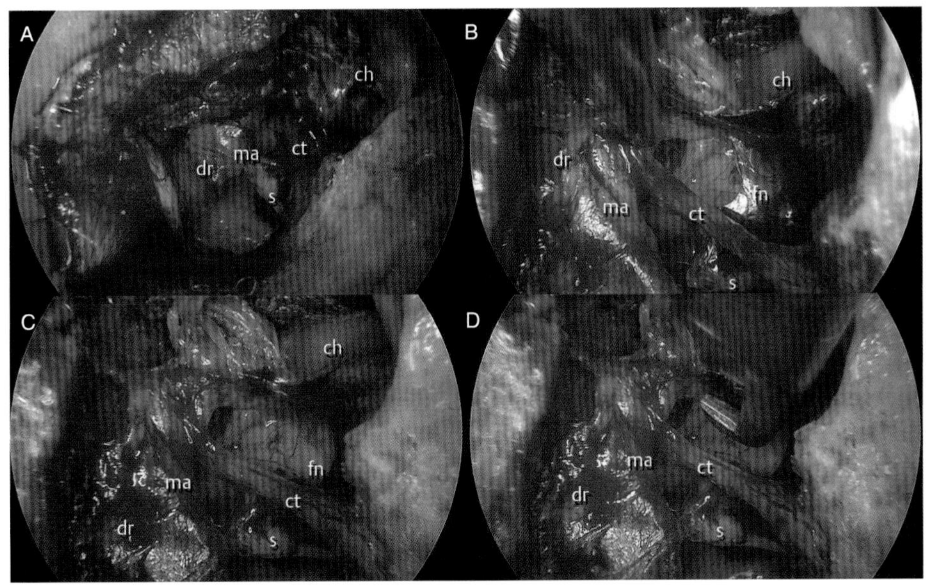

图 11.33　病例 2，左耳。A，B. 用吸引器轻柔的吸除黏膜皱襞，以显露面神经鼓室段，砧骨体缺失。C，D. 去掉锤骨头后，继续剥离。dr，鼓膜，ch，胆脂瘤；ct，鼓索神经；ma，锤骨，s，镫骨，fn，面神经

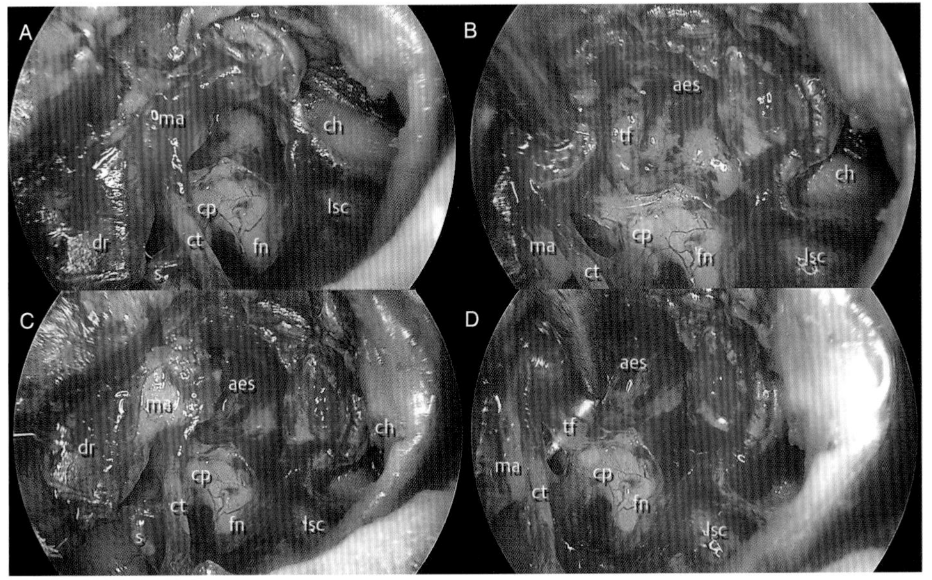

图 11.34　病例 2，左耳。A，B. 去掉锤骨头后可直接进入上鼓室前隐窝，显露鼓膜张肌皱襞的上缘。继续剥离胆脂瘤，从上鼓室前方将囊袋去除。D，D. 用弯头器械轻柔地去除鼓膜张肌皱襞，使前鼓室与上鼓室前方直接沟通。dr，鼓膜，ch，胆脂瘤；ct，鼓索神经；ma，锤骨，fn，面神经，cp，匙突，tf，鼓膜张肌皱襞，lsc，外半规管，aes，上鼓室前隐窝，s，镫骨

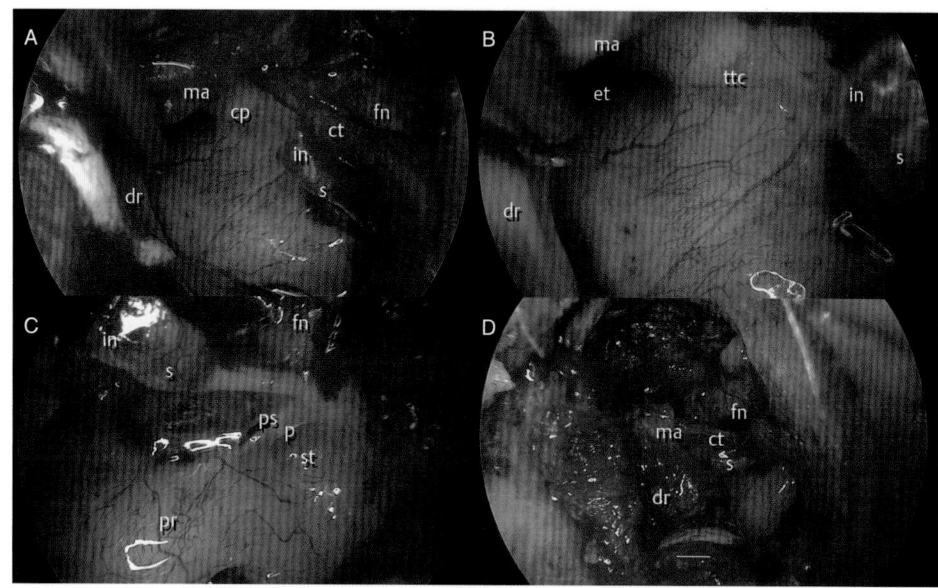

图 11.35　病例 2，左耳。A，B. 内镜下确认咽鼓管通畅以及黏膜状态良好。C. 探查鼓室窦：无胆脂瘤残留。D. 内镜下鼓室的全景。将胆脂瘤从上鼓室前隐窝推向上鼓室后隐窝。dr，鼓膜，ct，鼓索神经；ma，锤骨，fn，面神经，cp，匙突，s，镫骨，p，岬小桥，st，鼓室窦，ps，后鼓室窦，ttc，鼓膜张肌半管；et，咽鼓管，in，砧骨，pr，鼓岬

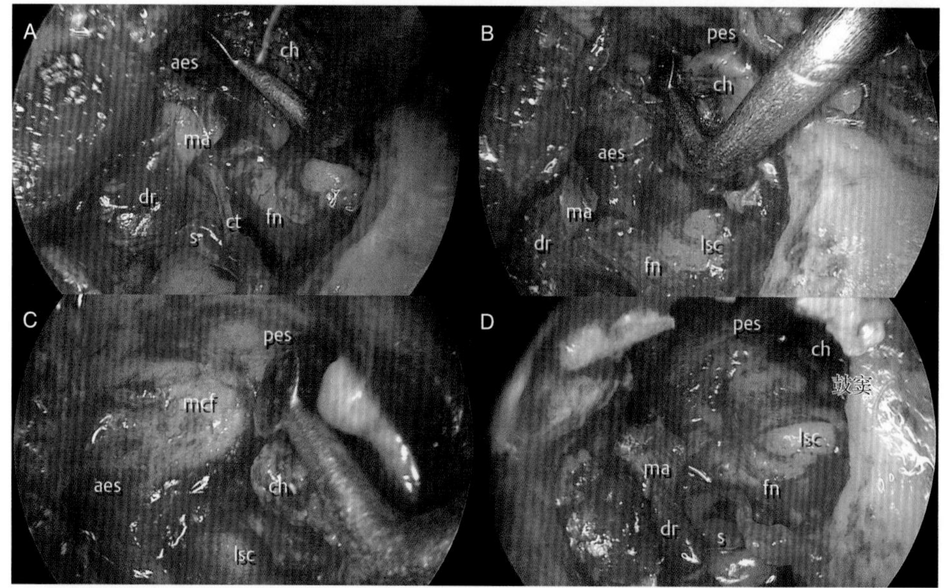

图 11.36　病例 2，左耳。A，B. 用有角度的剥离子将胆脂瘤从上鼓室推入鼓窦。C. 用 45° 内镜通过天盖确认颅中窝；此结构代表剥离的上限，从上鼓室前隐窝至下鼓室后隐窝将胆脂瘤整块剥离。D. 此步骤之后，囊袋被推入鼓窦。内镜下探查外半规管的位置，鼓窦位于外半规管的后上。dr，鼓膜，ch，胆脂瘤，ct，鼓索神经；ma，锤骨，fn，面神经，s，镫骨，aes，上鼓室前隐窝，pes，上鼓室后隐窝，mcf，颅中窝，lsc，外半规管

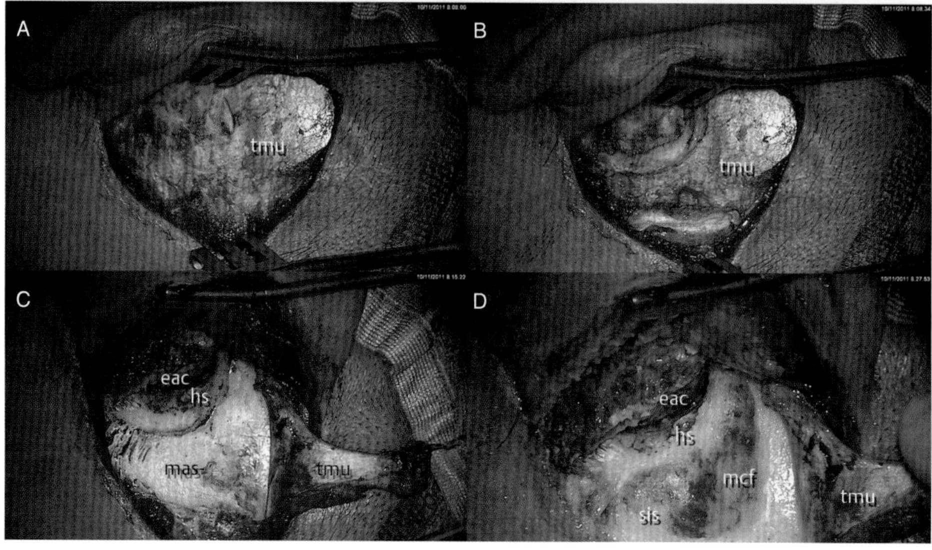

图 11.37　病例 2，左耳。A，B. 显微镜阶段：行耳后切口显露颞筋膜。C. 制作肌瓣并将其推向前方暴露乳突骨皮质。D. 开始磨开乳突骨皮质。tmu，颞肌筋膜，eac，外耳道，hs，Henle 嵴，mcf，颅中窝，sis，乙状窦

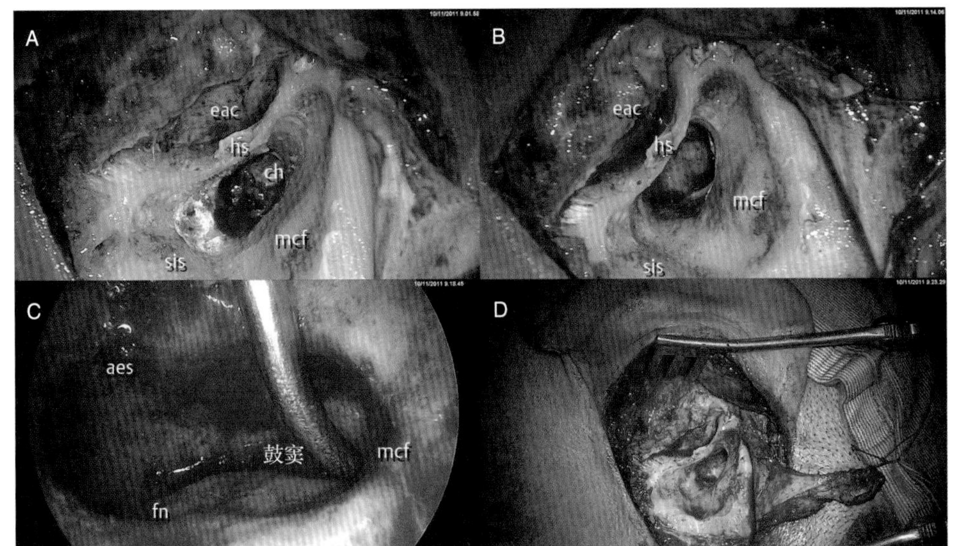

图 11.38　病例 2，左耳。显微镜阶段：将到达鼓窦的胆脂瘤囊袋清除。清除胆脂瘤要轻柔，以尽可能保留鼓窦黏膜。C. 经乳突进行耳内镜下探查是否有胆脂瘤残留以及鼓窦黏膜的状况。D. 显微镜下最后乳突腔的全景。eac，外耳道，hs，Henle 嵴，mcf，颅中窝，sis，乙状窦，ch，胆脂瘤，fn，面神经，aes，上鼓室前隐窝

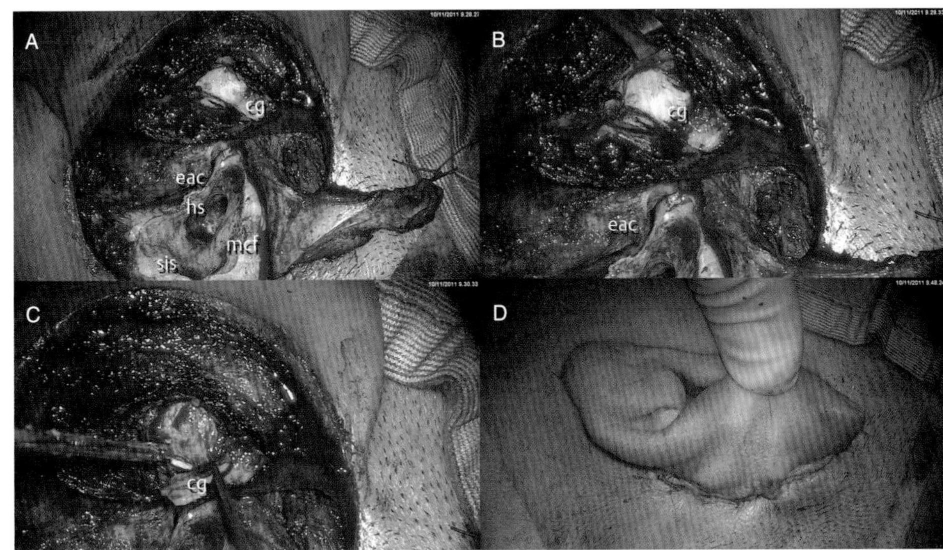

图 11.39　病例 2，左耳。A~C. 从耳甲腔取得软骨移植物。D. 用可吸收线缝合耳后切口。cg，软骨移植物，eac，外耳道，sis，乙状窦，mcf，颅中窝，hs，Henle 嵴

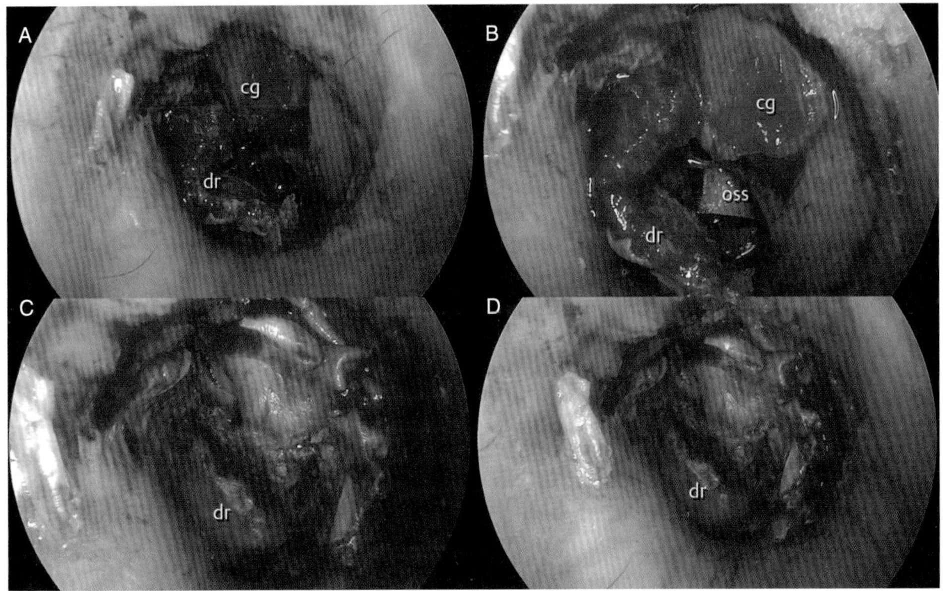

图 11.40　病例 2，左耳。A，B. 放入软骨移植物重建盾板，另一软骨移植物放在镫骨上建立鼓膜与镫骨的连接。C，D. 复位鼓耳道皮瓣。cg，软骨移植物，oss，听骨链重建术，dr，鼓膜

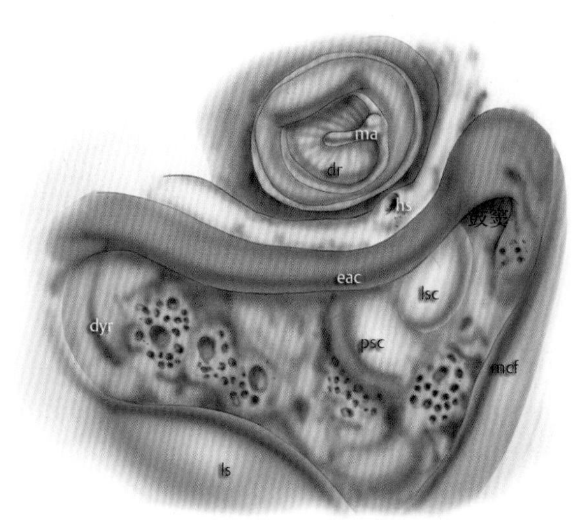

图 11.41　左耳。该图展示了传统显微镜下乳突根治术（完壁式）。显示出主要解剖标志。lsc，外半规管，psc，后半规管，eac，外耳道，mcf，颅中窝，dyr，二腹肌嵴，ma，锤骨，dr，鼓膜，hs，Henle 嵴

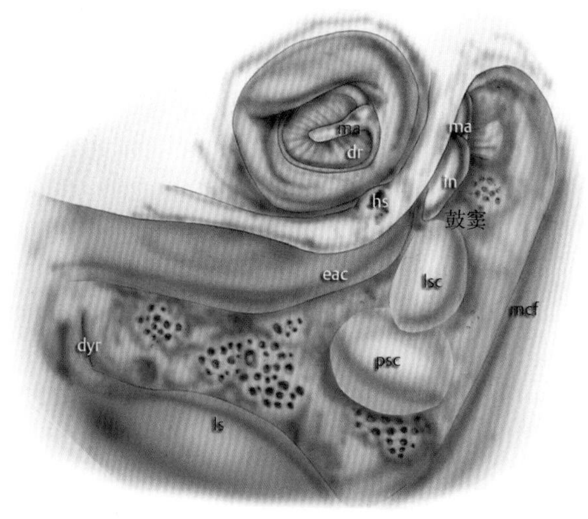

图 11.42　左耳。显微镜下显露上鼓室。磨开乳突骨皮质，显露砧骨短脚窝，确认砧骨和锤骨头。lsc，外半规管，psc，后半规管，eac，外耳道，mcf，颅中窝，dyr，二腹肌嵴，ls，外侧鼓室窦，ma，锤骨，dr，鼓膜，in，砧骨，hs，Henle 嵴

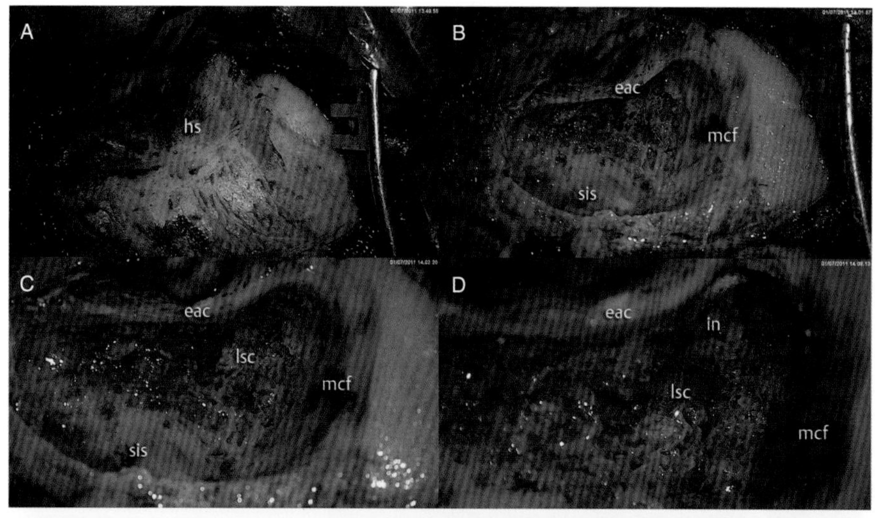

图 11.43　左耳。显微镜下到达上鼓室。A. 耳后切口，显露乳突骨皮质。B. 磨开乳突骨皮质，显露通常使用的解剖标志（上方的颅中窝，后下方的乙状窦），保留外耳道后壁的完整。C. 沿外半规管隆突探查到鼓窦。D. 进一步磨除骨质，显露后鼓室隐窝及砧骨体。lsc，外半规管，eac，外耳道，mcf，颅中窝，sis，乙状窦，in，砧骨，hs，Henle 嵴

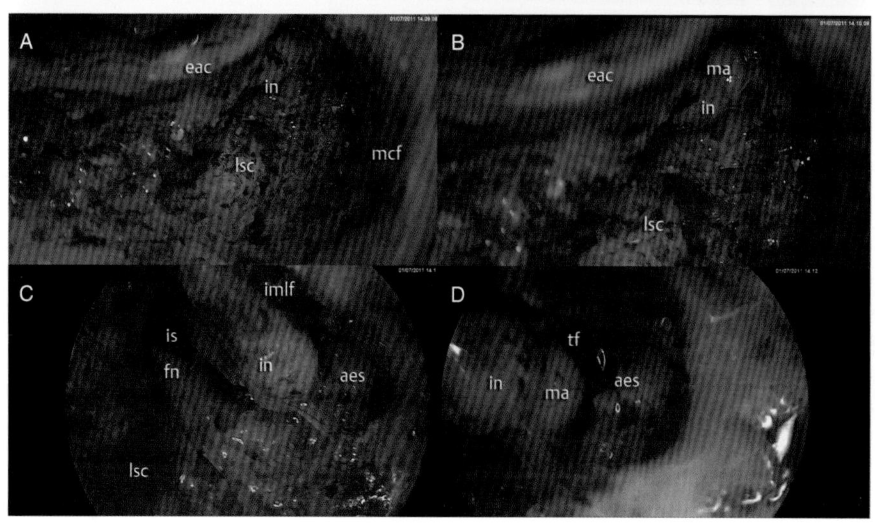

图 11.44　左耳。A，B. 经乳突方法，显微镜下的上鼓室后方的放大像。在颅中窝和外耳道后上部分中间向前磨除骨质，显露部分上鼓室区域。C，D. 耳内镜下镜像：45° 内镜从乳突进入鼓窦，从上方探查到鼓峡，显露上鼓室前隐窝的前壁和鼓膜张肌皱襞的上缘。lsc，外半规管，eac，外耳道，mcf，颅中窝，in，砧骨，ma，锤骨，aes，上鼓室前隐窝，tf，鼓膜张肌皱襞，is，峡部，fn，面神经，imlf，锤砧外侧皱襞

正评估内侧区域（鼓室窦、后鼓室窦、下鼓室间隙和锥下间隙；图 11.45，图 11.46）[14–16]。

耳内镜下能直视鼓膜张肌皱襞的上面并将其去除（图 11.47~11.49）。使用 45° 内镜，将内镜置于乳突并向下倾斜，让术者能探查峡部并评估是否存在潜在的堵塞。

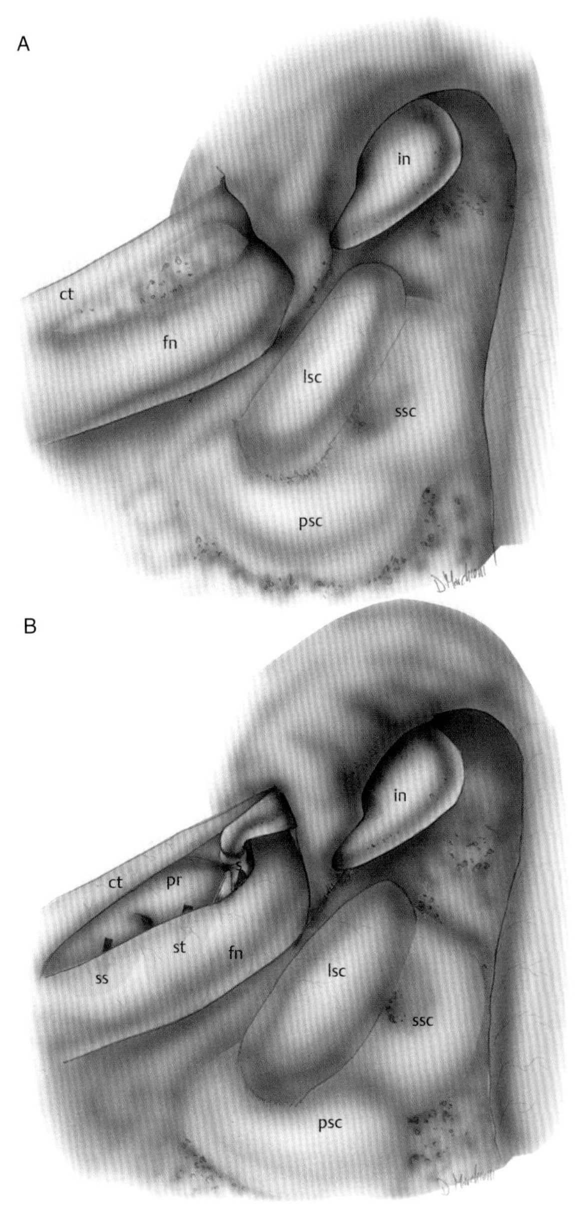

图 11.45　左耳。A. 显微镜下经乳突入路。乳突根治术时，显露面神经乳突段及鼓索神经。B. 去除面神经与鼓索神经间的骨质，开放面隐窝进入中耳，但此步骤显微镜下无法看到鼓室窦和下鼓室窦。红色箭头所指的是后鼓室间隙。in，砧骨；lsc，外半规管；ssc，上半规管；psc，后半规管；fn，面神经；ct，鼓索神经；pr，鼓岬；s，镫骨；st，鼓室窦；ss，下鼓室窦

11.3.3　完壁术式中的耳内镜技术

术者坐在患耳的后方，椅子左侧扶手上升以支撑术者的左臂。术者左手持内镜，右手持手术器械（图 11.5）。患者体位实质上与传统手术体位相同，患者的头轻微向对侧旋转并拉伸（图 11.50）。使用耳内镜前，建议先用生理盐水冲洗乳突腔。建议使用直径 4mm，长 15cm 的内镜。耳内镜必须进入乳突腔，使术者可以评估鼓窦、上鼓室前方及后方的情况。

如果经外耳道置入耳内镜，可探查前鼓室，术者将识别以下结构：咽鼓管口，鼓膜张肌半管，咽鼓管上隐窝（形状与深度会有差异），鼓膜张肌皱襞下面。耳内镜下亦可直视面神经和外半规管，以找出可能残留的病变 [见病例 3（图 11.51，图 11.52）]。用 45° 内镜亦可评估咽鼓管口是开放或关闭。耳内镜向上有可能确认鼓膜张肌半管、鼓膜张肌半管上方的咽鼓管上隐窝及鼓膜张肌皱襞的下面。这些结构应仔细探查以发现有无残余病变 [见病例 4（图 11.53，图 11.54）]。

虽然有可能在显微镜下行后鼓室切开，但是因光线所限，术者无法探查被面神经垂直段所遮盖的后鼓室内侧的情况。因此，笔者推荐经耳道入路耳内镜方式进行全面探查。

耳内镜下探查后鼓室间隙

在显微镜耳内镜联合方法中，耳内镜的使用是必要的，特别是当胆脂瘤侵及后鼓室时。当胆脂瘤到达此区域时，笔者推荐使用 45° 内镜，术者的位置如前所述（图 11.55~11.57）：为了探查后鼓室内侧隐窝，术者必须站在患耳的对侧以直视这些隐窝（亦见第 13 章关于专门探查后鼓室的耳内镜方法），此位置可直接显露鼓室窦和下鼓室窦的内侧面，以及完整显露锥隆起（图 11.55）。显示器放在患耳的前方，手术台旋转至术者可以良好显露乳突及鼓室的位置；患者的头稍转向健侧，这是到达后鼓室的直接方法（图 11.56，图 11.57）。笔者使用直径 3mm 或 4mm，长 15cm 的 45° 耳内镜，沿外耳道前壁将耳内镜滑入。例如，采用这种方式来描述左耳内镜下的解剖，术者将会在显示屏左侧发现面神经鼓室段和匙突（图 11.58）。

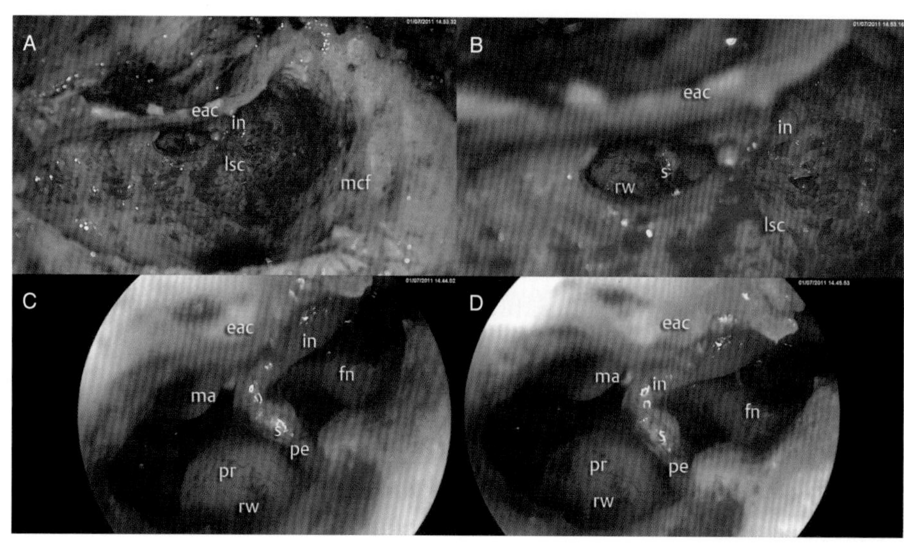

图 11.46 左耳。A，B. 显微镜下行乳突根治术和广泛的鼓膜后切开术进入中耳，显微镜下可见圆窗但后鼓室间隙无法显露。C，D. 经乳突入路使用耳内镜，显露鼓室腔。探查中耳各间隙时，仍不可能良好地显露后鼓室内侧。in，砧骨；ma，锤骨；lsc，外半规管；fn，面神经；eac，外耳道；s，镫骨；mcf，颅中窝；rw，圆窗；pr，鼓岬；pe，锥隆起

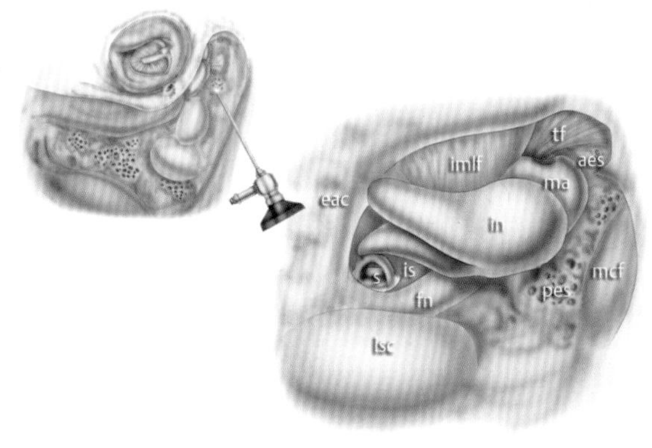

图 11.47 左耳。当行完壁式乳突根治术时，若保留听骨链，显微镜下上鼓室前隐窝是隐匿的，只能部分显露。经乳突使用 45° 耳内镜进入鼓窦，使术者可看到所有上鼓室间隙。耳内镜下可以显露鼓膜张肌皱襞的上缘与鼓峡。in，砧骨；ma，锤骨；lsc，外半规管；fn，面神经；tf，鼓膜张肌皱襞；imlf，锤砧关节外侧皱襞；eac，外耳道；s，镫骨；mcf，颅中窝；rw，圆窗；pr，鼓岬；pe，锥隆起

手术技巧

使用 45° 内镜并置入外耳道（图 11.59）。首先识别锥隆起，它代表整个后鼓室区域的中心；然后识别面神经鼓室段（在左耳，它将出现在显示器的左侧）和茎突区域（在左耳，它将出现在显示器的右上方）。一旦看到这些解剖标志，就可以定位圆窗龛，茎突隆起 – 岬下脚（起自茎突，走向圆窗龛后弓）和岬小桥（起自锥隆起，走向鼓岬，靠近镫骨）– 后鼓室内侧部分[14–16]：鼓室窦，在岬下脚上方和岬小桥下方之间。后鼓室窦位于岬小桥的上方。下鼓室窦，位于岬下脚的下方和茎突复合体的内侧。面隐窝位于锥隆起与面神经鼓室段的外侧。

根据胆脂瘤侵及窦底及后鼓室其他区域的范围，以及可能存在的解剖变异，后鼓室胆脂瘤的清除可能充满挑战。

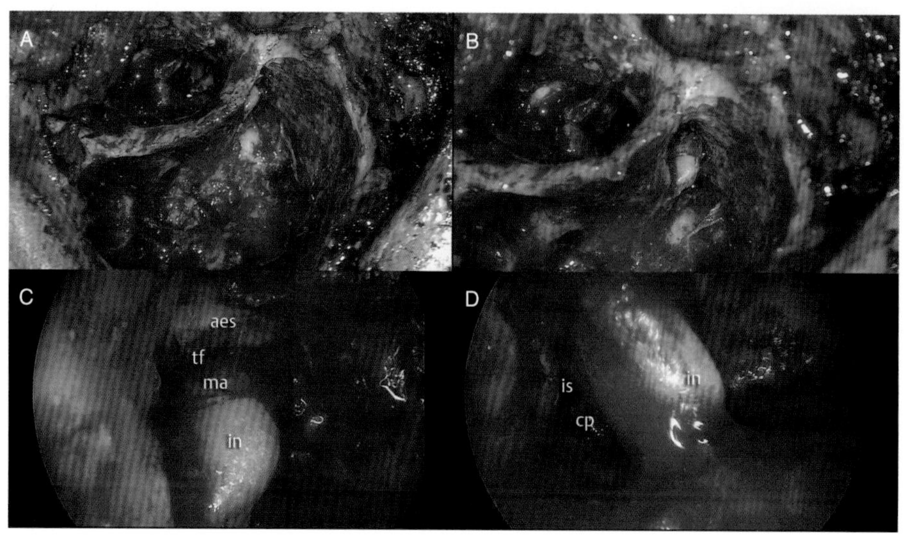

图 11.48 左耳。A，B. 保留听骨链的胆脂瘤清除术后（完壁式技术），显微镜下的镜像。C，D.45° 内镜下的镜像，上鼓室前方显露鼓膜张肌皱襞上缘的放大像。内镜下可观察到上方峡部开放。in，砧骨；ma，锤骨；tf，鼓膜张肌皱襞；is，峡部；aes，上鼓室前隐窝；cp，匙突

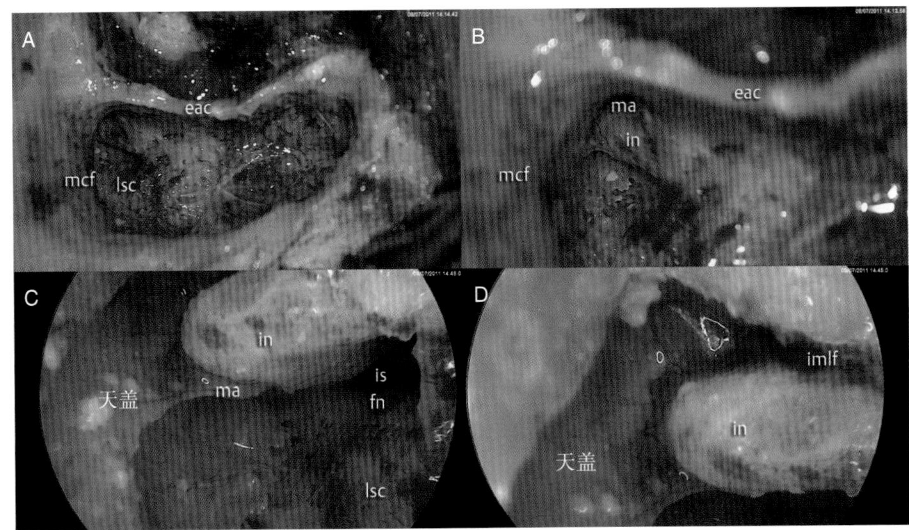

图 11.49　右耳。A, B. 行完壁式乳突根治术，显露锤砧关节。C, D. 经乳突入路使用 45° 内镜，显露上鼓室；内镜下可见上鼓室的隔膜。in，砧骨；ma，锤骨；is，峡部；fn，面神经；eac，外耳道；mcf，颅中窝；imlf，锤砧外侧皱襞；lsc，外半规管

侵及面隐窝和后鼓室外侧的胆脂瘤

当胆脂瘤基质位于面神经和锥隆起外侧，侵及后鼓室外侧部分时，这一区域胆脂瘤的清除非常适合在耳内镜下进行。用 45° 内镜，右手持弯头器械清除胆脂瘤。

当术者调整位置以获得后鼓室外侧的良好视野时，要定位锥隆起与面神经鼓室段，因为面隐窝就位于这些结构的外侧。当镫骨上结构完整及未受累时，必须特别注意镫骨的定位，以避免内镜和器械对听骨链的损伤。将弯头吸引器置入面隐窝，轻柔地从隐窝骨缘去除胆脂瘤基质。当在此平面上清除基质时，移动方向必须从下向上及

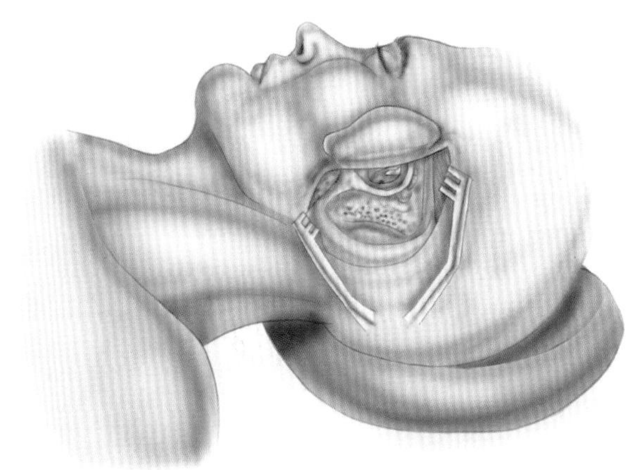

图 11.50　左耳。耳内镜辅助下手术。耳内镜阶段（完壁式技术）患者头部位置

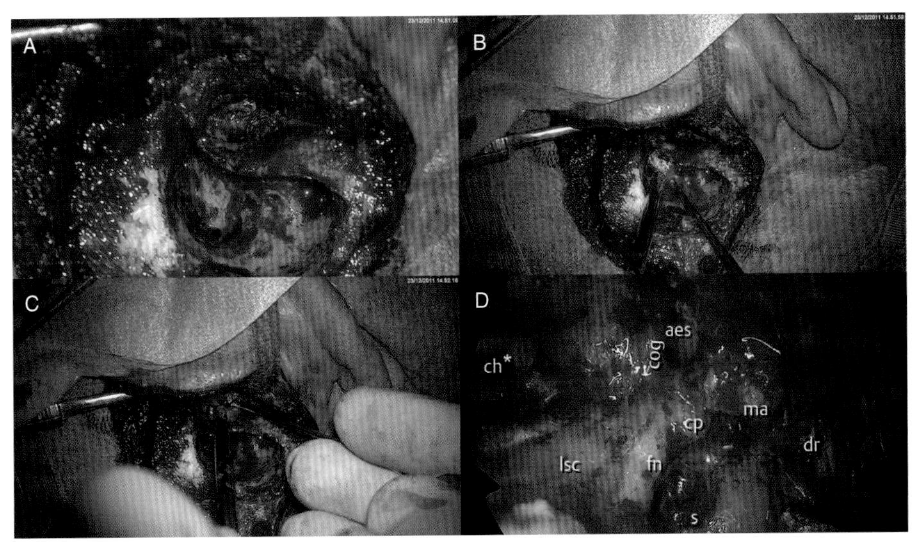

图 11.51　病例 3。右耳。显微镜下完壁式乳突根治术。A. 显微镜下胆脂瘤去除后的乳突腔。在显微镜阶段的最后，用 0° 内镜探查胆脂瘤残留情况。B. 经乳突置入耳内镜，显露上鼓室部分，寻找残留的胆脂瘤。C. 经外耳道置入耳内镜，以寻找鼓室内残留的胆脂瘤。D. 耳内镜下的鼓室像（经外耳道置入 0° 耳内镜），可见位于上鼓室后隐窝残留的胆脂瘤。ma，锤骨；fn，面神经；dr，鼓膜；cp，匙突；lsc，外半规管；ch*，残留的胆脂瘤；aes，上鼓室前隐窝；cog，齿突

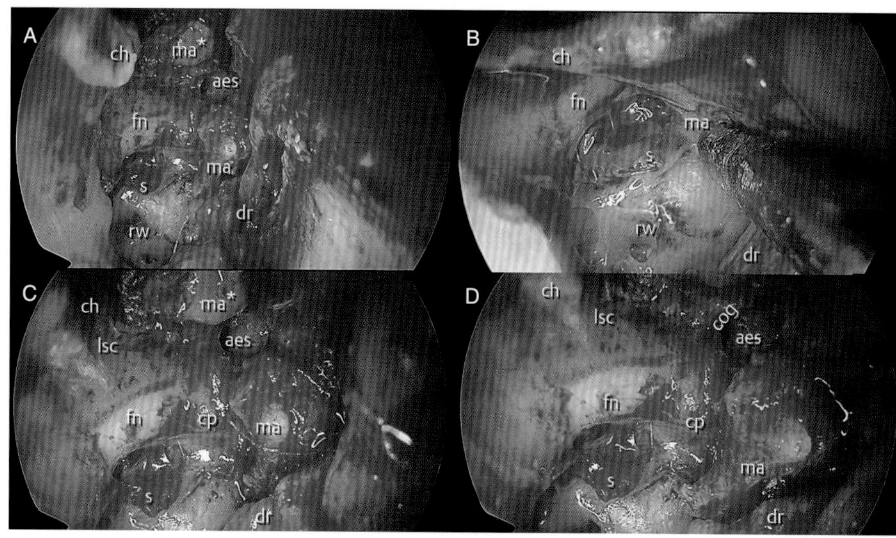

图 11.52 病例 3。右耳。耳内镜像。A，B. 经外耳道置入 0° 耳内镜，观察鼓室腔。锤骨头与砧骨已被去掉。C，D. 耳内镜下观察面神经及卵圆窗寻找残余胆脂瘤的放大像。ma，锤骨；fn，面神经；dr，鼓膜；cp，匙突；lsc，外半规管；ch，胆脂瘤；aes，上鼓室前隐窝；s，镫骨；rw，圆窗

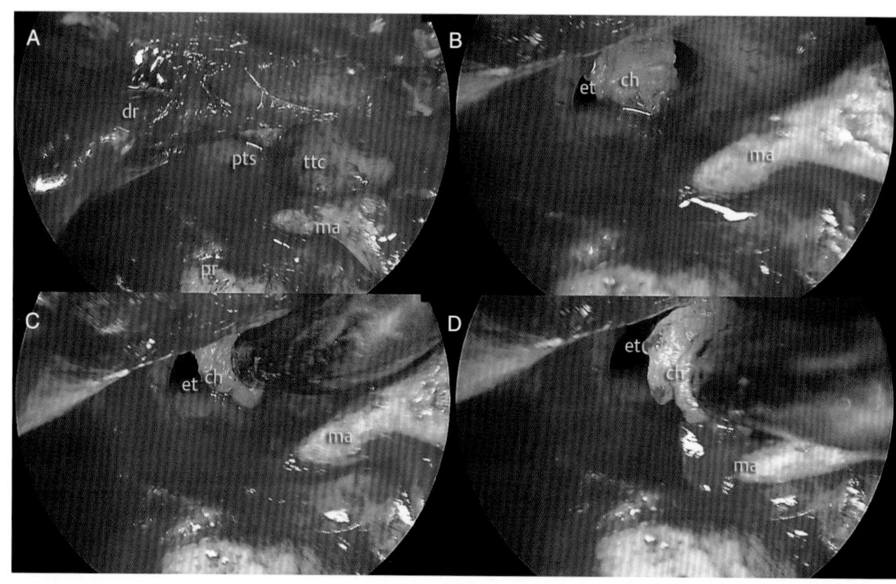

图 11.53 病例 4。左耳。A，B. 显微镜手术之后，经外耳道置入 45° 耳内镜，寻找残留病变。耳内镜下显露前鼓室，发现咽鼓管管腔里残留的胆脂瘤。C，D. 用弯头吸引器械将残留病变清除。ma，锤骨；ch，胆脂瘤；ttc，鼓膜张肌半管；et，咽鼓管；pts，中鼓室；dr，鼓膜

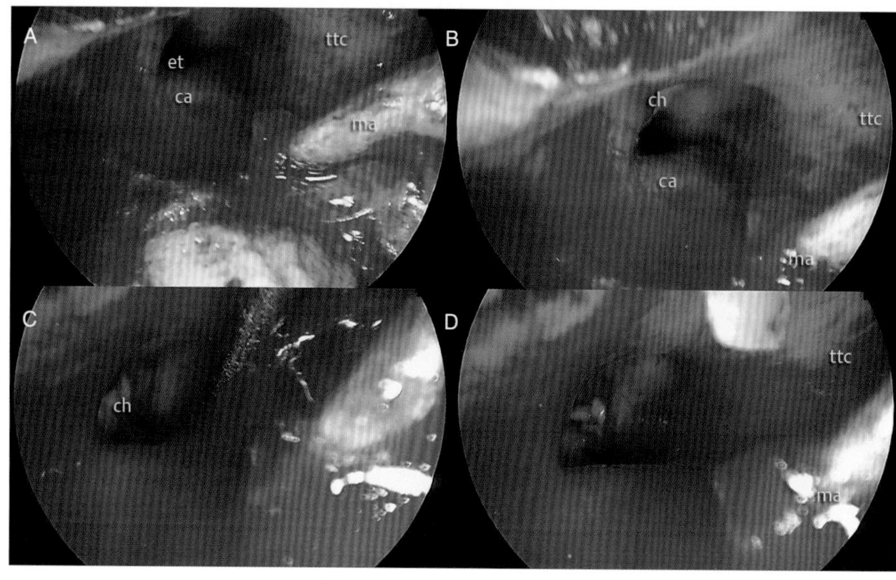

图 11.54 病例 4。左耳。残留胆脂瘤位于咽鼓管管腔。用 45° 内镜和弯头吸引器将病变组织清除。ma，锤骨；ch，胆脂瘤；ttc，鼓膜张肌半管；et，咽鼓管；ca，颈内动脉

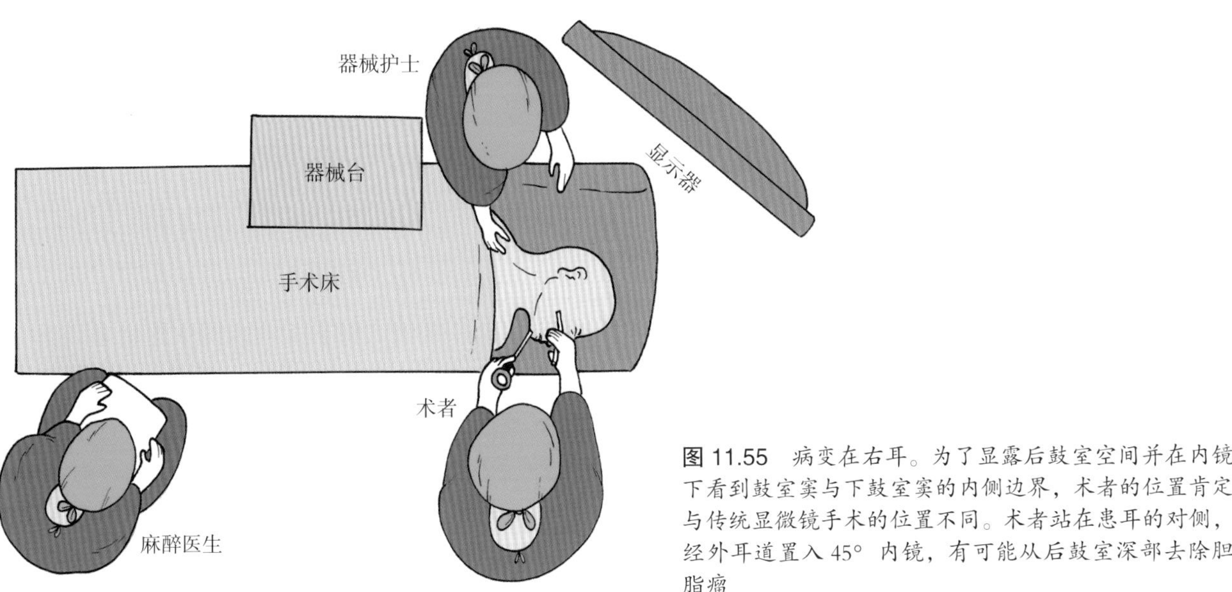

图 11.55　病变在右耳。为了显露后鼓室空间并在内镜下看到鼓室窦与下鼓室窦的内侧边界，术者的位置肯定与传统显微镜手术的位置不同。术者站在患耳的对侧，经外耳道置入 45° 内镜，有可能从后鼓室深部去除胆脂瘤

从内向外。大多数病例中，在此平面上的胆脂瘤清除较容易，无须进一步磨除骨质 [见病例 5（图 11.60）]。

侵及后鼓室内侧的胆脂瘤

胆脂瘤基质侵及后鼓室内侧时，由于此区域解剖复杂，胆脂瘤基质可能侵及显微镜下无法看到的深在区域，因此对于术者来说一直存在挑战。这可表现为众多各异的情况。

仅侵及鼓室窦的胆脂瘤

这些患者的胆脂瘤基质侵及鼓室窦，其通常位于上方的岬小桥和下方的岬下脚之间。鼓室窦的深度与宽度是有差异的（见第 13 章），最重要的是，主要的解剖关系是在鼓室窦内侧面与面神经鼓室段及乳突段之间（见第 6 章）。显而易见，鼓室窦越深，清除胆脂瘤越困难。

采用直接入路进入鼓室窦，术者必须确认锥隆起，这是鉴别此区域解剖关系的重要标志；术者还要确认面神经鼓室段（左耳是患耳时，其位于屏幕的左侧）；此外，还要探查镫骨及可能存在的解剖变异（见第 4 章）。

将有角度的吸引器置入鼓室窦，从下至上，由内向外，清除鼓室窦内的胆脂瘤基质。进行此

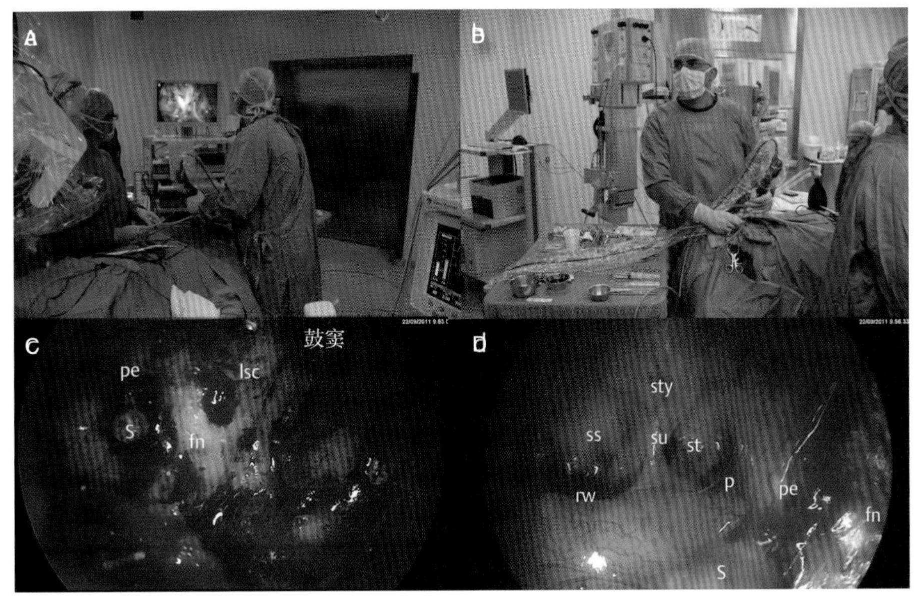

图 11.56　病变在右耳。耳内镜下直接显露后鼓室间隙。A，B. 手术间的布置及术者的位置。C，D. 术中耳内镜下后鼓室间隙的显像。sty，茎突；st，鼓室窦；p，岬小桥；su，岬下脚；rw，圆窗；ss，下鼓室窦；pe，锥隆起；fn，面神经；s，镫骨；lsc，外半规管

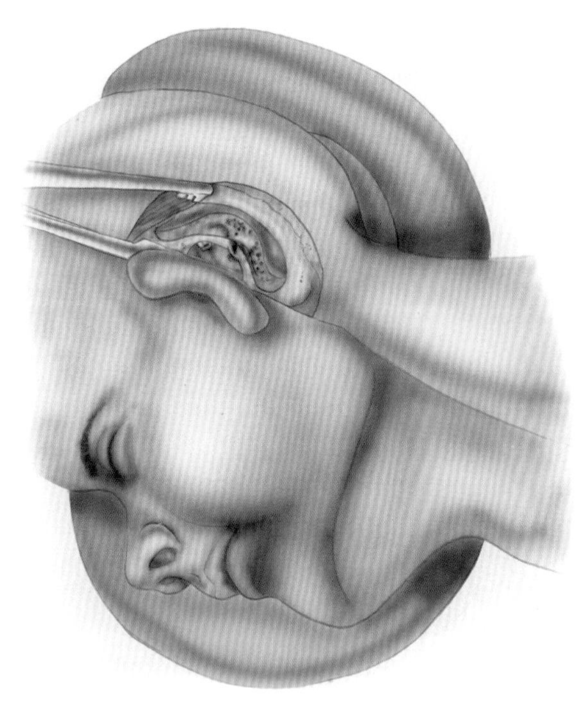

图 11.57　左耳。耳内镜方式进入后鼓室时患者的头位。头部轻轻转向对侧以显露术腔

操作时，特别要留意镫骨以避免脱位和骨折（图 11.61）。相反，面神经的乳突段有一层厚厚的骨管，将神经与窦本身分隔开。胆脂瘤清除后，接下来是对可能存在病变残留的后鼓室进行探查。

侵及后鼓室深上部的胆脂瘤（鼓室窦、后鼓室窦和锥下间隙）

内镜下探查必须关注后鼓室和岬小桥的特点，因为在这一平面，岬小桥可遮挡住胆脂瘤基质。实际上，胆脂瘤基质可侵及岬小桥下方，向上蔓延至鼓室窦再到后鼓室窦，如果存在锥下间隙，此结构也会受累（图 11.62）。以上情况，术者有必要采用直接进入后鼓室的方法，使术者从锥下间隙最深的区域清除胆脂瘤基质。如果存在镫骨上结构，必须考虑保留，可通过下列手术步骤完成。

1. 用显微剪剪断镫骨肌腱（图 11.63）。

2. 用显微刮匙去掉锥隆起，以保留位于内侧的镫骨肌（图 11.64）。此步骤可显露椎下间隙、鼓

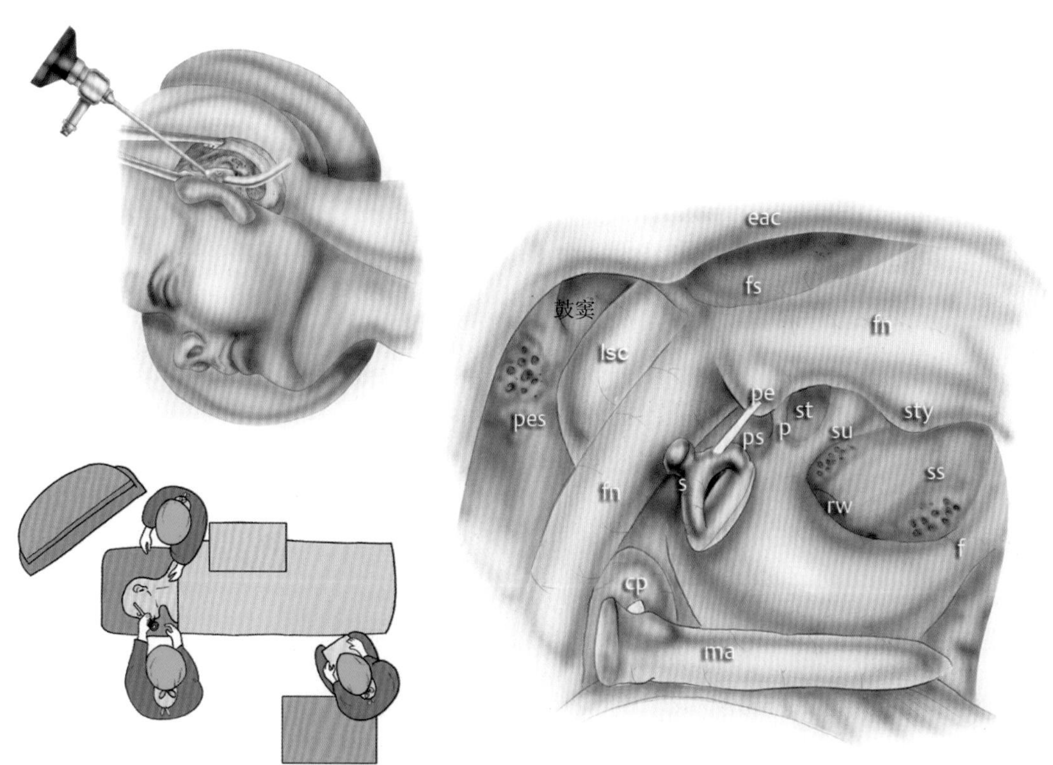

图 11.58　左耳。术者坐在患耳对侧进行手术，将 45° 内镜置入外耳道以显露后鼓室。术者左手持耳内镜，右手持手术器械。耳内镜下的解剖结构在显示屏上展现。面神经鼓室段和半规管在左侧，锥隆起和后鼓室内侧在上方。用这种方式，能够观察鼓室窦和下鼓室窦的内界，也能观察岬小桥、岬下脚和岬末脚。sty，茎突；st，鼓室窦；p，岬小桥；su，岬下脚；rw，圆窗；ss，下鼓室窦；pe，锥隆起；fn，面神经；s，镫骨；lsc，外半规管；cp，匙突；ma，锤骨；pes，上鼓室后隐窝；ps，后鼓室窦；eac，外耳道；fs，面隐窝；f，岬末脚

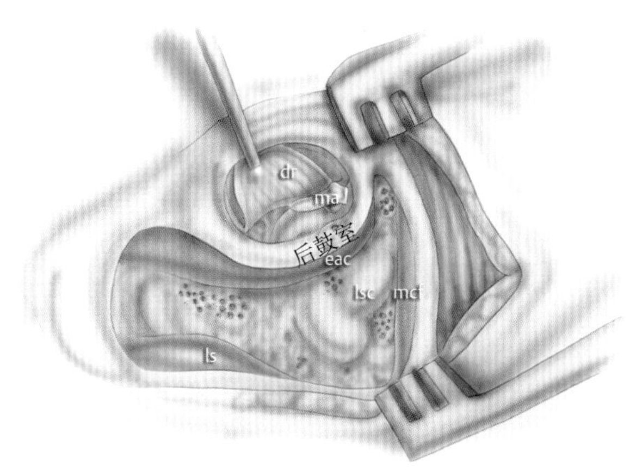

图 11.59　图中显示了直接用耳内镜方式进入后鼓室。ma，锤骨；dr，鼓膜；eac，外耳道；mcf，颅中窝；ls，外鼓室窦

室窦底和后鼓室窦。

重点：镫骨肌的轻微损伤会产生干扰操作的出血，通常只要用棉片压迫镫骨区域即可止血，否则，有必要用双极电凝止血。需要注意有可能存在面神经骨管裂开的情况。去除锥隆起后，侵及鼓室窦最深区域的胆脂瘤基质，可用弯头剥离子和吸引器清除，清除时要从下到上由内向外，以避免对听骨链的损伤（图 11.65）[14-16]。如果没有镫骨上结构，手术步骤会更简单，采用的方法与上述方法类似[见病例 6（图 11.66）]。

侵及前鼓室和咽鼓管区域的胆脂瘤

前鼓室是有必要进行耳内镜探查是否存在胆脂瘤的另一区域，在进行显微镜步骤时，它的部分区域是看不到的。这些患者中，术者站在标准位置，将 0° 或 45° 内镜置入外耳道。术者必须显露匙突并评估鼓膜张肌半管的位置，匙突相当于耳内镜定向的支点（图 11.67）。由于鼓膜张肌半管周气房的解剖变异，如果在此水平发现胆脂瘤上皮，术者将继续使用有角度的剥离子，从上至下清除病变（图 11.68，图 11.69）。用显微刮匙或微型钻去除鼓膜张肌半管周气房时，要特别小心，因为此区域与颈内动脉关系密切。另外耳内镜探查咽鼓管上隐窝时要注意，有时候会有残留病变。实际上，咽鼓管上隐窝很深，位于鼓膜张肌半管的上方。

显微镜下采用完壁式技术到达鼓膜张肌皱襞区域的方法

在联合显微镜下闭合的鼓室成形术中使用耳内镜的优点之一，是能够显露上鼓室前方和鼓膜张肌

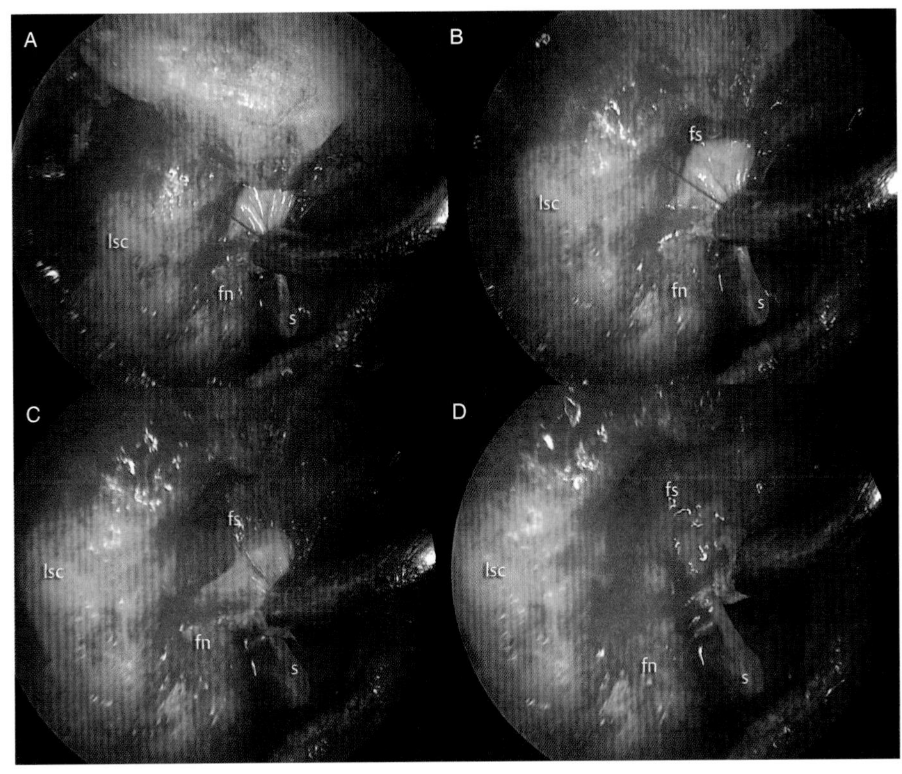

图 11.60　病例 5。左耳。A. 耳内镜进入后鼓室时，发现面隐窝有残余胆脂瘤。B~D. 用吸引器清除锥隆起上方面隐窝的病变组织。fs，面隐窝；fn，面神经；lsc，外半规管；s，镫骨

皱襞区域。去除鼓膜张肌皱襞的重要性是创建了充足的通气路径，使前鼓室和上鼓室前方相通，这点已多次强调（见第5章）。因此，在采用显微镜手术方式的文献中，一些病例描述了到达鼓膜张肌皱襞区域的方法：所描述的病例中，需要去除大范围骨质以充分暴露此区域。

文献中描述了两种不同的显微镜下去除鼓膜张肌皱襞的方法。Palva 在他的研究中建议在显微镜下

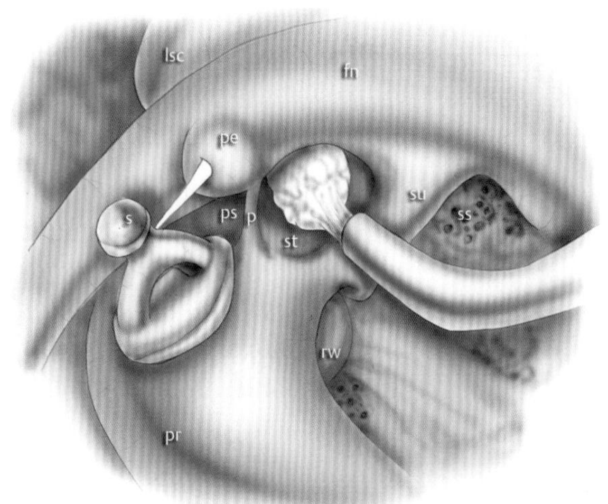

图 11.61 左耳。当在鼓室窦发现残留胆脂瘤时，用弯头吸引器从窦深部清除基质。st，鼓室窦；p，岬小桥；su，岬下脚；rw，圆窗；ss，下鼓室窦；pe，锥隆起；fn，面神经；s，镫骨；lsc，外半规管；ps，后鼓室窦；pr，鼓岬

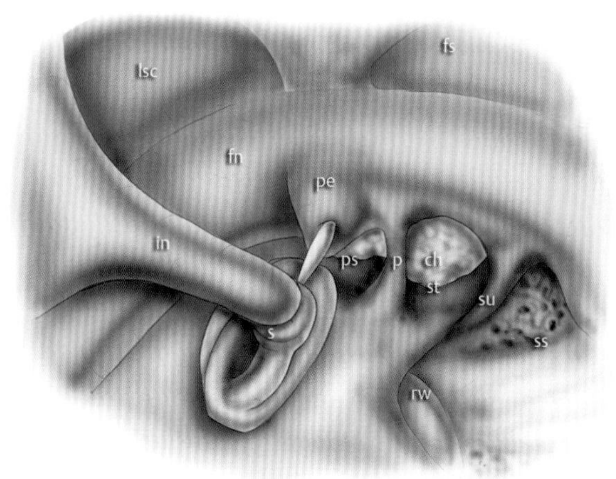

图 11.62 左耳。显露岬小桥和锥下间隙。残余胆脂瘤位于鼓室窦，侵及后鼓室窦和锥下隐窝，经过岬小桥下。这样的病例中，手术具有一定挑战。st，鼓室窦；p，岬小桥；su，岬下脚；rw，圆窗；ss，下鼓室窦；pe，锥隆起；fn，面神经；s，镫骨；lsc，外半规管；ps，后鼓室窦；fs，面窦；in，砧骨

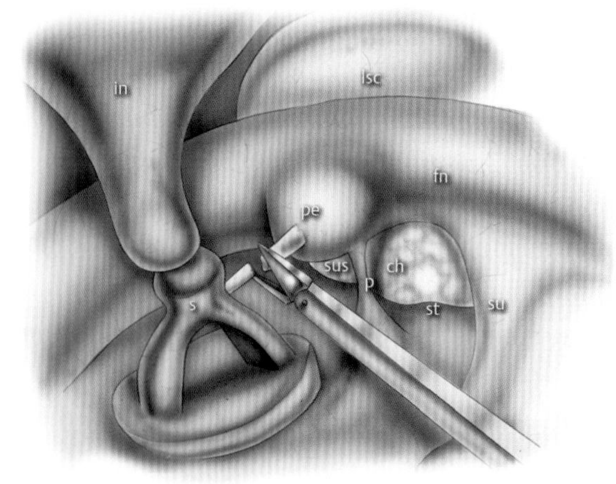

图 11.63 左耳。为了清除胆脂瘤的同时保留听骨链完整，需要用显微剪剪断镫骨肌腱。in，砧骨；s，镫骨；pe，锥隆起；fn，面神经；st，鼓室窦；p，岬小桥；su，岬下脚；lsc，外半规管；sus，椎体下间隙；ch，胆脂瘤

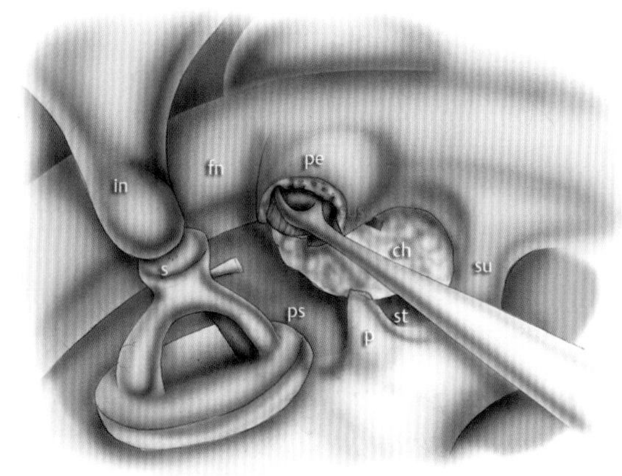

图 11.64 左耳。为了显露锥下间隙，有必要用显微刮匙去除锥隆起，剥离此间隙。这步骤使术者能更好地清除病变组织。in，砧骨；ch，胆脂瘤；st，鼓室窦；s，镫骨；fn，面神经；su，岬下脚；p，岬小桥；ps，后鼓室窦

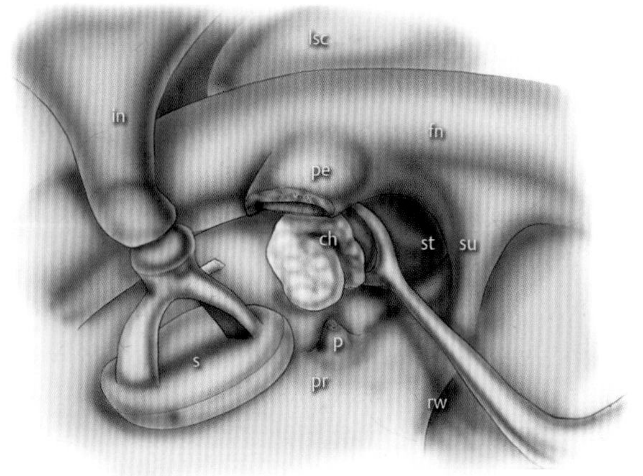

图 11.65 左耳。内镜下用有角度的剥离子从后鼓室深部清除胆脂瘤。in，砧骨；ch，胆脂瘤；st，鼓室窦；s，镫骨；fn，面神经；su，岬下脚；p，岬小桥；pr，鼓岬；rw，圆窗；lsc，外半规管；pe，锥隆起

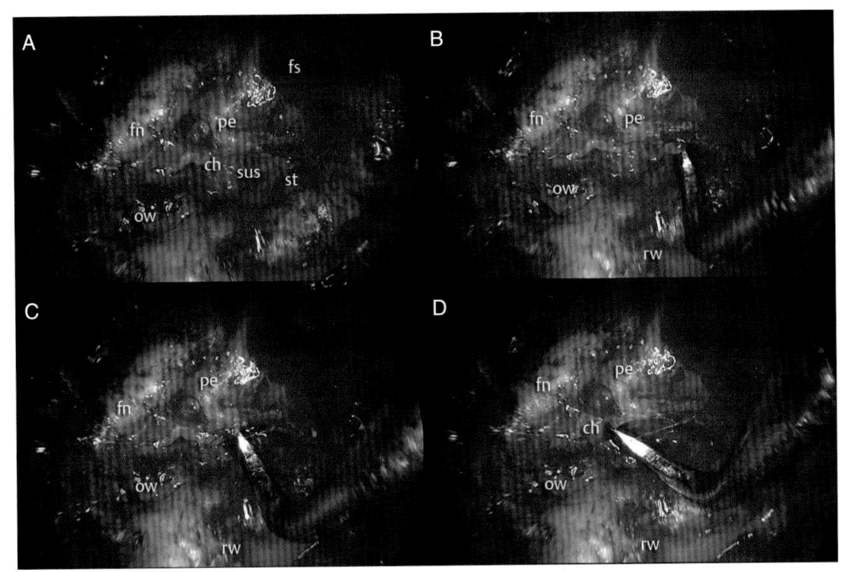

图 11.66 病例 6。左耳。A. 直接到达后鼓室的方法：传统显微镜下清除胆脂瘤后，45° 耳内镜下观察的后鼓室。耳内镜下去除岬小桥；这步之后，可以看到锥隆起下方锥下间隙里的胆脂瘤基质。B~D. 用弯头剥离子轻轻地从锥下间隙清除胆脂瘤基质。要从后向前，由深至浅地使用剥离子。进行此步骤时，内镜下面神经直接可见。ch，胆脂瘤；st，鼓室窦；ow，卵圆窗；fn，面神经；sus，椎下间隙；rw，圆窗；pe，锥隆起；fs，面隐窝

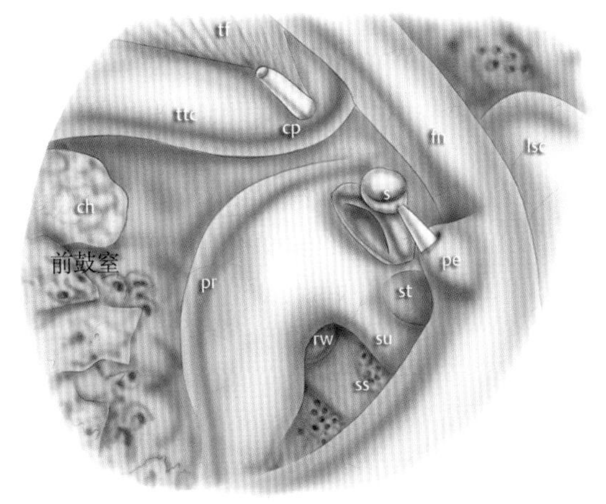

图 11.67 左耳。图片显示内镜下中鼓室的解剖，其内有胆脂瘤。ch，胆脂瘤；pr，鼓岬；rw，圆窗；ss，下鼓室窦；su，岬下脚；st，鼓室窦；pe，锥隆起；fn，面神经；lsc，外半规管；cp，匙突；ttc，鼓膜张肌半管；tf，鼓膜张肌皱襞

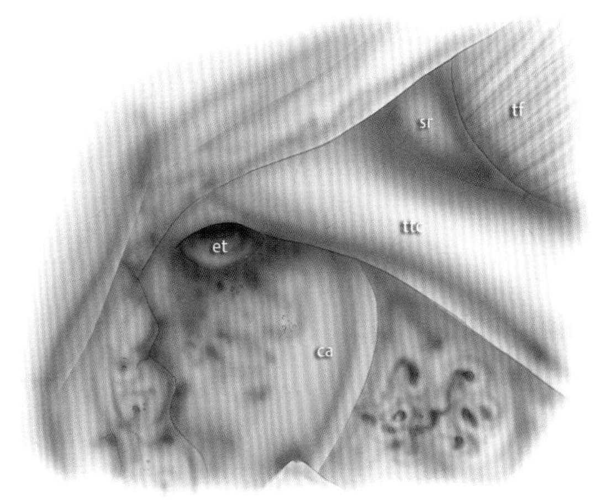

图 11.69 左耳。清除胆脂瘤后，耳内镜下最后检查前鼓室。Ttc，鼓膜张肌半管；tf，鼓膜张肌皱襞；et，咽鼓管；ca，颈内动脉；sr，咽鼓管上隐窝

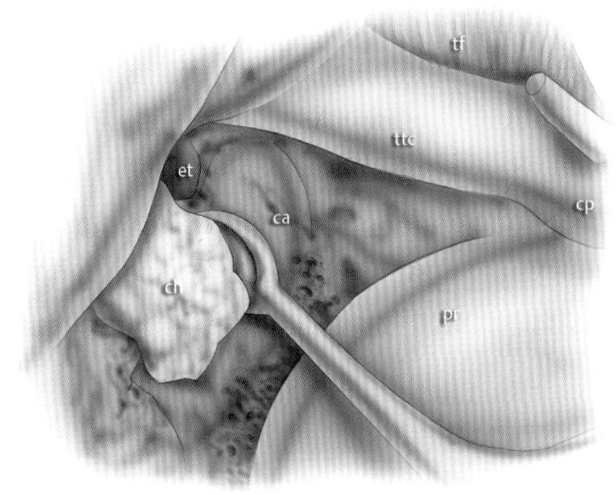

图 11.68 左耳。图片呈现了 0° 内镜下位于鼓膜张肌皱襞下方前鼓室的镜像。确认咽鼓管口和颈内动脉隆起。用弯剥离子清除胆脂瘤。ch，胆脂瘤；pr，鼓岬；cp，匙突；ttc，鼓膜张肌半管；tf，鼓膜张肌皱襞；et，咽鼓管；ca，颈内动脉

经耳道进行咽鼓管上方的上鼓室切开术，并延伸至鼓膜张肌皱襞区域，这种手术径路可显露鼓膜张肌皱襞。

Morimitsu 提出了经乳突入路的方法，行宽大的窦造口以显露锤砧关节，以及行鼓膜前切开术去除骨质延至颧区。这一操作要特别精细，特别是在需要保留听骨链完整时。

因为它需要磨除颅中窝与锤砧关节之间的骨质（图 11.70）。电钻一直磨到上鼓室前方。有必要暴露锤骨头以显示上鼓室前隐窝。此后，可暴露鼓膜张肌皱襞的上面，用钩针从上面去除鼓膜张肌皱襞［见病例 6（图 11.70，图 11.71）］。当颅中窝硬脑膜与锤砧关节之间的解剖间隙非常宽大时，前鼓

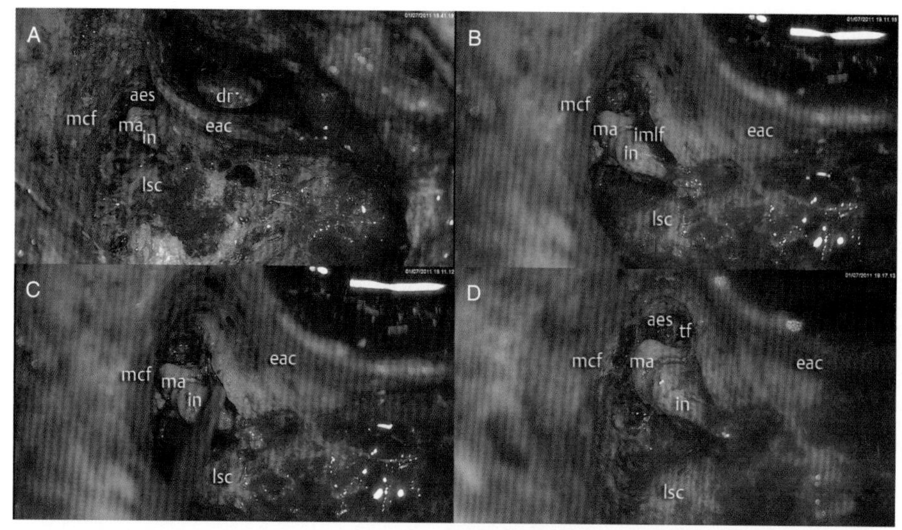

图 11.70 病例 6，右耳。显微镜下到达上鼓室前隐窝和鼓膜张肌皱襞的方法。A. 行乳突根治术和大范围的前鼓室切开术到达上鼓室前隐窝，保留听骨链完整。B~D. 转动手术床显露锤砧外侧皱襞，进一步去除上鼓室前方骨质以显露鼓膜张肌皱襞上缘。ma，锤骨；in，砧骨；dr，鼓膜；eac，外耳道；mcf，颅中窝；aes，上鼓室前隐窝；lsc，外半规管；tf，鼓膜张肌皱襞；imlf，锤砧外侧皱襞

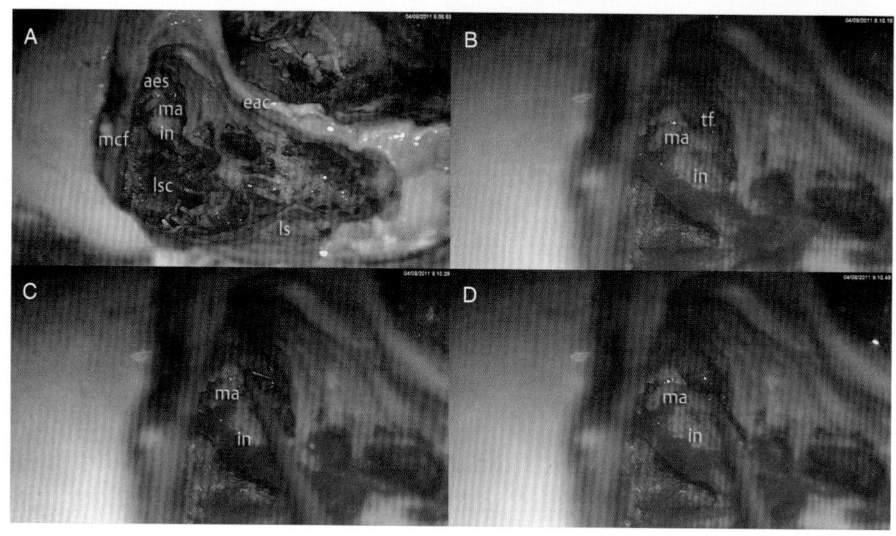

图 11.71 病例 6，右耳。显微镜下到达上鼓室前隐窝和鼓膜张肌皱襞的方法。A. 行大范围前鼓室切开术到达上鼓室前隐窝，保留听骨链完整。B~D. 显露鼓膜张肌皱襞上缘，用钩针轻轻去除。ma，锤骨；in，砧骨；eac，外耳道；mcf，颅中窝；aes，上鼓室前隐窝；lsc，外半规管；tf，鼓膜张肌皱襞；ls，外侧鼓室窦

室切开术依然可行。但是当解剖条件不理想时，如锤砧关节离颅中窝脑膜很近，电钻磨除非常困难，很容易损伤听骨链。最后暴露上鼓室前隐窝不充分，不利于显露鼓膜张肌皱襞（图 11.72，图 11.73）。

乳突切开术后，将 45° 内镜置入鼓窦能帮助术者看到鼓膜张肌皱襞的上面，因此可使用合适的钩针将其去除。这一步简化了显微镜下电钻磨骨的操作，否则有必要显露上鼓室前方，同时这一步也降低了听骨链损伤的风险。

11.4 耳内镜辅助显微镜入路下的开放术式

11.4.1 适应证

· 上鼓室 C2a 型的胆脂瘤，向后侵及乳突气房。

· 胆脂瘤合并外耳道后壁破坏、外半规管瘘。

· 胆脂瘤侵犯上鼓室和乳突，合并盾板广泛破坏，可能无法行重建手术 [见病例 7（图 11.74）]。

· 胆脂瘤合并咽鼓管功能障碍。

11.4.2 优 点

显微镜下开放式技术将外耳道后壁及整个相关乳突气房一并去除，轮廓化颅中窝和乙状窦（图 11.75）。

因为上鼓室融合到乳突腔，最后剩下了小鼓室腔，其中包括整个中鼓室 [17–19]。这种手术是公认的一种“根治疗法”，因为去除了大部分中耳内组织且解剖结构彻底改变。

开放式技术中，耳内镜的应用能帮助术者确认隐匿区域的胆脂瘤基质，如很深的鼓室窦，以及让术者理解胆脂瘤可能的病理生理 [例如完整的鼓

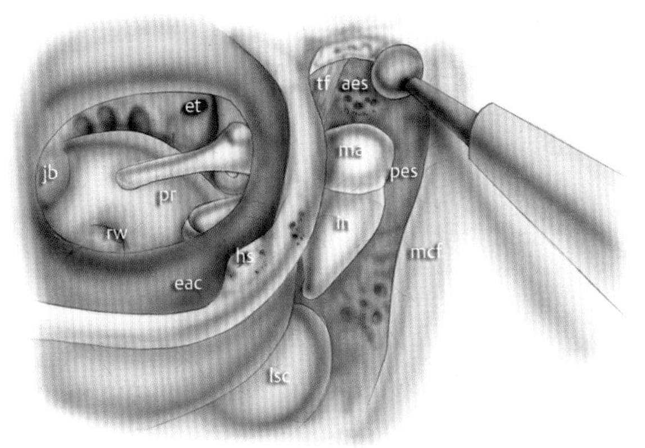

图 11.72　左耳。图中显示了显微镜下去除鼓膜张肌皱襞的理想解剖条件（完壁式技术）。此病例听骨链与颅中窝上方之间的空间宽大，允许在保留听骨链的同时磨除骨质行前鼓室切开术。ma，锤骨；in，砧骨；eac，外耳道；mcf，颅中窝；aes，上鼓室前隐窝；pes，上鼓室后隐窝；lsc，外半规管；tf，鼓膜张肌皱襞；hs，Henle 嵴；rw，圆窗；jb，颈静脉球；pr，鼓岬；et，咽鼓管

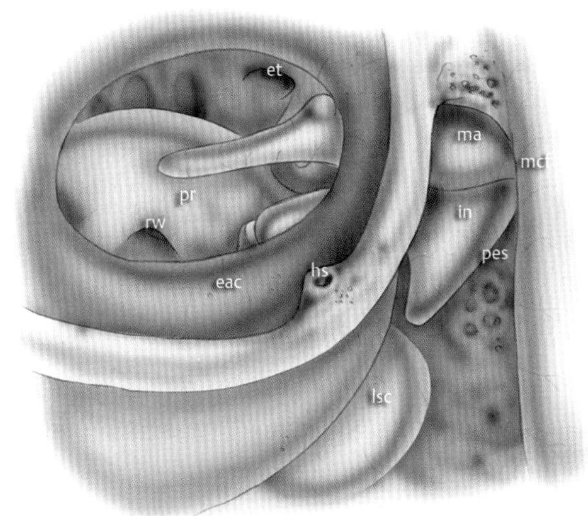

图 11.73　左耳。图中显示了显微镜下去除鼓膜张肌皱襞的不理想解剖条件（完壁式技术）。此病例听骨链与颅中窝上方之间的空间狭窄。通过电钻磨骨来暴露上鼓室前方很困难，可能损伤听骨链。ma，锤骨；in，砧骨；eac，外耳道；mcf，颅中窝；pes，上鼓室后隐窝；lsc，外半规管；hs，Henle 嵴；rw，圆窗；pr，鼓岬；et，咽鼓管

膜张肌皱襞或峡部堵塞；见病例 8（图 11.76，图 11.77）]。

非完壁式技术中亦推荐应用耳内镜，探查前鼓室前方大部分区域。如果发现胆脂瘤残留，用有角度内镜和合适的弯头器械可帮助术者清除病变。某些病例显示了内镜直接入路与术者术中的位置，如上文所述的后鼓室耳内镜手术（图 11.58，图 11.78，图 11.79）。

使用 45° 内镜可让术者观察到整个后鼓室，而显微镜下无法直视。

与面神经锥段和乳突段相关的鼓室窦及后鼓室窦，其解剖的特殊性阻碍了在显微镜下对后鼓室内侧的探查。这与后鼓室窦的气化程度密切相关。后鼓室窦或深或浅，病变可越过面神经乳突段向后蔓延。耳内镜方法可单纯用于探查，或者当胆脂瘤基质在后鼓室间隙水平时，亦可进行清除胆脂瘤的操

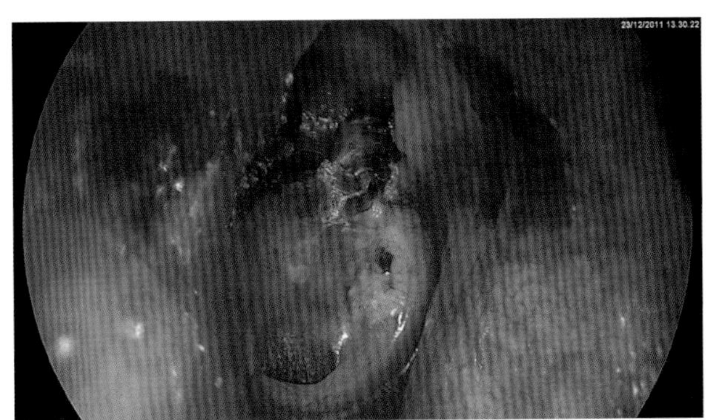

图 11.74　病例 7，右耳。术前耳内镜检查鼓膜。可见盾板广泛破坏；胆脂瘤上皮蔓延至上鼓室，向后进入鼓窦

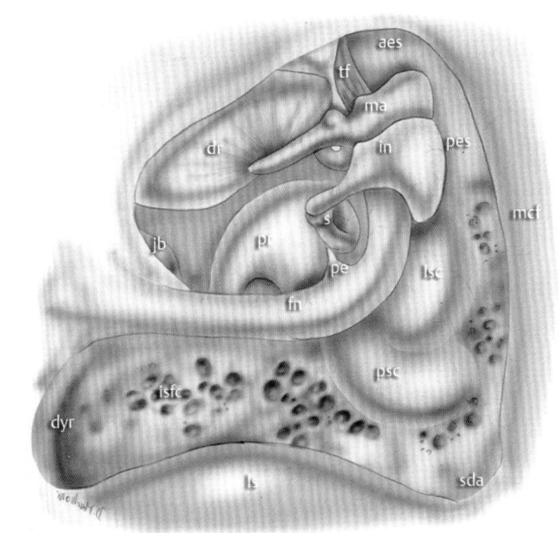

图 11.75　左耳。图中显示了开放式技术的应用。去除外耳道后壁，显露面神经乳突段，行根治性乳突手术。去除乳突气房，暴露乳突尖后方的二腹肌嵴。显露外鼓室窦和颅中窝，确认窦脑膜角。开放上鼓室并与乳突腔融合。ma，锤骨；in，砧骨；s，镫骨；mcf，颅中窝；pes，上鼓室后隐窝；aes，上鼓室前隐窝；lsc，外半规管；psc，后半规管；tf，鼓膜张肌皱襞；pr，鼓岬；jb，颈静脉球；dyr，二腹肌嵴；ls，外鼓室窦；dr，鼓膜；pe，锥隆起；sda，窦脑膜角；isfc，面窦间气房

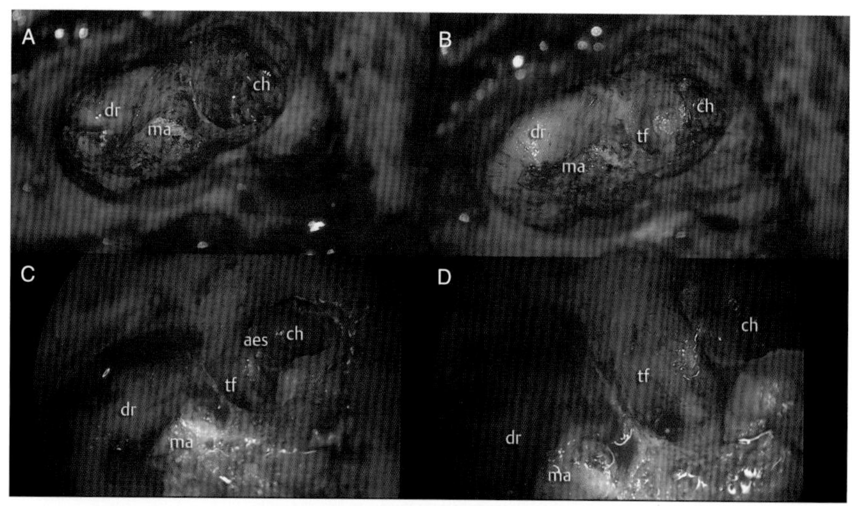

图 11.76　病例 8，右耳。A，B. 耳后入路后显微镜下的鼓膜像。外耳道皮肤和鼓膜已经去除，可见锤骨柄；探查到上鼓室胆脂瘤；鼓膜紧张部位置正常，盾板完全破坏。C，D.45° 内镜下的上鼓室。显露上鼓室前隐窝；亦可观察到胆脂瘤前界和完整的鼓膜张肌皱襞。dr，鼓膜；ma，锤骨；tf，鼓膜张肌皱襞；ch，胆脂瘤；aes，上鼓室前隐窝

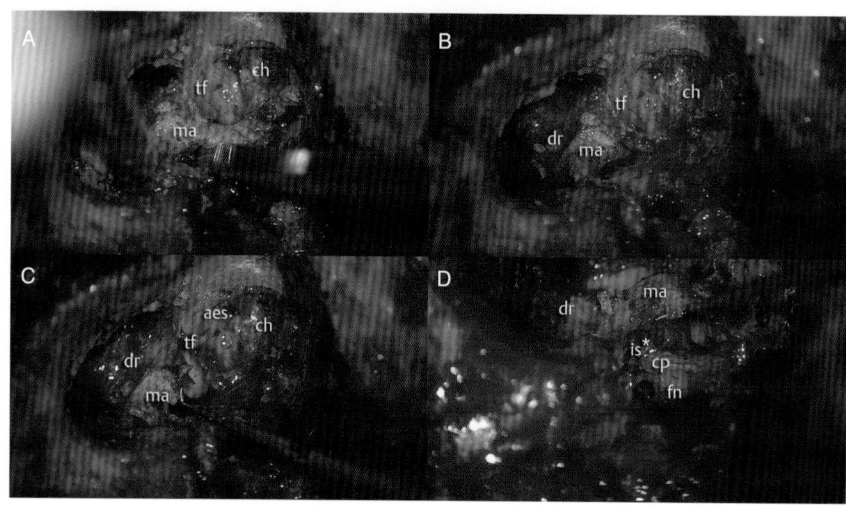

图 11.77　病例 8。右耳。A，B. 继续行显微镜方法，去掉锤骨头。这步之后，很容易看到此病例鼓膜张肌皱襞的上缘，将上鼓室与中鼓室分开。C，D. 用钩针将锤骨推向一侧，看到峡部完全堵塞。黏膜皱襞前方附于匙突，后方附于面神经锥段。dr，鼓膜；ma，锤骨；tf，鼓膜张肌皱襞；ch，胆脂瘤；aes，上鼓室前隐窝；cp，匙突；fn，面神经；is*，峡部堵塞

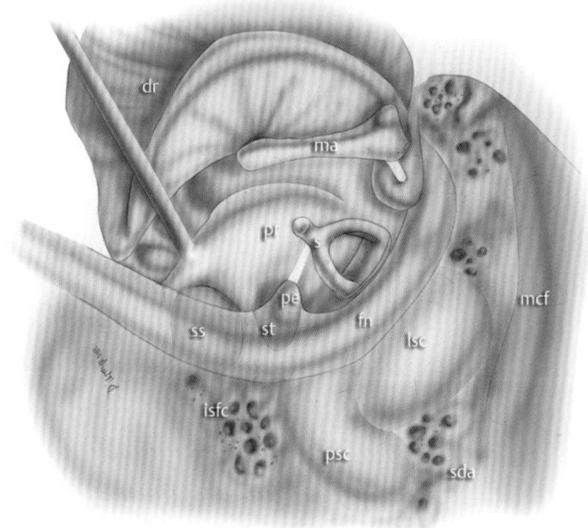

图 11.78　左耳。在开放式技术中，后鼓室被面神经挡住无法看到。探查后鼓室的胆脂瘤基质，直接用耳内镜可暴露后鼓室空间。术者在患耳对侧，将耳内镜置入鼓室，可直接到达鼓室窦和下鼓室窦，探查有无残留病变。ma，锤骨；s，镫骨；mcf，颅中窝；lsc，外半规管；psc，后半规管；pr，鼓岬；dr，鼓膜；pe，锥隆起；st，鼓室窦；ss，下鼓室窦；sda，窦脑膜角；isfc，面窦内气房；fn，面神经

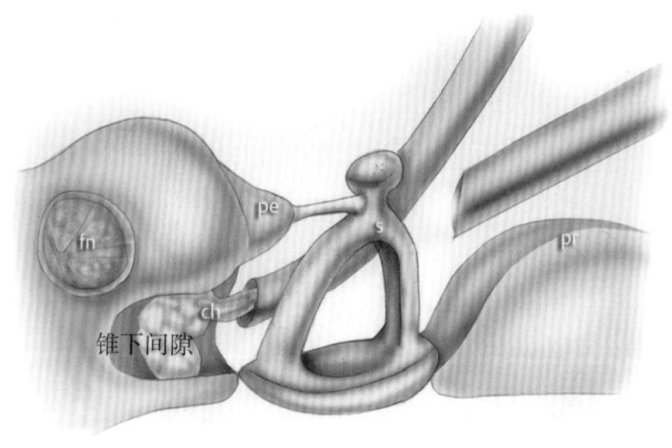

图 11.79　左耳。耳内镜下，从锥下间隙清除胆脂瘤基质。术者左侧持镜观察解剖区域，右手持弯头吸引器从窦深部清除胆脂瘤。s，镫骨；pe，锥隆起；fn，面神经；pr，鼓岬；ch，胆脂瘤

作 [见病例 9（图 11.80，图 11.81）]。

在保留听骨链的病例中，用 45° 内镜探查上鼓室是非常重要的，因为在显微镜下很难实现（见病例 10，图 11.82~11.91）。

显微镜技术的缺点在于破坏了乳突和上鼓室，并使这些解剖结构连通外耳道向外敞开。这需要耳道成形术，形成宽大的外耳道，不仅影响美观，还造成了功能障碍，使患者生活质量受限，因为这些患者需要定期清理术腔并且不能进行水上运动。

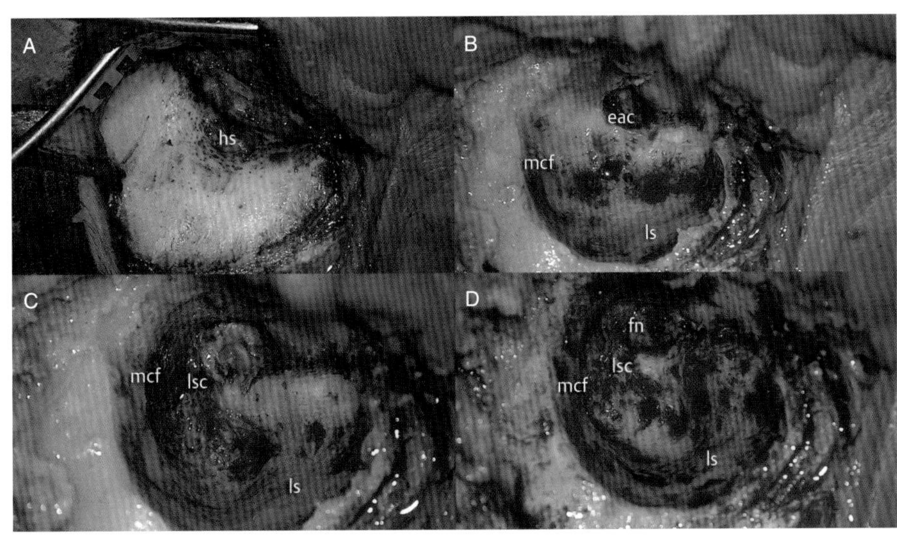

图 11.80　病例 9。右耳。显微镜下开放式技术。A. 暴露乳突骨皮质。B. 开始行乳突切除术，暴露上方的颅中窝和后下方的外鼓室窦，外耳道后壁部分磨除。C，D. 打开鼓窦，确认外半规管。显露面神经鼓室段，进一步磨除外耳道后壁至面神经乳突段。Hs，Henle 嵴；ls，外鼓室窦；lsc，外半规管；fn，面神经；mcf，颅中窝；eac，外耳道

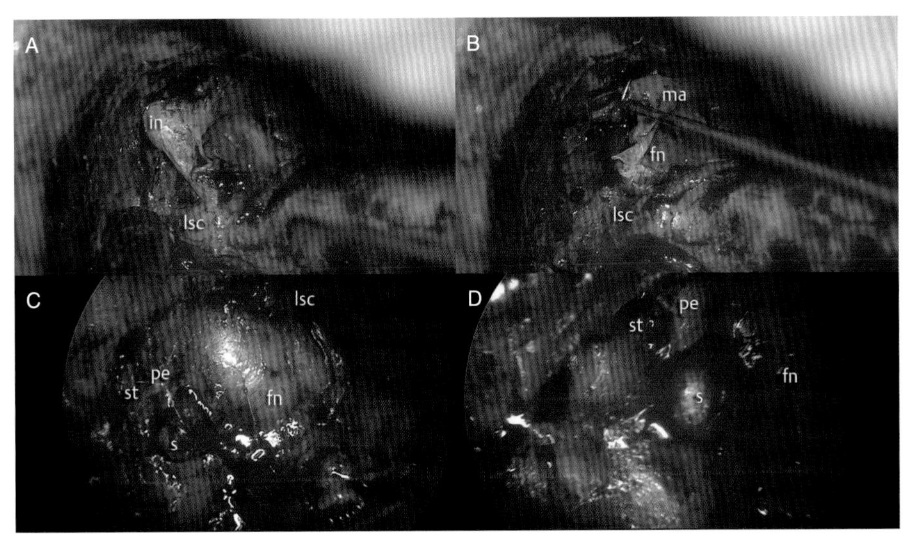

图 11.81　病例 9。右耳。显微镜下开放式技术。A，B. 去掉听骨链；面神经上可见胆脂瘤并蔓延至后鼓室。C，D. 使用耳内镜直接探查后鼓室，并清除里面的胆脂瘤基质。in，砧骨；ma，锤骨；fn，面神经；lsc，外半规管；pe，锥隆起；st，鼓室窦；s，镫骨

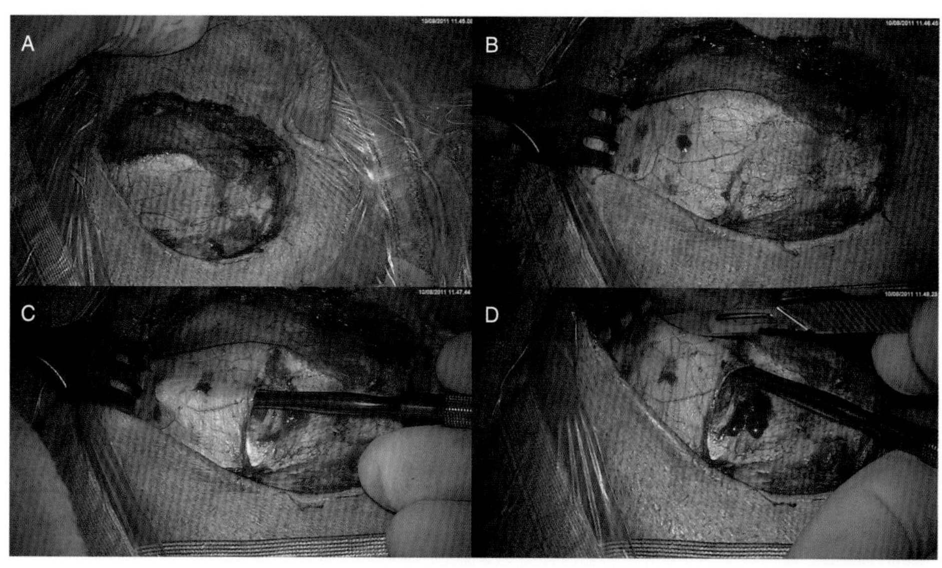

图 11.82 病例 10。右耳。显微镜下开放式技术。A，B. 此方法需先行耳后切口，暴露颞肌筋膜。C，D. 取颞肌筋膜

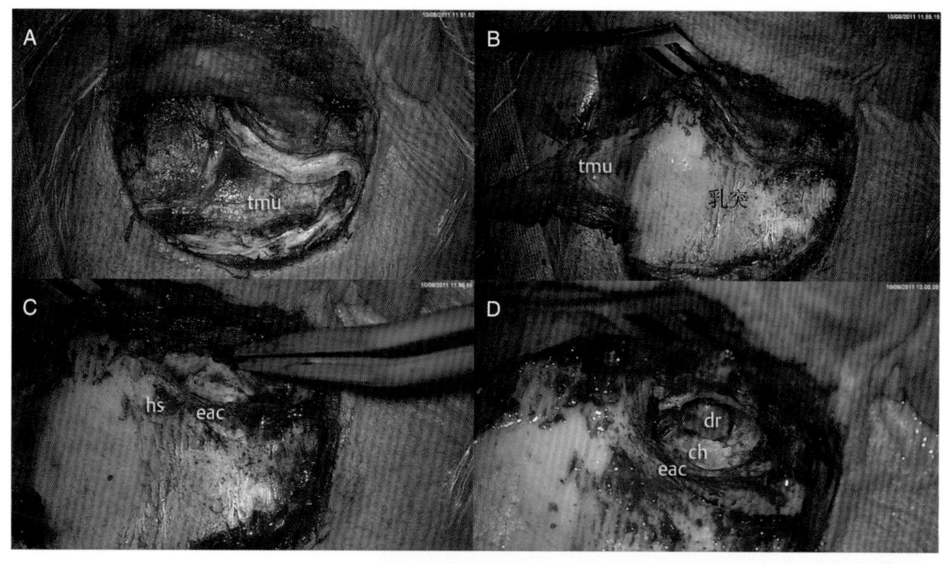

图 11.83 病例 10。右耳。显微镜下开放式技术。A，B. 做肌皮瓣并推向前方，暴露乳突骨皮质。C，D. 切开外耳道皮肤，确认鼓膜；胆脂瘤已破坏外耳道后壁，进入外耳道。tmu，颞肌；hs，Henle 嵴；eac，外耳道；dr，鼓膜；ch，胆脂瘤

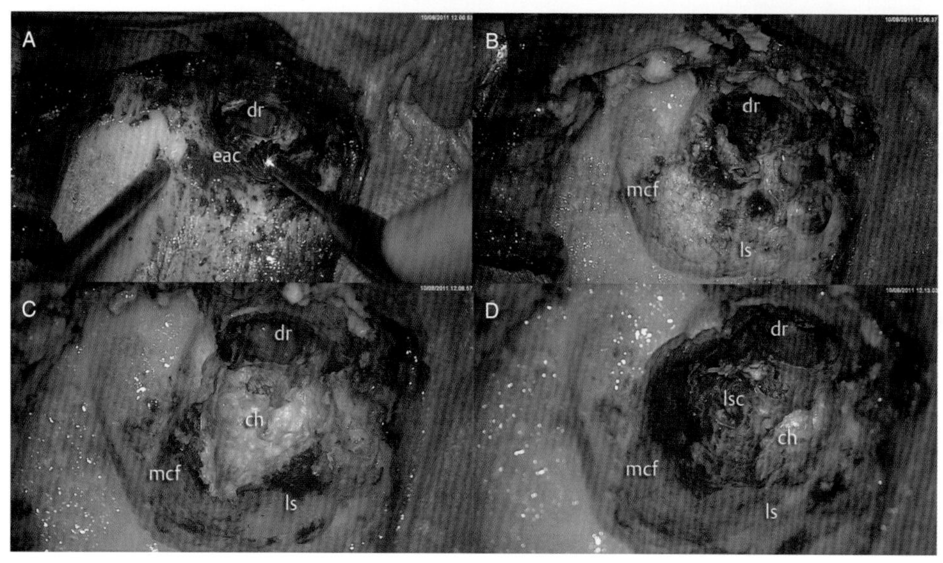

图 11.84 病例 10。右耳。显微镜下开放式技术。A，B. 开始行显微镜下乳突切开术，确认颅中窝和外鼓室窦，磨除部分外耳道后壁。C，D. 磨开乳突后，暴露胆脂瘤并部分清除。mcf，颅中窝；ls，外鼓室窦；dr，鼓膜；lsc，外半规管；ch，胆脂瘤；eac，外耳道

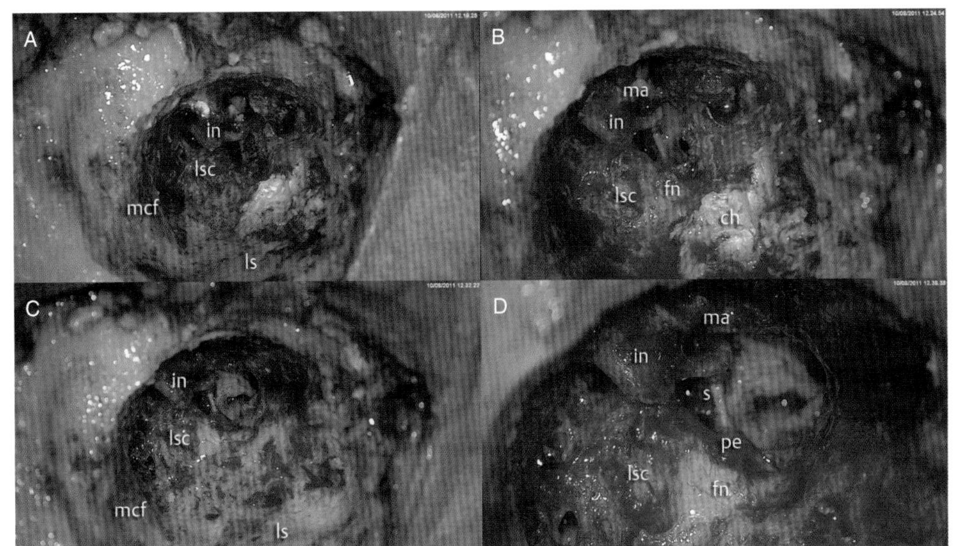

图 11.85　病例 10。右耳。显微镜下开放式技术。A，B. 继续磨除乳突，保留听骨链，鼓膜移向下方以暴露鼓室腔。磨除外耳道后壁直至探查到面神经乳突段。外半规管瘘但膜迷路完整，乳突尖有胆脂瘤。C，D. 胆脂瘤清除后最终的术腔。lsc，外半规管；ch，胆脂瘤；s，镫骨；in，砧骨；ma，锤骨；ls，外鼓室窦；mcf，颅中窝；ch，胆脂瘤；pe，锥隆起；fn，面神经

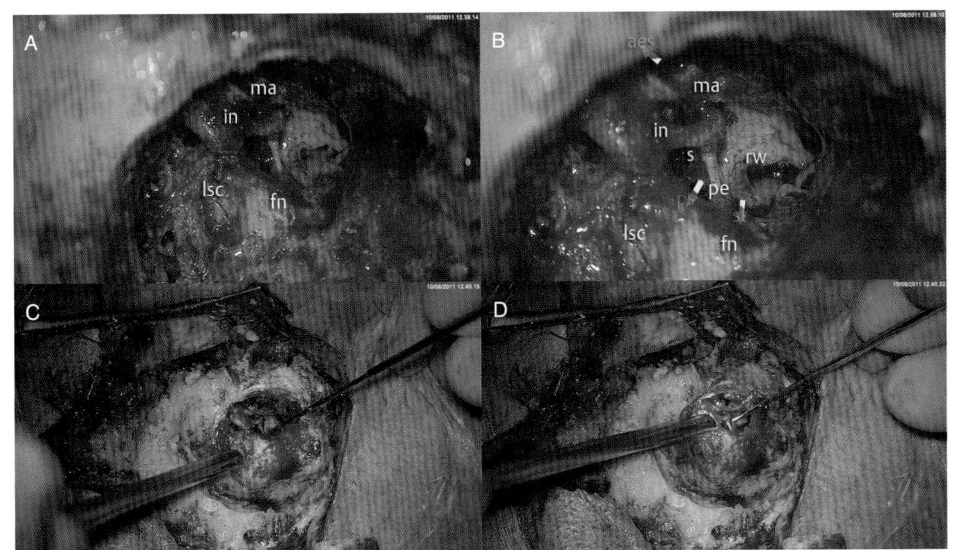

图 11.86　病例 10。右耳。显微镜下开放式技术。A，B. 胆脂瘤清除后，听骨链保留，但使用显微镜技术（非完壁式），会有无法看到的解剖区域，如后鼓室和上鼓室前隐窝。在图（B）中黄色箭头所指的是显微镜下无法看到的解剖区域。C，D. 为探查上鼓室前方是否残留胆脂瘤，使用耳内镜经乳突入路显露此解剖区域。lsc，外半规管；rw，圆窗；in，砧骨；ma，锤骨；fn，面神经；s，镫骨；pe，锥隆起

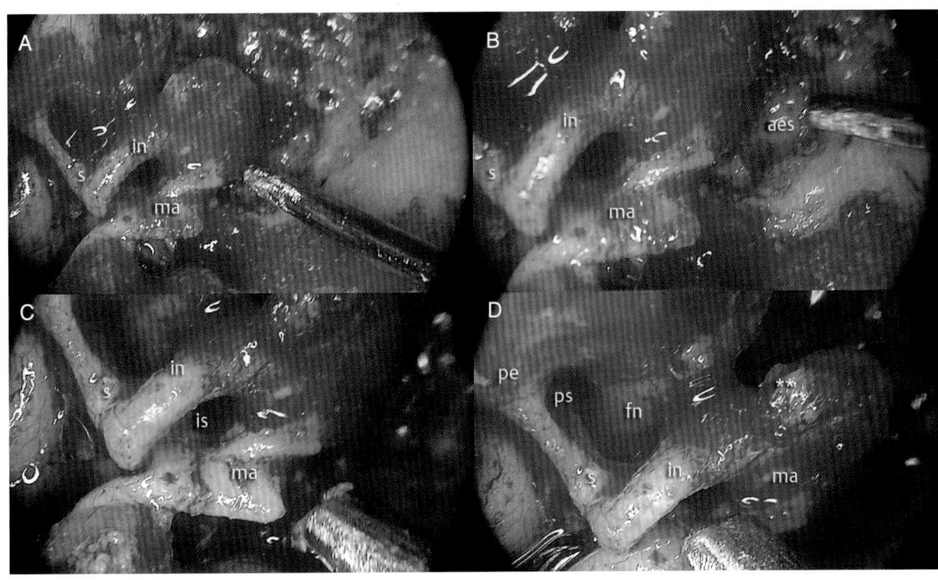

图 11.87　病例 10。右耳。显微镜下开放式技术。耳内镜阶段：耳内镜下上鼓室前隐窝的镜像；用吸引器探查有无病变组织（A，B）。耳内镜下探查砧骨短脚发现有胆脂瘤，用吸引器轻轻将胆脂瘤上皮从砧骨上清除（C，D）。in，砧骨；ma，锤骨；fn，面神经；s，镫骨；pe，锥隆起；ps，后鼓室窦；aes，上鼓室前隐窝

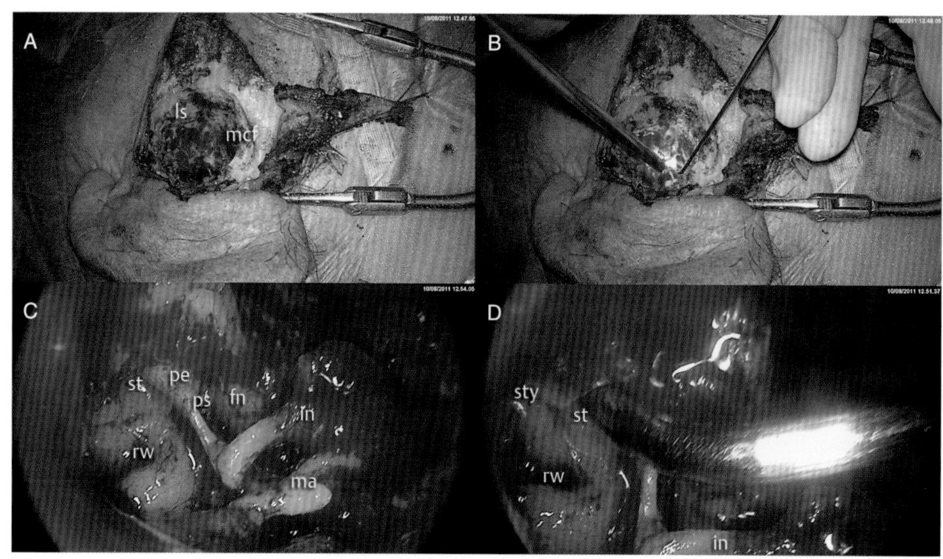

图 11.88 病例 10。右耳。耳内镜直接探查后鼓室的方法。改变术者位置以显露后鼓室探查残留病变。术者站在患耳的对侧。A. 置入耳内镜前的术野。B. 耳内镜下手术操作的影像。术者左手持 45 度内镜，右手拿弯头吸引器，将器械放入术腔，确认锥隆起。C, D. 暴露后鼓室，用弯头吸引器轻轻放入鼓室窦以探查病变组织。in，砧骨；ma，锤骨；fn，面神经；pe，锥隆起；ps，后鼓室窦；st，鼓室窦；rw，圆窗；sty，茎突复合体；mcf，颅中窝；ls，外鼓室窦

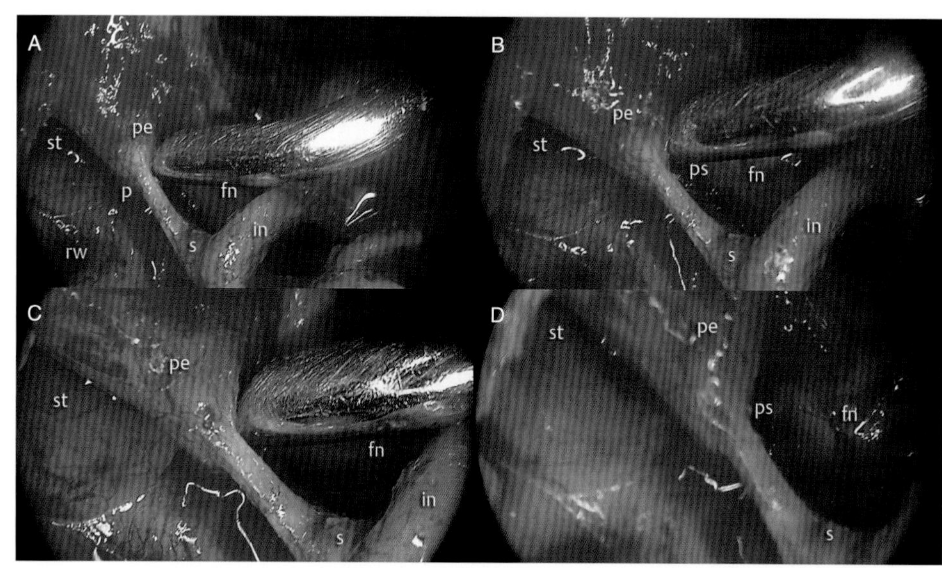

图 11.89 病例 10。右耳。耳内镜直接探查后鼓室的方法。耳内镜下锥隆起和后鼓室窦的放大像。内镜下暴露鼓室窦的内界。in，砧骨；fn，面神经；pe，锥隆起；ps，后鼓室窦；st，鼓室窦；rw，圆窗；s，镫骨；p，岬小桥

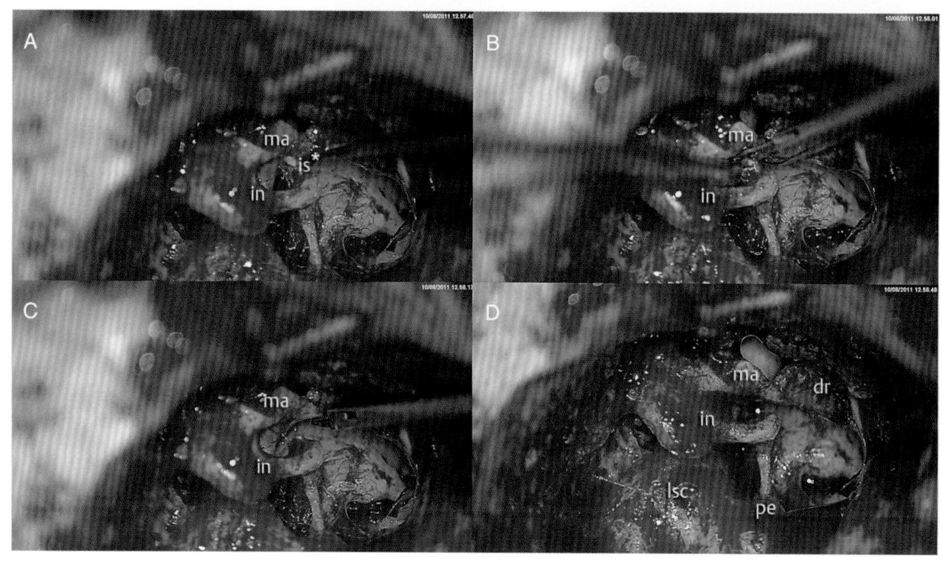

图 11.90 病例 10。右耳。显微镜方法。A~C. 去除锤骨与砧骨间的黏膜皱襞，取出砧骨，使锤骨侧方移位。D. 显微镜下最后的术腔。in，砧骨；ma，锤骨；pe，锥隆起；dr，鼓膜；lsc，外半规管；ls，外鼓室窦

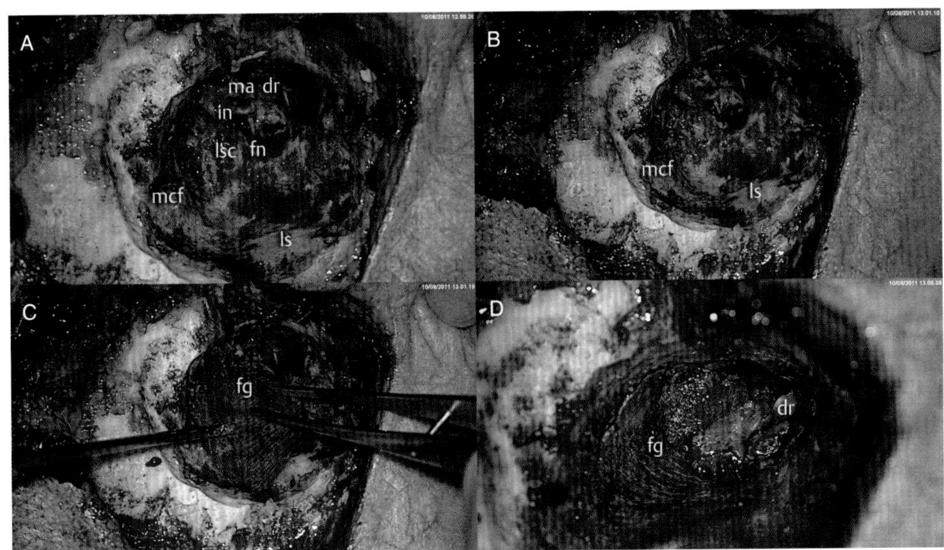

图 11.91　病例 10。右耳。将颞肌筋膜放在鼓膜和砧骨的下方重建最后的术腔。外耳道皮肤放在筋膜上。in，砧骨；ma，锤骨；dr，鼓膜；fg，颞肌筋膜移植物；ls，外鼓室窦；mcf，颅中窝；lsc，外半规管；fn，面神经

11.5 术后护理

如果没有并发症，患者术后 2d 出院。

术后指导患者耳部使用小纱布护理和抗生素滴耳液一周，注意耳内不要进水。亦建议清洁耳后切口。

笔者通常建议术后一年行二次手术，探查中耳腔有无胆脂瘤复发和（或）重建的听骨链情况。

（韩明昱　侯昭晖　译；王武庆　赵　宇　审校）

参考文献

[1] Tarabichi M. Endoscopic management of acquired cholesteatoma. Am J Otol, 1997, 18: 544–549

[2] Thomassin JM, Korchia D, Doris JM. Endoscopic-guided otosurgery in the prevention of residual cholesteatomas. Laryngoscope, 1993, 103: 939–943

[3] Marchioni D, Alicandri-Ciufelli M, Molteni G, et al. Endoscopic tympanoplasty in patients with attic retraction pockets. Laryngoscope, 2010, 120: 1847–1855

[4] Marchioni D, Alicandri-Ciufelli M, Molteni G, et al. Selective epitympanic dysventilation syndrome. Laryngoscope, 2010, 120: 1028–1033

[5] Ayache S, Tramier B, Strunski V. Otoendoscopy in cholesteatoma surgery of the middle ear: what benefits can be expected? Otol Neurotol, 2008, 29: 1085–1090

[6] Badr-el-Dine M. Value of ear endoscopy in cholesteatoma surgery. Otol Neurotol, 2002, 23: 631–635

[7] Barakate M, Bottrill I. Combined approach tympanoplasty for cholesteatoma: impact of middle-ear endoscopy. J Laryngol Otol, 2008, 122: 120–124

[8] El-Meselaty K, Badr-El-Dine M, Mandour M, et al. Endoscope affects decision making in cholesteatoma surgery. Otolaryngol Head Neck Surg, 2003, 129: 490–496

[9] Sheehy JL, Patterson ME. Intact canal wall tympanoplasty with mastoidectomy. A review of eight years' experience. Laryngoscope, 1967, 77: 1502–1542

[10] Sanna M, Sunose H, Mancini F, et al. Canal wall up (close) tympanoplasty//Middle Ear and Mastoid Microsurgery. Stuttgart: Thieme, 2003

[11] Sheehy JL. Mastoidectomy: The intact canal wall procedure// Brackmann DE, Shelton C, Arriaga MA. Otologic Surgery. 2nd ed. Philadelphia: Saunders, 2001

[12] Wullstein H. Theory and practice of tympanoplasty. Laryngoscope, 1956, 66: 1076–1093

[13] Jackson CG, Glasscock ME Ⅲ, Strasnick B. Tympanoplasty: The undersurface graft technique-postauricular approach//Brackmann DE, Shelton C, Arriaga MA, eds. Otologic Surgery. 2nd ed. Philadelphia: Saunders, 2001

[14] Marchioni D, Alicandri-Ciufelli M, Piccinini A, et al. Inferior retrotympanum revisited: an endoscopic anatomic study. Laryngoscope, 2010, 120: 1880–1886

[15] Marchioni D, Alicandri-Ciufelli M, Grammatica A, et al. Pyramidal eminence and subpyramidal space: an endoscopic anatomical study. Laryngoscope, 2010, 120: 557–564

[16] Marchioni D, Mattioli F, Alicandri-Ciufelli M, et al. Transcanal endoscopic approach to the sinus tympani: a clinical report. Otol Neurotol, 2009, 30: 758–765

[17] Sanna M, Sunose H, Mancini F, et al. Ossiculoplasty//Middle Ear and Mastoid Microsurgery. Stuttgart: Thieme, 2003

[18] Arriaga MA. Mastoidectomy: the canal wall-down procedure// Brackmann DE, Shelton C, Arriaga MA. Otologic Surgery. 2nd ed. Philadelphia: Saunders, 2001

[19] Sanna M, Sunose H, Mancini F, et al. Canal wall down (open) tym panoplasty//Middle Ear and Mastoid Microsurgery. Stuttgart: Thieme, 2003

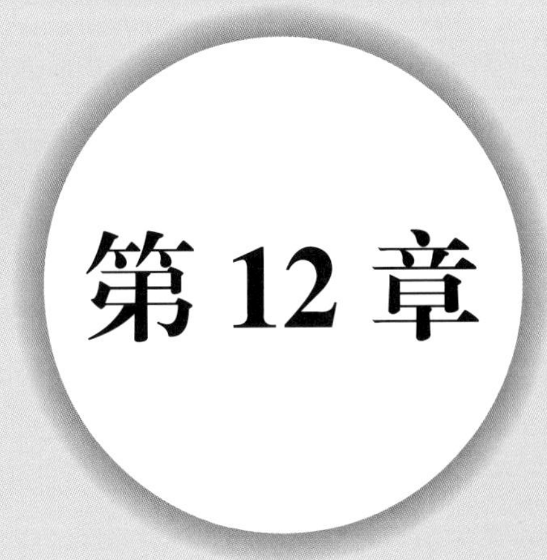

全耳内镜下治疗上鼓室严重内陷和胆脂瘤

12 全耳内镜下治疗上鼓室严重内陷和胆脂瘤

Daniele Marchioni, Gabriele Molteni, Livio Presutti

12.1 外科解剖和生理

后天性上鼓室胆脂瘤发病机制尚不清楚。迄今为止，有许多假说，最主流的学说有：内陷学说、增殖学说、移行学说、化生学说。国际上有大量文献详述并试图去证实这些假说。2000 年，Sudhoff 和 Tos[1] 进一步结合内陷和增殖学说来解释上鼓室胆脂瘤的发病机制。他们首次描述了上鼓室内陷的分型（0 型没有内陷，图 12.1）。

1 型：轻微内陷，Shrapnell 膜（鼓膜松弛部）和锤骨颈之间仍有空隙。

2 型：内陷至锤骨颈并可能粘连。

3 型：内陷至盾板内侧并伴部分骨质破坏。

4 型：内陷至盾板内侧并伴严重的骨质破坏，可见锤骨头和砧骨体。

同时，他们还依据临床表现和免疫组织化学检查结果，提出了上鼓室胆脂瘤的可能发病机制，并将胆脂瘤的病理过程分为 4 个阶段：①内陷袋阶段；②内陷袋增殖阶段，此阶段又被细分为锥形成和锥融合阶段；③上鼓室胆脂瘤扩张阶段；④骨质破坏阶段。

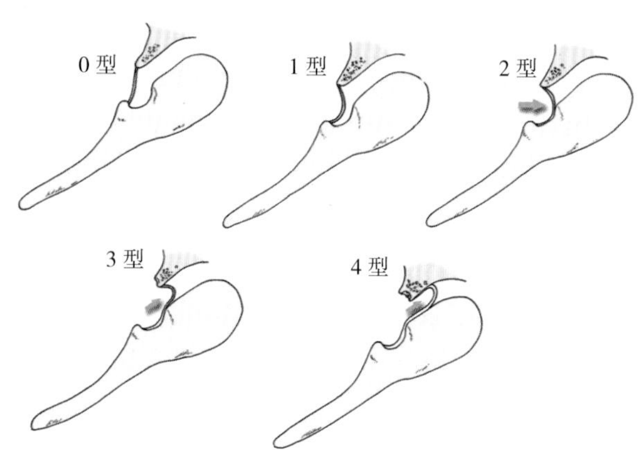

图 12.1 Sudhoff 和 Tos 的上鼓室内陷袋分类

内陷学说是以中耳长期慢性的通气障碍和炎症为基础。中耳通气功能与中耳解剖结构和生理过程密切相关。虽然咽鼓管是影响气体交换和压力动态平衡的关键结构，但另外一些因素的作用也不容忽视。Sadé 和 Ar[2] 报道，乳突含气腔容积可能充当气体“储蓄”或“缓冲”的作用，乳突内的气体容积越大，补偿中耳压力变化的能力越大。另外，已证实乳突黏膜对中耳气体交换的作用，黏膜气体交换与乳突气化程度有关。已明确了传统的显微镜下闭合式乳突切除术能影响到中耳生理性气体交换。

上鼓室通气通道在上鼓室内陷袋形成中起根本作用。上鼓室各腔隙通过砧骨后韧带内侧部分和鼓膜张肌腱之间构成的大鼓峡进行通气。Palva 等[3] 发现通气通道从咽鼓管直接通向中鼓室和下鼓室间隙，上鼓室反而是在上述直接通气通道之外，仅通过鼓峡通气（图 12.2）。

上鼓室的下单元的小腔隙，称 Prussak 间隙（图 12.2），其顶部为锤外侧韧带皱襞，将其与上鼓室上单元从解剖学和生理学上隔开。在大多数情况下，上鼓室下单元与中鼓室通过后袋（posterior pocket）通气。因此，上鼓室的两个气体交换通道互相独立。创建一个大的鼓峡和一个辅助的鼓膜张肌皱襞通道，恢复上、下两个单元的联合通气通道是手术基本原则，以期确保上鼓室各部分通气（图 12.3，图 12.4，图 12.5）。

鼓膜张肌皱襞至关重要，它阻断了咽鼓管上隐窝、中鼓室区域以及上鼓室前部顶部间的通气（图 12.6，图 12.7）。当鼓膜张肌皱襞完整的，鼓峡是

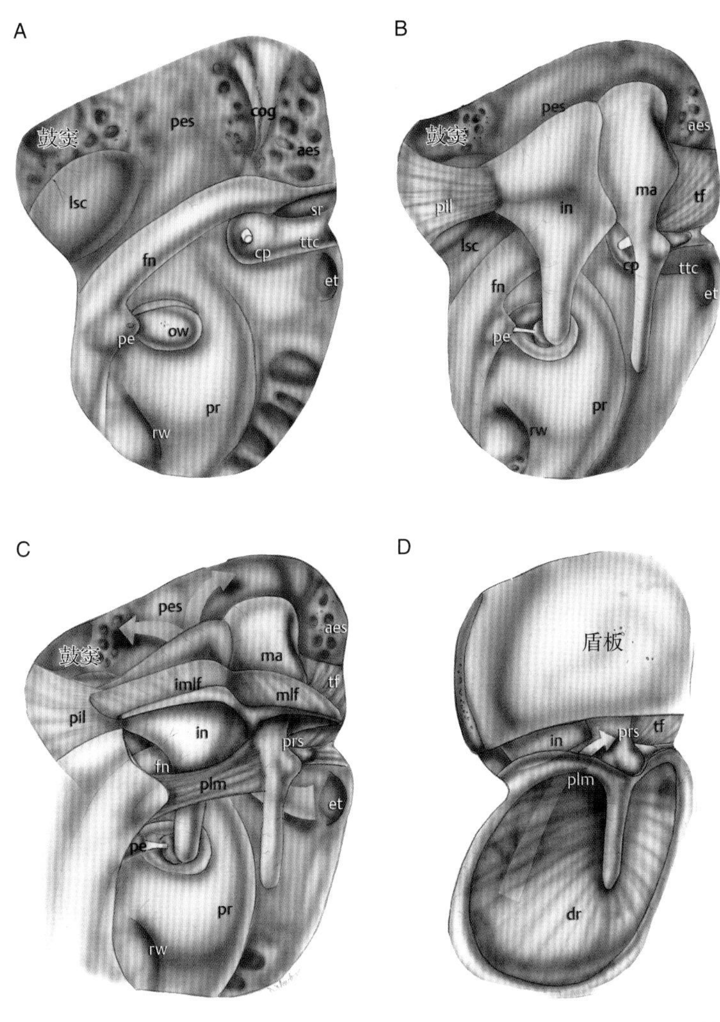

图 12.2　示意图展示与上鼓室通气通道相关的中耳解剖。A. 右耳。听骨链及相关的韧带皱襞，鼓膜和盾板已切除，鼓室内侧壁可见。注意咽鼓管和上鼓室腔隙的关系。鼓室段面神经在解剖上相当于上鼓室后间隙的底部，而鼓膜张肌半管为上鼓室前间隙的底部。B. 还原鼓室腔内伴有听骨链的鼓膜张肌皱襞和砧骨后韧带皱襞，锤砧关节占据上鼓室间隙，锤砧关节和上鼓室内侧壁的周围间隙狭窄。C. 砧骨外侧韧带皱襞、锤骨外侧韧带皱襞、锤骨后侧韧带皱襞和锤骨前侧韧带皱襞插入原始位置，上鼓室隔完整。橙色箭头所示咽鼓管到上鼓室的通气通道。D. 还原盾板和鼓膜，锤骨后侧韧带皱襞和鼓膜间的间隙为后袋。这个解剖区域是从中鼓室到 Prussak 间隙的主要通气通道（下单元），独立于上鼓室通气通路（上单元）之外。ma，锤骨；in，砧骨；dr，鼓膜；fn，面神经；tf，鼓膜张肌皱襞；cp，匙突；et，咽鼓管；ttc，鼓膜张肌半管；lsc，外半规管；pr，鼓岬；rw，圆窗；pe，锥隆起；aes，上鼓室前间隙；pes，上鼓室后间隙；ow，卵圆窗；pil，砧骨后侧韧带皱襞；prs，Prussak 间隙；plm，锤骨后侧韧带皱襞；imlf，锤砧外侧皱襞；mlf，锤骨外侧皱襞；sr，咽鼓管上隐窝

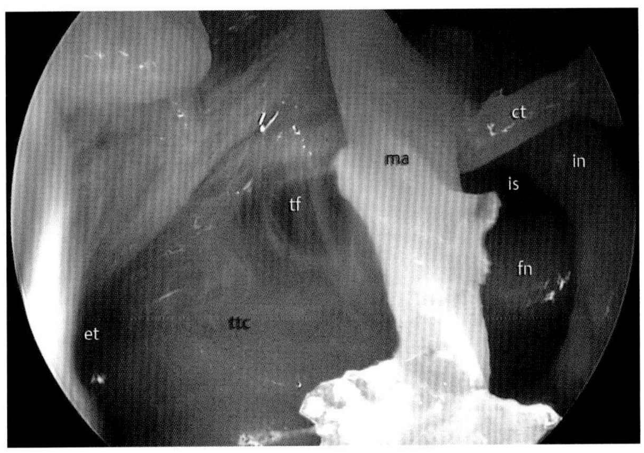

图 12.3　左耳。内镜（45° 内镜）下观察鼓峡和鼓膜张肌皱襞。鼓膜张肌皱襞是一个完整的皱襞，将上鼓室前间隙和前鼓室分隔开。前鼓峡位于匙突和砧镫关节间。ma，锤骨；ttc，鼓膜张肌半管；et，咽鼓管；fn，面神经；is，鼓峡；ct，鼓索；in，砧骨；tf，鼓膜张肌皱襞

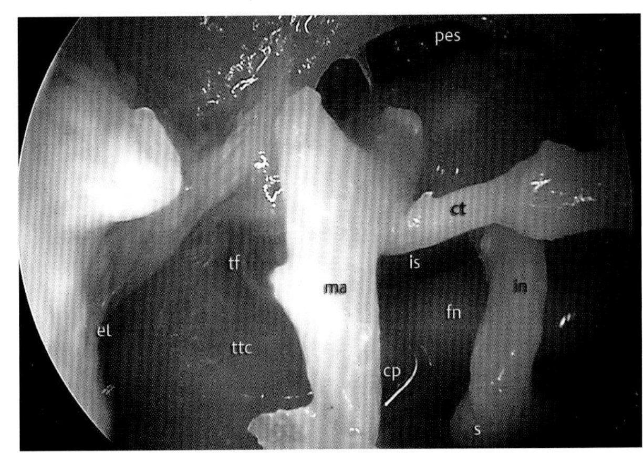

图 12.4　左耳。内镜下观察切除锤砧外侧韧带皱襞后的上鼓室隔。用 45° 内镜可见鼓峡。此解剖区域是从中鼓室到上鼓室各腔隙的主要通气通道，上鼓室在前方被鼓膜张肌皱襞分隔开。ma，锤骨；ttc，鼓膜张肌半管；et，咽鼓管；fn，面神经；is，鼓峡；ct，鼓索；in，砧骨；cp，匙突；tf，鼓膜张肌皱襞；s，镫骨；pes，上鼓室后间隙

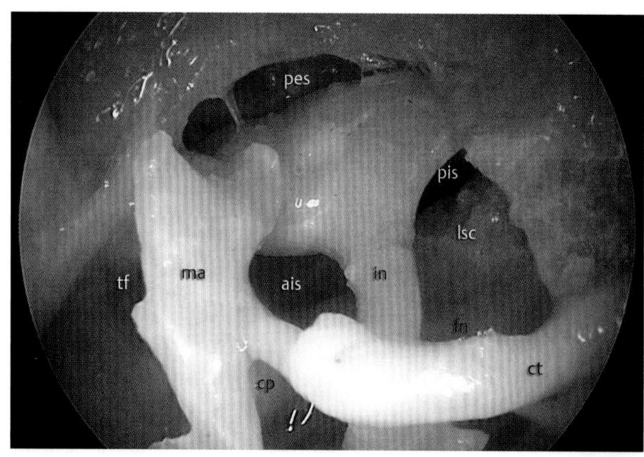

图 12.5　左耳。内镜下观察上鼓室隔：用 45° 内镜可见整个鼓峡。前鼓峡位于匙突和砧镫关节间，后鼓峡位于砧镫关节和砧骨后侧韧带皱襞间。ma，锤骨；fn，面神经；ais，前鼓峡；pis，后鼓峡；ct，鼓索；in，砧骨；cp，匙突；tf，鼓膜张肌皱襞；pes，上鼓室后间隙；lsc，外半规管

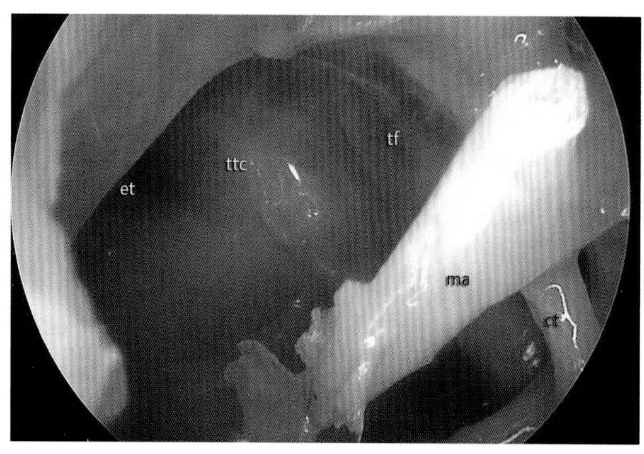

图 12.6　左耳。内镜观察前鼓室和鼓膜张肌皱襞下缘（0° 内镜）。在这个病例中鼓膜张肌皱襞呈水平方向，皱襞完整，将上鼓室前间隙和鼓膜张肌半管分隔。当鼓膜张肌皱襞呈水平位时，不存在咽鼓管上隐窝。ma，锤骨；tf，鼓膜张肌皱襞；ttc，鼓膜张肌半管；et，咽鼓管

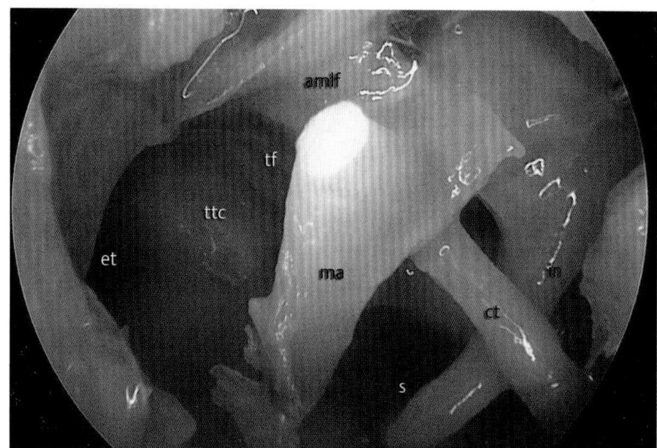

图 12.7　左耳。用 0° 内镜观察整个前鼓室。ma，锤骨；ct，鼓索；in，砧骨；tf，鼓膜张肌皱襞；ttc，鼓膜张肌半管；et，咽鼓管；s，镫骨；amlf，锤骨前侧韧带皱襞

上鼓室前间隙唯一的通气通道。鼓膜张肌皱襞解剖变异非常大：绝大多数患者的鼓膜张肌皱襞呈上凹状，从鼓膜张肌半管向外延伸至前鼓室外侧，后方附着于匙突和鼓膜张肌腱，向前延伸至颧骨根，成为上鼓室的底。当鼓膜张肌皱襞附于横嵴*时，其方向几乎是垂直的。然而，如果皱襞附着在鼓膜张肌半管管壁上，则其方向接近水平（图 12.8）[4]。

上鼓室通气可因各种解剖变异和鼓峡阻塞而受阻。笔者将引起上鼓室通气阻塞的鼓膜张肌皱襞和鼓峡解剖变异分成 3 个类型（图 12.9）[5]。

· A 型：鼓膜张肌皱襞完整伴鼓峡阻塞。

· B 型：上鼓室垂直阻塞伴鼓峡阻塞，垂直方向组成的黏膜皱襞分隔了上鼓室前间隙和上鼓室后间隙，伴或不伴有完整的鼓膜张肌皱襞。

· C 型：上鼓室间隙完全上皮化致鼓峡阻塞、鼓窦完全阻塞、鼓膜张肌皱襞区域上皮化，将中鼓室与上鼓室和乳突腔分隔开来。依据病理组织、鼓膜张肌皱襞、鼓峡和听骨的情况选择不同类型的鼓室成形术。

鼓峡是保留上鼓室通气通道的基础。鼓膜张肌皱襞是鼓峡的辅助通气通路，这有助于上鼓室上部间隙通气。如果手术恢复鼓峡功能失败时，内镜手术中需开放鼓膜张肌皱襞，尽管这样处理可能仍然

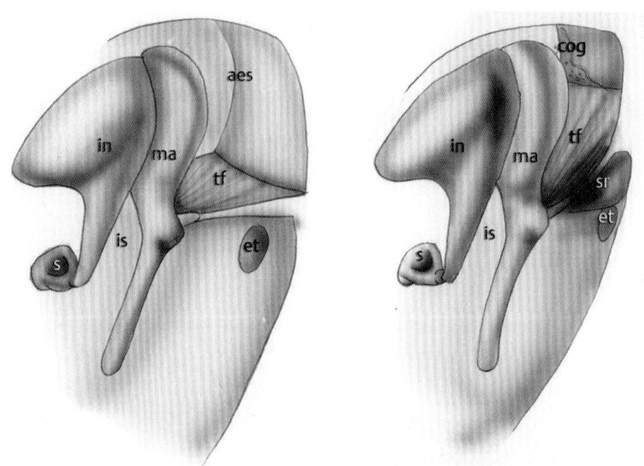

图 12.8　鼓膜张肌皱襞的两个主要解剖变异。左图，水平方向的鼓膜张肌皱襞，在这个病例中鼓膜张肌皱襞附着在鼓膜张肌半管，无咽鼓管上隐窝。右图，垂直的鼓膜张肌皱襞，在这个病例中鼓膜张肌皱襞附着在横嵴（cog）上，有深度不等的咽鼓管上隐窝。ma，锤骨；in，砧骨；tf，鼓膜张肌皱襞；et，咽鼓管；s，镫骨；is，鼓峡；sr，咽鼓管上隐窝；aes，上鼓室前间隙

* 译者注：此处为 cog，即齿突

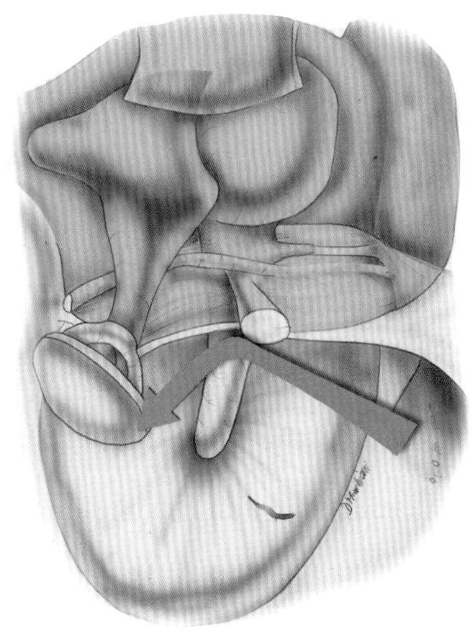

A 型
鼓膜张肌皱襞完整
鼓峡阻塞
上鼓室内陷袋 / 上鼓室胆脂瘤

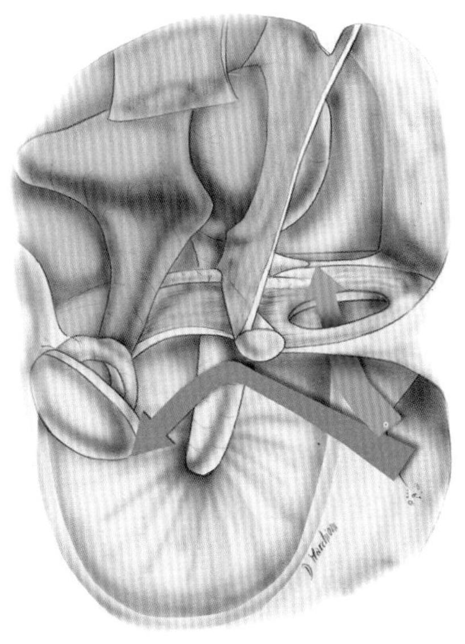

B 型
鼓膜张肌皱襞不完整
垂直皱襞阻塞伴鼓峡阻塞
上鼓室内陷袋 / 上鼓室胆脂瘤

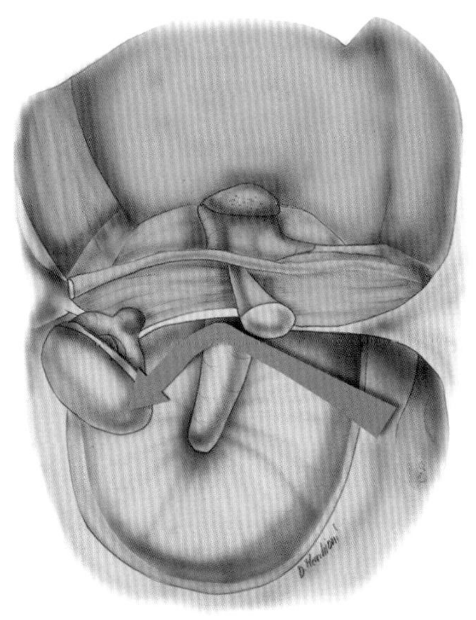

C 型
鼓膜张肌皱襞完整
鼓窦区域皱襞阻塞
鼓峡阻塞
上鼓室完全上皮化

图 12.9　内镜下检查的上鼓室通气阻塞分类。从内向外观察左耳

不足以弥补上鼓室通气。

笔者以前的文章[6]中将上鼓室内陷袋划分成4个解剖–生理学类型（图12.10）。

・孤立性 Prussak 间隙内陷袋：因孤立性 von Tröltsch 囊通气障碍导致，伴有正常的鼓峡。此内陷袋有自限性，通常不会通过上鼓室间隙扩展。

・上鼓室前部内陷袋：上鼓室前部进行性局限性通气障碍，与完整的鼓膜张肌皱襞和鼓峡–上鼓室前部通气通道异常有关（例如，存在垂直皱襞；上鼓室前部腔发育不良，引起听骨链和上鼓室壁间通气障碍）。

・上鼓室后部内陷袋：非常罕见。因伴有垂直皱襞的鼓峡阻塞致局限性和进行性的上鼓室后部通气障碍（B型通气阻塞）。鼓膜张肌皱襞通常不完整。

・完全的上鼓室内陷袋：此为常见的类型，特点是因伴有完整的鼓膜张肌皱襞的鼓峡阻塞，即A型通气阻塞，导致上鼓室前部和上鼓室后部各腔隙的进行性内陷。这种类型的上鼓室腔完全与中鼓室腔分隔。

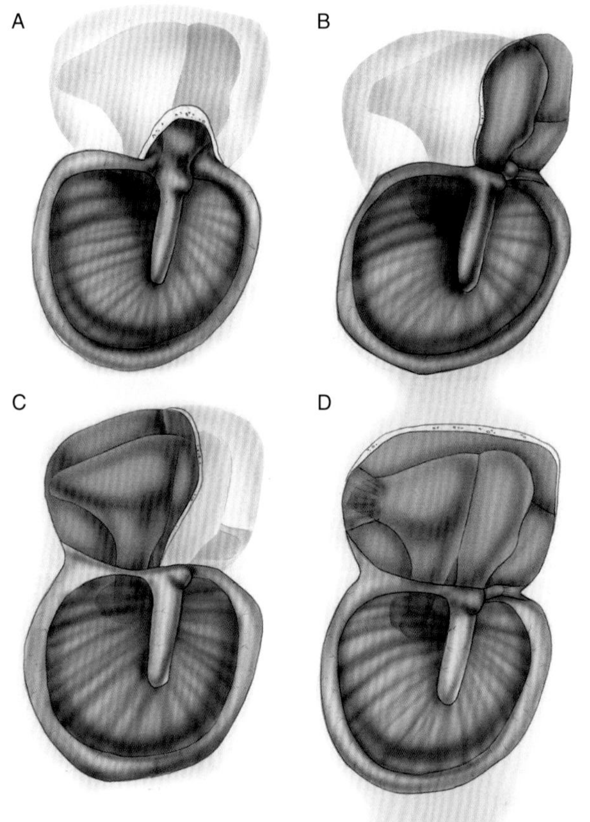

图12.10 上鼓室内陷袋的分类。A. 孤立的 Prussak 间隙内陷袋。B. 上鼓室前部内陷袋。C. 上鼓室后部内陷袋。D. 全上鼓室内陷袋

此种内陷袋的分类，有助于术者依据通气障碍类型制订正确手术方案。

12.2 历 史

上鼓室前间隙一直是胆脂瘤外科手术中的关键点，上鼓室前间隙不容易进入，因术者的视觉盲区可致病变残留。闭合式技术使术者难以观察上鼓室前间隙，使胆脂瘤残留概率更高。完全去除病变需直接显露上鼓室前间隙。Wullstein[7]首次报道了闭合式和开放式之间的中间技术：他推荐上鼓室外侧切除术并随后重建骨壁，在 Wullstein 之后，又有几种骨壁重建方法。

上鼓室间隙的手术，不管使用何种技术，有两个基本目标：切除病变和恢复通气通路。基于此点，就容易理解切除鼓膜张肌皱襞同时恢复鼓峡的重要性。显微镜下切除鼓膜张肌皱襞非常困难，因为经耳道的操作轴和残留的鼓膜张肌襞隐藏在锤骨颈后，所以闭合式技术难以观察鼓膜张肌皱襞。因此，Morimitsu 等[8]推荐“前鼓室切除术”，这些学者切除从上鼓室外侧壁到颧弓的骨质，这种方法的操作轴在前面与外耳道轴平行。骨质切除后，使削磨锤骨头前方和去除鼓膜张肌皱襞成为可能。Palva 等[9]建议胆脂瘤手术中，上鼓室切除延伸至咽鼓管上隐窝，切除鼓膜张肌皱襞形成一个大的新的上鼓室通气通道。当听骨链完整时，建议切除锤骨颈向外翻起锤骨柄，这种入路可显露和切除鼓膜张肌皱襞。

笔者的经验是[10]耳内镜下经耳道入路是容易到达鼓膜张肌皱襞的。可用直径3mm的45°内镜置入前鼓室区域检查鼓膜张肌皱襞区域，该位置可良好地探查鼓膜张肌皱襞前缘。然后在内镜显示下用带角度的器械切除鼓膜张肌皱襞。在某些情况中，上鼓室前部切除后，内镜置入上鼓室前部区域并向下旋转，可显露鼓膜张肌皱襞上面。

12.3 常规手术评估

12.3.1　适应证和禁忌证

适应证

· 耳内镜下见自净性上鼓室内陷袋，反复间歇性恶化（Tos2、3 型）。

· 45° 耳内镜下无法观察的非自净性上鼓室内陷袋（Tos4 型）。

· 胆脂瘤累及上鼓室间隙，伴或不伴有侵犯中鼓室、下鼓室和后鼓室间隙，但未累及鼓窦或乳突腔。

禁忌证

· 身体状况差。

· 外耳畸形。

· 外耳道狭窄。

· 胆脂瘤累及鼓窦和乳突腔。

· 鼓室天盖缺损。

· 外半规管瘘（相对禁忌证）。

12.3.2　优越性

· 更好地观察上鼓室前间隙，如果病变累及上鼓室前部时可保留听骨链。

· 可评估上鼓室隔和鼓峡 。

· 通过鼓峡和开放的鼓膜张肌皱襞，恢复前鼓室间隙到上鼓室和乳突腔的生理性通气通路。

· 无耳后切口的微创入路。保留乳突腔和黏膜对中耳的动态平衡是非常重要的。

12.3.3　并发症

和显微镜入路并发症相似，和病变累及的解剖结构有关。

12.3.4　术前评估

耳内镜下经耳道入路的目标是保留乳突骨和乳突黏膜（对中耳气压的动态平衡重要），切除鼓室和上鼓室胆脂瘤，通过开放鼓峡和鼓膜张肌皱襞恢复上鼓室和乳突的通气。

病变累及范围是决定手术计划的基础：如果胆脂瘤累及鼓窦或乳突腔，是全耳内镜下手术禁忌证。术前分期是这类手术的基础。中耳 CT 扫描有利于评估胆脂瘤侵犯范围，但有时胆脂瘤和炎症组织在乳突腔无法分辨。因此，弥散加权 MRI 有利于胆脂瘤的准确分期。

笔者认为胆脂瘤的准确分期对随访评估和长期疗效也很重要。可应用于每一种方式的胆脂瘤手术入路：内镜下、显微镜下或联合模式下。

12.4 上鼓室胆脂瘤分期

上鼓室胆脂瘤分期（表 12.1）。在本章仅讨论胆脂瘤分期 C1a 和 C1b 的外科手术步骤。胆脂瘤分期 C2a 和 C2b 是全耳内镜手术的禁忌证。

表 12.1　上鼓室胆脂瘤分期

类别	分期 / 分类
主要部位	上鼓室外侧（伴上鼓室前部）
	上鼓室内侧
毗邻部位	中鼓室
	前鼓室
	下鼓室
	后鼓室
	鼓窦
	乳突
侵犯范围	C1: 上鼓室局限性胆脂瘤
	C1a: 仅累及上鼓室外侧的胆脂瘤
	C1b: 累及上鼓室内侧的胆脂瘤
	C2: 侵犯一个或多个亚部位的胆脂瘤
	C2a: 侵犯至后方鼓窦和乳突的胆脂瘤
	C2b: 侵犯至下方中鼓室、前鼓室和下鼓室区域的胆脂瘤
	C2c: 侵犯至后方及下方的胆脂瘤
	C3: 累及后鼓室间隙的胆脂瘤（鼓室窦 / 下鼓室窦；锥下间隙）和（或）侵犯面神经
	C4: 累及内耳或岩尖的胆脂瘤
	C4a: 以上任一分期胆脂瘤，伴累及颅中窝硬脑膜
	C4b: 浸润性破坏耳囊和（或）迷路和（或）前庭和（或）耳蜗
	C4c: 浸润性破坏岩尖，伴或不伴累及颈内动脉和（或）内耳侵犯
病变特性	S1: 囊袋样的胆脂瘤
	S2: 浸润性基质的胆脂瘤
患者特征	A: 成人
	B: 小儿（<14 岁）

12.5 手术步骤

12.5.1 切口和翻起耳道鼓膜瓣。

1. 从 3 点钟至 9 点钟沿顺时针方向做切口，距鼓环 1.5~2cm 使用分子共振显微刀 [Vesalius；见病例 1（图 12.11，图 12.12）]。

关键点：控制性低血压和使用朝向患侧的仰卧垂头体位在这类手术中是非常重要的。

2. 可用浸有肾上腺素溶液的棉片剥离。用显微剥离器械掀起皮瓣，用棉片在外耳道骨面剥离，向前翻起皮瓣直到识别鼓环。第一步在耳内镜下经耳道手术是非常重要的，因为外耳道皮肤出血会影响

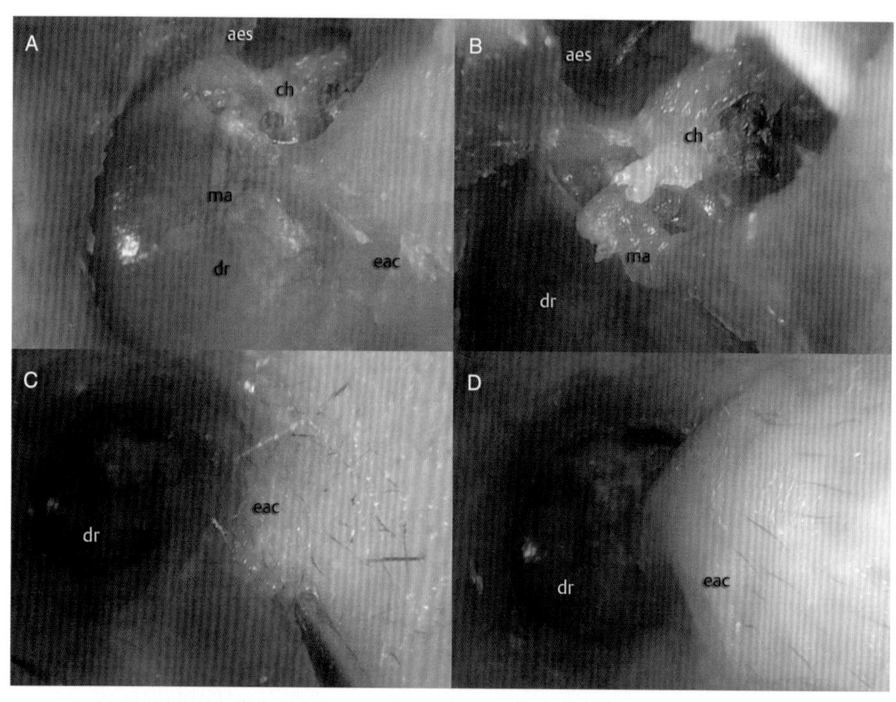

图 12.11 病例 1。左耳。内镜下经耳道入路。内镜下探查上鼓室胆脂瘤（A，B），鼓室通气良好。在外耳道后壁注射肾上腺素溶液（C，D）。aes，上鼓室前间隙；ma，锤骨；eac，外耳道；dr，鼓膜；ch，胆脂瘤

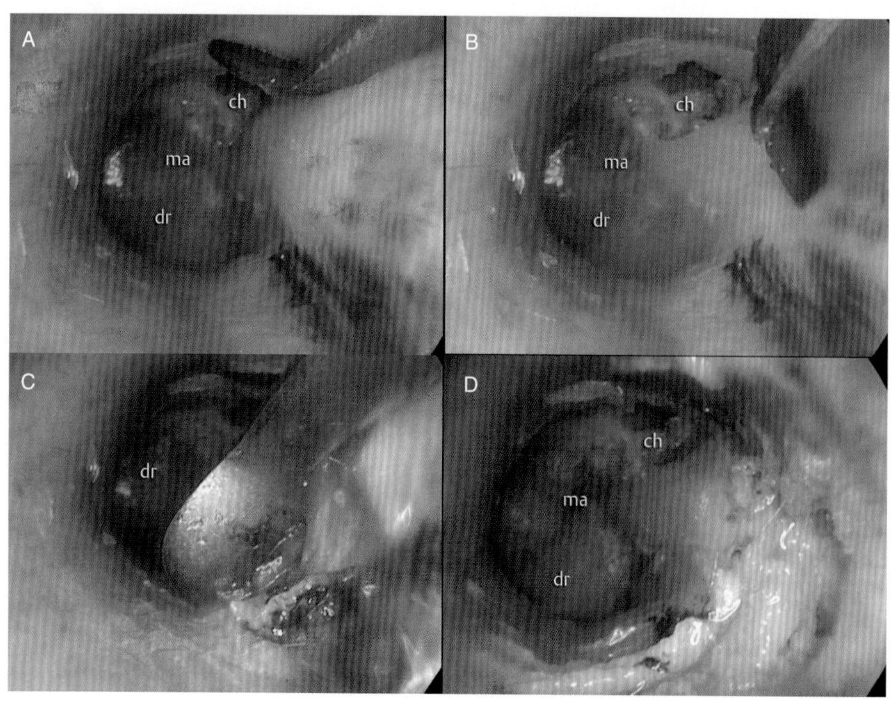

图 12.12 病例 1。左耳。内镜下经耳道入路（A）。用 Vesalius 刀做皮肤切口（B，C），以利于剥离耳道鼓膜瓣时减少出血（D）。ma，锤骨；dr，鼓膜；ch，胆脂瘤

耳内镜的操作。

3. 在鼓环内侧剥离，从锤骨后侧皱襞分离皮瓣。精确地从上到下剥离松弛部内陷袋或胆脂瘤。

关键点：推荐用锐利的剥离器械，如显微刀或显微针。

4. 向前剥离到锤骨短突，可见前方鼓环，剥离鼓膜瓣并移至下方，显露前鼓室间隙。从锤骨剥离耳道鼓膜瓣到脐部。如有必要可用显微剪从脐部离断鼓膜瓣，将整个鼓膜瓣移至下方。此时可见前鼓室间隙和咽鼓管，显露中鼓室黏膜（图 12.13）。

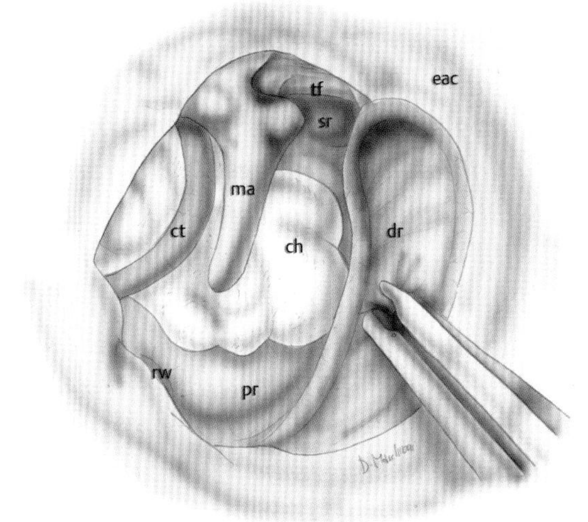

图 12.13　从后向前、从上向下剥离耳道鼓膜瓣，从锤骨柄上分离鼓膜，直到内镜下可探查前鼓室和鼓膜张肌皱襞区域。ma，锤骨；dr，鼓膜；ch，胆脂瘤；sr，咽鼓管上隐窝；tf，鼓膜张肌皱襞；pr，鼓岬；rw，圆窗；ct，鼓索；eac，外耳道

12.5.2　中耳黏膜和评估通气通路

此时可评估鼓峡和鼓膜张肌皱襞情况。在病变局限于上鼓室的病例，通过耳内镜容易评估上鼓室隔的情况（图 12.14）。

在到达中耳的手术入路中，笔者将介绍置入中耳腔的内镜。需要用直径 3mm，长度 15cm 的内镜评估上鼓室隔，如此可以检查鼓峡和鼓膜张肌皱襞区域，观察上鼓室隔上单元。这种经耳道外侧入路可良好地显露鼓峡，内镜检查鼓峡可用直径 3mm 的 0° 和 45° 内镜，进入鼓室腔，如此可以向后显露砧骨后韧带内侧部分和向前显露鼓膜张肌之间大鼓峡的全貌 [见病例 2（图 12.15，图 12.16）]。0° 内镜可放大观察砧镫关节和附着有鼓膜张肌的匙突间的间隙（Proctor 前鼓峡）；辅助用 45° 内镜可放大观察上鼓室后部切除术后的锥隆起和砧骨短突之间间隙（Proctor 后鼓峡；图 12.16）。使用直径 3mm 的 45° 内镜有两种入路检查鼓膜张肌皱襞区域。

· 下入路：内镜置入前鼓室区域，识别咽鼓管和咽鼓管上隐窝，此位置可以良好显露鼓膜张肌皱襞下缘。

· 上入路：为了良好地观察鼓膜张肌皱襞上缘，需广泛切开上鼓室前部，显露上鼓室前间隙。这样可良好地观察鼓膜张肌皱襞上缘。

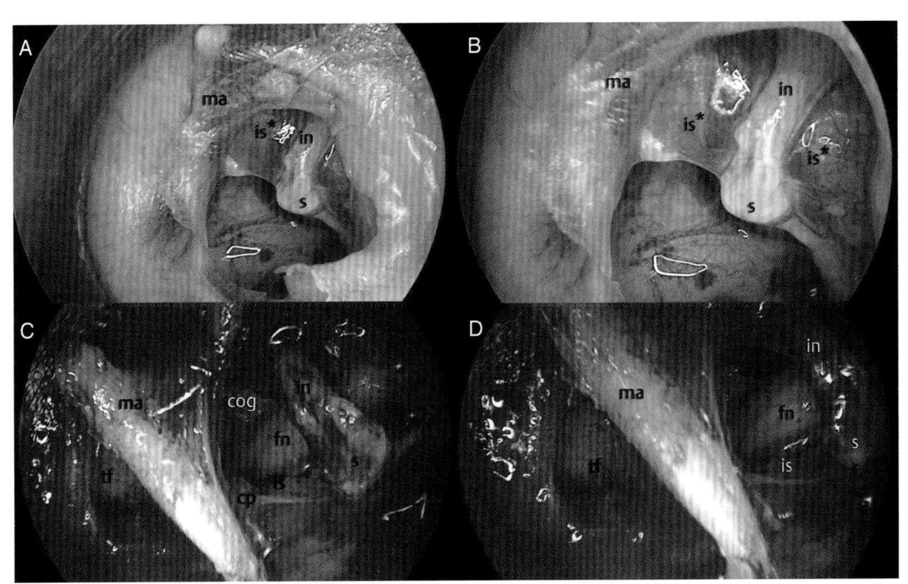

图 12.14　左耳。A，B. 内镜下观察鼓峡，这个病例中鼓峡被黏膜皱襞阻塞，砧镫关节也受累。C，D. 切除阻塞组织和鼓膜张肌皱襞后内镜下观察鼓峡（45° 内镜）：注意开放鼓峡后上鼓室通气良好。ma，锤骨；tf，鼓膜张肌皱襞；in，砧骨；fn，面神经；s，镫骨；is*，鼓峡阻塞；is，开放的鼓峡；cp，匙突；cog，齿突

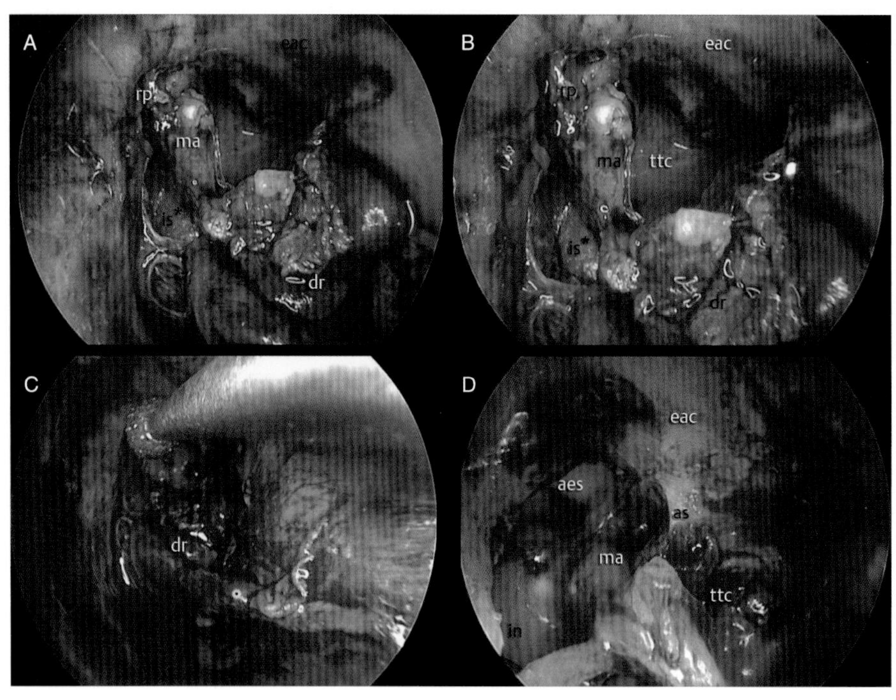

图 12.15 病例 2。右耳。内镜下经耳道到达内陷袋胆脂瘤。A, B. 翻起耳道鼓膜瓣：可见伴有鼓峡阻塞的上鼓室内陷袋。C. 经耳道上鼓室切除可直接到达内陷袋。D. 切除内陷袋后的上鼓室前间隙（45° 内镜）。ma，锤骨；is*，阻塞的鼓峡；rp，内陷袋；dr，鼓膜；ttc，鼓膜张肌半管；eac，外耳道；aes，上鼓室前间隙；as，前棘；in，砧骨

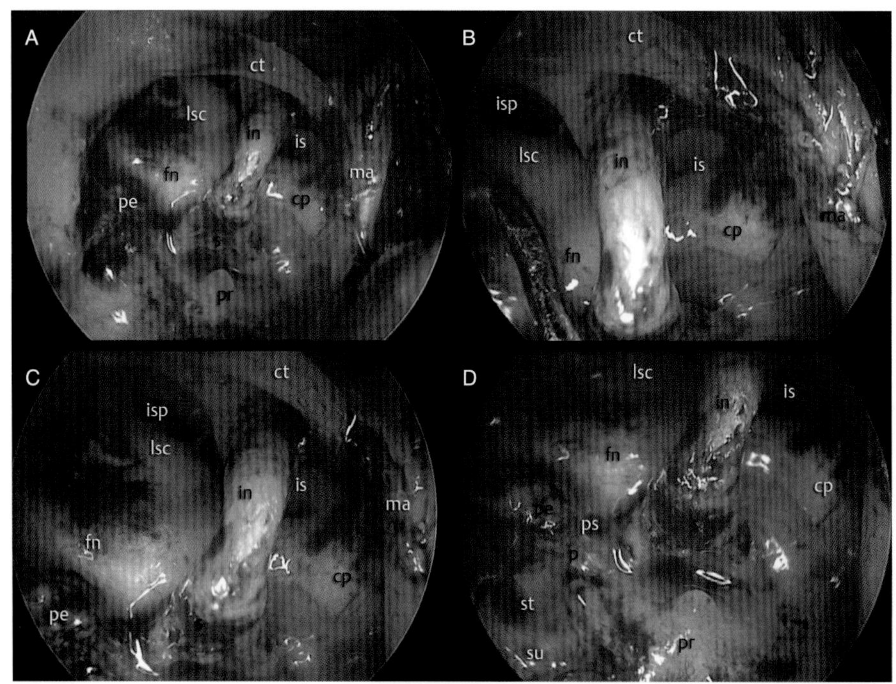

图 12.16 病例 2。右耳。内镜下经耳道到达内陷袋胆脂瘤。内镜下观察后鼓室。切除鼓峡的阻塞组织后，用 45° 内镜探查鼓峡。最终检查见后鼓峡和前鼓峡是通畅的，上鼓室通气良好，听骨链保留。ma，锤骨；is，鼓峡；isp，后鼓峡；pr，鼓岬；s，镫骨；in，砧骨；pe，锥隆起；lsc，外半规管；fn，面神经；cp，匙突；ps，后鼓室窦；st，鼓室窦；p，岬小桥；su，岬下脚；ct，鼓索

12.5.3 局限性上鼓室内陷袋

用 45° 内镜评估内陷袋的深度。用弯剥离器械从盾板上分离内陷袋上缘（图 12.17），使用显微钻经耳道行上鼓室切除直到内镜下见到上鼓室各腔隙（图 12.18）。此时将内陷袋的顶和内侧部分从骨面分离，内陷袋向下剥离，这样可显露听骨链和锤砧关节（图 12.19）。此时内陷袋附着在锤骨短突，尽可能“整体”切除（图 12.20~12.22）。

关键点：笔者推荐削磨盾板时由外向内方向削薄骨壁。当盾板足够薄时，便于用刮匙从底向上刮除骨质，这样不会因用钻损伤听骨链。当从上鼓室内侧剥离内陷袋时，特别注意锤砧关节，这里通常

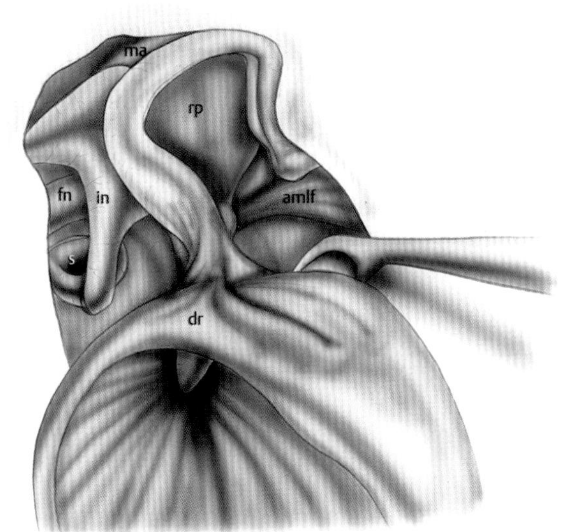

图 12.17　右耳。耳内镜下经耳道到达内陷袋。仔细从内陷袋分离鼓膜并向下移位。ma，锤骨；in，砧骨；s，镫骨；rp，内陷袋；dr，鼓膜；fn，面神经；amlf，锤骨前侧韧带皱襞

有内陷袋黏附。使用锐利的弯剥离器械有利于操作（图 12.23~12.26；见病例 3）。

12.5.4　胆脂瘤仅侵犯上鼓室（C1 期），见视频 12.1

将松弛部和紧张部向下剥离时需注意，此步骤中，从鼓膜分离胆脂瘤囊袋，并向下剥离到锤骨柄上（图 12.27；见病例 1）。此时评估听骨链，并特别注意观察是否有破坏。如病变未累及听骨链，细致地进行常规外科操作，切勿损伤听骨链。

关键点：笔者推荐首次用此入路和操作不熟练时，先分离砧镫关节，可防止镫骨意外损伤。如砧骨在手术中保留，在此步骤后需将砧骨复位在镫骨上。

关键点：削磨盾板时也可用超声骨刀，它可减少组织周围热损伤，更好地保护组织的特性。

由外向内方向磨薄盾板骨壁，当盾板足够薄时，用刮匙刮除，避免手术钻损伤听骨链［见病例 1（图 12.28~12.30）］。

仅累及上鼓室外侧的胆脂瘤（C1a）

胆脂瘤囊袋邻近锤砧关节外侧部分，胆脂瘤累

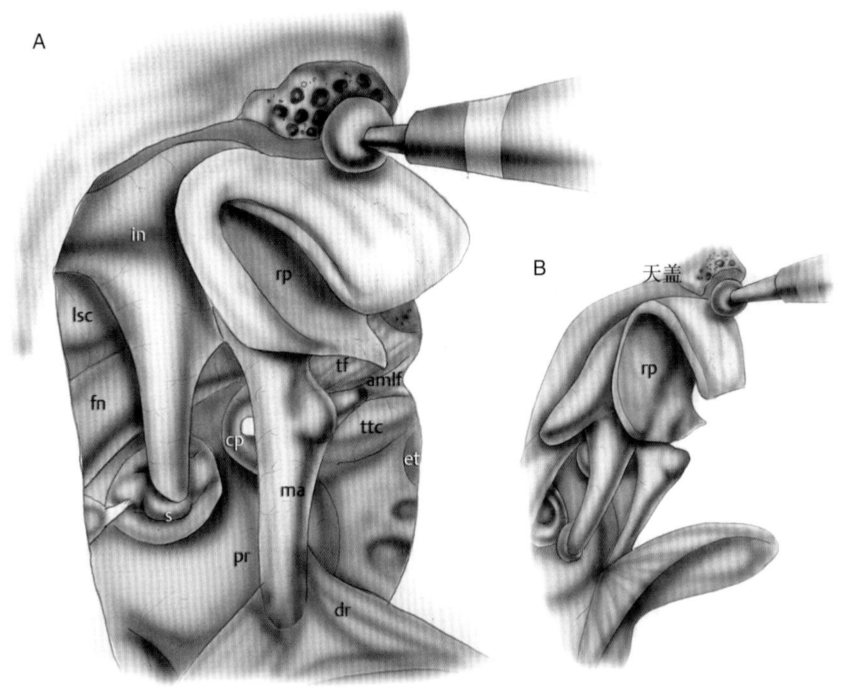

图 12.18　右耳。耳内镜下经耳道到达内陷袋。用显微钻可行上鼓室切除（A）显露内陷袋上部（B）。ma，锤骨；in，砧骨；s，镫骨；rp，内陷袋；dr，鼓膜；fn，面神经；amlf，锤骨前侧韧带皱襞；tf，鼓膜张肌皱襞；cp，匙突；et，咽鼓管；ttc，鼓膜张肌半管；lsc，外半规管；pr，鼓岬

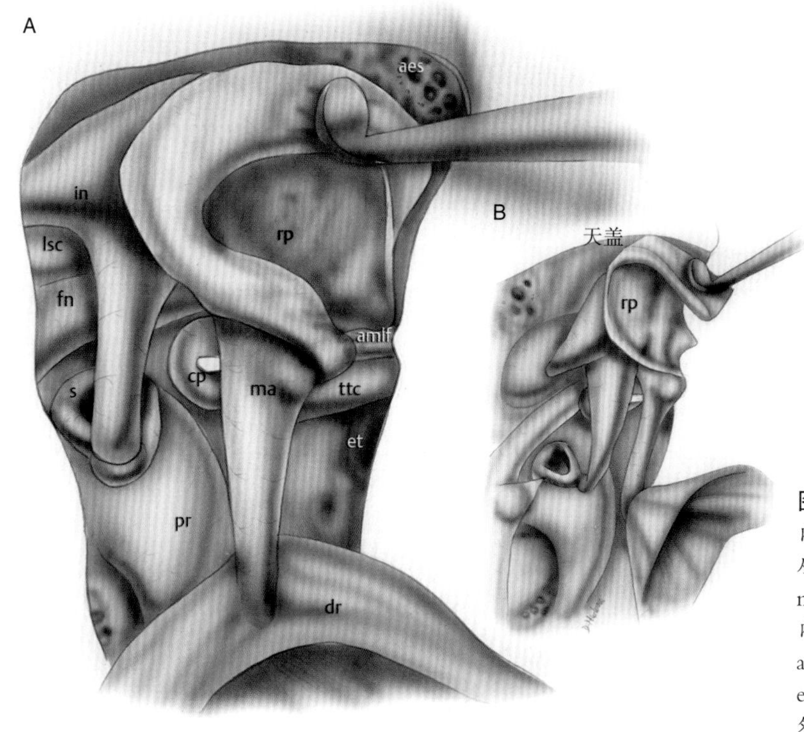

图 12.19　右耳。耳内镜下经耳道到达内陷袋。从上方开始剥离内陷袋（A），从鼓室天盖剥离内陷袋并向下移位（B）。ma，锤骨；in，砧骨；s，镫骨；rp，内陷袋；dr，鼓膜；fn，面神经；amlf，锤骨前侧韧带皱襞；cp，匙突；et，咽鼓管；ttc，鼓膜张肌半管；lsc，外半规管；pr，鼓岬

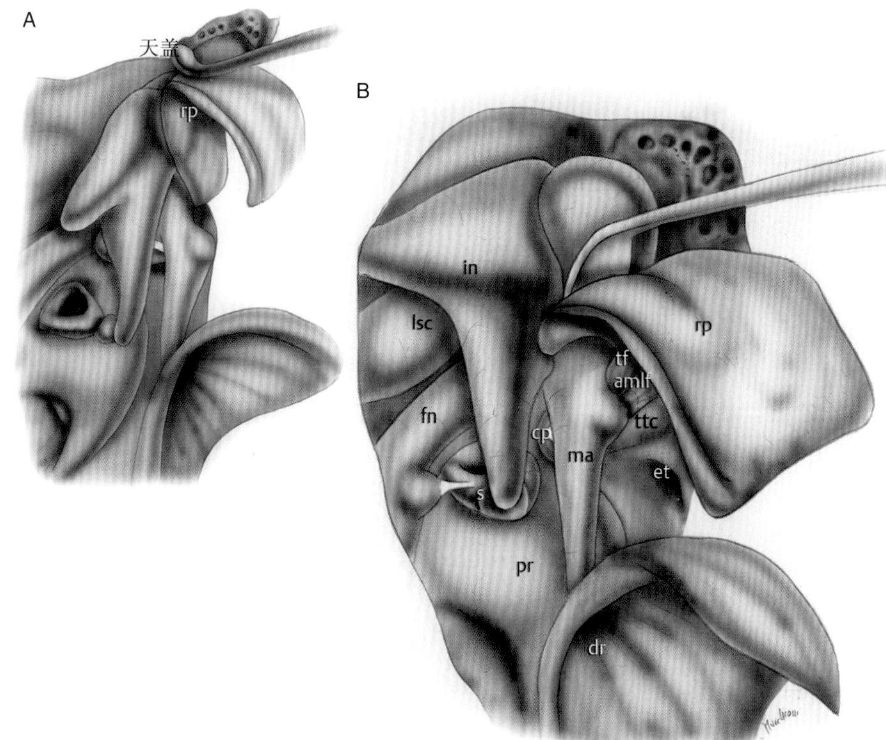

图 12.20　右耳。耳内镜下经耳道到达内陷袋。轻柔地向下移位内陷袋（A），保留听骨链。这个动作要仔细和轻柔，避免损伤听骨链（B）。ma，锤骨；in，砧骨；s，镫骨；rp，内陷袋；dr，鼓膜；fn，面神经；amlf，锤骨前侧韧带皱襞；cp，匙突；et，咽鼓管；ttc，鼓膜张肌半管；lsc，外半规管；pr，鼓岬；tf，鼓膜张肌皱襞

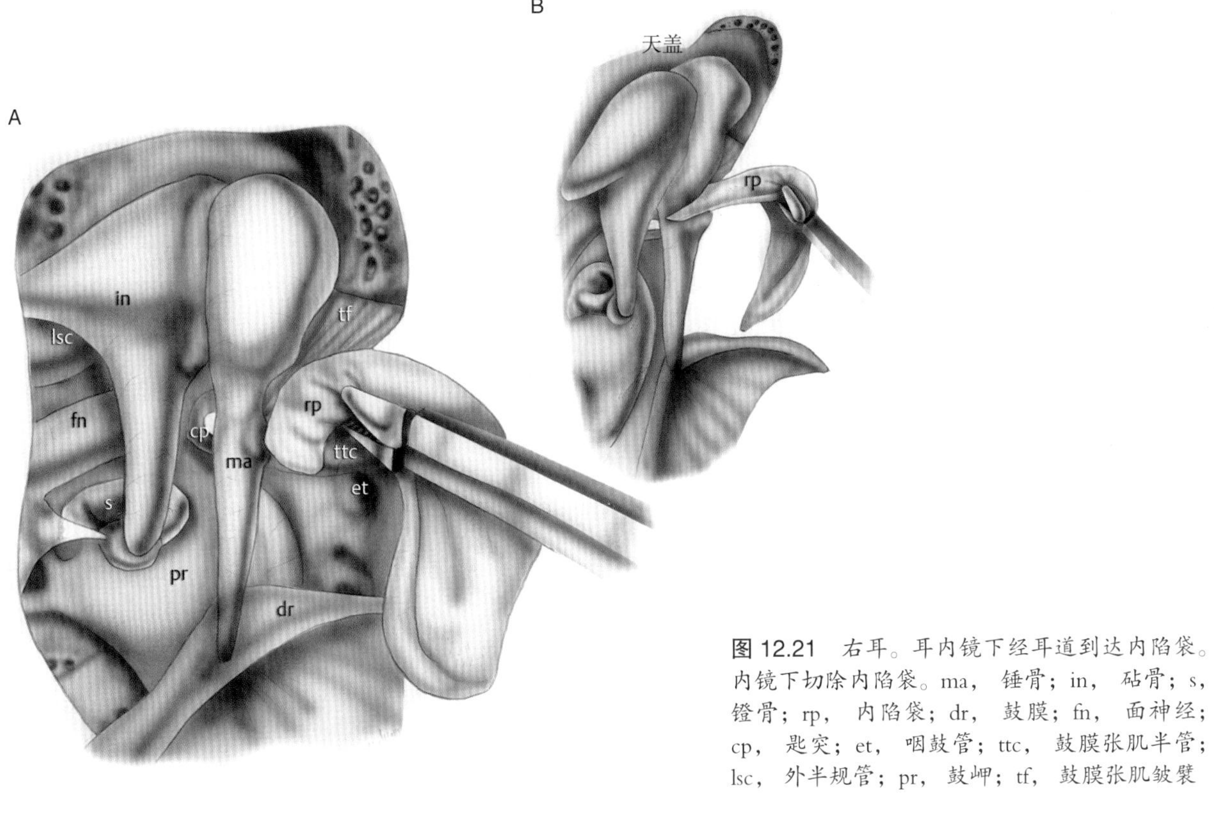

图 12.21 右耳。耳内镜下经耳道到达内陷袋。内镜下切除内陷袋。ma，锤骨；in，砧骨；s，镫骨；rp，内陷袋；dr，鼓膜；fn，面神经；cp，匙突；et，咽鼓管；ttc，鼓膜张肌半管；lsc，外半规管；pr，鼓岬；tf，鼓膜张肌皱襞

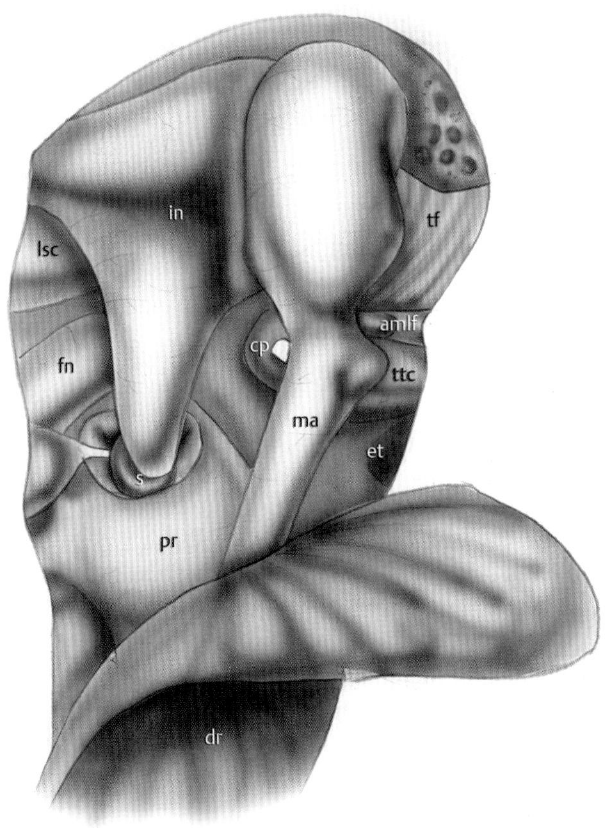

12.22 右耳。耳内镜下经耳道到达内陷袋：术终的鼓室腔。ma，锤骨；in，砧骨；s，镫骨；dr，鼓膜；fn，面神经；amlf，锤骨前侧韧带皱襞；cp，匙突；et，咽鼓管；ttc，鼓膜张肌半管；lsc，外半规管；pr，鼓岬；tf，鼓膜张肌皱襞

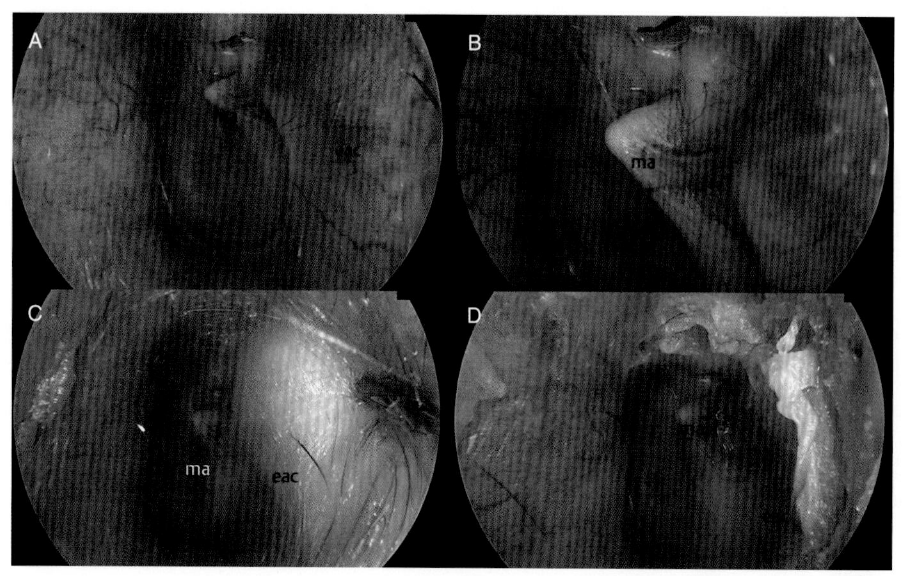

图 12.23 病例 3。左耳。耳内镜下经耳道到达上鼓室前部内陷袋。A，B. 内镜下评估上鼓室前部内陷袋。C. 注射肾上腺素溶液。D. 做外耳道切口。eac，外耳道；ma，锤骨

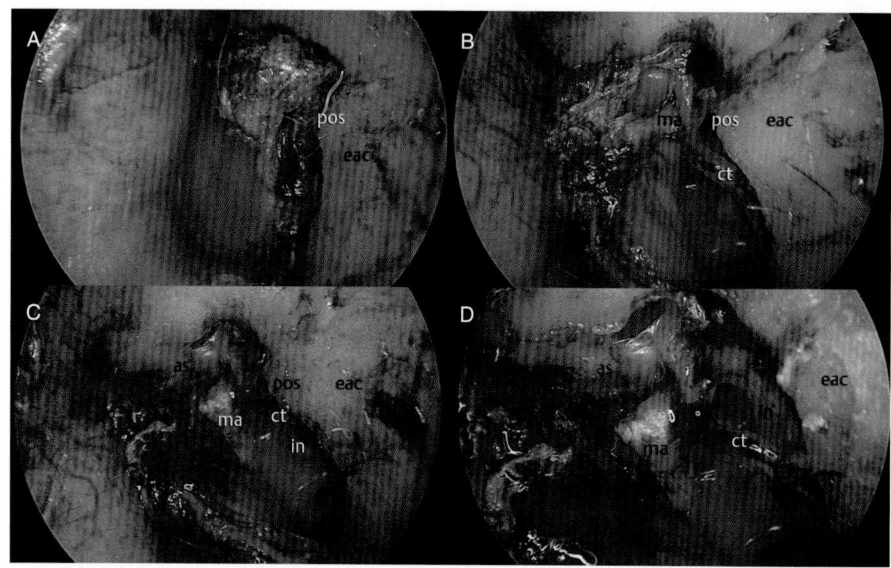

图 12.24 病例 3。左耳。耳内镜下经耳道到达上鼓室前部内陷袋。A. 翻起耳道鼓膜瓣并向下移位。B. 从鼓膜（松弛部）和锤骨上轻柔地分离内陷袋。内镜下探查 Prussak 间隙。C，D. 耳道鼓膜瓣向下移位至锤骨上，残余鼓膜附着于鼓环。ma，锤骨；in，砧骨；as，前棘；pos，后棘；eac，外耳道；ct，鼓索

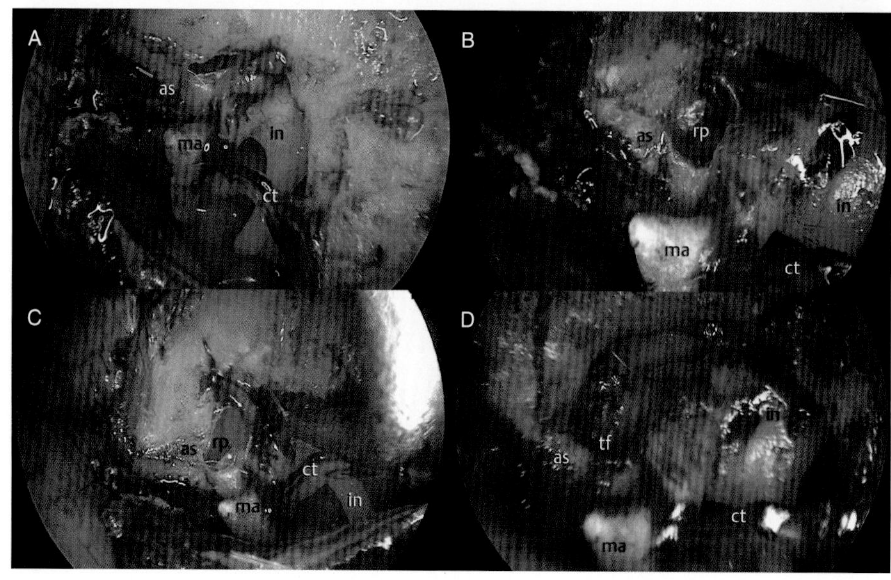

图 12.25 病例 3。左耳。耳内镜下经耳道到达上鼓室前部内陷袋。A. 用 45° 内镜观察上鼓室前部内陷袋。B. 切除盾板后，内镜下可探查内陷袋的上界和后界。C. 用带角度的剥离器械从上鼓室切除内陷袋。D. 在切除内陷袋后，最后用内镜检查上鼓室前部。ma，锤骨；in，砧骨；ct，鼓索；as，前棘；rp，内陷袋；aes，上鼓室前间隙；tf，鼓膜张肌皱襞

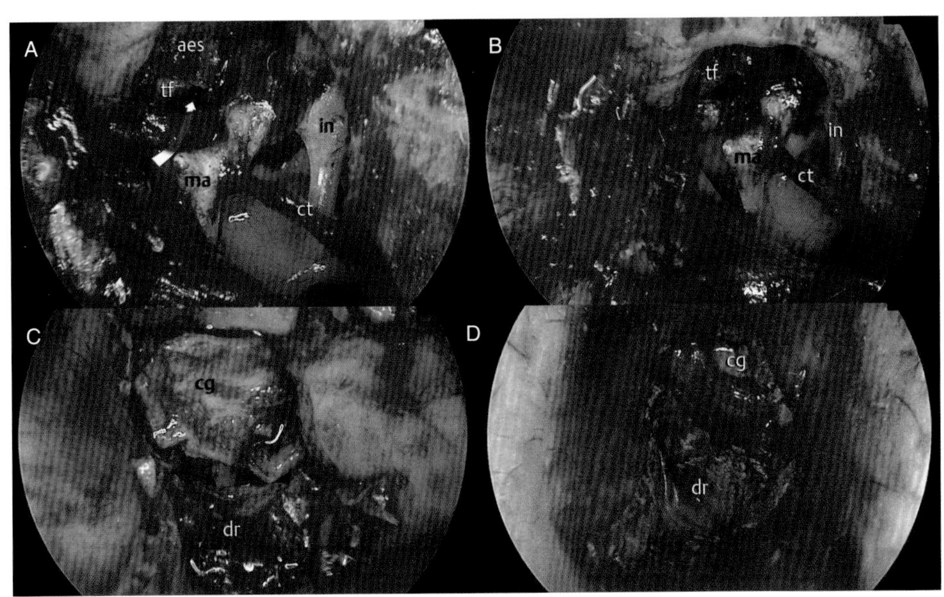

图 12.26　病例 3。左耳。耳内镜下经耳道到达上鼓室内陷袋。A，B. 切除完整的鼓膜张肌皱襞，形成前鼓室和上鼓室前间隙的直接通道，上鼓室前间隙（白色箭头）可直接通气。C. 在 Prussak 间隙外侧放置软骨移植物重建盾板。D. 耳道鼓膜瓣回覆在软骨移植物上。ma，锤骨；in，砧骨；ct，鼓索；tf，鼓膜张肌皱襞；cg，软骨移植物；aes，上鼓室前间隙；dr，鼓膜

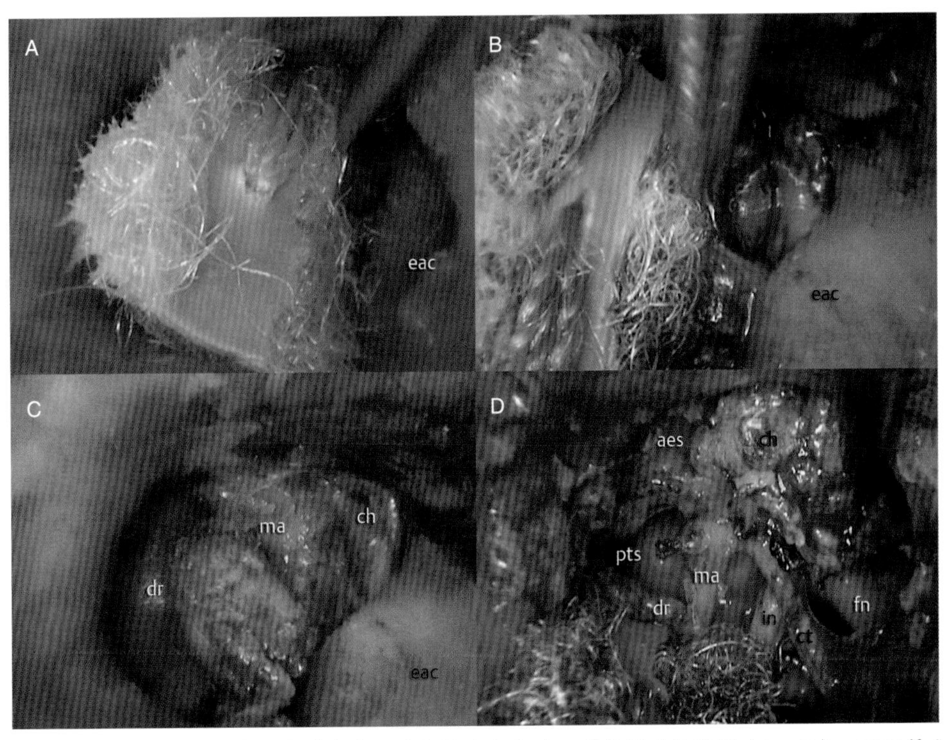

图 12.27　病例 1。左耳。内镜下经耳道入路到达局限性上鼓室胆脂瘤。制成耳道鼓膜瓣（A，B），可用肾上腺素棉片剥离。用显微剥离器械掀起皮瓣，用棉片在骨面上剥离。C. 从鼓膜上轻柔地分离胆脂瘤囊袋。D. 向下移位鼓膜，得到一从中鼓室进入前鼓室的宽敞通道。ma，锤骨；in，砧骨；ct，鼓索；fn，面神经；aes，上鼓室前间隙；pts，前鼓室，eac，外耳道；dr，鼓膜；ch，胆脂瘤

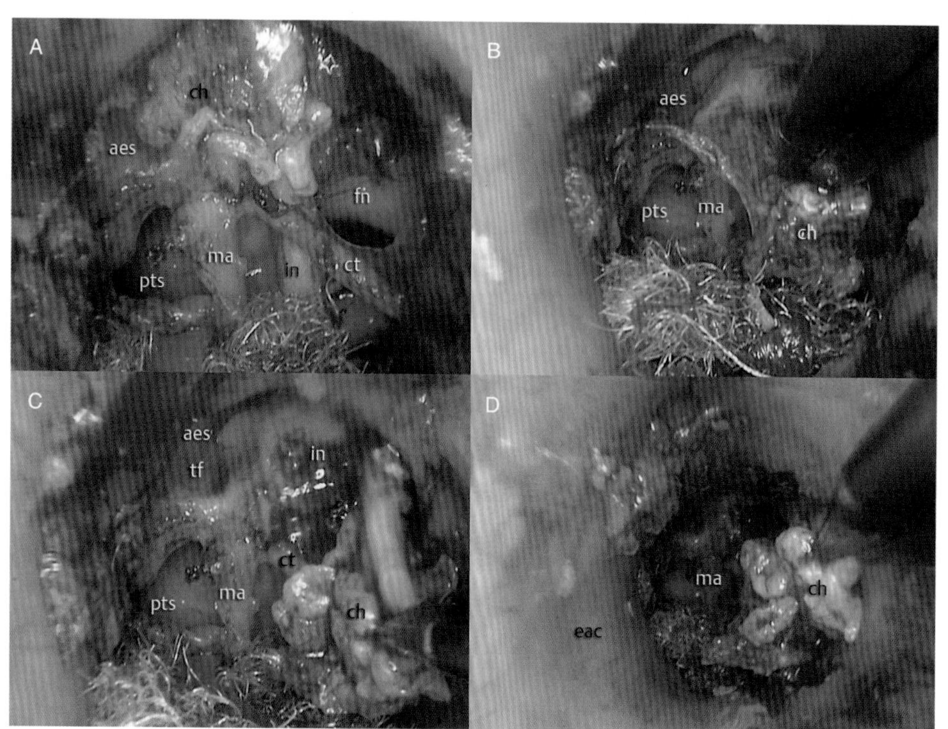

图 12.28 病例 1。左耳。内镜下经耳道入路到达局限性上鼓室胆脂瘤。A. 磨除盾板后，显露胆脂瘤。这例胆脂瘤囊袋位于听骨链外侧面。B，C. 轻柔地从锤砧关节切除胆脂瘤，避免损伤听骨链。D. 尽可能整体切除胆脂瘤。ma，锤骨；in，砧骨；ct，鼓索；fn，面神经；aes，上鼓室前间隙；pts，前鼓室，eac，外耳道；tf，鼓膜张肌皱襞；ch，胆脂瘤

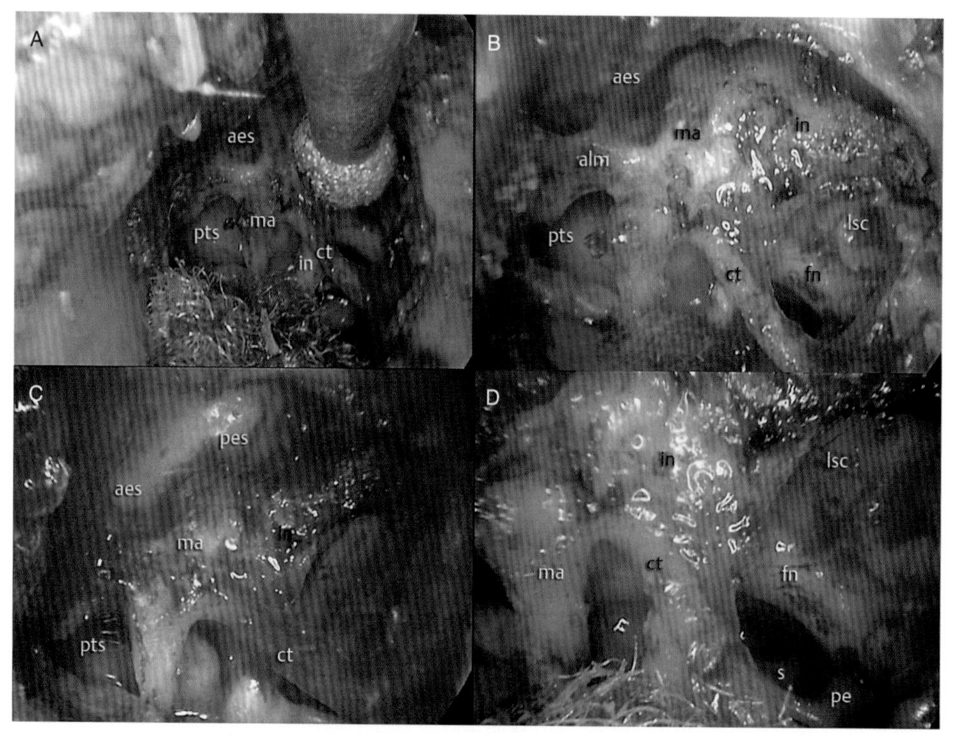

图 12.29 病例 1。左耳。内镜下经耳道入路到达局限性上鼓室胆脂瘤。A. 用金刚钻进一步磨除盾板后部骨质，以便于探查整个上鼓室。B~D. 用 45° 内镜观察上鼓室上方和后方，寻找残留病变。ma，锤骨；in，砧骨；ct，鼓索；fn，面神经；aes，上鼓室前间隙；pts，前鼓室；s，镫骨；pe，锥隆起；lsc，外半规管；alm，锤骨前侧韧带；pes，上鼓室后间隙

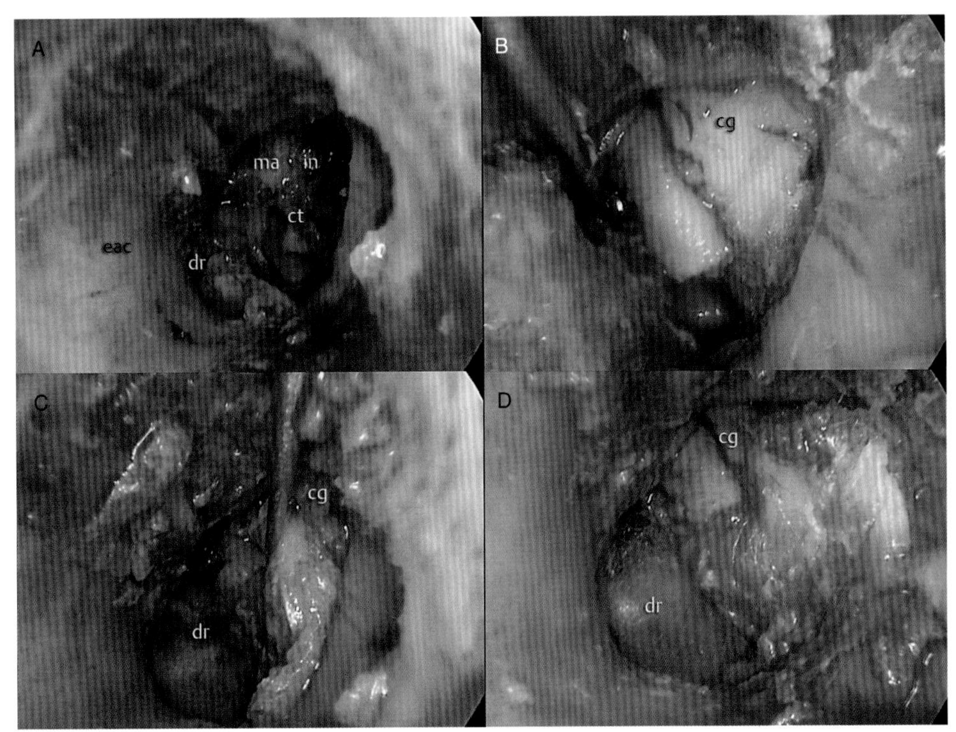

图 12.30　病例 1。左耳。内镜下经耳道入路到达局限性上鼓室胆脂瘤。A. 切除胆脂瘤后检查术终的鼓室腔。B. 用软骨移植物重建上鼓室外侧壁。C，D. 复位耳道鼓膜瓣。ma，锤骨；in，砧骨；ct，鼓索；dr，鼓膜；eac，外耳道；cg，软骨移植物

及上鼓室前部但未累及听骨链内侧。如果听骨链完整，可以保留。在削磨盾板后（图 12.31），从上鼓室前部仔细剥离胆脂瘤囊袋（图 12.32）。用 45° 内镜从鼓室天盖剥离胆脂瘤最顶部。用弯剥离器械向下剥离胆脂瘤囊袋的最顶部和后部（图 12.33），然后完整切除胆脂瘤囊袋。必须用 45° 内镜检查以确保胆脂瘤组织被彻底切除（图 12.34~12.36；视频 12.3）。

关键点：胆脂瘤基质的特性非常重要。笔者推荐在胆脂瘤囊袋病例中用 Hartman 钳 [S1；见病例 4（图 12.37~12.41）]，非常轻柔地操作避免破坏胆脂瘤囊袋，这样才可完整切除胆脂瘤囊袋。在一些浸润性胆脂瘤（S2），分子共振刀（Vesalius）有利于从锤砧关节上分离胆脂瘤。使用 Vesalius 刀，易于将胆脂瘤上皮从听骨链骨质表面剥离。

累及上鼓室内侧的胆脂瘤（C1b），见视频 12.2

向内侧侵犯附着在听骨链内侧的胆脂瘤的处理。在这些病例中，由于被病变侵犯，即使听骨链完整仍必须切除砧骨（图 12.42，图 12.43）。去除锤骨头后，显露上鼓室内侧面和鼓膜张肌皱襞上侧面（图 12.44，图 12.45），向外和向下移位残余锤骨后，可评估上鼓室情况。从面神经区域（鼓室段）（图 12.46）、外半规管（鼓室段面神

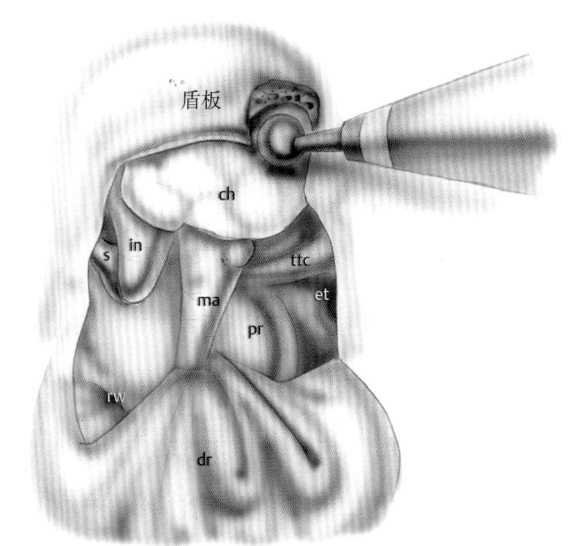

图 12.31　右耳。上鼓室胆脂瘤伴上鼓室外侧侵犯。用金刚钻切除盾板外侧骨质，直到内镜可达胆脂瘤囊袋。ma，锤骨；in，砧骨；s，镫骨；ttc，鼓膜张肌半管；et，咽鼓管；dr，鼓膜；pr，鼓岬；rw，圆窗；ch，胆脂瘤

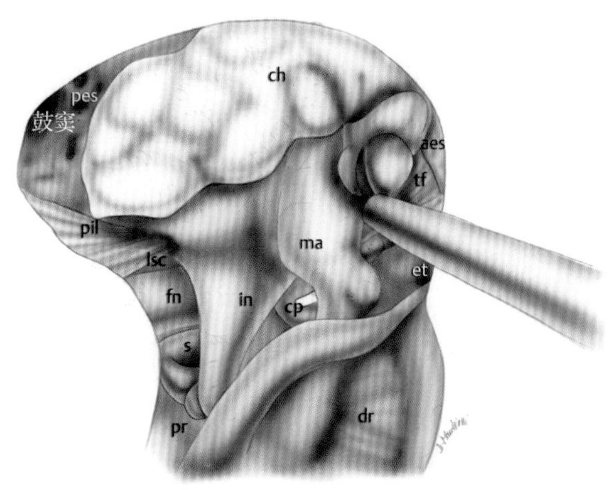

图 12.32 右耳。上鼓室胆脂瘤伴上鼓室外侧侵犯。用剥离器械从上鼓室前间隙的前壁向锤砧关节剥离胆脂瘤，注意避免损伤听骨链。ma，锤骨；in，砧骨；s，镫骨；et，咽鼓管；dr，鼓膜；pr，鼓岬，fn，面神经；cp，匙突；lsc，外半规管；pil，砧骨后侧韧带皱襞；tf，鼓膜张肌皱襞；ch，胆脂瘤；aes，上鼓室前间隙；pes，上鼓室后间隙

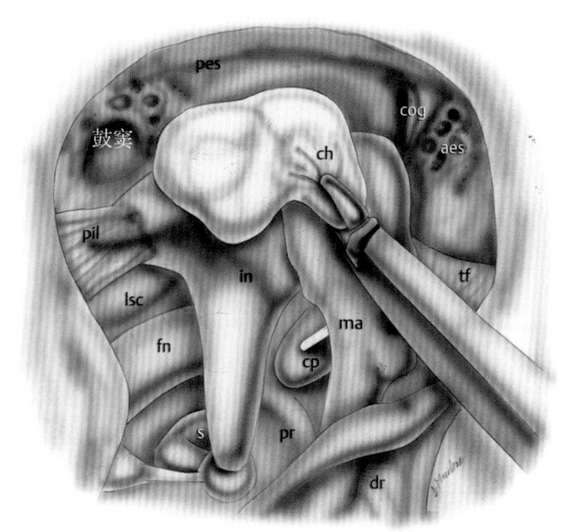

图 12.34 右耳。上鼓室胆脂瘤伴上鼓室外侧侵犯。从上鼓室外侧部剥离全部的胆脂瘤囊袋。轻柔地切除胆脂瘤，确保胆脂瘤完整。ma，锤骨；in，砧骨；s，镫骨；dr，鼓膜；pr，鼓岬，fn，面神经；cp，匙突；lsc，外半规管；pil，砧骨后侧韧带皱襞；tf，鼓膜张肌皱襞；ch，胆脂瘤；aes，上鼓室前间隙；pes，上鼓室后间隙

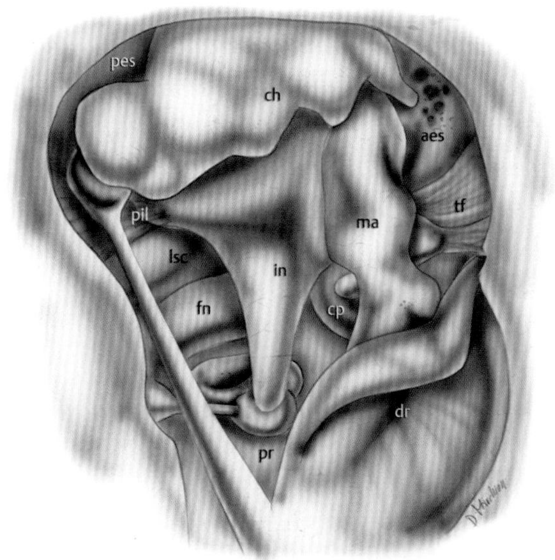

图 12.33 右耳。上鼓室胆脂瘤伴上鼓室外侧侵犯。内镜下检查胆脂瘤的后界，用弯的剥离器械将胆脂瘤向前移位。ma，锤骨；in，砧骨；s，镫骨；dr，鼓膜；pr，鼓岬，fn，面神经；cp，匙突；lsc，外半规管；pil，砧骨后侧韧带皱襞；tf，鼓膜张肌皱襞；ch，胆脂瘤；aes，上鼓室前间隙；pes，上鼓室后间隙

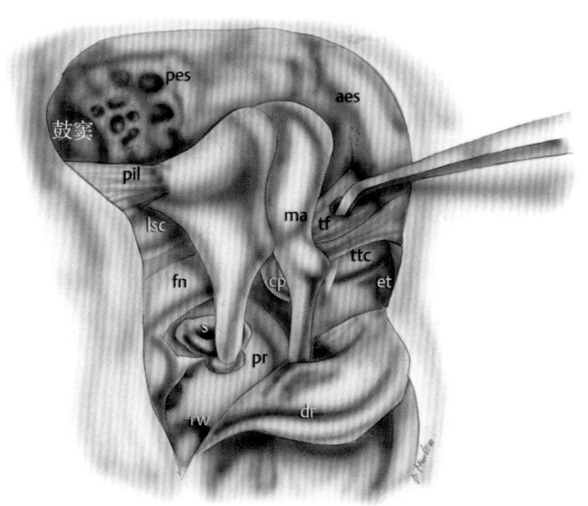

图 12.35 右耳。上鼓室胆脂瘤伴上鼓室外侧侵犯。用针切除鼓膜张肌皱襞。该步骤可在前鼓室和上鼓室前间隙间的前方形成一个辅助通气通道。ma，锤骨；s，镫骨；dr，鼓膜；pr，鼓岬，fn，面神经；cp，匙突；lsc，外半规管；pil，砧骨后侧韧带皱襞；tf，鼓膜张肌皱襞；aes，上鼓室前间隙；pes，上鼓室后间隙；ttc，鼓膜张肌半管；et，咽鼓管；rw，圆窗

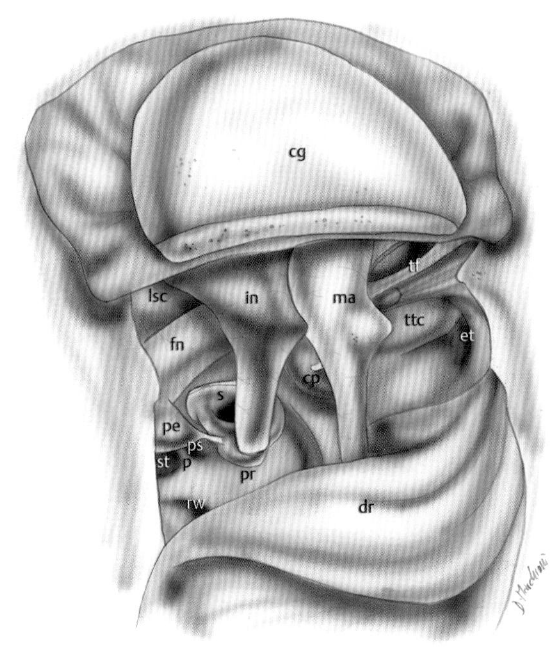

图 12.36　右耳。上鼓室胆脂瘤伴上鼓室外侧侵犯。用软骨移植物重建盾板。ma，锤骨；in，砧骨；s，镫骨；dr，鼓膜；pr，鼓岬，fn，面神经；cp，匙突；lsc，外半规管；tf，鼓膜张肌皱襞；ttc，鼓膜张肌半管；et，咽鼓管；st，鼓室窦；p，岬小桥；ps，后鼓室窦；rw，圆窗；cg，软骨移植物；pe，锥隆起

经之上可识别）、上鼓室后部（图 12.47）剥离胆脂瘤后部。从上到下和从前向后方向剥离，这样尽可能完整切除胆脂瘤囊袋（图 12.48）。最后需用 45° 内镜检查，确保所有的胆脂瘤组织被彻底切除（图 12.49~ 12.51）；也见病例 5 所有图片（图 12.52~12.61）。

12.5.5　耳内镜下恢复通气功能和鼓室成形术

在手术切除鼓室腔的病变组织后，需要尽可能恢复中耳的生理功能和通气引流途径。在胆脂瘤切除术后，术者应谨记以下的问题：鼓峡是否开放？咽鼓管到上鼓室的通气情况如何？这些问题将引导术者决策是否应保留听骨链，以及最终选择的鼓室成形术的术式。

1 型鼓室成形术，见视频 12.4

1 型鼓室成形术（图 12.62）病例中听骨链连接正常。当有鼓峡阻塞伴听骨链正常，在砧镫关节和匙突剥离病变组织，从鼓峡处仔细地切除病变，在不破坏听骨链情况下恢复鼓峡的通气。当鼓膜张肌皱襞完整时，将其切除可形成一个从前鼓室到上鼓室前间隙的直接通气通道。在罕见病例中可见垂直

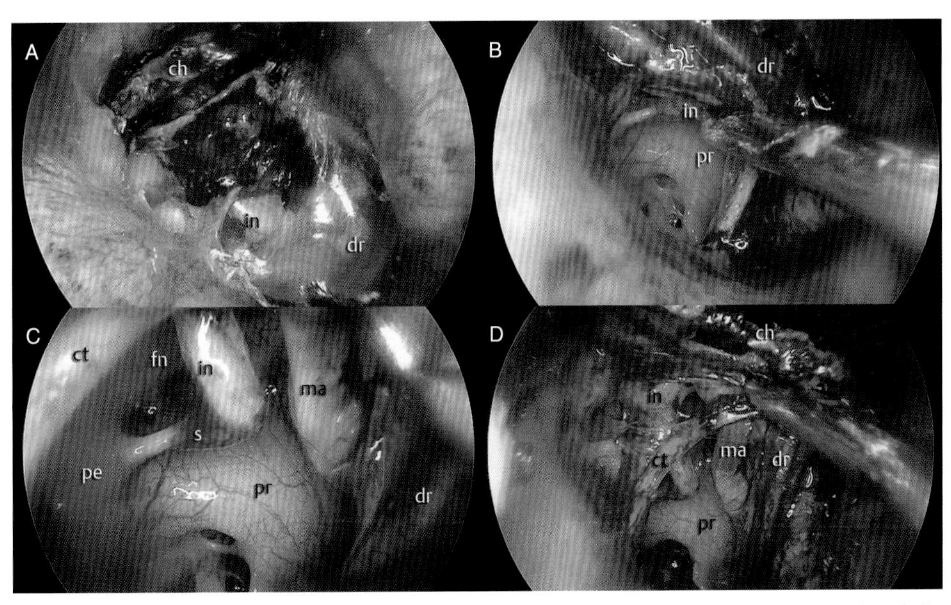

图 12.37　病例 4。右耳。A. 内镜下剥离上鼓室胆脂瘤。B，C. 翻起耳道鼓膜瓣，内镜下见砧镫关节和有良好通气功能的中鼓室黏膜。D. 用吸引器械继续从上鼓室外侧剥离胆脂瘤。ma，锤骨；in，砧骨；s，镫骨；dr，鼓膜；pr，鼓岬，fn，面神经；pe，锥隆起，ch，胆脂瘤；ct，鼓索

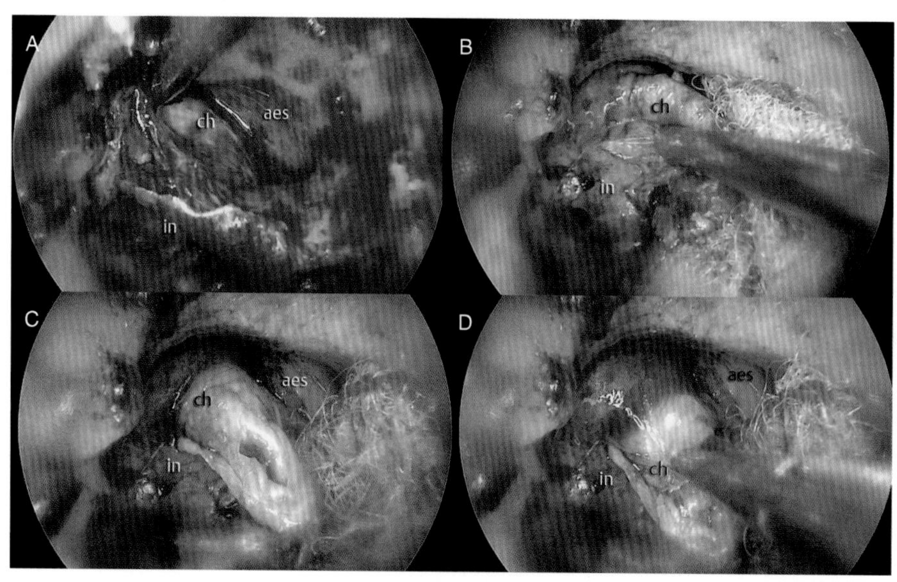

图 12.38 病例 4。右耳。用 45° 内镜观察上鼓室上部。这样继续剥离胆脂瘤囊袋，没有进一步切除盾板骨质。从上鼓室和锤砧关节内侧剥离胆脂瘤囊袋。in，砧骨；ch，胆脂瘤；aes，上鼓室前间隙

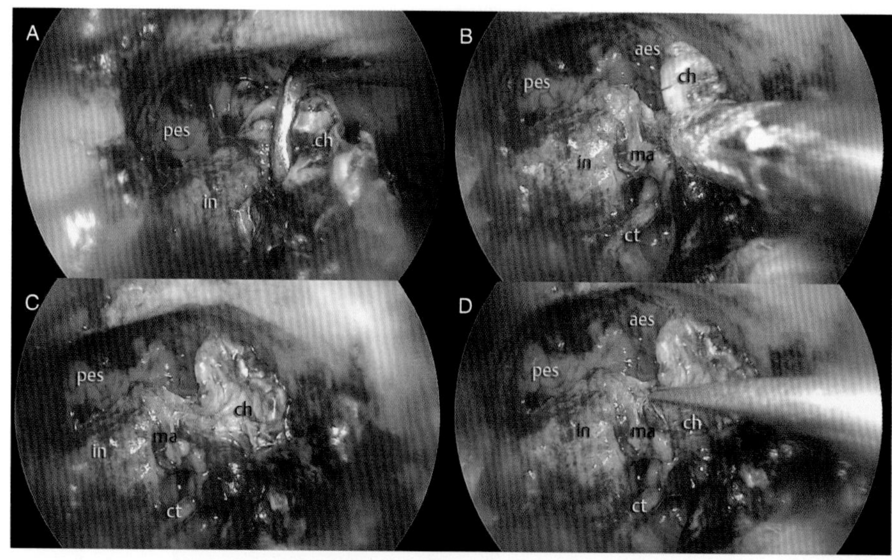

图 12.39 病例 4。右耳。胆脂瘤被轻柔地逐步从上鼓室整体切除，保留听骨链。ma，锤骨；in，砧骨；ch，胆脂瘤；aes，上鼓室前间隙；pes，上鼓室后间隙；ct，鼓索

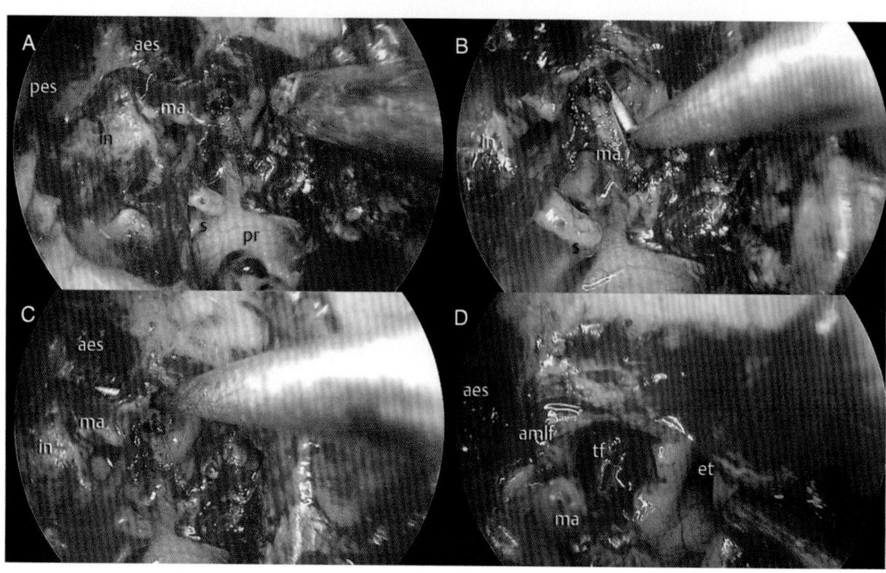

图 12.40 病例 4。右耳。A~C. 用弯的剥离器械切除鼓膜张肌皱襞，连通上鼓室前间隙和前鼓室。D. 用 45° 内镜检查形成的前方辅助通气通道。ma，锤骨；in，砧骨；aes，上鼓室前间隙；pes，上鼓室后间隙；tf，鼓膜张肌皱襞；et，咽鼓管；amlf，锤骨前侧韧带皱襞；s，镫骨；pr，鼓岬

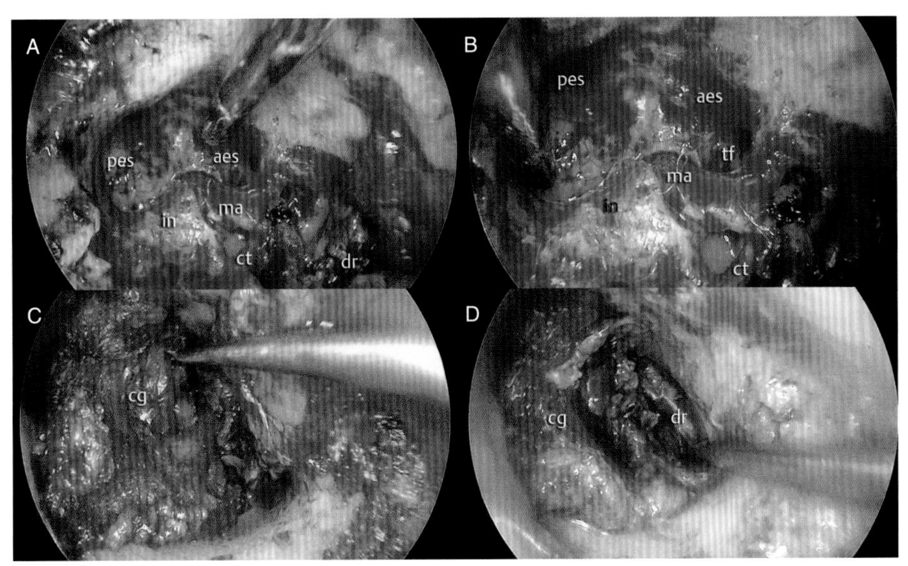

图 12.41　病例 4。右耳。A，B. 用 45° 内镜检查术终的鼓室腔。C，D. 用软骨移植物重建鼓膜缺损。ma，锤骨；in，砧骨；aes，上鼓室前间隙；pes，上鼓室后间隙；tf，鼓膜张肌皱襞；cg，软骨移植物；dr，鼓膜；ct，鼓索

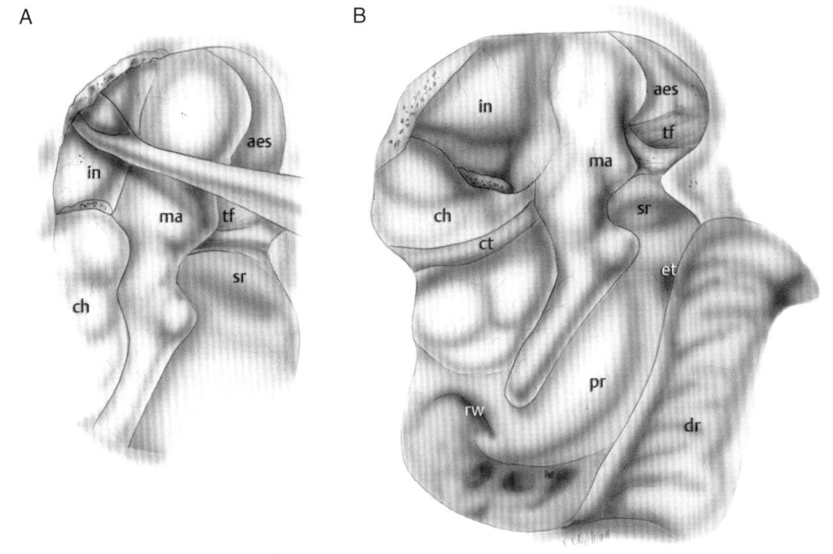

图 12.42　右耳。胆脂瘤累及上鼓室内侧。用刮匙从盾板切除骨质（A），显露胆脂瘤后界。注意砧骨已破坏（B）。ma，锤骨；in，砧骨；aes，上鼓室前间隙；tf，鼓膜张肌皱襞；dr，鼓膜；ch，胆脂瘤；et，咽鼓管；sr，咽鼓管上隐窝；rw，圆窗；ct，鼓索；pr，鼓岬

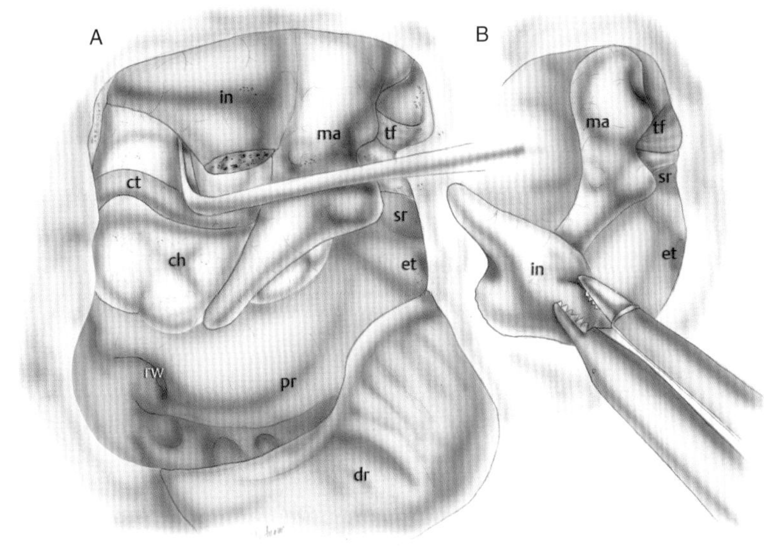

图 12.43　右耳。胆脂瘤累及上鼓室内侧（A）。切除砧骨，更易探查上鼓室内侧（B）。ma，锤骨；in，砧骨；tf，鼓膜张肌皱襞；dr，鼓膜；ch，胆脂瘤；et，咽鼓管；sr，咽鼓管上隐窝；rw，圆窗；ct，鼓索；pr，鼓岬

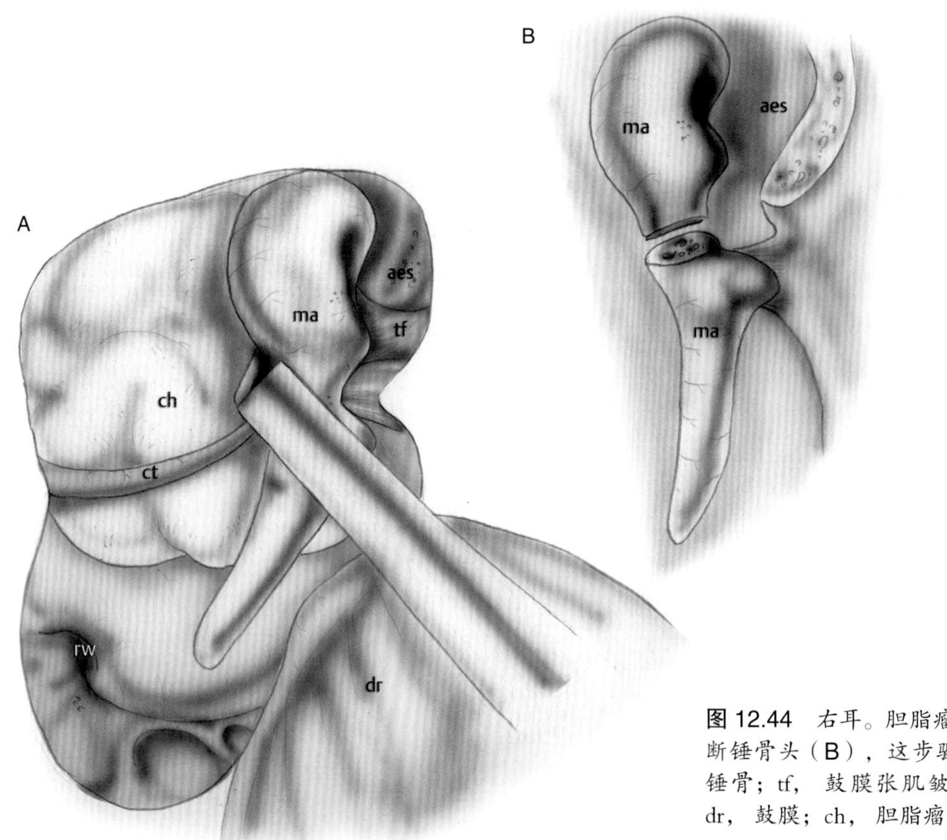

图 12.44　右耳。胆脂瘤累及上鼓室内侧（A）。剪断锤骨头（B），这步骤可充分观察内前方。ma，锤骨；tf，鼓膜张肌皱襞；aes，上鼓室前间隙；dr，鼓膜；ch，胆脂瘤；rw，圆窗；ct，鼓索

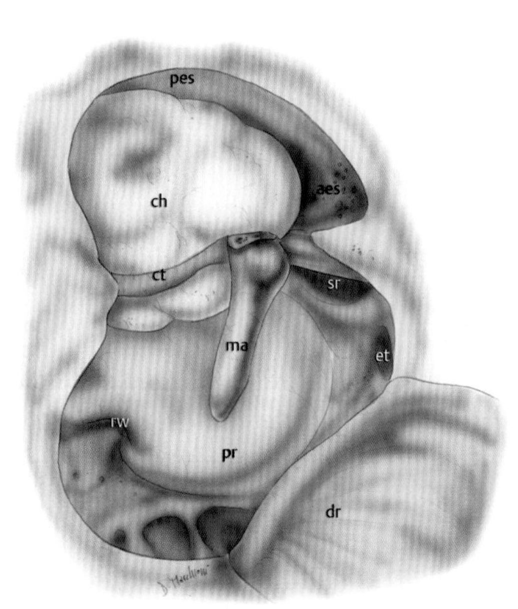

图 12.45　右耳。胆脂瘤累及上鼓室内侧。内镜容易到达胆脂瘤囊袋。ma，锤骨；aes，上鼓室前间隙；pes，上鼓室后间隙；dr，鼓膜；ch，胆脂瘤；rw，圆窗；ct，鼓索；et，咽鼓管；sr，咽鼓管上隐窝；pr，鼓岬

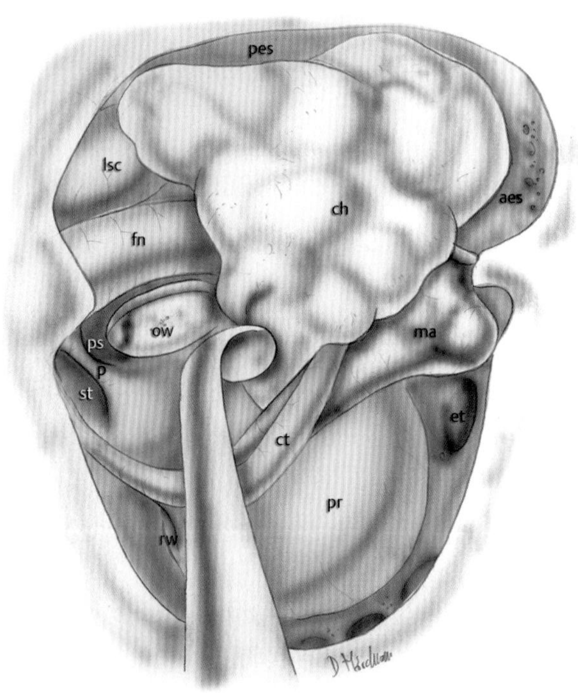

图 12.46　右耳。胆脂瘤累及上鼓室内侧。从后部开始剥离胆脂瘤，用弯剥离器械从面神经和卵圆窗切除胆脂瘤囊袋。ma，锤骨；aes，上鼓室前间隙；pes，上鼓室后间隙；ch，胆脂瘤；rw，圆窗；ct，鼓索；et，咽鼓管；pr，鼓岬；ow，卵圆窗；p，岬小桥；st，鼓室窦；ps，后鼓室窦；lsc，外半规管；fn，面神经

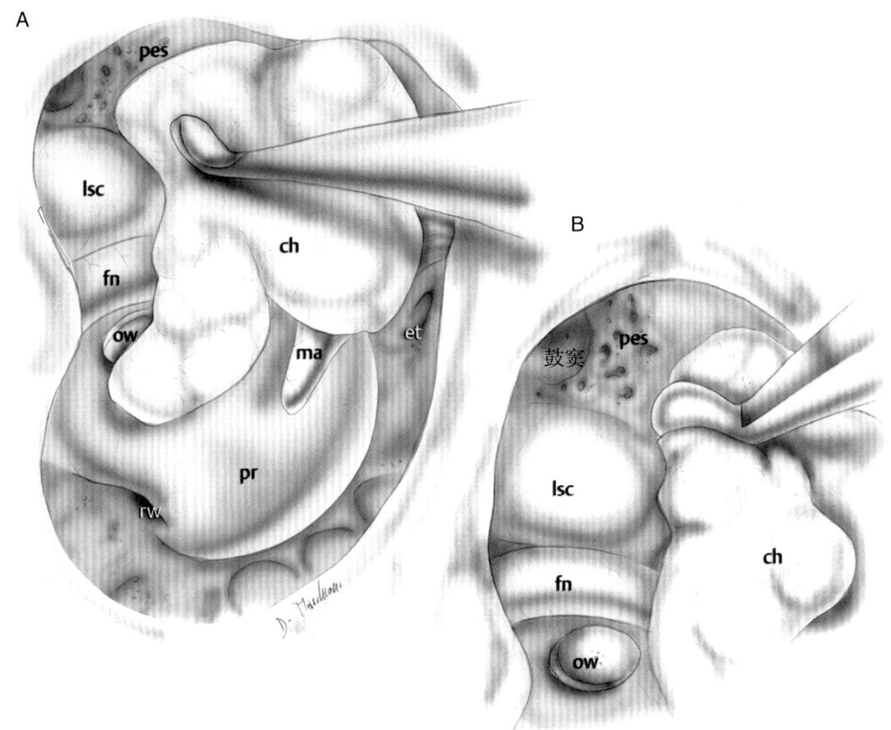

图 12.47　右耳。胆脂瘤累及上鼓室内侧（A）。向前和向下移位胆脂瘤囊袋，从上鼓室后间隙和外半规管切除胆脂瘤。可显露胆脂瘤囊袋后界和观察鼓窦（B）。ma，锤骨；pes，上鼓室后间隙；ch，胆脂瘤；rw，圆窗；et，咽鼓管；pr，鼓岬；ow，卵圆窗；lsc，外半规管；fn，面神经

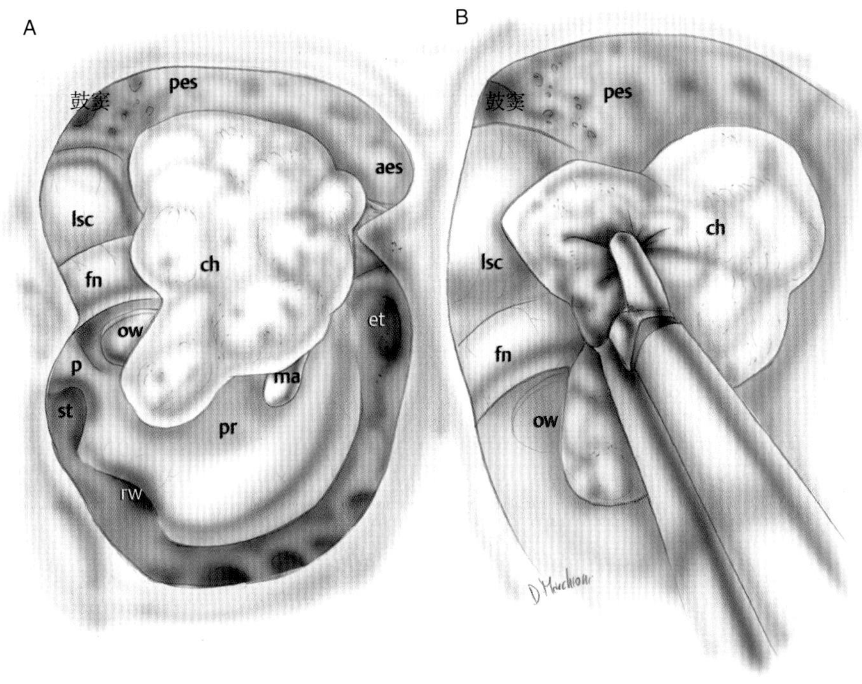

图 12.48　右耳。胆脂瘤累及上鼓室内侧（A）。剥离胆脂瘤的全部囊壁并整体切除胆脂瘤（B）。pes，上鼓室后间隙；aes，上鼓室前间隙；ch，胆脂瘤；rw，圆窗；et，咽鼓管；pr，鼓岬；ow，卵圆窗；lsc，外半规管；fn，面神经；p，岬小桥；st，鼓室窦

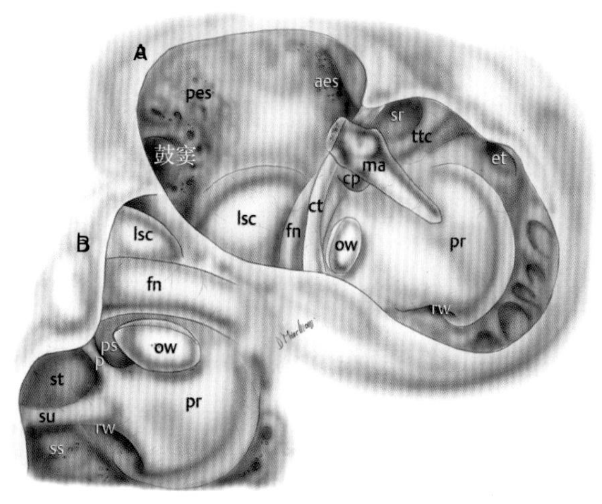

图 12.49 右耳。胆脂瘤累及上鼓室内侧（A）。用 45° 内镜检查胆脂瘤切除后术终鼓室的情况，寻找是否有残留病变存在（B）。ma，锤骨；pes，上鼓室后间隙；aes，上鼓室前间隙；rw，圆窗；et，咽鼓管；pr，鼓岬；ow，卵圆窗；lsc，外半规管；fn，面神经；p，岬小桥；st，鼓室窦；su，岬下脚；ss，下鼓室窦；ps，后鼓室窦；ttc，鼓膜张肌半管；sr，咽鼓管上隐窝；ct，鼓索；cp，匙突

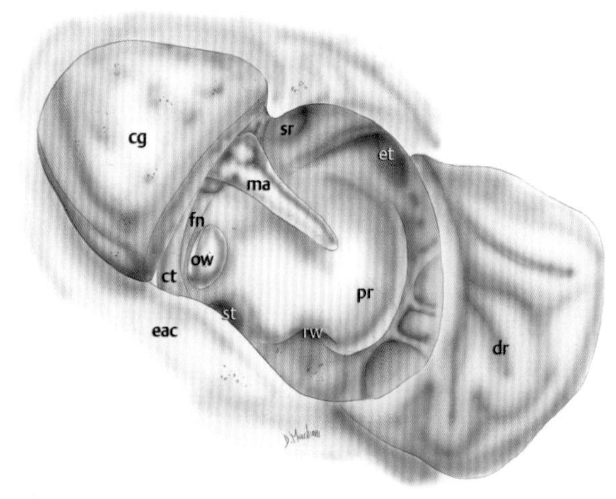

图 12.50 右耳。胆脂瘤累及上鼓室内侧。用软骨移植物重建盾板。ma，锤骨；rw，圆窗；et，咽鼓管；pr，鼓岬；ow，卵圆窗；fn，面神经；st，鼓室窦；sr，咽鼓管上隐窝；ct，鼓索；eac，外耳道；dr，鼓膜；cg，软骨移植物

皱襞延伸到听骨链内侧，这时用长钩针切除该皱襞，恢复上鼓室前部和上鼓室后部之间的通气 [见病例 6（图 12.63，图 12.64）]。

在 1 型鼓室成形术中，当内陷袋易于从上鼓室间隙内剥离时，不必行广泛的上鼓室切开，可保留残余的盾板。在这些病例中，可用软骨片移植物重建盾板。当内陷袋嵌入上鼓室上部腔隙，无法在内镜下完全直视，则需要用显微钻切除部分盾板骨质，

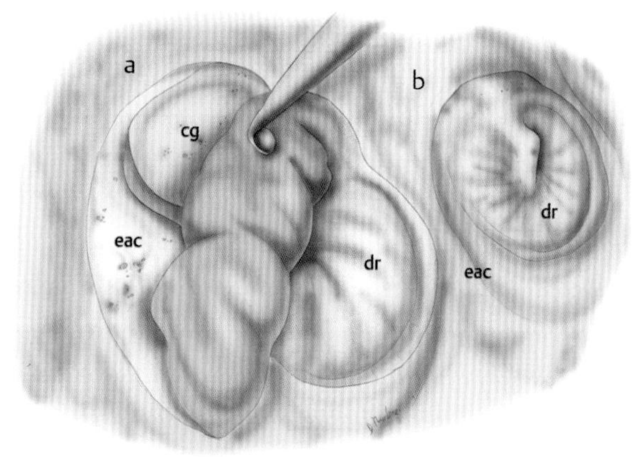

图 12.51 在软骨移植物上方复位鼓膜。eac，外耳道；dr，鼓膜；cg，软骨移植物

即广泛的上鼓室切除，直到内陷袋可以完全切除。依盾板缺损情况重建：小的缺损用耳屏软骨移植物重建，大的缺损用乳突骨皮质骨片重建（见病例 7，图 12.65~12.71）。

2 型鼓室成形术

2 型鼓室成形术（图 12.72）适用于 A 型上鼓室通气障碍伴听骨链破坏的患者，或 B 型上鼓室通气障碍不伴有听骨链破坏，或 B 型上鼓室通气障碍伴砧骨破坏，砧镫关节中断且阻塞鼓峡的患者。在这些病例中将病变组织从鼓峡区域内切除。如鼓膜张肌皱襞完整和垂直皱襞存在时均需要切除。通过切除砧骨，进行加高镫骨的听骨链成形术（重塑砧骨置于镫骨头上重建听骨链），以及切除锤骨头后形成一个新的鼓峡，以创建一个宽敞的通气良好的上鼓室腔隙。B 型上鼓室通气障碍伴听骨链连接正常的病例中，可行 2 型鼓室成形术，切除砧骨可更好地显露垂直皱襞，这样术者就能切除垂直皱襞，恢复上鼓室通气。盾板重建在 2 型鼓室成形术中和 1 型相同。

3 型鼓室成形术

3 型鼓室成形术（图 12.73）适用于上鼓室各腔隙和鼓窦内广泛的上皮化，伴乳突腔气化不良的病例。在这些病例中，完全隔断上鼓室和其他鼓室腔的联系，可在鼓窦填塞颞肌筋膜。这种手术方式可使中耳建立良好的通气，但不含乳突和上鼓室。上鼓室和鼓窦被磨除，并向外耳道开放。在 3 型鼓室成形术中，颞肌筋膜刚好置于鼓膜张肌皱襞上，因

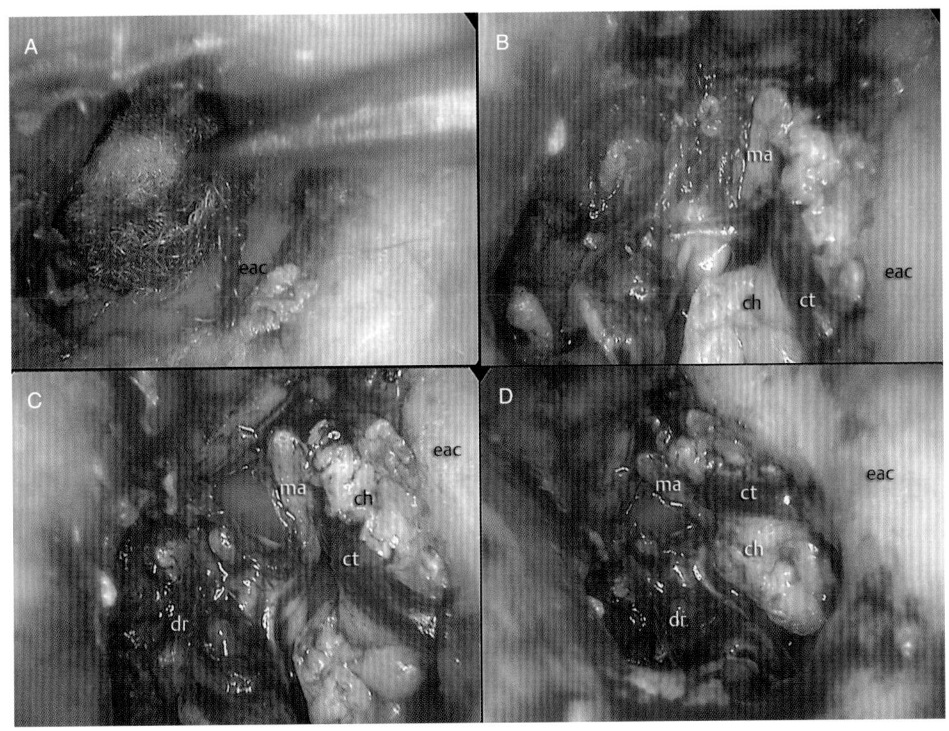

图 12.52　病例 5。左耳。A. 翻起耳道鼓膜瓣。B~D. 从胆脂瘤囊袋轻柔地分离鼓膜，并将鼓膜向下移位。ma，锤骨；ct，鼓索；eac，外耳道；dr，鼓膜；ch，胆脂瘤

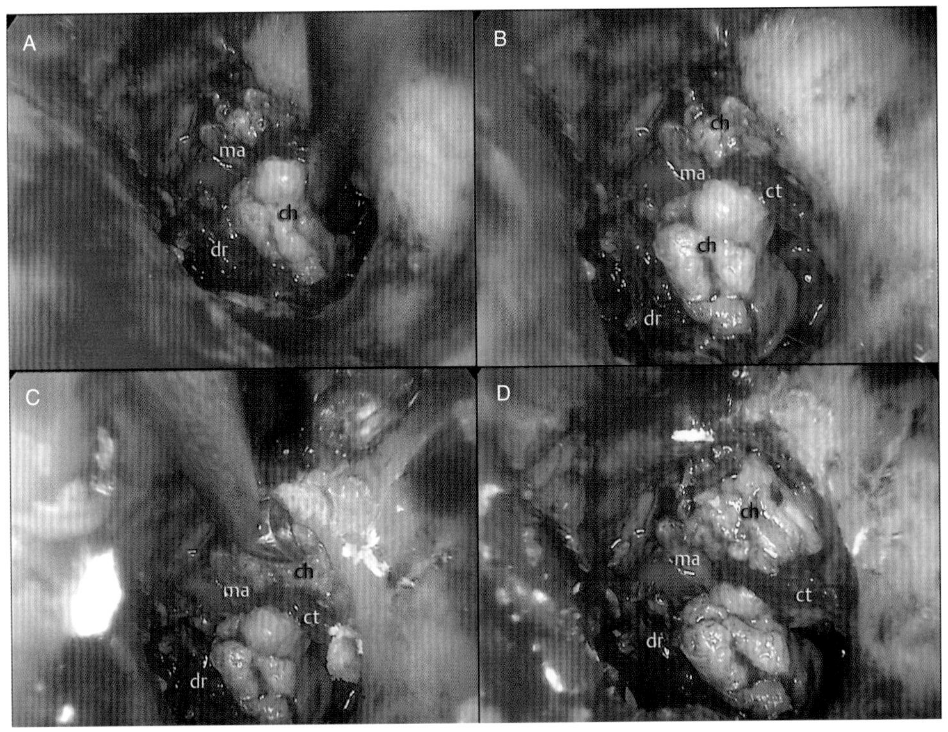

图 12.53　病例 5。左耳。A，B. 位于后鼓室的胆脂瘤囊袋，确保完整地剥离胆脂瘤基质。C，D. 用刮匙切除外耳道后壁部分骨质，以便更好地观察向后侵犯的胆脂瘤。ma，锤骨；ct，鼓索；dr，鼓膜；ch，胆脂瘤

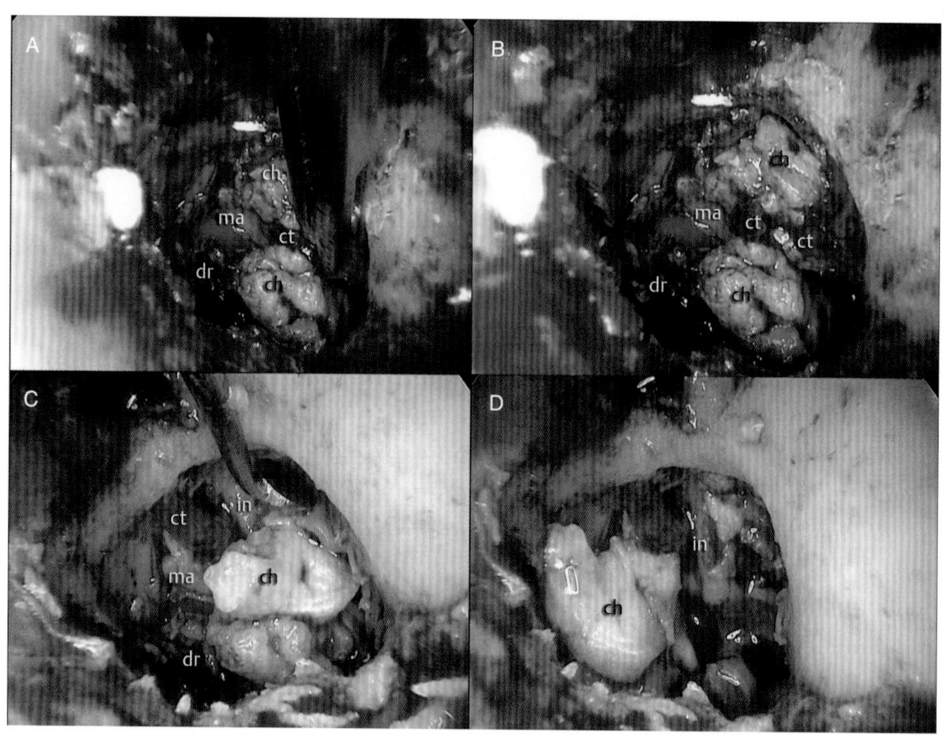

图 12.54　病例 5。左耳。A，B. 切断鼓索。C，D. 用显微剥离器械从上鼓室后间隙剥离累及上鼓室外侧部分的胆脂瘤。ma，锤骨；ct，鼓索；dr，鼓膜；ch，胆脂瘤；in，砧骨

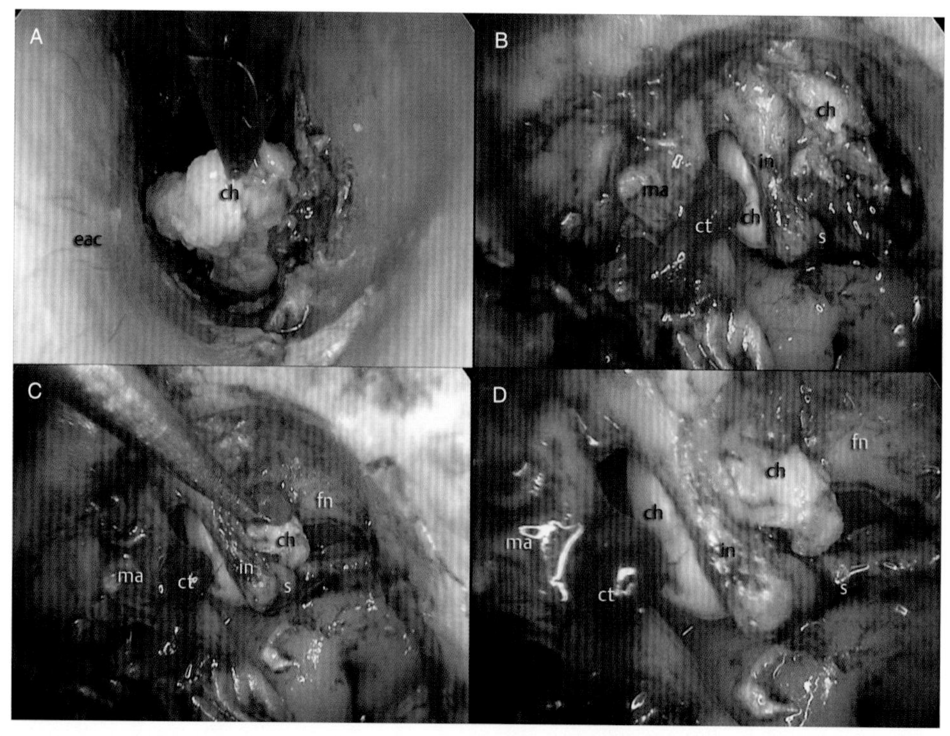

图 12.55　病例 5。左耳。A. 切除胆脂瘤的外侧部分。B. 残留的胆脂瘤累及砧骨的内侧面。C，D. 用剥离器械切除面神经上胆脂瘤基质，显露面神经管。ma，锤骨；ct，鼓索；ch，胆脂瘤；in，砧骨；s，镫骨；fn，面神经；eac，外耳道

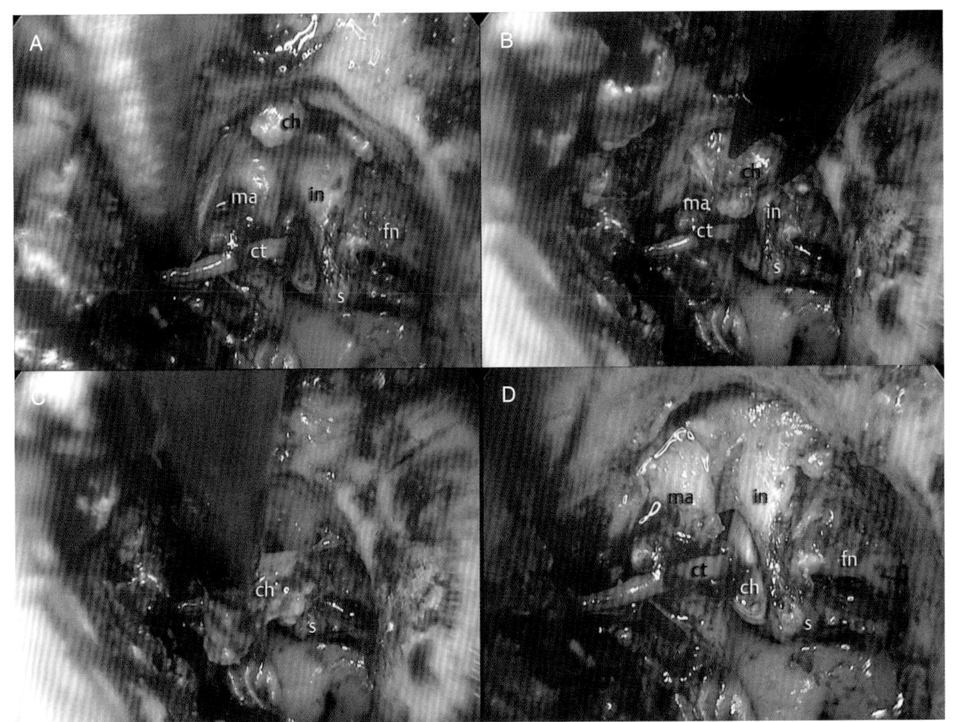

图 12.56　病例 5。左耳。从上鼓室切除胆脂瘤的外侧部分（A~C）和显露锤砧关节（D）。ma，锤骨；ct，鼓索；ch，胆脂瘤；in，砧骨；s，镫骨；fn，面神经

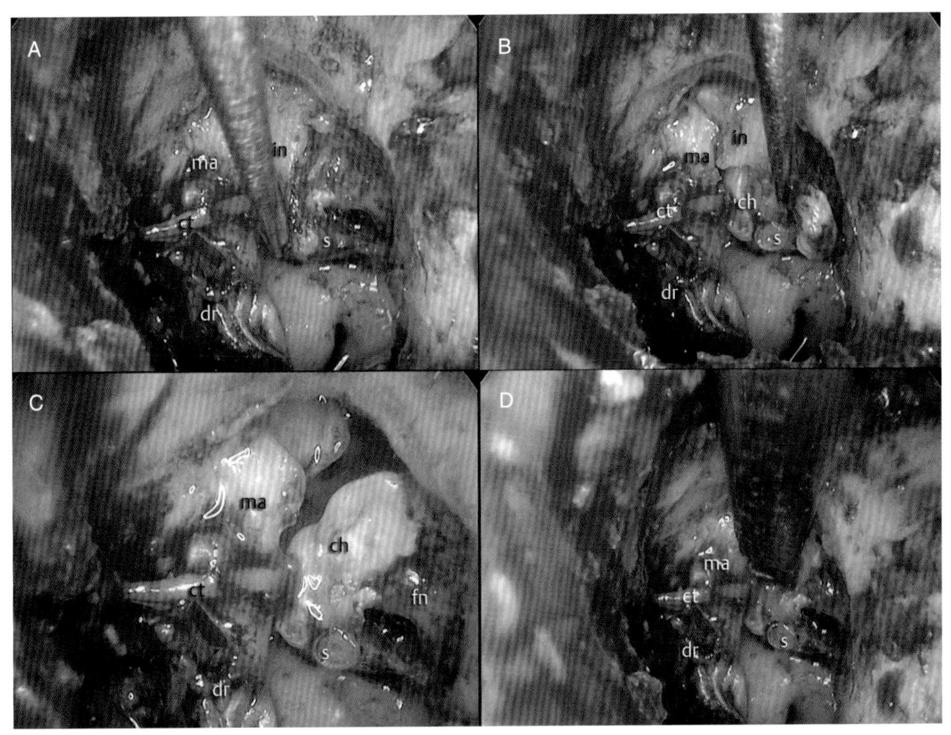

图 12.57　病例 5。左耳。为了去除胆脂瘤，必须切除砧骨（A，B）和锤骨头（C，D）。这种方法可充分观察上鼓室内侧壁。ma，锤骨；ct，鼓索；ch，胆脂瘤；in，砧骨；s，镫骨；fn，面神经；dr，鼓膜

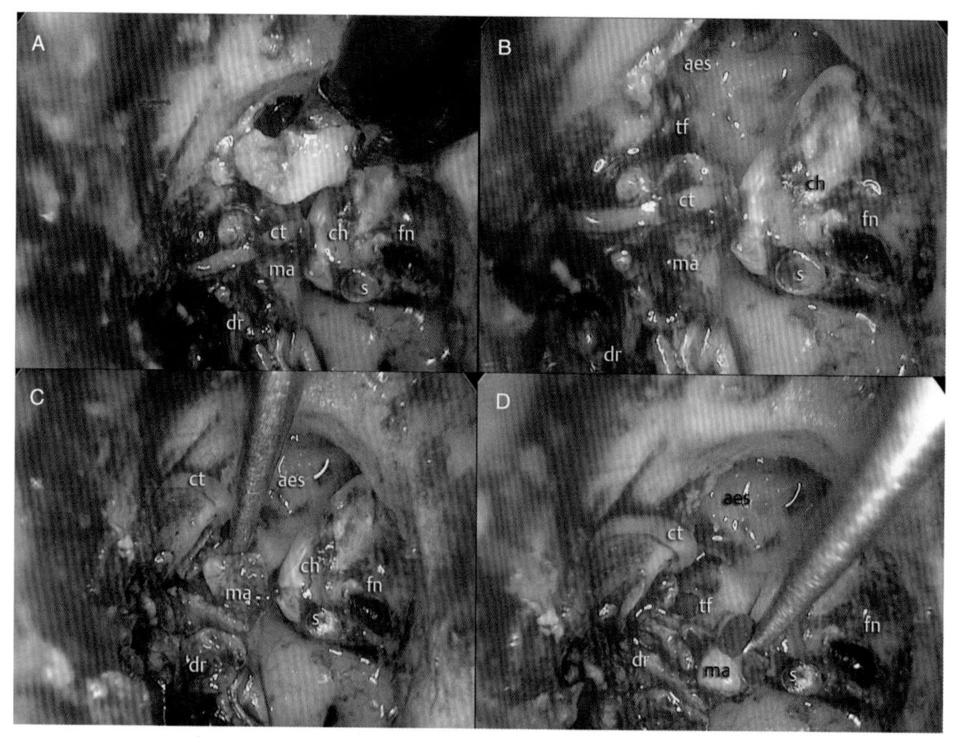

图 12.58　病例 5。左耳。切除锤骨头（A）和检查鼓膜张肌皱襞上缘（B）。用针切除鼓膜张肌皱襞，形成一个上鼓室前间隙和前鼓室间的直接通气通道（C，D）。ma，锤骨；ct，鼓索；ch，胆脂瘤；s，镫骨；fn，面神经；dr，鼓膜；tf，鼓膜张肌皱襞；aes，上鼓室前间隙

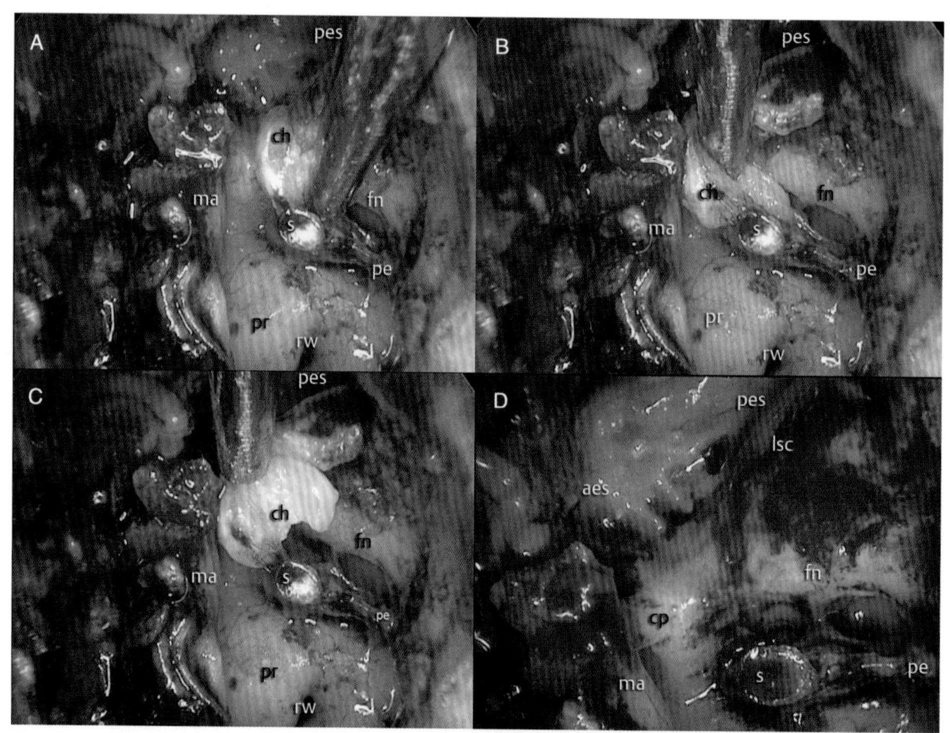

图 12.59　病例 5。左耳。用吸引器械切除胆脂瘤，从镫骨足弓和面神经管上分离胆脂瘤基质。ma，锤骨；ch，胆脂瘤；s，镫骨；fn，面神经；aes，上鼓室前间隙；pes，上鼓室后间隙；lsc，外半规管；pe，锥隆起；rw，圆窗；pr，鼓岬；cp，匙突

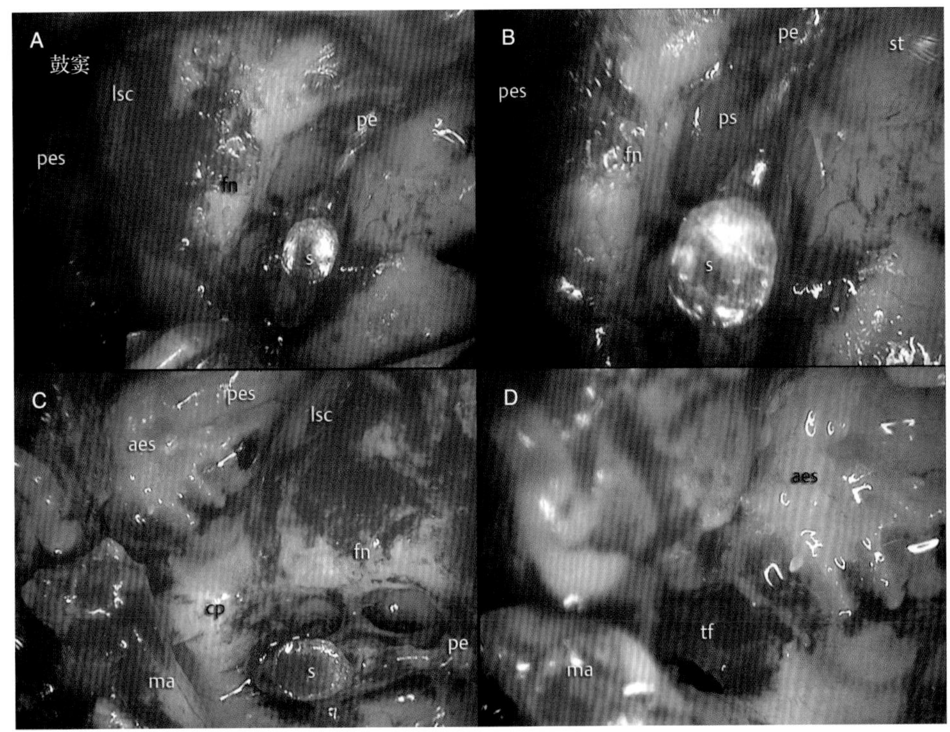

图 12.60　病例 5。左耳。用 45° 内镜检查术终的鼓室腔，寻找残留的病变（A）。全面探查后鼓室（B），上鼓室（C），和前鼓室（D）。ma，锤骨；s，镫骨；fn，面神经；aes，上鼓室前间隙；pes，上鼓室后间隙；lsc，外半规管；pe，锥隆起；cp，匙突；st，鼓室窦；ps，后鼓室窦；tf，鼓膜张肌皱襞

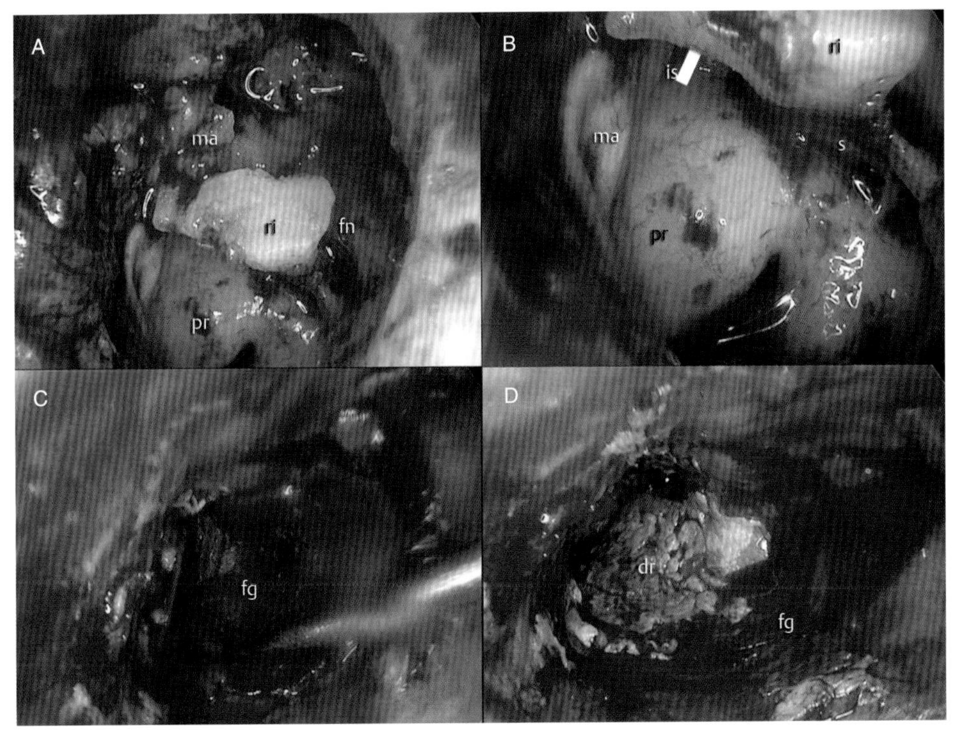

图 12.61　病例 5。左耳。A. 用重塑的砧骨重建听骨链。B. 在手术最后在内镜下检查重建的新鼓峡，确保鼓峡开放。C，D. 用颞肌筋膜重建鼓膜。ma，锤骨；s，镫骨；fn，面神经；ri，重塑的砧骨；dr，鼓膜；fg，颞肌筋膜移植物；is，新的鼓峡；pr，鼓岬

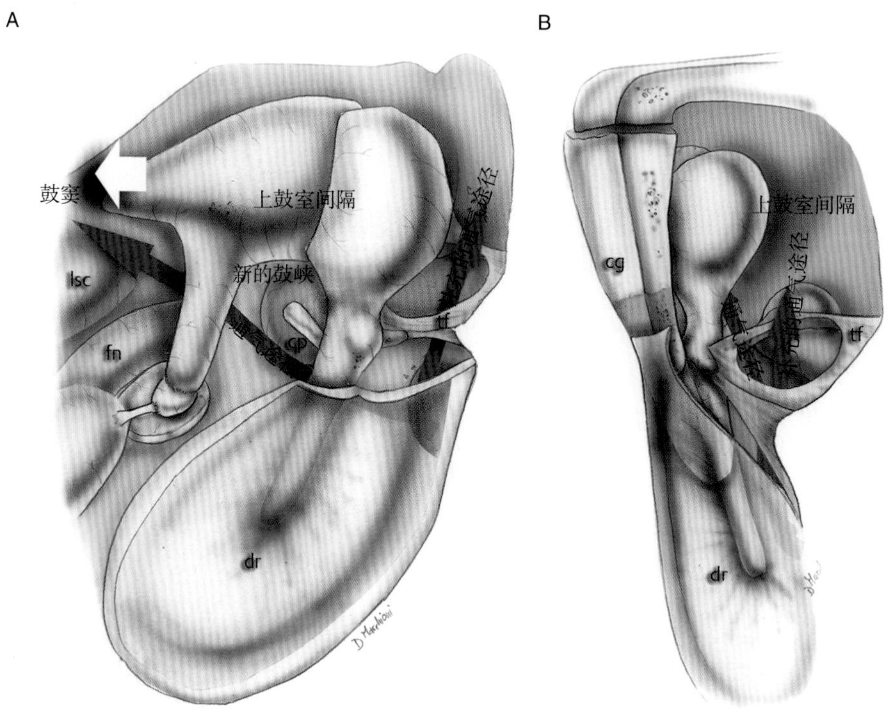

图 12.62 右耳。1 型鼓室成形示意图。fn，面神经；dr，鼓膜；lsc，外半规管；cp，匙突；cg，软骨移植物；ttc，鼓膜张肌半管；tf，鼓膜张肌皱襞

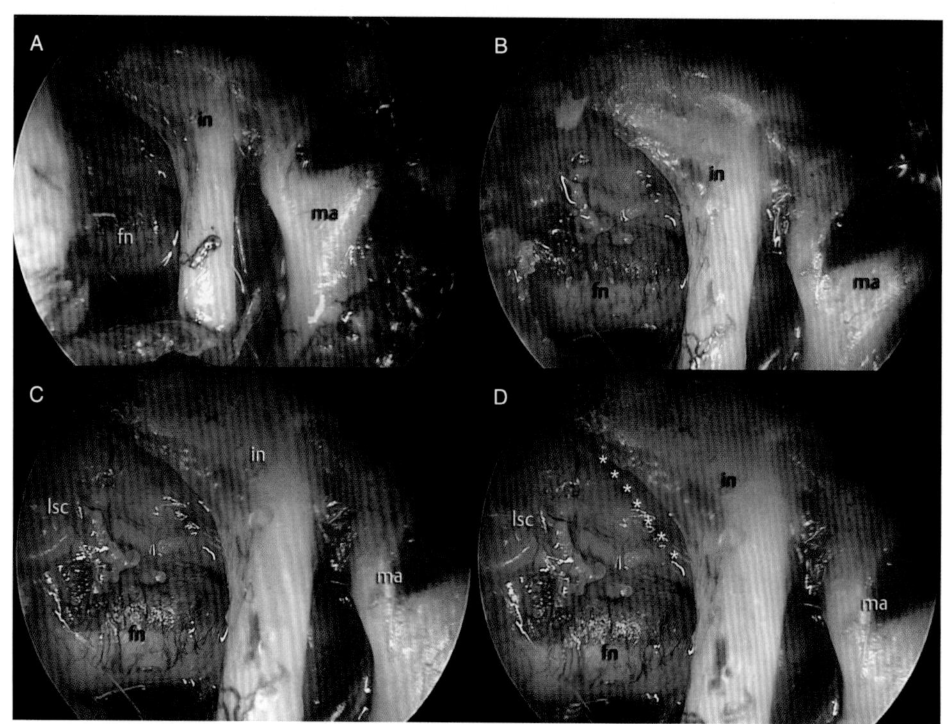

图 12.63 病例 6。右耳。用耳内镜探查垂直皱襞，这个皱襞位于听骨链内侧，分隔上鼓室前间隙和上鼓室后间隙。ma，锤骨；in，砧骨；fn，面神经 ;lsc，外半规管；*****，垂直皱襞

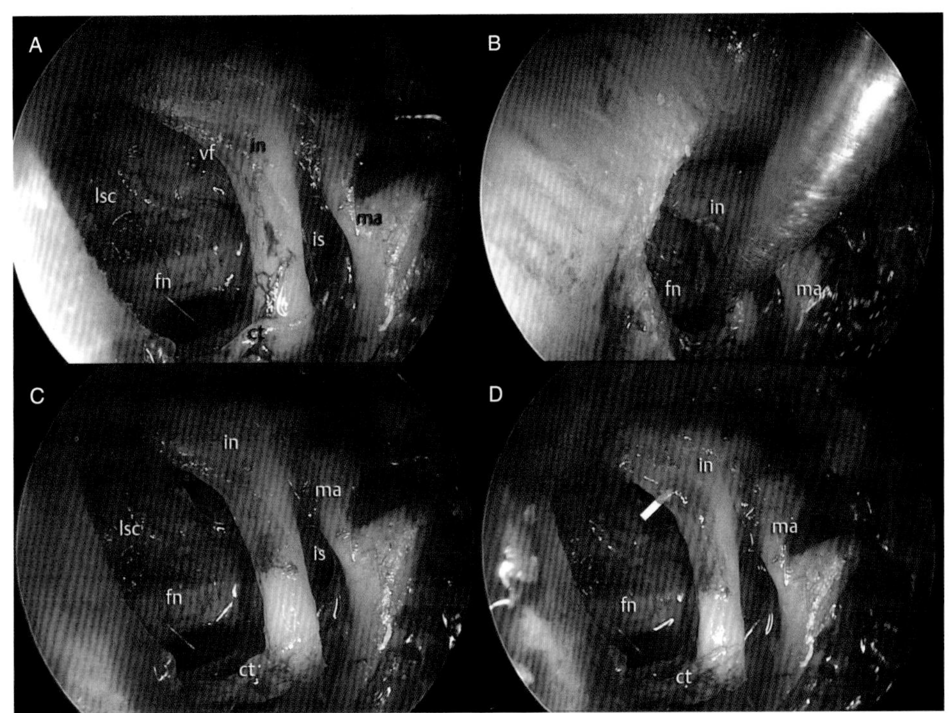

图 12.64　病例 6。右耳。A，B. 用长针切除垂直皱襞。C，D. 保留听骨链和恢复上鼓室前部和上鼓室后部间的通气通道（见白色箭头）。ma，锤骨；in，砧骨；fn，面神经；lsc，外半规管；vf，垂直皱襞；ct，鼓索；is，鼓峡

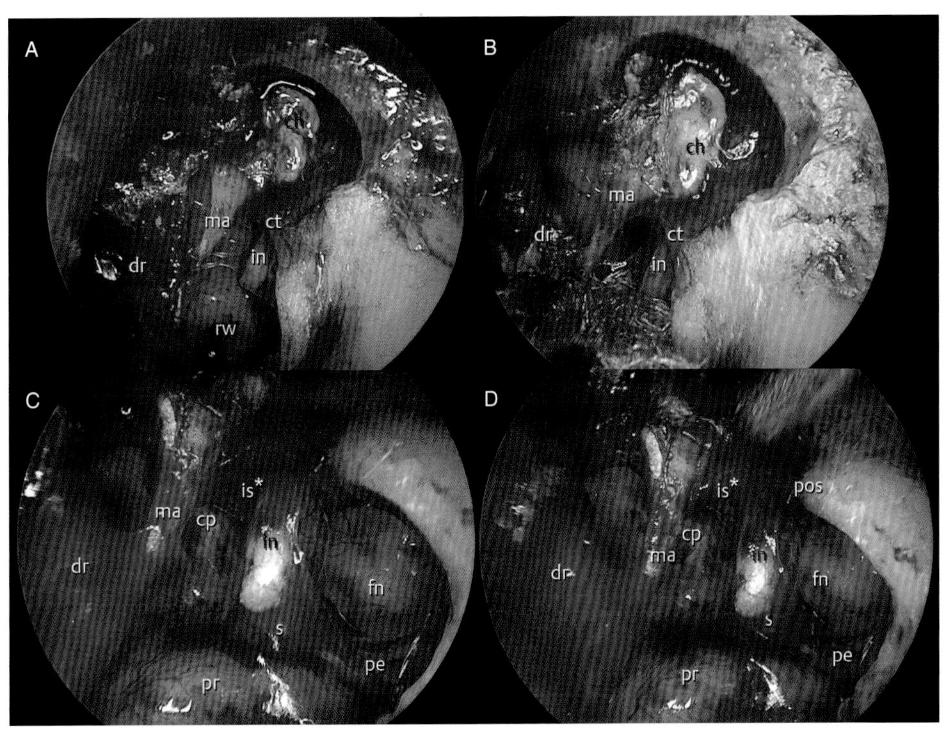

图 12.65　病例 7。左耳。受局限性上鼓室阻塞综合征影响的病例。A，B. 翻起耳道鼓膜瓣和向下移位，探查上鼓室外侧部见胆脂瘤囊袋。C，D. 黏膜皱襞阻塞鼓峡（45° 内镜观察）。ma，锤骨；in，砧骨；s，镫骨；fn，面神经；ct，鼓索；is*，阻塞的鼓峡；pe，锥隆起；ch，胆脂瘤；pos，后棘；dr，鼓膜；cp，匙突；rw，圆窗；pr，鼓岬

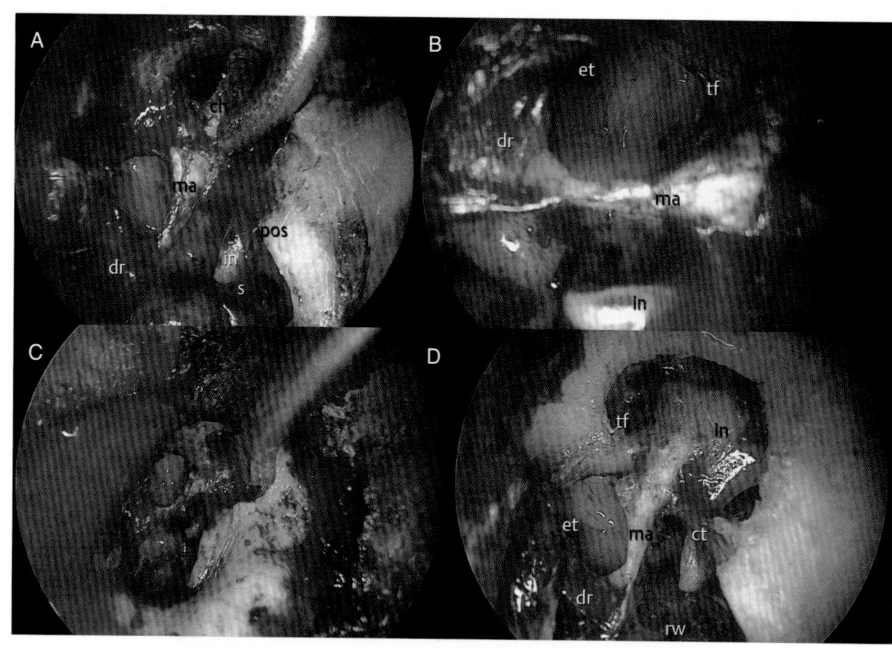

图 12.66 病例 7。左耳。受局限性上鼓室阻塞综合征影响的病例。A. 胆脂瘤从上鼓室外侧部轻柔地切除，保留听骨链。B. 用 45° 内镜观察前鼓室。注意良好的通气黏膜和开放的咽鼓管。鼓膜张肌皱襞完整。C，D. 为探查上鼓室腔隙，用超声骨刀切除部分盾板。ma，锤骨；in，砧骨；s，镫骨；ch，胆脂瘤；pos，后棘；dr，鼓膜；et，咽鼓管；tf，鼓膜张肌皱襞；rw，圆窗；ct，鼓索

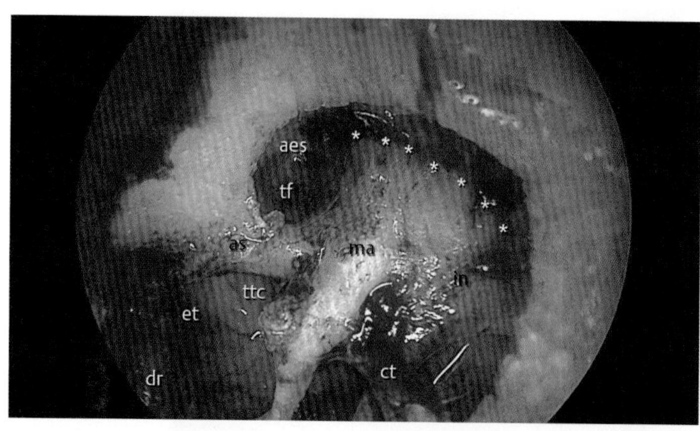

图 12.67 病例 7。左耳。受局限性上鼓室阻塞综合征影响的病例。在这个病例中可探查到完整的鼓膜张肌皱襞，可见变异的锤砧外侧皱襞（*******），向上延伸把上鼓室外侧部和内侧部隔开。上鼓室外侧部就这样从通气通道中分隔开来。ma，锤骨；in，砧骨；dr，鼓膜；et，咽鼓管；tf，鼓膜张肌皱襞；aes，上鼓室前间隙；ttc，鼓膜张肌半管；ct，鼓索；as，前棘

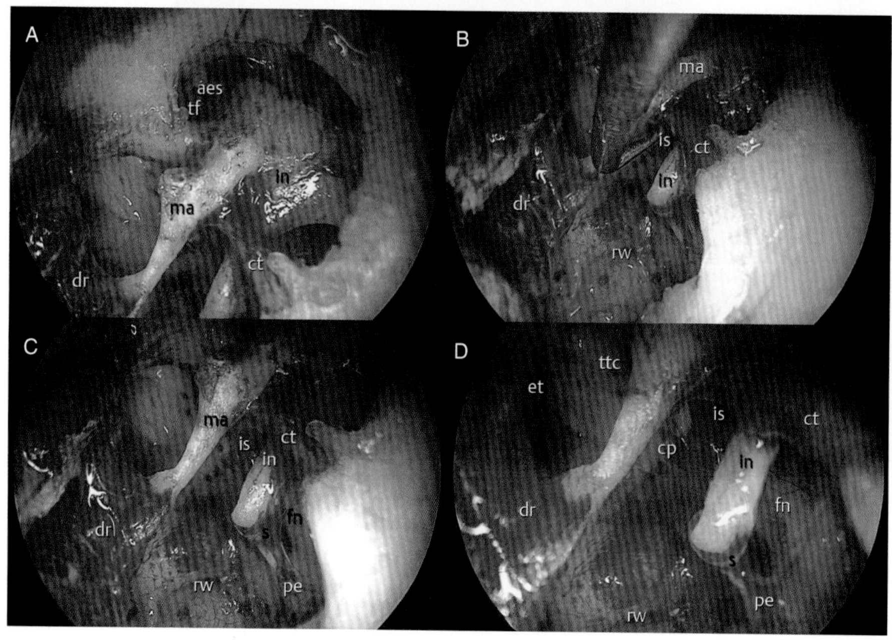

图 12.68 病例 7。左耳。受局限性上鼓室阻塞综合征影响的病例。A. 用 45° 内镜观察阻塞的鼓峡。B. 用针从鼓峡切除黏膜皱襞。C，D. 在开放鼓峡后用内镜检查鼓峡。ma，锤骨；in，砧骨；s，镫骨；dr，鼓膜；et，咽鼓管；tf，鼓膜张肌皱襞；aes，上鼓室前间隙；ttc，鼓膜张肌半管；ct，鼓索；cp，匙突；pe，锥隆起；rw，圆窗；is，鼓峡；fn，面神经

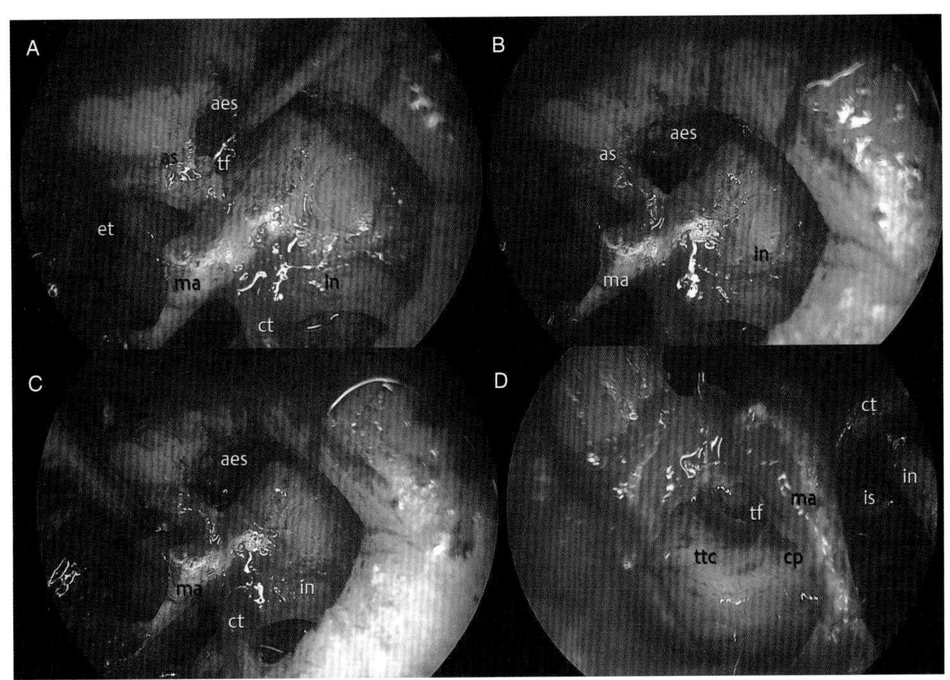

图 12.69　病例 7。左耳。受局限性上鼓室阻塞综合征影响的病例。切除鼓膜张肌皱襞，恢复上鼓室前部通气和形成一个经鼓膜张肌皱襞的辅助通气通道（A~C）。用 45° 内镜观察前鼓室和检查前鼓室和上鼓室前部间新的通气通道（D）。ma，锤骨；in，砧骨；s，镫骨；et，咽鼓管；tf，鼓膜张肌皱襞；aes，上鼓室前间隙；ttc，鼓膜张肌半管；ct，鼓索；cp，匙突；is，鼓峡；as，前棘

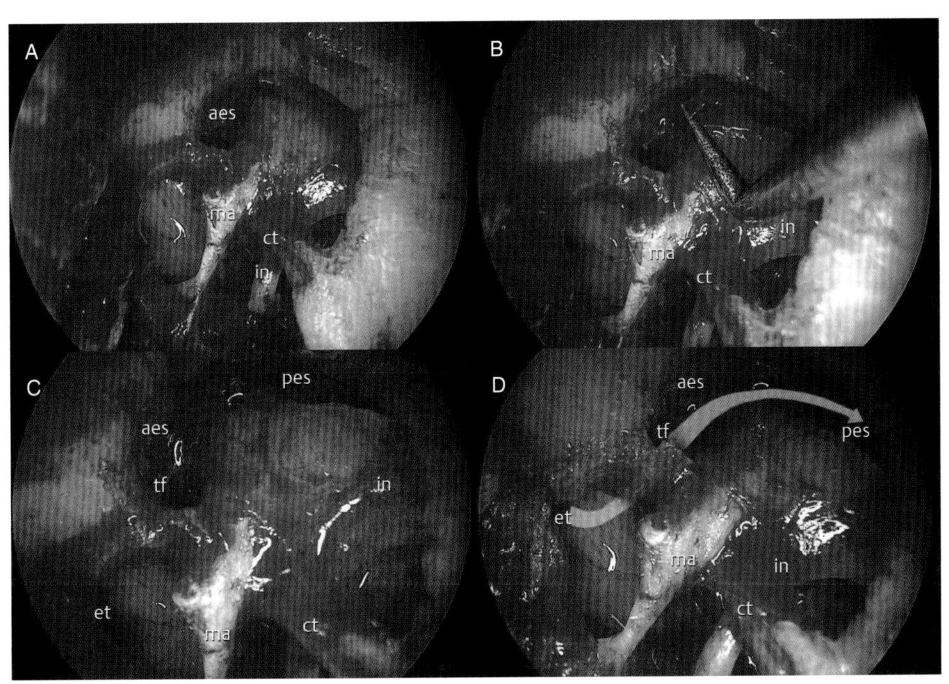

图 12.70　病例 7。左耳。受局限性上鼓室阻塞综合征影响的病例。A~C. 切除变异的锤砧外侧皱襞，恢复上鼓室外侧和内侧间通气。D. 黄色箭头示上鼓室腔隙通过鼓膜张肌皱襞的辅助通气通路。ma，锤骨；in，砧骨；et，咽鼓管；tf，鼓膜张肌皱襞；aes，上鼓室间隙；ct，鼓索；pes，上鼓室后间隙

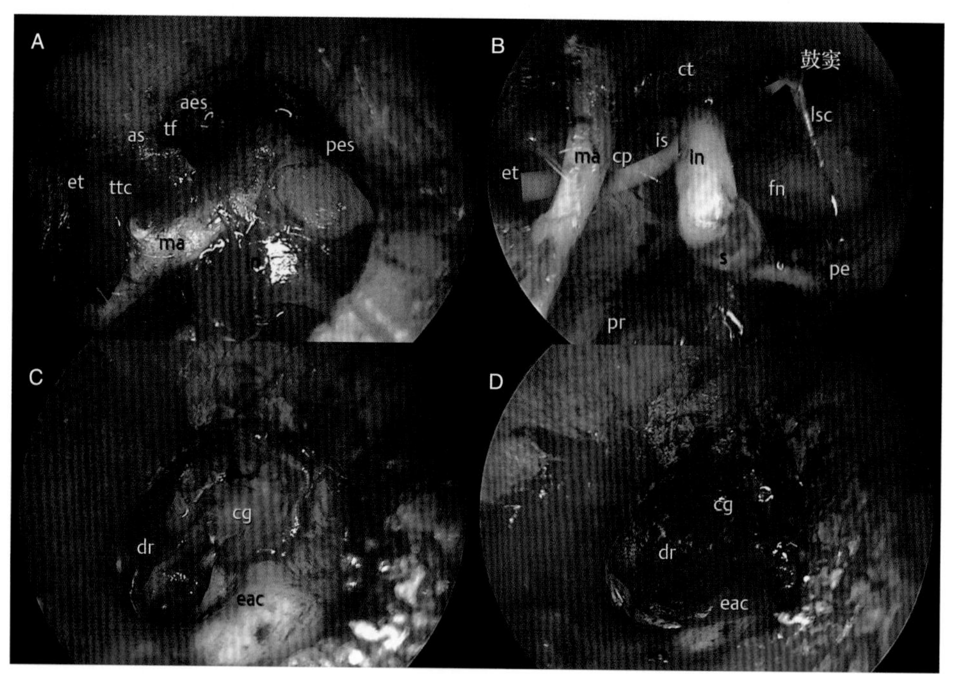

图 12.71 病例 7。左耳。受局限性上鼓室阻塞综合征影响病例。A. 检查术终鼓室腔。B. 用 45° 内镜探查鼓峡，内镜检查显示一个开放的鼓峡。黄色箭头所示通过鼓峡的主要通气通路。C，D. 用软骨移植物重建上鼓室缺损复位耳道鼓膜瓣。ma，锤骨；in，砧骨；s，镫骨；et，咽鼓管；tf，鼓膜张肌皱襞；aes，上鼓室前间隙；ct，鼓索；pes，上鼓室后间隙；lsc，外半规管；cg，软骨移植物；eac，外耳道；dr，鼓膜；ttc，鼓膜张肌半管；cp，匙突；is，鼓峡；fn，面神经；pe，锥隆起

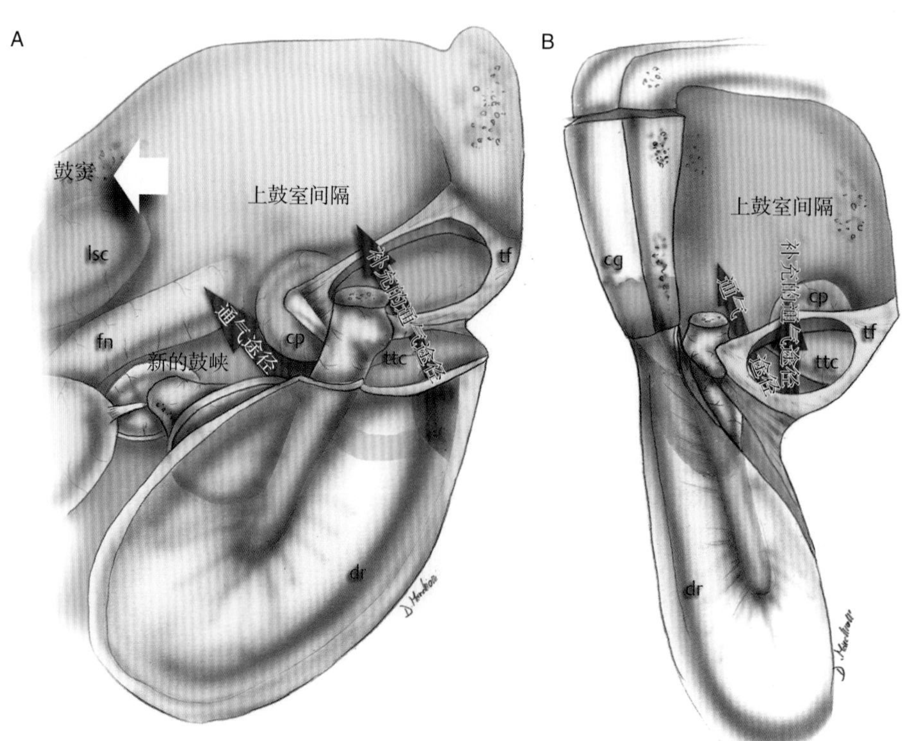

图 12.72 右耳。图示 2 型鼓室成形术。fn，面神经；dr，鼓膜；lsc，外半规管；cp，锥隆起；cg，软骨移植物；ttc，鼓膜张肌半管；tf，鼓膜张肌皱襞；et，咽鼓管

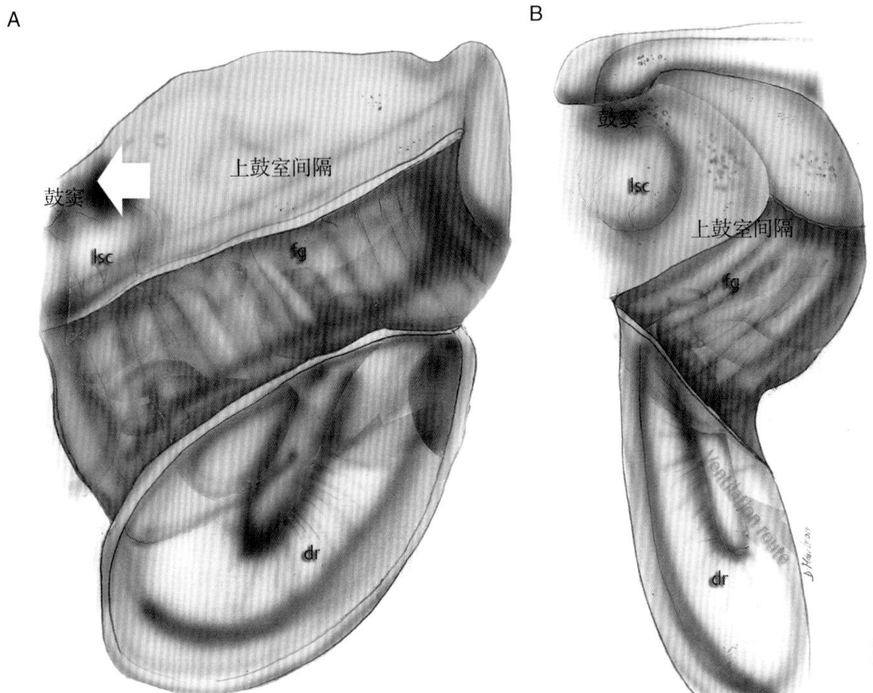

图 12.73　右耳。A，B 图示 3 型鼓室成形术。fn，面神经；dr，鼓膜；lsc，外半规管；fg，颞肌筋膜移植物

此不必切除鼓膜张肌皱襞。

二期的鼓室成形术

当胆脂瘤范围非常广泛，胆脂瘤基质是浸润性，或累及卵圆窗和（或）后鼓室各腔隙，或者在手术操作中鼓室黏膜损伤严重时，笔者推荐在术后 1 年时进行二期探查的鼓室成形术及听骨链重建术。在这些病例中，鼓室腔内没有听骨链，可以保持良好通气，有助于鼓室黏膜恢复健康的功能状态。

12.5.6　鼓峡手术

切除内陷袋后，用 45° 内镜观察鼓峡。在有听骨链存在的鼓峡阻塞病例中，需要清除该处的炎症组织。在 45° 内镜和带角度的显微器械（如显微针、弯剥离器械、Zini 显微器械）配合使用下，清除鼓峡的病变是可行的［见病例 8（图 12.74~12.78）；见病例 9（图 12.79）］。为了避免内陷袋复发和盾板重建失败，上述的操作是手术中的基本步骤。

关键点：鼓峡阻塞可有多种原因。

· 炎症组织：通常是肉芽肿组织。在这些病例中，吸引管有助于切除鼓峡上部的黏液囊肿，这些黏液囊肿通常局限在上鼓室后内侧。有时肉芽组织可附于砧骨体和锤骨头的内侧，这种情况下分子共振刀（Vesalius）常常有助于将病变组织从听骨链表面剥除。

· 黏膜皱襞：可能是先天性的，通常透明伴有血管分支，无炎症表现。通常呈网状位于砧镫关节、锤骨或匙突间，从而引起鼓峡的阻塞。用显微钩针可以很容易打开这些黏膜皱襞。

· 鼓峡异常情况：锤骨和砧镫关节的位置可缩减鼓峡的空间，限制通气功能。研究发现常见的异

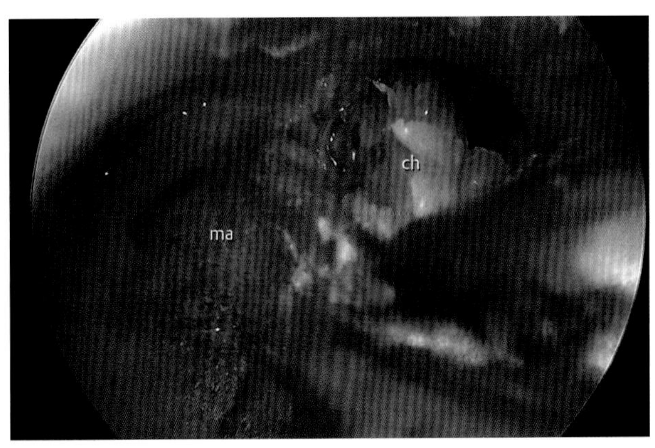

图 12.74　病例 8。左耳。受局限性上鼓室胆脂瘤影响的病例。ch，胆脂瘤；ma，锤骨

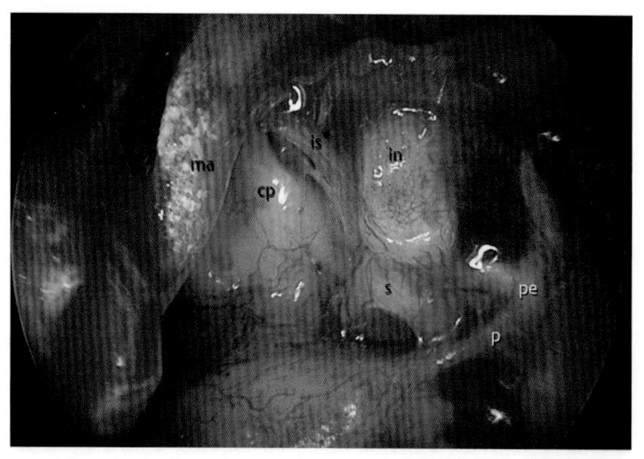

图 12.75　病例 8。左耳。用 45° 内镜检查鼓峡。在这病例中黏膜皱襞延伸至砧镫关节和匙突之间，阻塞鼓峡。ma，锤骨；in，砧骨；s，镫骨；is*，阻塞的鼓峡；pe，锥隆起；cp，匙突；p，岬小桥

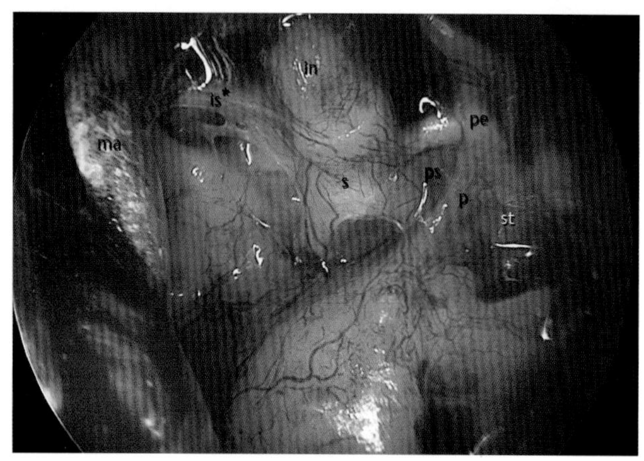

图 12.76　病例 8。左耳。用 45° 内镜放大观察鼓峡。ma，锤骨；in，砧骨；s，镫骨；is*，阻塞的鼓峡；pe，锥隆起；ps，后鼓室窦；p，岬小桥；st，鼓室窦

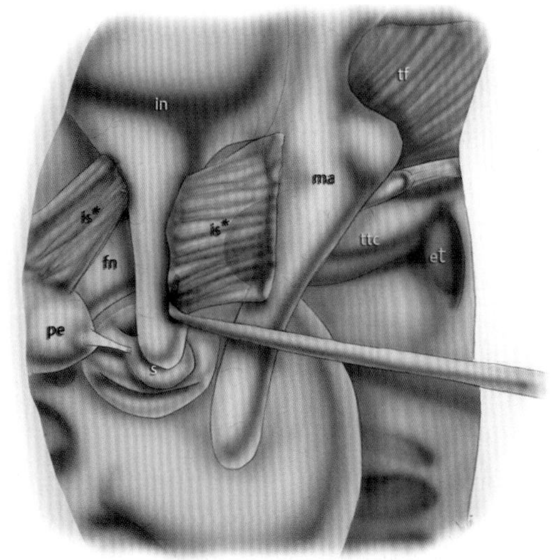

图 12.77　右耳。鼓峡阻塞。用针切除鼓峡的占位病变组织。ma，锤骨；in，砧骨；et，咽鼓管；tf，鼓膜张肌皱襞；is*，阻塞的鼓峡；ttc，鼓膜张肌半管；fn，面神经；pe，锥隆起；s，镫骨

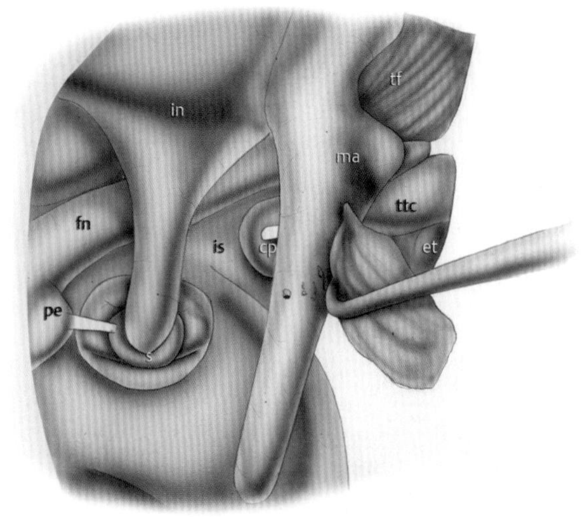

图 12.78　右耳。鼓峡阻塞。切除阻塞鼓峡的黏膜皱襞，重建鼓峡通气。ma，锤骨；in，砧骨；et，咽鼓管；tf，鼓膜张肌皱襞；is，鼓峡；ttc，鼓膜张肌半管；fn，面神经；pe，锥隆起；cp，匙突

常情况包括锤骨向砧镫关节内移和听骨链间瘢痕组织。在这些病例中，截除部分锤骨柄或移除砧骨，随后行听骨链重建术，一个宽敞的、新的鼓峡可以恢复良好的鼓峡通气。

12.5.7　鼓膜张肌皱襞手术

如前所述，内镜下入路可观察和评估鼓膜张肌皱襞。目前已发现有几种鼓膜张肌皱襞变异。

· 水平的鼓膜张肌皱襞：通常起源于咽鼓管顶盖从前向后走行到匙突和鼓膜张肌腱。内侧嵌入鼓膜张肌半管顶内侧。在这些病例中咽鼓管上隐窝缺如，上鼓室前部较宽敞，锤骨头和上鼓室前壁间距离较大。耳镜下用 45° 内镜经前鼓室间隙入路容易到达水平的鼓膜张肌皱襞，用弯针可以很容易地打开鼓膜张肌皱襞（图 12.80）。

· 倾斜的鼓膜张肌皱襞：咽鼓管上隐窝将倾斜的鼓膜张肌皱襞从鼓膜张肌半管分隔出，鼓膜张肌皱襞的角度决定咽鼓管上隐窝的大小。在这些病例中鼓膜张肌皱襞从匙突和鼓膜张肌肌腱到齿突，上鼓室前部通常较小，如同锤骨头到上鼓室前壁的距离。在这种情况下通过下入路到达鼓膜张肌皱襞较困难，而上入路更容易些。上入路意味着广泛磨除盾板直到良好地显露上鼓室前部和锤骨头。当鼓膜张肌皱襞上部可见时，可用带角度的针划开（图 12.81，图 12.82）。

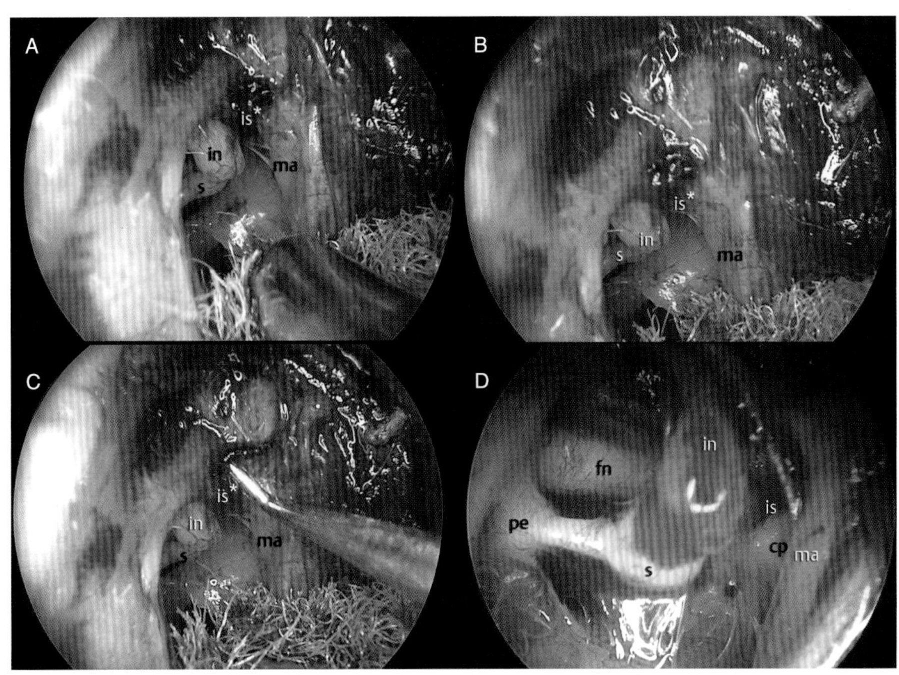

图 12.79　病例 9。右耳。A~C. 1 例鼓峡阻塞病例。用针从鼓峡间隙切除病变组织。D. 在切除阻塞后用 45° 内镜观察鼓峡间隙。ma，锤骨；in，砧骨；s，镫骨；is，鼓峡；is*，阻塞的鼓峡；fn，面神经；pe，锥隆起；cp，匙突

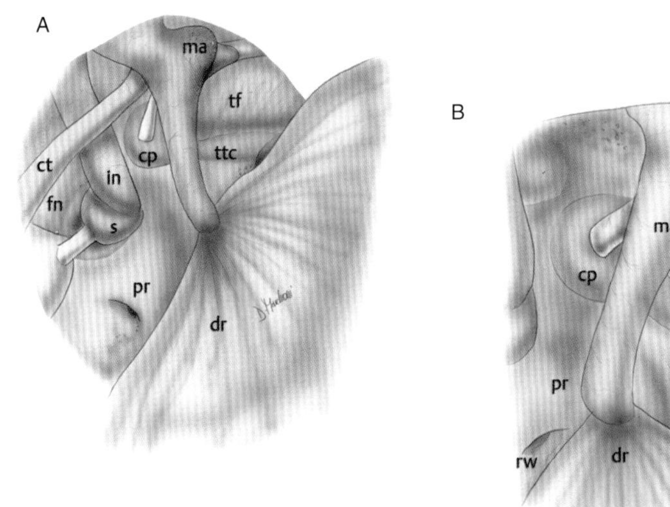

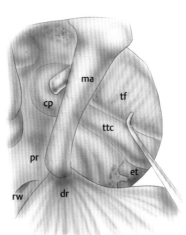

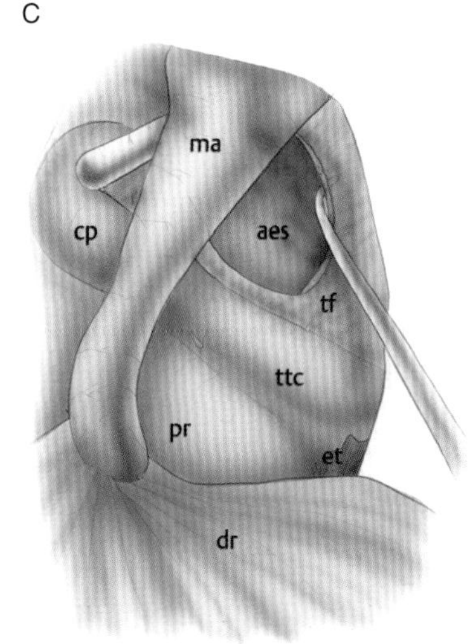

图 12.80　右耳。下入路到达鼓膜张肌皱襞。内镜置入前鼓室区域，随后识别咽鼓管和咽鼓管上隐窝。此位置可良好地显露鼓膜张肌皱襞下缘（A）；用针切除鼓膜张肌皱襞（B）；重建上鼓室通气（C）。ma，锤骨；in，砧骨；s，镫骨；fn，面神经；cp，匙突；ttc，鼓膜张肌半管；et，咽鼓管；pr，鼓岬；rw，圆窗；aes，上鼓室前间隙；ct，鼓索；tf，鼓膜张肌皱襞；dr，鼓膜

·垂直的皱襞：较罕见，可能和“前囊”（saccus anticus）异常的胚胎学发育有关（见第3章）。在这种情况下，垂直皱襞向下附着在匙突和鼓膜张肌腱；向上止于鼓室天盖，走行在锤骨内侧。垂直皱襞分隔上鼓室前部和上鼓室后部；上鼓室前部直接从前鼓室和咽鼓管通气。在听骨链完整的情况下手术切除垂直皱襞很困难，需将锤砧关节脱位，前移锤骨，切除皱襞后在砧骨体上复位锤骨。

12.5.8 上鼓室解剖特点

在上鼓室通气中，上鼓室的形状是一个重要特征。如果上鼓室发育不良，鼓室天盖和锤砧关节距离小，即使有良好功能的鼓峡也可能通气困难。即使切除了鼓膜张肌皱襞，在锤骨头和上鼓室前壁距离减小的病例中仍可出现上鼓室前部通气困难。在所有上述情况中，为了形成一个较大的、能通过鼓峡通气的上鼓室腔隙，推荐切除锤骨头和砧骨（鼓室成形术2型）。

12.5.9 二期探查的鼓室成形

术中已行1型或2型鼓室成形术的患者，最好在术后1年接受二期探查手术。在浸润性基质（S2）的胆脂瘤和儿童（C）病例中，由于这些病例中胆脂瘤更具有侵袭性，二期探查手术是必需的。

在保留听骨链病例的二期探查手术中，评估鼓峡和切除疤痕组织对改善通气功能十分重要。在鼓峡功能不良的病例中，通过鼓膜张肌皱襞这个辅助通道可能不足以弥补通气功能。

12.5.10 术后护理

·仅经耳道的耳内镜手术患者，通常在术后第1天出院。耳屏软骨或乳突骨皮质移植物病例，推荐每天用过氧化氢和纱块进行换药。术后1周内推荐每天使用抗生素（通常是喹诺酮类）激素滴耳剂外用两次。

· 病变范围更广的，术中磨除骨质的耳内镜手术患者，我们通常给予口服抗生素1周（如第二代或第三代头孢菌素类抗生素）。

· 如无特殊情况，可在术后第7天拆线。

·评估通气结果，笔者推荐在首次术后1年行内镜检查（图12.83~12.86）。

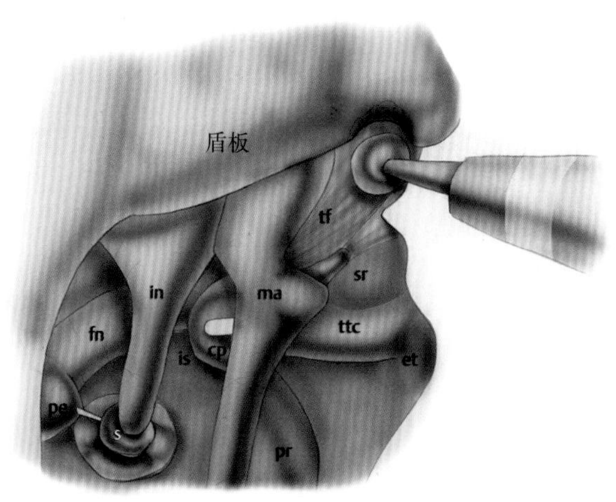

图 12.81 右耳。上入路到达鼓膜张肌皱襞。为了显露鼓膜张肌皱襞上缘，用显微钻磨除部分盾板。ma，锤骨；in，砧骨；s，镫骨；fn，面神经；cp，匙突；ttc，鼓膜张肌半管；et，咽鼓管；pr，鼓岬；pe，锥隆起；is，鼓峡；tf，鼓膜张肌皱襞；sr，咽鼓管上隐窝

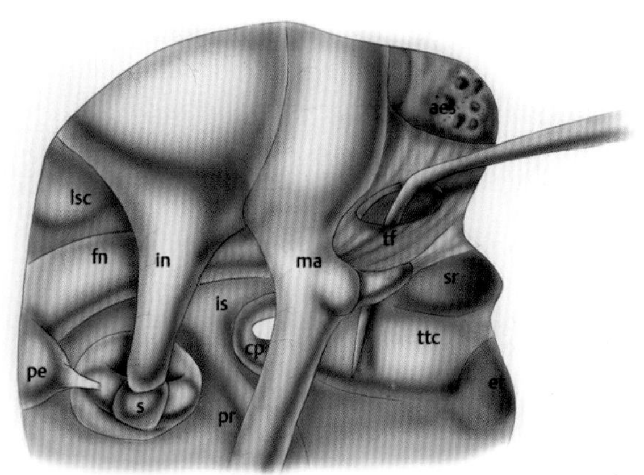

图 12.82 右耳。上入路到达鼓膜张肌皱襞。用针切除鼓膜张肌皱襞，形成一个从前鼓室到上鼓室前部的辅助通气通路。ma，锤骨；in，砧骨；s，镫骨；fn，面神经；cp，匙突；ttc，鼓膜张肌半管；et，咽鼓管；pr，鼓岬；pe，锥隆起；is，鼓峡；tf，鼓膜张肌皱襞；sr，咽鼓管上隐窝；lsc，外半规管；aes，上鼓室前间隙

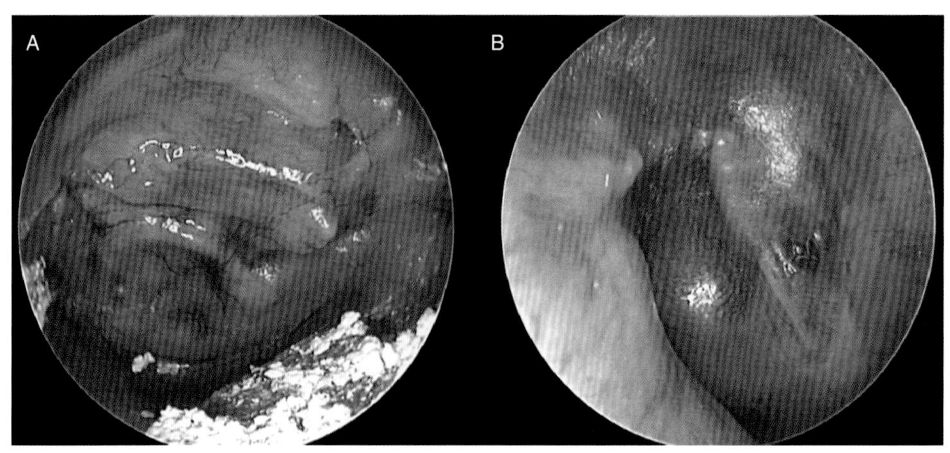

图 12.83　鼓室成形术 2 型。右耳。A. 首次手术 2 月后检查结果。B. 左耳。1 年后检查结果

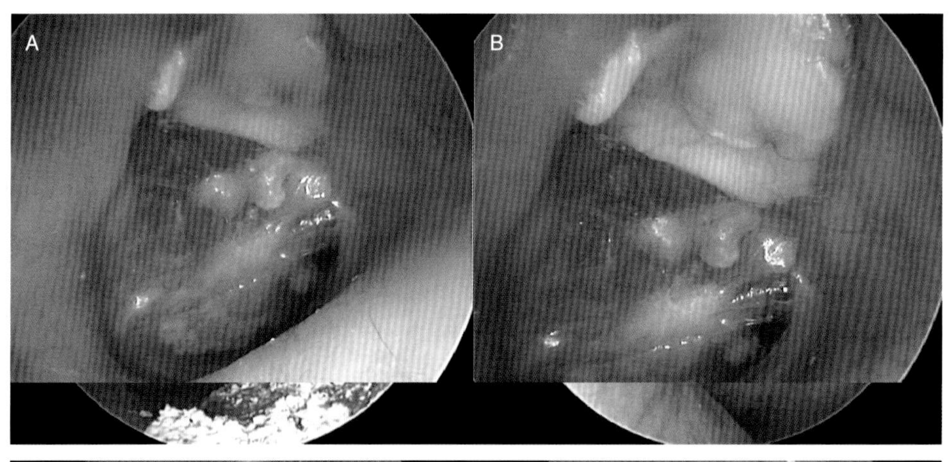

图 12.84　鼓室成形术 2 型。右耳。2 年后检查结果

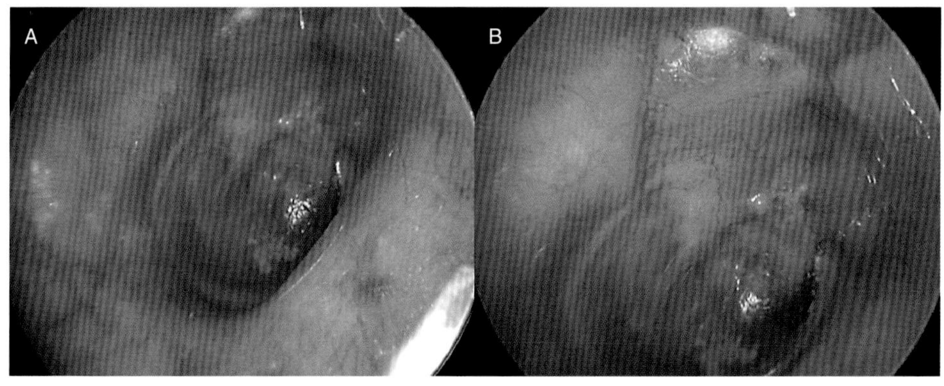

图 12.85　鼓室成形术 2 型。右耳。2 年后检查结果（A），注意良好的上鼓室通气（B）

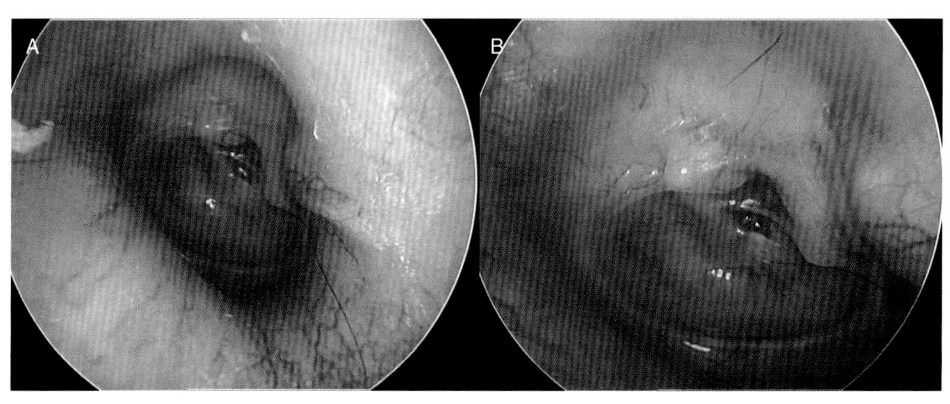

图 12.86　鼓室成形术 1 型。左耳。3 年后检查的结果(A, B)

（廖 华 赖彦冰 虞幼军 译；赵 宇 侯昭晖 审校）

参考文献

[1] Sudhoff H, Tos M. Pathogenesis of attic cholesteatoma: clinical and immunohistochemical support for combination of retraction theory and proliferation theory. Am J Otol, 2000, 21: 786–792

[2] Sadé J, Ar A. Middle ear and auditory tube: middle ear clearance, gas exchange, and pressure regulation. Otolaryngol Head Neck Surg, 1997, 116: 499–524

[3] Palva T, Ramsay H. Incudal folds and epitympanic aeration. Am J Otol, 1996, 17: 700–708

[4] Marchioni D, Molteni G, Presutti L. Endoscopic anatomy of middle ear. Indian J Otolaryngol Head Neck Surg, 2011, 63: 101–113

[5] Marchioni D, Alicandri-Ciufelli M, Molteni G,et al. Endoscopic tympanoplasty in patients with attic retraction pockets. Laryngoscope,2010,120: 1847–1855

[6] Marchioni D, Mattioli F, Alicandri-Ciufelli M, et al. Endoscopic evaluation of middle ear ventilation route blockage. Am J Otolaryngol,2010, 31: 453–466

[7] Wullstein SR. Osteoplastic epitympanotomy. Ann Otol Rhinol Laryngol,1974,83: 663–669

[8] Morimitsu T, Tono T, Makino K, et al. Improvement of the surgical technique of anterior tympanoplasty in cholesteatoma. Rev Laryngol Otol Rhinol（Bord）, 1995, 116: 369–371

[9] Palva T, Ramsay H, Böhling T. Lateral and anterior view to tensor fold and supratubal recess.Am J Otol,1998,19: 405–413, discussion 414

[10] Marchioni D, Mattioli F, Alicandri-Ciufelli M, et al. Endoscopic approach to tensor fold in patients with attic cholesteatoma. Acta Otolaryngol, 2009, 129: 946–954

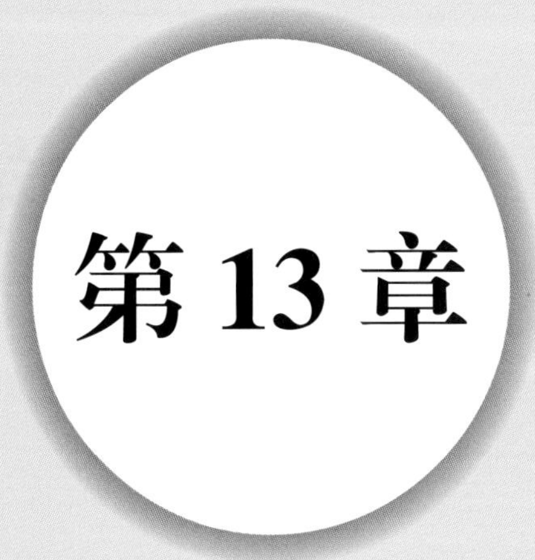

第 13 章

全耳内镜下后鼓室胆脂瘤的处理

- 13.1 手术解剖
- 13.2 历　史
- 13.3 优　点
- 13.4 适应证和禁忌证
- 13.5 并发症
- 13.6 手术步骤
- 13.7 术后护理

13 全内镜下后鼓室胆脂瘤的处理

Daniele Marchioni, Alberto Grammatica, Matteo Alicandri-Ciufelli, Livio Presutti

13.1 手术解剖

后鼓室位于中耳后部，含有许多重要的解剖结构（图 13.1）。其中鼓室窦最为重要，是一个呈向后气化的腔隙样结构，其内侧为中耳内侧壁，外侧为锥隆起，其后外侧为神经面神经锥段及乳突段；前方为鼓岬的上部；上界为岬小桥，岬小桥将鼓室窦与后鼓室窦（图 13.2；后鼓室窦是后鼓室上部的一个骨龛，其是否存在取决于岬小桥存在与否以及鼓室窦的气化程度）及卵圆窗隔开；下界为岬下脚，岬下脚将鼓室窦与下后鼓室及圆窗隔开。根据鼓室窦的深度，同时考虑其向后方延伸程度、及与面神经乳突段的位置关系，可以将鼓室窦分为三种类型（图 13.3，图 13.4）。

面神经锥段和乳突段的外后方是两个解剖上的骨龛：面隐窝与外侧鼓室窦（图 13.1）。这两者起自锥隆起后方，被鼓索嵴分隔开，其位于面神经走行切面的外侧，解剖位置恒定，因而比鼓室窦与后

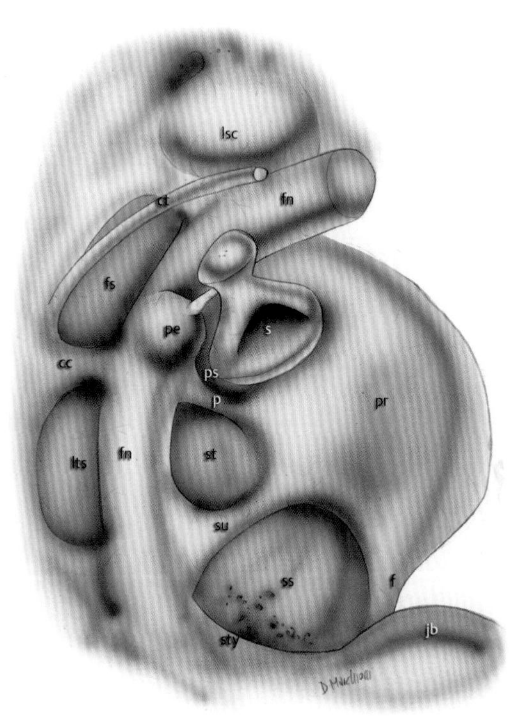

图 13.1 右耳。后鼓室解剖整体观。fn，面神经；s，镫骨；st，鼓室窦；ps，后鼓室窦；ss，下鼓室窦；p，岬小桥；su，岬下脚；f，岬末脚；fs，面隐窝；its，（译者注：原文此处为笔误，应为 ls，外侧鼓室窦）；cc，鼓索嵴；ct，鼓索神经；lsc，外半规管；sty，茎突复合体；jb，颈静脉球；pr，鼓岬；pe，锥隆起

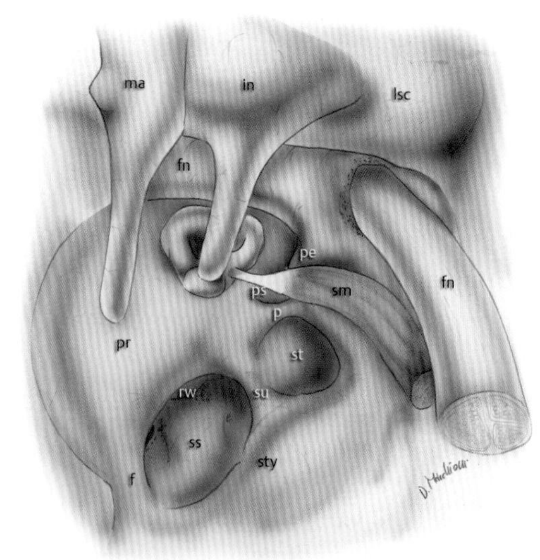

图 13.2 左耳。鼓室窦与其周围结构的解剖关系；面神经与锥隆起及肌肉形成鼓室窦的后外侧界限。fn，面神经；in，砧骨；ma，锤骨；st，鼓室窦；ps，后鼓室窦；ss，下鼓室窦；p，岬小桥；su，岬下脚；f，岬末脚；lsc，外半规管；sty，茎突复合体；pr，鼓岬；pe，锥隆起；sm，镫骨肌；rw，圆窗

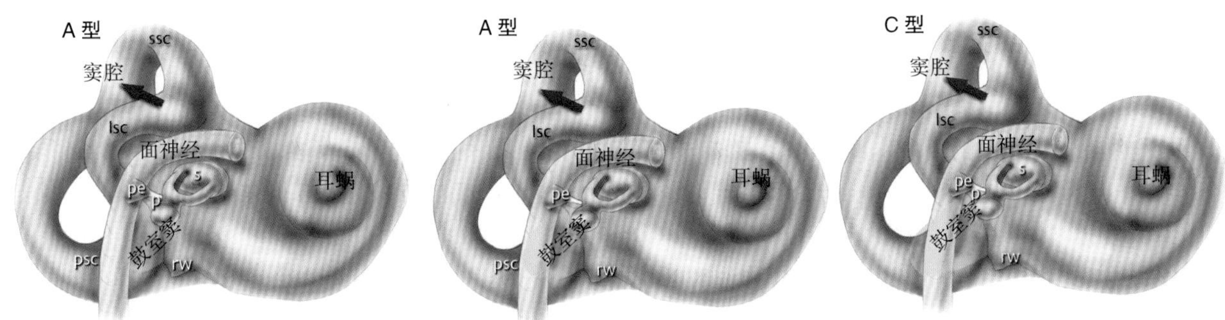

图 13.3　右耳。根据相对于面神经的深度不同，鼓室窦（ST）分为三种类型。A 型，小鼓室窦。窦腔深度内界相当于面神经乳突段。这种情况下，鼓室窦很小，不存在向面神经内侧及后方的延伸。B 型，深鼓室窦。鼓室窦的内界位于面神经乳突段内侧，不存在向面神经后方的延伸；C 型，向后延伸的深鼓室窦。鼓室窦的内界位于面神经乳突段的内侧及后方，这种情况下，乳突气化良好，鼓室窦大而深。pe，锥隆起；s，镫骨；p，岬小桥；ssc，上半规管；lsc，外半规管；psc，后半规管；rw，圆窗

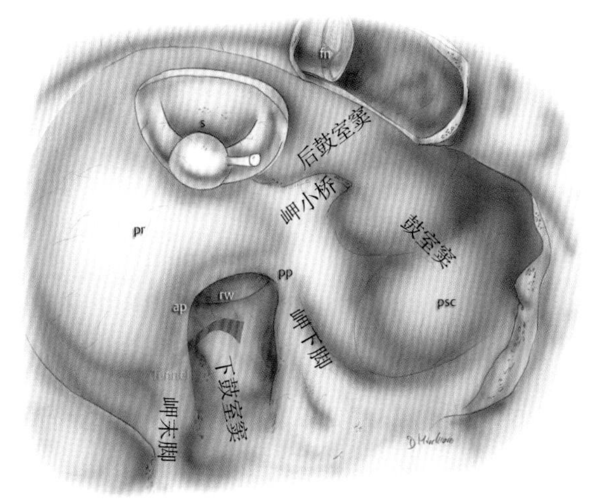

图 13.4　左耳。去除锥隆起、面神经管、面神经锥段以及部分岬小桥以后，鼓室窦（ST）的解剖。该病例中探查鼓室窦（C 型）内侧，显示其与后半规管关系密切。注意深在的下鼓室窦存在。红色箭头指示圆窗膜下方岬末脚以下深在的耳蜗下通道。pp，后柱；ap，前柱；s，镫骨；pr，鼓岬；rw，圆窗；fn，面神经；psc，后半规管

鼓室窦更容易探及。

锥隆起是一个呈底部在后，顶部在前的三角形骨质结构，内含镫骨肌腱，水平走向，位于面神经锥段前外侧。在后鼓室中部锥隆起下方可见看到锥下间隙，其外界为锥隆起内侧面，内界为后鼓室内侧骨壁，后界为面神经乳突段（图 13.5）。锥下间隙存在多种形态，主要不同在于其深度，最浅可以因锥隆起内侧与后鼓室内侧壁完全骨化而完全缺如，最深可达面神经下方。根据岬小桥的位置与走向，锥下间隙可被鼓室窦或外侧鼓室窦所包含。

下后鼓室是一个后方的腔隙，其含有下鼓室窦（图 13.6，图 13.7），后界为茎突复合体与面神经乳突段，前界为圆窗及其前柱、后柱和窗龛，鼓岬下后部，上界为岬下脚，下界为颈静脉球与岬末脚。岬末脚是一个具有多种形态的骨嵴，起自茎突隆起下方，与圆窗前缘下方相连。

下鼓室窦 [Proctor 曾命名其为腔室区（concamerata）] 识别起来很困难，其后界为茎突部和乳突段面神经，内界为耳囊。在有些个体中，下鼓室窦后方的气房在茎突复合体内侧非常明显，形成一个深的腔隙，残余胆脂瘤可存在于此 [1]。

详尽的解剖描述，参见第 3 章。

13.2 历　史

胆脂瘤累及后鼓室间隙的方式导致两种重要的手术风险：①病变去除不完全致残余病变的可能；②胆脂瘤造成听骨链中断、听力下降、面神经损伤的风险增加，术者难以控制。最大限度暴露后鼓室对于彻底去除病变，避免上述手术风险非常关键。多年来，有很多显微镜下的外科技术可以更好地暴露后鼓室，如:

①改变术者位置或患者头部位置（因外耳道具有一定深度，通常如此也不能很好暴露）[2]；②面隐窝入路，需解剖一前界为面神经，后界为外半规管，内界为后半规管的三角骨质区域。然而，该技术会造成手术损伤的高风险，仅当深鼓室窦存在时可行 [3]；③经典根治鼓室成形术需要行后方鼓膜切开，但这也无法保证总是很好地显露后鼓室（图 13.8，图 13.9）。

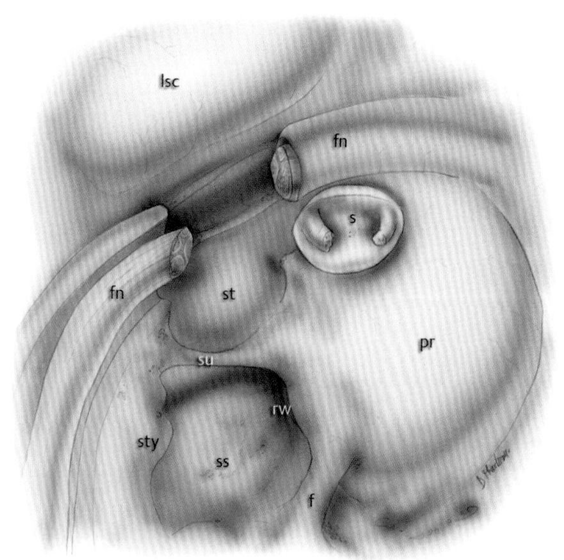

图 13.5　右耳。锥下间隙解剖。为了观察到这一特殊窦腔，笔者去除了部分锥隆起和面神经管（锥段）以及部分面神经。注意面神经管内侧的鼓室窦后内侧和显露的锥下间隙之间的关系。lsc，外半规管；st，鼓室窦；su，岬下脚；ss，下鼓室窦；f，岬末脚；sty，茎突复合体；pr，鼓岬；fn，面神经；rw，圆窗；s，镫骨

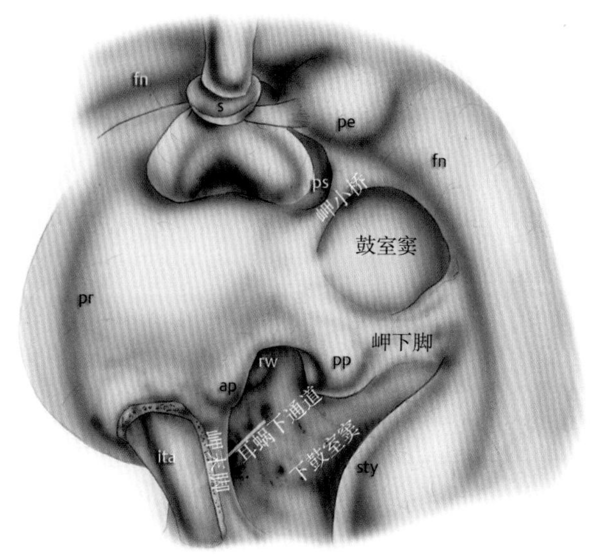

图 13.7　左耳。去除部分岬末脚后下鼓室窦与岬末脚区域。在某些情况下，可能发现岬末脚骨质结构内的鼓室下动脉，其与岬末脚走向平行。白色箭头指示岬末脚下面的耳蜗下通道位置。fn，面神经；s，镫骨；ps，后鼓室窦；sty，茎突复合体；pr，鼓岬；rw，圆窗；ap，前柱；pp，后柱；pe，锥隆起；ita，鼓室下动脉

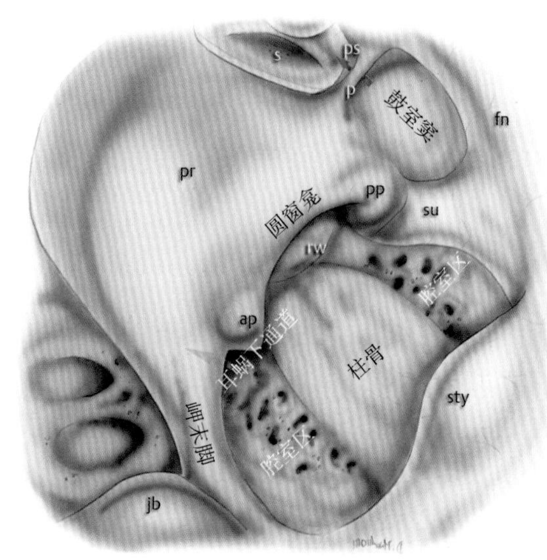

图 13.6　左耳。下鼓室窦及其相关区域（紫色部分）。下鼓室窦位于上方的岬下脚与下方的岬末脚之间，其后方与茎突复合体融合。注意有一个气化的腔隙界定出的特殊骨质区域（称为柱骨，fustis），以及位于岬末脚与圆窗前柱连接处下方的深在的耳蜗下通道。在某些情况下，可能会发现一个特别深在的耳蜗下通道，甚至可达颈内动脉管。红色箭头：上方的箭头指示岬小桥下方鼓室窦与后鼓室窦之间连通的腔隙；下方的箭头指示岬末脚下方进入下鼓室窦的通道。fn，面神经；s，镫骨；ps，后鼓室窦；p，岬小桥；su，岬下脚；sty，茎突复合体；pr，鼓岬；rw，圆窗；jb，颈静脉球；ap，前柱；pp，后柱

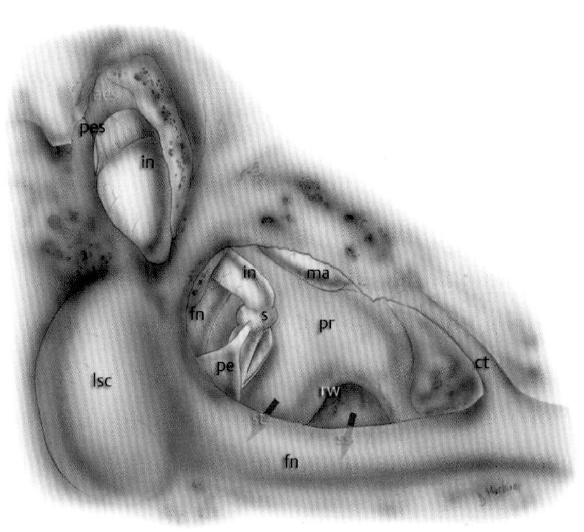

图 13.8　右耳。显微镜下经乳突行充分后鼓室切开后显露后鼓室。注意鼓室窦（st）与下鼓室窦（ss）的位置是如何被面神经锥段与乳突段覆盖的。fn，面神经；s，镫骨；pr，鼓岬；rw，圆窗；pe，锥隆起；in，砧骨；ma，锤骨；pes，后鼓室上隐窝；lsc，外半规管；ct，鼓索神经

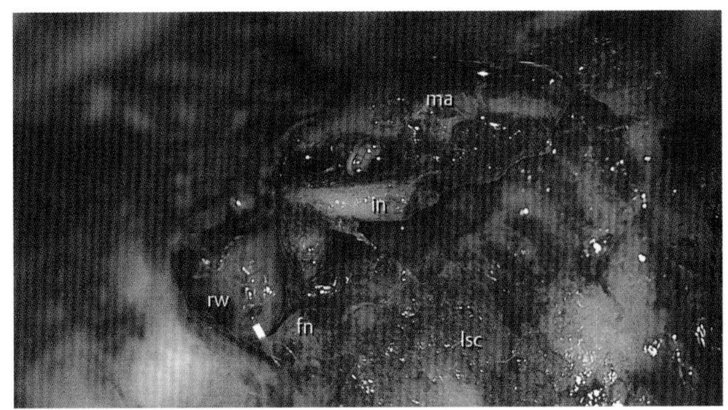

图 13.9　病例。左耳。胆脂瘤开放式手术后，可以观察到面神经与后鼓室内侧之间的关系。面神经锥段覆盖后鼓室内侧部分。fn，面神经；in，砧骨；ma，锤骨；rw，圆窗；lsc，外半规管 . 白色箭头指示后鼓室内侧。

耳内镜入路进入后鼓室（用 0°，45°，或 70° 内镜）能够完全显露上述解剖间隙，该技术能够让术者完全看清解剖变异及病变组织（图 13.10~13.13）[4–7]。

13.3 优　点

直接且微创的手术入路，避免去除乳突骨质和黏膜；能够直视后鼓室及听骨链、鼓索神经、面神经、圆窗、卵圆窗等周围结构；充分显露后鼓室内侧（鼓室窦、下鼓室窦、锥下间隙）及外侧（面隐窝、外侧

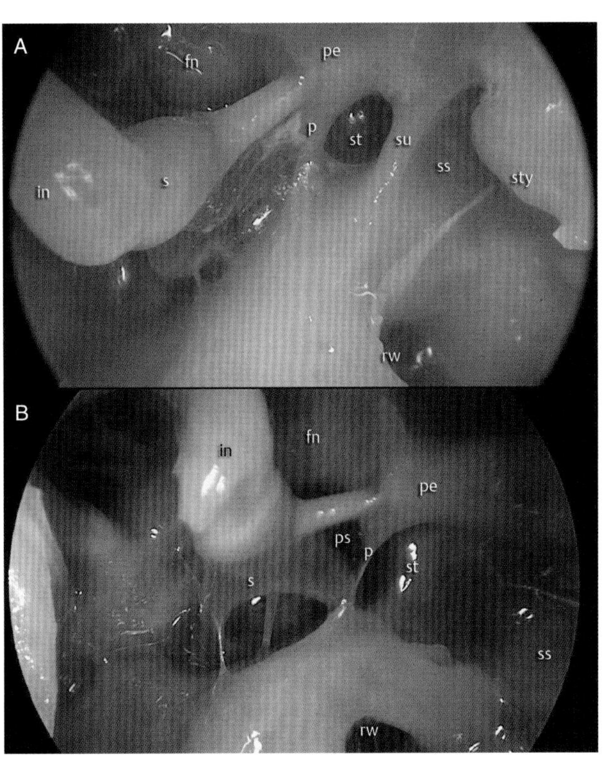

图 13.10　耳内镜下显露鼓室窦（45° 耳内镜）。**A.** 左耳。分隔型的鼓室窦：可以观察到一个骨嵴从锥隆起下方延伸至岬小桥下方，这个骨嵴将鼓室窦分为两个部分（上部和下部）。**B.** 左耳。经典型的鼓室窦：可以观察到岬小桥。鼓室窦与下鼓室窦之间存在一个连通的腔隙。fn，面神经；s，镫骨；ps，后鼓室窦；ss，下鼓室窦；p，岬小桥；rw，圆窗；in，砧骨；pe，锥隆起；st，鼓室窦；su，岬下脚；sty，茎突复合体

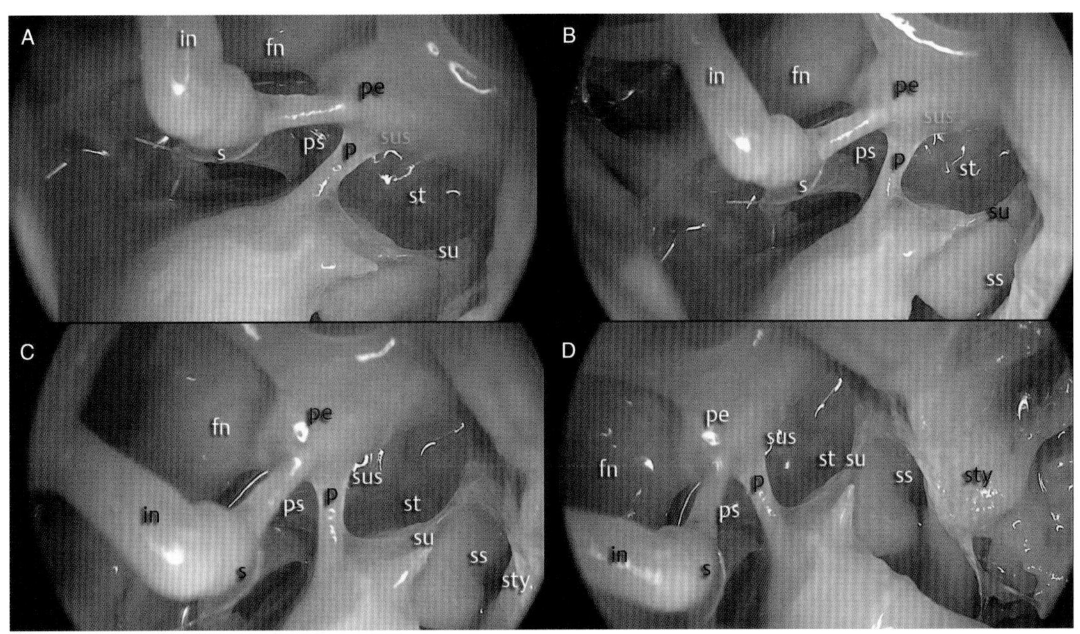

图 13.11　左耳。用 45° 耳内镜观察。在具有完整的锥隆起的病例中，B 型鼓室窦与深在的锥下间隙。鼓室窦与后鼓室窦通过锥下间隙连通。fn，面神经；ps，后鼓室窦；ss，下鼓室窦；p，岬小桥；in，砧骨；s，镫骨；pe，锥隆起；sus，锥下间隙；su，岬下脚；st，鼓室窦；sty，茎突复合体

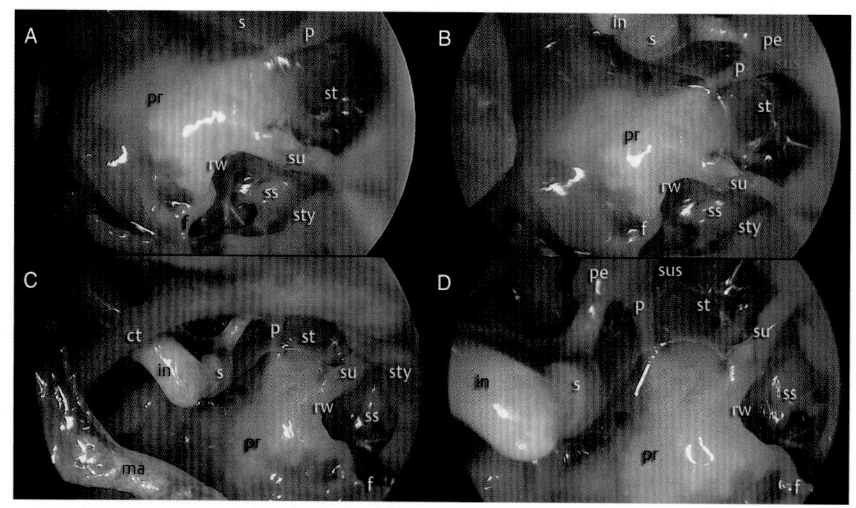

图 13.12　左耳。用 45° 耳内镜观察整个后鼓室内侧。注意鼓室窦（B 型）深度向内侧延伸到面神经，以及一个宽大的连接到鼓室窦的锥下间隙。另外还要注意到下鼓室窦有一气房区域位于柱骨（fustis）后方，在岬末脚下方接近圆窗前柱的地方有一耳蜗下通道存在。ss，下鼓室窦；p，岬小桥；st，鼓室窦；rw，圆窗；in，砧骨；s，镫骨；pe，锥隆起；sus，锥下间隙；su，岬下脚；f，岬末脚；ma，锤骨；pr，鼓岬；sty，茎突复合体

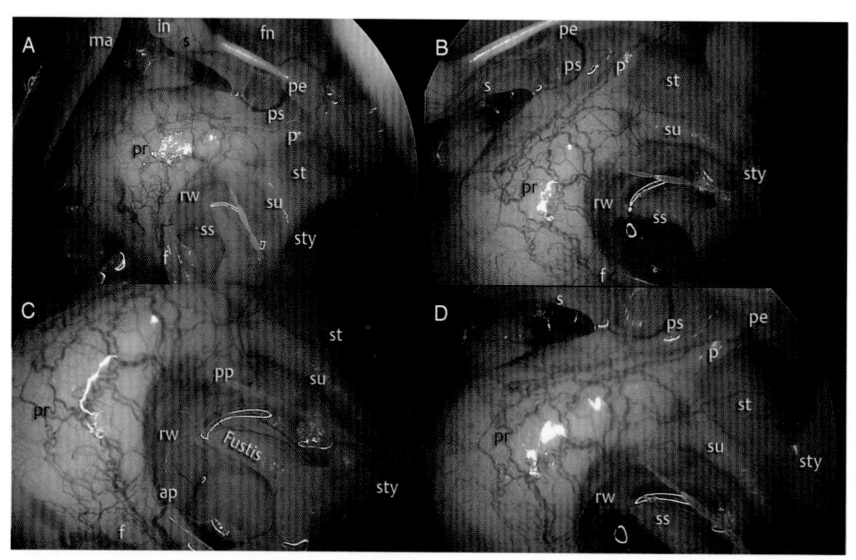

图 13.13　左耳。术中用 45° 耳内镜观察后鼓室。该病例中鼓室窦中岬小桥与岬下脚具有典型的结构（A，B）。内镜下放大的下鼓室窦从前方显示了茎突隆起、柱骨（fustis）、圆窗龛（C，D）。fn，面神经；s，镫骨；ps，后鼓室窦；ss，下鼓室窦；p，岬小桥；su，岬下脚；sty，茎突复合体；pr，鼓岬；rw，圆窗；ap，前柱；pp，后柱；ma，锤骨；in，砧骨；pe，锥隆起；st，鼓室窦；ps，后鼓室窦；f，岬末脚

鼓室窦）区域。

13.4 适应证与禁忌证

13.4.1 适应证

中耳胆脂瘤或鼓膜紧张部内陷累及后鼓室区域。

13.4.2 禁忌证

外耳道狭窄。

外耳道畸形。

13.5 并发症

· 镫骨骨折（术者对于耳内镜手术或耳神经外科手术经验不足以及术者第一次手术时可能发生）。

· 面神经损伤（严重出血致手术视野差时可能发生）。

关键点：面神经通常位于术者前方，尤其是鼓室段和锥段。

· 削磨岬末脚致耳蜗损伤。

关键点：避免在下鼓室窦削磨，必要时使用刮匙。

13.6 手术步骤

1. 术前使用 0° 耳内镜用 2% 甲哌卡因与肾上腺素的混合液局部浸润外耳道 3min。外耳道切口距纤维鼓环外侧 0.5~1cm（4 点钟至 1 点钟方向），可以借助分子共振刀（Vesalius）、可调节的二氧化碳激光或手术刀（图 13.14; 见病例 2）。

2. 用肾上腺素（混合 50% 生理盐水）小棉球将耳道鼓膜皮瓣从骨壁上剥离下来。将皮瓣向内侧剥离，环绕着切口将皮肤前推直到看见纤维鼓环。用弯头剥离器剥离皮瓣，小心使用器械在外耳道骨壁上剥离。

关键点：切开外耳道皮肤后可能会有大量出血，用肾上腺素小棉球置于出血点 1min 可控制出血。

3. 使用显微镊挑起纤维鼓环，能够很好地暴露中耳腔。剥离鼓膜松弛部时，要非常小心以避免损伤鼓膜。从锤骨外侧突与锤骨前韧带上分离鼓膜时，手术操作一定要非常轻柔（图 13.15; 见病例 2）。使用显微镊能够很好地从下端翻起鼓膜瓣，从而暴露前鼓室区域。皮瓣固定于鼓膜脐部，从前向下翻起，可以很好地暴露中鼓室及后鼓室区域。

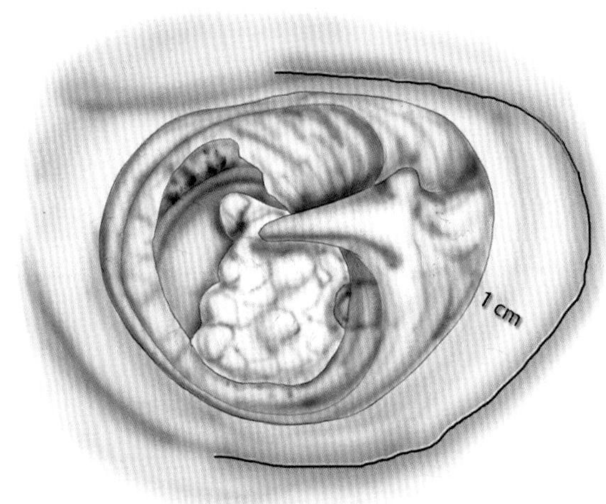

图 13.14　左耳。图片显示外耳道切口线

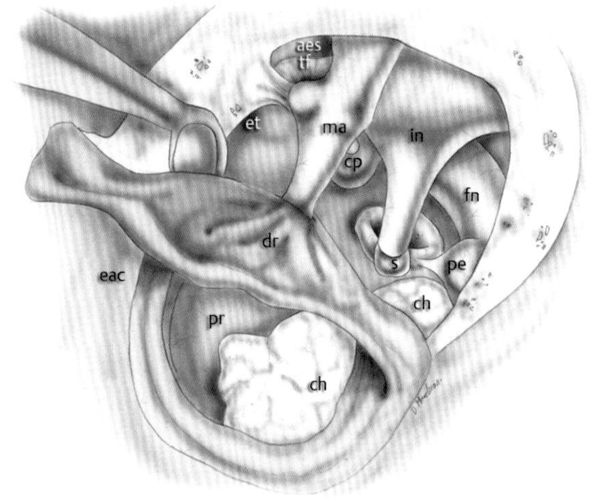

图 13.15　从鼓膜松弛部上分离皮瓣，使其尾端附着于鼓膜脐部。fn，面神经；s，镫骨；ma，锤骨；in，砧骨；pe，锥隆起；cp，匙突；aes，上鼓室前间隙；et，咽鼓管；tf，张肌皱襞；ch，胆脂瘤；dr，鼓膜；eac，外耳道；pr，鼓岬

关键点：在胆脂瘤累及下鼓室窦、部分累及下鼓室的情况下，切断鼓膜脐部韧带，耳道鼓膜皮瓣可以整体移动。这样处理可以更大范围地暴露整个鼓室，从而更容易进入后鼓室［图 13.16；见病例 2（图 13.30）］。

4. 在 0° 耳内镜下暴露鼓室，辨识砧镫关节（以及听骨链连接的解剖情况）、面神经锥段、锥隆起，

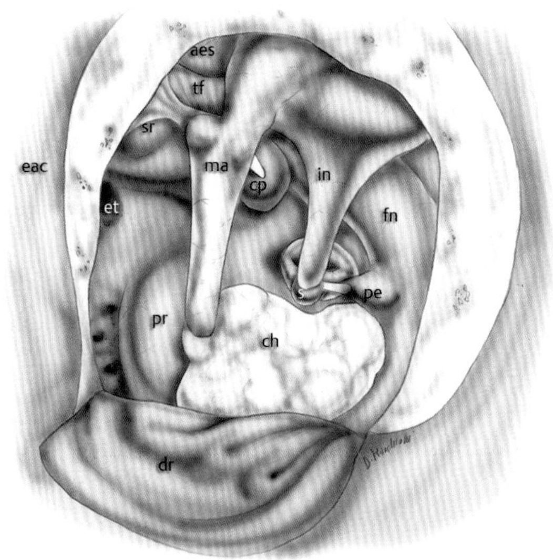

图 13.16　为了完全暴露中耳，有必要将鼓膜从脐部轻轻分离并向下方牵拉。fn，面神经；s，镫骨；ma，锤骨；in，镫骨；pe，锥隆起；cp，匙突；aes，上鼓室前间隙；et，咽鼓管；tf，张肌皱襞；ch，胆脂瘤；dr，鼓膜；eac，外耳道；sr，管上隐窝

从而正确估计胆脂瘤范围及其与周围结构的关系（图 13.21，图 13.22）。

关键点：（A）听骨链的状态非常重要：当听骨链完整时，手术操作一定要局限且轻柔，以保留听骨链完整。当部分砧骨破坏时，建议立即去除砧骨，以便于手术操作。（B）用 45° 耳内镜探查后鼓室、术前仔细分析轴位 CT 是预测后鼓室上部及下部胆脂瘤向后内侧延伸范围的最基本步骤。

5. 评估胆脂瘤的整个范围及累及区域（鼓室窦、后鼓室窦、锥下间隙、下鼓室窦），耳内镜入路有两种方法，见视频 13.1。

A. 经典入路：如同显微镜手术入路一样，术者整个手术过程中站或坐于患耳侧。因耳内镜下小范围的操作难以探查后鼓室深在区域，故该入路适用于 A 型鼓室窦（累及后方的范围较局限）胆脂瘤的清除 [图 13.20，见病例 1（图 13.17~ 13.19）]。

B. 后鼓室直接入路[8-10]：该入路下能够直视鼓室窦内侧壁及其向后方延伸范围、下鼓室窦和后鼓室窦，能够更充分地暴露岬小桥、锥下间隙、岬下脚与岬末脚（图 13.23~ 13.26）。该入路适用于有深在后鼓室腔隙（B 或 C 型鼓室窦、深在下鼓室窦、锥下间隙、岬小桥上间隙）时胆脂瘤的清除，与外

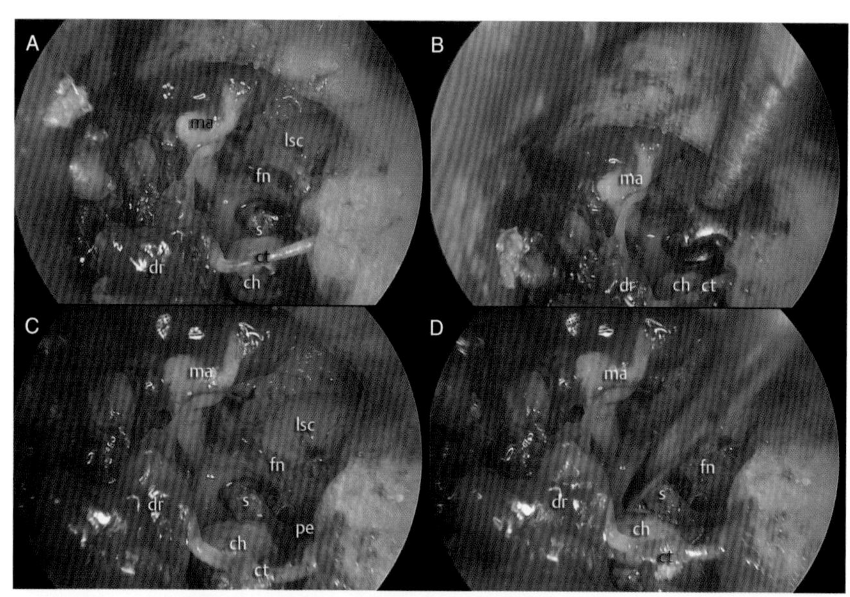

图 13.17　病例 1。左耳。0° 耳内镜下经典耳内镜入路进入后鼓室的视野。A. 去除砧骨后，A 型鼓室窦病例的后鼓室胆脂瘤清晰显现。B，C. 刮除后壁骨质更易于显露。D. 使用显微钩针便于更好的剥离胆脂瘤。ma，锤骨；ch，胆脂瘤；ct，鼓索神经；fn，面神经；lsc，外半规管；dr，鼓膜；pe，锥隆起；s，镫骨

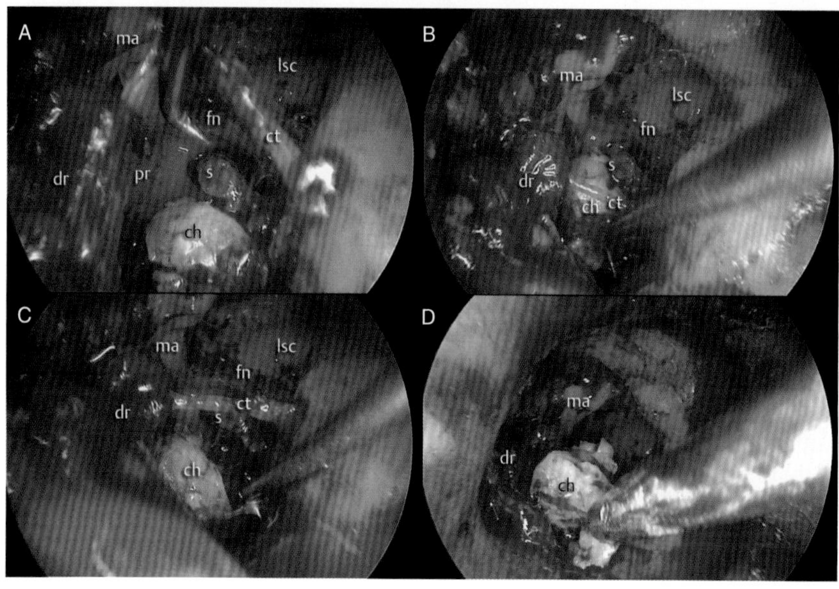

图 13.18　病例 1。左耳。0° 耳内镜视野。A~C. 从镫骨及后鼓室间隙剥离胆脂瘤时，保留完整胆脂瘤囊袋。D. 直头吸引器剥离胆脂瘤囊袋。ma，锤骨；ch，胆脂瘤；ct，鼓索神经；fn，面神经；lsc，外半规管；dr，鼓膜；pr，鼓岬，s，镫骨

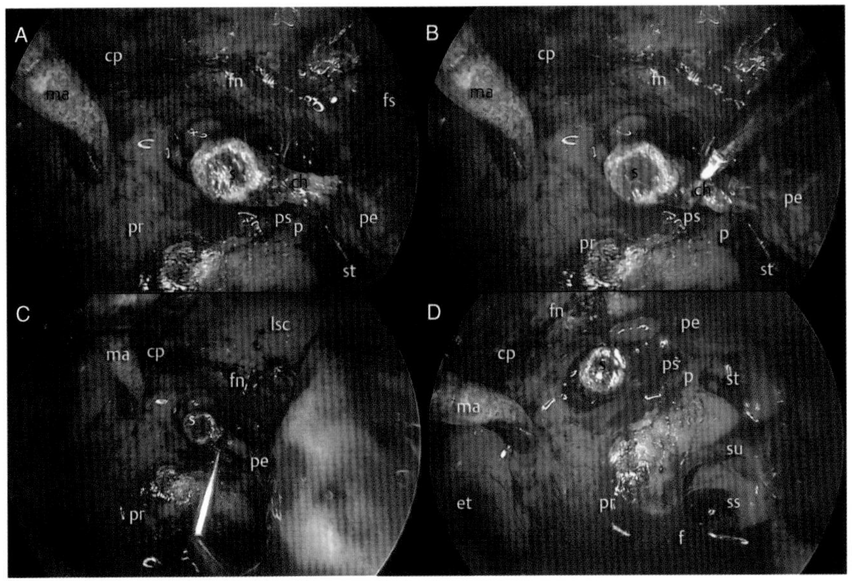

图 13.19　病例 1。左耳。A~C. 45° 耳内镜视野。检查残余胆脂瘤。在该病例中，镫骨肌腱水平有上皮残留，用显微钩针可将其去除。D. 用 45° 耳内镜最终检查后鼓室。ma，锤骨；ch，胆脂瘤；fn，面神经；lsc，外半规管；pe，锥隆起；cp，匙突；st，鼓室窦；ss，下鼓室窦；p，岬小桥；su，岬下脚；pr，鼓岬，et，咽鼓管；s，镫骨；ps，后鼓室窦；fs，面隐窝

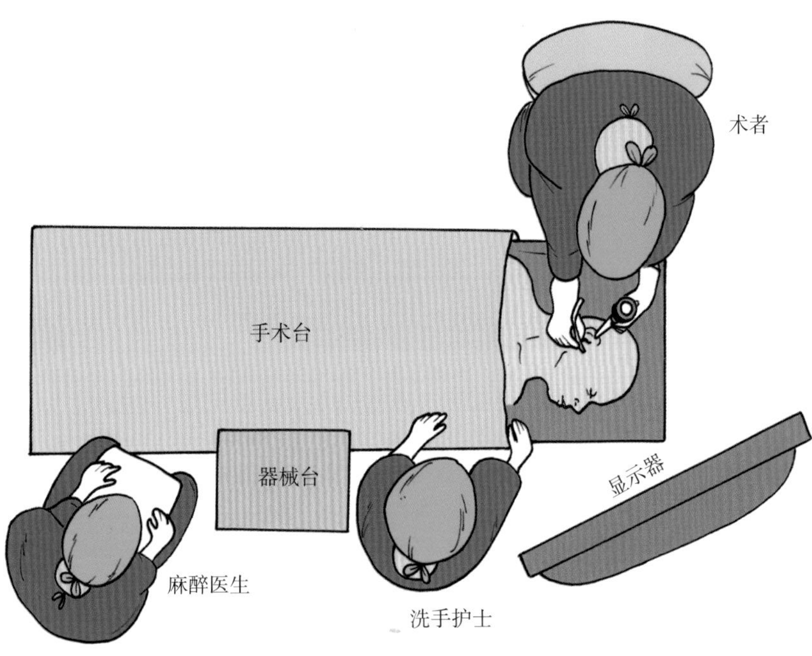

图 13.20　经典入路耳内镜手术时术者的位置。术者坐在患耳前方；左手持耳内镜，右手持手术器械。显示器位于术者前方

侧区域的探查[8-9]。为了达到这种暴露，术者需站在患耳对侧使用 45° 耳内镜；病床需向术者倾斜 30° 便于光线及手术器械进入外耳道（图 13.23，图 13.27，图 13.28）。该位置能够提供中耳后方腔隙解剖结构的正面视角，整个中耳解剖结构的水平反转图像（镜像）[10]。该入路操作刚开始非常困难，难以直观地实现。笔者建议术者须经充分训练后再采用该位置 [见病例 2 所有图片（图 13.29~13.42）；图 13.17，图 13.18]。清除鼓室窦底部胆脂瘤基质应使用弯头剥离器，从内向外自下而上进行（图 13.43~13.45）。

关键点

A. 进行该步骤时，要特别注意评估岬小桥的形态，注意辨别可能存在的岬小桥下间隙，因为其中可能有侵入的胆脂瘤基质（图 13.46）。在耳内镜下使用弯头吸引器进行剥离。辨认岬小桥的解剖标志是锥隆起：用吸引器去除锥隆起上面的胆脂瘤基质，直到能够识别出岬小桥这个骨嵴。鼓室窦存在

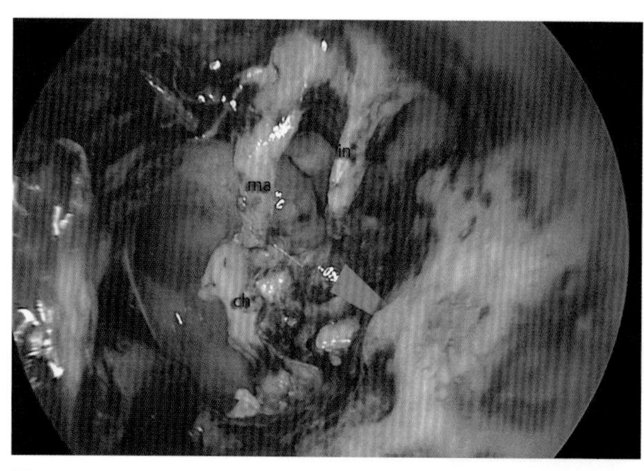

图 13.21 病例 2。左耳。分离鼓膜后，用 0° 耳内镜探查胆脂瘤进入后鼓室的范围。橙色箭头指示胆脂瘤向后方延伸进入后鼓室腔隙。ma，锤骨；in，砧骨；ch，胆脂瘤

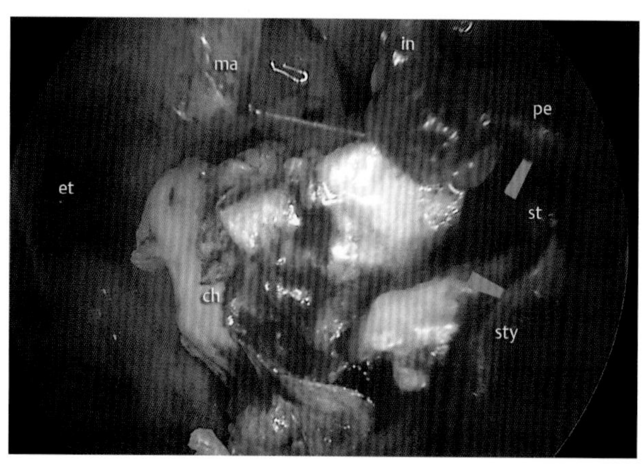

图 13.22 病例 2。左耳。耳内镜下观察后鼓室。胆脂瘤累及后鼓室上部和下部。橙色箭头指示胆脂瘤延伸至鼓室窦和下鼓室窦。ma，锤骨；in，砧骨；ch，胆脂瘤；et，咽鼓管；pe，锥隆起；sty，茎突隆起；st，鼓室窦

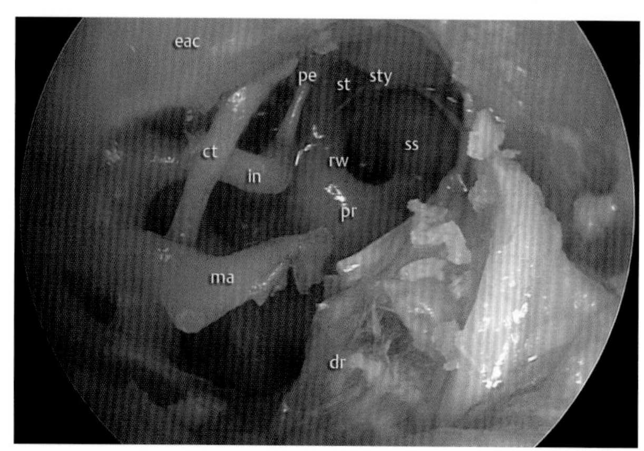

图 13.23 左耳。后鼓室直接入路显露后鼓室。耳内镜下可以直接观察到后鼓室内侧边界。ma，锤骨；in，砧骨；dr，鼓膜；pe，锥隆起，st，鼓室窦；ss，下鼓室窦；pr，鼓岬，sty，茎突复合体；eac，外耳道；ct，鼓索神经；rw，圆窗

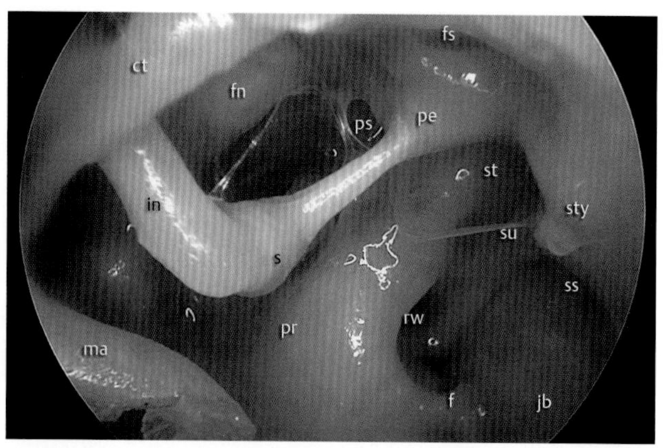

图 13.24 左耳。耳内镜下后鼓室直接入路：放大的后鼓室内侧。ma，锤骨；in，砧骨；s，镫骨；pe，锥隆起，st，鼓室窦；ss，下鼓室窦；pr，鼓岬，sty，茎突复合体；fs，面隐窝；su，岬下脚，jb，颈静脉球；ps，后鼓室窦；f，岬末脚；fn，面神经；rw，圆窗；ct，鼓索神经

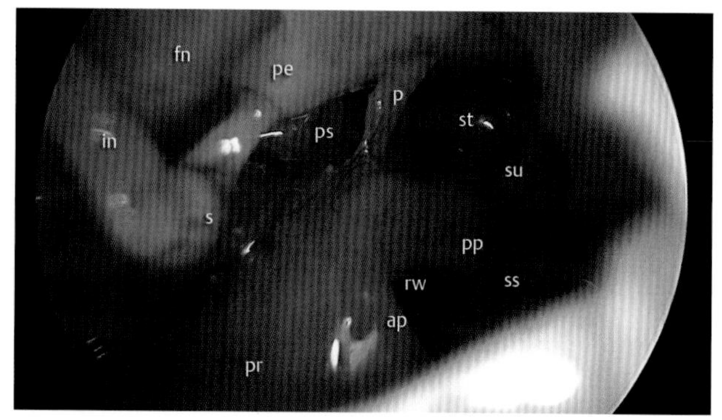

图 13.25 左耳。耳内镜下后鼓室直接入路，显露岬小桥骨质，其将鼓室窦与后鼓室窦划分开。In，砧骨；s，镫骨；pe，锥隆起，st，鼓室窦；ss，下鼓室窦；pr，鼓岬，su，岬下脚；ps，后鼓室窦；fn，面神经；rw，圆窗；pp，后柱；ap，前柱；p，岬小桥

胆脂瘤时，应当用显微刮匙或钻去除岬小桥桥状结构（图 13.47，图 13.48）。

去除岬小桥时，要特别小心以避免损伤镫骨，在有些病例中岬小桥与镫骨关系密切。使用耳内镜时，术者要维持正确的解剖距离。该步骤能够充分地暴露岬小桥下间隙，恰当地去除胆脂瘤基质。

B. 在此类手术中，很可能会发现一个深在的下鼓室窦间隙，其部分被茎突隆起覆盖[8]。使用显微刮匙或显微钻能够清除茎突隆起水平的骨质，很好地暴露下鼓室窦后方及其内侧面（图 13.49~13.51）。刮除部分茎突隆起时需要特别小心，避免损伤位于茎突隆起后内侧的面神经乳突段。

C. 探查圆窗龛与岬末脚时要特别小心，在有

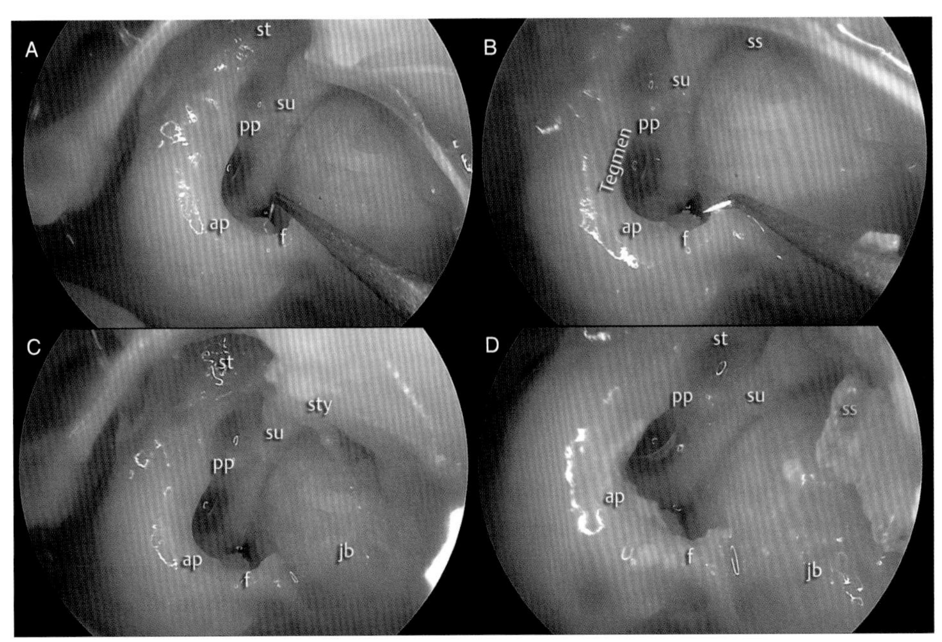

图 13.26　左耳。耳内镜下后鼓室直接入路。耳内镜下放大下鼓室窦及耳蜗下通道。耳内镜下可暴露圆窗龛，圆窗前柱与岬末脚。在圆窗膜下方的钩针（A）和（B）指示前柱下方岬末脚内侧的耳蜗下通道。ss，下鼓室窦；su，岬下脚；pp，后柱；ap，前柱，sty，茎突复合体；st，鼓室窦；f，岬末脚；jb，颈静脉球

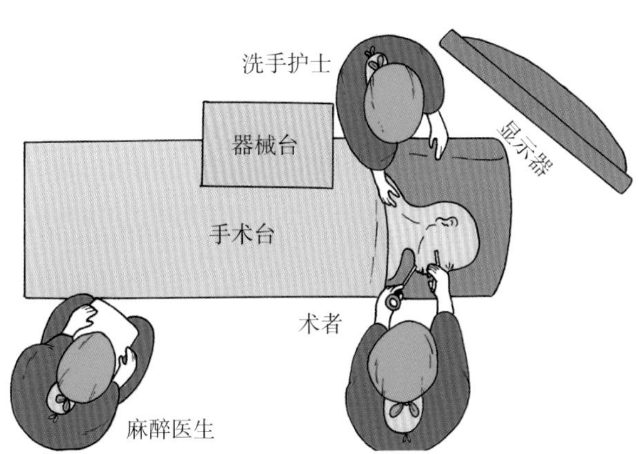

图 13.27　后鼓室直接入路时术者的位置。该手术方法需要重新调整手术室的摆放位置。术者站在患耳对侧，左手持耳内镜，右手持手术器械。患者的头相对于患侧，轻微转向对侧。耳内镜从外耳道前壁平缓进入。显示器位于术者前方

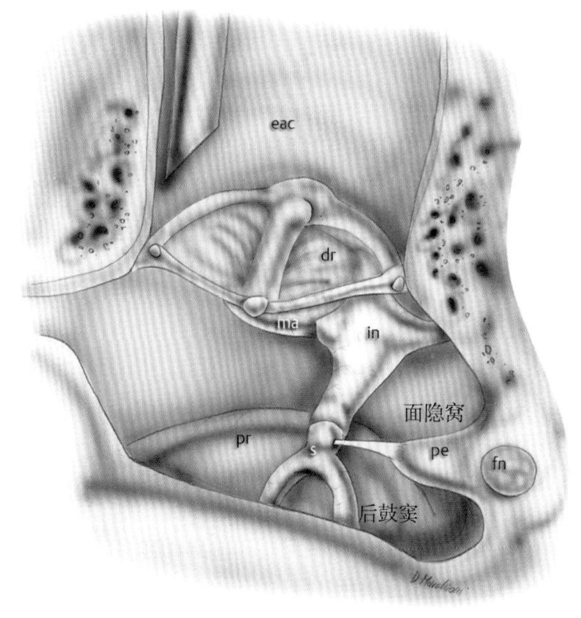

图 13.28　耳内镜下后鼓室直接入路。图示耳内镜相对于鼓室的位置。ma，锤骨；in，砧骨；s，镫骨；pe，锥隆起；pr，鼓岬；fn，面神经；eac，外耳道；dr，鼓膜

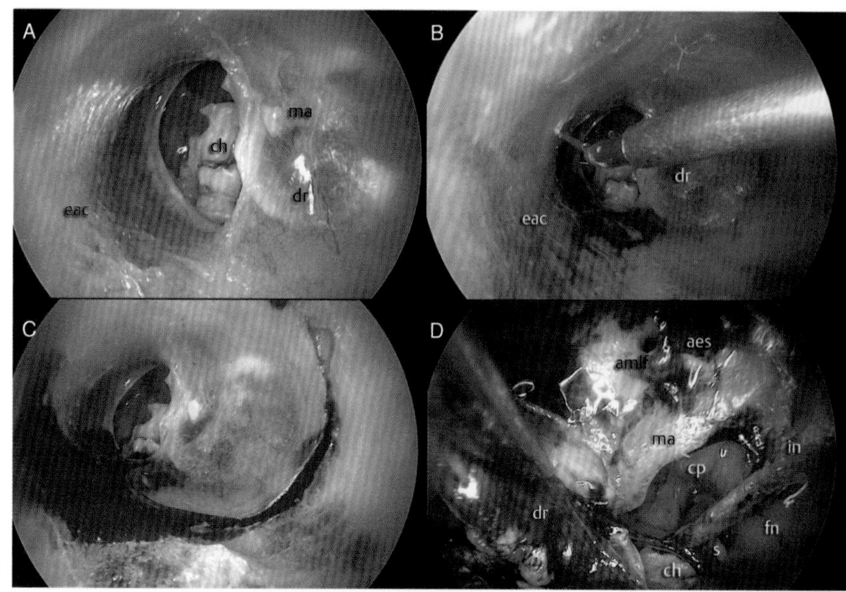

图 13.29 病例 2。左耳。制备鼓膜瓣。A.0° 耳内镜下观察外耳道和鼓膜，显示鼓膜前部的一个穿孔，胆脂瘤累及中耳及锤骨。B，C. 用 Vesalius 分子共振刀在距鼓环外侧 0.5cm 处，从 11 点钟至 2 点钟方向做切口。D. 将鼓膜瓣从骨壁及锤骨上完全剥离后暴露中耳。ma，锤骨；in，砧骨；s，镫骨；eac，外耳道；dr，鼓膜；amlf，锤前韧带；aes，上鼓室前间隙；fn，面神经；ch，胆脂瘤；cp，匙突

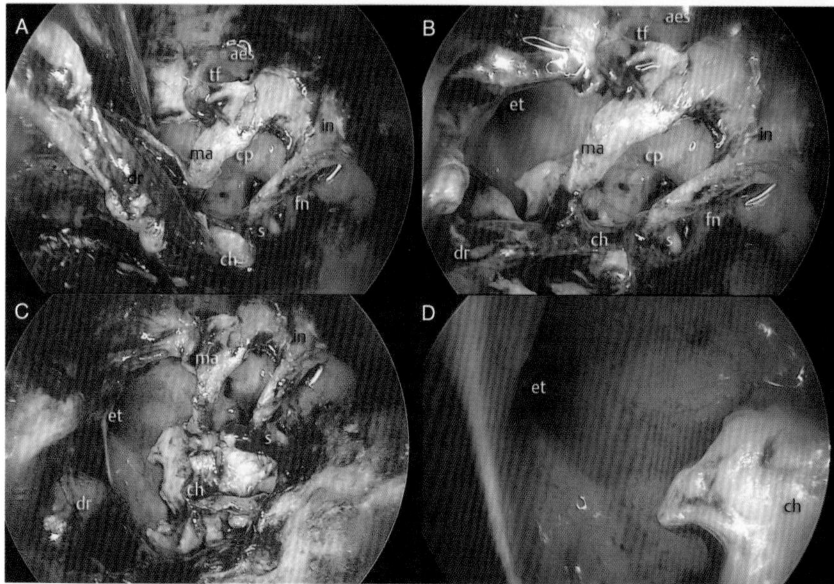

图 13.30 病例 2。左耳。0° 耳内镜下视野。A~C. 将皮瓣置于下方，并将其从鼓膜脐部分离，从而显露后鼓室区域。D. 探查前鼓室区域、咽鼓管及胆脂瘤的前界。ma，锤骨；in，砧骨；s，镫骨；dr，鼓膜；aes，上鼓室前间隙；fn，面神经；et，咽鼓管；tf，张肌皱襞；cp，匙突；ch，胆脂瘤

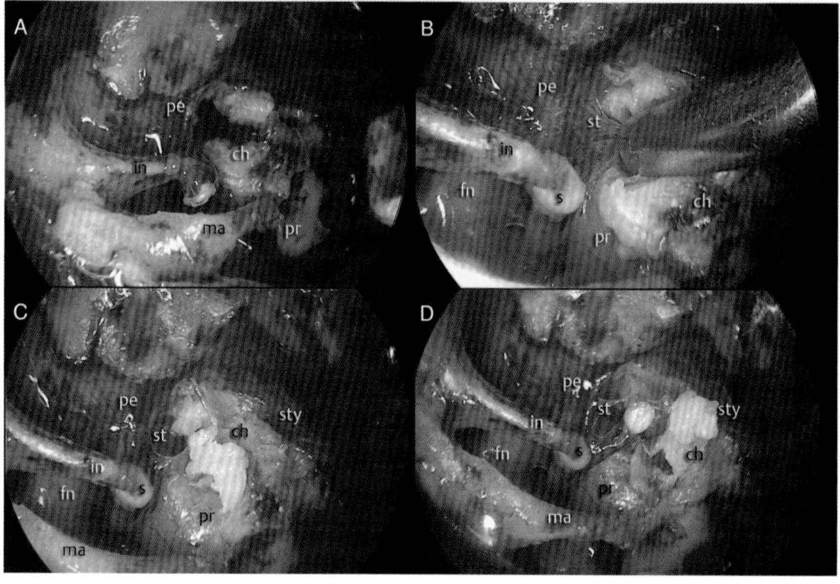

图 13.31 病例 2。左耳。45° 耳内镜下视野。后鼓室直接入路。胆脂瘤侵及后鼓室内侧，鼓室窦和下鼓室窦。ma，锤骨；in，砧骨；s，镫骨；pr，鼓岬；fn，面神经；pe，锥隆起；sty，茎突隆起；ch，胆脂瘤；st，鼓室窦

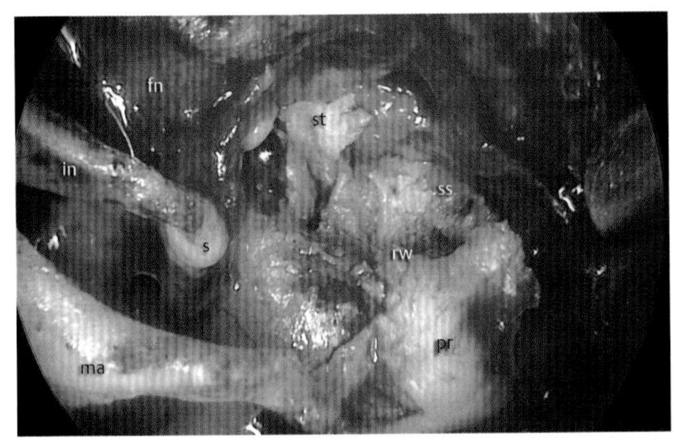

图 13.32　病例 2。左耳。后鼓室直接入路。耳内镜下放大的后鼓室视野。注意胆脂瘤累及后鼓室内侧边界。ma，锤骨；in，砧骨；s，镫骨；st，鼓室窦；ss，下鼓室窦；rw，圆窗；pr，鼓岬；fn，面神经

些病例中可能会发现一个气化良好的腔隙，涉及岬末脚下方的耳蜗下通道，胆脂瘤会侵入此腔隙（图 13.52）。要探查该部位的胆脂瘤，需要去除岬末脚，显露耳蜗下通道，精确识别胆脂瘤基质。在有些病例中，鼓室下动脉进入岬末脚与其走向平行，去除岬末脚骨质会损伤鼓室下动脉导致大量出血。建议用刮匙暴露，如果可能尽量保留血管结构或将其电凝灼烧［图 13.53，图 13.54；见病例 2（图 13.36，图 13.37）］。这种情况非常罕见，大多数情况下岬末脚中不会出现重要的血管结构。

D. 鼓室窦与后鼓室窦可能会有很大的含气腔隙延伸至锥隆起下面，进入锥下间隙[9]，胆脂瘤常能

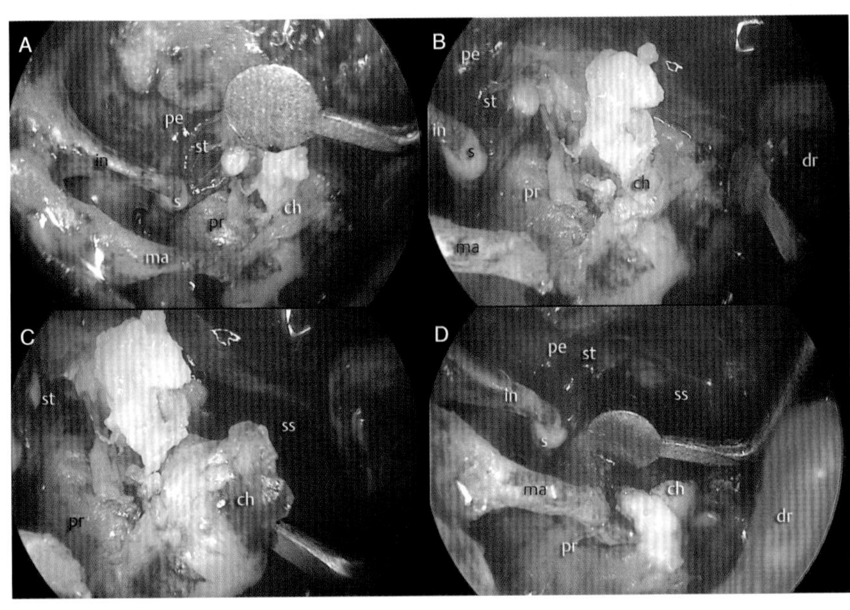

图 13.33　病例 2。左耳。45° 耳内镜下视野。用带角度剥离器有助于去除后鼓室内侧和后侧的胆脂瘤基质。用剥离子自内向外，从下向上从窦腔深部去除胆脂瘤。ma，锤骨；in，砧骨；s，镫骨；st，鼓室窦；ss，下鼓室窦；pr，鼓岬；pe，锥隆起；dr，鼓膜；ch，胆脂瘤

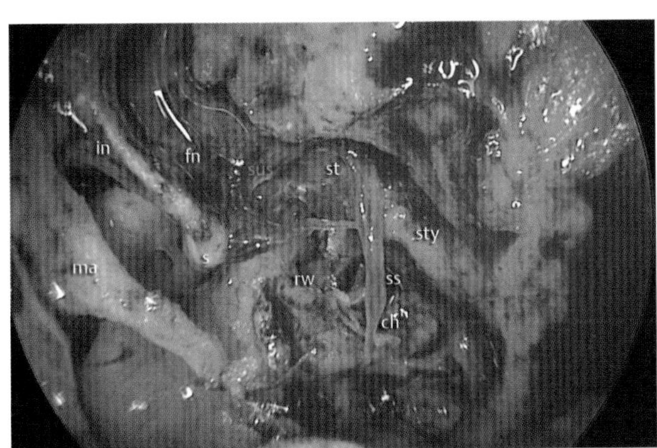

图 13.34　病例 2。左耳。45° 耳内镜下视野。去除胆脂瘤后放大的后鼓室；见下鼓室窦岬末脚下方有胆脂瘤基质；锥下间隙被黏膜组织覆盖。ma，锤骨；in，砧骨；s，镫骨；st，鼓室窦；ss，下鼓室窦；sty，茎突隆起；rw，圆窗；fn，面神经；ch，胆脂瘤

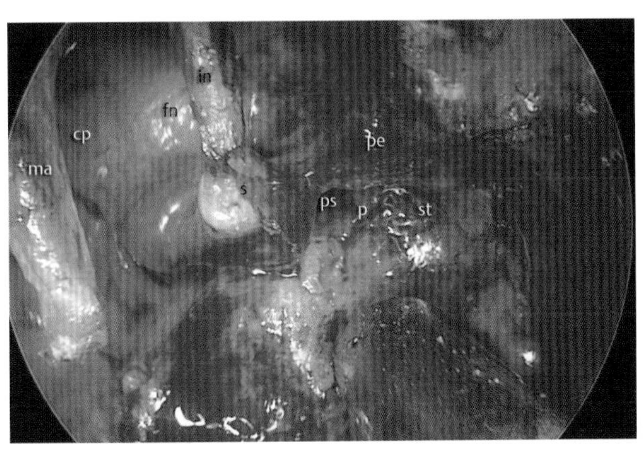

图 13.35　病例 2。左耳。45° 耳内镜下视野。去除锥隆起上的黏膜组织后，探查岬小桥并显露后鼓室窦。可以注意到镫骨上破坏的砧骨长脚。ma，锤骨；in，砧骨；s，镫骨；st，鼓室窦；p，岬小桥；ps，后鼓室窦；pe，锥隆起；fn，面神经；cp，匙突

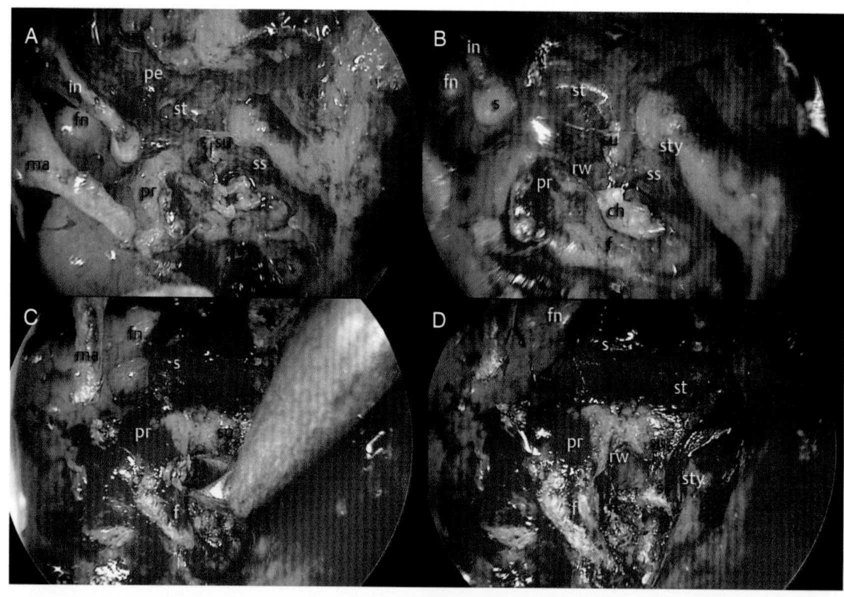

图 13.36 病例 2。左耳。45° 耳内镜下视野。A, B. 残余胆脂瘤累及下鼓室窦，延伸至岬末脚下的耳蜗下通道。C, D. 为了去除胆脂瘤，用刮匙将圆窗龛前柱和岬末脚后缘刮除。ma，锤骨；in，砧骨；s，镫骨；st，鼓室窦；pe，锥隆起；fn，面神经；su，岬下脚；ss，下鼓室窦；rw，圆窗；ch，胆脂瘤；sty，茎突复合体；f，岬末脚；pr，鼓岬

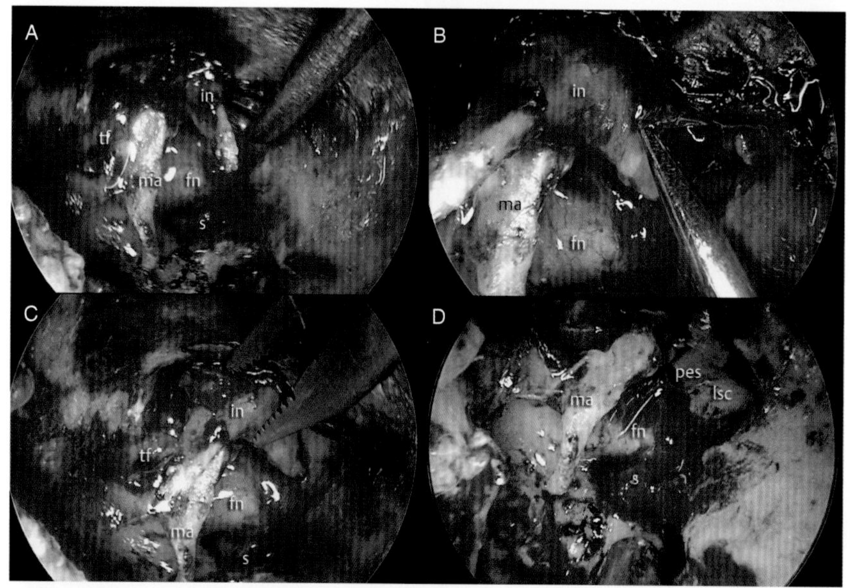

图 13.37 病例 2。左耳。45° 耳内镜下视野。A~C. 去除破坏的砧骨。D. 完成该步骤以后，可于内镜下处理面神经鼓室段。ma，锤骨；in，砧骨；s，镫骨；tf，张肌皱襞；fn，面神经；pes，上鼓室后间隙；lsc，外半规管

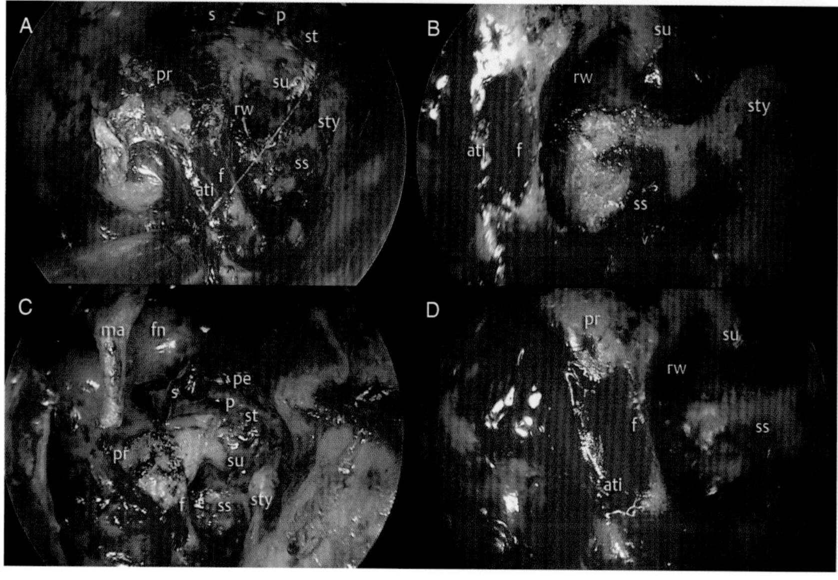

图 13.38 病例 2。左耳。45° 耳内镜下视野。去除部分岬末脚后，观察后鼓室下方，显露鼓室下动脉。ma，锤骨；s，镫骨；st，鼓室窦；pe，锥隆起；fn，面神经；su，岬下脚；ss，下鼓室窦；rw，圆窗；sty，茎突复合体；f，岬末脚；pr，鼓岬；ati，鼓室下动脉；p，岬小桥

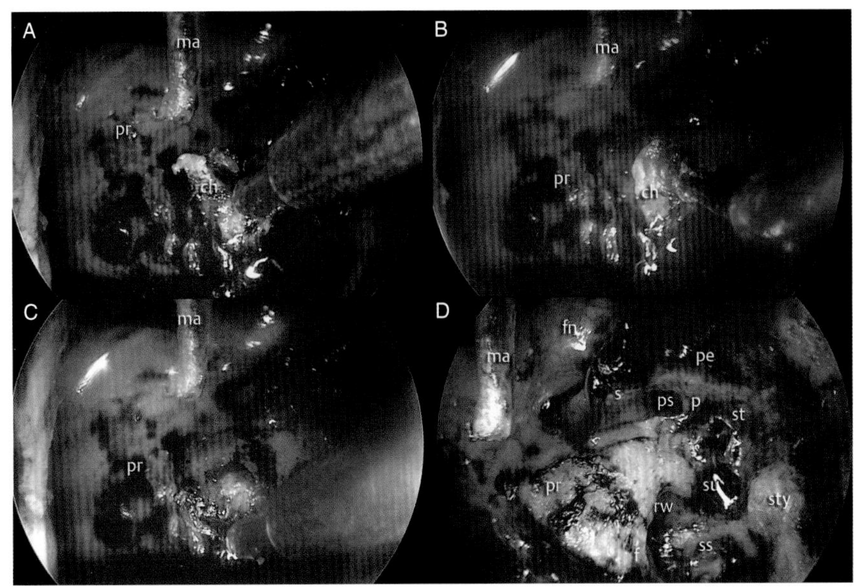

图 13.39　病例 2。左耳。45° 耳内镜下视野。用 Vesalius 钩针去除鼓岬上残余胆脂瘤基质。ma，锤骨；s，镫骨；st，鼓室窦；pe，锥隆起；fn，面神经；su，岬下脚；ss，下鼓室窦；rw，圆窗；sty，茎突复合体；f，岬末脚；pr，鼓岬；p，岬小桥；ps，后鼓室窦；ch，胆脂瘤

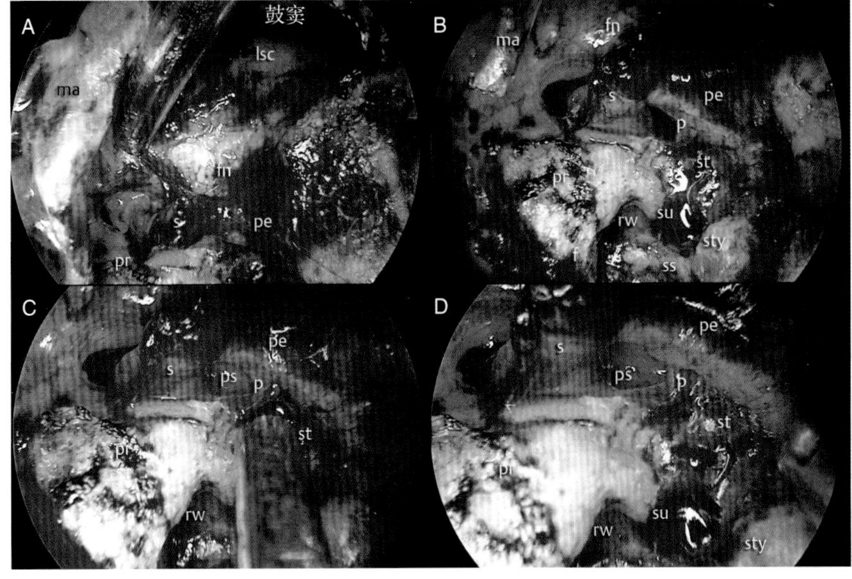

图 13.40　病例 2。左耳。45° 耳内镜下视野。耳内镜下观察后鼓室窦和岬小桥区域。该病例中胆脂瘤并未累及后鼓室窦。A，B. 胆脂瘤去除后耳内镜下最终检查鼓室结构。C，D. 岬小桥是一个自锥隆起至鼓岬的骨嵴，其分隔了鼓室窦和后鼓室窦。ma，锤骨；s，镫骨；st，鼓室窦；pe，锥隆起；fn，面神经；su，岬下脚；ss，下鼓室窦；rw，圆窗；sty，茎突复合体；f，岬末脚；pr，鼓岬；p，岬小桥；ps，后鼓室窦；lsc，外半规管

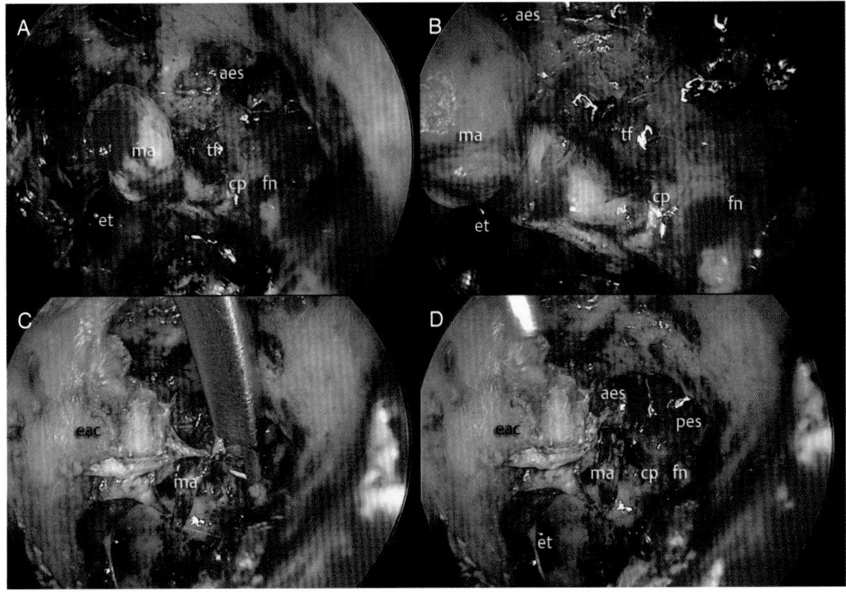

图 13.41　病例 2。左耳。45° 耳内镜下视野。A，B. 将锤骨向外牵拉暴露鼓膜张肌皱襞上缘。注意完整的鼓膜张肌皱襞分隔出前鼓室与上鼓室前间隙。C，D. 去除锤骨头。ma，锤骨；tf，张肌皱襞；fn，面神经；cp，匙突；aes，上鼓室前间隙；et，咽鼓管；pes，上鼓室后间隙；eac，外耳道

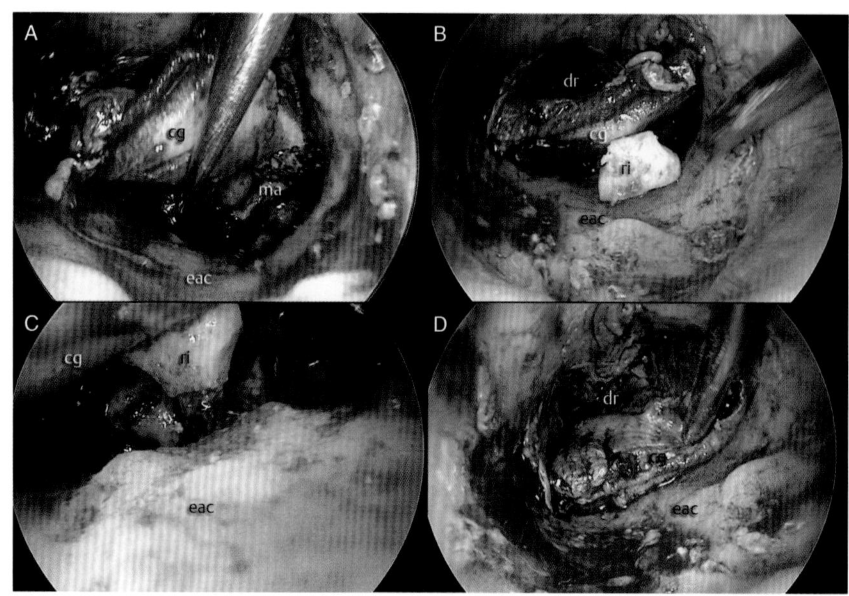

图 13.42 病例 2。左耳。45° 耳内镜下视野图。A. 用软骨移植物内置修复鼓膜。B，C. 耳内镜下用重塑的砧骨来重建听骨链。D. 复位耳道鼓膜皮瓣。dr，鼓膜；cg，软骨移植物；eac，外耳道；s，镫骨；ri，重塑砧骨；ma，锤骨

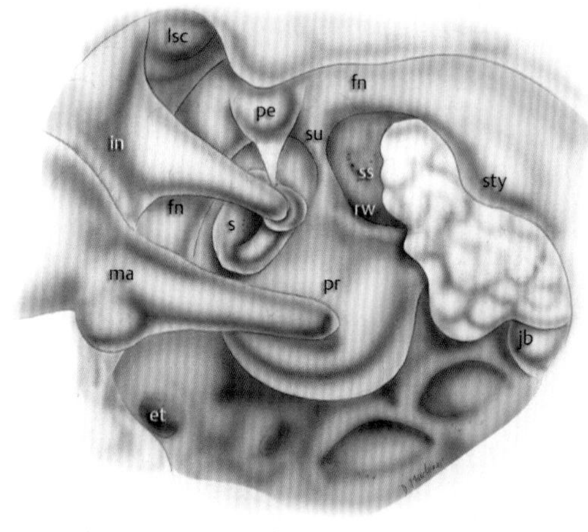

图 13.43 左耳。图示胆脂瘤累及下鼓室窦。耳内镜（45° 耳内镜）下后鼓室直接入路显露整个后鼓室。ma，锤骨；in，砧骨；s，镫骨；pe，锥隆起；fn，面神经；su，岬下脚；ss，下鼓室窦；rw，圆窗；sty，茎突复合体；pr，鼓岬；lsc，外半规管；jb，颈静脉球；et，咽鼓管；ch，胆脂瘤

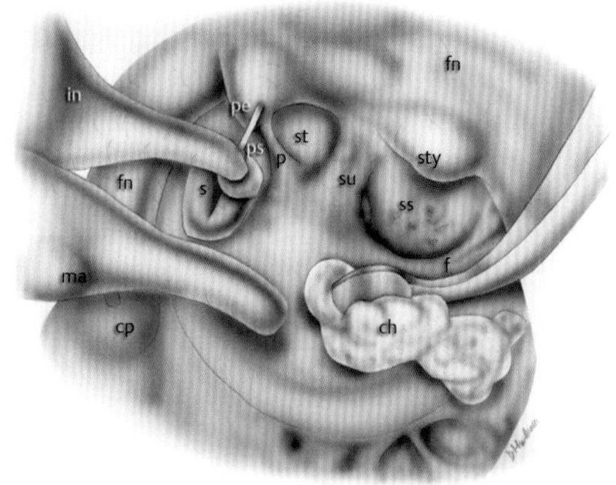

图 13.45 左耳。后鼓室直接入路。去除胆脂瘤的过程。用弯头剥离器械从内向外，自后向前将胆脂瘤基质从下鼓室窦去除。ma，锤骨；in，砧骨；s，镫骨；pe，锥隆起；fn，面神经；sty，茎突复合体；cp，匙突；ps，后鼓室窦；ch，胆脂瘤；p，岬小桥；su，岬下脚；st，鼓室窦；ss，下鼓室窦；f，岬末脚

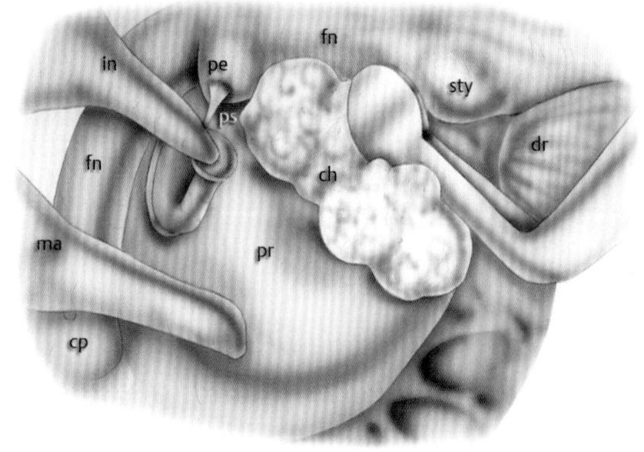

图 13.44 左耳。后鼓室直接入路。用弯头剥离器将胆脂瘤基质从下鼓室窦去除。术者在剥离过程中要小心避免损伤听骨链。ma，锤骨；in，砧骨；pe，锥隆起；fn，面神经；sty，茎突复合体；pr，鼓岬；dr，鼓膜；cp，匙突；ps，后鼓室窦；ch，胆脂瘤

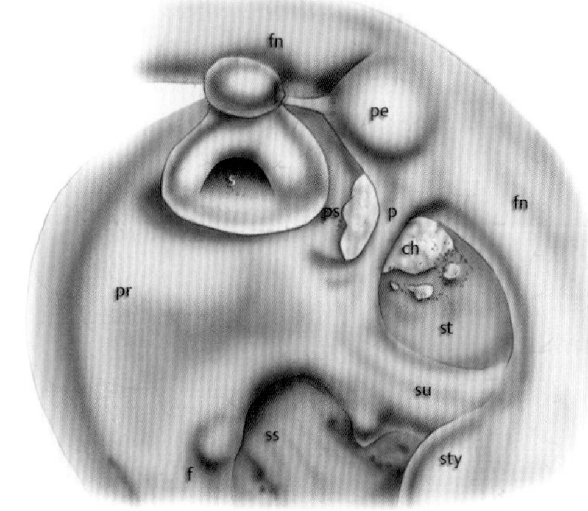

图 13.46 左耳。45° 耳内镜视野。胆脂瘤累及岬小桥下间隙。s，镫骨；pe，锥隆起；fn，面神经；sty，茎突复合体；ps，后鼓室窦；ch，胆脂瘤；p，岬小桥；su，岬下脚；st，鼓室窦；ss，下鼓室窦；f，岬末脚；pr，鼓岬

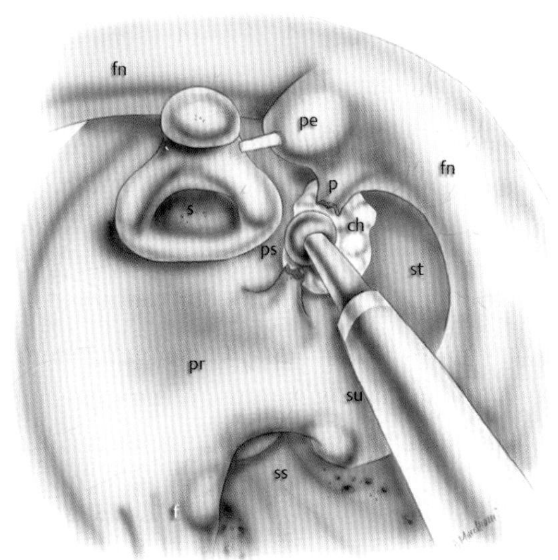

图 13.47　左耳。后鼓室直接入路。耳内镜下去除岬小桥，以便直接处理累及岬小桥下间隙的胆脂瘤基质。s，镫骨；pe，锥隆起；fn，面神经；ps，后鼓室窦；ch，胆脂瘤；p，岬小桥；su，岬下脚；st，鼓室窦；ss，下鼓室窦；f，岬末脚；pr，鼓岬

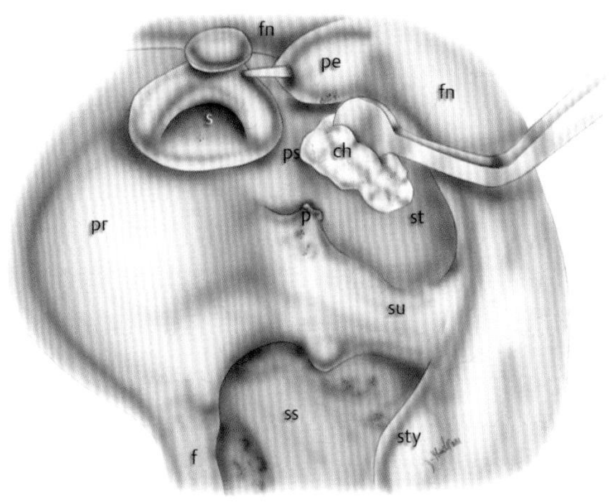

图 13.48　左耳。后鼓室直接入路，耳内镜下去除岬小桥后，用带角度器械将胆脂瘤从鼓室窦深处去除。s，镫骨；pe，锥隆起；fn，面神经；ps，后鼓室窦；ch，胆脂瘤；p，岬小桥；su，岬下脚；st，鼓室窦；ss，下鼓室窦；sty，茎突复合体；f，岬末脚；pr，鼓岬

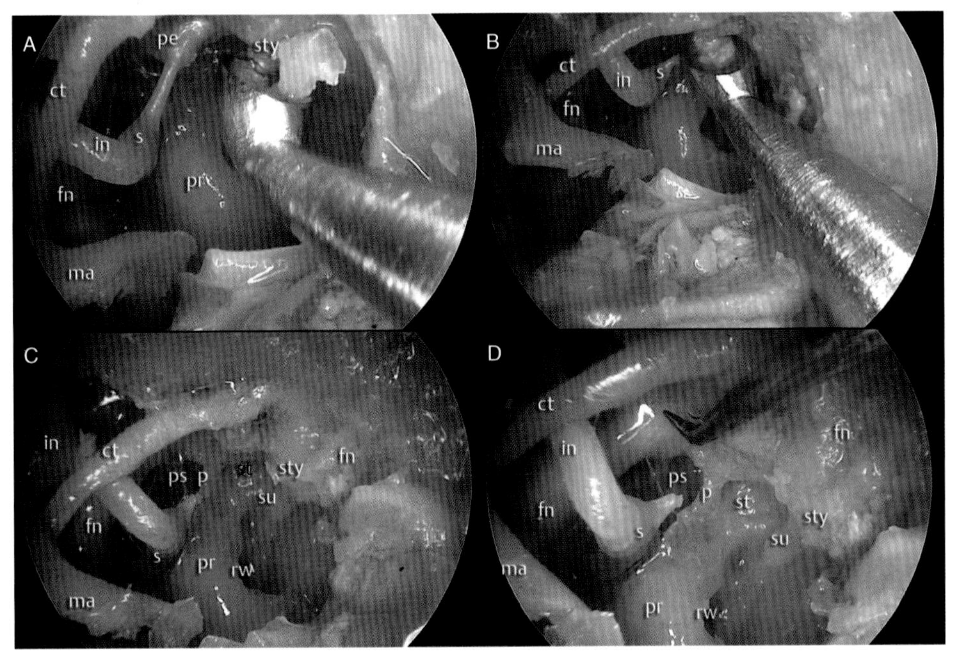

图 13.49　左耳。后鼓室直接入路。解剖具有完整听骨链的后鼓室。为了提供后鼓室内侧上部（锥下间隙、鼓室窦、后鼓室窦）的直视视野，用刮匙去除部分茎突隆起（A，B）。用刮匙去除部分镫骨肌腱及锥隆起。术者需注意镫骨的位置避免破坏听骨链（B）。该步骤之后，后鼓室内侧在耳内镜下可完全显露（C）。钩针指示后鼓室中的面神经锥段（D）。ma，锤骨；in，砧骨；s，镫骨；ct，鼓索神经；pe，锥隆起；fn，面神经；ps，后鼓室窦，p，岬小桥；su，岬下脚；st，鼓室窦；pr，鼓岬；rw，圆窗；sty，茎突复合体

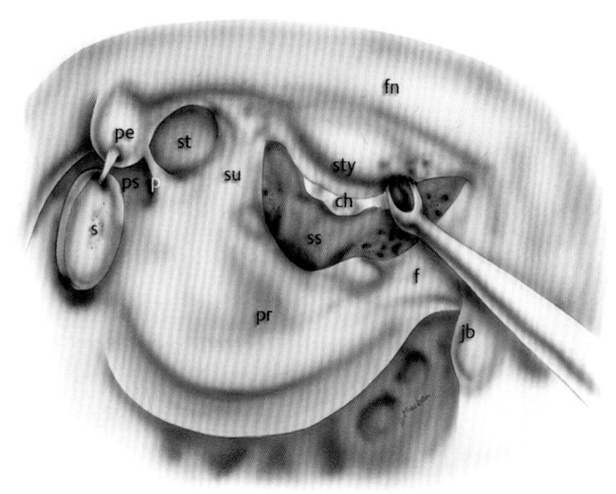

图 13.50　左耳。后鼓室直接入路。胆脂瘤基质藏匿于下鼓室窦内的茎突复合体下方。用刮匙刮除部分茎突隆起，以利于去除胆脂瘤。s，镫骨；pe，锥隆起；fn，面神经；ps，后鼓室窦，p，岬小桥；su，岬下脚；st，鼓室窦；pr，鼓岬；sty，茎突复合体；ch，胆脂瘤；jb，颈静脉球；f，岬末脚；ss，下鼓室窦

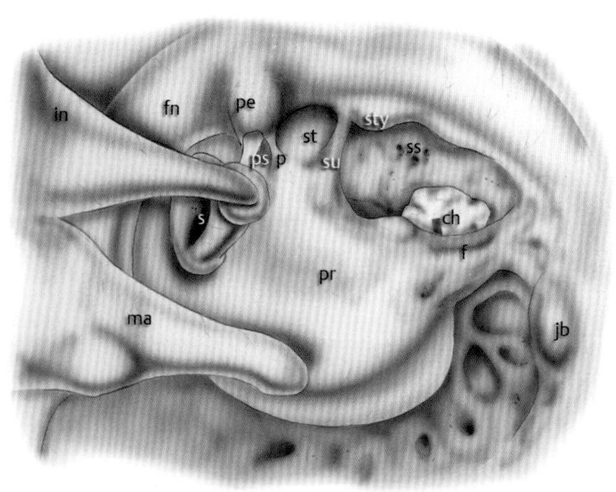

图 13.52　左耳。45° 耳内镜下视野。胆脂瘤位于岬末脚下间隙并累及耳蜗下通道。红色箭头指示岬末脚下方的耳蜗下通道。pe，锥隆起；fn，面神经；ps，后鼓室窦，p，岬小桥；su，岬下脚；st，鼓室窦；pr，鼓岬；ch，胆脂瘤；jb，颈静脉球；f，岬末脚；ss，下鼓室窦；ma，锤骨；in，砧骨；s，镫骨 ;sty，茎突复合体

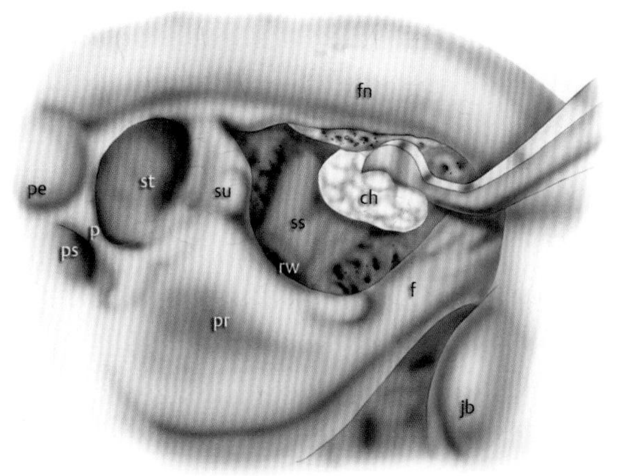

图 13.51　左耳。后鼓室直接入路。去除茎突复合体后，用弯剥离子剥离下鼓室窦深处的胆脂瘤基质。pe，锥隆起；fn，面神经；ps，后鼓室窦，p，岬小桥；su，岬下脚；st，鼓室窦；pr，鼓岬；ch，胆脂瘤；jb，颈静脉球；f，岬末脚；ss. 下鼓室窦；rw，圆窗

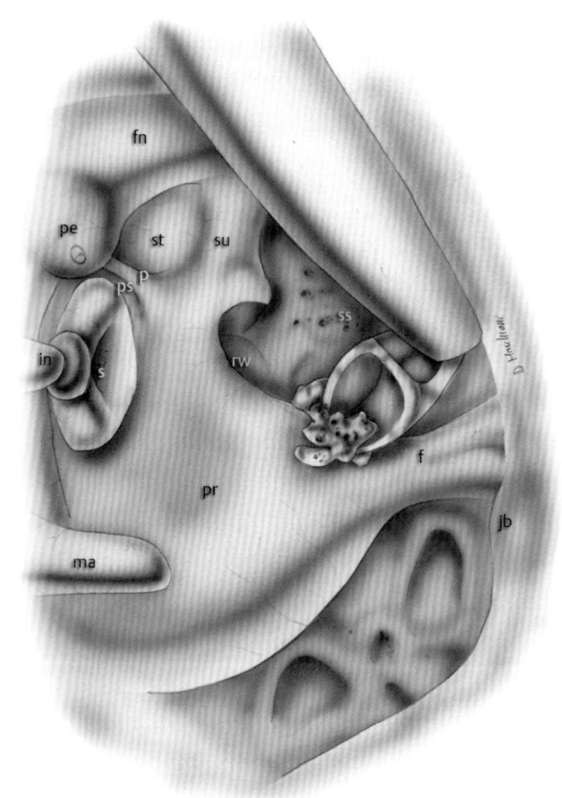

图 13.53　左耳。45° 耳内镜下视野。用刮匙小心地去除岬末脚，暴露位于圆窗龛下方岬末脚下间隙内的胆脂瘤基质。ma，锤骨；in，砧骨；s，镫骨；pe，锥隆起；fn，面神经；ps，后鼓室窦，p，岬小桥；su，岬下脚；st，鼓室窦；pr，鼓岬；jb，颈静脉球；f，岬末脚；rw，圆窗；ss，下鼓室窦

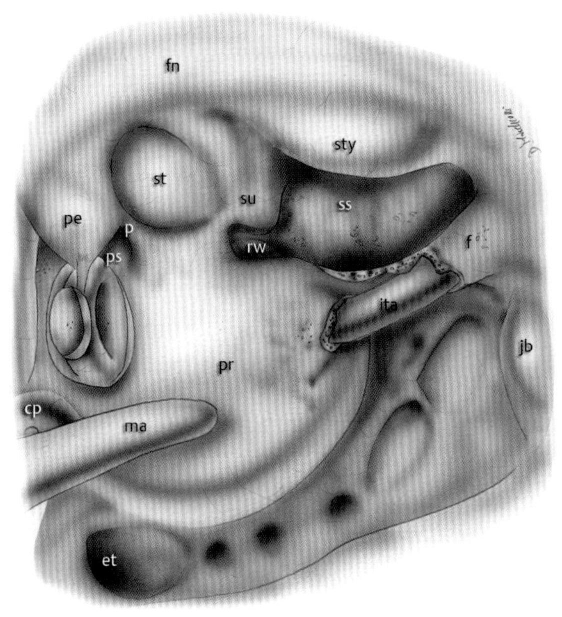

图 13.54　左耳。45° 耳内镜下视野。岬末脚被部分去除后，位于其中的胆脂瘤基质可被去除。在岬末脚中可见鼓室下动脉。ma，锤骨；pe，锥隆起；fn，面神经；ps，后鼓室窦，p，岬小桥；su，岬下脚；st，鼓室窦；pr，鼓岬；jb，颈静脉球；f，岬末脚；rw，圆窗；ss，下鼓室窦；et，咽鼓管；cp，匙突；ita，鼓室下动脉

侵入其深部（图 13.55）。即便使用耳内镜，去除此处胆脂瘤依然非常困难，需要切开镫骨肌腱及去除部分锥隆起骨质，特别要注意保护面神经锥段。弯头吸引器在去除胆脂瘤时非常有效（图 13.56，图 13.57）。

6. 直接入路进入鼓室窦去除胆脂瘤，需要使用特殊角度剥离器械（Storz，Tuttlingen，Germany），从下向上，由后向前进行操作。如果听骨链正常，要特别小心以避免意外操作损伤听骨链。当胆脂瘤呈分页状时，用镊子轻柔地操作可以不破坏胆脂瘤囊袋而轻易将其去除。鼓室间隙中最深处隐蔽的胆脂瘤可采用弯头吸引器处理。当胆脂瘤累及镫骨肌腱及镫骨时，用分子共振刀（Vesalius）能够有效去除胆脂瘤基质而保留周围骨质，见视频 13.2。

关键点

A. 剥离镫骨时要小心，操作避免施压或粗暴对待镫骨。

B. 用分子共振刀（Vesalius）剥离镫骨上的胆脂瘤时要尽可能彻底，尤其是位于前脚和后脚之间的间隙内病变。如果胆脂瘤紧密黏附于镫骨，应该行部分镫骨切除术，去除镫骨前脚及后脚，以确保胆脂瘤充分清除。

7. 当胆脂瘤累及面隐窝并进入后鼓室外侧时，在 45° 耳内镜下很容易直接观察到。在有些病例中，为了获得最佳视野，必须用刮匙刮除外耳道后壁骨质。用弯头剥离器从面隐窝中去除胆脂瘤很有效，具体手术技术在前文已详细描述（图 13.58，图 13.59）。

8. 手术操作完成后，在耳内镜下探查整个后鼓室

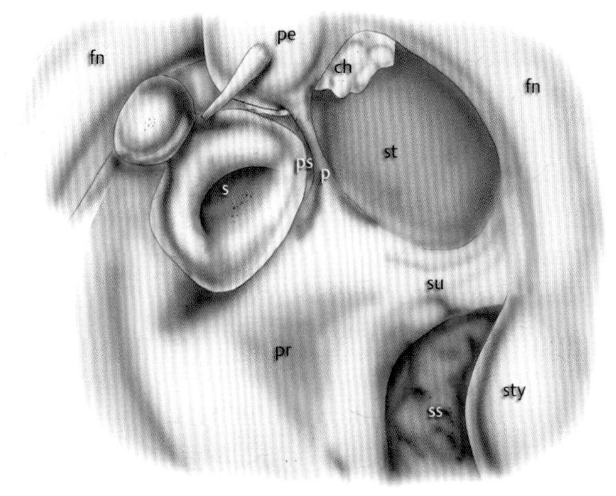

图 13.55　左耳。45° 耳内镜下视野。耳内镜下可见胆脂瘤基质位于锥隆起下方的锥下间隙。pe，锥隆起；fn，面神经；ps，后鼓室窦，p，岬小桥；su，岬下脚；st，鼓室窦；pr，鼓岬；ss，下鼓室窦；ch，胆脂瘤；s，镫骨；sty，茎突复合体

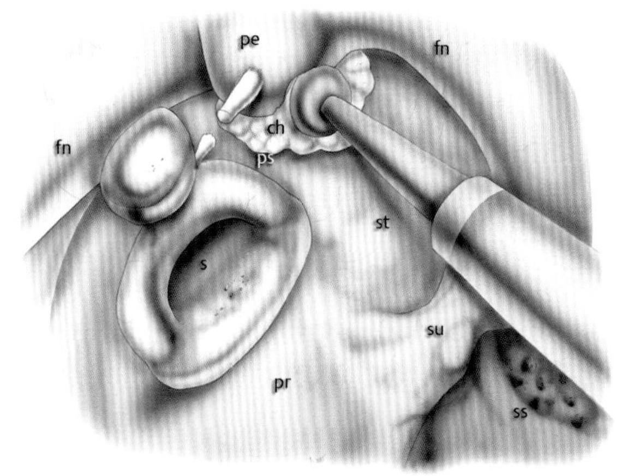

图 13.56　左耳。45° 耳内镜下视野。小心去除镫骨肌腱、岬小桥及锥隆起以后，可提供锥下间隙的直接视野。当镫骨存在时，小心操作以避免损伤听骨链。pe，锥隆起；fn，面神经；ps，后鼓室窦，su，岬下脚；st，鼓室窦；pr，鼓岬；ss，下鼓室窦；ch，胆脂瘤；s，镫骨

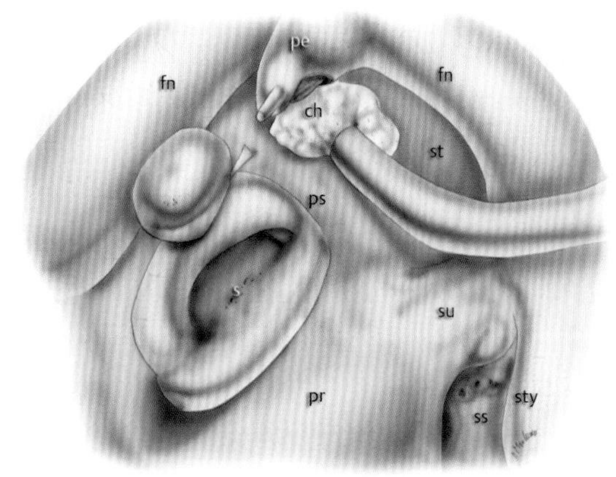

图 13.57　左耳。45° 耳内镜下视野。用弯吸引器在锥下间隙将胆脂瘤基质从窦腔深处去除。pe，锥隆起；fn，面神经；ps，后鼓室窦，su，岬下脚；st，鼓室窦；pr，鼓岬；ss，下鼓室窦；ch，胆脂瘤；s，镫骨；sty，茎突复合体

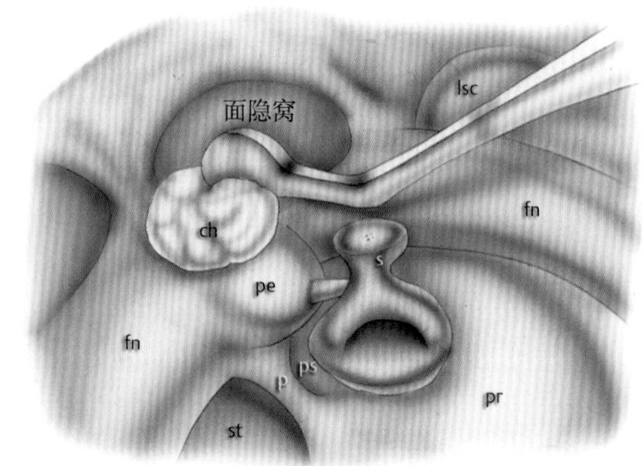

图 13.59　右耳。45° 耳内镜下视野。用弯头剥离子将胆脂瘤基质从面隐窝去除。pe，锥隆起；fn，面神经；ps，后鼓室窦；st，鼓室窦；pr，鼓岬；ch，胆脂瘤；s，镫骨；p，岬小桥；lsc，外半规管

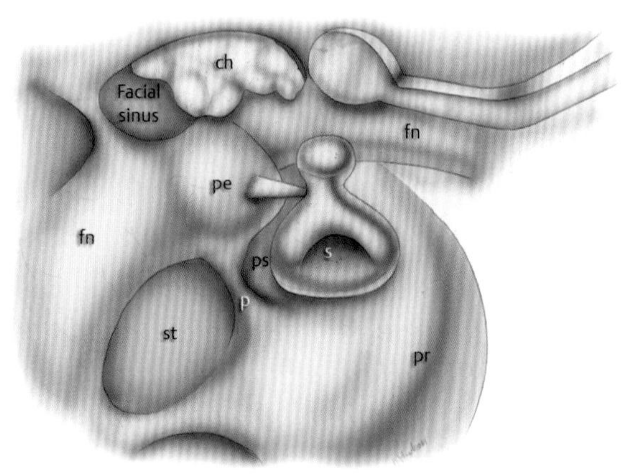

图 13.58　右耳。45° 耳内镜下视野。该病例中胆脂瘤累及面隐窝，位于锥隆起和面神经膝部之上。pe，锥隆起；fn，面神经；ps，后鼓室窦；st，鼓室窦；pr，鼓岬；ch，胆脂瘤；s，镫骨；p，岬小桥

间隙、下鼓室、咽鼓管、上鼓室间隙、鼓窦入口，以排除远处胆脂瘤的存在（图 13.60）。

9. 如果听骨链不连续，在同样手术步骤过程中，将砧骨重塑置入锤骨与镫骨之间，重建连续的听骨链。

10. 鼓膜成形术有两种不同的方法：（a）采用颞肌筋膜移植物；（b）采用软骨移植物。

a）A 从耳后做一长 1.5cm 切口，暴露颞肌筋膜，获取小块筋膜，适当修剪压薄，行内置法鼓膜成形术。

b）从耳屏后方做一小切口，暴露软骨及软骨膜，获取小块软骨，适当修剪压薄，修复鼓膜。软骨移植物内置于纤维鼓环下。

11. 鼓膜成形术完成后，用可吸收材料填塞外耳道，外部辅料覆盖耳廓。

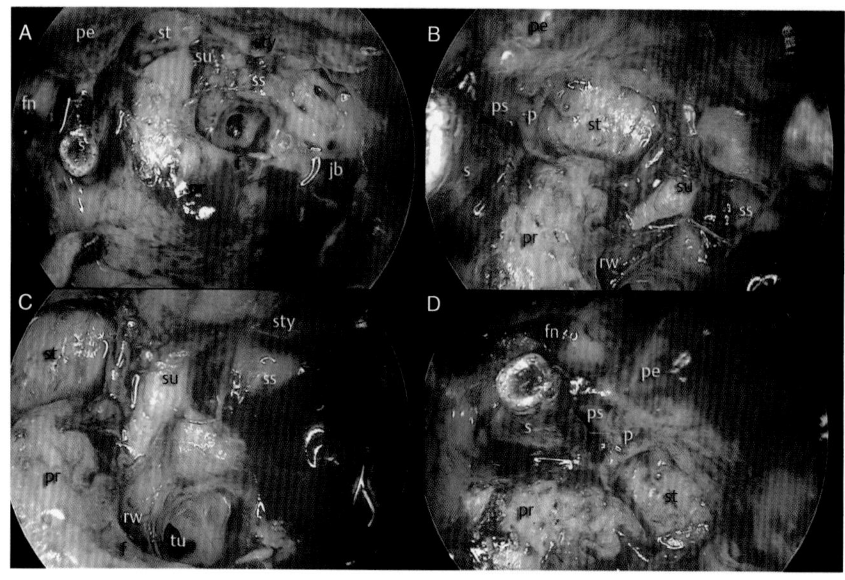

图 13.60　左耳。45° 耳内镜下视野。A. 耳内镜下探查整个后鼓室腔检查残余病变。B. 放大的鼓室窦，显示了位于岬小桥与岬下脚之间鼓室窦的经典形态。C. 放大的圆窗龛和下鼓室窦，显示岬末脚下方的耳蜗下通道。D. 放大的后鼓室窦。pe，锥隆起；fn，面神经；ps，后鼓室窦；st，鼓室窦；pr，鼓岬；s，镫骨；p，岬小桥；su，岬下脚；f，岬末脚；tu，耳蜗下通道；sty，茎突复合体；rw，圆窗；jb，颈静脉球；ss，下鼓室窦

13.7 术后护理

· 患者如无手术并发症，于术后第 2 天出院。

· 术后指导患者用纱布护理耳朵，使用抗生素滴耳液 1 周，避免耳朵进水。

为了检查中耳腔是否有残余胆脂瘤以及检测重建的听骨链，术后 1 年行“二次探查”手术。否则，应该在术后 1 年行 MRI 检查评估术腔。

（张　文　张　瑾　译；赵　宇　审校）

参考文献

[1] Goodhill V. Circumferential tympanomastoid access: the sinus tympani area.Ann Otol Rhinol Laryngol,1973,82:547–554

[2] Abdel Baki F, El Dine MB, El Saiid I, et al. Sinus tympani endoscopic anatomy. Otolaryngol Head Neck Surg,2002,127: 158–162

[3] Donaldson JA, Anson BJ, Warpeha RL,et al. The surgical anatomy of thesinus tympani. Arch Otolaryngol,1970,91: 219–227

[4] Presutti L, Marchioni D, Mattioli F, et al. Endoscopic management of acquired cholesteatoma: our experience. J Otolaryngol Head Neck Surg, 2008,37: 481–487

[5] El-Meselaty K, Badr-El-Dine M, Mandour M, et al. Endoscope affects decision making in cholesteatoma surgery. Otolaryngol Head Neck Surg,2003,129: 490–496

[6] Badr-el-Dine M. Value of ear endoscopy in cholesteatoma surgery. Otol Neurotol,2002,23: 631–635

[7] Tarabichi M. Endoscopic management of acquired cholesteatoma. Am J Otol,1997,18: 544–549

[8] Marchioni D, Alicandri-Ciufelli M, Piccinini A, et al. Inferior retrotympanum revisited: an endoscopic anatomic study. Laryngoscope, 2010,120: 1880–1886

[9] Marchioni D, Alicandri-Ciufelli M, Grammatica A, et al. Pyramidal eminence and subpyramidal space: an endoscopic anatomical study. Laryngoscope, 2010,120: 557–564

[10] Marchioni D, Mattioli F, Alicandri-Ciufelli M, et al. Transcanal endoscopic approach to the sinus tympani: a clinical report. Otol Neurotol,2009,30: 758–765

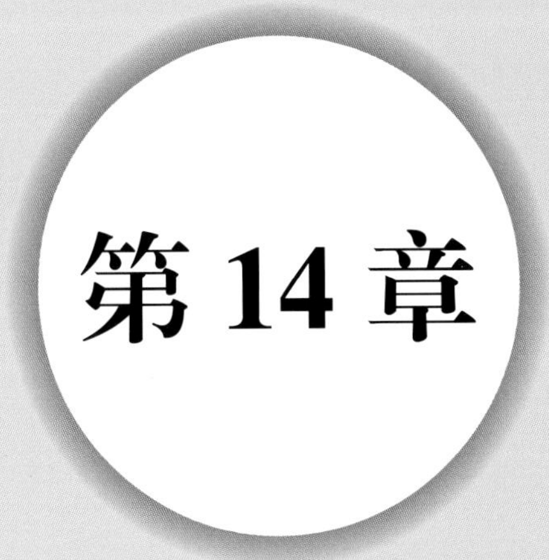

耳内镜下累及鼓窦的胆脂瘤切除术

- 14.1 引　言
- 14.2 经耳道内镜下“开放”术式
- 14.3 适应证
- 14.4 禁忌证
- 14.5 手术步骤
- 14.6 重建要点
- 14.7 术中并发症
- 14.8 术后并发症
- 14.9 术后处理

14 耳内镜下累及鼓窦的胆脂瘤切除术

Daniele Marchioni, Francesco Mattioli, Domenico Villari, Livio Presutti

14.1 引　言

传统入路的显微镜下开放式鼓室成形术，是一种公认的上鼓室乳突胆脂瘤的根治方法，但这种入路开放的术腔将影响患者术后生活质量[1]，给患者带来不便或不适。接受开放术式的患者需避免风和水进入外耳道，因此不能参与水上运动等；除非同时行外耳道成形术，否则术腔会因通风换气功能差而常伴持续性分泌物产生[1-3]；此外，为避免感染，需定期清理术腔。造成这样的原因在于，在开放式鼓室成形术中，术者须将上鼓室、鼓室腔和乳突融合成一个大的术腔（图 14.1）[2-5]。

14.2 经耳道内镜下“开放”术式

此术式，术者旨在能经耳道入路，以胆脂瘤病变为中心，由鼓室腔向鼓窦扩展切净胆脂瘤。术者可通过磨削鼓窦区和骨性外耳道后壁，暴露乳突鼓窦（图 14.2）。经耳道入路的优势在于，仅磨除能满足彻底切除胆脂瘤所需空间的骨质，形成一个能自净的、空间不大的鼓窦 - 上鼓室 - 鼓室腔，避免外耳道成形手术（图 14.5）[6]。

当需要重建外耳道后壁时，仅需磨除鼓窦和鼓窦周围区域的外侧骨壁，而保留鼓窦内侧壁的黏膜。否则，为避免鼓窦黏膜对外耳道皮肤完成术腔上皮化的影响，这些黏膜通常需被切除。

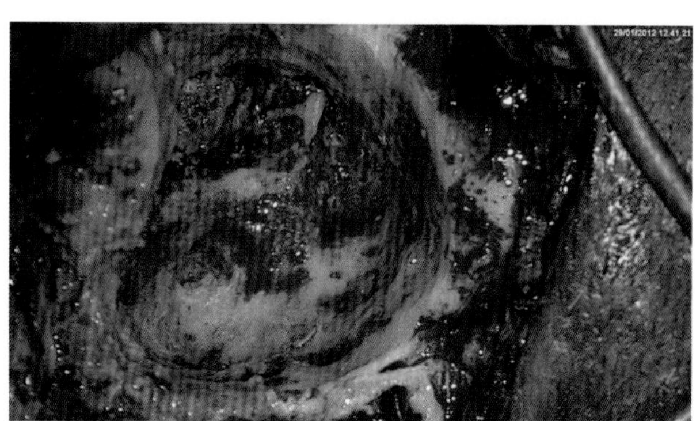

图 14.1　左耳。低壁式开放的乳突腔。一个宽敞的根治腔，上鼓室和乳突腔融合。这种术式需行一个宽敞的外耳道成形，以方便术后能对新扩大的外耳道进行清理

14.3 适应证

硬化型乳突的患者，上鼓室胆脂瘤向后侵及鼓窦和（或）鼓窦周围气房，伴或不伴颅中窝低垂（图 14.3，图 14.4）[6]。

14.4 禁忌证

胆脂瘤侵及气化良好的乳突气房[6]。

14.5 手术步骤

1. 建议使用 长 3mm 的 0° 耳内镜；如外耳道宽敞，使用 4mm 耳内镜可获得更明亮的术野。

2. 肾上腺素溶液棉片置于鼓膜和外耳道 5min，局麻药联合肾上腺素注射外耳道后上区。

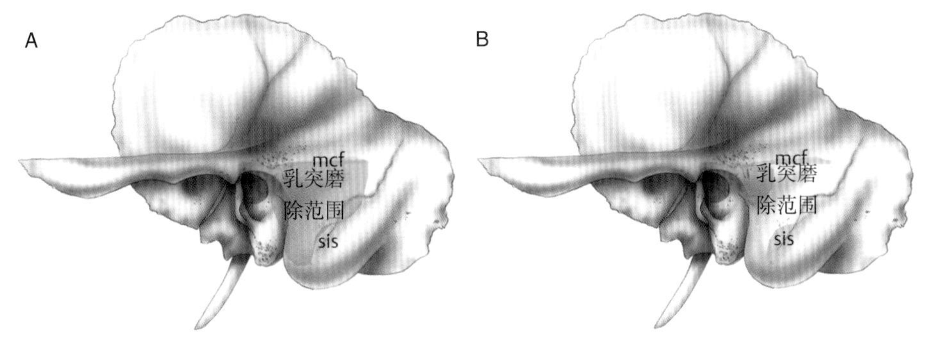

图 14.2　左侧颞骨。A. 橘黄色区域为传统显微镜下乳突根治术乳突磨除的范围。B. 橘黄色区域为经耳道内镜下开放入路乳突磨除的范围。sis，乙状窦；mcf，颅中窝

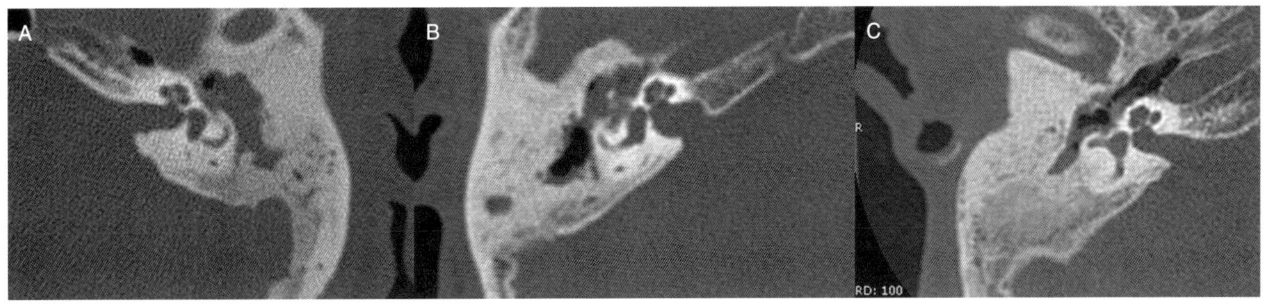

图 14.3　CT，颞骨轴位显示患者上鼓室胆脂瘤，累及鼓窦，未累及乳突气房

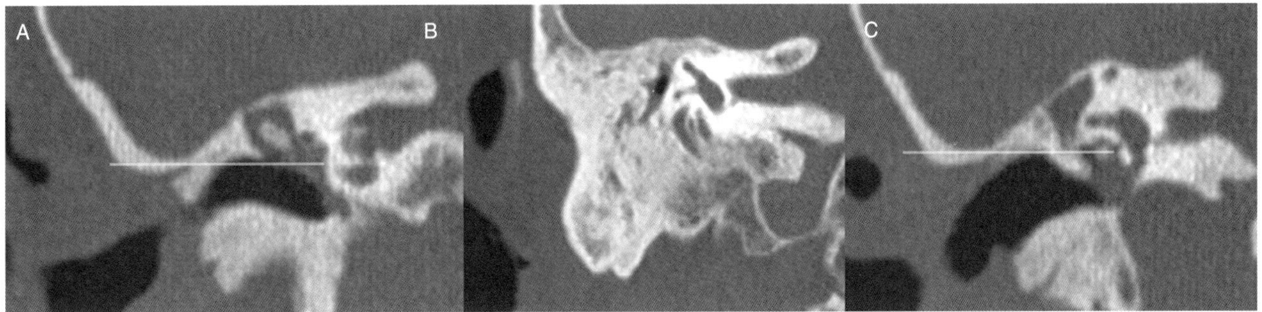

图 14.4　CT，颞骨冠状位显示，上鼓室－中鼓室胆脂瘤，累及鼓窦。颅中窝低垂（白线；A，C）。这种解剖条件不宜采用完壁术式。乳突气房缺失（B）

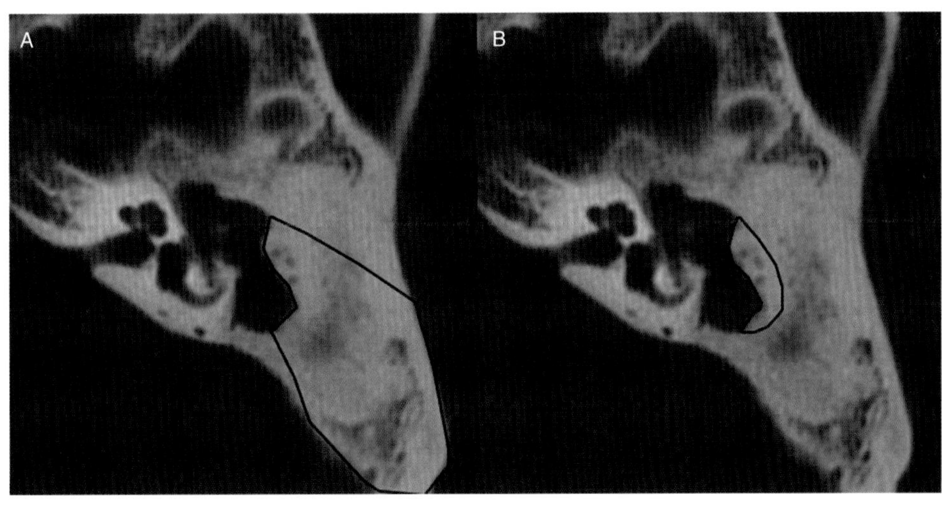

图 14.5　CT，轴位。A. 黄色区域为传统显微镜下乳突根治术乳突磨除的范围。B. 黄色区域为经耳道内镜下开放入路乳突磨除的范围

3. 圆刀或分子共振射频手术刀（商品名：Vesalius）或激光刀，于外耳道2点钟至7点钟方向，距纤维鼓环2cm处行切口。

4. 向下掀起耳道鼓膜瓣，从锤骨柄剥离（见第12章），棉片置于皮瓣和骨性外耳道下方之间，保持术野清洁无血，便于外耳道皮肤分离。

5. 在后份确定纤维鼓环，用显微耳钩将鼓环和鼓膜黏膜的粘连切开进入鼓室腔。

6. 分离锤后韧带，皮瓣由后向前，由上向下从锤骨短突和锤骨柄上分离。

7. 皮瓣按此法从听小骨和锤前韧带上分离，下翻置于外耳道（图14.6）。这样能广泛暴露前鼓室、咽鼓管、上鼓室和鼓膜张肌区域。

8. 一旦耳道鼓膜瓣准备就绪，就需要仔细评估听骨链的完整性和胆脂瘤所累及的隐蔽隐窝和听骨链的范围。

9. 如胆脂瘤在上鼓室外侧，向内向后侵及鼓窦区，需尝试保留听骨链。如胆脂瘤在听骨链内侧，累及锤砧关节内侧面，就必须移除听骨链以便能彻底清除胆脂瘤基质。

10. 听骨链被破坏，去除砧骨，以便内镜达到重要的解剖标志（面神经锥段和外半规管），有助于术者进行经耳道入路开放手术的操作[图14.6~14.9，见病例1（图14.10~14.15）]。

11. 去除砧骨后，切除锤骨头，以达到整个上鼓室内侧部分。

12. 去除听骨链后，术者须注意镫骨板上结构：用弯剥离子清除面神经表面的胆脂瘤，直至暴露面神经锥段，向前达匙突，向后达外半规管（图14.16）。

关键点：胆脂瘤深面的面神经骨管可能有裂隙，

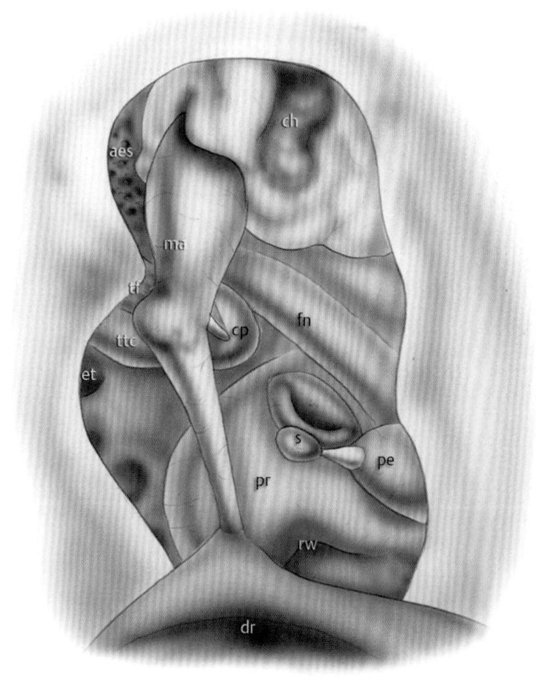

图14.6 左耳。经耳道内镜下开放入路，鼓膜耳道皮瓣已下翻，上鼓室切开后去除砧骨，暴露胆脂瘤囊袋。ma，锤骨；cp，匙突；s，镫骨；pe，锥隆起；fn，面神经；pr，鼓岬；dr，鼓膜圆窗；ttc，鼓膜张肌管；tf，鼓膜张肌皱襞；et，咽鼓管；aes，上鼓室前间隙；ch，胆脂瘤

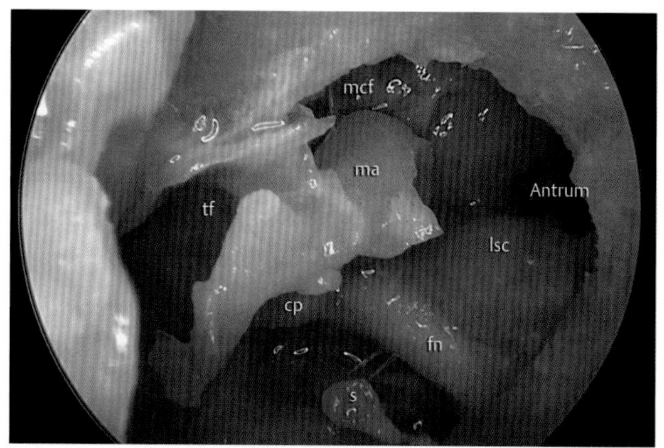

图14.7 内镜解剖，左耳。去除砧骨后，用45°耳内镜观察面神经，水平半规管和鼓窦的毗邻关系。ma 锤骨；s，镫骨；lsc，外半规管；mcf，颅中窝硬脑膜；cp，匙突；tf，鼓膜张肌皱襞

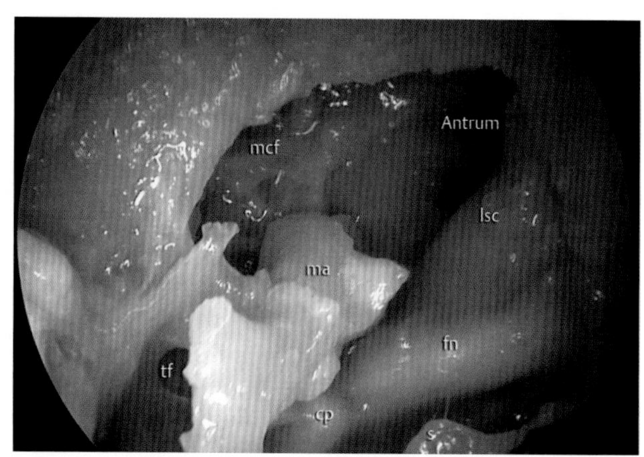

图14.8 内镜解剖，左耳。内镜下经耳道放大观察鼓窦，鼓窦位于外半规管后上方。ma 锤骨；s，镫骨；lsc，外半规管；mcf，颅中窝硬脑膜；cp，匙突；tf，鼓膜张肌皱襞；fn，面神经

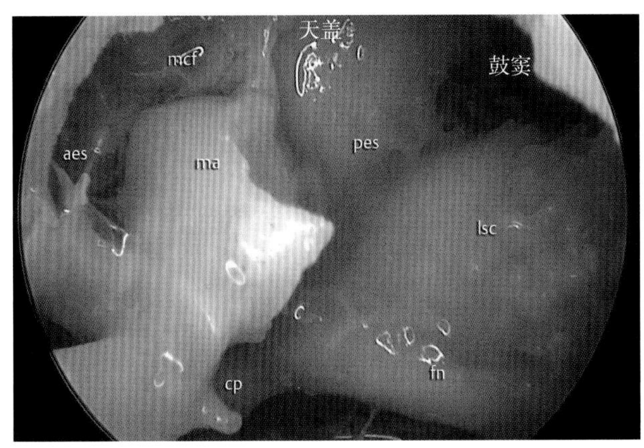

图 14.9　内镜解剖，左耳。内镜下进一步由鼓窦向乳突显露。ma 锤骨；s，镫骨；lsc，水平半规管；mcf，颅中窝硬脑膜；cp，匙突；fn，面神经；aes，上鼓室前间隙；pes，上鼓室后间隙

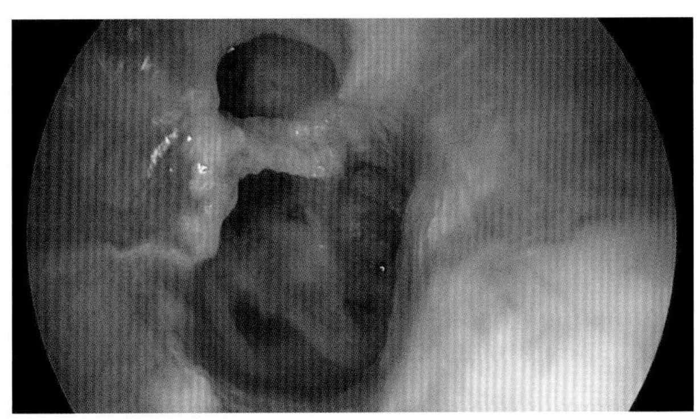

图 14.10　病例 1。右耳。胆脂瘤广泛累及上鼓室和中鼓室，伴咽鼓管功能障碍

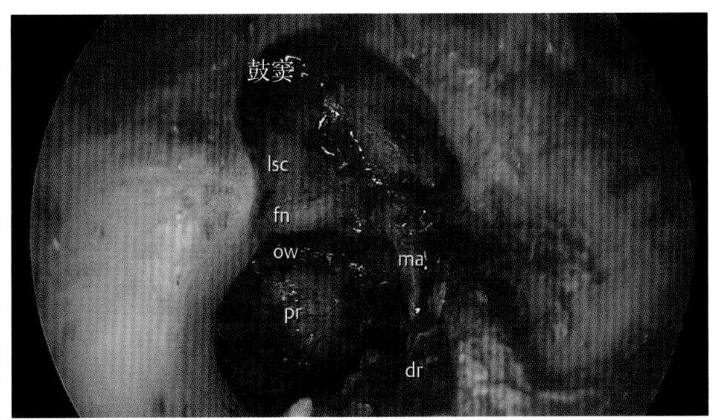

图 14.11　病例 1。右耳。经耳道开放上鼓室，砧骨和镫骨上结构被破坏并已去除。胆脂瘤已被清除，锤骨表面存在上皮化。fn，面神经；lsc，外半规管；ow，卵圆窗；dr，鼓膜；ma 锤骨；pr，鼓岬

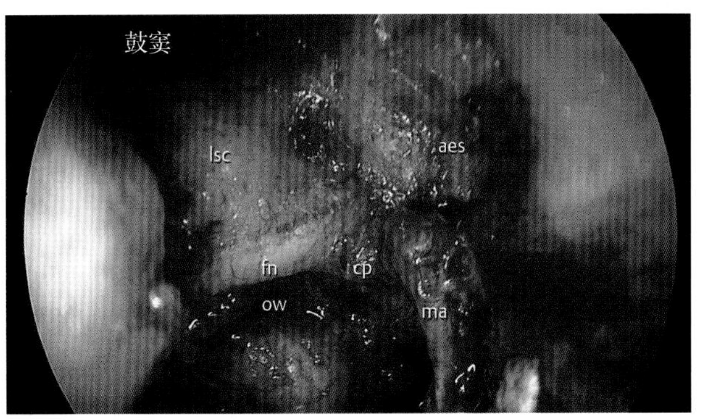

图 14.12　病例 1。右耳。内镜下鼓室段面神经放大观察，见面神经紧跨匙突之上，后上方紧邻外半规管。fn，面神经；lsc，外半规管；cp，匙突；ma 锤骨；aes，上鼓室前间隙；ow，卵圆窗

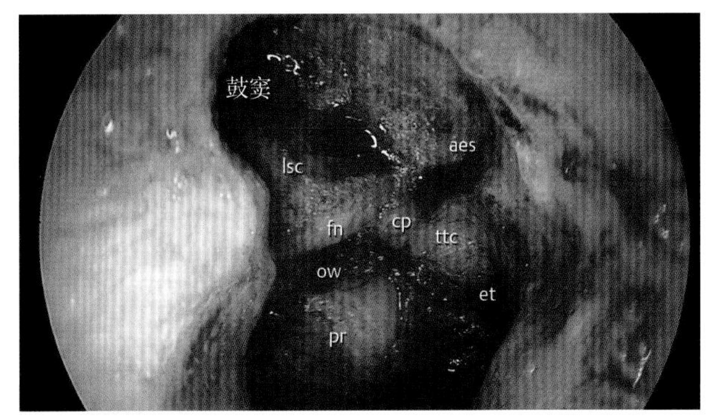

图 14.13　病例 1。右耳。锤骨柄上皮化，已被清除。整个鼓室腔内侧壁的解剖结构暴露在耳内镜观察野下。fn，面神经；lsc，外半规管；cp，匙突；aes，上鼓室前间隙；et，咽鼓管；ow，卵圆窗；pr，鼓岬；ttc，鼓膜张管

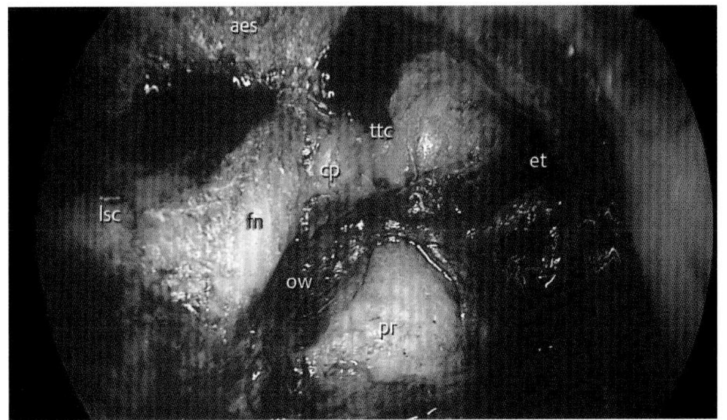

图 14.14　病例 1，右耳。内镜下放大观察的面神经。fn，面神经；lsc，外半规管；cp，匙突；aes，上鼓室前间隙；et，咽鼓管；ow，卵圆窗；pr，鼓岬；ttc，鼓膜张肌管

此步操作，笔者建议使用带弯斜角的剥离子，避免使用尖锐工具造成面神经损伤。

1. 去除面神经表面的胆脂瘤可用生理盐水棉片在面神经表面轻拭，去除下方面神经表面的胆脂瘤。

2. 明确定位面神经锥段和外半规管后，就可广泛磨除上鼓室和外耳道后壁（图 14.17）。

3. 用锐利的切割钻由前向后，由下向上，磨除

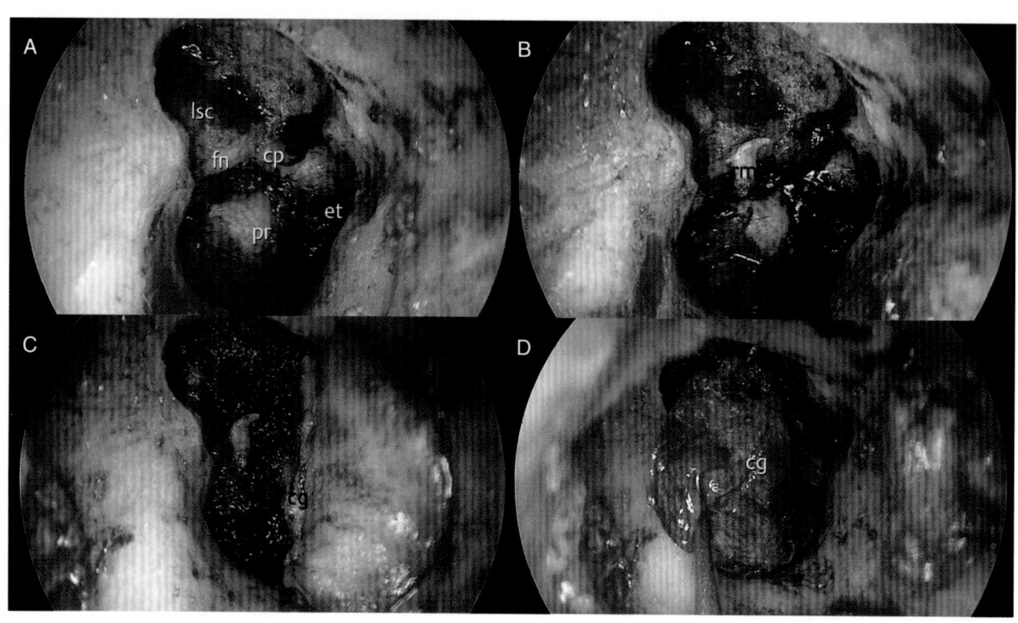

图 14.15 病例 1，右耳。A，B. 塑形后的锤骨柄被用作完全听小骨来重建听骨链，立置在卵圆窗。C，D 一软骨瓣用于重建整个鼓膜。皮瓣环绕覆盖骨性外耳道。fn，面神经；lsc，水平半规管；cp，匙突；et，咽鼓管；pr，鼓岬；cg，软骨瓣；rm，塑形的锤骨

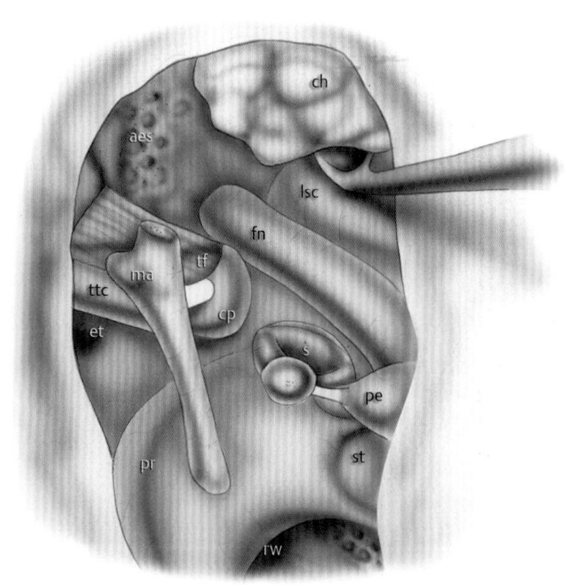

图 14.16 左耳。经耳道内镜下开放入路，已去除锤骨头，将胆脂瘤囊袋从上鼓室前间隙，然后从上鼓室后间隙的前壁剥离，暴露外半规管和面神经。ma，锤骨；cp，匙突；s，镫骨；pe，锥隆起；fn，面神经；pr，鼓岬；rw，圆窗；ttc，鼓膜张肌管；tf，鼓膜张肌皱襞；et，咽鼓管；aes，上鼓室前间隙；ch，胆脂瘤；lsc，外半规管

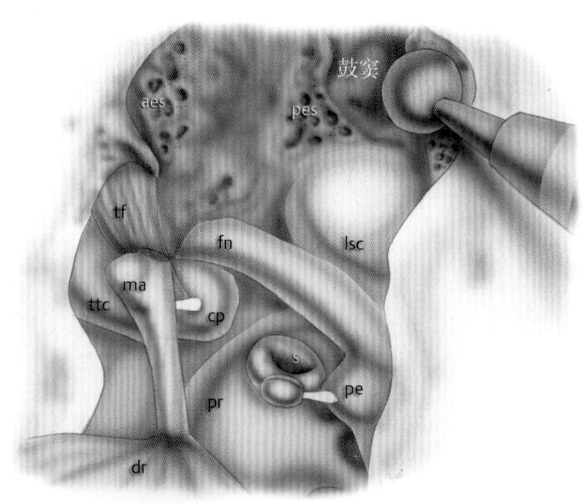

图 14.17 左耳。经耳道内镜下开放入路。外耳道骨性后壁被切割钻磨除，以暴露鼓窦胆脂瘤。面神经和外半规管作为到达鼓窦的标志。ma，锤骨；cp，匙突；s，镫骨；pe，锥隆起；fn，面神经；pr，鼓岬；dr，鼓膜；ttc，鼓膜张肌管；tf，鼓膜张肌皱襞；aes，上鼓室前间隙；lsc，外半规管；pes，上鼓室后间隙

骨质。此操作需在持续冲水的状态下完成。

4. 术者左手握内镜，右手持钻磨骨，需要注意的解剖标志是作为上界的鼓室天盖和鼓窦。

5. 此区域紧邻外半规管后上，在磨骨初始可用 45° 镜探及 [图 14.18，也见病例 2 所有图片（图 14.19~14.26）]。磨钻过程中，面神经鼓室段和外半规管隆突位于术者前方，可于内镜下安全可控地磨骨 [见病例 2（图 14.20，图 14.21，图 14.22）]。

6. 外半规管隆突暴露内镜下，磨除盾板和外耳道骨性后壁，形成鼓窦鼓室的融合腔 [见病例 3 所有图片（图 14.27~14.31）]。

7. 最后，鼓窦胆脂瘤在弯器械和 45° 镜下，可行根治性切除（图 14.32~14.34）。

8. 去除胆脂瘤后，再次检查术腔以避免残留病变，并评估所形成的术腔情况（见病例 2 和病例 3）。

14.6 重建要点

内镜入路下，根据切除胆脂瘤后术腔状况，可有两种重建方式。

14.6.1 内镜下开放术腔

见视频 14.2。

重建的目的是建立两个独立的腔隙，一个是上鼓室鼓窦腔，通向外耳道。另一个为小腔，在鼓膜上方，上鼓室鼓窦腔外，被耳屏软骨或颞筋膜从上

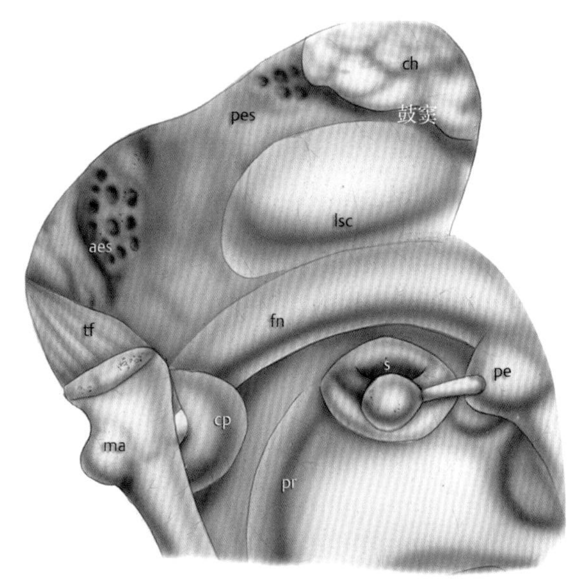

图 14.18　左耳。经耳道内镜下开放入路。鼓窦暴露，胆脂瘤囊袋在内镜下切除。磨除骨质过程中，外半规管和天盖暴露。ma，锤骨；cp，匙突；s，镫骨；pe，锥隆起；fn，面神经；pr，鼓岬；tf，鼓膜张肌皱襞；aes，上鼓室前间隙；lsc，外半规管；pes，上鼓室后间隙；ch，胆脂瘤

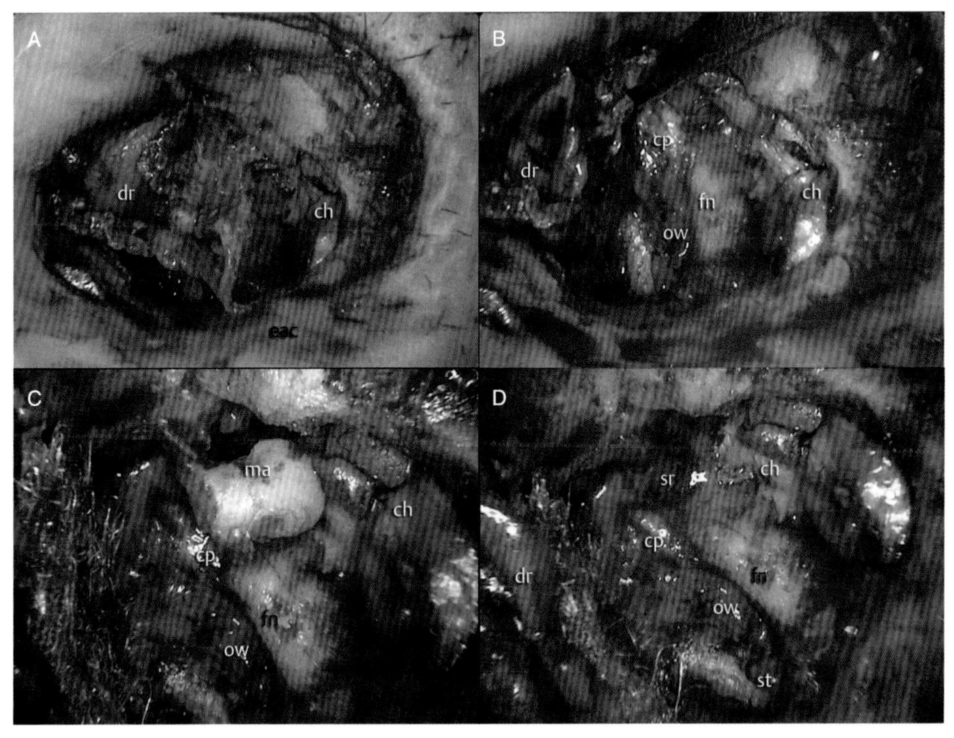

图 14.19　病例 2。左耳。A，B. 上鼓室胆脂瘤，探及累及鼓窦。掀起鼓膜外耳道皮瓣，进入鼓室腔。C. 锤骨柄，砧骨和镫骨板上结构被侵蚀，破坏。D. 探查卵圆窗和面神经。fn，面神经；ch，胆脂瘤；ow，卵圆窗；dr，鼓膜；cp，匙突；sr，咽鼓管管上隐窝；st，鼓室窦；eac，外耳道；ma，锤骨

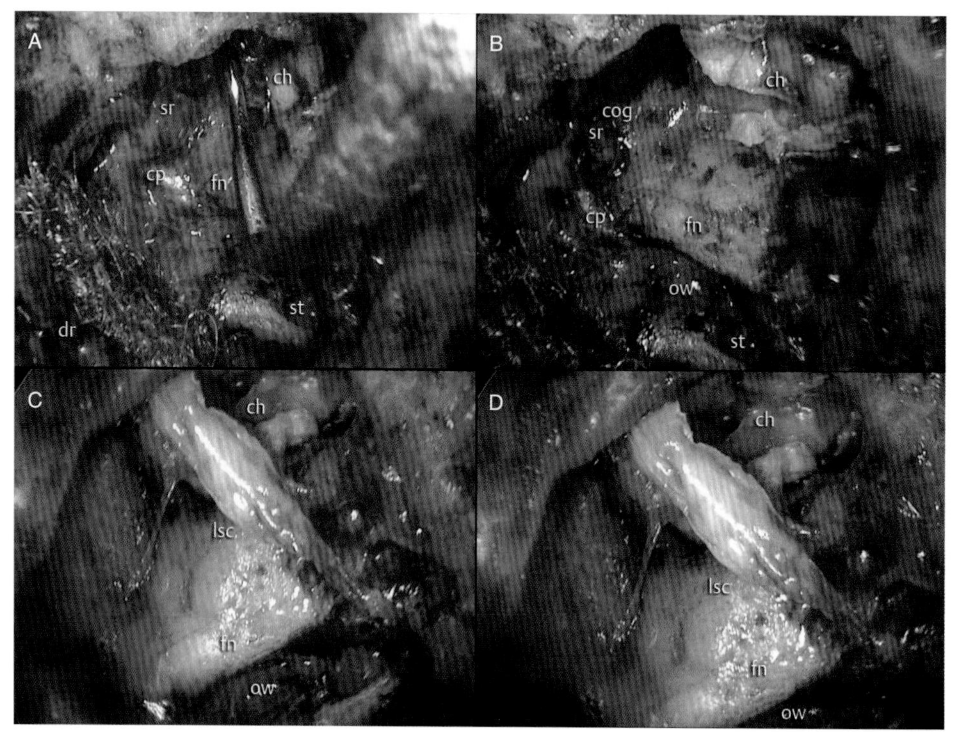

图 14.20　病例 2。左耳。A，B 确定胆脂瘤上下界，用弯剥离子由前向后，由下向上剥离胆脂瘤。C，D. 用 45° 内镜探查胆脂瘤基质向鼓窦后延的范围。以内镜下面神经和外半规管为标志。fn，面神经；ch，胆脂瘤；ow，卵圆窗；dr，鼓膜；cp，匙突；sr，咽鼓管管上隐窝；st，鼓室窦；lsc，外半规管

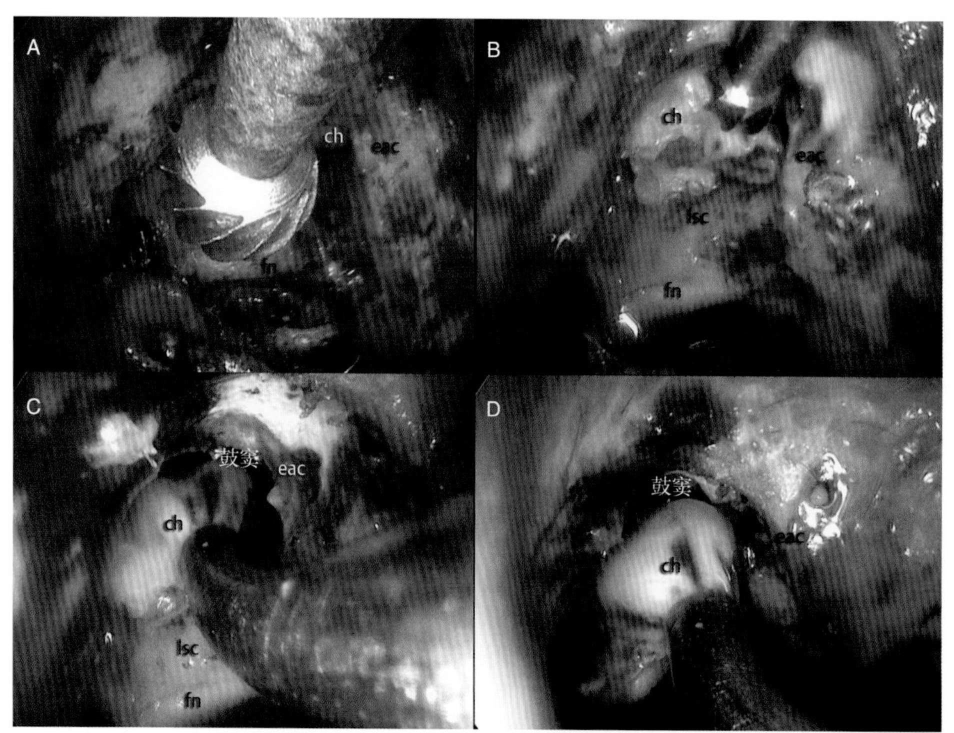

图 14.21　临床病例 2。左耳。A，B. 用切割钻磨除外耳道后上部，到达鼓窦内的胆脂瘤。内镜下，面神经和外半规管在整个磨骨过程中可见。C，D. 一旦到达鼓窦，可用吸引头整块摘除胆脂瘤囊袋。fn，面神经；ch，胆脂瘤；lsc，外半规管；eac，外耳道

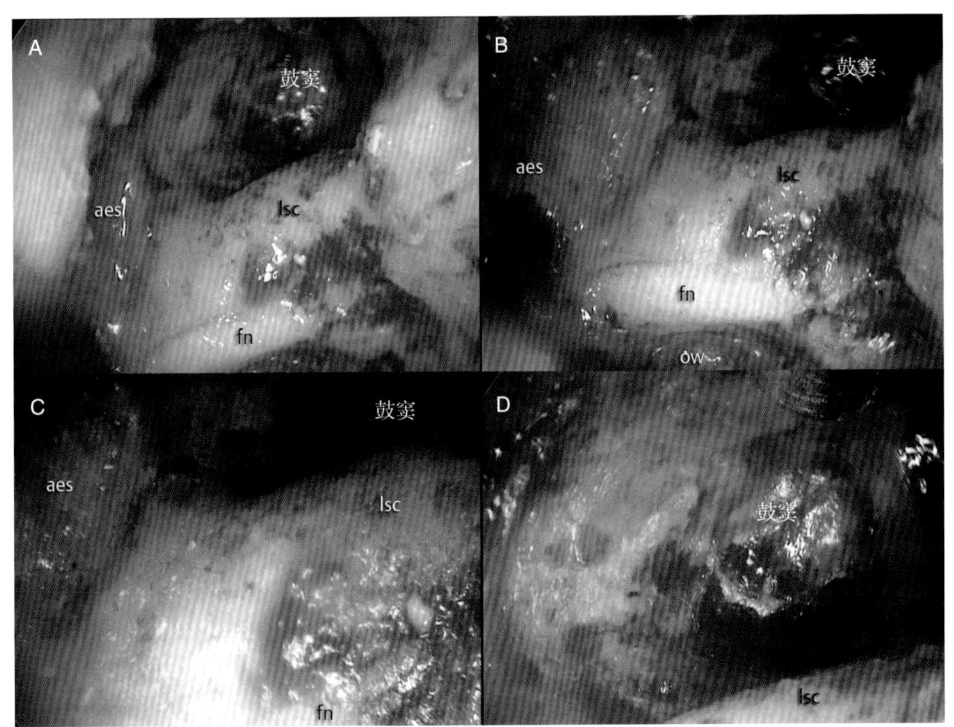

图 14.22　病例 2，A~D. 左耳。胆脂瘤摘除后，对整个鼓窦和鼓室做一个全面检查，寻找残留病变。注意面神经、外半规管和鼓窦的毗邻关系（A，B）。fn，面神经；lsc，外半规管；ow，卵圆窗；aes，上鼓室前间隙

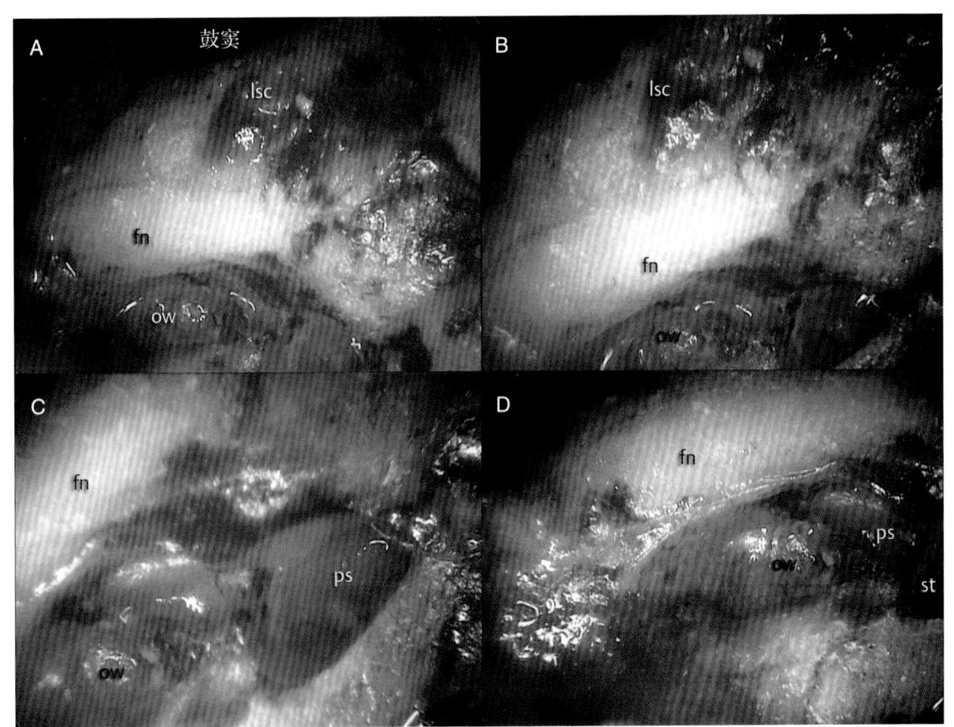

图 14.23　病例 2。左耳。卵圆窗龛和后鼓室在内镜下放大，以寻找是否有胆脂瘤残留。fn，面神经；lsc，外半规管；ow，卵圆窗；st，鼓室窦；ps，后鼓室窦

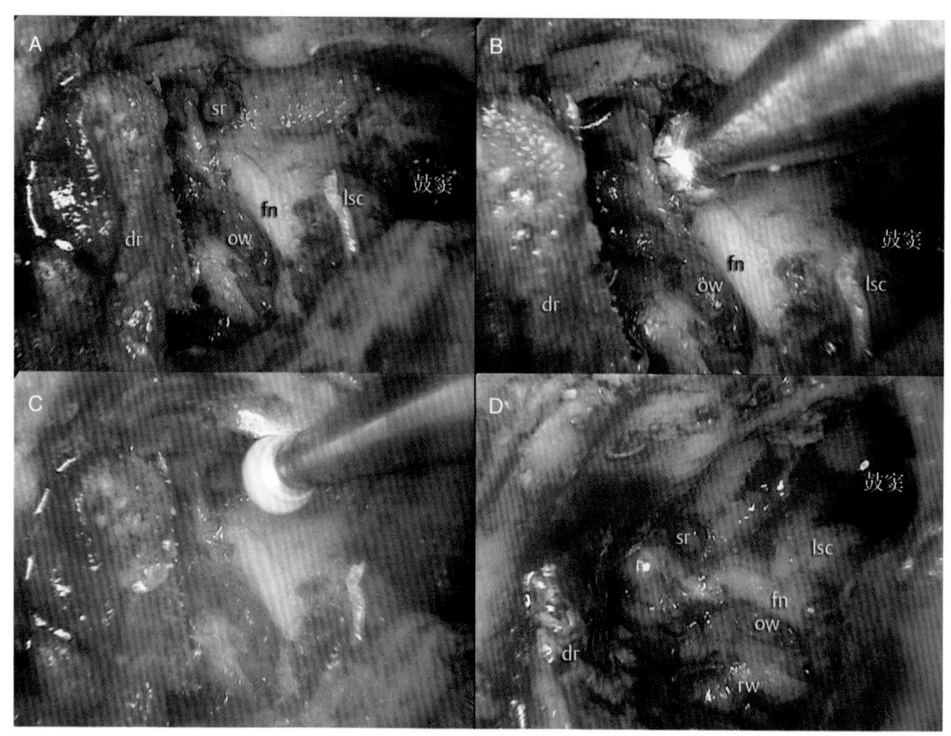

图 14.24　病例 2。左耳。A. 经耳道内镜下开放术后形成的最终鼓室腔。B~D. 用钻头将整个鼓室腔规整出来。fn，面神经；lsc，外半规管；ow，卵圆窗；sr，咽鼓管管上隐窝；rw，圆窗；dr，鼓膜

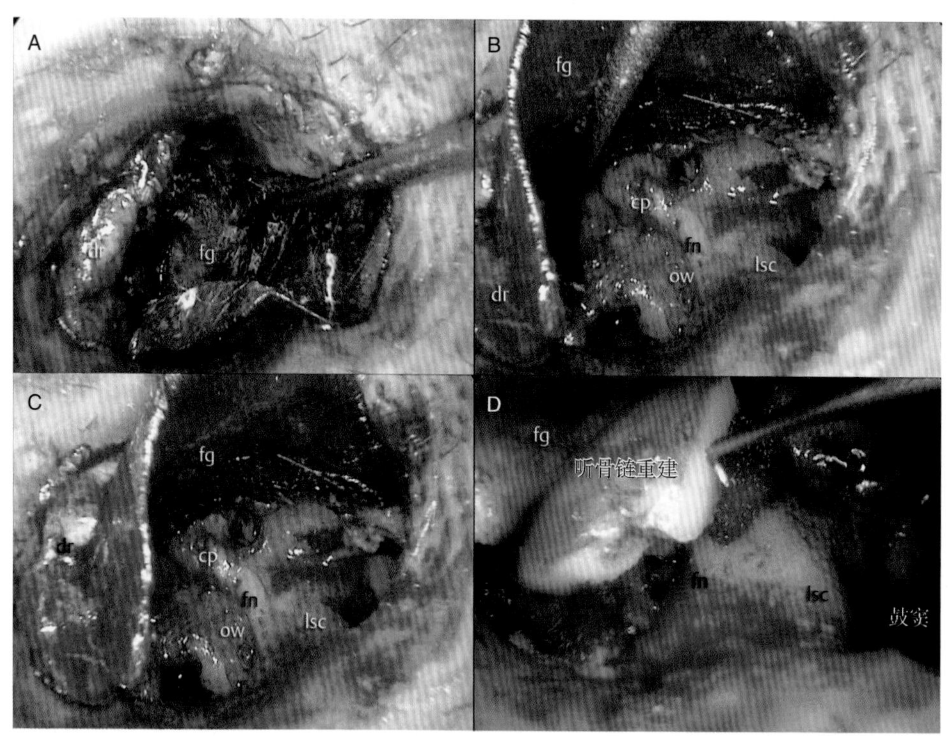

图 14.25　病例 2。左耳。A~C. 筋膜瓣内置法修补鼓膜。D. 全听骨链重建术。fn，面神经；lsc，外半规管；ow，卵圆窗；dr，鼓膜；cp，匙突

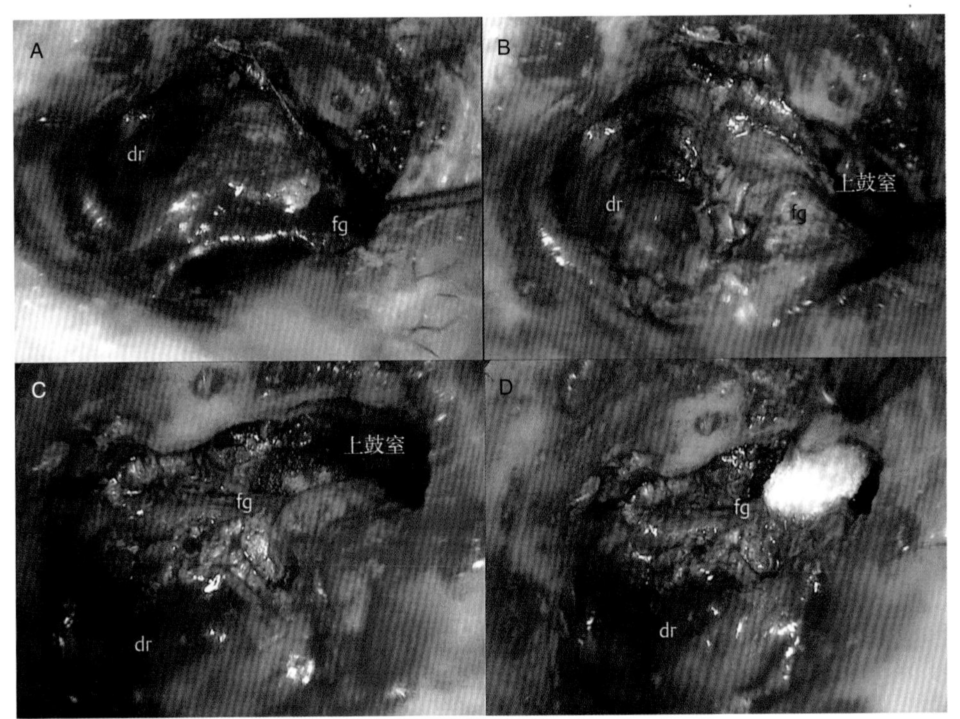

图 14.26　病例 2。左耳。A，B. 筋膜瓣的上缘置于上鼓室内侧骨壁，将上鼓室和鼓窦与中鼓室隔离。C，D. 上鼓室内放置吸收性明胶海绵，固定筋膜瓣。fg，筋膜瓣；dr，鼓膜

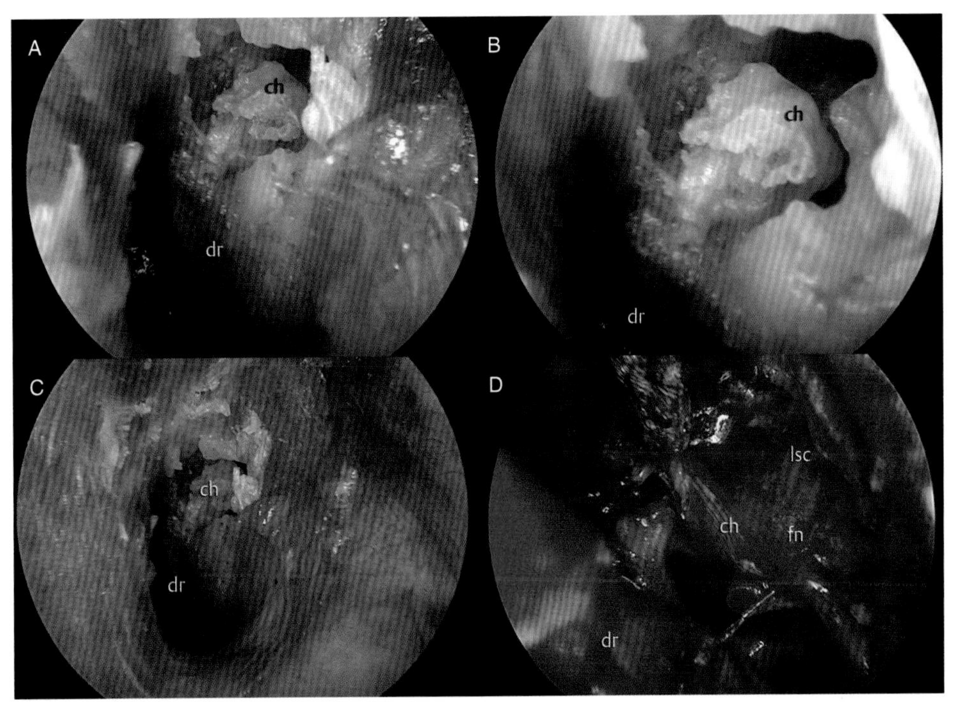

图 14.27　病例 3。左耳。A，B. 内镜下见上鼓室胆脂瘤，向后扩展至鼓窦。C，D. 经耳道内镜入路下，掀起鼓膜外耳道皮瓣。可见胆脂瘤囊袋的下缘，将其从面神经上剥离。砧骨破坏。lsc，外半规管；ch，胆脂瘤；dr，鼓膜；fn，面神经

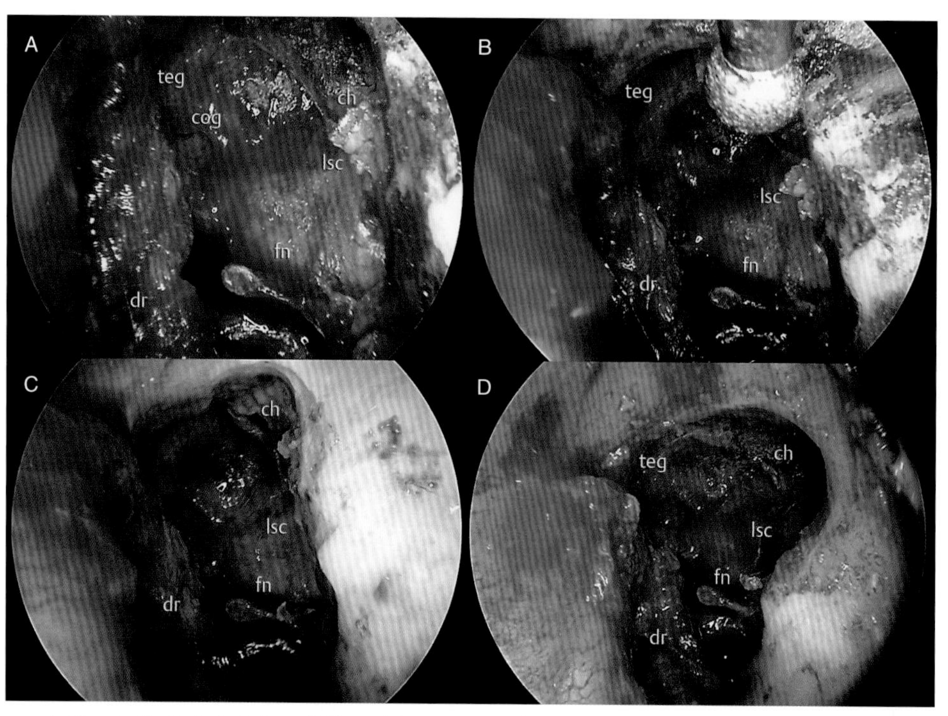

图 14.28　病例 3。左耳。A. 胆脂瘤基质向后扩展至鼓窦。确认面神经鼓室段和外半规管隆突后，用金刚砂磨除外耳道后上骨壁和病变组织，进入鼓窦（B~D）。lsc，外半规管；ch，胆脂瘤；dr，鼓膜；fn，面神经；teg，天盖；cog，齿突

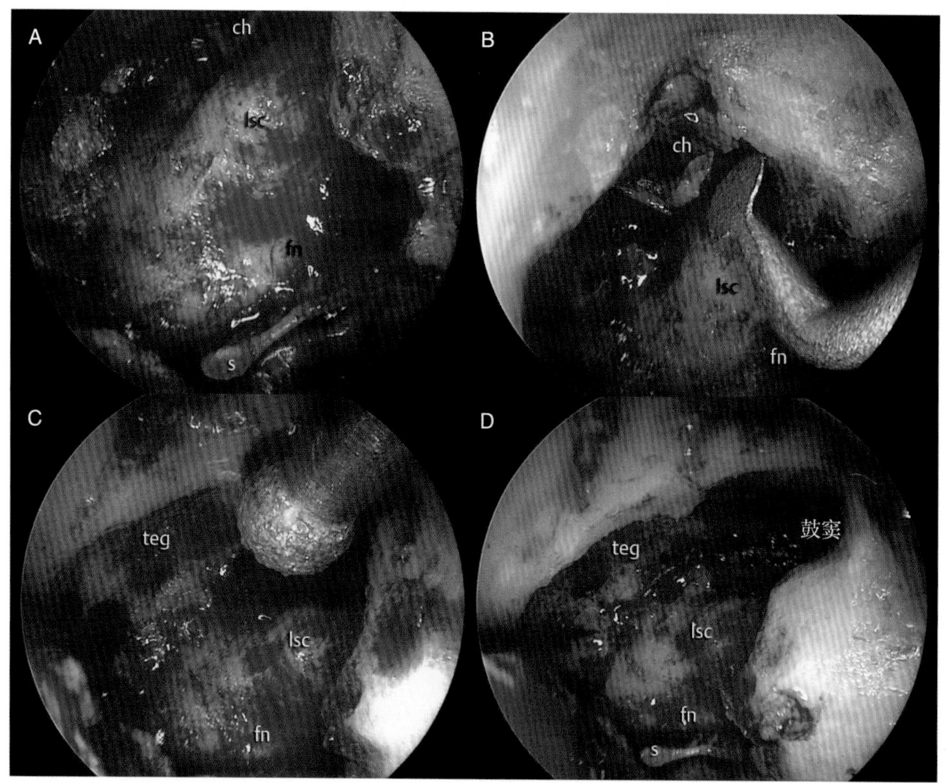

图 14.29　病例 3。左耳。A. 在 45° 内镜下能在磨钻时，更清楚地查看到重要的解剖结构（外半规管和面神经），B. 用弯剥离子从上鼓室摘除胆脂瘤。C. 金刚砂规整术腔。D. 内镜下开放术式去除胆脂瘤后，最终的术腔。lsc，外半规管；ch，胆脂瘤；fn，面神经；teg，天盖；s，镫骨

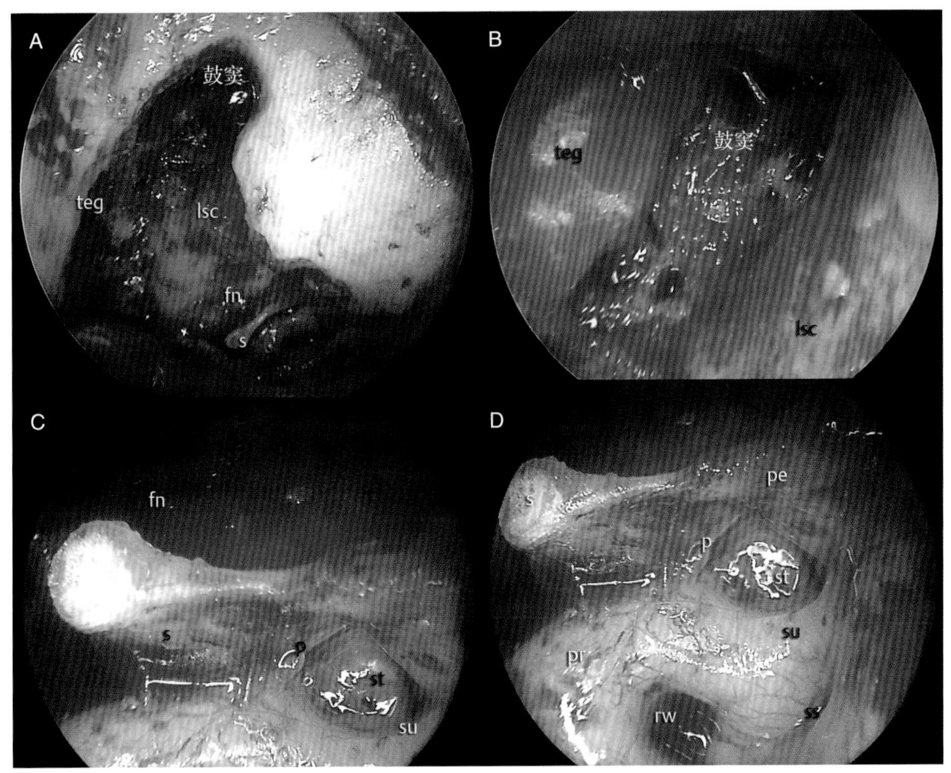

图 14.30　病例 3。左耳。A, B. 在 45° 内镜下探查整个上鼓室和鼓窦。C, D. 彻底检查后鼓室，寻找残留病变。lsc，外半规管；fn，面神经；teg，天盖；s，镫骨；p，岬小桥；st，鼓室窦；su，岬下脚；ss，下鼓室窦；pe，锥隆起；pr，鼓岬；rw，圆窗

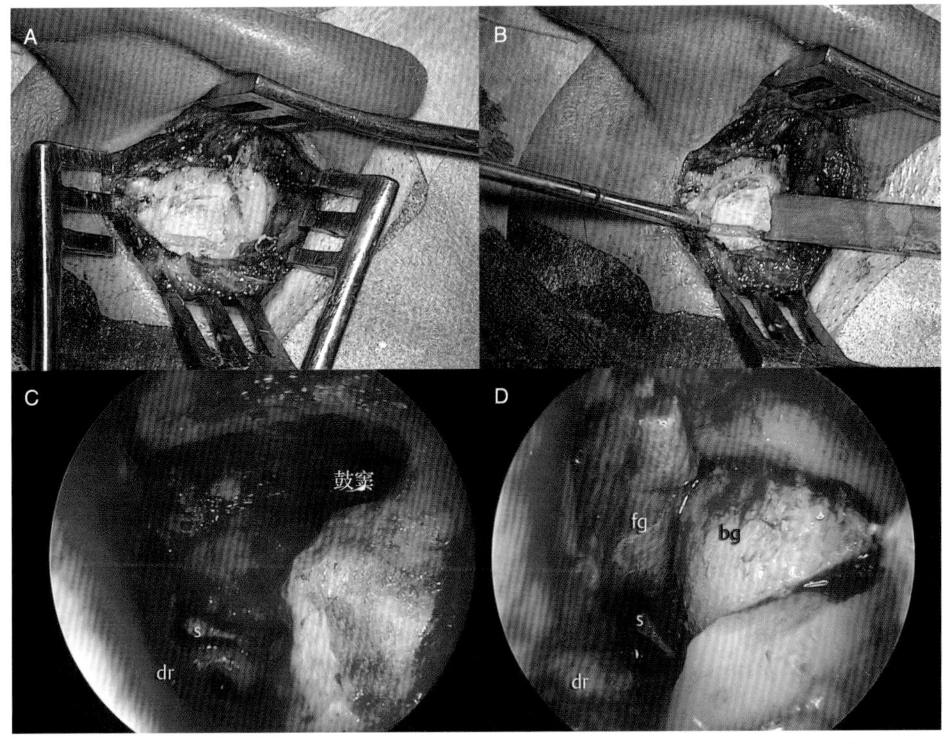

图 14.31　病例 3。左耳。A, B. 耳后切口下，在乳突骨皮质上获取骨瓣。C, D. 加工骨瓣以用作修补外耳道后壁的骨质缺损区。s，镫骨；bg，骨瓣；fg，筋膜瓣；dr，鼓膜

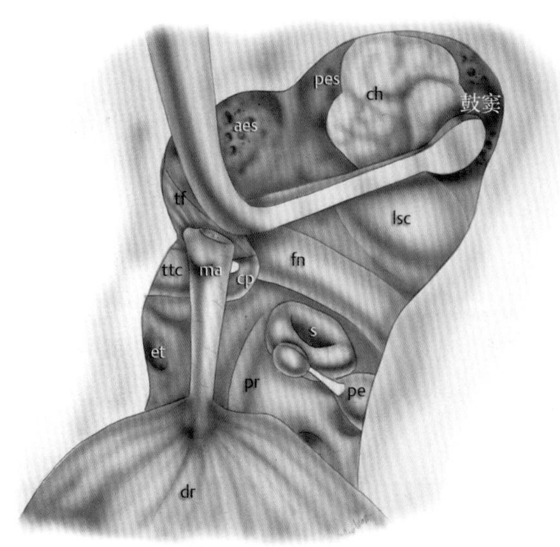

图 14.32 左耳。经耳道内镜下开放术。用弯剥离子去除鼓窦胆脂瘤。ma，锤骨；cp，匙突；s，镫骨；pe，锥隆起；fn，面神经；pr，鼓岬；tf，鼓膜张肌皱襞；aes，上鼓室前间隙；lsc，外半规管；pes，上鼓室后间隙；ch，胆脂瘤；et，咽鼓管；dr，鼓膜；ttc，鼓膜张肌管

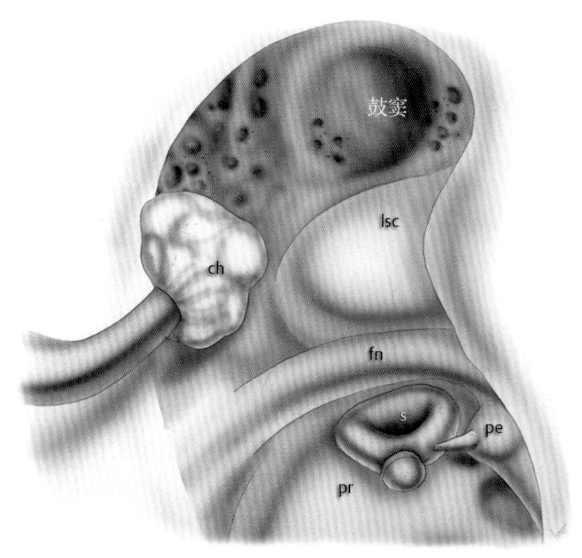

图 14.33 左耳。经耳道内镜下开放术。胆脂瘤剥离鼓窦骨壁后，用吸引器有助于摘除胆脂瘤基质。s，镫骨；pe，锥隆起；fn，面神经；pr，鼓岬；lsc，外半规管；ch，胆脂瘤

鼓室隔离出来的中鼓室腔隙 [图 14.35~14.37；见病例 4 所有图片（图 14.38~14.43）和病例 2（图 14.20~14.22）]。

这种重建方法对这种术式的大多数病例都适用。此外，也适用于咽鼓管功能差或有鼓室炎症的病例，或上鼓室鼓窦有浸润性胆脂瘤基质生长的，

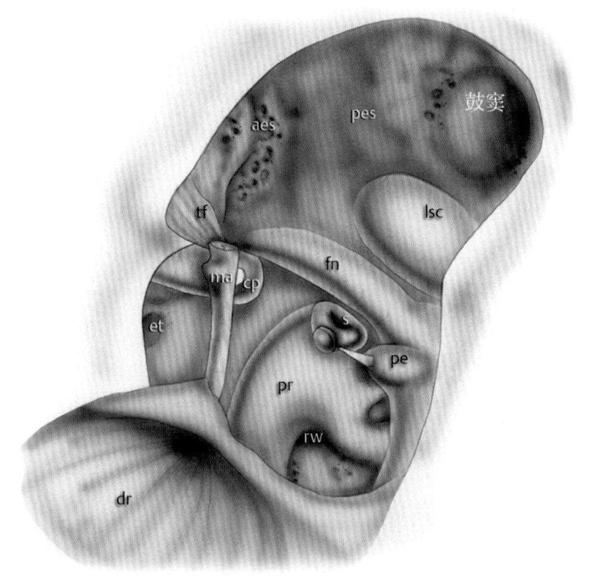

图 14.34 左耳。经耳道内镜下开放术。胆脂瘤摘除后最终的鼓室腔。鼓窦已暴露，面神经鼓室段和外半规管可在内镜下显露。ma，锤骨；cp，匙突；s，镫骨；pe，锥隆起；fn，面神经；pr，鼓岬；tf，鼓膜张肌皱襞；aes，上鼓室前间隙；lsc，外半规管；pes，上鼓室后间隙；et，咽鼓管

或所有新形成上鼓室鼓窦腔，不适合做上鼓室外侧壁重建的病例采用（图 14.44）。这些病例中，鼓窦和上鼓室黏膜需要去除，以避免黏膜在愈合过程中对术腔上皮化的干扰。

14.6.2 内镜下开放重建术腔

对一些病例，需重建骨性外耳道后壁和被磨除的盾板，以恢复其生理性解剖结构（中鼓室腔下份和上鼓室鼓窦腔上份融合，与外耳道隔开）。

此过程需要重建一个连接上鼓室鼓窦腔和中鼓室腔的通气通路。此外，在鼓膜张肌皱襞层面，还需要在前鼓室和前上鼓室间形成一个通道，以及需要形成一个新的峡部，使中鼓室和后上鼓室之间能有宽敞的交通。

重建上鼓室外侧壁和外耳道外侧壁，适用于如下的患者：通过中鼓室黏膜状态正常评估咽鼓管功能良好的；或者胆脂瘤伴局限性通气障碍综合征 [7-9] 的；或广泛的上鼓室胆脂瘤，胆脂瘤包裹在囊袋内易于摘除的；或者形成的上鼓室鼓窦腔非过于宽大而难以重建的病例。

重建外耳道外侧骨质缺损和盾板的材料，使用乳突皮质骨或耳屏软骨瓣（图 14.45）。

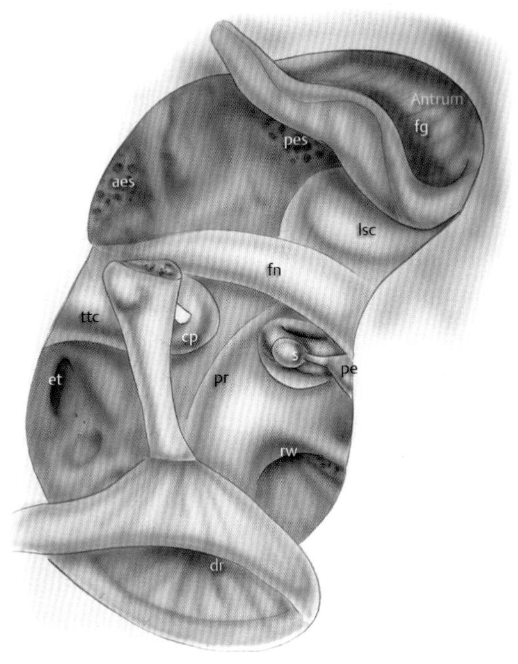

图 14.35　左耳。经耳道内镜下开放术。当形成宽敞的最终术腔，可考虑行开放式鼓室成型术。这些病例中，取颞机筋膜覆盖鼓窦和上鼓室内侧骨壁。cp，匙突；s，镫骨；pe，锥隆起；fn，面神经；pr，鼓岬；aes，上鼓室前间隙；lsc，外半规管；pes，上鼓室后间隙；et，咽鼓管；dr，鼓膜；rw，圆窗；ttc，鼓膜张肌管；fg，筋膜瓣

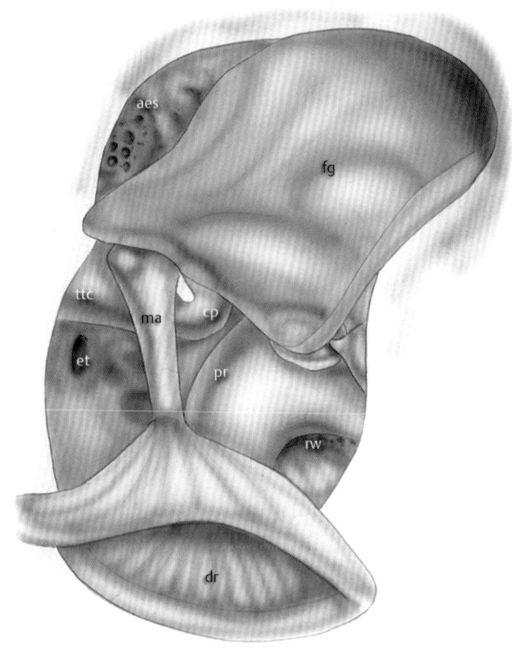

图 14.36　左耳。经耳道内镜下开放术。筋膜覆盖面神经和匙突，以使中鼓室形成含气的空间，将中、上鼓室隔离。上鼓室直接向外耳道开放。ma，锤骨；cp，匙突；pr，鼓岬；aes，上鼓室前间隙；et，咽鼓管；dr，鼓膜；rw，圆窗；ttc，鼓膜张肌管；fg，筋膜瓣

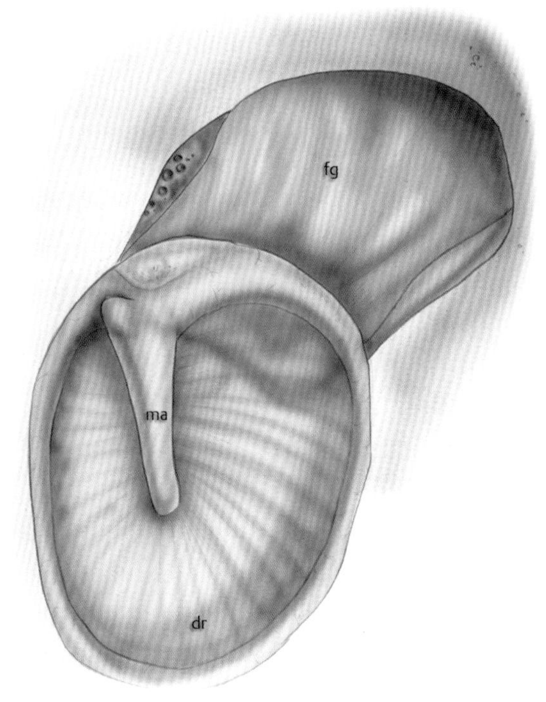

图 14.37　左耳。经耳道内镜下开放术。鼓膜覆盖于筋膜外侧，将上鼓室和中鼓室隔离。ma，锤骨；fg，筋膜瓣

行耳后小切口，切开皮肤及皮下组织，暴露乳突，用微钻获取一块乳突皮质骨。加工取下的骨块，使之和重建的缺损部位大小相匹配［见病例 3（图 14.31）］。

取下的骨块可有两种放置方法。单块式骨瓣重建。骨块加工后，盖住缺损部位，鼓窦内用吸收性明胶海绵支撑骨瓣，运用纤维蛋白胶黏合骨瓣和周围骨结构（图 14.46~14.48；视频 14.3）。

栅栏式骨瓣重建。两个或更多骨瓣加工后，以拼图的形式盖住缺损部位。鼓窦和后上鼓室用颞肌填塞支撑骨瓣，将颞筋膜覆盖于重建骨瓣上，并置于鼓膜深面（图 14.49；视频 14.1）。

14.7 术中并发症

- 直接损伤面神经造成面瘫。
- 直接创伤外半规管造成迷路损伤。
- 听骨链损伤。
- 天盖 / 颅中窝硬脑膜损伤或撕伤。

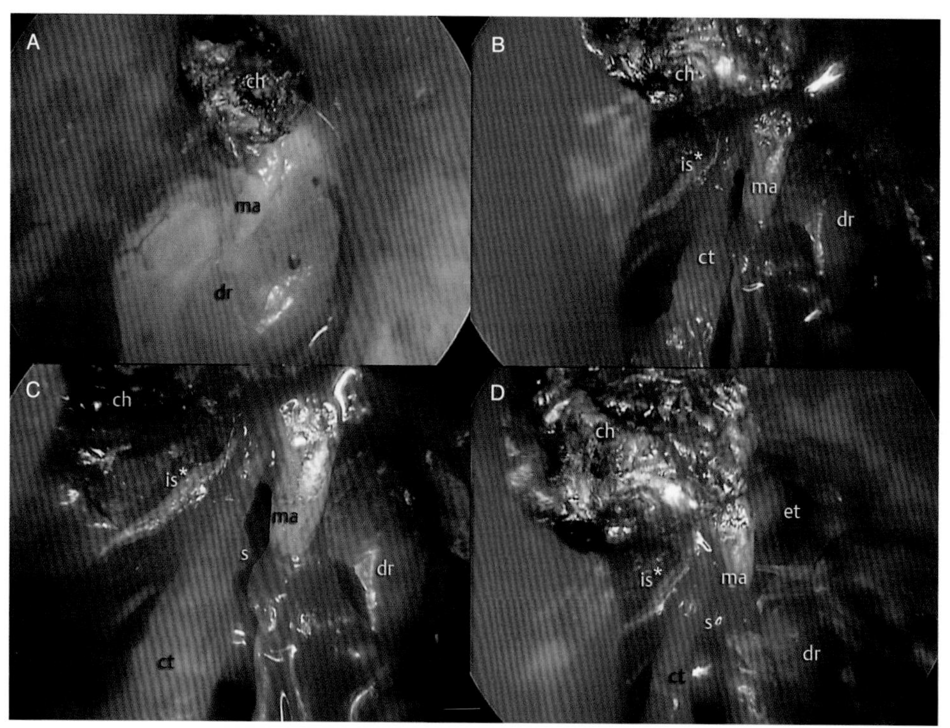

图 14.38 病例 4，右耳。A. 可见上鼓室胆脂瘤。B，C. 鼓峡部堵塞，将上鼓室和中鼓室隔离。D. 内镜下可见咽鼓管开口，中鼓室黏膜气化良好。et，咽鼓管；s，镫骨；ma， 锤骨；ch，胆脂瘤；ct，鼓索神经；dr，鼓膜；is*，峡部堵塞

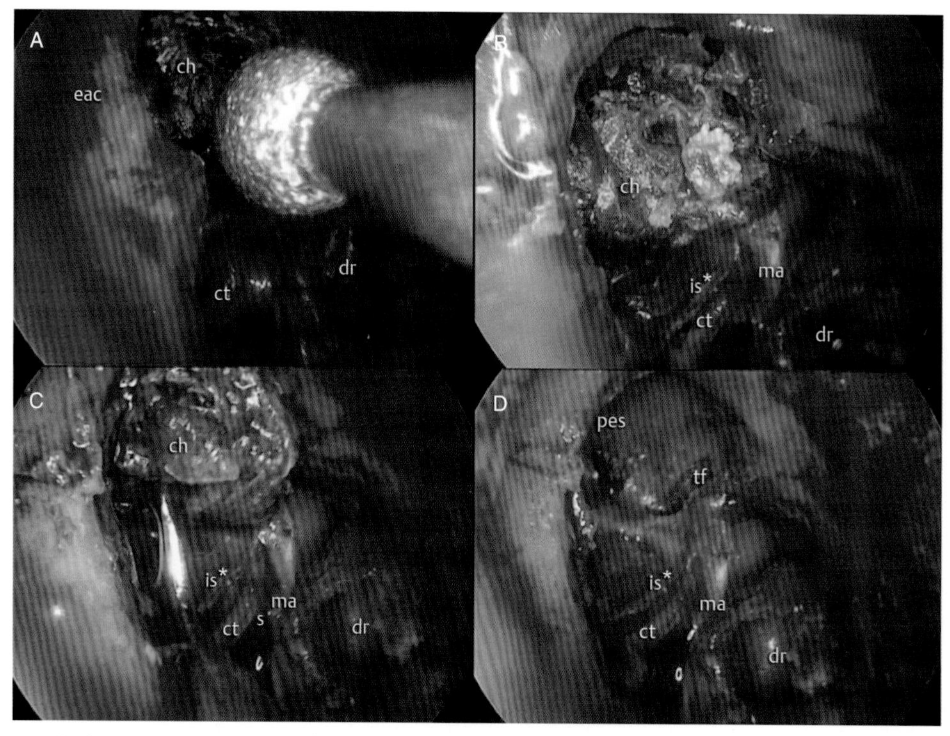

图 14.39 病例 4，右耳。A，B. 用金刚砂沿着胆脂瘤，从上鼓室前间隙到鼓窦，做上鼓室切开。C. 弯剥离子去除上鼓室胆脂瘤。D. 摘除胆脂瘤后的鼓室腔。s，镫骨；ma， 锤骨；ch，胆脂瘤；ct，鼓索神经；dr，鼓膜；is*，峡部堵塞；eac，外耳道；tf，鼓膜张肌皱襞；pes，上鼓室后间隙

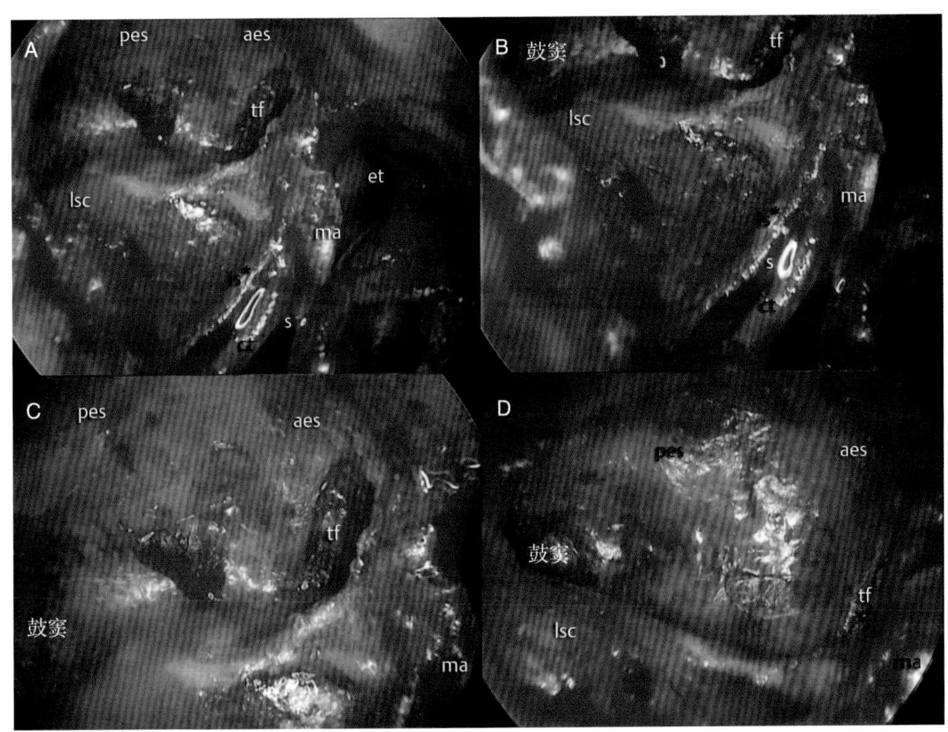

图 14.40　病例 4。右耳。A. 可见峡部的堵塞和整个鼓膜张肌皱襞，将中鼓室下部和上鼓室隔离。B~D，内镜下抵近观察峡部堵塞（B），整个鼓膜张肌皱襞的上缘（C）、鼓窦（D）。可见整个上鼓室和鼓窦的广泛上皮化。s，镫骨；ma，锤骨；ct，鼓索神经；is*，峡部堵塞；tf，鼓膜张肌皱襞；lsc，外半规管；aes，上鼓室前间隙；pes，上鼓室后间隙；et，咽鼓管

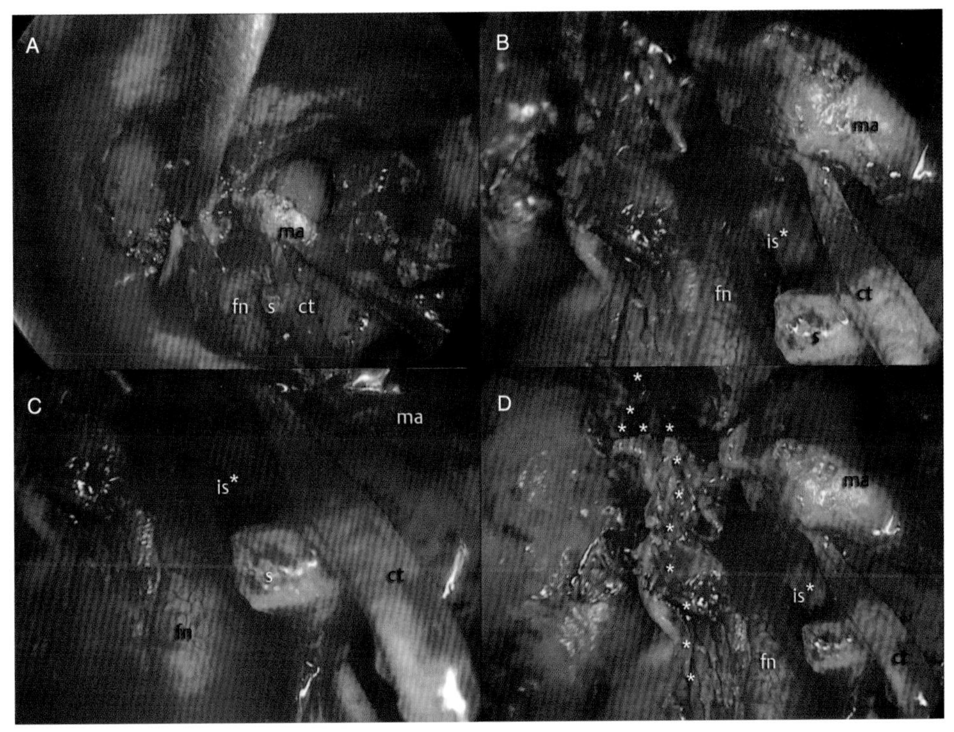

图 14.41　病例 4。右耳。A. 将胆脂瘤下缘从峡部剥离后，可见面神经管。B, C. 可见位于镫骨和匙突间，覆盖峡部的黏膜皱襞。D. 上鼓室上皮化的下缘（*****）向上延展。s，镫骨；ma，锤骨；ct，鼓索神经；is*，峡部堵塞；fn，面神经

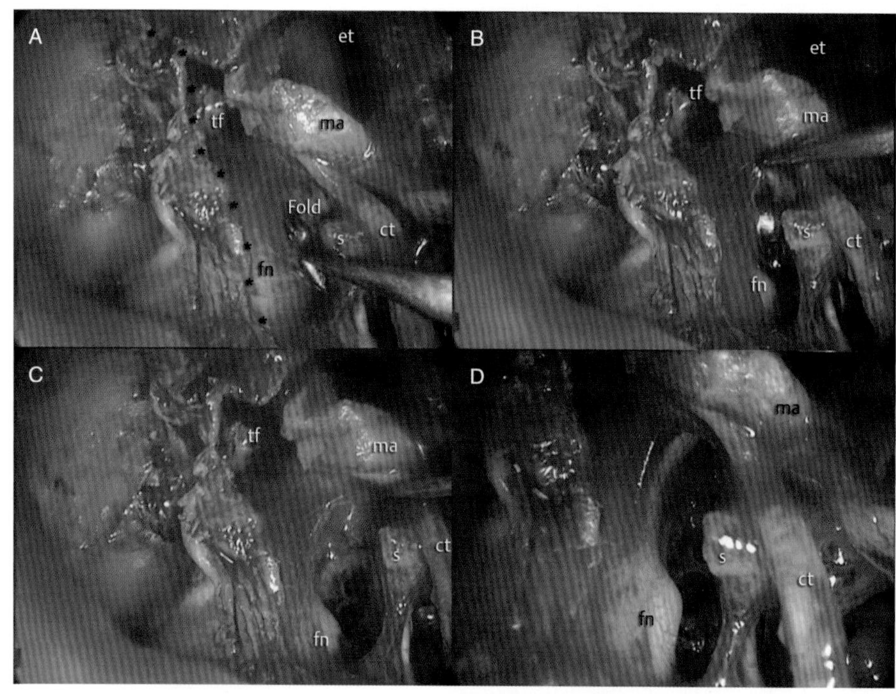

图 14.42 病例 4。右耳。用显微钩打开堵塞峡部的黏膜皱襞（*****）。上鼓室上皮化的下缘。s，镫骨；ma，锤骨；ct，鼓索神经；fn，面神经；et，咽鼓管；tf，鼓膜张肌皱襞

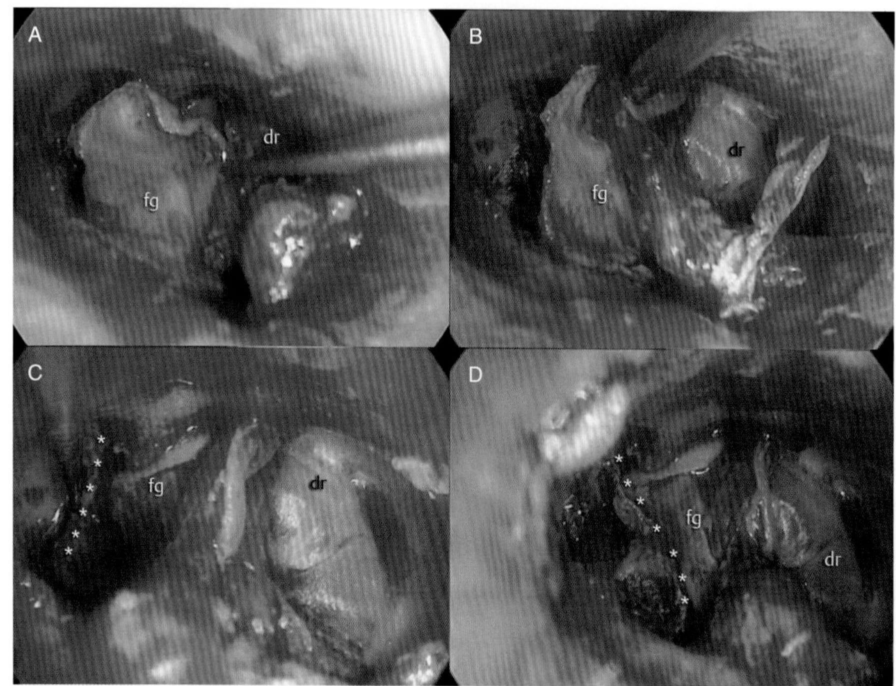

图 14.43 病例 4，右耳。颞肌筋膜瓣夹在鼓膜和上鼓室上皮层之间，将中鼓室腔和上鼓室、鼓窦隔离。dr，鼓膜；fg，筋膜瓣；*****，上鼓室上皮化的下缘

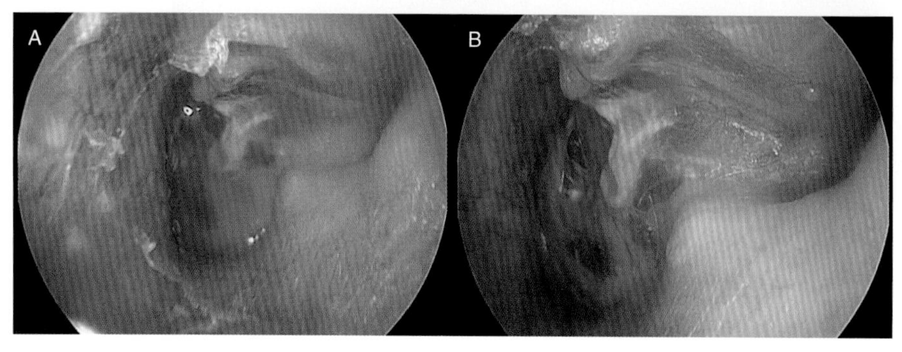

图 14.44 左耳。经耳道内镜下开放重建术后 4 年随访的表现。颞肌筋膜置于中鼓室和上鼓室间，贴于上鼓室内侧壁，形成一个较低矮的含气中鼓室腔。上鼓室向外耳道开放

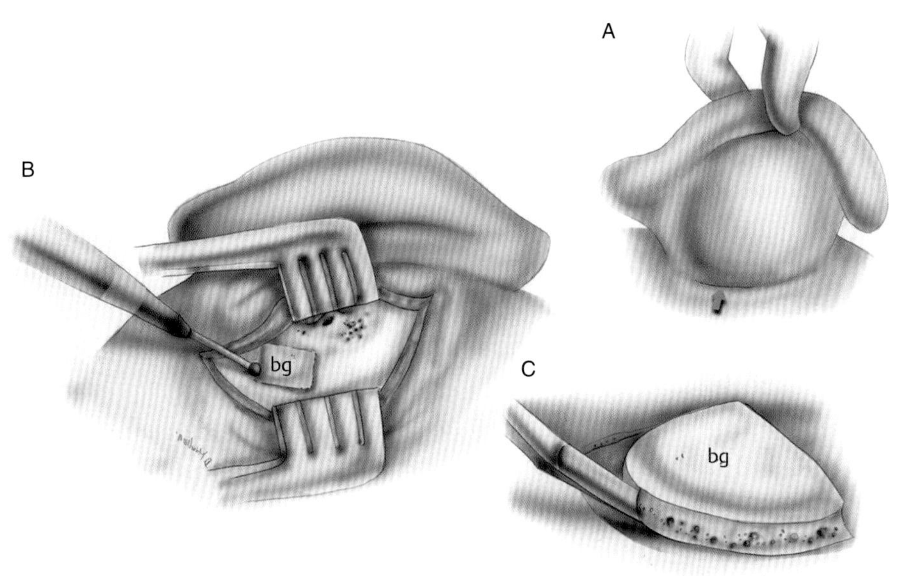

图 14.45　做一小切口，暴露乳突，取一块乳突表面皮质骨加工后，用于重建盾板。bg，骨瓣

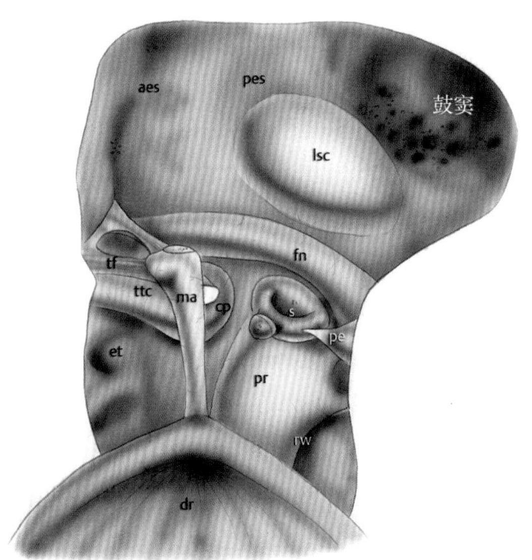

图 14.46　左耳。胆脂瘤摘除后形成的术腔。上鼓室缺损较宽，需用一块乳突皮质骨重建。ma，锤骨；cp，匙突；s，镫骨；pe，锥隆起；fn，面神经；aes，上鼓室前间隙；pes，上鼓室后间隙；lsc，外半规管；pr，鼓岬；dr，鼓膜；rw，圆窗；ttc，鼓膜张肌管；tf，鼓膜张肌皱襞；et，咽鼓管

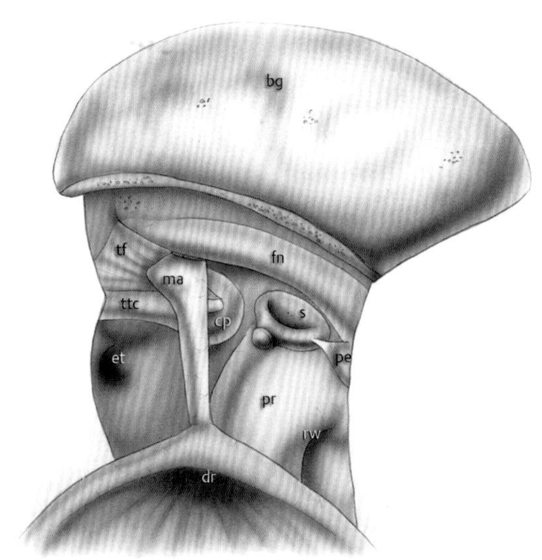

图 14.47　左耳。用一块乳突表面皮质骨重建盾板。ma，锤骨；cp，匙突；s，镫骨；pe，锥隆起；fn，面神经；pr，鼓岬；dr，鼓膜；rw，圆窗；ttc，鼓膜张肌管；tf，鼓膜张肌皱襞；et，咽鼓管；bg，骨瓣

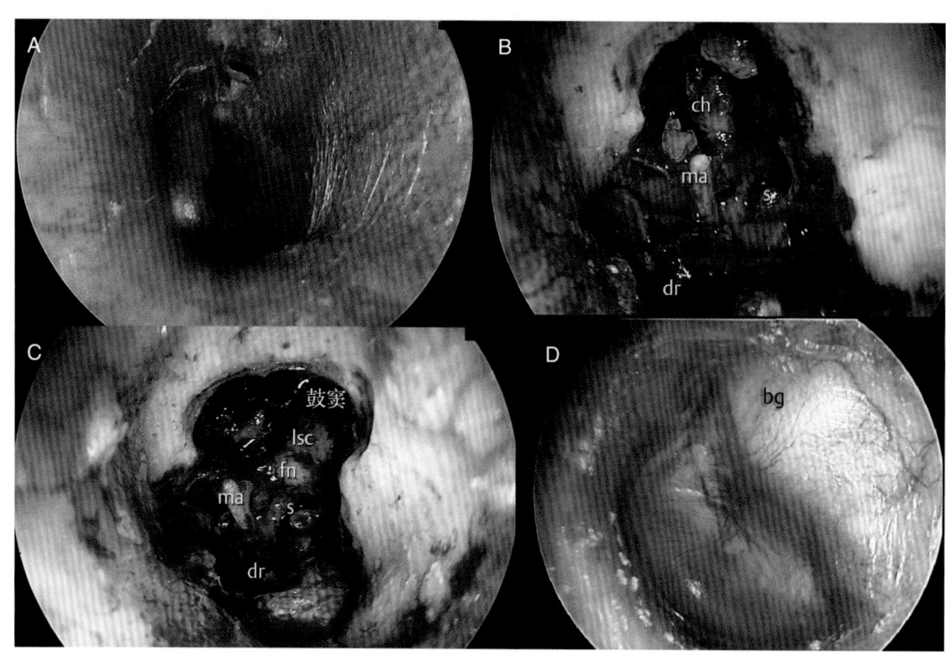

图 14.48　左耳。A. 上鼓室胆脂瘤。B. 掀起耳道鼓膜瓣，去除砧骨，磨除盾板以摘除胆脂瘤。C. 上鼓室切开达鼓窦术后形成的术腔。D. 用乳突皮质骨重建上鼓室后 2 年随访的表现。fn，面神经；lsc，外半规管；ma，锤骨；s，镫骨；dr，鼓膜；bg，骨瓣

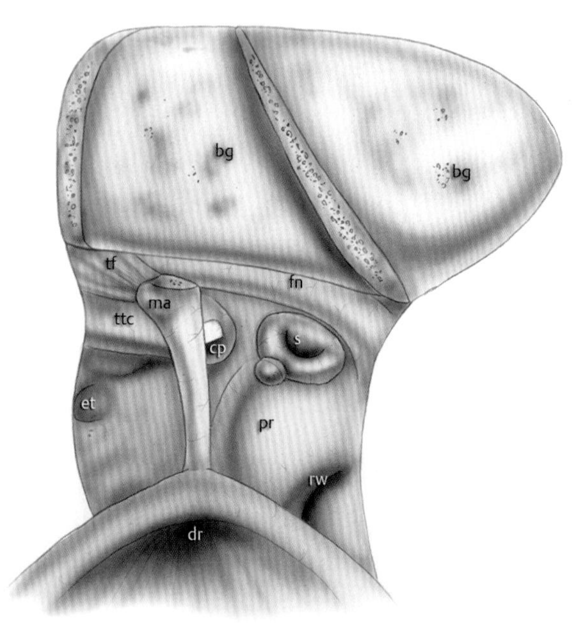

图 14.49　左耳。用栅栏技术用两块乳突皮质骨重建上鼓室盾板。ma，锤骨；cp，匙突；s，镫骨；pe，锥隆起；fn，面神经；pr，鼓岬；dr，鼓膜；rw，圆窗；ttc，鼓膜张肌管；tf，鼓膜张肌皱襞；et，咽鼓管；bg，骨瓣

14.8 术后并发症

· 迟发性面瘫（可逆的术后水肿）。

· 开放式手术重建后骨瓣内陷。

14.9 术后处理

· 术后处理方式与其他内镜下鼓室成形术相同。

· 术后当日出院。

· 保留外耳道内填塞的吸收性明胶海绵，嘱患者外耳道滴抗生素耳液 20d。

· 术后 1 个月行第 1 次耳内镜下随访。

· 患者需长期随访，评估骨瓣情况（图 14.50）。

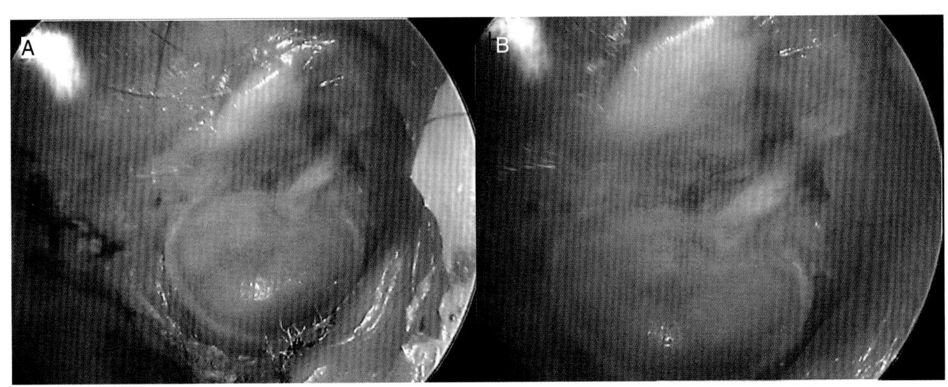

图 14.50　右耳。内镜下开放的鼓室成形术，软骨瓣重建后 1 年随访的表现

（赵　宇　译，张　文　陈　阳　审校）

参考文献

[1] Haginomori S, Takamaki A, Nonaka R, et al. Residual cholesteatoma:incidence and localization in canal wall down tympanoplasty with soft-wall reconstruction. Arch Otolaryngol Head Neck Surg,2008,134: 652–657

[2] Palva T. Surgical treatment of chronic middle ear disease. II. Canal wall up and canal wall down procedures. Acta Otolaryngol,1987, 104: 487–494

[3] Tarabichi M. Endoscopic management of limited attic cholesteatoma. Laryn goscope,2004,114: 1157-1162

[4] Ayache S, Tramier B, Strunski V. Otoendoscopy in cholesteatoma surgery of the middle ear: what benefits can be expected? Otol Neurotol,2008,29: 1085–1090

[5] Badr-el-Dine M. Value of ear endoscopy in cholesteatoma surgery. Otol Neurotol, 2002, 23: 631-635

[6] Marchioni D, Villari D, Alicandri-Ciufelli M, et al. Endoscopic open technique in patients with middle ear cholesteatoma. Eur Arch Otorhinolaryngol, 2011, 268: 1557-1563

[7] Marchioni D, Alicandri-Ciufelli M, Molteni G, et al. Selective epitympanic dysventilation syndrome. Laryngoscope, 2010, 120:1028-1033

[8] Marchioni D, Mattioli F, Alicandri-Ciufelli M, et al. Endoscopic evaluation of middle ear ventilation route blockage. Am J Otolaryngol,2010,31: 453-466

[9] Marchioni D, Mattioli F, Alicandri-Ciufelli M, et al. Endoscopic approach to tensor fold in patients with attic cholesteatoma. Acta Otolaryngol,2009,129: 946-954

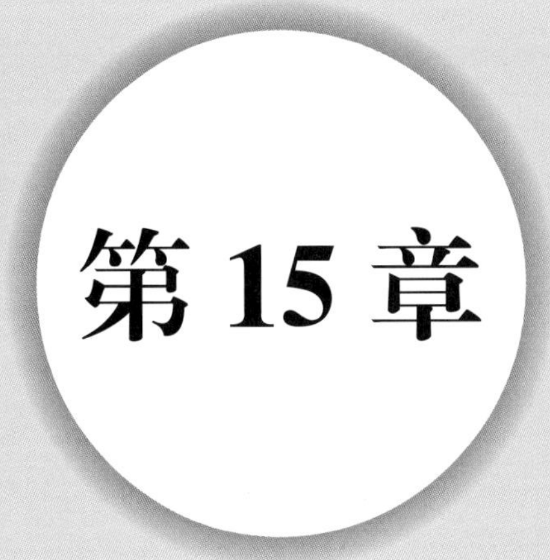

耳内镜下鼓膜成形术

- 15.1 手术解剖
- 15.2 手术理念
- 15.3 适应证与禁忌证
- 15.4 手术入路
- 15.5 经耳道鼓膜皮瓣的鼓膜成形术
- 15.6 无耳道鼓膜皮瓣直接耳内镜下鼓膜成形术

15 耳内镜下鼓膜成形术

Stephane Ayache, Davide Soloperto, Alessia Piccinini,
Domenico Villari, Livio Presutti, Daniele Marchioni

15.1 手术解剖

外耳道（EAC）的大小和形态存在较大个体差。外耳道长约35mm，直径约5~10mm，呈S型，从后上向前下走行，可分为两个部分：外1/3为软骨部，内2/3为骨部。在大多数外耳道骨部，前壁可有一个明显的隆起，这是源于颞下颌关节的突出部，其与外耳道前壁关系密切，在手术过程中（特别是显微镜下）此隆起会阻挡术者对鼓环前部的暴露。外耳道壁完全被皮肤所覆盖。

鼓膜位于外耳道底部，为一指向内侧的浅圆锥形，由三层组成：①上皮层，②纤维层，③黏膜层（图15.1）。

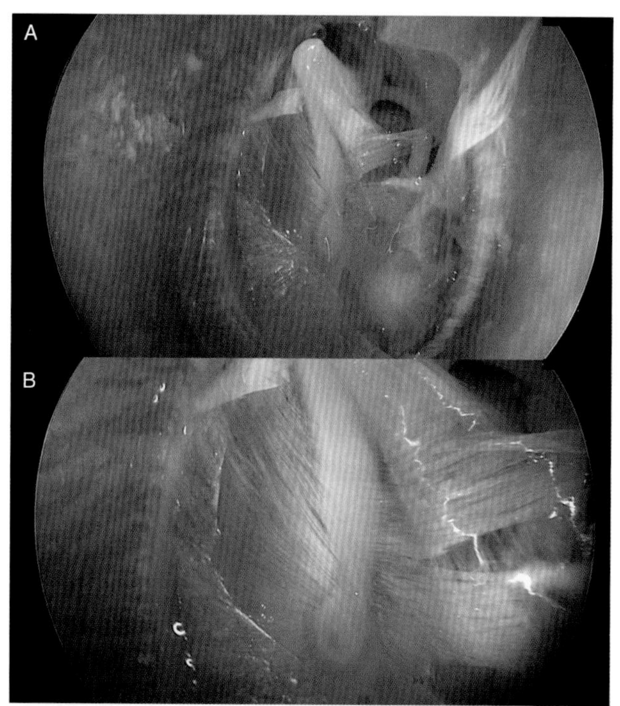

图15.1 左耳。耳内镜下去除上皮层后的鼓膜。能够看到鼓膜纤维层。A.去除部分上皮层后的鼓膜，暴露出鼓膜纤维层。B.耳内镜下放大的鼓膜纤维层

15.2 手术理念

尽管显微镜下鼓膜成形术被认为是一个很安全的手术[1-2]，但是耳内镜技术基于以下原因，可能更为安全：没有外部切口，能够将术后伤口感染血肿形成的风险降到最低；无须为扩大外耳道而磨除骨质，能够避免术后外耳道狭窄与愈合不良；能够直接观察整个中耳腔内侧面（包括面神经）[3]。耳内镜技术的优缺点需要在具体手术适应证中考量。

15.2.1 耳内镜下鼓膜成形术的优点

· 在弯曲的外耳道中，耳内镜入路极少需要扩大外耳道。

· 能够直视整个鼓膜。

· 能够直视鼓室腔及其相关结构，包括听骨链、鼓索神经、面神经、圆窗和卵圆窗。

· 能够清晰观察鼓环前部及鼓膜穿孔前界。

· 能够在术中评估中耳通风引流通道。

· 无须耳廓周围宽大的切口与剥离。

15.2.2 耳内镜下鼓膜成形术的缺点

· 较传统技术更复杂，尤其是对于缺乏经验的术者而言。

· 需要单手操作技术。

· 不适用于保留鼓膜纤维层的外置法。因此，尽管在耳内镜下从鼓膜纤维层上剥离表皮层是可能的，但由于操作极其复杂笔者并不建议。

15.3 适应证与禁忌证

耳内镜下技术的手术适应证与传统技术并无不同。选择患者需要考虑中耳状态的相关问题。

患者年龄。不建议 6 岁以下患者（除非患者需要佩戴助听器或行耳蜗植入）行耳内镜下鼓膜成形术，基于两个原因：一是低于这个年龄患者的咽鼓管发育不成熟，会影响手术效果（该年龄的患者在听骨链完整时行鼓膜修补术，可能会损害听骨链的完整性，故仅对出现反复耳流脓的患者实施）；二是解剖方面，有些病例中，耳内镜经耳道入路在外耳道直径较小的 6 岁以下儿童中操作困难。此外，还需考虑外耳道走向，该年龄儿童若具有较平直的外耳道，会使耳内镜下操作更为容易。

中耳及鼓膜穿孔外观。若鼓膜穿孔干燥无鼓室病变，和（或）边缘性穿孔累及鼓环（有外耳道上皮移行进入中耳的风险，可能形成继发性胆脂瘤）时，应该使用耳内镜技术，这种情况是该技术最好的适应证(图 15.2)。由于在炎症期手术失败率相当大，故当鼓膜穿孔不稳定，反复耳流脓伴或不伴鼓室内黏膜肉芽、鼻咽部病变时，应在术前先药物治疗(图 15.3, 图 15.4)。

咽鼓管。所有鼓膜穿孔的患者，术前都应测试咽鼓管功能。如果患者有良好的咽鼓管功能，经耳道采用颞肌筋膜与耳屏软骨膜等可塑移植物技术，能够获得良好的术后效果。如果患者咽鼓管功能不良，术后效果较差，可能出现鼓膜再穿孔。耳屏或耳甲腔软骨等坚硬的移植物材料，术后愈合的把握更大，是鼓膜重建的更佳选择[4]。而在有些咽鼓管

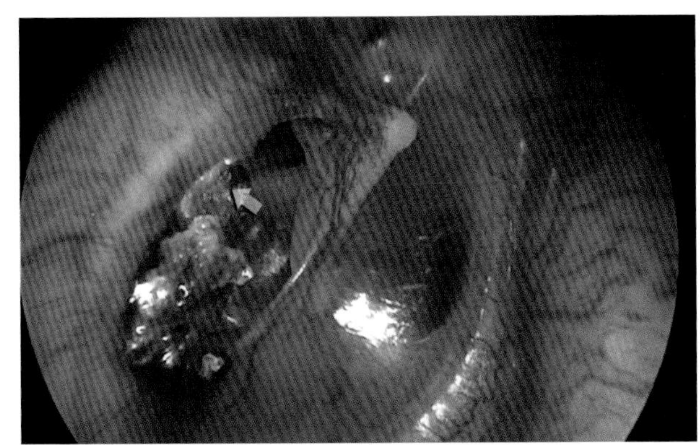

图 15.2　右耳。鼓膜后部边缘性穿孔累及鼓环，有上皮移行进入鼓室。在这种情况下，可预见鼓室的上皮化

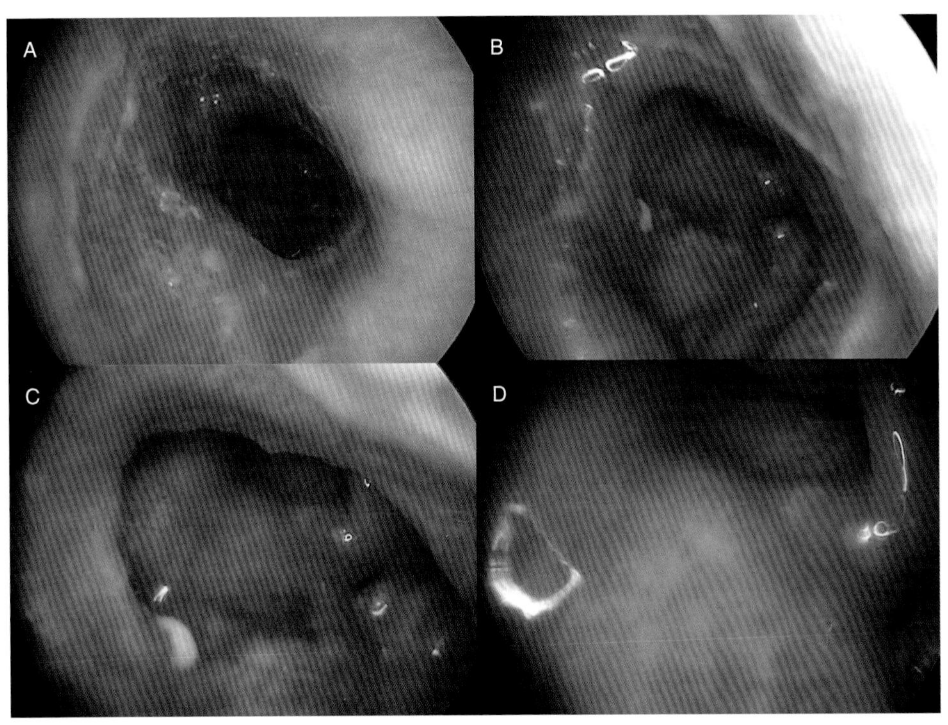

图 15.3　右耳。伴有鼓室黏膜炎症的鼓膜穿孔。在这样的炎症期手术失败率相当高，术前须使用药物治疗。A, B. 鼓膜大体观。耳内镜下中鼓室视野（C）与前鼓室（D）间隙

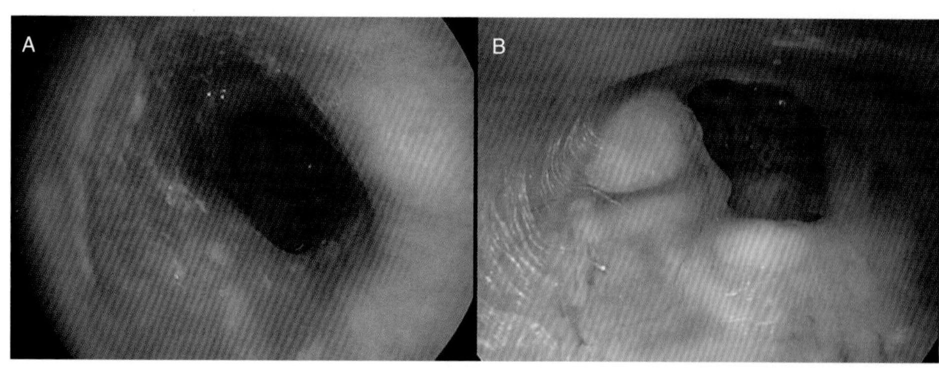

图 15.4 术前耳内镜下评估。A. 右耳。不稳定的鼓膜穿孔，有反复耳流脓。B. 右耳。鼓膜前部干性穿孔

功能不良的病例中，采用传统显微镜下外置法鼓膜成形技术，可比耳内镜或显微镜下内置法技术更为有效。

除了分析鼓室状态、咽鼓管功能、鼓膜穿孔的外观与位置等上述因素以外，术者选择手术适应证时，还要在术前注意分析其他关键问题。术前分析应该考虑以下检查结果。

评估外耳道。术前分析外耳道应该注意累及外耳道皮肤的炎症、感染，或湿疹，这些情况可能会影响术后效果。术前应应评估外耳道直径，注意有无骨瘤的存在。

耳鼻咽喉查体。术前对鼻咽部与鼻腔鼻窦病理状态（慢性过敏及非过敏性鼻炎、鼻息肉、腺样体肥大或腭裂病史）需要进一步检查。还应考虑到是否有癌症（腮腺或皮肤）的放疗史。

15.3.1 纯音听阈测试

听力学评估是术前最为重要的检查。所有患者都应该测试 250 Hz, 500 Hz, 1000 Hz, 2000 Hz, 4000 Hz, 和 8000 Hz 频率的纯音气导骨导与元音测听。术前应常规评估对侧耳的听力，以防止对侧具有严重的感音神经性耳聋，一旦发现应取消手术。

15.3.2 影像学的作用

术前无须常规行系统的中耳 CT 扫描。仅当鼓膜穿孔伴内陷囊袋 [松弛部和（或）紧张部] 时，才需要行中耳 CT 以排除潜在的胆脂瘤，因为这样的病变可能即使在耳内镜下也很难探查到。

15.4 手术入路

患者及术者的位置

患者及术者的位置与显微镜下操作是相同的（图 15.5，图 15.6）。对一个右利手的术者而言，左耳持摄像耳内镜，右手操作手术器械或吸引器（图 15.7）。

根据耳内镜的长度，术者做左耳手术时，左手置于患者左肩部，做右耳手术时，术者左手则需要一个支撑，以避免肩部紧张不适。

耳内镜通常采用 Karl Storz，0°，长 6 cm，直径 4 mm 或长 15 cm，直径 3 mm 的内镜。耳内镜具有配套冷光源、高清数字摄像机与显示屏。

根据鼓膜穿孔的特点、外耳道、中耳相关检查结果（鼓室的状态与咽鼓管的功能），耳内镜经耳道技术可采用两种方法：

- 有耳道鼓膜皮瓣鼓膜成形术
- 无耳道鼓膜皮瓣直接鼓膜成形术（脂肪鼓膜成形术、蝶形软骨鼓膜成形术）

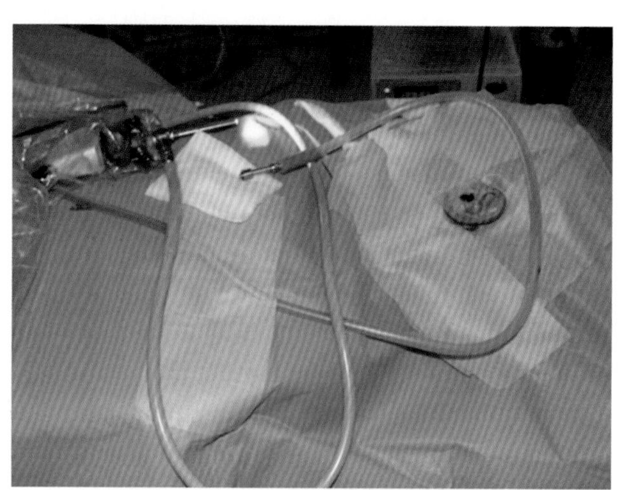

图 15.5 耳内镜手术下患者的体位摆放

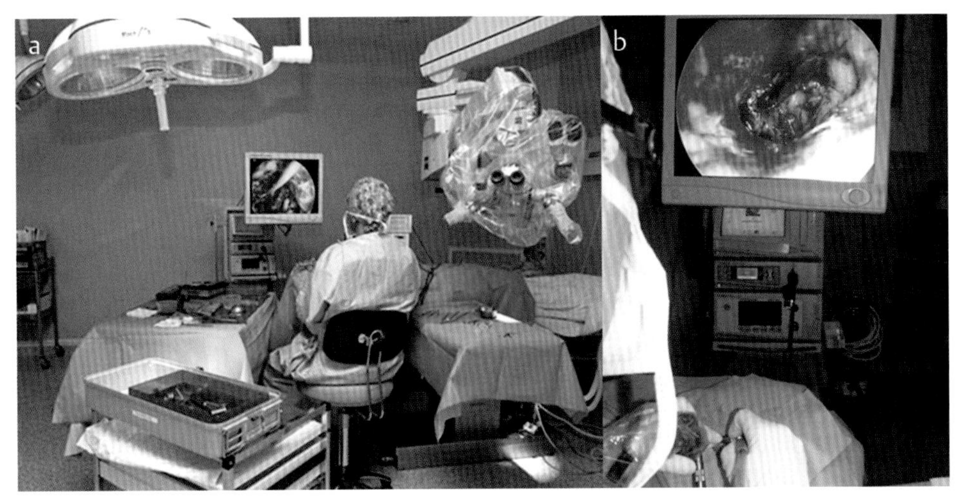

图 15.6　耳内镜手术时术者的位置。显示屏位于术者前方，即使行全耳内镜手术时，显微镜也需要备用

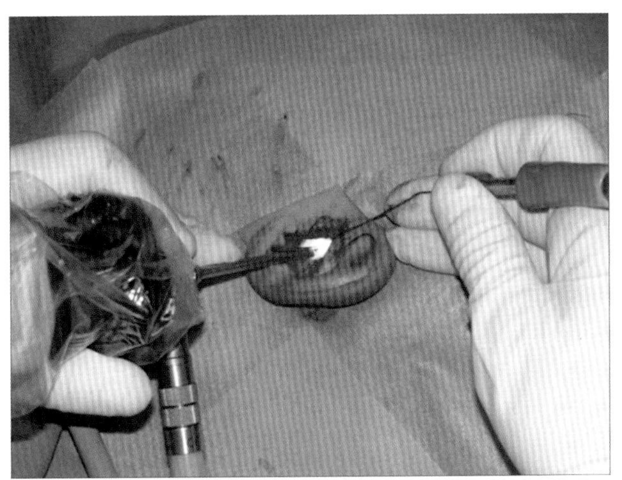

图 15.7　经耳道耳内镜下手术时，术者双手的摆放位置。左耳持耳内镜，右手持手术器械

15.5 经耳道鼓膜皮瓣的鼓膜成形术

根据不同的鼓膜穿孔状态、鼓室状态及咽鼓管功能，手术应采用不同的移植物[5, 6]。

笔者将移植物分为两种。

· 筋膜移植物。

· 软骨移植物。

15.5.1　获取及制备移植物

获取颞肌筋膜

· 在耳廓上方区域做一 1.5cm 长的切口，暴露颞肌筋膜（图 15.8）。获取一小块筋膜，适当修剪压薄后备用。

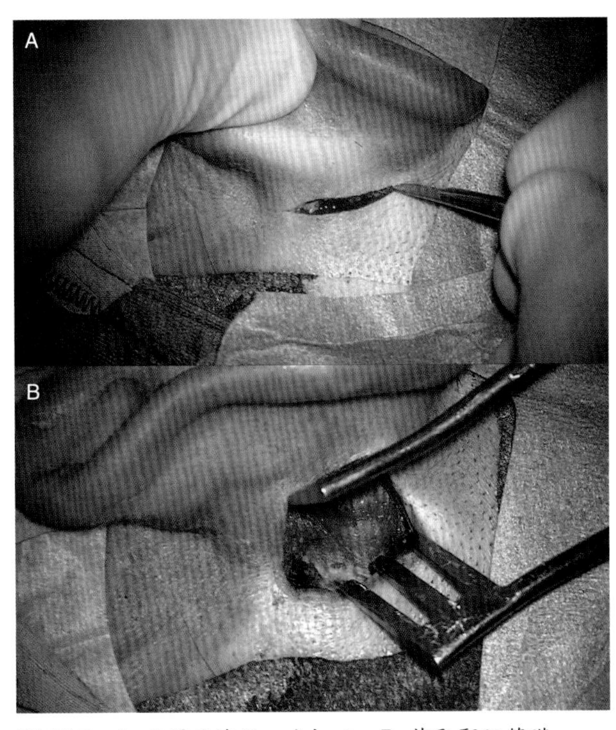

图 15.8　A. 于耳后沟做一小切口。B. 获取颞肌筋膜

· 将筋膜在空气中晾干，根据所修补的穿孔大小进行塑形。

获取软骨或耳屏软骨膜

· 在耳屏后方做一小切口，暴露软骨及软骨膜。如果仅需要软骨膜，应该将软骨膜从软骨上分离下来，然后有选择的切取软骨膜；软骨膜在空气中晾干，根据所修补的穿孔大小塑形。需要软骨时，软骨带双面附着的软骨膜（前与后），根据所修补的穿孔大小，切取适当大小的耳屏软骨。

· 切取小块软骨带软骨膜，适当修剪压平备用。

· 然后处理移植物，将覆盖软骨前面的软骨膜轻轻去掉，保留软骨后面的软骨膜。从软骨光面将部分软骨去除，保留中央的软骨，及覆盖软骨后面的软骨膜，从而形成被周围软骨膜包围的岛状软骨。根据残余鼓膜的形状制作岛状软骨。做好岛状软骨后，保留的软骨部分需要用手术刀削薄，形成一薄片的软骨带软骨膜。移植物做好后晾干（图 15.9）。在笔者临床实践中，术者应该考虑穿孔类型、中耳状态与咽鼓管功能，选择并获取最合适的移植物。

颞肌筋膜或耳屏软骨膜移植物

适应证

· 鼓膜前部或后部仅局限于一个象限的穿孔，咽鼓管功能测试正常，有或无鼓膜紧张部内陷袋[7-8]。

相对禁忌证

· 已行筋膜 / 软骨膜鼓膜成形术失败者。

· 咽鼓管功能测试显示可疑咽鼓管功能障碍。

· 近全穿孔累及两个象限，仅残余前份鼓环。

软骨移植物

适应证

· 咽鼓管功能测试显示可疑咽鼓管功能障碍的鼓膜穿孔，有鼓室黏膜损伤的鼓膜穿孔（肉芽，炎症），有耳流脓病史。鼓膜穿孔累及鼓环[9-11]。

· 已行数次筋膜 / 软骨膜鼓膜成形术失败者。

· 近全穿孔或前部象限的穿孔。

15.5.2 手术技术

根据鼓膜穿孔的位置及同时存在的鼓膜紧张部内陷袋，耳道鼓膜皮瓣所分离和保留蒂部位置将会有所不同。

鼓膜后部穿孔

鼓膜后部穿孔是典型的在耳内镜下易于处理的穿孔，处理时使用0°，长 15cm，直径 3mm 的耳内镜。

1. 术前在 0° 耳内镜下用 2% 的含肾上腺素的甲哌卡因混合溶液浸润外耳道 3min。

2. 耳内镜下用镰状刀在鼓膜穿孔边缘一周环形切除上皮。

3. 于外耳道距纤维鼓环外侧约 0.5~1cm 处做一自 6 点钟至 12 点钟方向的切口。可使用分子共振刀（Vesalius），可调节的 CO_2 激光或圆刀。

关键点：使用分子共振刀与 CO_2 激光能够减少术中出血［图 15.10，见病例 1（图 15.11，图 15.12）］。

4. 用肾上腺素（生理盐水稀释一倍）小棉球从骨面分离耳道鼓膜皮瓣，可减少过多的出血。将皮瓣向内侧剥离，围绕切口将皮肤向前内侧推，直到看见纤维鼓环［见病例 1（图 15.12）］。用弯头剥离子剥离皮瓣时，注意用器械“感觉”骨面，有效地将皮肤从骨面“铲”起来。

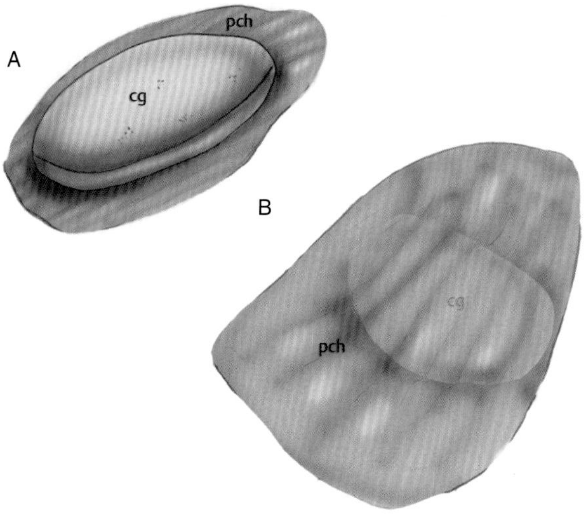

图 15.9 软骨移植物。A. 根据鼓膜穿孔大小，制备岛状软骨。B. 对软骨后面的软骨膜塑形，保留其与软骨的附着。cg, 软骨移植物；pch, 软骨膜层

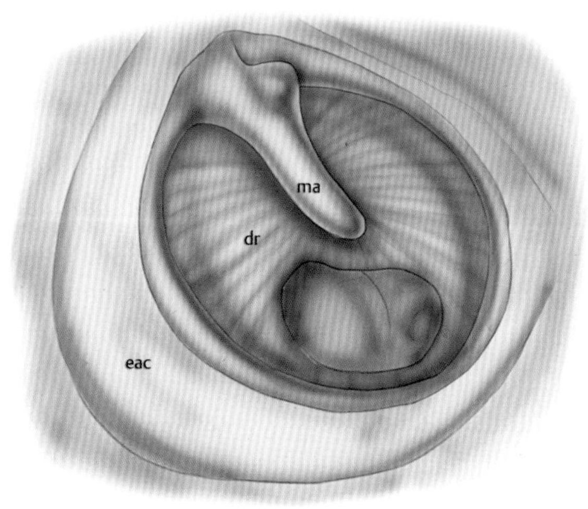

图 15.10 右耳。鼓膜后部穿孔。外耳道皮肤切口。ma, 锤骨；dr, 鼓膜；eac, 外耳道

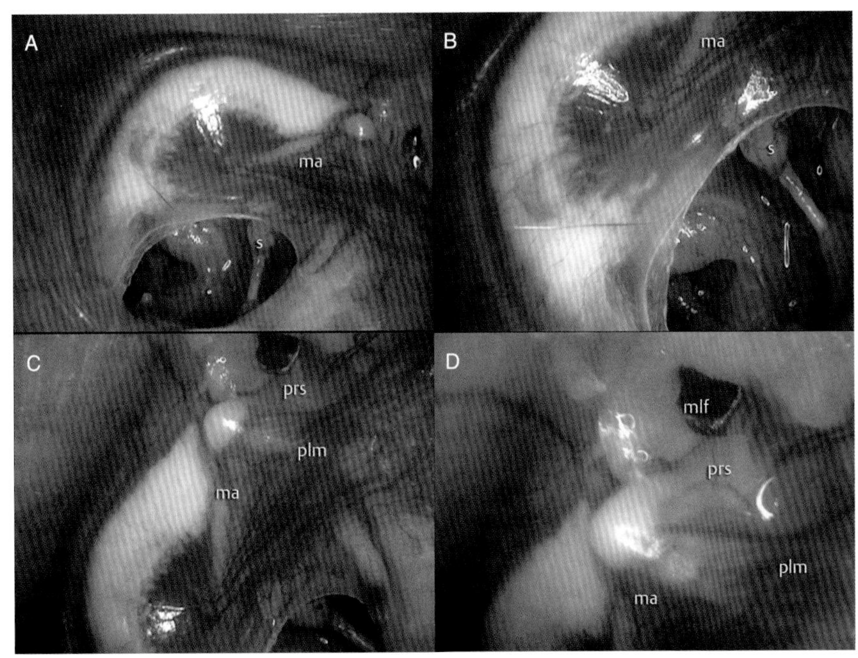

图 15.11　病例 1。左耳。A，B. 鼓膜后部穿孔累及鼓环。C，D. 耳内镜下探查 Prussak 间隙。ma，锤骨；s，镫骨；plm，锤后韧带皱襞；prs，Prussak 间隙；mlf，锤骨外侧皱襞

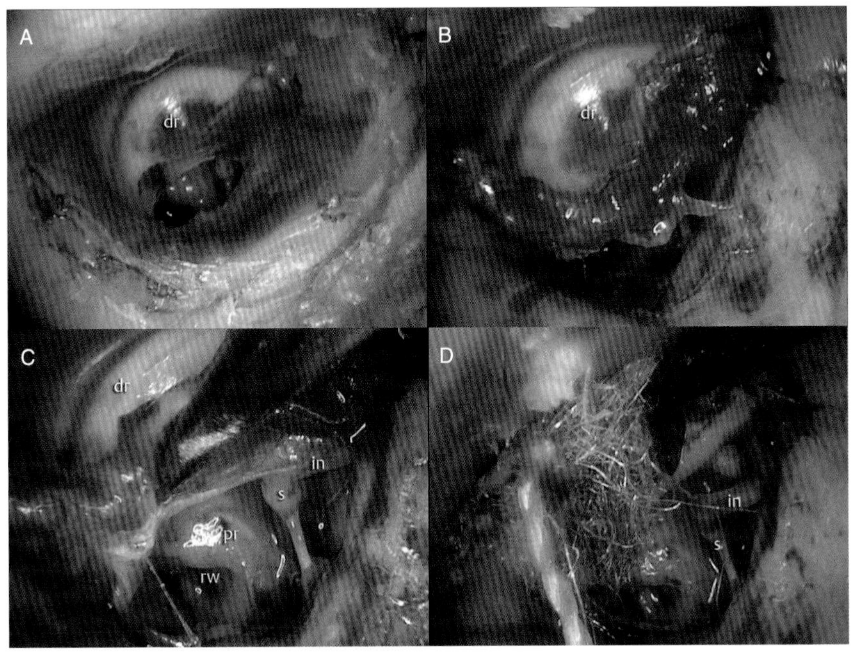

图 15.12　病例 1。左耳。A. 用 Vesalius 分子共振刀做外耳道切口。B，C. 用肾上腺素小棉球掀起耳道鼓膜皮瓣。D. 从锤骨柄上剥离皮瓣末端。s，镫骨；pr，鼓岬；rw，圆窗；in，砧骨；dr，鼓膜

关键点：在大多数病例中，切开外耳道皮肤后均会出血，可用肾上腺素小棉球置于皮肤出血点止血约 1min。

5. 用小钩针将纤维鼓环掀起至能够暴露出良好的中耳视野。剥离皮瓣时从后向前，保留皮瓣与锤骨柄前缘的附着处，用镰状刀将皮瓣从锤骨柄上剥离下来。剥离时要非常小心精细，用镰状刀切开锤骨柄后缘骨膜。一旦分离到适当的平面，鼓膜即可从锤骨柄上剥离，仍然附着于锤骨柄前缘，而不会完全分离下来（图 15.13）。

关键点：由于纤维韧带的存在，鼓膜脐部与锤骨柄黏附特别紧密。建议在这个区域用显微剪剪开这些韧带。

6. 将皮瓣向前翻，暴露出锤骨柄后缘而保留皮瓣附着于锤骨柄前缘以后，用耳内镜观察鼓室腔。用 45°，长 15cm，直径 3mm 耳内镜能够观察到后鼓室与鼓峡区域。若不完全的分离耳道鼓膜皮瓣，则仅能暴露部分前鼓室 [见病例 1（图 15.14）]。用

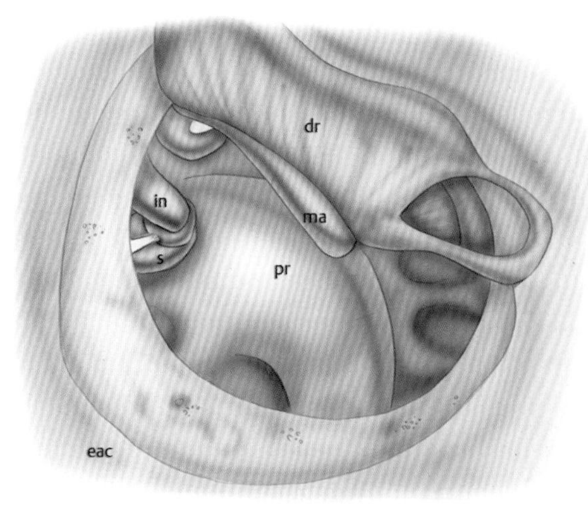

图 15.13 右耳。从锤骨柄后缘小心剥离鼓膜。ma，锤骨；s，镫骨；pr，鼓岬；in，镫骨；eac，外耳道；dr，鼓膜

耳内镜在锤骨柄下方小心操作评估前鼓室，避免碰撞听骨造成锤骨脱位。

7. 接下来用内置法将备好的移植物（筋膜与软骨放置方法相同）置于锤骨下面，用钝头钩针将移植物向前推置于鼓膜前部下面。0° 耳内镜在这一步非常有效，能够很好地观察鼓膜前部与鼓环前缘[图 15.15; 见病例 1（图 15.16）]。

8. 上一步完成后，可以将筋膜内置于耳道鼓膜皮瓣下，放置岛状软骨有两种不同方法。对于小穿孔，建议将软骨光面修剪成穿孔相同大小：软骨光面置于残余鼓膜外侧，嵌合鼓膜穿孔，而软骨膜置于残余鼓膜内侧锤骨柄下面[见病例 1（图 15.16）]。

9. 该技术能够提供更稳定的支撑，但要求的精细度而有时候难以达到。如果难以完成，可以将岛状软骨置于鼓膜内侧，使残余鼓膜与软骨膜相贴合，这个方法更容易完成。

10. 下一步将吸收性明胶海绵置入鼓室腔，避免堵塞咽鼓管及鼓峡（有些纤维组织会在放置吸收性明胶海绵处形成瘢痕），以获得良好的通气[见病例 1（图 15.17）]。复位耳道鼓膜皮瓣，耳内镜下检查鼓膜与移植物的对合[见病例 1 （图 15.17, 图 15.18）]。耳内镜能够很好地掌控鼓环前缘及其与移植物贴合，这对手术的成功非常重要。耳内镜技术几乎不需要磨除外耳道骨质，除非遇到外耳道

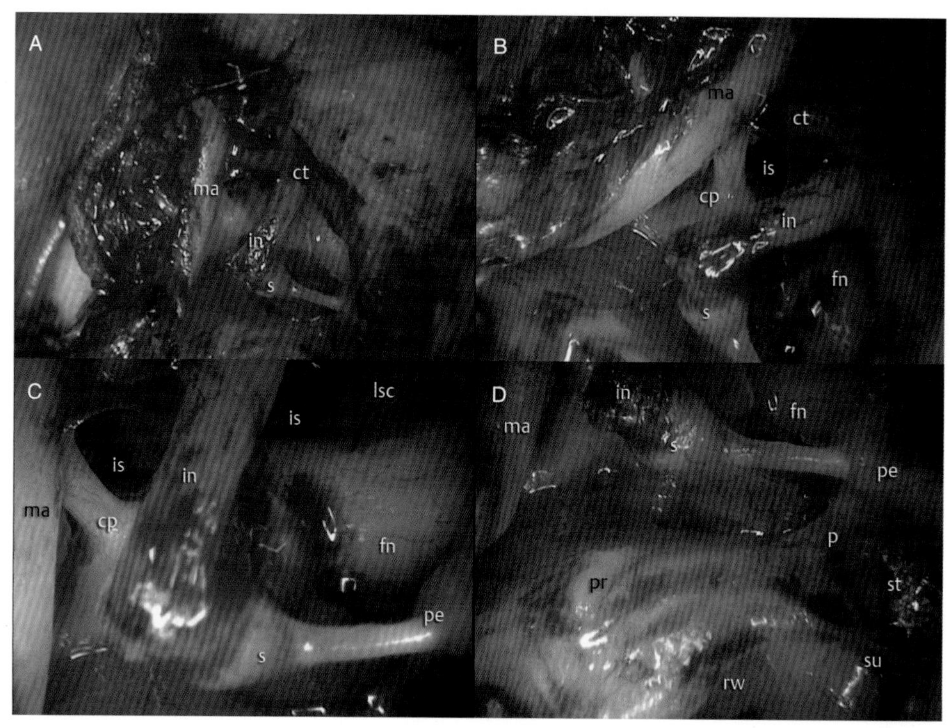

图 15.14 病例 1。左耳。A. 掀起耳道鼓膜皮瓣后，在耳内镜下探查鼓室腔。B，C 重点探查中耳引流通道；45° 耳内镜下观察鼓前峡和鼓后峡，探查鼓峡开放（如该病例）或阻塞。D. 耳内镜下探查后鼓室。ma，锤骨；s，镫骨；pr，鼓岬；rw，圆窗；in，砧骨；su，岬下脚；p，岬小桥；st，鼓室窦；pe，锥隆起；fn，面神经；is，鼓峡；cp，匙突；lsc，外半规管；ct，鼓索神经

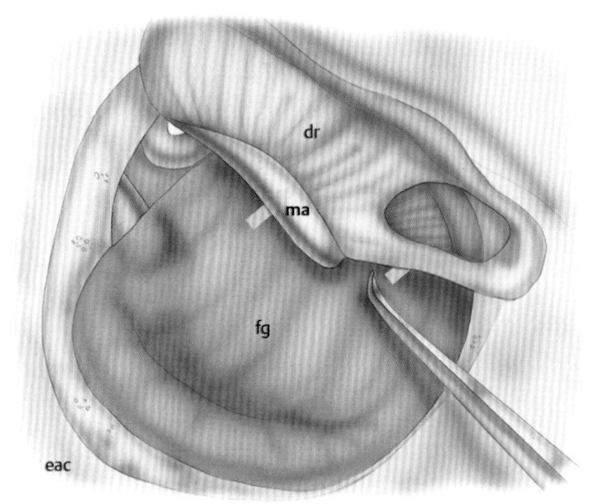

图 15.15 右耳。将移植物置于锤骨下，小心向前推使其覆盖整个鼓膜穿孔（橙色箭头）。dr，鼓膜；ma，锤骨；ear，外耳道；fg，筋膜移植物

骨瘤导致鼓环的暴露受影响。

· 替代技术。当鼓膜穿孔累及脐部前下部、锤骨柄内侧表面可能有上皮形成时，可使用不同的技术实现最大程度的暴露。

在这些病例中，有必要将鼓膜从锤骨上分离下来往前移置。用手术刀顺着锤骨柄纵行切开骨膜，逐步分离鼓膜。然后在耳内镜下观察锤骨柄内侧面，检查有无上皮层碎片。将移植物置于锤骨柄与鼓膜之间，使其覆盖整个穿孔，获得更加稳定的位置［见病例 2 所有图片（图 15.19~15.25）］。

鼓膜前部穿孔或鼓膜近全穿孔

在这两种病例中，可以采用两种不同的方法来设计皮瓣。

· 蒂在前方的皮瓣：从后向前、自上而下分离耳道鼓膜皮瓣，将锤骨柄与残余鼓膜完全松解分离，使鼓膜仅与锤骨颈前部相连，保留蒂在鼓环前部。

该方法能够提供更宽阔的进入鼓室腔的入路，极好地实施耳内镜下鼓环前部的筋膜内置法（骨壁与纤维鼓环下方）。将移植物置于锤骨柄上方，并内贴于残余鼓膜内侧面，移植物前部置于纤维鼓环前部下方（与病例 2 定位相同）。

· 蒂在上方的皮瓣：在这些病例中，从后向前、自下而上剥离，从锤骨短突及锤骨颈分离出蒂在上方的皮瓣。锤骨柄完全与残余鼓膜分离。该方法能够提供对鼓膜各区及鼓环前部的良好视野。然后采

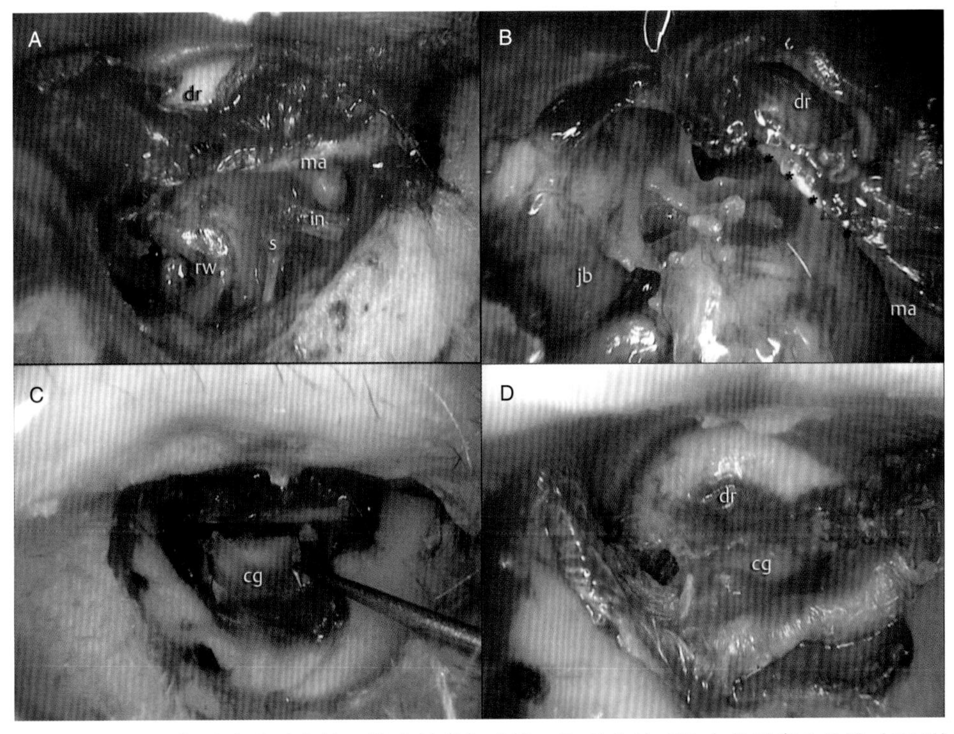

图 15.16 病例 1。左耳。A. 掀起耳道鼓膜皮瓣，暴露锤骨柄后缘。B. 耳内镜下检查鼓膜穿孔前缘（*****）。C. 该病例中鼓膜穿孔累及鼓环，获取软骨移植物；软骨移植物置于锤骨柄前下方。D. 复位耳道鼓膜皮瓣，覆盖移植物。dr，鼓膜；ma，锤骨；in，砧骨；s，镫骨；cg，软骨移植物；jb，颈静脉球；rw，圆窗；*****，鼓膜穿孔前缘

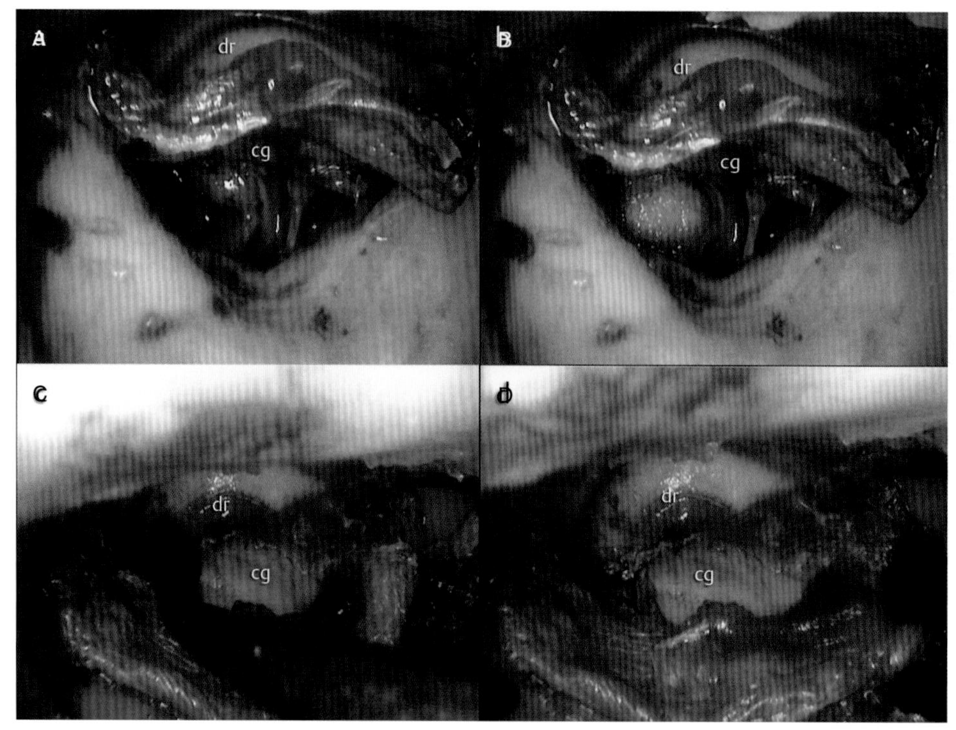

图 15.17　病例 1。左耳。A, B. 用可吸收明胶海绵填塞鼓室以支撑移植物。C, D. 复位耳道鼓膜皮瓣覆盖软骨移植物。dr，鼓膜；cg，软骨移植物

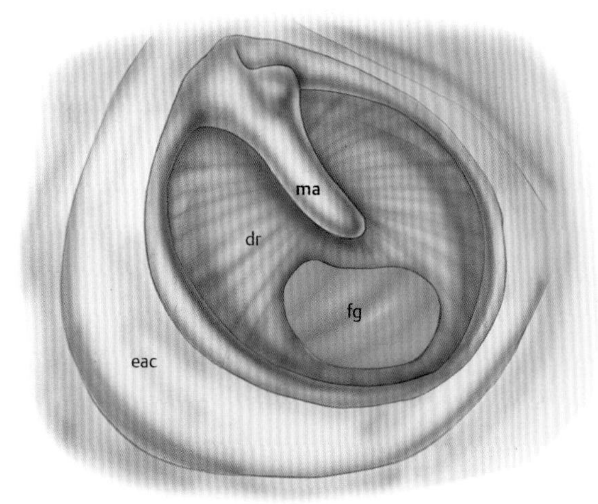

图 15.18　右耳。耳道鼓膜皮瓣复位后的状态。ma，锤骨；fg，筋膜移植物；dr，鼓膜；eac，外耳道

用内置法放置移植物（移植物置于鼓环前部下方），而不是外置法（移植物置于鼓环前部上方）。该技术的缺点是有鼓膜倾角变钝的可能。因此，笔者建议谨慎使用该技术。采用该技术主要的手术指证为鼓膜大穿孔伴听力下降、有慢性耳流脓史伴或不伴咽鼓管功能障碍。

在上述所有技术中，最为重要的是保证鼓膜上皮不能出现在中耳腔内，而耳内镜的优势就在于此。耳内镜下探查整个鼓室腔应该在置入移植物之前进行。一旦发现鼓室内有上皮应该用适当的器械在耳内镜下将其去除。

蒂在前的耳道鼓膜皮瓣

术区准备、局部麻醉注射、刮除鼓膜穿孔边缘等步骤与其他技术相同。用长钩针估计鼓膜穿孔的直径，以获取相应大小的移植物 [见病例 3（图 15.26，图 15.27）]。

· 距鼓环外侧 2cm 处从 1 点钟到 11 点钟方向做一切口。按照前文所述掀起皮瓣，从鼓环下方进入鼓室腔 [见病例 3（图 15.28）]。

· 第一步完成后，从后向前分离皮瓣，完全分离鼓膜与锤骨柄。笔者建议首先将鼓膜松弛部从锤骨短突上剥离（用显微钩针和尖针能够精确地剥离操作），然后将锤骨后韧带从鼓室后棘上剥离，其目的是将鼓膜固定在该水平（见病例 3，图 15.28，图 15.29）。

· 用抓钳向前牵拉鼓膜以松解锤骨短突，探查

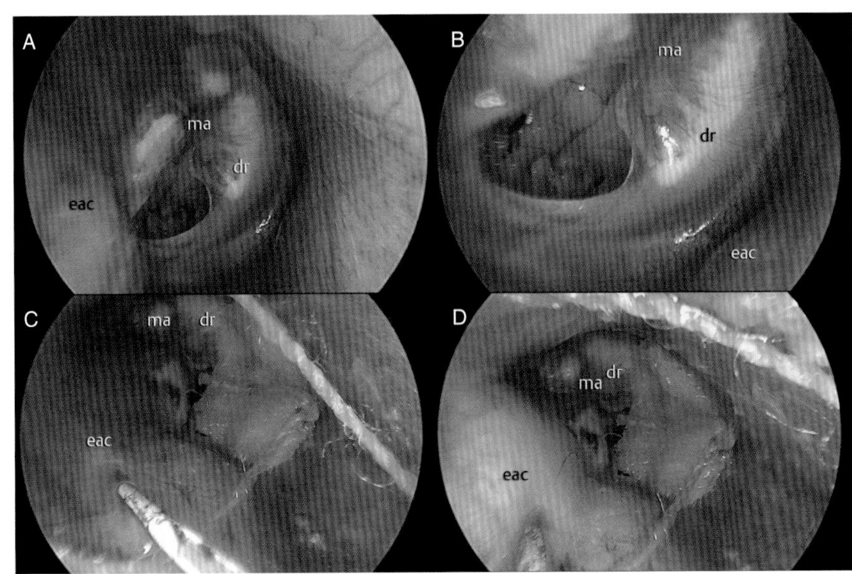

图 15.19　病例 2。右耳。A，B. 耳内镜下探查鼓膜后部穿孔延累及鼓膜脐部下方。C，D. 于外耳道后壁局部注射麻药。ma，锤骨；dr，鼓膜；ear，外耳道

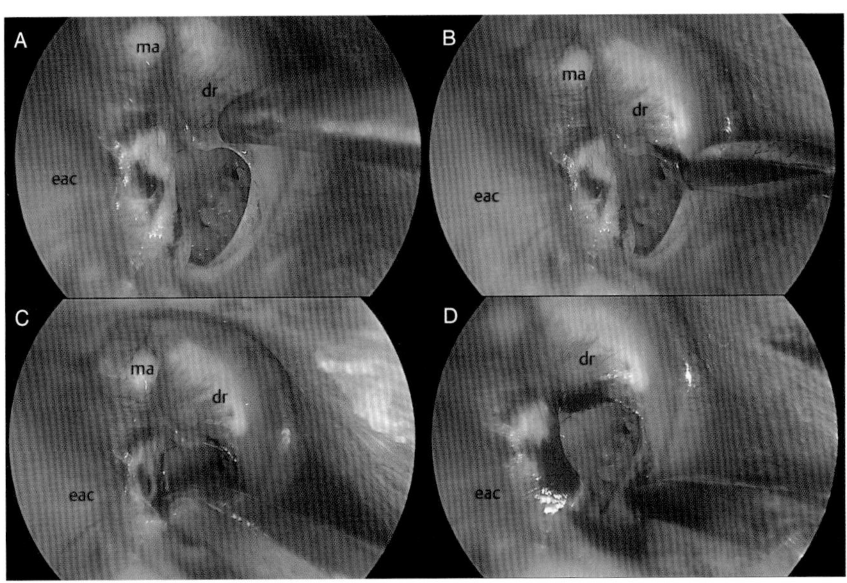

图 15.20　病例 2。右耳。用刀沿鼓膜穿孔边缘一周环形切除上皮。ma，锤骨；dr，鼓膜；eac，外耳道

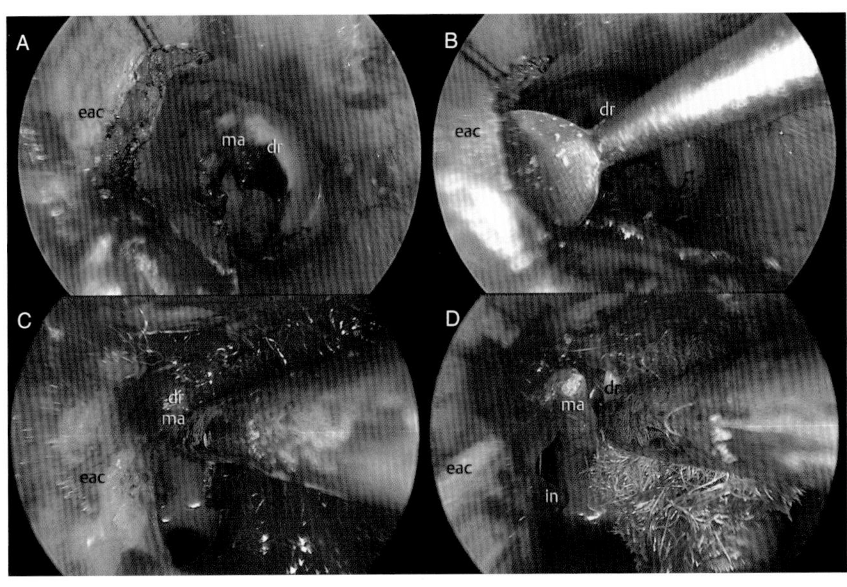

图 15.21　病例 2。右耳。A. 于外耳道做切口。B，C. 用肾上腺素小棉球掀开耳道鼓膜皮瓣。D. 将鼓膜从锤骨上剥离并向前推。ma，锤骨；dr，鼓膜；eac，外耳道；in，砧骨

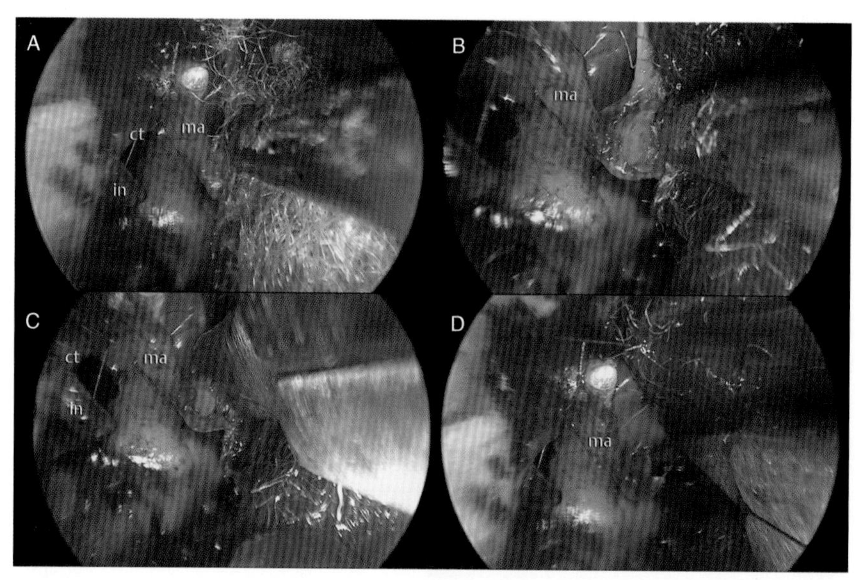

图 15.22　病例 2。右耳。A. 将鼓膜从锤骨上轻柔地分离。C，D. 用显微剪将鼓膜从脐部韧带处分离。ma，锤骨；ct，鼓索；in，砧骨

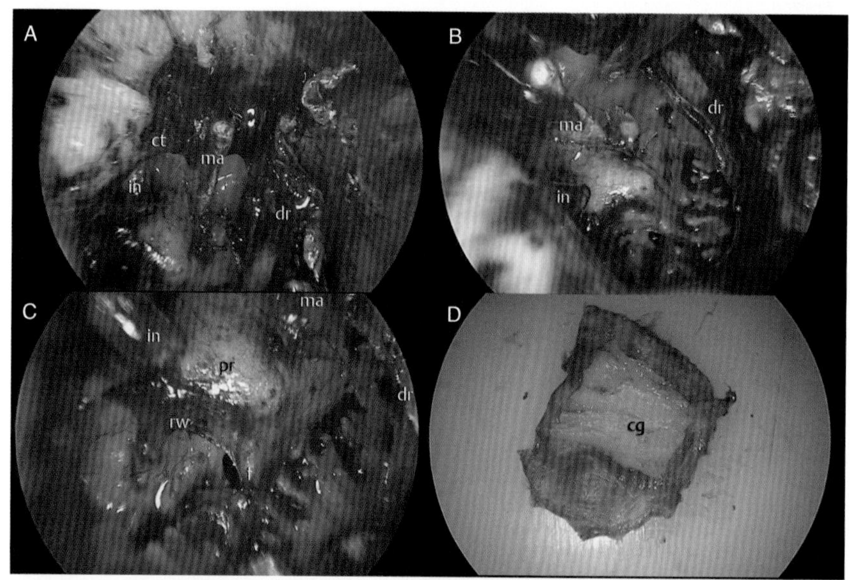

图 15.23　病例 2。右耳。A~C. 当整个鼓膜从锤骨柄分离下来，并移置于前方时，能够探及穿孔前面。如此获得鼓室腔的直接入路。D. 获取软骨移植物，根据鼓膜穿孔来修剪塑形。软骨上部做一小切口用以将锤骨柄嵌入移植物。ma，锤骨；ct，鼓索神经；in，砧骨；pr，鼓岬；dr，鼓膜；rw，圆窗；cg，软骨移植物；******，鼓膜穿孔前缘

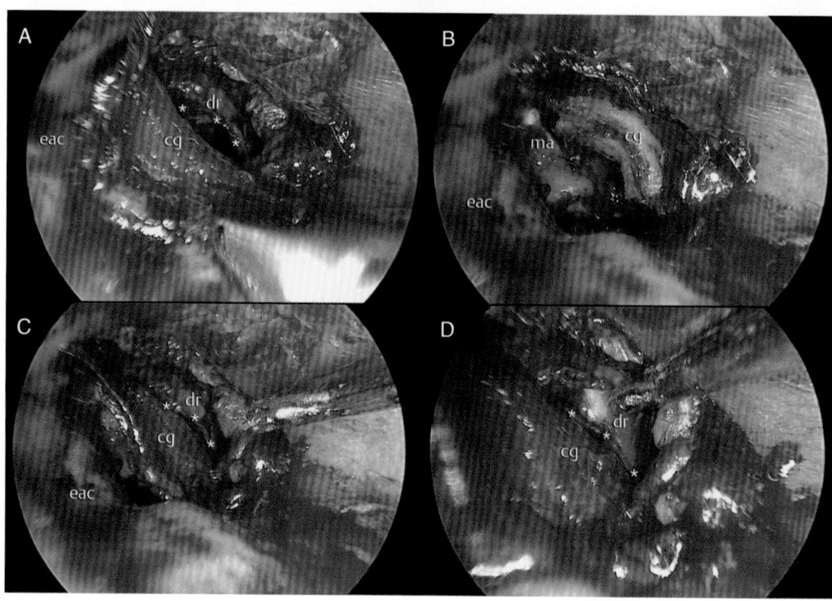

图 15.24　病例 2。右耳。A，B. 将软骨移植物置于锤骨与鼓膜之间，软骨膜面向外，软骨面向内。C，D. 将移植物置于鼓膜穿孔前缘下方，锤骨的外侧，并推向前方。ma，锤骨；dr，鼓膜；cg，软骨移植物；eac，外耳道；*****，鼓膜穿孔前缘

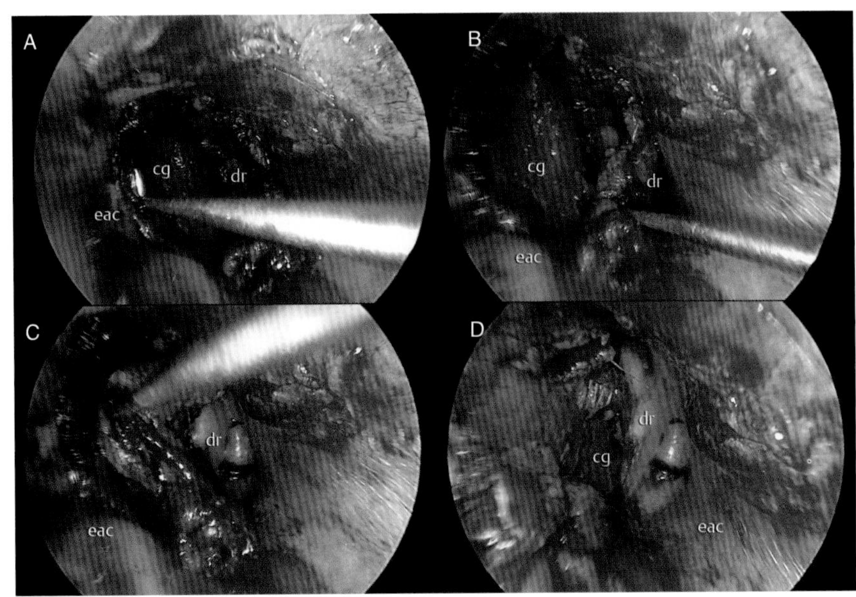

图 15.25　病例 2。放置好移植物以后（A），轻柔地复位耳道鼓膜皮瓣，铺于移植物表面（B~D）。如此可整个穿孔。dr，鼓膜；cg，软骨；eac，外耳道

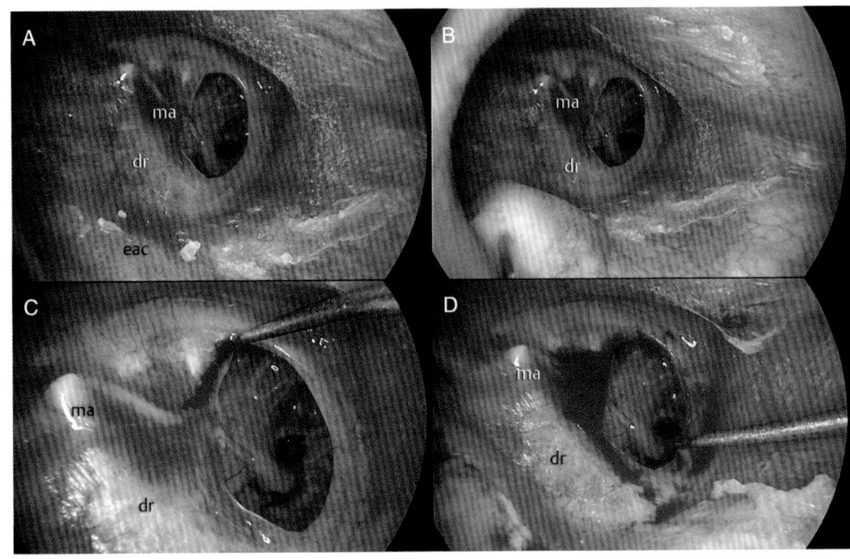

图 15.26　病例 3。右耳。A. 鼓膜前部穿孔。B. 于外耳道后壁局部注射麻药。C，D. 用钩针去除穿孔边缘的上皮。ma，锤骨；dr，鼓膜

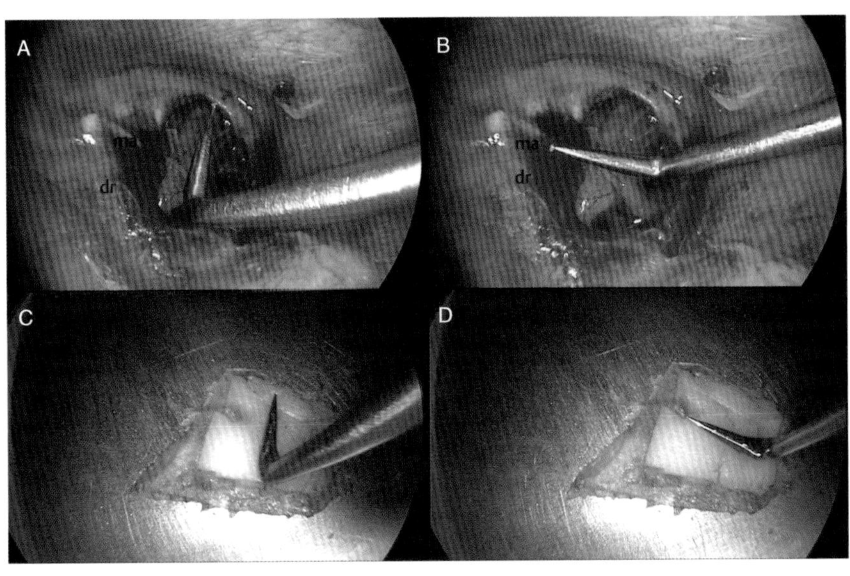

图 15.27　病例 3。右耳。A，B. 用长钩针估计鼓膜穿孔大小。C，D. 根据鼓膜穿孔获取软骨移植物。在软骨移植物上部做一小切口，用将锤骨柄嵌入软骨移植物。ma，锤骨；dr，鼓膜

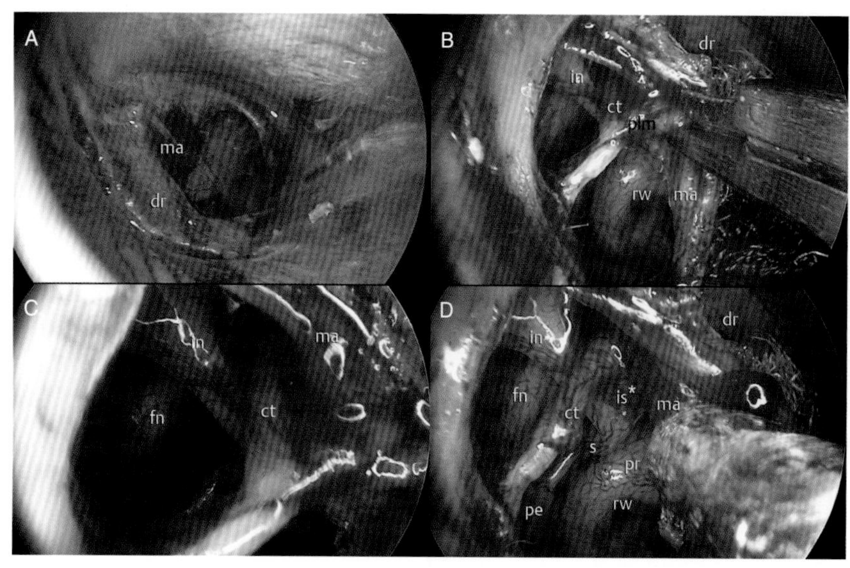

图 15.28　病例 3。右耳。A. 做外耳道切口。B，C. 切开锤骨后韧带皱襞，掀起耳道鼓膜皮瓣，并将其移置于锤骨柄前方。D. 探查发现鼓峡有部分堵塞。ma，锤骨；is*，鼓峡部阻塞；in，砧骨；s，镫骨；fn，面神经；ct，鼓索神经；pr，鼓岬；rw，圆窗；plm，锤骨后韧带皱襞；dr，鼓膜

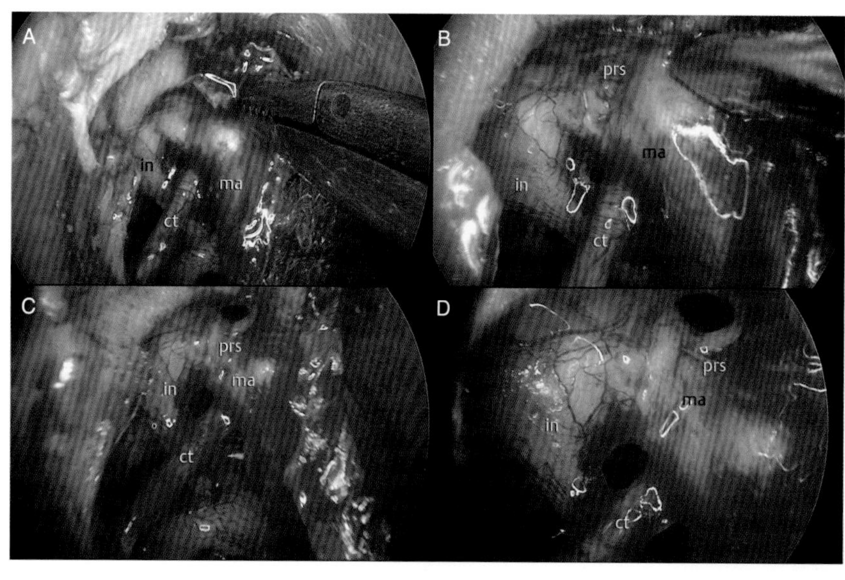

图 15.29　临床病理 3。右耳。从锤骨短突剥离鼓膜松弛部并将其向前移置。ma，锤骨；in，砧骨；ct，鼓索神经；prs，Prussak 间隙

鼓环前部，用手术刀将鼓环从鼓沟分离并移向下方。

· 用镰状刀轻柔切开锤骨柄后面的骨膜，使鼓膜能够从锤骨上剥离下来（图 15.30, 图 15.31）。

· 将鼓膜轻柔地移向下方，从锤骨柄外侧面剥离鼓膜（图 15.31）。

关键点： 用肾上腺素小棉球置于锤骨柄并在其长轴上摩擦推动，有助于从锤骨柄剥离鼓膜。当仅剩下从脐部分离鼓膜这一步时，需要使用显微剪操作 [图 15.32; 见病例 3（图 15.33）]。

· 于外耳道前部将皮瓣向下翻折，松解锤骨，完全暴露鼓室腔。非常有必要在耳内镜下检查整个鼓室腔，去除可能存在的上皮碎片，避免医源性胆脂瘤 [见病例 3（图 15.34）；图 15.35]。牵拉皮瓣松解锤骨柄后，耳内镜有较大的进入鼓室腔区域的入口。采用 45°，长 15cm，直径 3mm 耳内镜能够评估中耳通风引流模式、鼓峡及张肌皱襞，如果发现上鼓室内陷袋，最终需要切除张肌皱襞。

· 根据鼓膜穿孔形态，修剪塑形移植物（颞肌筋膜、耳屏软骨膜或软骨），用鳄鱼钳将移植物置入外耳道，并置于锤骨表面与鼓环前部下面的位置（图 15.36）。注意最重要的是将移植物推向纤维鼓环下方以前的位置 [见病例 3（图 15.37）]。用吸收性明胶海绵支撑移植物使其紧贴残余鼓膜。在某些病例中鼓膜进全穿孔，如果采用筋膜或软骨膜，

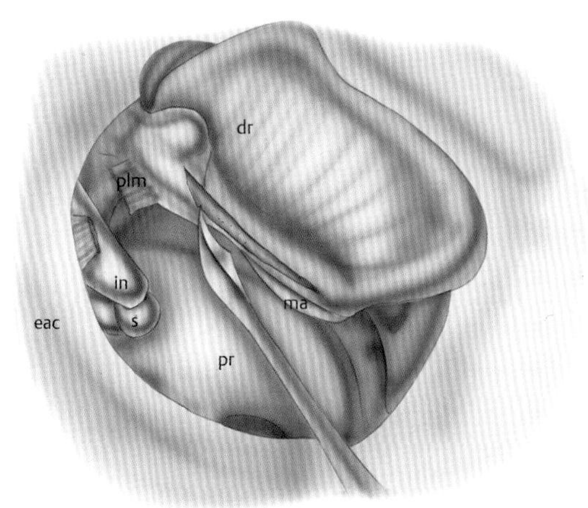

图 15.30　右耳。用刀轻柔地切开锤骨柄的骨膜，使鼓膜能够从锤骨上剥离下来。ma，锤骨；dr，鼓膜；in，砧骨；s，镫骨；pr，鼓岬；plm，锤骨后韧带皱襞；eac，外耳道

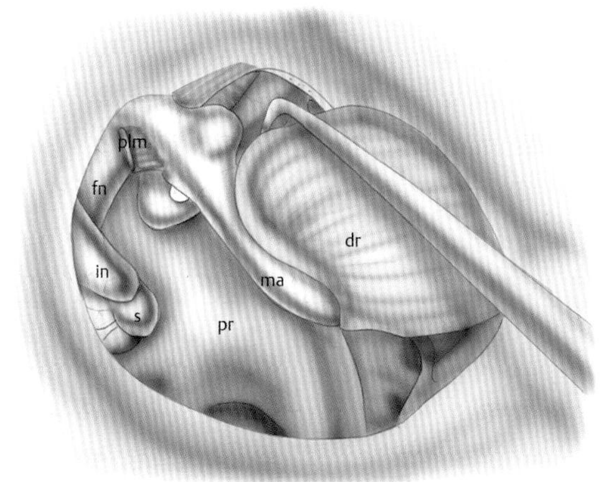

图 15.31　右耳。将鼓膜轻柔地向下移，从锤骨柄上剥离鼓膜。ma，锤骨；dr，如果莫；in，砧骨；s，镫骨；pr，鼓岬；plm，锤骨后韧带皱襞；fn，面神经

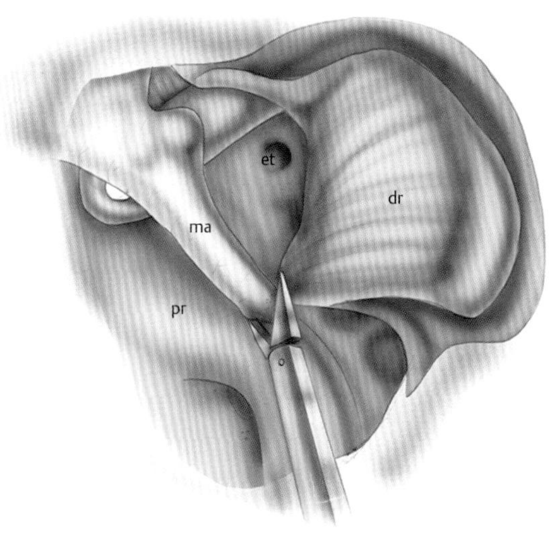

图 15.32　右耳。用显微剪剪开脐部的韧带，进而鼓膜能够完全从锤骨上剥离。ma，锤骨；et，咽鼓管；dr，鼓膜；pr，鼓岬

可以做一小孔使锤骨柄穿出用以获得更多的支撑。但这一技术并不简单，需要有经验的术者来做，避免在操作中损伤锤骨柄。当采用岛状软骨时，可以在软骨光面刻一小凹槽，使锤骨柄能够嵌入软骨移植物，达到更加稳定的状态。在这些病例中，软骨光面嵌入锤骨，软骨膜面外侧紧贴残余鼓膜（图 15.38~15.41）。当移植物放置完成，复位残余鼓膜，在放大视野下观察移植物与穿孔残缘的贴合程度，特别要注意鼓膜穿孔前缘与穿孔一周边缘的贴合 [见病例 4 所有图片（图 15.42~15.48）]。鼓室腔内放入吸收性明胶海绵来支撑移植物。

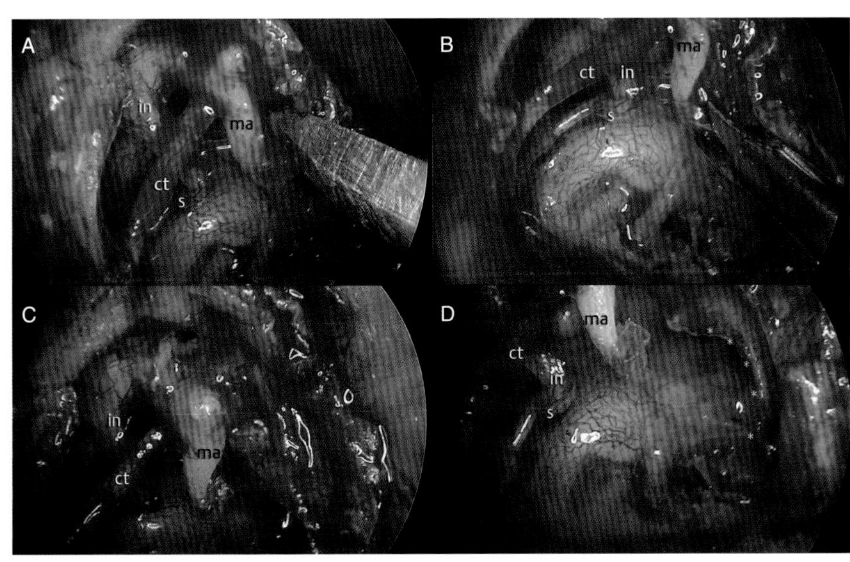

图 15.33　病例 3。右耳。A. 用镰状刀切开锤骨的骨膜，将鼓膜从锤骨柄上剥离。B，C. 用显微剪切开鼓膜脐部，将鼓膜完全从锤骨上剥离。D. 暴露鼓膜穿孔前缘。ma，锤骨；in，砧骨；s，镫骨；ct，鼓索神经；*****，鼓膜穿孔前缘

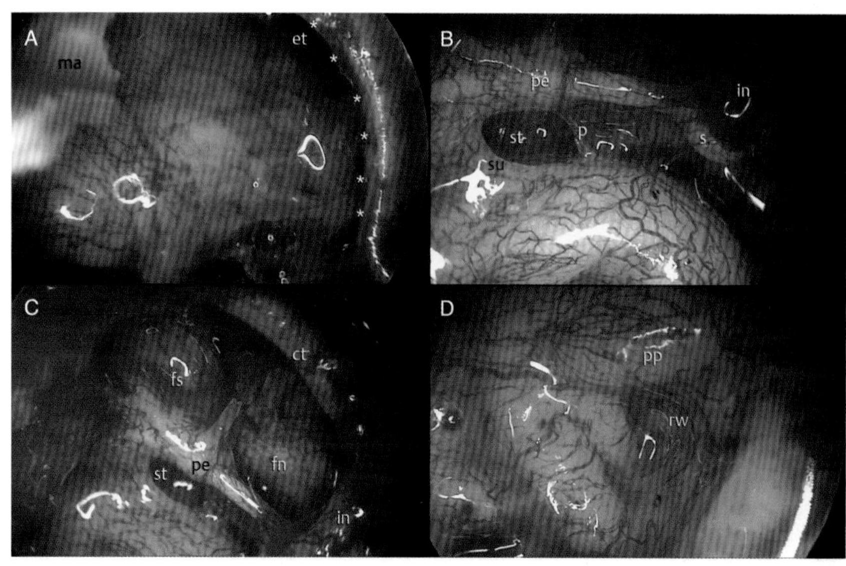

图 15.34　病例 3。右耳。A. 将鼓膜分离置于前方，暴露鼓膜穿孔前缘（*****），B~D. 耳内镜下探查整个鼓室腔，检查鼓室内有无上皮碎片。ma，锤骨；st，鼓室窦；p，岬小桥；fs，面隐窝；pe，锥隆起；s，镫骨；in，砧骨；rw，圆窗；pp，后柱；fn，面神经；ct，鼓索神经；su，岬下脚

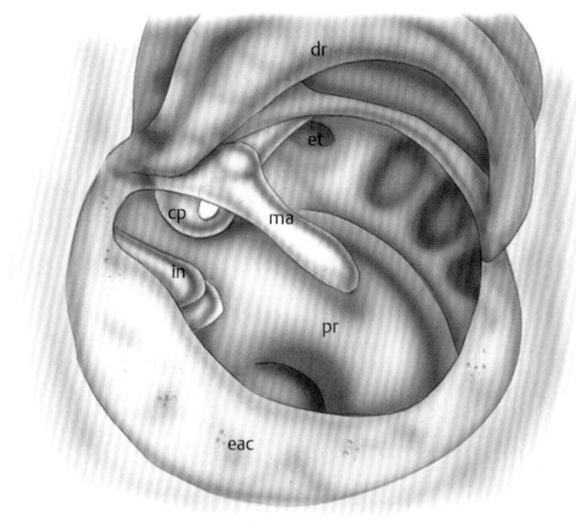

图 15.35　右耳。鼓膜已从锤骨上完全分离并置于前方，鼓室腔得以暴露，进而行耳内镜下探查。ma，锤骨；et，咽鼓管；in，砧骨；cp，匙突；pr，鼓岬；dr，鼓膜；eac，外耳道

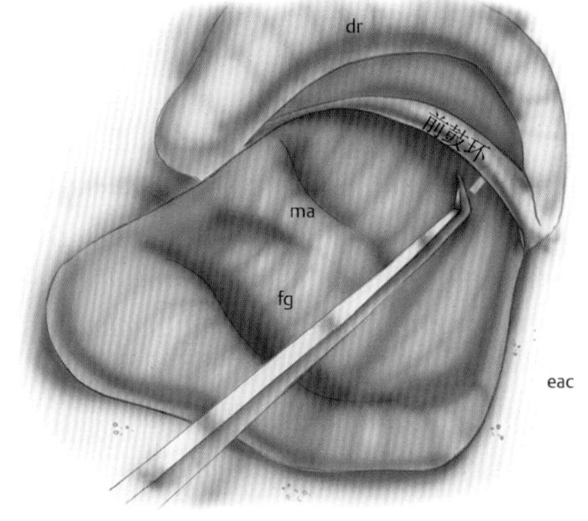

图 15.36　右耳。将筋膜移植物置于锤骨与残余鼓膜内侧面之间，用钩针将移植物推向前方置于纤维鼓环下方（黄色箭头）。dr，鼓膜；ma，锤骨；fg，筋膜移植物；eac，外耳道

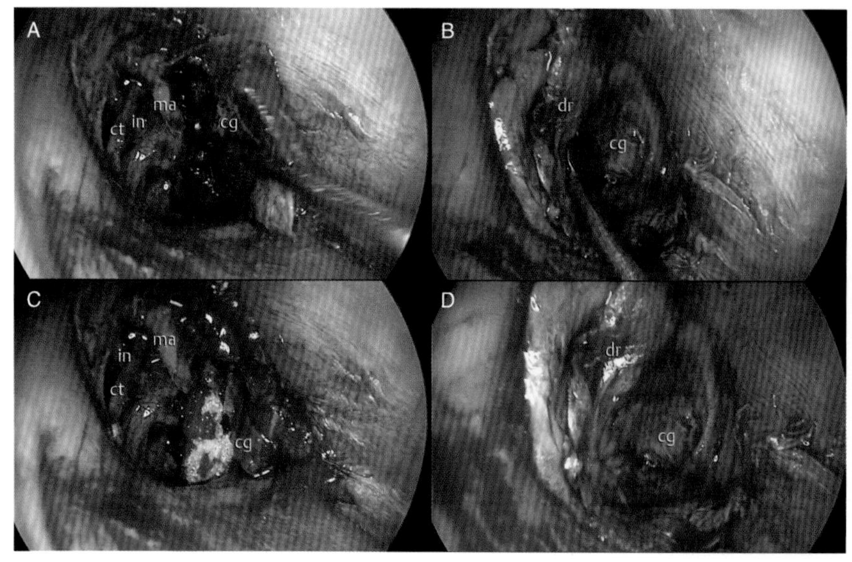

图 15.37　病例 3。右耳。A. 将软骨移植物置于锤骨与鼓环前部下面。软骨膜面对应鼓室腔外侧，软骨对应内侧面，并用软骨上的小切口卡住锤骨柄。B. 复位鼓膜覆盖移植物表面。C，D. 用可吸收明胶海绵填塞鼓室腔，置于移植物底下。ma，锤骨；cg，软骨移植物；dr，鼓膜；in，砧骨；ct，鼓索神经

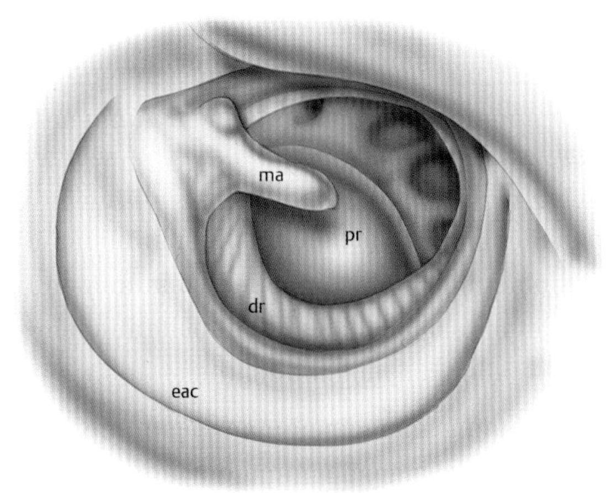

图 15.38 右耳。鼓膜近全穿孔。外耳道切口。ma，锤骨；pr，鼓岬；dr，鼓膜；eac，外耳道

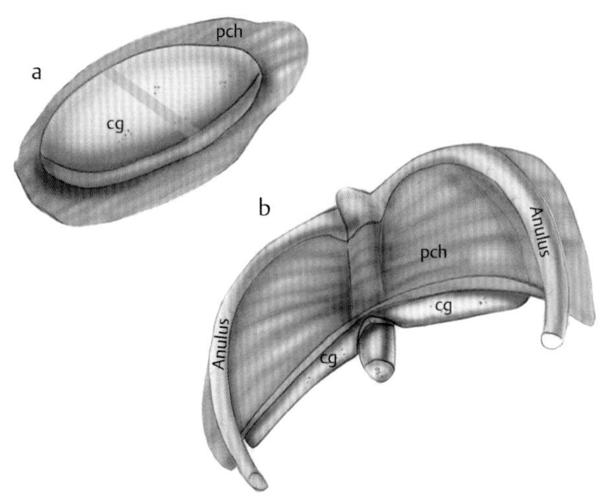

图 15.39 A. 当鼓膜大穿孔时，在软骨移植物上刻一浅凹槽会很有用（黄色箭头）。B. 将锤骨柄嵌入软骨凹槽中，使软骨移植物更加稳定。cg，软骨移植物；pch 软骨膜层

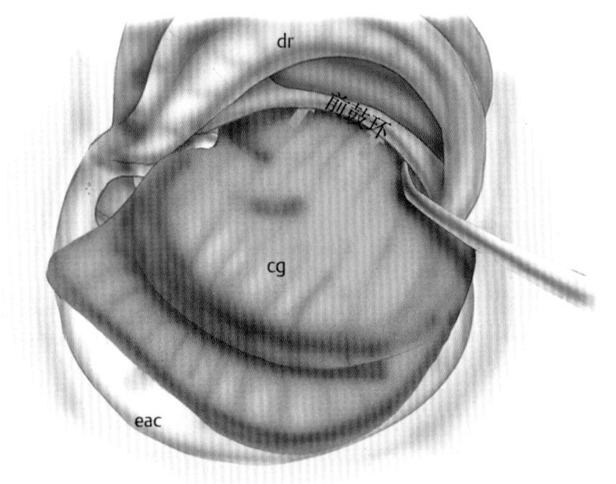

图 15.40 右耳。鼓膜大穿孔时放置软骨移植物。软骨膜面朝向外侧紧贴鼓膜，软骨面朝向内侧。注意将移植物推向前方置于纤维鼓环下方。cg，软骨移植物；eac，外耳道；dr，鼓膜

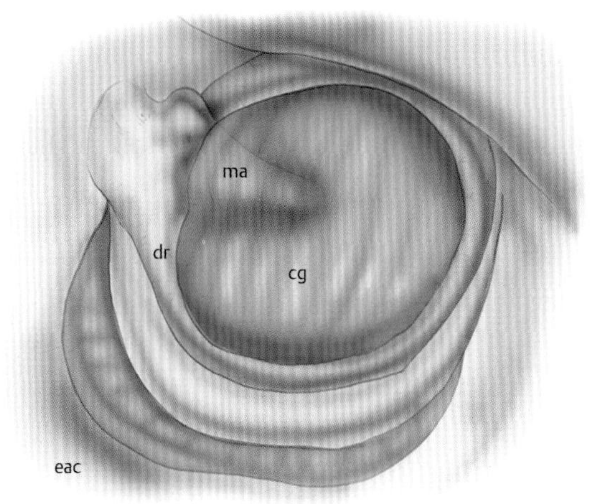

图 15.41 右耳。复位鼓膜覆盖移植物表面，使移植物完全覆盖鼓膜穿孔。cg，软骨移植物；ma，锤骨柄；dr，鼓膜；eac，外耳道

· 当鼓膜近全穿孔时，采用筋膜移植物，可以在移植物上做一小孔，放置移植物时将锤骨柄从中穿出置于移植物外侧，如此能够使移植物更加稳定（图 15.49）。

带在上方的耳道鼓膜皮瓣

在这种情况下，初始步骤与前述方法相同。做一距离鼓环外侧 1~2cm 从 1 点钟至 11 点钟方向的切口。随后从后向前自下而上剥离皮瓣。按照前述方式，将皮瓣完全从锤骨柄上剥离，保留锤骨与锤骨颈前方鼓膜松弛部的附着部分。将剥离的皮瓣沿着外耳道下方的纤维鼓环方向推至前下方，直到其与鼓环的附着处。

沿着纤维鼓环下缘，从后向前自下而上剥离鼓环，暴露鼓膜前部，并将其从鼓环上剥离，转向上方。这个操作将外耳道鼓环前部完全剥离。剥离时延伸至头尾方向，止于鼓膜松弛部前部，保留鼓膜与锤骨附着处。随后术者将获得直接进入鼓环前部视野 [见病例 5 （图 15.50~15.52）]。下一步，置入并安放移植物（筋膜或软骨）。

当采用颞肌筋膜时，筋膜移植物采用内置法覆盖于锤骨柄上，鼓环以下（图 15.53，图 15.54）。当采用软骨时，操作方法相同（图 15.55）。

在某些情况中，如果鼓膜穿孔非常严重，并且可能伴有咽鼓管功能障碍时，移植物可采用外置法（相对于鼓环）覆盖于锤骨柄及鼓环表面，复位残

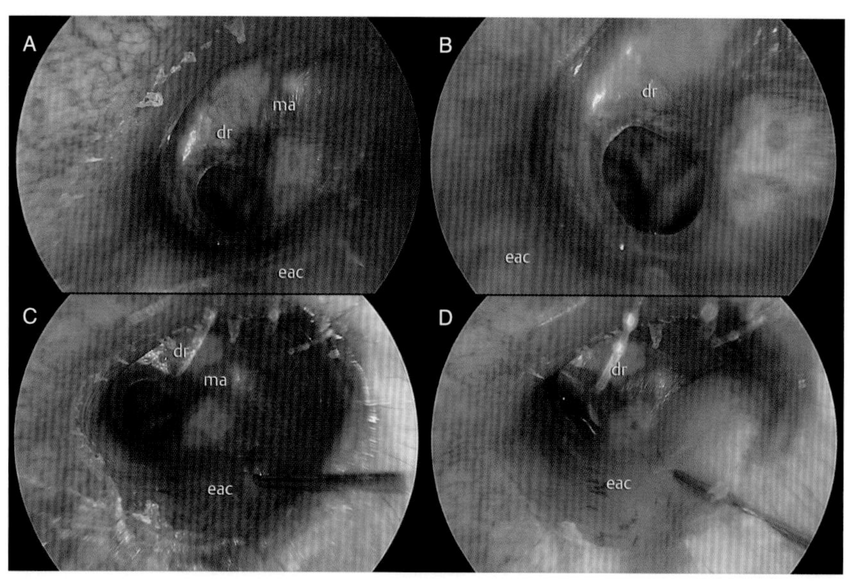

图 15.42　病例 4。左耳。A，B. 鼓膜紧张部下部穿孔。C，D. 于外耳道后壁局部注射麻药。dr，鼓膜；ma，锤骨；eac，外耳道

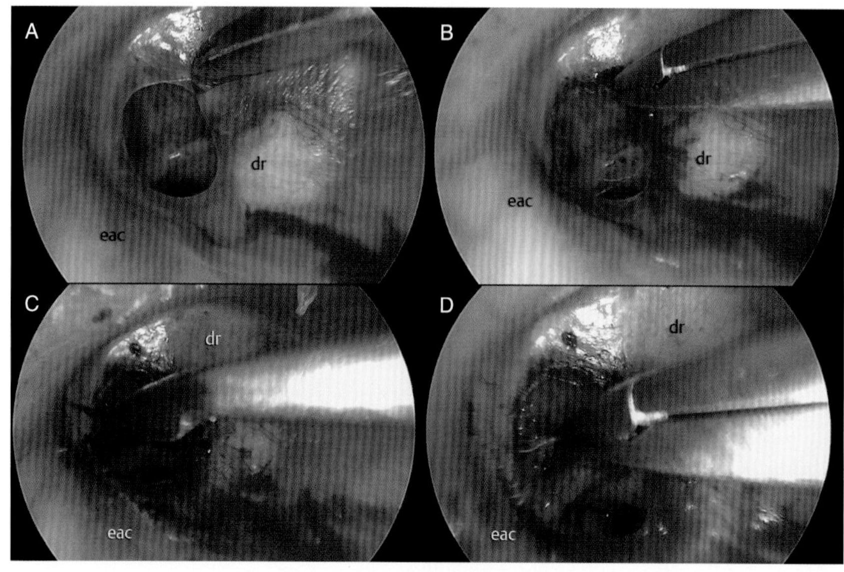

图 15.43　病例 4。左耳。用刀沿鼓膜穿孔边缘一周环形切除上皮。dr，鼓膜；eac，外耳道

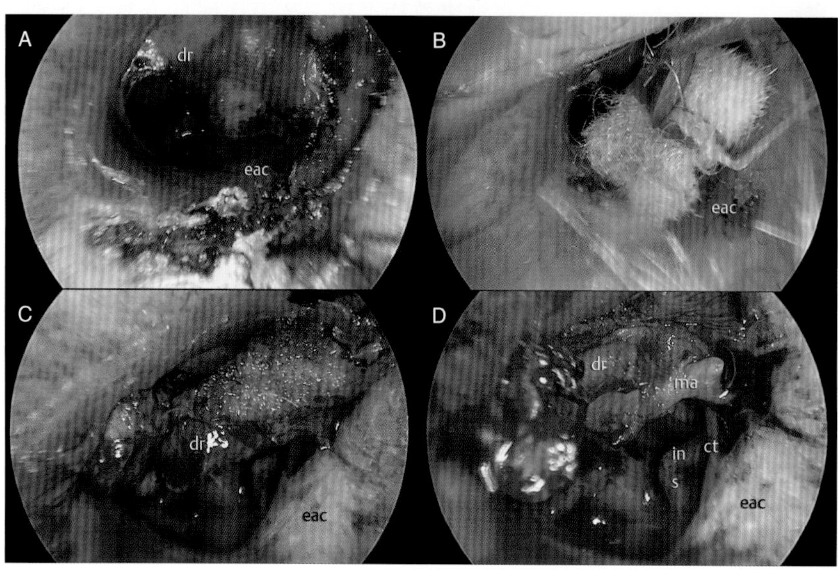

图 15.44　病例 4。左耳。A. 用 Vesalius 分子共振刀于外耳道做一切口。B. 用肾上腺素小棉球掀开耳道鼓膜皮瓣。C，D. 剥离鼓膜直到看见锤骨柄，从锤骨短突上剥离鼓膜。dr，鼓膜；eac，外耳道；ma，锤骨；in，砧骨；s，镫骨；ct，鼓索神经

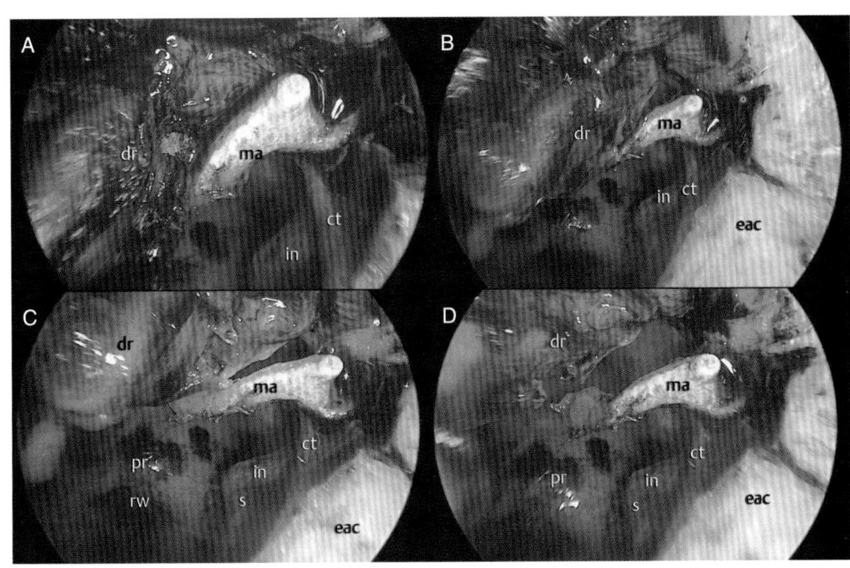

图 15.45　病例 4。左耳。从锤骨柄上逐步分离耳道鼓膜皮瓣，并将其向前牵拉。ma，锤骨；in，砧骨；s，镫骨；ct，鼓索神经；pr，鼓岬；rw，圆窗

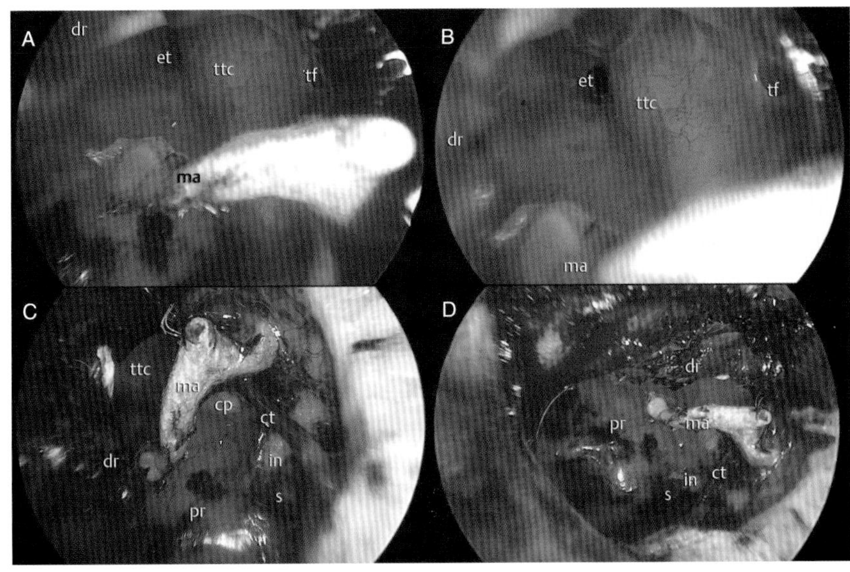

图 15.46　病例 4。左耳。A，B. 耳内镜下可见前鼓室。C，D. 将耳道鼓膜皮瓣向前推，实现对鼓室腔的操控。dr，鼓膜；ma，锤骨；in，砧骨；s，镫骨；ct，鼓索神经；pr，鼓岬；et，咽鼓管；ttc，鼓膜张肌管；tf，张肌皱襞；cp，匙突

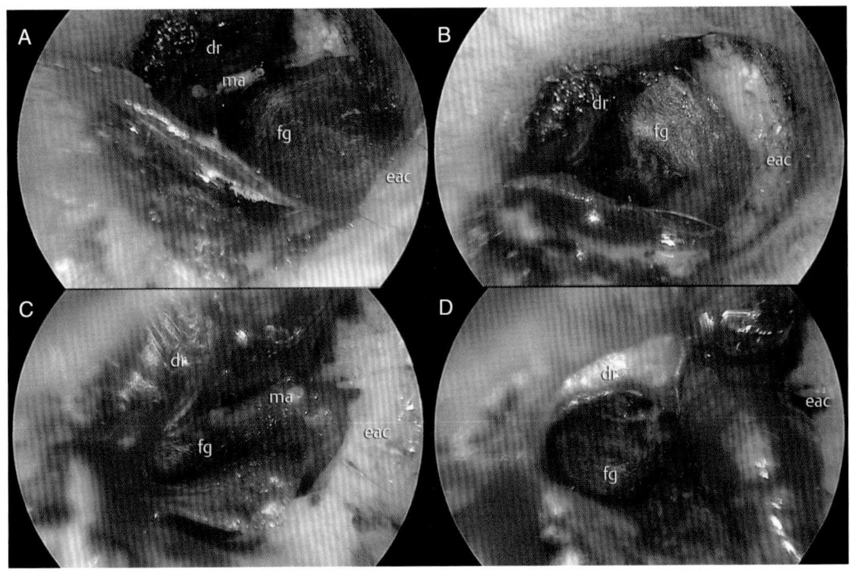

图 15.47　病例 4。左耳。A，B. 将筋膜移植物置于锤骨柄上，残余鼓膜内侧面下方。C. 用钩针将鼓膜推向鼓环前部下方。D. 复位耳道鼓膜皮瓣。dr，鼓膜；ma，锤骨；fg，筋膜移植物；eac，外耳道

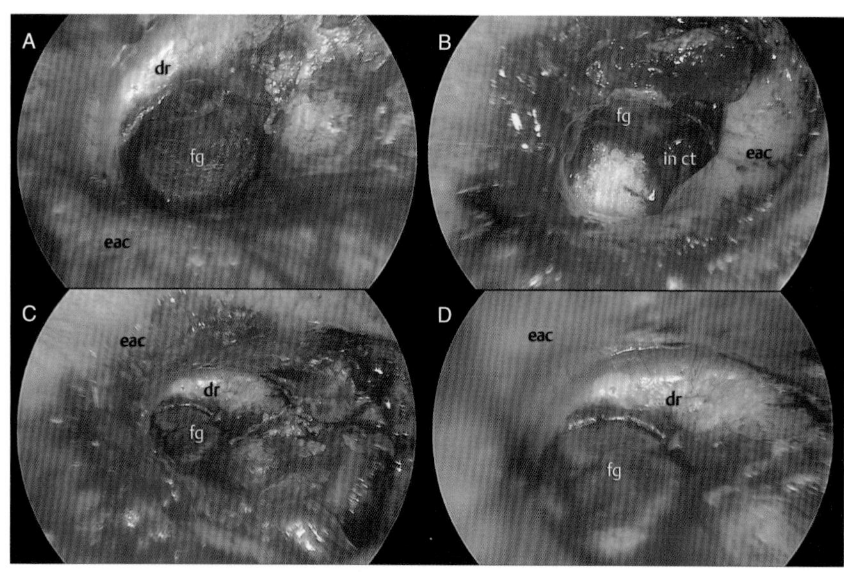

图 15.48　病例 4。左耳。A. 筋膜移植物位于整个鼓膜穿孔下方。B. 将吸收性明胶海绵碎块置入鼓室腔用来支撑移植物。C，D. 最后有必要在耳内镜下检查移植物与残余鼓膜之间的贴合关系。dr，鼓膜；in，砧骨；ct，鼓索神经；fg，筋膜移植物；eac，外耳道

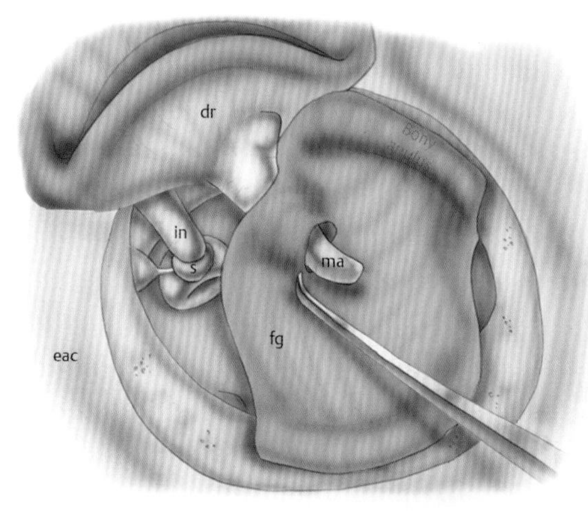

图 15.49　筋膜移植物置于锤骨柄上，使锤骨柄从移植物上的小孔穿出。ma，锤骨；fg，筋膜移植物；dr，鼓膜；in，砧骨；s，镫骨；eac，外耳道

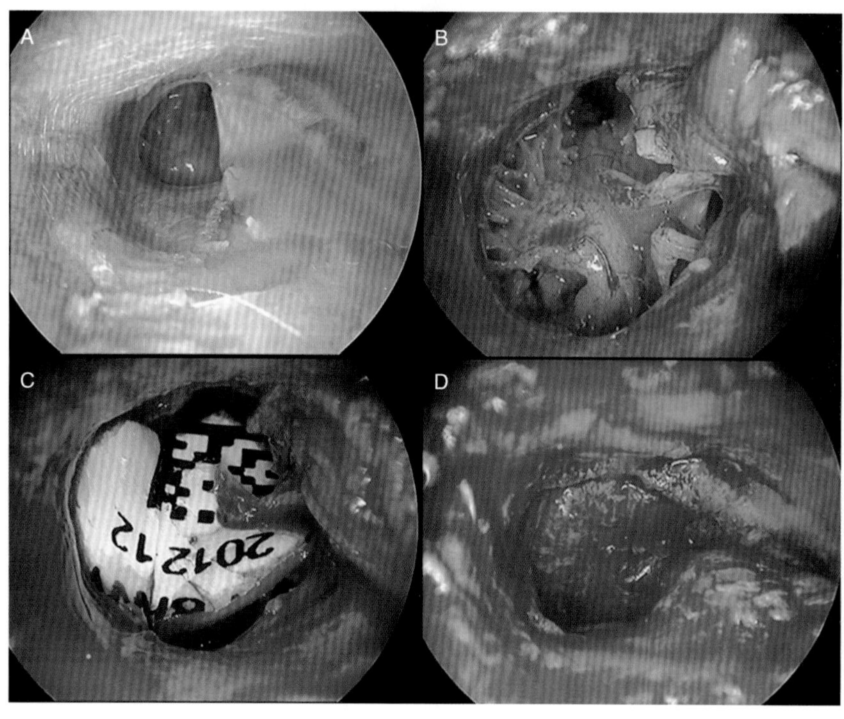

图 15.50　病例 5。左耳。A. 鼓膜前方的穿孔。B. 制作带在上方的耳道鼓膜皮瓣，保留其与锤骨短突的附着部分。C. 测量鼓膜穿孔大小。D. 筋膜移植物置于残余鼓膜下方

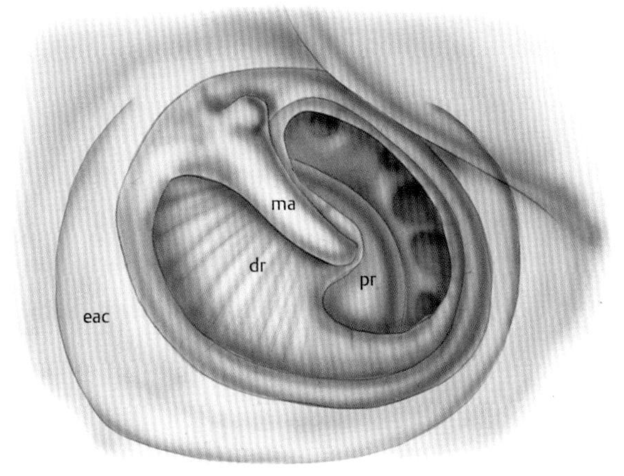

图 15.51　右耳 。鼓膜前部穿孔。做外耳道切口，使切口延长环绕鼓膜穿孔。ma，锤骨；dr，鼓膜；pr，鼓岬；eac，外耳道

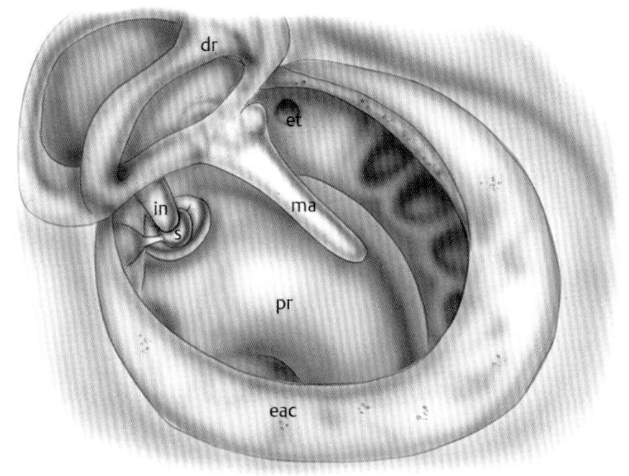

图 15.52　右耳 。掀开耳道鼓膜皮瓣，保留蒂部于锤骨短突上，从鼓环处剥离纤维鼓环。ma，锤骨；dr，鼓膜；pr，鼓岬；eac，外耳道；in，砧骨；s，镫骨；et，咽鼓管

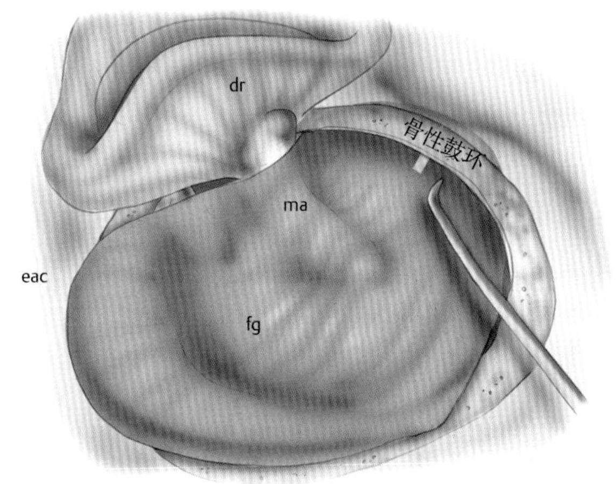

图 15.53　右耳。筋膜移植物覆盖锤骨并置于鼓环下方（黄色箭头）。ma，锤骨；fg，筋膜移植物；dr，鼓膜；eac，外耳道

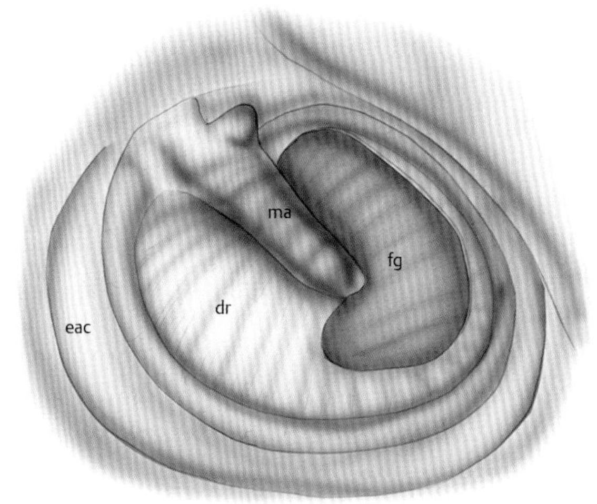

图 15.54　右耳。复位残余鼓膜，覆盖移植物。ma，锤骨；fg，筋膜移植物；dr，鼓膜；eac，外耳道

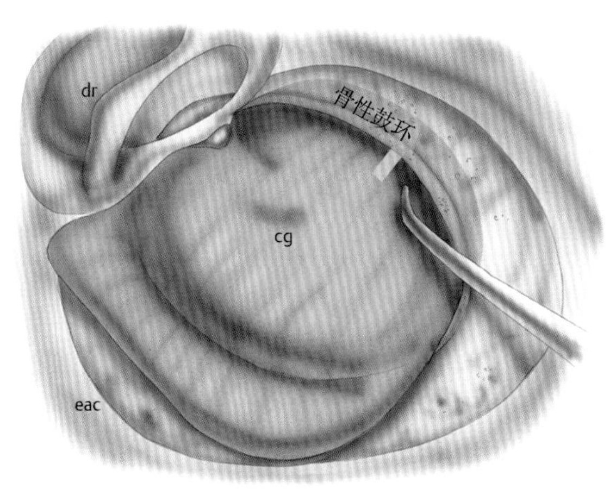

图 15.55　右耳。 内置法处理软骨的方法与处理筋膜方法相同。移植物置于锤骨上面，鼓环下面（黄色箭头）。cg，软骨移植物；dr，鼓膜；eac，外耳道

余鼓膜并固定移植物。在这种方法中，移植物置于鼓环外侧与外耳道前部皮肤及纤维环的内侧之间（图 15.56~15.60）。

关键点：复位耳道鼓膜皮瓣并覆盖移植物时，最重要的步骤是将纤维鼓环复位到鼓沟中。为了固定鼓环前部，用吸收性明胶海绵碎块置于纤维鼓环处将其固定到鼓沟，否则，鼓膜倾角可能会变钝。

用吸收明性胶海绵填塞鼓室腔用以支撑移植物，使移植物与残余鼓膜内侧面相贴合。

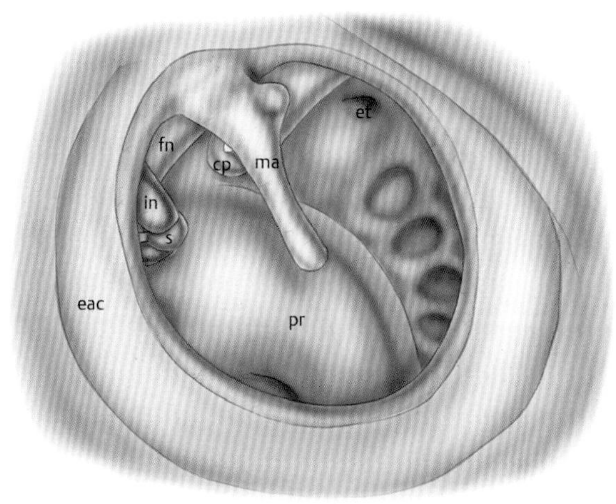

图 15.56　右耳。鼓膜完全穿孔。做一环形切口，仅保留外耳道上方的皮肤。ma，锤骨；cp，匙突；pr，鼓岬；fn，面神经；in，砧骨；s，镫骨；et，咽鼓管；eac，外耳道

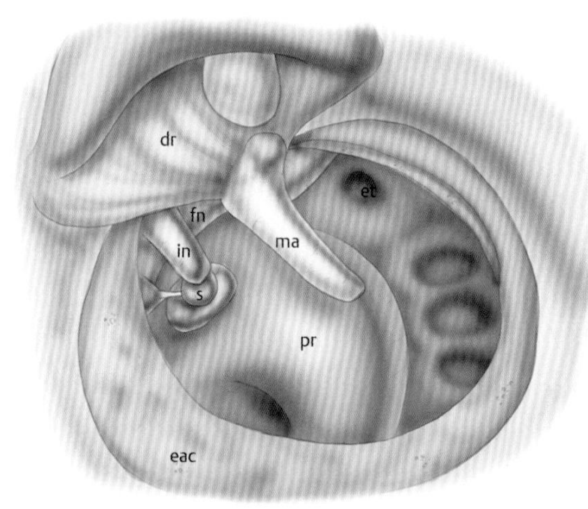

图 15.57　右耳。制作蒂在上方的耳道鼓膜皮瓣。从鼓环前部掀起鼓膜并置于外耳道上方，保留其附着在锤骨短突的部分。ma，锤骨；pr，鼓岬；fn，面神经；in，砧骨；s，镫骨；et，咽鼓管；eac，外耳道；dr，鼓膜

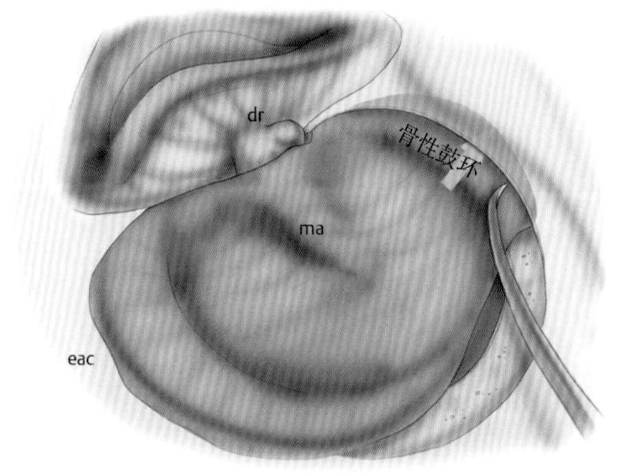

图 15.58　右耳。将筋膜移植物覆盖鼓环，并置于外耳道前部皮肤下方（黄色箭头）。该方法能够固定移植物前部。dr，鼓膜；ma，锤骨；eac，外耳道

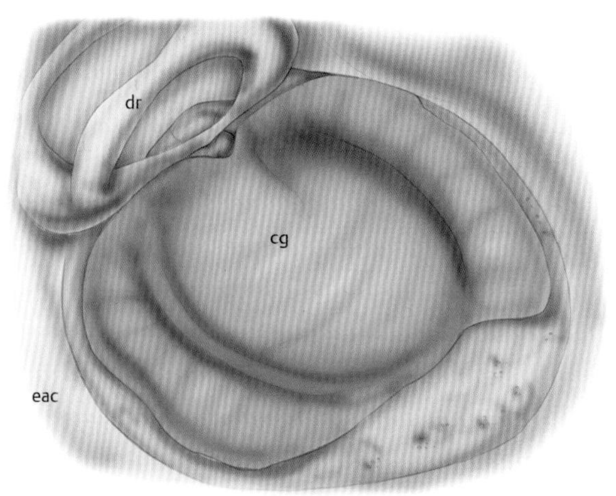

图 15.59　右耳。放置软骨移植物的方法与筋膜移植物相同。软骨膜置于鼓室外侧，覆盖鼓环，并置于外耳道皮肤下方。岛状软骨对应鼓室内侧，覆盖锤骨，岛状软骨应该局限于鼓室腔范围，不能超过鼓环前界。cg，软骨移植物；eac，外耳道；dr，鼓膜

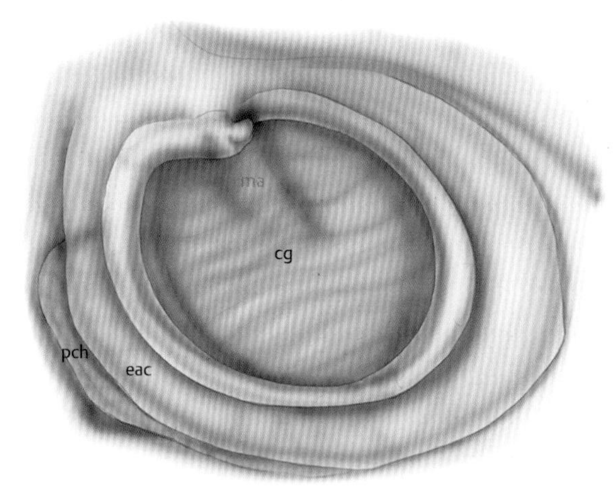

图 15.60　复位耳道鼓膜皮瓣，覆盖移植物。cg，软骨移植物；eac，外耳道；pch，软骨膜；ma，锤骨

咽鼓管功能障碍时，软骨移植物是更佳选择。根据鼓膜穿孔修剪岛状软骨，去除一侧的软骨膜，保留对侧的软骨膜。削薄岛状软骨以便于更好处理。软骨的光面对应鼓室内侧，而软骨膜面对应鼓室外侧。移植物置于锤骨柄表面，软骨膜前部外置于鼓环（图 15.59）。翻转之前制作的皮瓣，覆盖并固定移植物（图 15.60）。可以在岛状软骨上做特殊形状的凹槽，以使光面软骨与锤骨之间嵌合。用吸收性明胶海绵填塞鼓室腔用以支撑移植物其余部分。

鼓膜紧张部膨胀不全

如果鼓膜紧张部内陷伴有鼓膜穿孔，需要探查整个鼓室腔，去除可能造成通风障碍的瘢痕组织或黏膜皱襞[12-13]。

在这些病例中，无论鼓膜穿孔有多大，笔者建议采用蒂在前方的耳道鼓膜皮瓣（与上述手术技术相同），从而提供进入鼓室的直接入路。从鼓室内侧壁去除内陷袋，检查隐匿空间，检查中耳通风引流通道[见病例 6 所有图片（图 15.61~15.71）]。

手术可能的并发症

由于耳内镜技术不需要分离耳后软组织，所以除了分离耳后软组织所导致的并发症以外，其他手术并发症与传统鼓膜成形术类似。常见的手术并发症包括：

· 移植物失败造成新的鼓膜穿孔。

· 鼓索神经损伤导致味觉异常。

· 听骨链的直接损伤或移植物厚度不合适影响鼓膜振动，从而导致的听力损伤（特别是在软骨移植物没有进行适当的削薄处理时发生）。

· 外耳道瘢痕收缩导致狭窄（耳内镜下极少发生）。

· 移植物偏移倾角变钝（特别在采用蒂在上方的皮瓣时）。

· 医源性胆脂瘤（使用耳内镜可最大限度地降低此风险）。

15.5.3 术后处理

· 患者如无术后并发症，可于术后第 2 天出院。

· 术后指导患者用纱布护理耳部，用抗生素滴耳液滴耳 1 周，避免耳部进水。

· 术后 1 个月进行第一次鼓膜外观的评估（图 15.72）。

术后随访 1~2 年，评估最终术后效果（图 15.73）。

15.6 无耳道鼓膜皮瓣直接耳内镜下鼓膜成形术

该手术技术可直接进入鼓膜穿孔，不需要制作耳道鼓膜皮瓣。因此不需要将纤维鼓环从鼓沟上剥离下来。该方法直接简单，可在局麻下进行，但是要求鼓膜穿孔有特定的类型。可以在门诊完成，不需要住院治疗。

两种不同的操作方法。

· 脂肪组织鼓膜成形术（特点为获取腹部或耳部的脂肪）

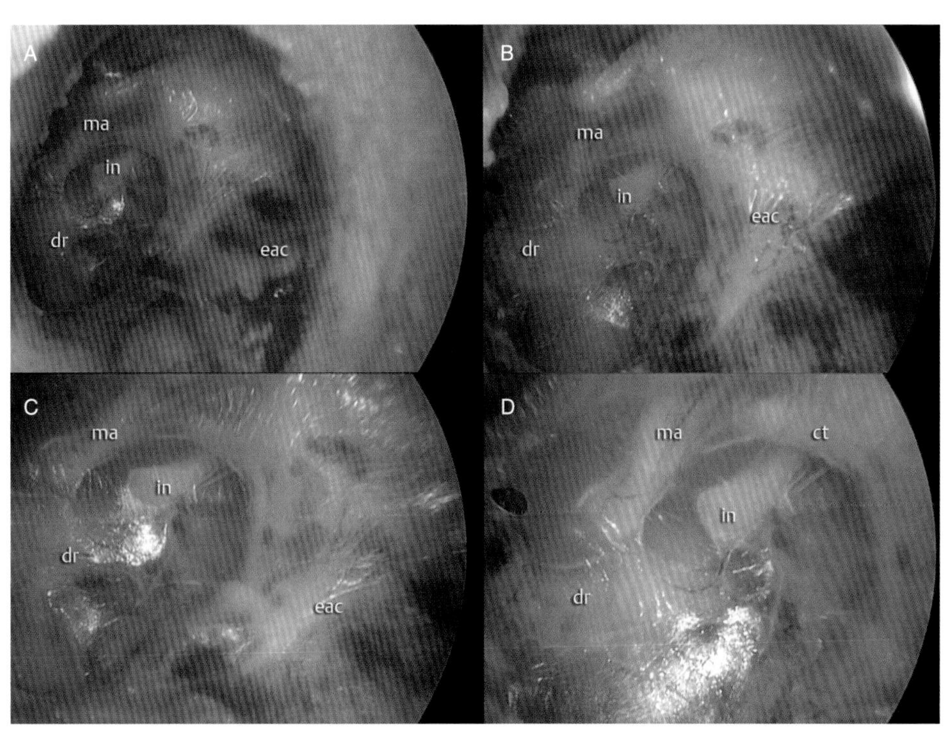

图 15.61 病例 6。左耳。该患者鼓膜紧张部内陷伴鼓膜前部小穿孔。该病例中，采用蒂在前部的耳道鼓膜皮瓣，可提供进入鼓室腔的直接入路。ma，锤骨；in，砧骨；dr，鼓膜；ct，鼓索神经；eac，外耳道

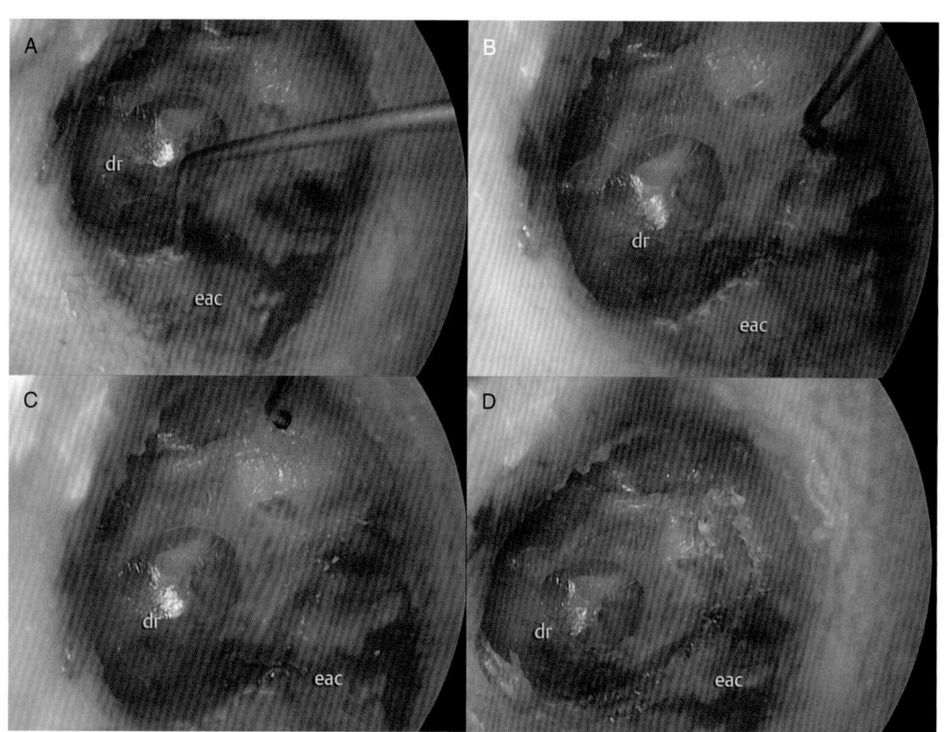

图 15.62 病例 6。左耳。用 Vesalius 分子共振刀做一外耳道切口。dr，鼓膜；eac，外耳道

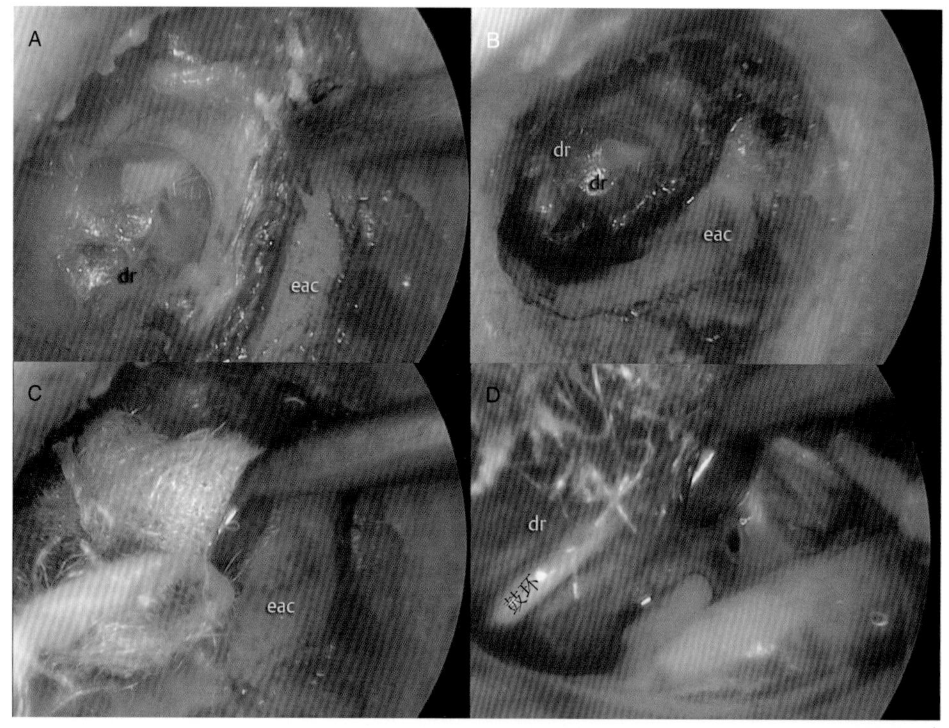

图 15.63 病例 6。左耳。A~C. 用肾上腺素棉球掀起耳道鼓膜皮瓣。D. 探查纤维鼓环并小心将其掀起。dr，鼓膜；eac，外耳道

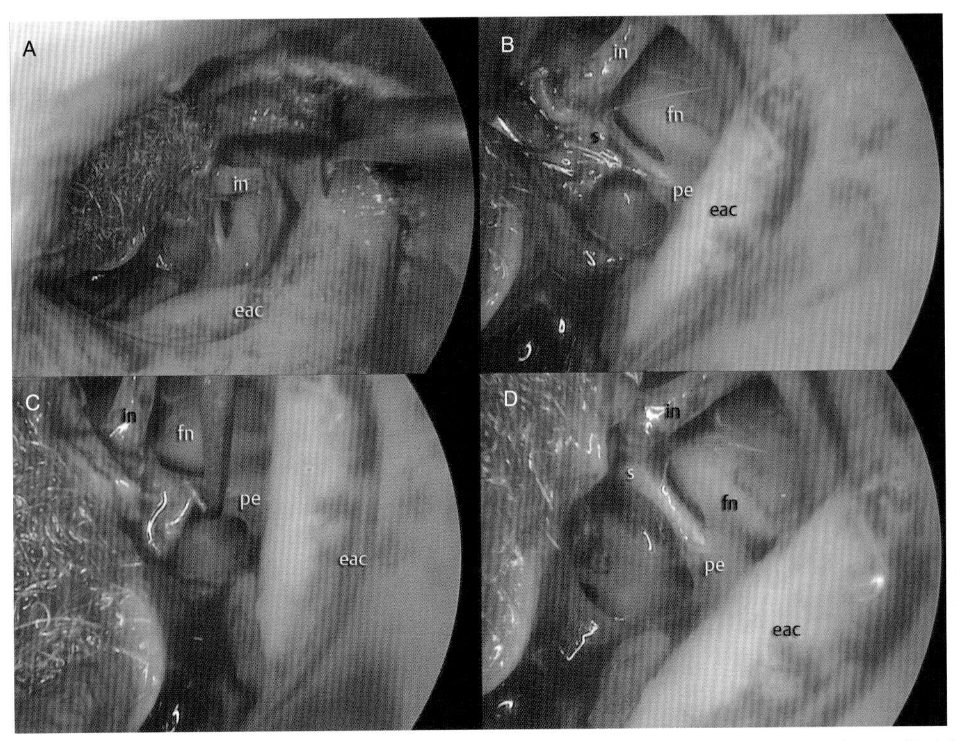

图 15.64　病例 6。左耳。A，B. 鼓膜内陷附着于镫骨及锥隆起。C，D. 用钩针将鼓膜内陷处从听骨链及锥隆起上剥离下来。in，砧骨；pe，锥隆起；fn，面神经；s，镫骨；eac，外耳道

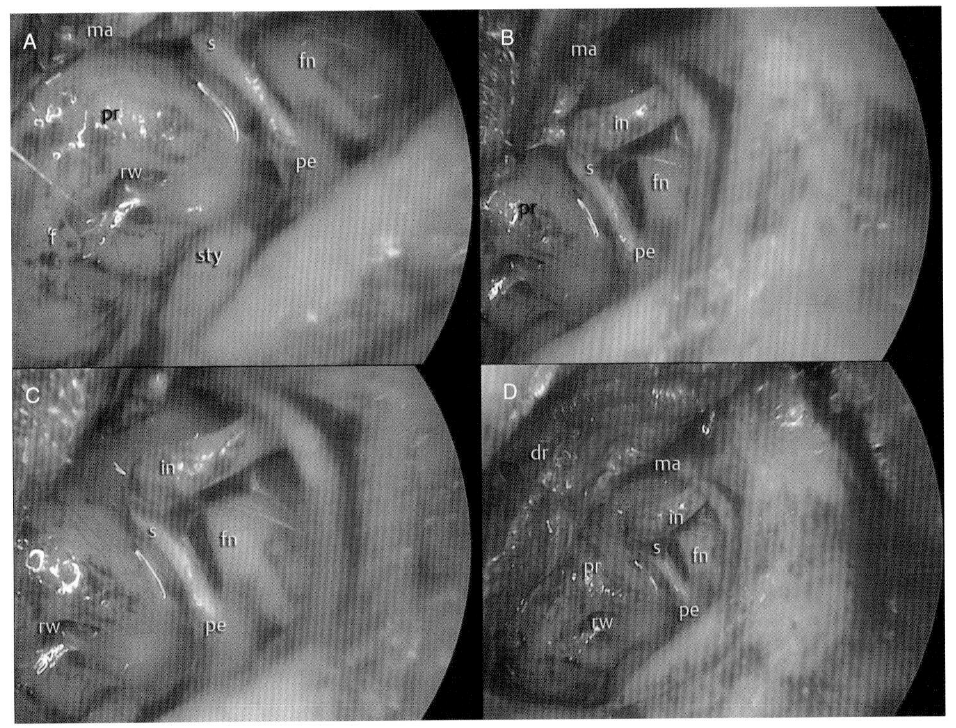

图 15.65　病例 6。左耳。从后向前将皮瓣逐渐剥离，去除砧镫关节上的内陷袋。ma，锤骨；in，砧骨；s，镫骨；dr，鼓膜；fn，面神经；pe，锥隆起；pr，鼓岬；rw，圆窗；sty，茎突隆起

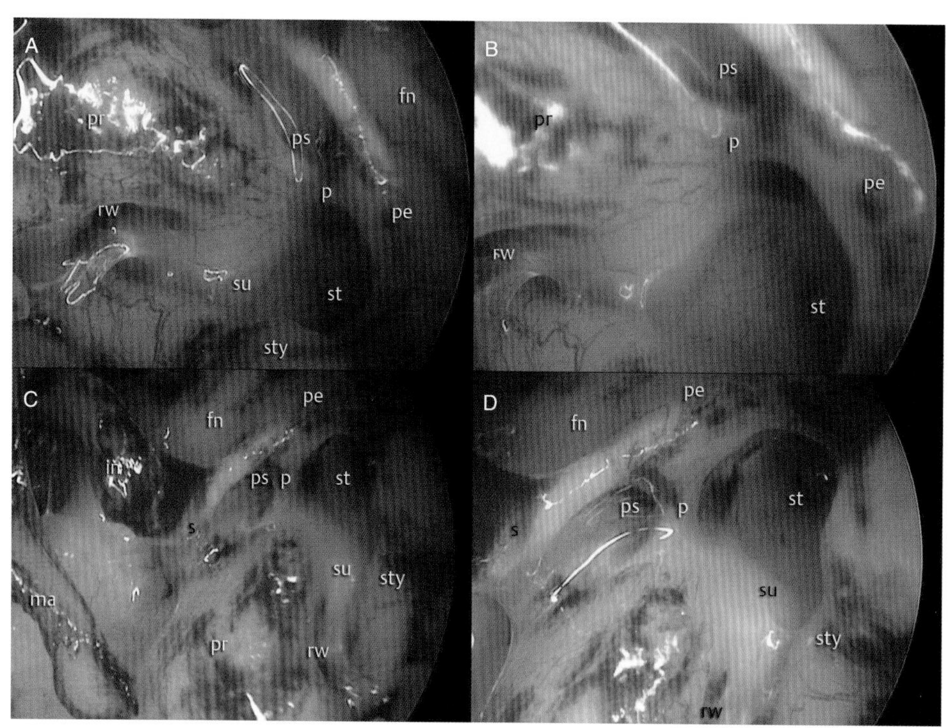

图 15.66　病例 6。左耳。用 45° 耳内镜检查整个后鼓室是否有残留上皮碎片，避免医源性胆脂瘤。ma，锤骨；in，砧骨；s，镫骨；fn，面神经；pe，锥隆起；pr，鼓岬；rw，圆窗；sty，茎突隆起；p，岬小桥；st，鼓室窦；ps 后鼓室窦；su，岬下脚

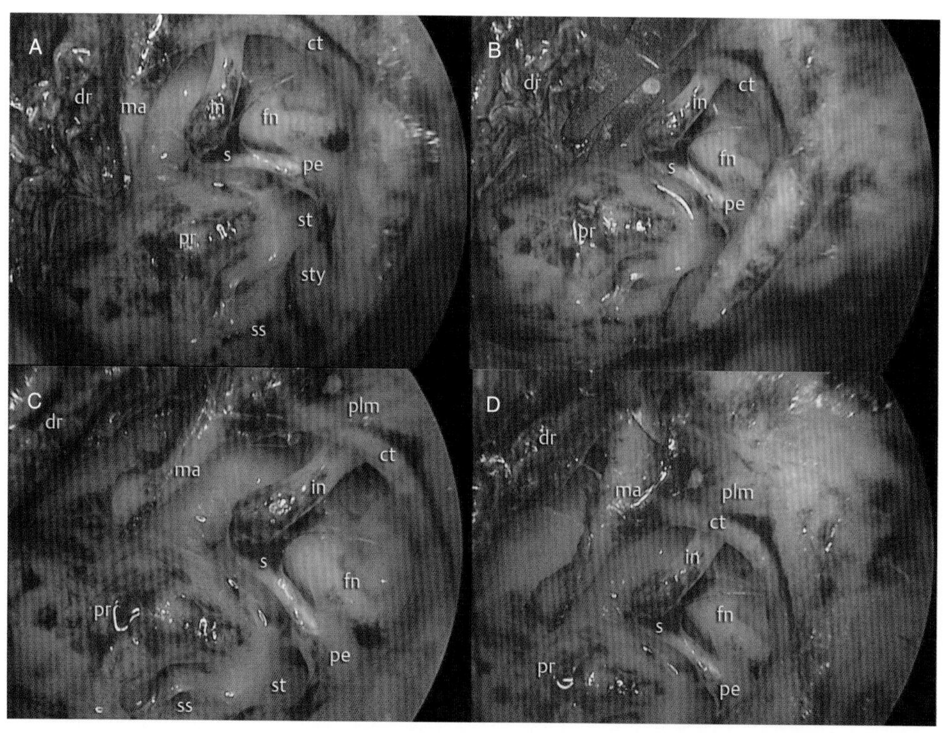

图 15.67　病例 6。左耳。将鼓膜从锤骨上轻柔的剥离并置于前方，保留其与锤骨短突的附着部分。ma，锤骨；in，砧骨；s，镫骨；fn，面神经；pe，锥隆起；pr，鼓岬；sty，茎突隆起；st，鼓室窦；ss，下鼓室窦；dr，鼓膜；plm，锤骨后韧带；ct，鼓索神经

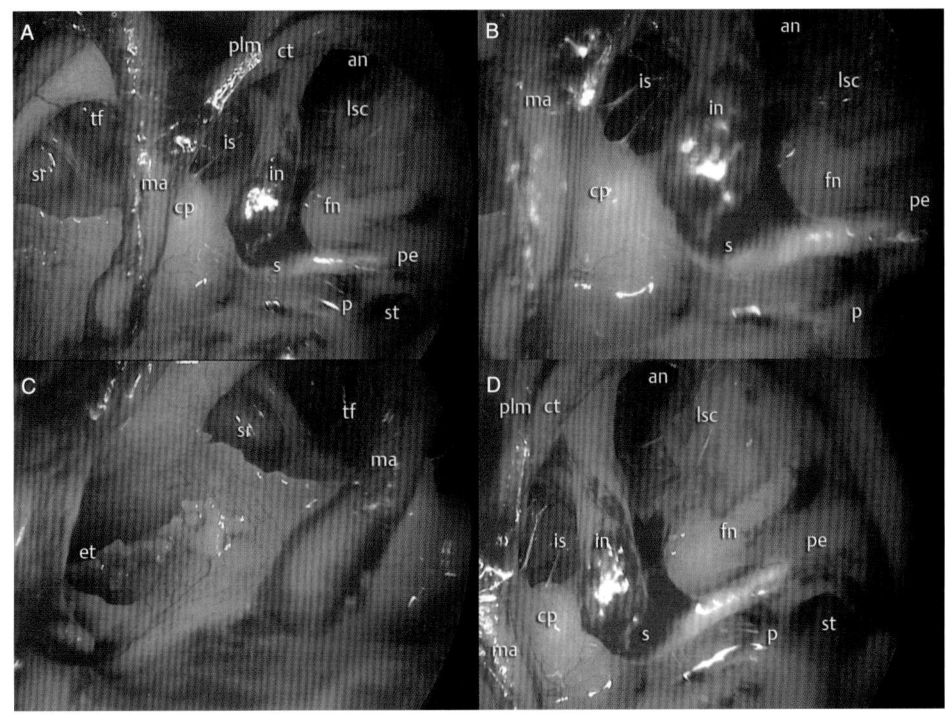

图 15.68　病例 6。左耳。耳内镜下检查从咽鼓管至上鼓室的中耳通风引流通道。45° 耳内镜下观察张肌皱襞及鼓峡。ma，锤骨；in，砧骨；s，镫骨；fn，面神经；pe，锥隆起；st，鼓室窦；plm，锤骨后韧带；ct，鼓索神经；sr，管上隐窝；is，鼓峡；lsc，外半规管；p，岬小桥；an，窦腔；et，咽鼓管；cp，匙突；tf，张肌皱襞

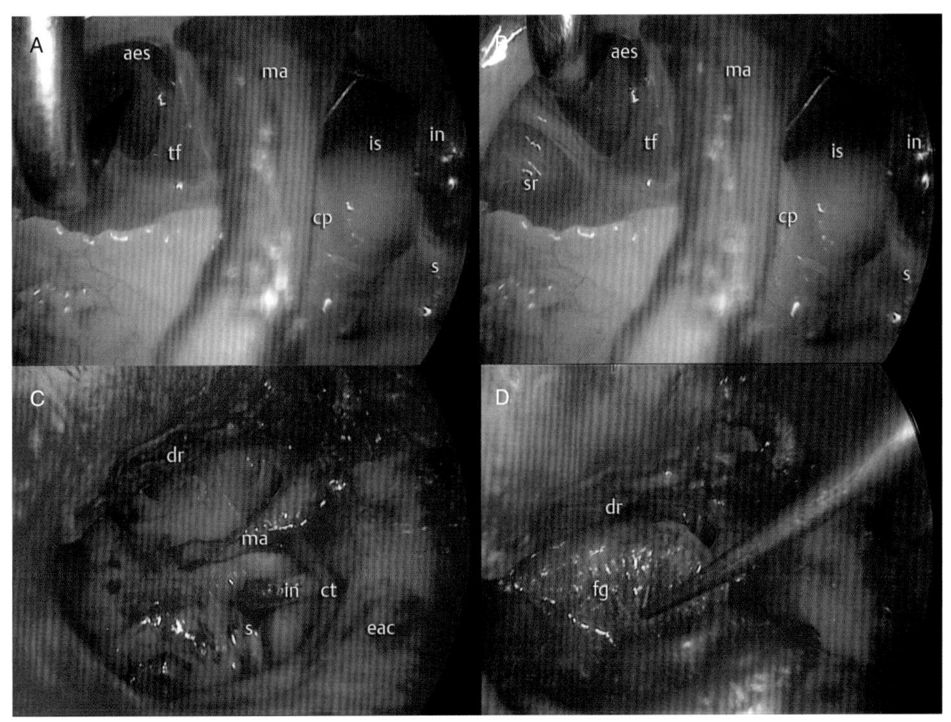

图 15.69　病例 6。左耳。A，B. 探查到不完整的张肌皱襞。C，D. 筋膜移植物置于鼓环前部下方并推向前方。ma，锤骨；in，砧骨；s，镫骨；ct，鼓索神经；sr，管上隐窝；is，鼓峡；cp，匙突；tf，张肌皱襞；aes，上鼓室前间隙；fg，筋膜移植物；eac，外耳道；dr，鼓膜

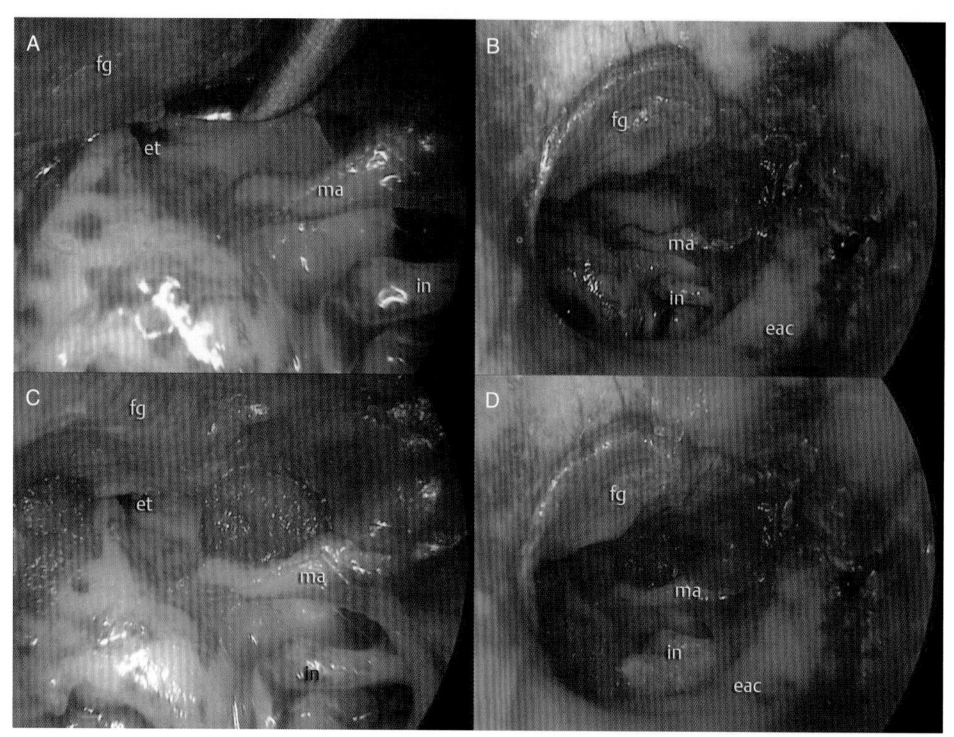

图 15.70 病例 6。左耳。A，B. 筋膜移植物置于纤维鼓环下方，耳内镜下可见咽鼓管。C，D. 用吸收性明胶海绵填塞鼓室；小心避免吸收性明胶海绵堵塞咽鼓管口，从而放置在这个区域形成瘢痕组织。ma，锤骨；in，砧骨；et，咽鼓管；eac，外耳道；fg，筋膜移植物

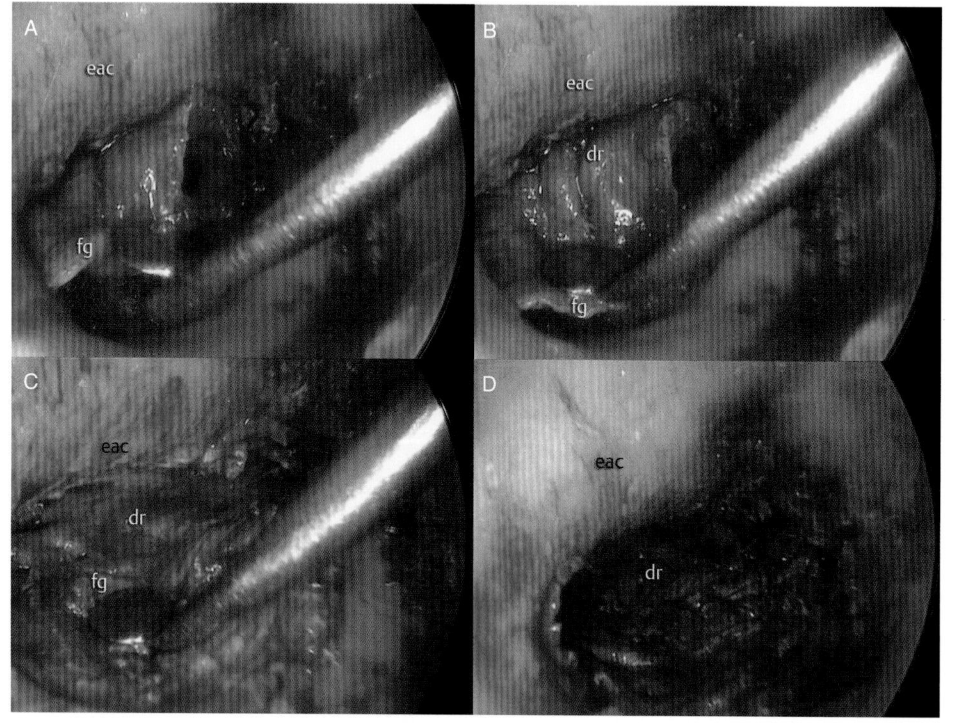

图 15.71 病例 6 。左耳。复位鼓膜覆盖移植物。eac，外耳道；fg，筋膜移植物；dr，鼓膜

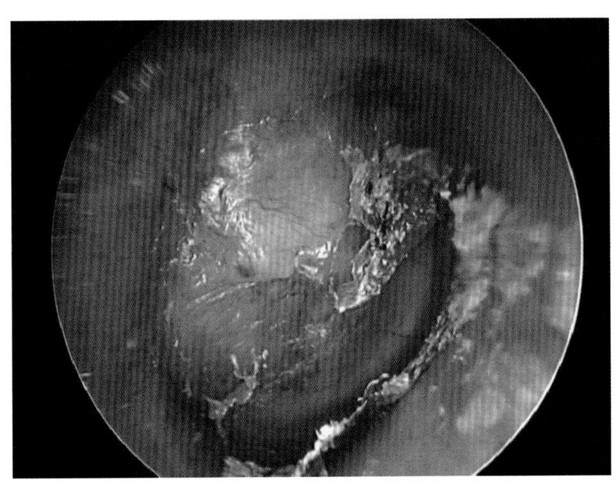

图 15.72　右耳。耳内镜下软骨鼓膜成形术后 1 个月

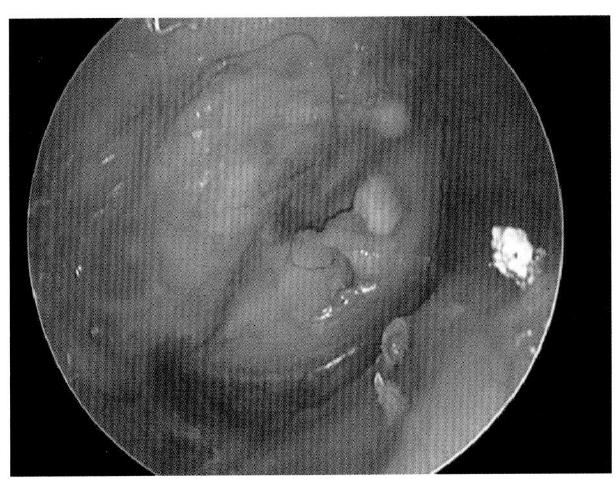

图 15.73　右耳。耳内镜下软骨鼓膜成形术后 1 年

· 蝶形移植物鼓膜成形术（特点为塑形成卷轴状或线轴状的软骨）

后者方法中软骨移植物取自于耳屏，制备时去除多余的软组织，保留两侧完整的软骨膜，用刀片将软骨边缘去掉，制作成圆形，直径较实际穿孔大 2~2.5mm。

用 11 号刀片在软骨整个边缘侧做 1.5~2mm 深的凹槽，形成侧面的“蝶形”（图 15.74）。制备好的移植物嵌入鼓膜穿孔，“翅膀”位于鼓膜穿孔两侧（图 15.75, 图 15.76）。

这两种技术的适应证需要根据鼓膜穿孔的特点及中耳的状态来决定[14–15]。

15.6.1　手术指征

· 鼓膜穿孔局限于鼓膜一个象限，不累及鼓环，无上皮进入穿孔内侧面。

15.6.2　手术禁忌证

· 鼓膜近全穿孔。
· 鼓膜边缘型穿孔，或穿孔累及鼓环。
· 外耳道狭窄。
· 中耳黏膜有炎症。
· 穿孔内侧面有上皮组织。

15.6.3　手术步骤

于耳内镜下手术操作前，用肾上腺素小棉球填塞外耳道，浸润鼓膜穿孔及外耳道皮肤约 5min。随

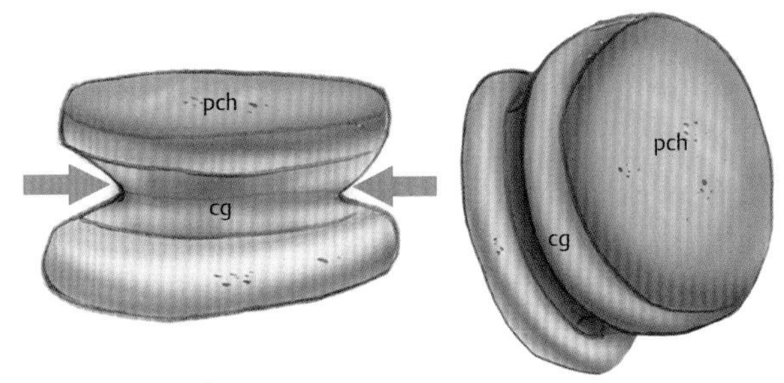

图 15.74　根据鼓膜穿孔大小，将软骨移植物修剪成椭圆形。环绕移植物软骨侧缘一周做一凹槽（橙色箭头）。cg，软骨移植物；pch，软骨膜层

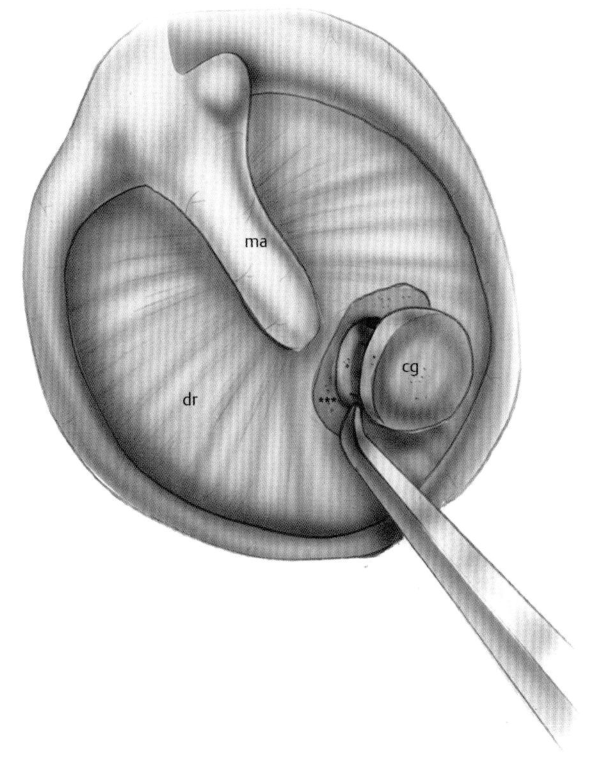

图 15.75　右耳。用钩针将鼓膜穿孔边缘嵌入软骨移植物的凹槽，然后去除鼓膜穿孔边缘一周的表皮层。cg，软骨移植物；ma，锤骨；dr，鼓膜

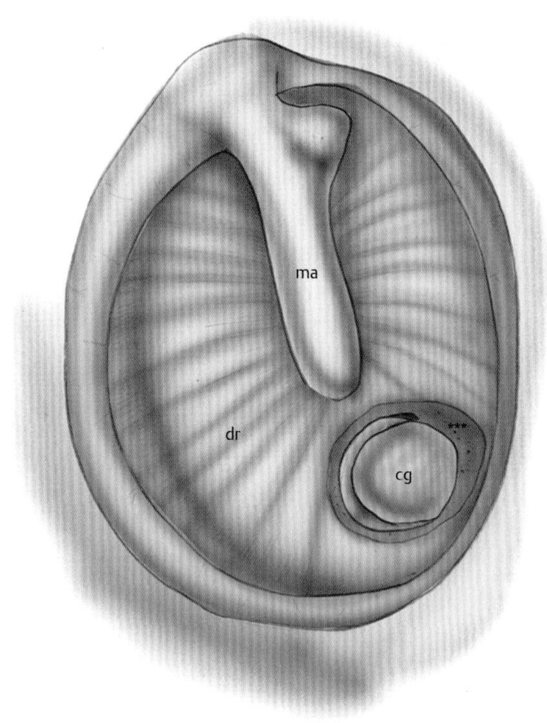

图 15.76　右耳。软骨移植物修复鼓膜穿孔。cg，软骨移植物；ma，锤骨；dr，鼓；***，去除表皮层的部位

后，用镰状刀切掉鼓膜穿孔边缘一周的表皮。在蝶形移植物鼓膜成形术时，需要去除鼓膜穿孔一周的表皮，用来放置软骨移植物（图 15.77）。

1. 切除鼓膜穿孔边缘一周的表皮，然后放置移植物。

2. 脂肪组织鼓膜成形术，将脂肪组织置于穿孔处，并推入鼓室腔，形成“沙漏”状，部分脂肪组织位于鼓室腔内，而部分脂肪组织覆盖鼓膜位于外耳道（图 15.78，图 15.79）[16-17]。通常脂肪组织要能够同时突出于外耳道和鼓室腔，尺寸应该是穿孔大小的两倍（图 15.80）。

3. 蝶形软骨鼓膜成形术，之前备用的“卷轴”状软骨置于穿孔处，鼓膜穿孔边缘嵌入软骨移植物一周的凹槽中。软骨移植物的尺寸应比穿孔大 1mm 左右（图 15.75，图 15.76）[14-15]。鼓膜穿孔边缘一

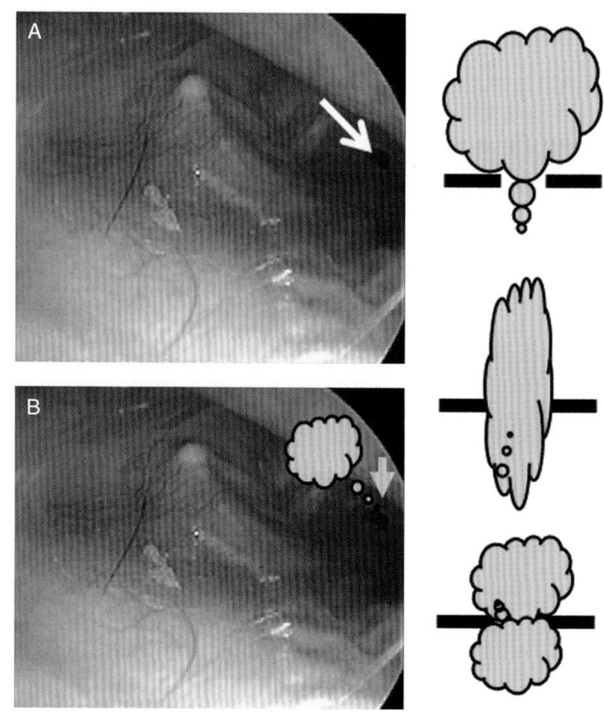

图 15.78　右耳。耳内镜下可见局限于鼓膜前部的小穿孔。该病例中可采用脂肪组织行鼓膜成形术

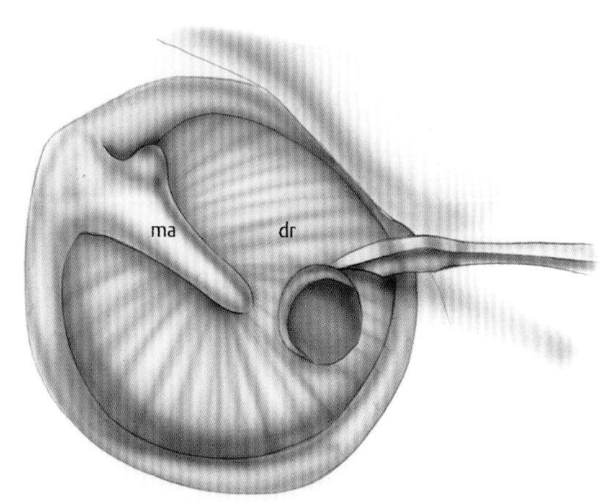

图 15.77　右耳。去除鼓膜穿孔边缘一周的表皮层。ma，锤骨；dr，鼓膜

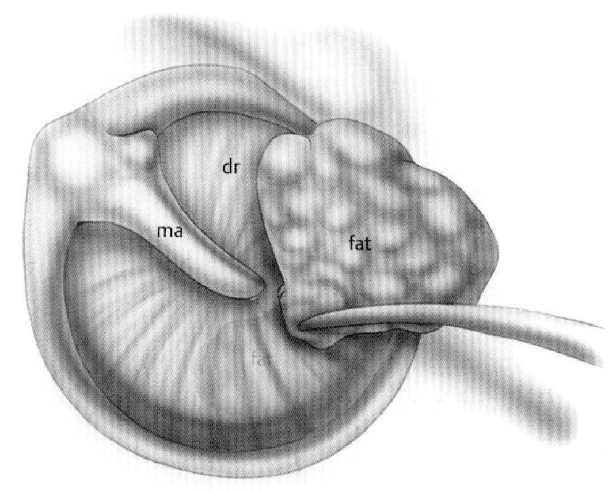

图 15.79　右耳。脂肪组织鼓膜成形术。脂肪移植物置入鼓膜穿孔处，并用钩针将其向鼓室内推。dr，鼓膜；ma，锤骨

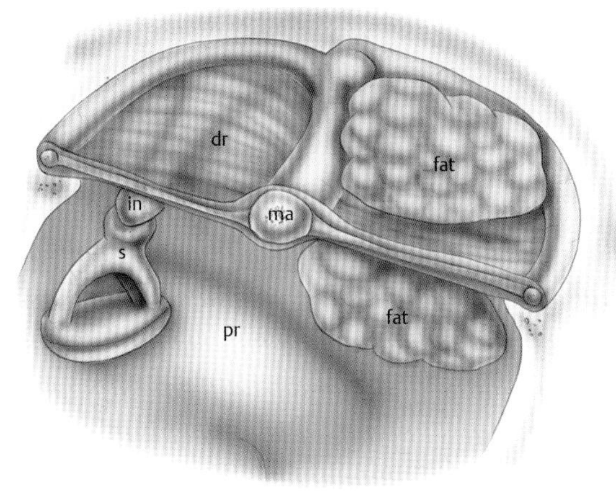

图 15.80　右耳。脂肪组织鼓膜成形术。将脂肪组织嵌入鼓膜穿孔处，置于外耳道与鼓室之间。dr，鼓膜；ma，锤骨；in，砧骨；s，镫骨；pr，鼓岬

周的环形表皮层应该完全切除。

15.6.4　术后处理

· 患者若无术后并发症，可于术后第 2 天出院。

· 术后指导患者用纱布护理耳部，用抗生素滴耳液滴耳 1 周，避免耳部进水。

· 采用该技术应该在术后 1 个月进行第一次鼓膜外观的评估，术后随访 1~2 年，评估最终术后效果。

（张　文　张　瑾　译，虞幼军　赵　宇　审校）

参考文献

[1] Aggarwal R, Saeed SR, Green KJ. Myringoplasty. J Laryngol Otol, 2006, 120:429–432

[2] Smyth GD. Tympanic reconstruction. Otolaryngol Clin North Am, 1972, 5:111–125 Review

[3] Marchioni D, Mattioli F, Alicandri-Ciufelli M,et al. Transcanal endoscopic approach to the sinus tympani: a clinical report. Otol Neurotol, 2009, 30: 758–765

[4] Knapik M, Saliba I. Myringoplasty in children with cleft palate and craniofacial anomaly. Int J Pediatr Otorhinolaryngol, 2012, 76: 278–283

[5] Zhang ZG, Huang QH, Zheng YQ, et al. Three autologous substitutes for myringoplasty: a comparative study. Otol Neurotol,2011,32: 1234–1238

[6] Yung M, Vivekanandan S, Smith P. Randomized study comparing fascia and cartilage grafts in myringoplasty. Ann Otol Rhinol Laryngol ,2011,120: 535–541

[7] Smyth GD, Kerr AG, Hassard TH. Homograft materials in tympanoplasty. Otolaryngol Clin North Am,1977,10: 563–580

[8] Eviatar A. Tragal perichondrium and cartilage in reconstructive ear surgery.Laryngoscope,1978,88: 1–23

[9] Yung M. Cartilage tympanoplasty: literature review. J Laryngol Otol, 2008, 122: 663–672

[10] Uslu C, Tek A, Tatlipinar A, et al. Cartilage reinforcement tympanoplasty: otological and audiological results. Acta Otolaryngol,2010,130: 375– 383

[11] Tos M. Cartilage tympanoplasty methods: proposal of a classification. Otolar yngol Head Neck Surg,2008,139: 747–758

[12] Marchioni D, Alicandri-Ciufelli M, Molteni G, et al. Endoscopic tympanoplasty in patients with attic retraction pockets. Laryngoscope ,2010,120: 1847–1855

[13] Harner SG. Management of posterior tympanic membrane retraction. Laryngoscope,1995,105: 326–328

[14] Lubianca-Neto JF. Inlay butterfly cartilage tympanoplasty (Eavey technique)modified for adults. Otolaryngol Head Neck Surg,2000,123: 492–494

[15] Effat KG. Results of inlay cartilage myringoplasty in terms of closure of central tympanic membrane perforations. J Laryngol Otol,2005,119: 611– 613

[16] Thomassin JM, Facon F, Gabert K. The effectiveness of otoendoscopy in myringoplasty using adipose graft [Article in French]. Ann Otolaryngol Chir Cervicofac,2004,121: 346–349

[17] Ayache S, Braccini F, Facon F, et al. Adipose graft: an original option in myringoplasty. Otol Neurotol,2003,24: 158–164

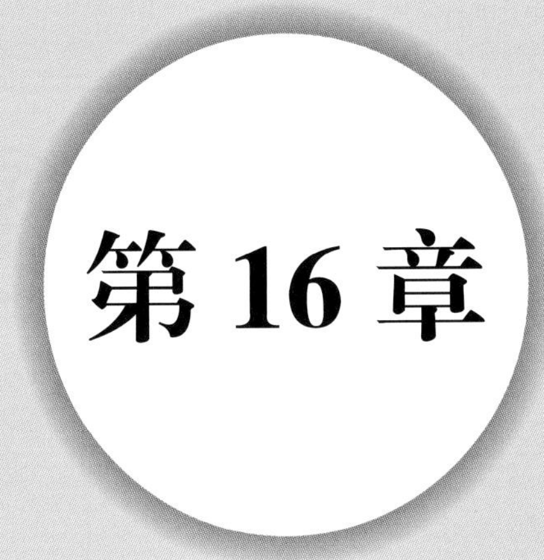

耳内镜下经耳道入路镫骨手术（镫骨足板造孔术）

- 16.1 历　史
- 16.2 优　点
- 16.3 适应证和禁忌证
- 16.4 并发症
- 16.5 手术步骤
- 16.6 术后注意事项

16 耳内镜下经耳道入路镫骨手术（镫骨足板造孔术）

João Flávio Nogueira, Livio Presutti, João Paulo Saraiva Abreu, Moises Ximenes Feijão, Matteo Alicandri-Ciufelli, Daniele Marchioni

16.1 历 史

自 Shea[1] 介绍经典镫骨切除技术以来，文献报道了显微镜下完成的各种不同镫骨手术方式。尽管耳内镜下中耳手术已经开展了 15 年，但其在中耳疾病以及耳硬化手术处理中扮演的角色仍非常有限[2-6]。主要可能原因如下：手术医生普遍认为耳内镜在中耳手术中的作用有限；而且由于单手操作器械和新的手术技巧，需较长时间的学习和适应[3-4]。显微镜可提供放大而清晰的直视图像，但术者的视野受限于外耳道最狭窄的部分[3-4]。在传统的显微镜下镫骨足板造孔术需要去除外耳道后壁部分骨质和移位鼓索神经以获得卵圆窗龛的最佳暴露[2, 7]。由于鼓索神经刚好位于显微镜手术视野的正中，使显露卵圆窗或去除外耳道骨质变得更加困难。因此，鼓索神经损伤导致的味觉损害或改变是显微镜镫骨足板造孔术中常见的手术并发症[2]。另外还有一个显微镜下观察镫骨板上结构的问题，由于术者不能直接观察到镫骨前足弓，因此切除镫骨板上结构时存在盲目操作。

本章节介绍了耳内镜在耳硬化镫骨手术中的应用，阐述了相关的手术解剖[8-11]、手术步骤、可能的并发症和结果，探讨了在此类手术中应用耳内镜的优缺点。

16.2 优 点

耳内镜下镫骨手术的主要优点是一些病例不需要用钻或刮匙，所以几乎不会损伤鼓索神经，并可很好地观察镫骨前足弓、镫骨上结构、卵圆窗龛（图 16.1~16.3）。用直径 4mm 或 3mm，长度 18cm 或 14cm 的耳内镜，术者可获得放大图像，并可通过简单地内外移动内镜获得快速切换特写和广角视野[2]，以及全方位视野。对于面神经低垂或裸露的病例，耳内镜的优势在于能直接观察到镫骨底板，并在正确的位置行镫骨打孔，避免了面神经损伤的风险（图 16.4~16.7）。此外，通过耳内镜能更加仔细和精确地研究相关解剖[8-10]（图 16.8，图 16.9），效果非常显著，例如镫骨畸形的病例（图 16.10，图 16.11），或者二次修正手术病例（图 16.12）。镫骨畸形的病例，在显微镜下可能难以理解镫骨周围的解剖组织关系。内镜放大功能和多角度内镜的使用，能准确地判断镫骨畸形的类型，能安全地实施镫骨切除术，避免损伤面神经和其他重要结构（图 16.13，图 16.14）。

耳内镜的缺点包括立体视觉差、单手操作困难、额外的学习负担等。

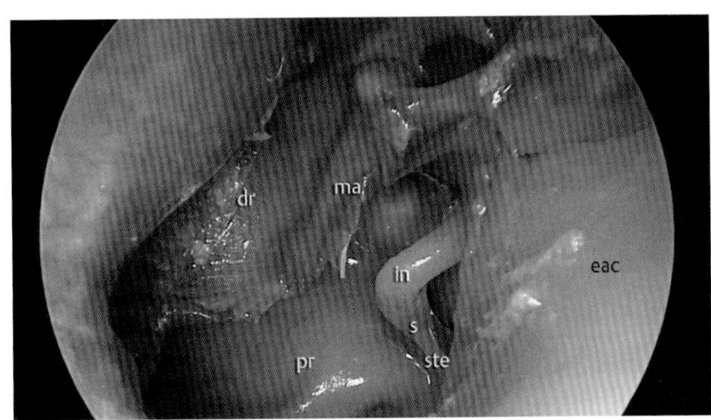

图 16.1　左耳。内镜手术解剖。0°，4mm 内镜图像。dr 鼓膜；ma 锤骨；in 砧骨；ste 镫骨肌腱；s 镫骨，pr 鼓岬；eac 外耳道

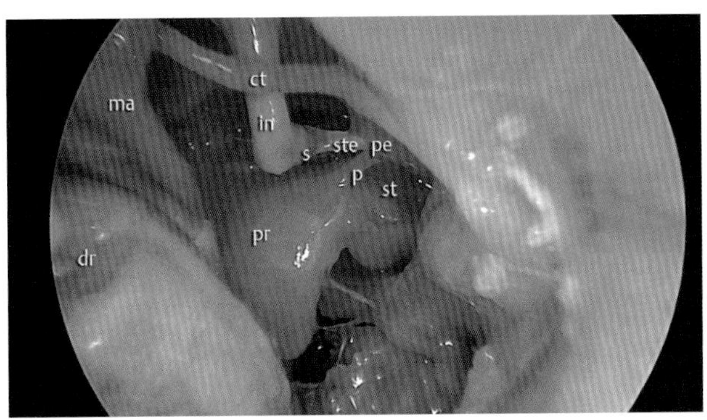

图 16.2　左耳。卵圆窗龛的内镜手术解剖。30°，4mm 内镜图像。dr，鼓膜；ma，锤骨；in，砧骨；ste，镫骨肌腱；s，镫骨；pr，鼓岬；ct，鼓索神经；st，鼓室窦；p，岬小桥

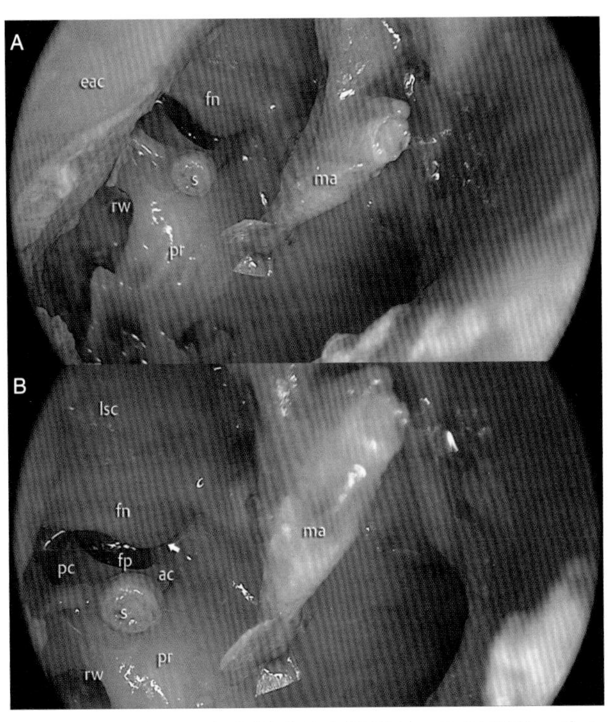

图 16.4　右耳。A. 室内侧面的内镜解剖。B. 近摄图。箭头所示水平段面神经管裂。注意神经和镫骨前足弓（ac）的密切关系，存在神经损伤风险。lsc，外半规管；fn，面神经；ma，锤骨；pr，鼓岬；fp，镫骨足板；rw，圆窗；pc，镫骨后足弓；ac，镫骨前足弓；s，镫骨；eac，外耳道

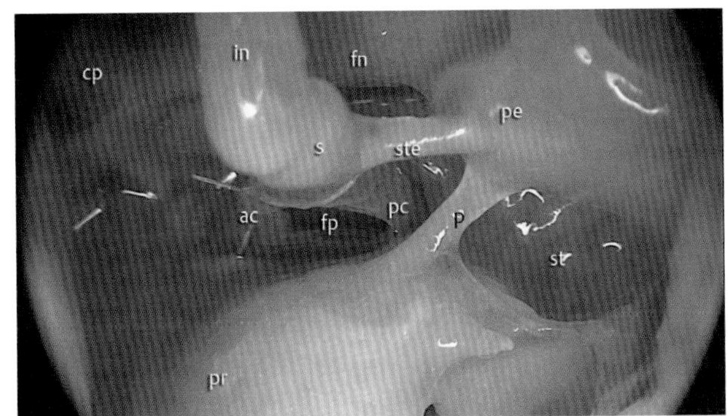

图 16.3 左耳。卵圆窗龛的特写镜头。30° 内镜图像。In，砧骨；ste，镫骨肌腱；s，镫骨；pr，鼓岬；st，鼓室窦；p，岬小桥；fn，面神经；ac，镫骨前足弓；pc，镫骨后足弓；fp，镫骨足板；pe，锥隆起；cp，匙突

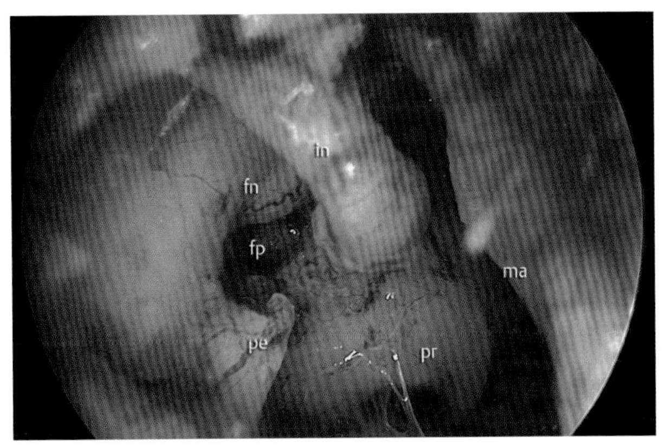

图 16.5　右耳。镫骨区域的特写镜头。这个病例中面神经管裂神经疝出部分遮盖卵圆窗区域，造成手术操作困难。pe，锥隆起；fp，镫骨足板；fn，面神经；pr，鼓岬；ma，锤骨；in，砧骨

16.3 适应证和禁忌证

16.3.1 适应证

·镫骨手术（镫骨足板造孔术或镫骨切除术）适用于单耳或双耳传导性聋的耳硬化患者，气骨导差大于30dB。良好的言语识别率亦证实耳蜗功能好非常重要。耳内镜手术适应证与显微镜手术相同。

·耳内镜下镫骨手术亦适用于可疑镫骨畸形的病例（单侧稳定的传导性聋，颞骨薄层CT扫描提示镫骨畸形）。

·镫骨的二次修正手术。

16.3.2 禁忌证

禁忌证主要为：一般全身情况较差；患耳为唯一实用听力耳；低言语识别率反映的耳蜗功能受损；患者有难以治愈的耳鸣及眩晕症状；因患者处于耳硬化活跃期（耳海绵化）而表现出明显的Schwartz

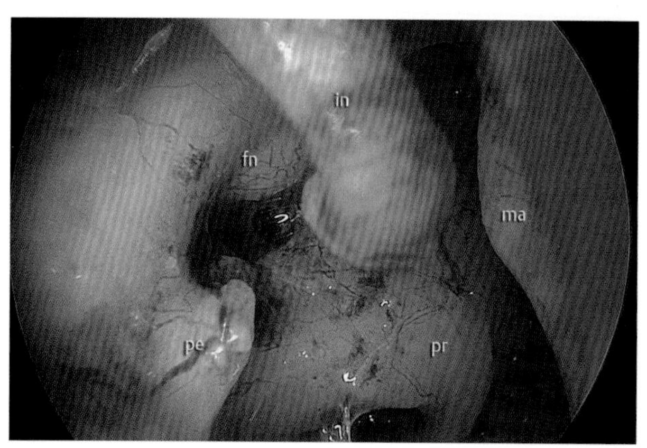

图16.6 右耳。近观同一病例。已在内镜下完成足板打孔。pe，锥隆起；fn，面神经；pr，鼓岬；ma，锤骨；in，砧骨

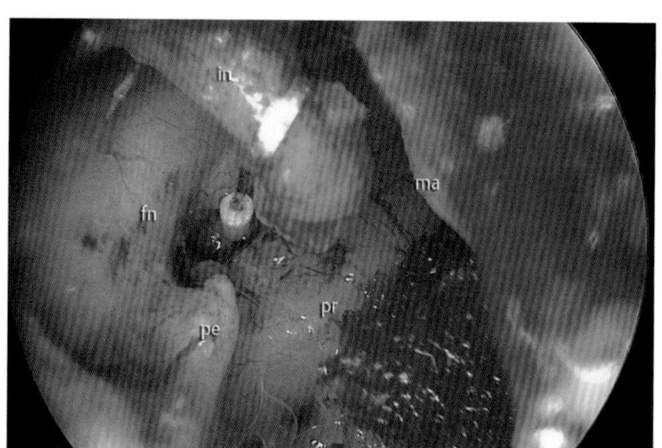

图16.7 右耳。放置镫骨活塞后，用内镜观察。pe，锥隆起；fn，面神经；pr，鼓岬；ma，锤骨；in，砧骨

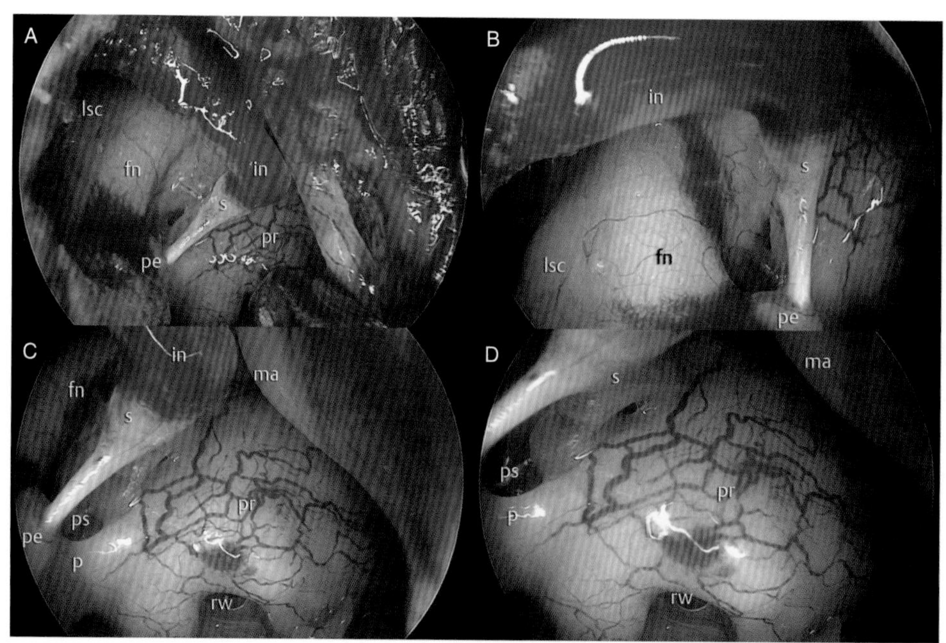

图16.8 右耳。另一病例，内镜下镫骨手术。A.翻起耳道鼓膜瓣后，鼓室内侧面的内镜解剖。B.卵圆窗和面神经的关系。C，D.卵圆窗区域和鼓岬的关系。pe，锥隆起；fn，面神经；pr，鼓岬；ma，锤骨；in，砧骨；lsc，外半规管；rw，圆窗；p，岬小桥；ps，后鼓室窦

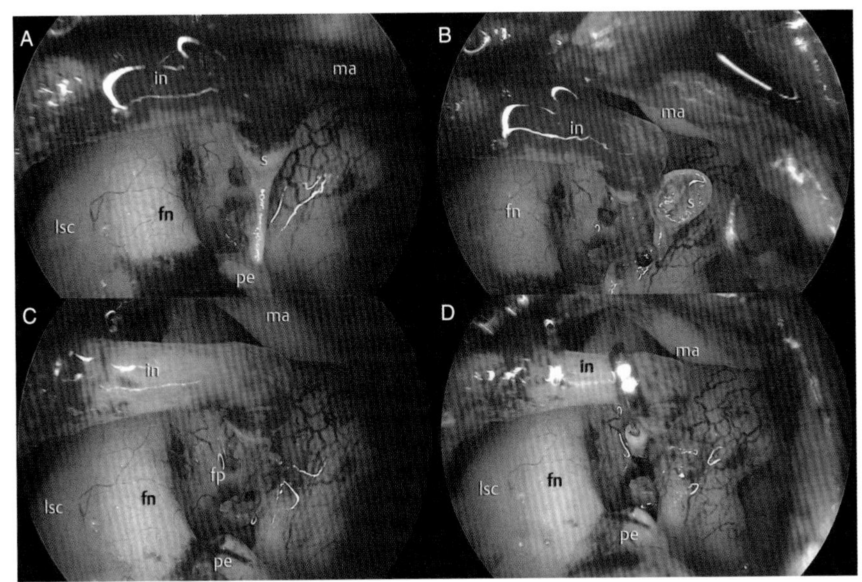

图 16.9　右耳。镫骨成形术手术步骤。A. 镫骨足板造孔术折断镫骨足弓。B. 去除镫骨上结构。C. 显露卵圆窗。D. 放置镫骨活塞。pe，锥隆起；fp，镫骨足板；fn，面神经；ma，锤骨；in，砧骨；lsc，外半规管；s，镫骨

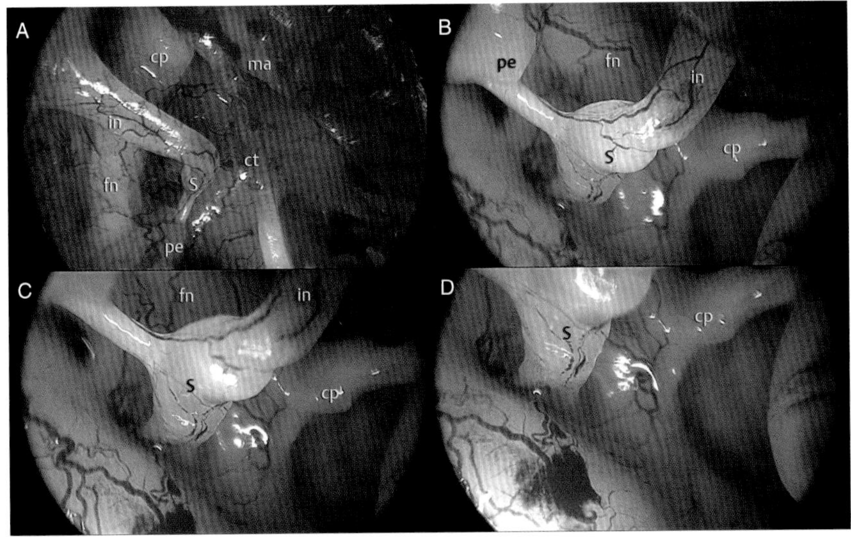

图 16.10　右耳。临床案例的内镜解剖图。A. 鼓室内侧面。B. 镫骨单足畸形的特写。C，D. 进一步观察镫骨和卵圆窗。fn，面神经；pe，锥隆起；s，镫骨；ma，锤骨；in，砧骨；cp，匙突；ct，鼓索神经

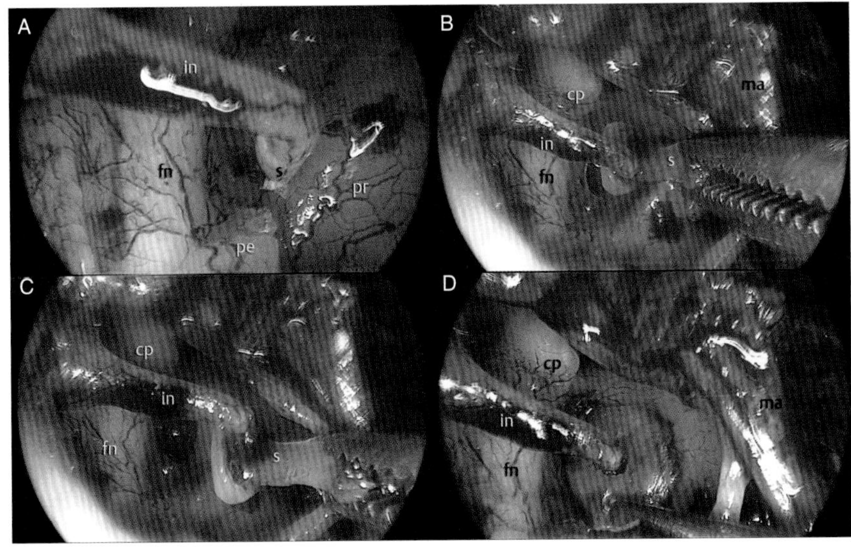

图 16.11　右耳。同上一临床案例。手术步骤。A. 切断镫骨肌腱。B. 去除整个镫骨。C. 去除镫骨后，观察卵圆窗。D. 覆盖筋膜。pe 锥隆起；pr，鼓岬；ma，锤骨；in，砧骨；cp，匙突；fn，面神经；s，镫骨

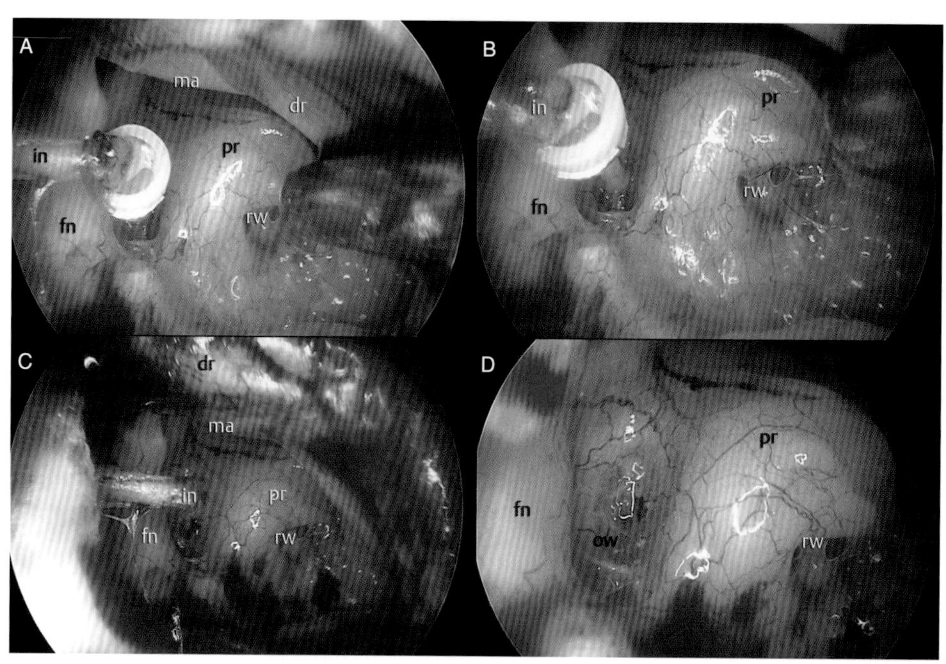

图 16.12 右耳。镫骨二次手术案例。A，B. 确认假体，观察放置的精确位置。C，D. 去除假体，检查卵圆窗区域和镫骨足板。pr，鼓岬；ma，锤骨；in，砧骨；fn，面神经；rw，圆窗；ow，卵圆窗；dr，鼓膜

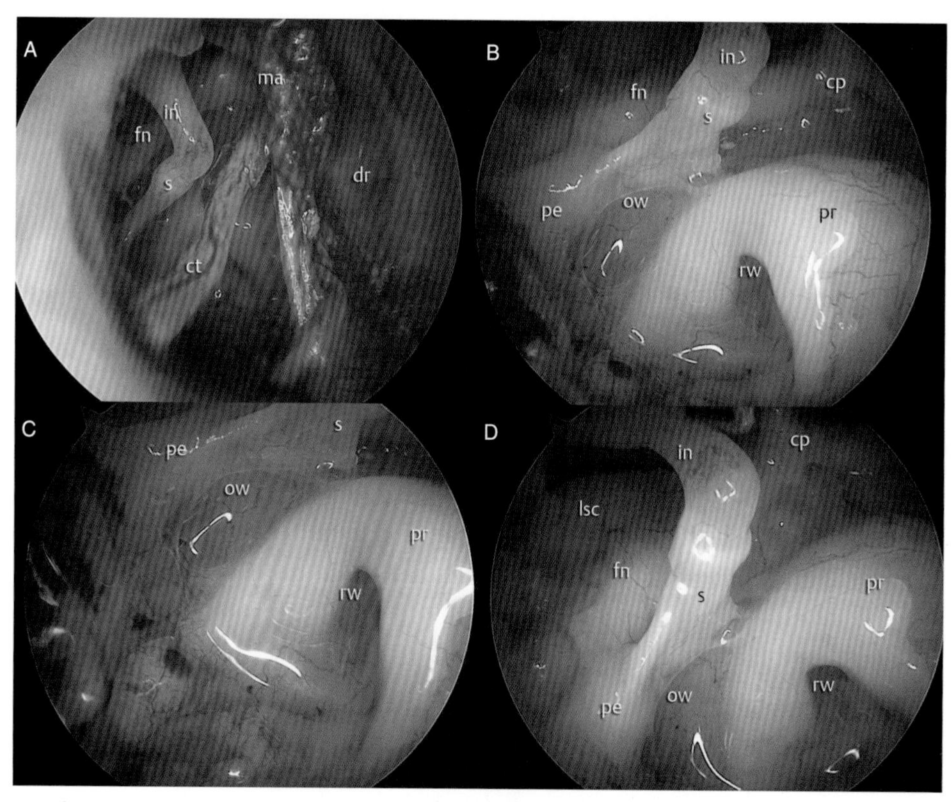

图 16.13 右耳。镫骨手术的另一案例。A. 翻起皮瓣。B. 探查卵圆窗区域。C，D. 确认畸形镫骨形态。s，镫骨；pe，锥隆起；pr，鼓岬；ma，锤骨；in，砧骨；cp，匙突；fn，面神经；rw，圆窗；ow，卵圆窗；dr，鼓膜；ct，鼓索神经；lsc，外半规管

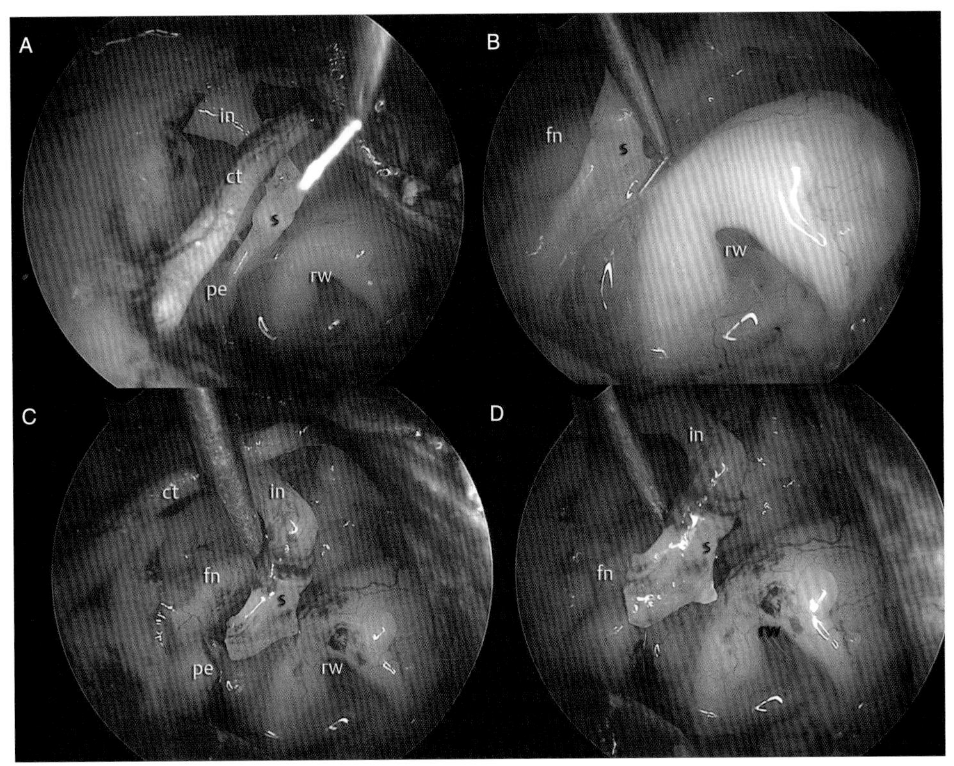

图 16.14　右耳。A，B. 显示畸形镫骨。C，D. 用钩针去除镫骨。Pe，锥隆起；in，砧骨；fn，面神经；rw，圆窗；ct，鼓索；s，镫骨

征；Ehlers-Danlos 综合征（先天性结缔组织发育不全综合征）所致的传导性聋。另外，耳内镜下经耳道行镫骨足板造孔术或镫骨切除术，术前需观察外耳道的情况，弯曲和相对狭窄的外耳道将使手术操作更加困难，虽然不是禁忌证，但初学者在选择病例时特别要注意这一点。

16.4 并发症

耳内镜下经耳道镫骨足板造孔术的并发症与显微镜下手术大致相同。一些病例确实无须进行鼓索神经的操作，术后出现味觉障碍的可能性较小，但也有一些病例需要在耳内镜下将鼓索神经移位；还包括耳内镜镜头热能造成的听骨链灼伤。其他的并发症与显微镜下手术相同，包括：听力下降、头昏、眩晕、鼓膜穿孔、面神经麻痹等。

16.5 手术步骤

所有的耳内镜手术均需全身麻醉，而且需要控制性低血压。患者体位与传统耳科显微镜手术一致。内镜显示系统置于术者的前方。将 1∶2000 的肾上腺素浸泡棉球放入外耳道内保持 5min。在某些病例中不能行浸润注射，以避免引起外耳道的肿胀或血肿。

实际上，使用直径 3mm、长度 14cm 的 0° 或 30° 耳内镜时，手术器械和手术技巧与传统的显微镜手术是相同的。当外耳道足够宽时，直径 4mm、长度 18cm 的耳内镜亦可以使用。

使用 0° 耳内镜，左耳耳道鼓膜瓣切口位于外耳道 5 点钟至 12 点钟的位置（图 16.15，图 16.16），部分患者需用刮匙或钻去除外耳道后壁骨质以更好地显露砧镫关节，此时需特别注意保护鼓索神经以免损伤（图 16.17）。若内镜下能很好地观察砧蹬关节和锥隆起则无须刮除或削磨骨质。部分病例尽管视野较好，但去除外耳道后上方骨质更利于术者操作。使用 0° 或 30° 镜观察中耳，检查重要的解剖结构（图 16.18）。需特别注意并确定面神经有无低垂遮盖镫骨足板。探查听骨链，将砧蹬关节从前后方向锐性离断。

完成上述步骤后，有两种主要的手术方式。

· 传统的不保留镫骨肌腱的镫骨足板造孔术 / 镫骨切除术。

· 保留镫骨肌腱的镫骨足板造孔术。

16.5.1 不保留镫骨肌腱的镫骨足板造孔术 / 镫骨切除术

· 用小弯剪将镫骨肌腱剪断，谨慎地向下折断并去除镫骨上结构（亦可使用小钻或激光），保留镫骨足板（图 16.19）。

· 测量镫骨足板至砧骨内侧面的距离，选择特氟龙或钛质听小骨假体（直径 0.5mm，通常长度为 4.75mm）的型号。选择直的三棱针或小钻或激光在镫骨足板的中部或后部打一小孔（图 16.20）。假体置于卵圆窗和砧骨之间（图 16.21，图 16.22）。术者始终只能单手操作，因此固定假体是更困难的手术步骤，见视频 16.1。

· 为减少术后眩晕和耳蜗损伤要避免吸取外淋巴液。轻柔地触动锤骨确保听骨链包括假体的活动度（图 16.23）。术者通过耳内镜放大观察插入卵圆窗的假体，可以更好地确保手术效果。

· 回复耳道鼓膜瓣，用抗生素药膏或浸有抗生素溶液的吸收性明胶海绵封闭外耳道（图 16.23）。

16.5.2 保留镫骨肌腱的镫骨足板造孔术

当解剖结构利于手术时（宽而浅的卵圆窗龛，镫骨足弓距面神经有足够操作空间），保留镫骨肌腱，以确保砧骨长脚的血供（图 16.24）。用小钻去除镫骨上部结构，保留豆状突和砧镫关节，使之与镫骨足板无任何连接。通过小钻在镫骨足板中线位置打孔。假体置于卵圆窗与砧骨之间（图 16.25，图 16.26）。

耳内镜手术至少在理论上要特别注意两点。一是光源向内镜传递的热能，可使内镜镜头温度过高，需要特别注意使用光源时需考虑在充分照亮中耳术腔的前提下调节至较低的合适亮度。二是要注意无意识地移动耳内镜和器械尖端造成的继发损伤，尤其注意外耳道，避免不必要的出血，或者听骨链、鼓膜、面神经的损伤。当术者视线不在显示屏时，不能将内镜置于术野内。

16.6 术后注意事项

耳内镜下镫骨手术的注意事项与传统的显微镜下手术相同。

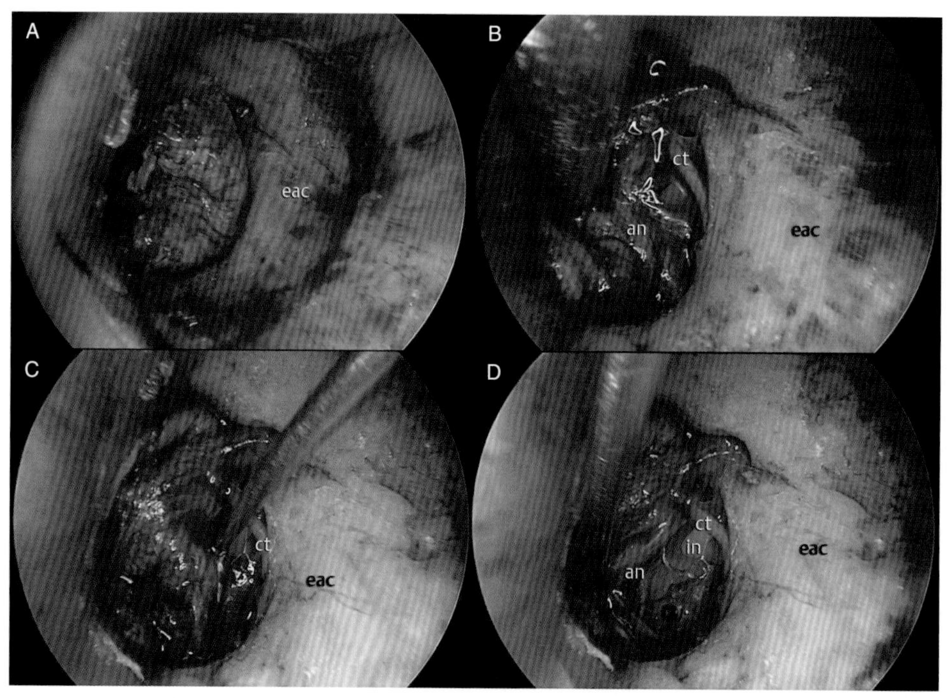

图 16.15 左耳。进一步的内镜下镫骨手术，翻起皮瓣。Ct，鼓索神经；in，砧骨；an，鼓环；eac，外耳道

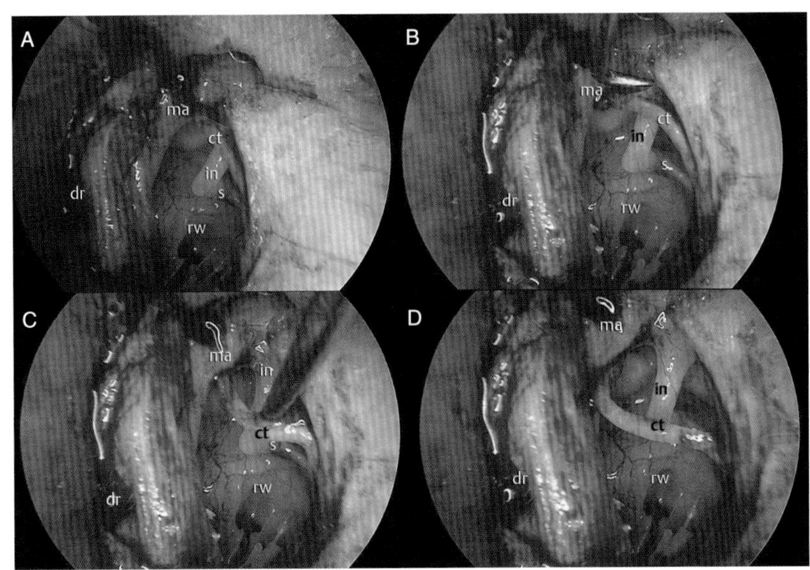

图 16.16　左耳。鼓索神经移位。Ct，鼓索神经；in，砧骨；ma，锤骨；s，镫骨；dr，鼓膜；rw，圆窗

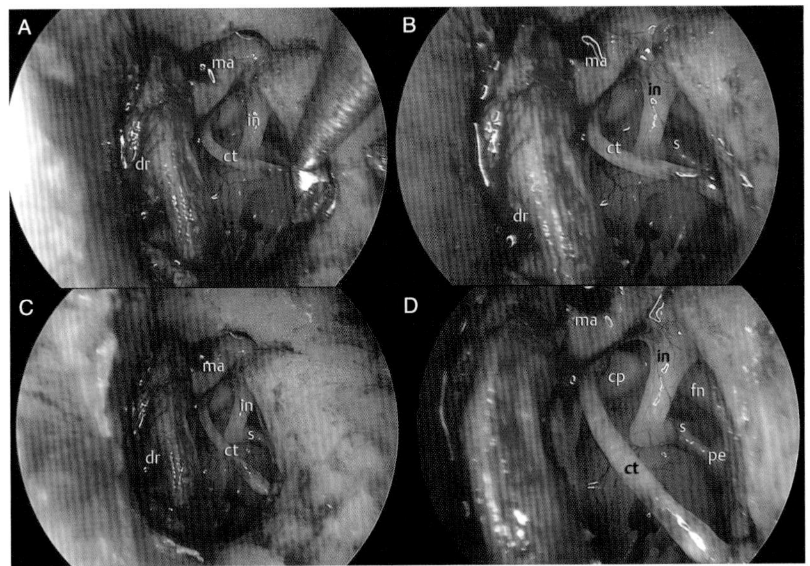

图 16.17　左耳。A. 刮匙刮除外耳道骨质。B~D. 用内镜探查鼓室。ct，鼓索神经；in，砧骨；ma，锤骨；s，镫骨；dr，鼓膜；pe，锥隆起；cp，匙突

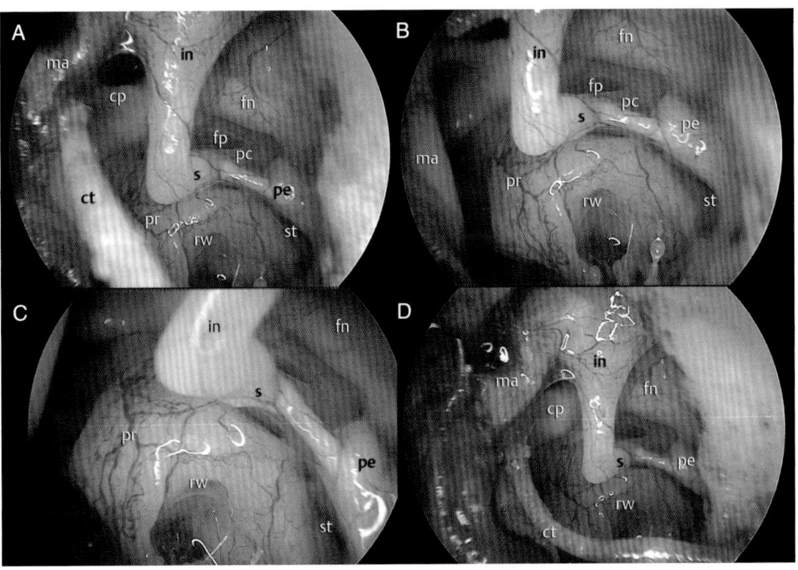

图 16.18　左耳。探查鼓室。用 0° 内镜观察卵圆窗区域。ct，鼓索神经；in，砧骨；ma，锤骨；s，镫骨；rw，圆窗；pe，锥隆起；cp，匙突；pr，鼓岬；st，鼓室窦；fn，面神经；pc，镫骨后足弓

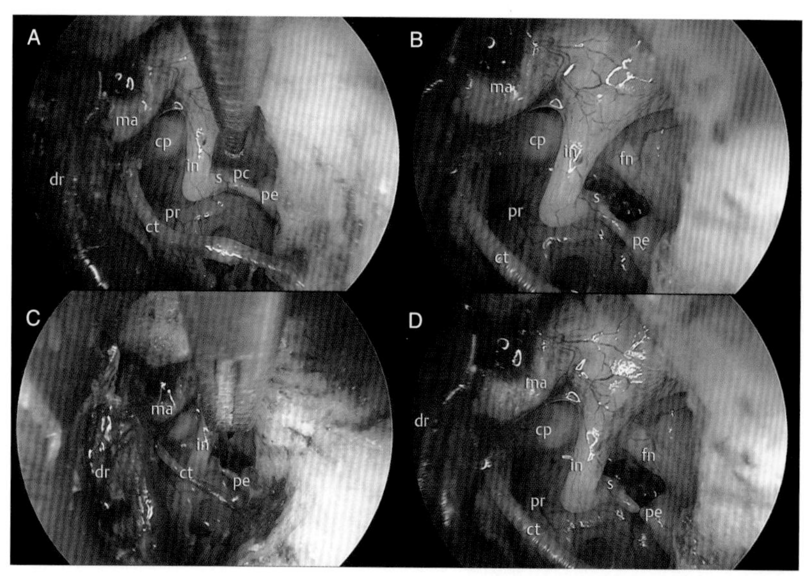

图 16.19　左耳。A，B. 用金刚钻磨断镫骨后足弓。C，D. 用剪刀剪断镫骨肌腱。ct，鼓索神经；in，砧骨；ma，锤骨；s，镫骨；dr，鼓膜；pe，锥隆起；cp，匙突；pr，鼓岬；fn，面神经；pc，镫骨后足弓

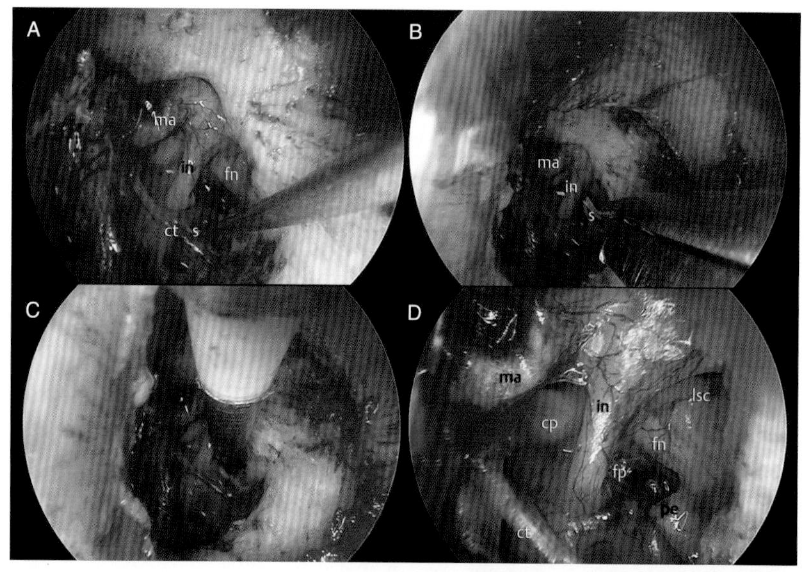

图 16.20　左耳。去除镫骨。A. 砧镫关节脱位。B. 去除镫骨。C. 镫骨足板钻孔。D. 观察钻孔后的镫骨足板。ct，鼓索神经；in，砧骨；ma，锤骨；s，镫骨；pe，锥隆起；cp，匙突；fn，面神经；fp，镫骨足板；lsc，外半规管

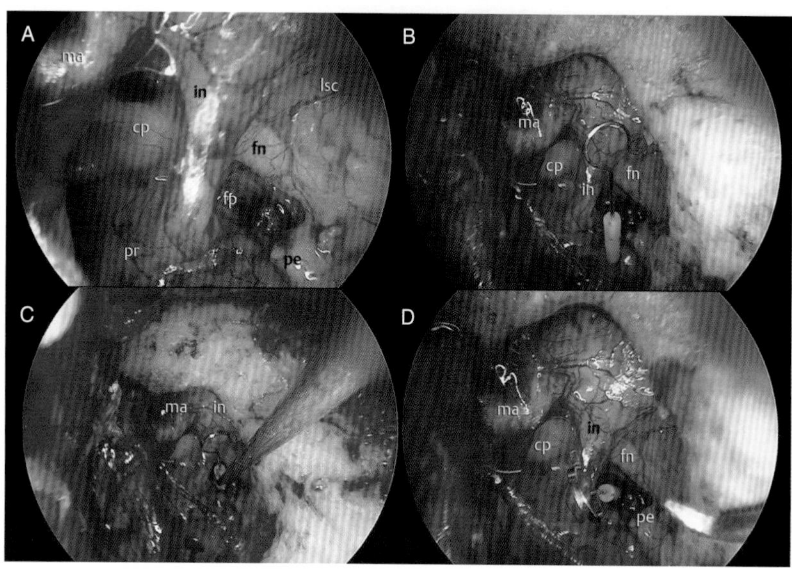

图 16.21　左耳。放置镫骨活塞。A. 镫骨足板造孔术后，内镜下观察卵圆窗。B~D. 用钩针放置镫骨活塞。fn，面神经；in，砧骨；ma，锤骨；pe，锥隆起；cp，匙突；pr，鼓岬；lsc，外半规管

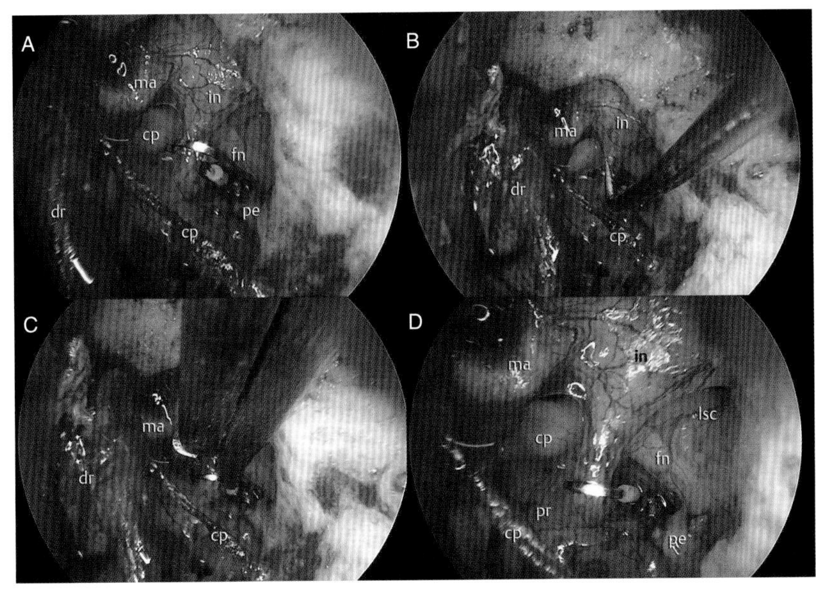

图 16.22 左耳。A，B. 将镫骨活塞挂在砧骨长脚。C，D. 夹紧铂钩固定镫骨活塞。In，砧骨；ma，锤骨；dr，鼓膜；pe，锥隆起；cp，匙突；pr，鼓岬；fn，面神经；lsc，外半规管

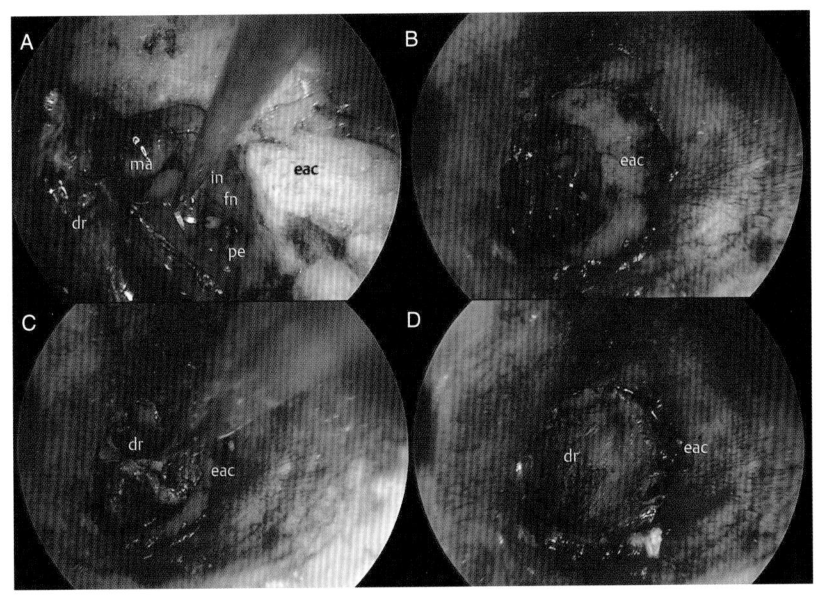

图 16.23 左耳。回复耳道鼓膜瓣。eac，外耳道；in，砧骨；ma，锤骨；dr，鼓膜；pe，锥隆起；fn，面神经

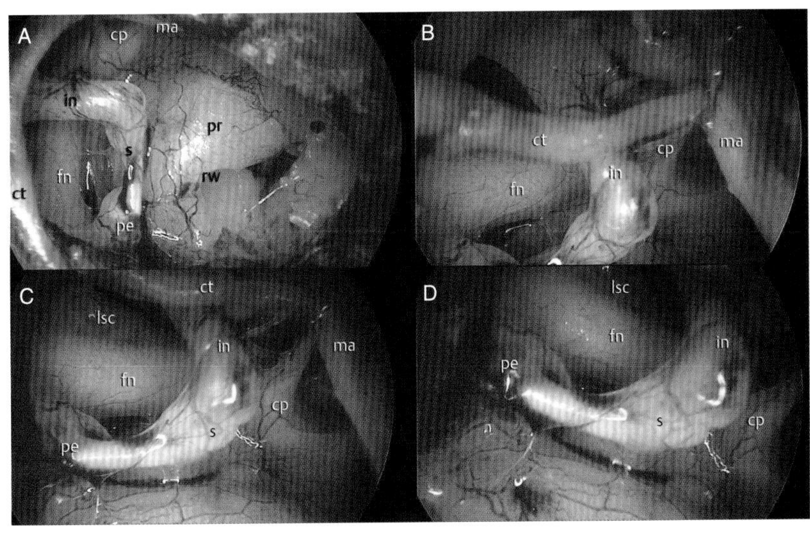

图 16.24 右耳。翻起耳道鼓膜瓣，内镜下观察鼓室：0° 内镜（A）；45° 内镜（B~D）。in，砧骨；ma，锤骨；dr，鼓膜；pe，锥隆起；lsc，外半规管；cp，匙突；s，镫骨；ct，鼓索神经；fn，面神经；rw，圆窗

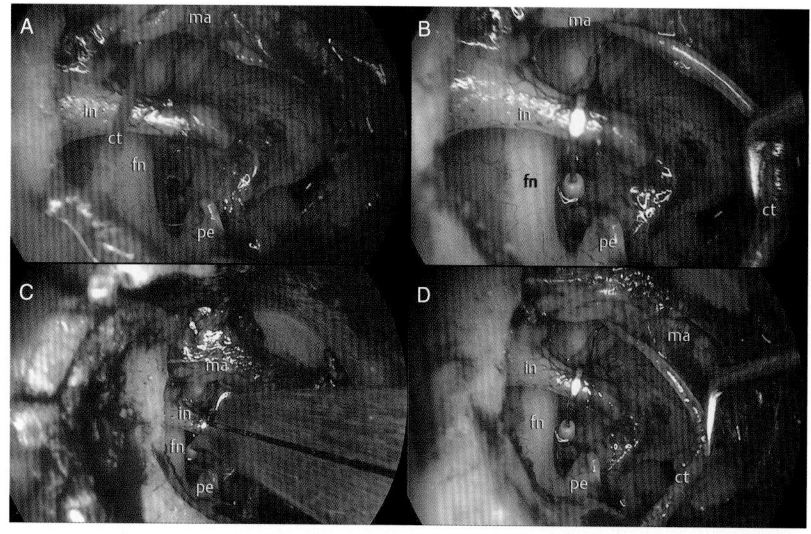

图 16.25　右耳。A. 去除镫骨上结构并在足板上钻孔后，用内镜观察卵圆窗。B~D. 放置和固定镫骨活塞。in，砧骨；ma，锤骨；dr，鼓膜；pe，锥隆起；ct，鼓索神经；fn，面神经

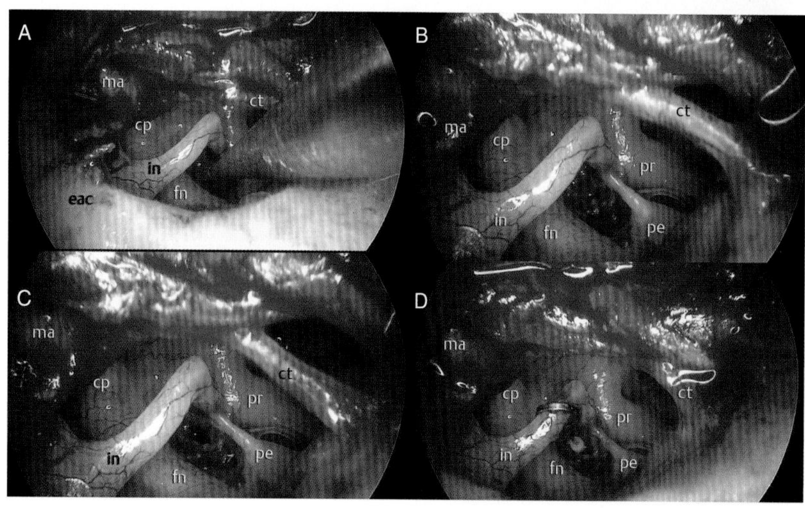

图 16.26　右耳。保留镫骨肌腱。用一个病例总结内镜下镫骨足板造孔术手术步骤。A，B. 去除镫骨，保留镫骨肌腱。C. 进行镫骨足板造孔术。D. 放置镫骨活塞。in，砧骨；ma，锤骨；pe，锥隆起；pr，鼓岬；ct，鼓索神经；cp，匙突；eac，外耳道；fn，面神经

（陈抗松　陈俊明　虞幼军　译；
陈　阳　审校）

参考文献

[1] Shea JJ Jr. A personal history of stapedectomy. Am J Otol, 1998, 19 Suppl: S2– S12

[2] Mahendran S, Hogg R, Robinson JM. To divide or manipulate the chorda tympani in stapedotomy. Eur Arch Otorhinolaryngol, 2005, 262: 482–487

[3] Yadav SP, Aggarwal N, Julaha M, et al. Endoscope-assisted myringoplasty. Singapore Med J, 2009, 50: 510–512

[4] Tarabichi M. Endoscopic middle ear surgery. Ann Otol Rhinol Laryngol, 1999, 108: 39–46

[5] Karhuketo TS, Puhakka HJ. Endoscope-guided round window fistula repair. Otol Neurotol, 2001, 22: 869–873

[6] Kakehata S, Futai K, Sasaki A, et al. Endoscopic transtympanic tympanoplasty in the treatment of conductive hearing loss: early results. Otol Neurotol, 2006, 27: 14–19

[7] Kisilevsky VE, Bailie NA, Halik JJ. Modified laser-assisted stapedotomy. Laryngoscope, 2010, 120: 276–279

[8] Marchioni D, Alicandri-Ciufelli M, Molteni G, et al. Selective epitympanic dysventilation syndrome. Laryngoscope, 2010, 120: 1028–1033

[9] Marchioni D, Alicandri-Ciufelli M, Grammatica A, et al. Pyramidal eminence and subpyramidal space: an endoscopic anatomical study. Laryngoscope, 2010, 120: 557–564

[10] Nogueira Júnior JF, Cruz DN. Ear endoscopic surgery: dissection of the middle ear. Intl Arch Otorhinolaryngol, 2009, 13: 421–425

[11] Marchioni D, Mattioli F, Alicandri-Ciufelli M, et al. Transcanal endoscopic approach to the sinus tympani: a clinical report. Otol Neurotol, 2009, 30: 758–765

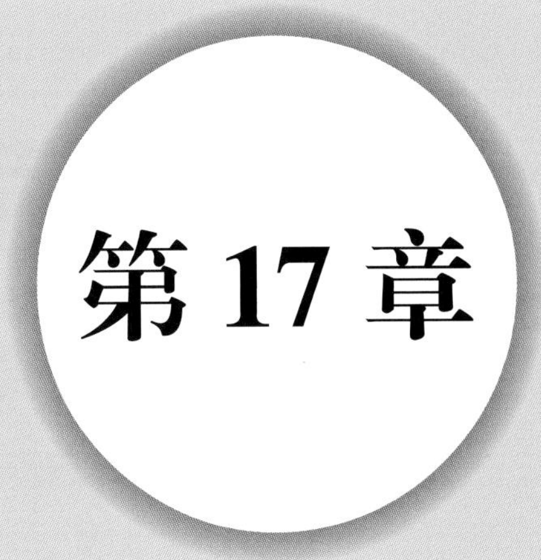

耳内镜下中耳肿瘤切除术

17 耳内镜下中耳肿瘤切除术

Daniele Marchioni, Federico Maria Gioacchini, Matteo Alicandri-Ciufelli, Franca Laura Artioli, Livio Presutti

17.1 引 言

虽然胆脂瘤为中耳腔内最常见的病变，但中耳腔内病变不限于此，尚有其他类型的良性肿瘤。

原发于中耳腔的最常见肿瘤为鼓室副神经节瘤[1]。腺瘤样瘤是另一种可隐匿生长在中耳腔的肿瘤，可为良性的腺瘤，或恶性的腺癌[2]。一些腺瘤具备神经内分泌特性，与肠道类癌有组织学相似性，一些学者将其列为类癌肿瘤[3]，现归类于伴神经内分泌特性的中耳腺瘤（MEA-ND）。

骨瘤也可发生于中耳腔内，虽然非常罕见。

与胆脂瘤处理方法类似，多数文献报道主要经耳后 – 外耳道联合入路方式处理局限于鼓岬的良性肿瘤，但当肿瘤侵犯下鼓室、咽鼓管和（或）鼓室窦时，则需要通过完壁式或开放式乳突切除术处理。

17.2 肿瘤性质

17.2.1 鼓室球体瘤

球体瘤，也称副神经节瘤，是源于小神经内分泌器官 – 副神经节的神经外胚层肿瘤。根据高分辨率 CT（HRCT）显示的肿瘤原发及侵犯范围，颞骨副神经节瘤分为 A、B、C 和 D 四种类型（图 17.1）[4]，鼓室副神经节瘤（也称为“鼓室球体瘤”）最为常见[1]。“鼓室球体瘤”特指病变局限于中耳及乳突，未涉及颈静脉球。鼓室球体瘤起源于鼓岬表面副神经节细胞，并沿 Jacobson 神经（第 IX 对颅神经的鼓室支）和 Arnold 神经（第 X 对颅神经的耳支）生长[1]。鼓室球体瘤也可侵犯至乳突，堵塞咽鼓管，或者突破鼓膜至外耳道[1]。

而“颈静脉球体瘤”一词是用于指，起源于颈

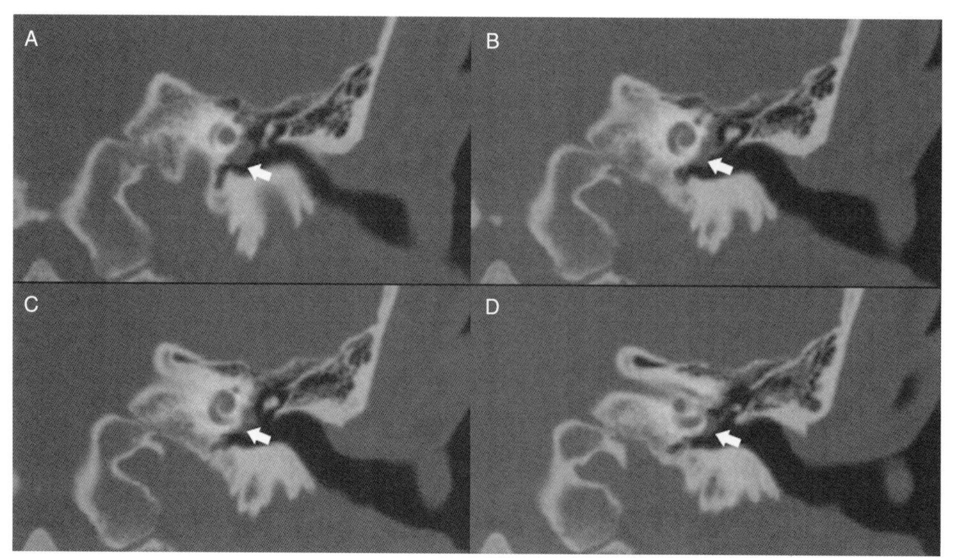

图 17.1 CT 扫描，冠状位观，显示 A 型鼓室球体瘤（白色箭头所指）

静脉球穹窿外膜的副神经节瘤，或指原发于下鼓室继而侵犯至颈静脉球的病例[1]。此类患者最常出现的临床症状包括搏动性耳鸣、传导性听力损失以及眩晕等[1]。

17.2.2 中耳腺瘤样瘤

中耳腺瘤样瘤（MEAT）是另一种常见的在中耳腔隐匿生长的肿瘤。中耳腺瘤样瘤可为良性的腺瘤，或恶性的腺癌[2]。腺瘤具备神经内分泌特性，由于其组织学类似于肠道类癌，因此被一些学者归类为类癌肿瘤[3]，现在统称为伴神经内分泌特性的中耳腺瘤（MEA-ND）。进行性传导性听力损失是MEAT 最主要的临床表现[5]。眩晕、明显的肿块、平衡障碍、神经麻痹、疼痛、出血、感染、耳溢和耳痛均可出现。耳鸣在 MEAT 中不常见[6]。

中耳腺瘤、伴神经内分泌特性的中耳腺瘤（MEA-ND）和鼓室球体瘤在 CT 及 MRI 影像表现上难以鉴别。这些中耳肿瘤均渐进性生长，侵犯鼓室腔及鼓窦[2]。听小骨可受累破坏，在 CT 上可清晰显示（图 17.2，图 17.3）[2]。但如果出现大范围骨质破坏时，在诊断上需与腺癌、转移肿瘤或胆脂瘤相鉴别[2]。

中耳腺瘤样瘤（MEAT）及鼓室球体瘤在 MRI 平扫中均显示软组织影，等同脑白质的中等 T1 信号，较脑灰质稍高的 T2 信号[7]。两者在造影（注射碘或钆造影剂）增强后除明显强化外，并无特有征象[8-9]。

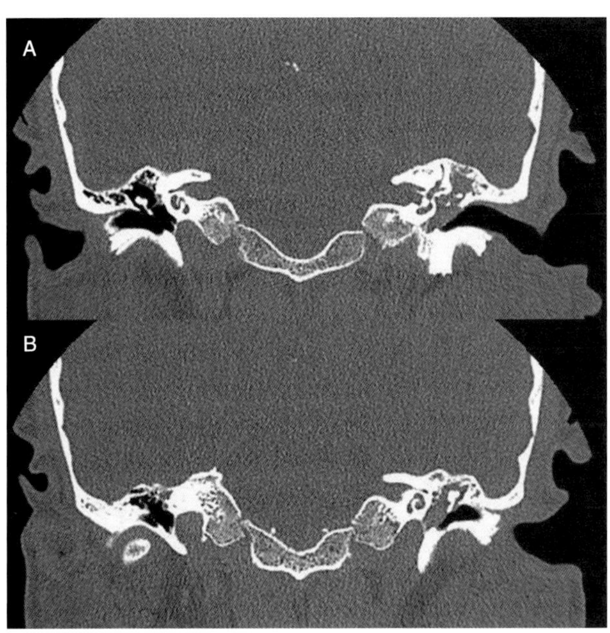

图 17.2 CT 扫描，冠状位观（中耳类癌肿瘤）。CT 显示软组织密度肿物侵犯左侧鼓室腔

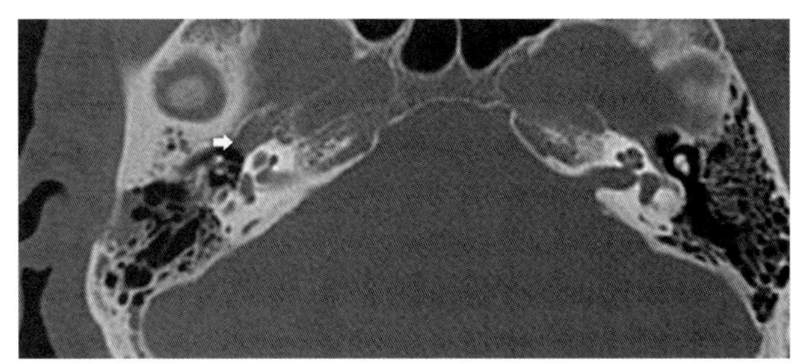

图 17.3 CT 扫描，轴位观（中耳类癌肿瘤）。CT 显示软组织密度肿物位于前鼓室间隙，向前累及咽鼓管口（白色箭头所指）

对于 MEA-ND，推荐采用保守的全切手术方法[3]，保留听小骨而仅剥除肿瘤组织常导致复发，因此建议同时去除听小骨[3]。肿瘤转移罕见，其发病机制尚存争议[10]。

17.2.3 中耳骨瘤

骨瘤是中耳腔的良性肿瘤。骨瘤生长缓慢，组织学特性为哈弗斯管组成的致密骨结构。骨瘤常见于外耳道，也可生长于乳突、咽鼓管、岩尖、内耳道、茎突，并出现与其生长位置相应的临床症状（图 17.4，图 17.5）[11]。传导性听力损失为最常见的症状，但多数骨瘤表现为无症状。另外，当骨瘤阻塞咽鼓管口时，将表现为分泌性中耳炎[12]。

骨瘤边界清楚，在 CT 扫描中可呈现出软组织密度影、蛋壳样密度影或者骨质密度影[13]。

骨瘤病变只有在出现症状时，如听骨链受侵、耳囊破坏、咽鼓管堵塞及圆窗封闭，才建议手术干预[13]。

这类肿瘤可局限于中耳腔内，或者侵犯至毗邻区域。病变侵犯至不同区域，采取不同的手术方式。如为中耳内非常小的骨瘤，仅通过显微镜下经外耳道入路即可轻易观察和处理。

然而，骨瘤通常位于中耳的“隐蔽区域”，比如前鼓室及后鼓室，上鼓室和（或）下鼓室。如果骨瘤位于“隐蔽区域”，显微镜下经外耳道入路是难以观察的，耳后 - 外耳道联合入路或者完壁式 / 开放式乳突手术方式才能很好地暴露这些“隐蔽区域”。

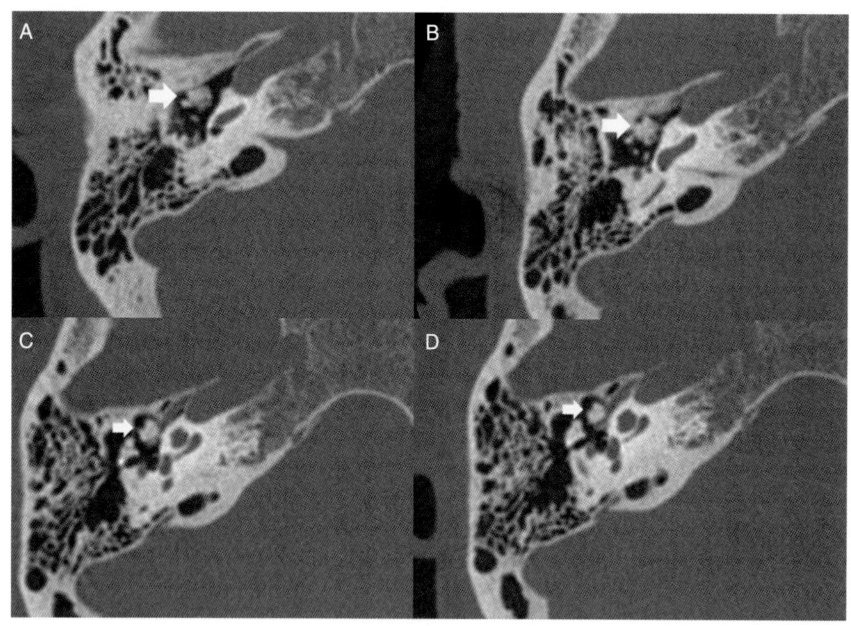

图 17.4　CT 扫描，轴位观，显示鼓室腔骨组织密度肿物，累及上鼓室前间隙和前鼓室（白色箭头所指），可疑中耳骨瘤

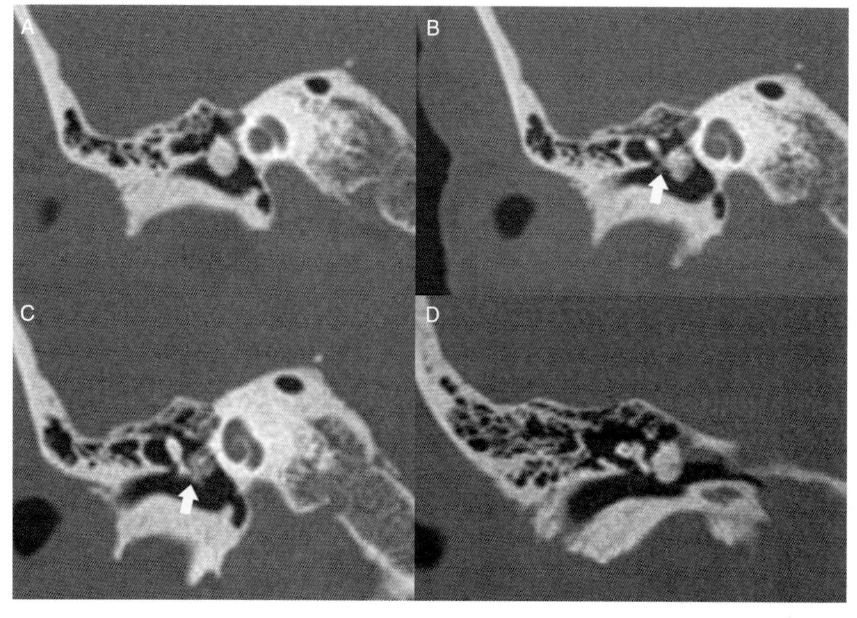

图 17.5　A~C. CT 扫描，冠状位观，显示鼓室腔内部的骨组织密度肿物，累及锤骨（白色箭头所指）。D. 矢状位观：骨瘤靠近锤骨柄

耳内镜的使用，使得仅经外耳道入路处理鼓室腔“隐蔽区域”病变成为可能。相对于传统的显微镜技术，内镜技术令更多功能保留性手术得以实现。

17.3 治　疗

根据良性肿瘤位于中耳腔内不同的区域，选取不同的手术方法（图 17.6）。

所有这些肿瘤可局限于中耳的中心区域，也可侵犯毗邻区域，需根据不同区域病变选用不同手术方式。假如肿瘤大小非常局限，仅用显微镜经外耳道入路，就能轻易显露病变并做出处理。但是，肿瘤通常涉及中耳“隐蔽区域”，特别是前鼓室及后鼓室，传统的显微镜下很难观察到，上鼓室和或下鼓室病变的观察同样具有挑战性。针对这些情况，如不经联合入路或者完壁式/开放式乳突切除手术，难以获得病变区域的清晰术野。笔者的经验是，使用耳内镜技术，前鼓室、下鼓室及后鼓室等“隐蔽区域”易于观察，而不需要后鼓室开放、乳突开放或者其他方式。

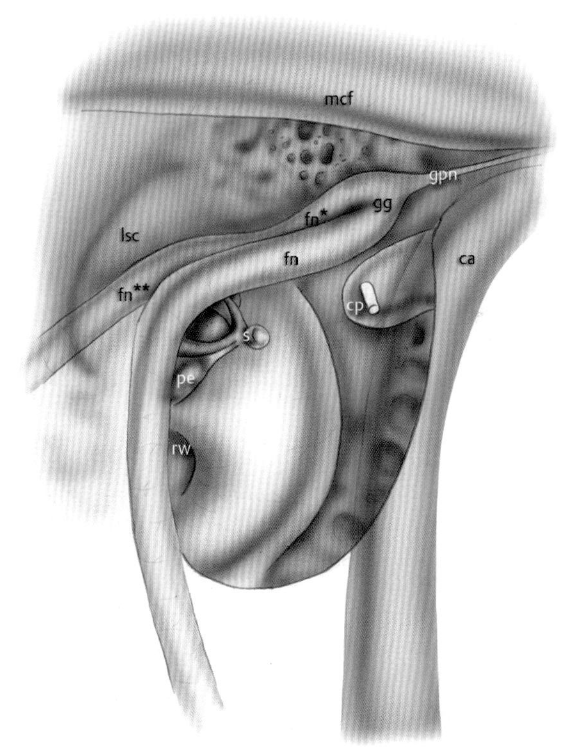

图 17.6　右耳。位于鼓室腔内侧壁最重要解剖结构的外科解剖。s，镫骨；rw，圆窗；fn，面神经；ca，颈内动脉；mcf，颅中窝；gg，膝状神经节；fn*，迷路段面神经；cp，匙突，gpn，岩浅大神经；lsc，外半规管；pe，锥隆起

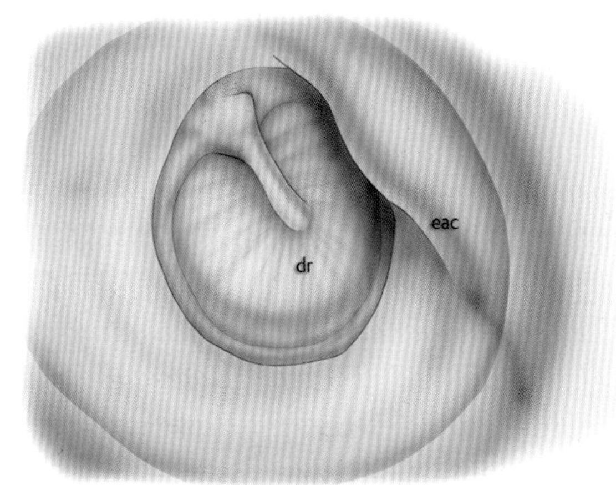

图 17.7　右耳。行外耳道内环形切口。eac，外耳道；dr，鼓膜

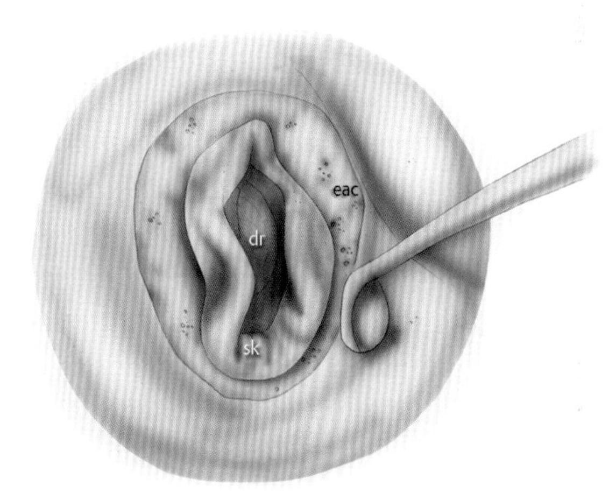

图 17.8　右耳。由外而内剥离外耳道皮瓣。eac，外耳道；dr，鼓膜；sk，皮瓣

17.3.1　适应证

局限于鼓室腔，尚未侵及乳突的肿瘤。主要禁忌证是肿瘤侵犯乳突区域。相对禁忌证是外耳道狭窄。

17.3.2　手术技巧

· 用圆刀或射频电刀（Vesalius）距纤维鼓环约 3mm 做耳道内环形切口（图 17.7）。由外向内剥离皮瓣，在皮瓣与外耳道骨壁之间置入浸润有肾上腺素的棉球；推进棉球从骨面剥离皮瓣，至显露纤维鼓环[图 17.8，见病例 1（图 17.9）]。使用显微钩针在鼓环后方和上方翻起皮瓣，进入鼓室。

· 继续剥离鼓膜，离断锤骨后韧带和将鼓膜从锤骨短突和锤前韧带上分离，直至鼓膜连同外耳道皮瓣整体切除[图 17.10；见病例 1（图 17.11）]，皮瓣保存于生理盐水中。

· 推荐使用浸润肾上腺素的棉球放置于外耳道中，并且反复冲洗术腔，清理残留积血，避免耳内镜及术野不清晰。如果术腔持续出血，一个有效的方法是在主要出血点填塞止血纱（Tabotamp），压迫数分钟可获得有效止血[见病例 2（图 17.12）]。

关键点：因为鼓膜与肿瘤病变紧邻易导致术野出血，使切除鼓膜与听骨链变得困难。因此，对出血的正确处理显得非常重要，否则，会影响耳内镜下的后续操作。肿瘤性质的判断有助于预测手术中出血量（出血常来源于血管丰富的肿瘤组织）。

· 一旦鼓室腔及肿瘤显露，环形扩大外耳道及骨性鼓环边缘，扩大前鼓室及下鼓室的视野，使肿瘤边界显露良好[图 17.13；见病例 1（图 17.11）]。如有必要位于上鼓室的肿瘤可按同样方法处理。另外，环形扩大外耳道可以提供良好的操作空间，使

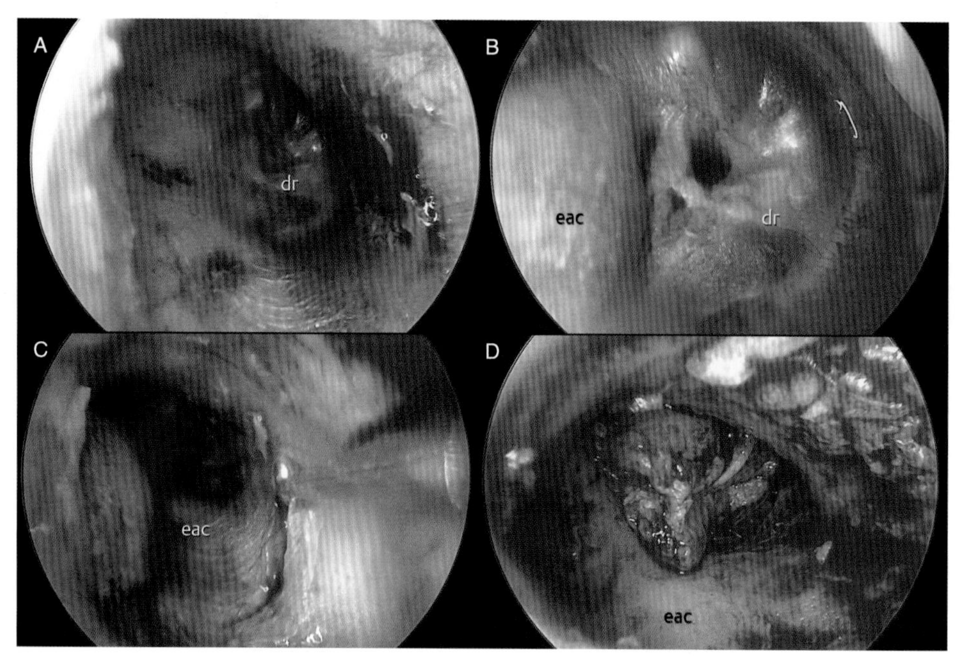

图 17.9 病例 1（类癌肿瘤）。右耳。内镜下经扩大的耳道入路。A，B. 在外耳道后壁注射肾上腺素溶液。C. 用射频电刀（Vesalius）在外耳道行环形切口。D. 用剥离刀由外而内袖状剥离皮瓣。eac，外耳道；dr，鼓膜

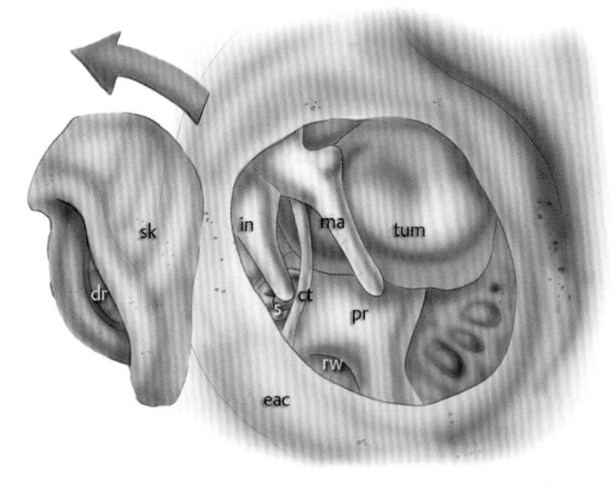

图 17.10 右耳。鼓膜连同皮瓣从外耳道分离，显露鼓室腔及肿瘤。eac，外耳道；dr，鼓膜；sk；皮瓣；in，砧骨；ma，锤骨；s，镫骨；ct，鼓索神经；rw，圆窗；pr，鼓岬；tum，肿瘤

肿瘤在内镜下易于切除，这样也有利于助手医生的手术配合。

· 用钻削磨期间，注意保护外耳道前壁。外耳道前壁需削磨至骨质透明而无缺损是非常重要的，以免显露颞颌关节。同时，注意仔细操作手术钻，保护外耳道后壁，避免外耳道与乳突气房相通。

· 然后根据肿瘤累及范围与听骨链的关系来评估听骨链是否完整或中断。使用 0° 镜，必要时用 45° 耳内镜来观察上鼓室及鼓峡区域。

· 如果病变从侧面贴附听骨，可以考虑保留听骨链 [见病例 1（图 17.14，图 17.15）]。向内侧延伸的肿瘤累及听小骨，必须移除听骨链以便根治性清除肿瘤病变 [见病例 2（图 17.16，图 17.17）]。

· 用显微双极电凝缩小瘤体可完整切除肿瘤 [图 17.18；见病例 3（图 17.19~17.21）]。如果遇到较大的肿瘤，则通常从侧面开始切除肿瘤。确认肿瘤在鼓室内黏附的位置，并且明确肿瘤蒂部。在这个阶段需仔细操作，避免造成面神经的损伤（鼓室段面神经），因肿瘤侵犯鼓室极有可能导致面神经裸露。正因如此，为避免面神经热损伤，推荐使用传统器械切除肿瘤，且使用浸润肾上腺素棉球保持术野清晰。

· 对于 A 型鼓室球体瘤，也可以在肿瘤附着处烧灼肿瘤蒂部，然后整体切除肿瘤 [见病例 3（图 17.20）]。较大的肿瘤，也可以使用细尖的双极电凝剥离，再通过弯器械和显微双极电凝完整切除。

· 一旦切除肿瘤，必须使用内镜仔细检查鼓室，特别是肿瘤附着的骨壁。事实上，某些肿瘤的组织学变异可能导致肿瘤在骨内浸润残留。

关键点： 在减容和切除肿瘤过程中，助手医生

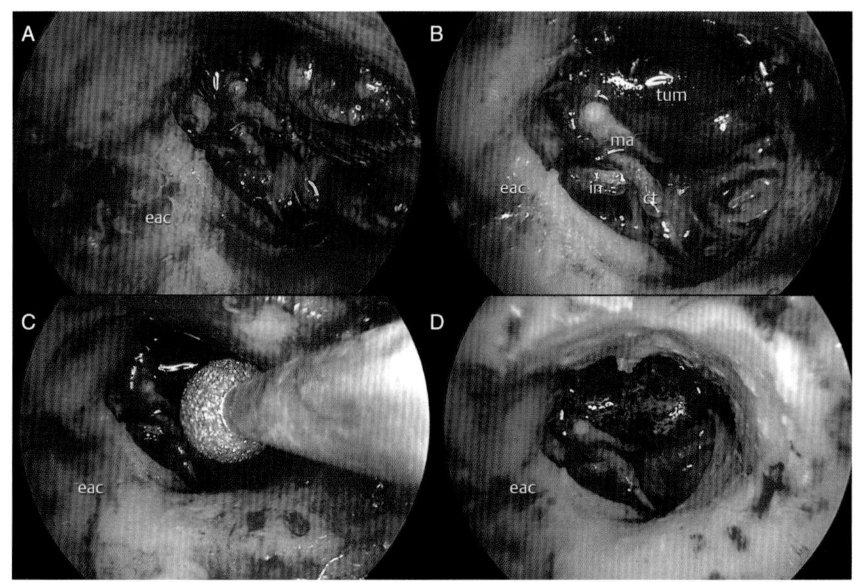

图 17.11　病例 1（类癌肿瘤）。右耳。内镜下经扩大的耳道入路。A. 从锤骨上分离鼓膜，连同外耳道皮瓣一起取出。B. 内镜下观察中耳类癌肿瘤，肿瘤占据中鼓室和前鼓室。C，D. 用金刚钻环形削磨外耳道骨质，这样利于肿瘤和鼓室腔的最佳显露。eac，外耳道；in，砧骨；ma，锤骨；ct，鼓索神经；tum，肿瘤

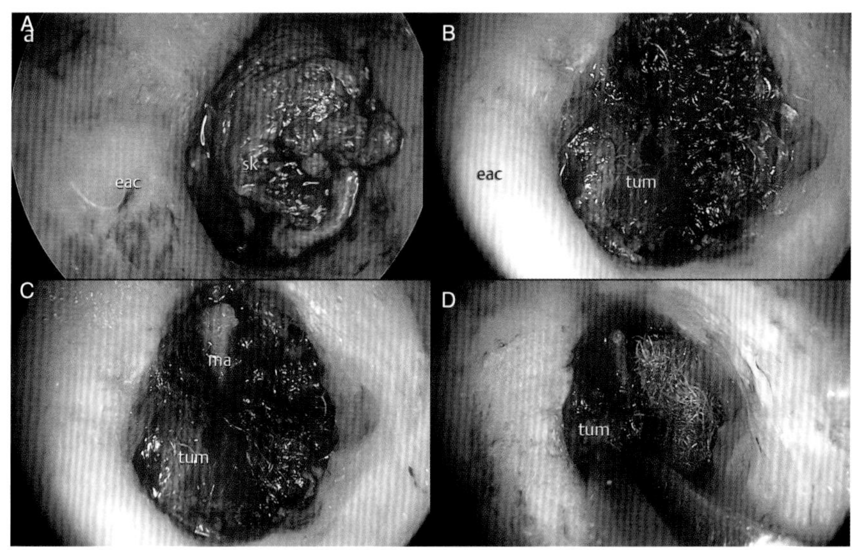

图 17.12　病例 2（A 型鼓室球体瘤）。右耳。内镜下经扩大的耳道入路。A. 内镜下袖状切除皮肤及鼓膜。B. 用止血纱（Surgicel）控制出血，压紧外耳道和肿瘤组织，以减少出血。C，D. 双极器械可用于减少肿物出血。eac，外耳道；tum，肿瘤；sk，外耳道皮瓣；ma，锤骨。

的协助非常重要。助手医生需用吸引及时吸除血液和烟雾，保持术野清晰，便于主刀医生能继续手术操作。

· 要做到手术根治，用钻扩大并深入磨除肿瘤附着处骨质是非常重要的［图 17.22；见病例 1（图 17.14）］，这样才能最大限度降低复发率。但是 MEA-ND（中耳类癌）仍常有复发，因此很有必要使用不同角度的内镜（如 45° 内镜），以便能全面观察整个鼓室。

关键点：在磨除鼓室骨质时，使用中到小号金刚钻相对比较安全。必须确认肿瘤与鼓室内骨壁、可能的重要结构（颈内动脉、颈静脉球、面神经及膝状神经节）的接触点，才能开始削磨［见病例 4（图 17.23~17.25）］。

· 当在前鼓室及面神经管区域用大钻头操作时，应该在面神经管区域及鼓岬之间放置硅胶薄片［见病例 1（图 17.15）］。

· 如有可能应该在修复鼓膜的材料上打孔并挂套在锤骨柄上修复鼓膜。必要时可填塞小块颞肌加固［图 17.26，图 17.27；见病例 1（图 17.15）］。

· 外耳道皮瓣重新铺放在外耳道骨面和重建的鼓膜外侧［图 17.28；见病例 1（图 17.15）］。

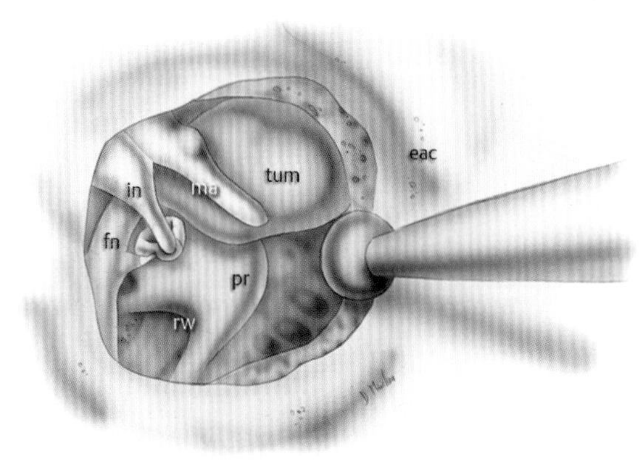

图 17.13 右耳。削磨外耳道四周骨质，形成通向鼓室腔的宽大入路。eac，外耳道；in，砧骨；ma，锤骨；rw，圆窗；pr，鼓岬；rum，肿瘤；fn，面神经

· 在外耳道放置吸收性明胶海绵碎片以保持移植物稳定。放置硅胶片可以有效避免外耳道狭窄。

可能的并发症

· 手术中皮瓣铺放不当瘢痕形成致外耳道狭窄。

· 用钻时可能损伤听骨链，如听骨链关节脱位或骨折；如损伤镫骨和前庭窗，可出现重度感音神经性听力损失。

· 面神经麻痹，特别是鼓室段面神经骨管裂致面神经裸露，使用双极电凝烧灼肿瘤时，可能导致面神经损伤。

· 用钻削磨鼓室内侧壁的过程中损伤血管（颈内动脉和颈静脉球）。

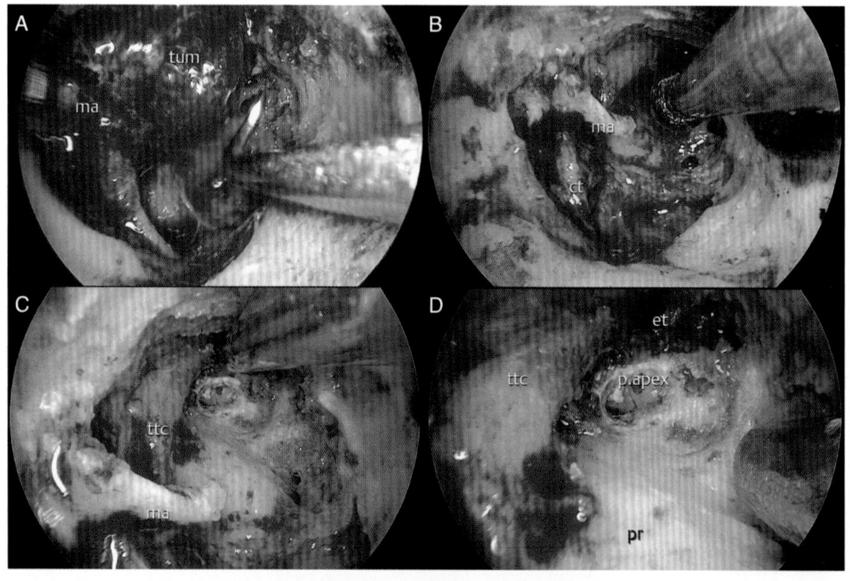

图 17.14 病例 1（类癌肿瘤）。右耳。内镜下经扩大的耳道入路。A. 用弯剥离器械，从鼓室腔内侧壁分离并切除肿瘤组织。B. 用金刚钻削磨与肿瘤接触的骨质。C，D. 在这个病例中，用钻削磨咽鼓管口后方的前鼓室，开放岩尖部气房。ma，锤骨；ct，鼓索神经；tum，肿瘤；et，咽鼓管；ttc，鼓膜张肌半管；pts，前鼓室；p.apex，岩尖

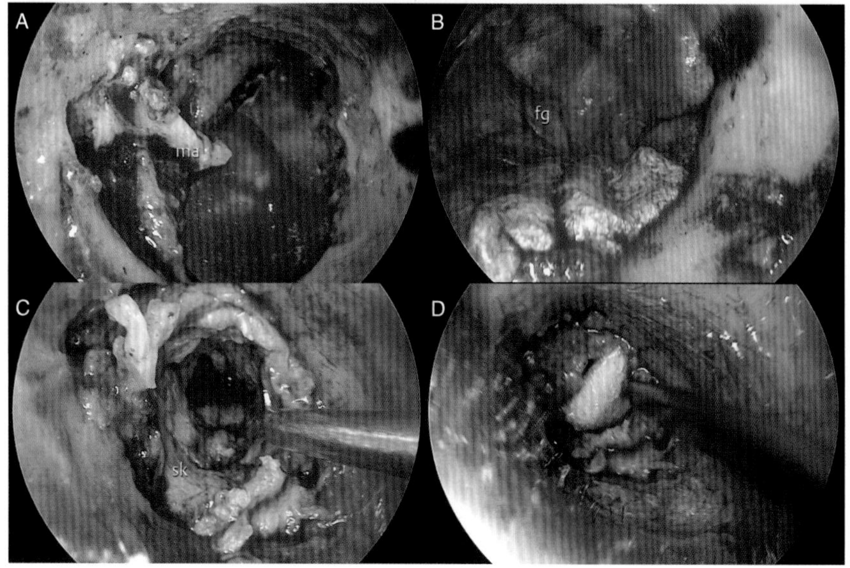

图 17.15 病例 1（类癌肿瘤）。右耳。内镜下经扩大的耳道入路。A. 将硅胶薄片置于鼓室腔内侧壁，推进入咽鼓管口。B. 用颞肌筋膜瓣重建鼓膜。C，D. 外耳道皮瓣重新铺入，片状吸收性明胶海绵填塞外耳道，固定移植物。ma，锤骨；fg，筋膜移植物；sk，外耳道皮瓣

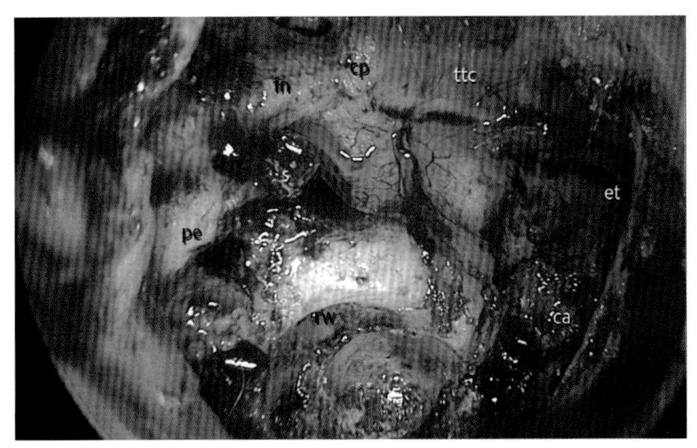

图 17.16　病例 2（下鼓室球体瘤）。右耳。内镜下经扩大的耳道入路。肿瘤切除后的鼓室腔。当肿瘤较大，侵犯鼓室内侧壁和听骨链，必须去除听小骨，以提供能直接对肿瘤操作的入路。切除肿瘤后，金刚钻削磨位于颈静脉球体穹隆部的附着部位（**）。pe，锥隆起；ttc，鼓膜张肌管；s，镫骨；cp，匙突；ca，颈内动脉；et，咽鼓管；fn，面神经；rw，圆窗

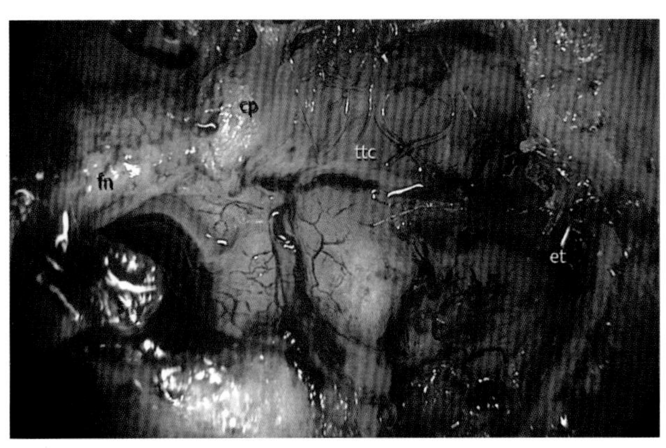

图 17.17　病例 2（上鼓室球体瘤）右耳。内镜下经扩大的耳道入路。内镜下放大的前鼓室间隙。ttc，鼓膜张肌管；s，镫骨；cp，匙突；et，咽鼓管；fn，面神经

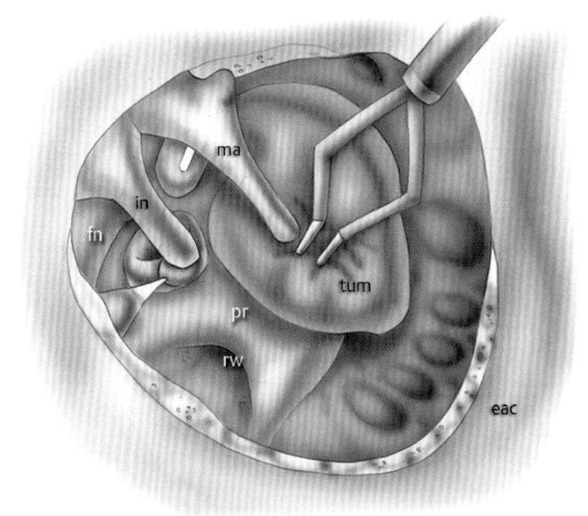

图 17.18　右耳。用双极电凝逐步缩减肿物直到能够完全切除肿瘤组织。eac，外耳道；in，砧骨；ma，锤骨；rw，圆窗；dr，鼓岬；tum，肿瘤；fn，面神经

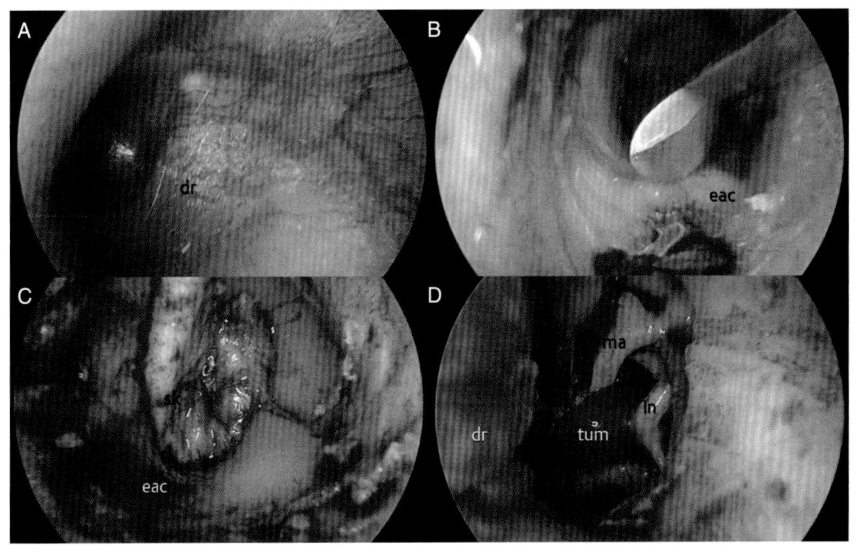

图 17.19　病例 3（A 型鼓室球体瘤）。左耳。内镜下经耳道入路。A. 术前内镜下观察鼓膜。B. 在这个病例中，采用内镜下经耳道入路，翻起耳道鼓膜瓣。C. 从锤骨表面转至前方分离鼓膜，至可内镜下观察鼓室腔及对肿瘤进行操作（D）。eac，外耳道；dr，鼓膜；in，砧骨；ma，锤骨；tum，肿瘤；sk，外耳道皮瓣

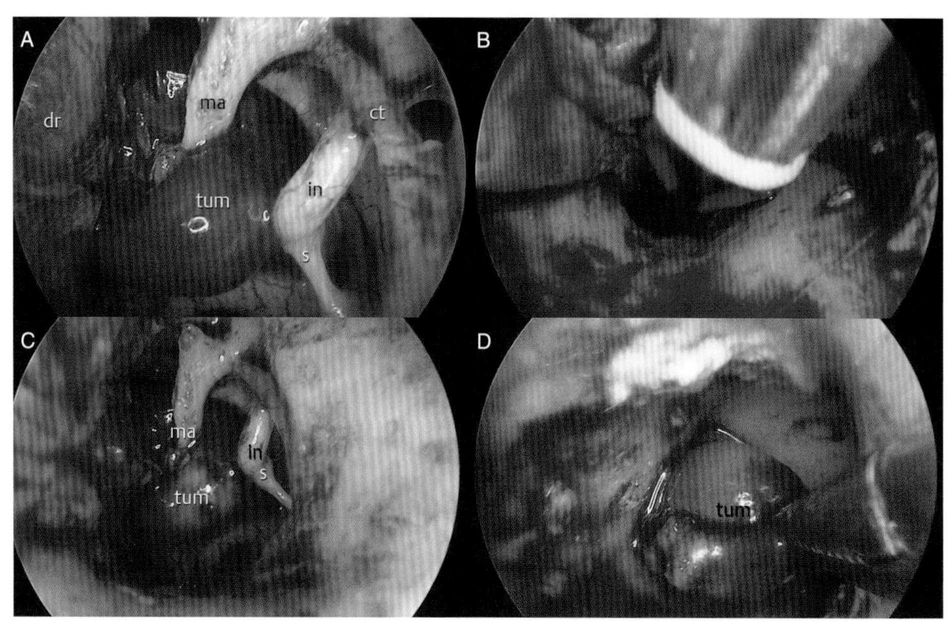

图 17.20　病例 3（A 型鼓室球体瘤）。左耳。内镜下经耳道入路。A. 肿瘤位于中鼓室，且向内附着在 Jacobson 神经丛区域。B~D. 用双极电凝从鼓室内侧壁上分离肿瘤蒂部，整体切除肿瘤组织。dr，鼓膜；in，砧骨；ma，锤骨；tum，肿瘤；s，镫骨；ct，鼓索神经

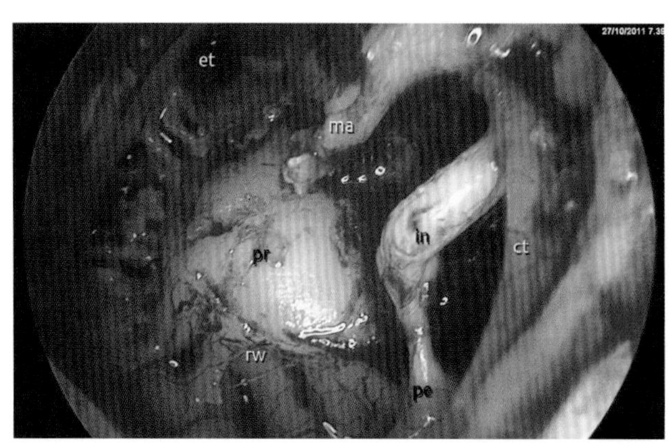

图 17.21　病例 3（A 型鼓室球体瘤）左耳。内镜下经耳道入路。鼓室球体瘤切除后，内镜下放大的鼓室腔图像。in，砧骨；ma，锤骨；ct，鼓索神经；et，咽鼓管；pe，锥隆起；rw，圆窗；pr，鼓岬

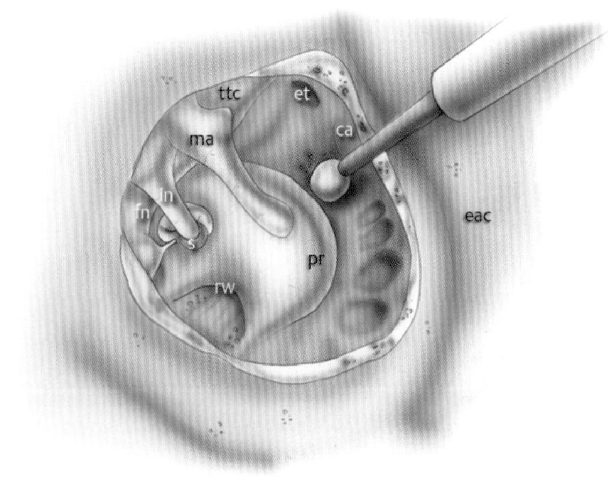

图 17.22　右耳。用金刚钻去除鼓室内侧壁肿瘤附着处骨质。eac，外耳道；in，砧骨；ma，锤骨；s，镫骨；et，咽鼓管；ca，颈内动脉；fn，面神经；ttc，鼓膜张肌管；pr，鼓岬；rw，圆窗

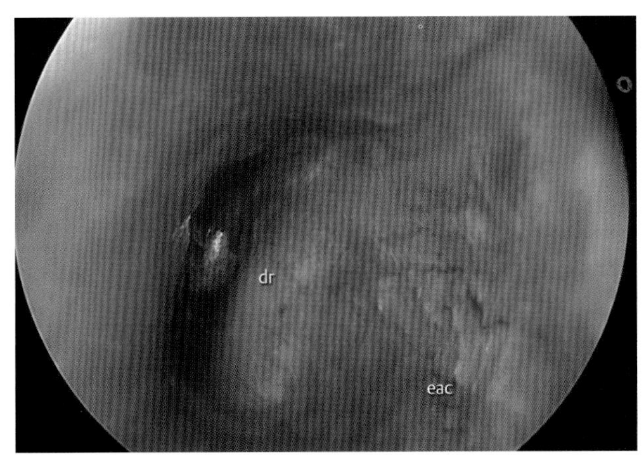

图 17.23　病例 4（类癌肿瘤）。左耳。内镜下经扩大的耳道入路。内镜下观察中耳类癌肿瘤侵犯的鼓膜。dr，鼓膜；eac，外耳道

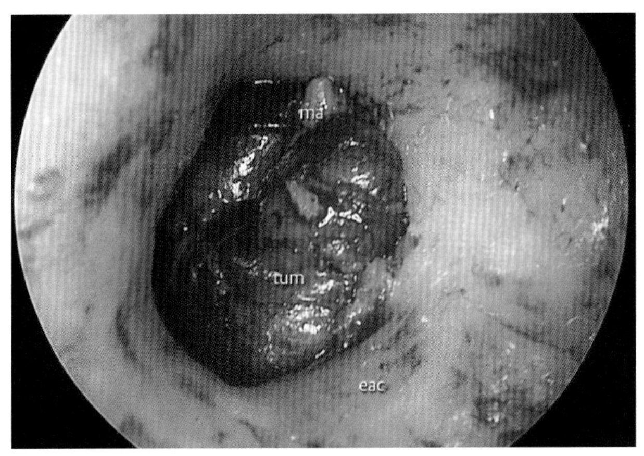

图 17.24　病例 4（类癌肿瘤）。左耳。内镜下经扩大的耳道入路。袖状切除耳道鼓膜瓣后的肿瘤外观。案例 4 中类癌肿瘤组织侵犯整个鼓室腔，侵蚀听骨链。eac，外耳道；ma，锤骨；tum，肿瘤

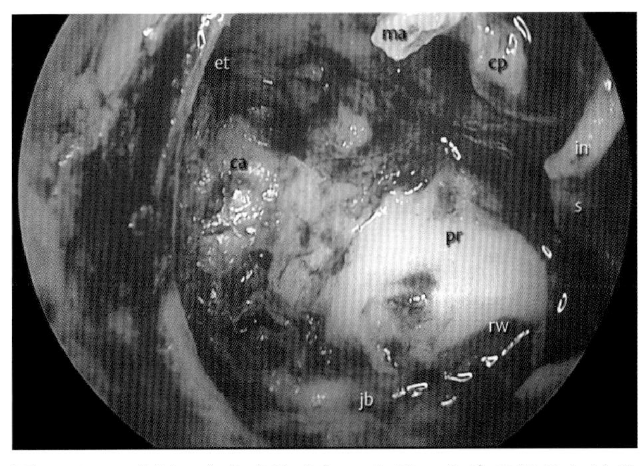

图 17.25　病例 4（类癌肿瘤）。左耳。内镜下经扩大的耳道入路，观察肿瘤切除后的鼓室腔。肿瘤切除前在内镜下观察颈内动脉及颈静脉球。ma，锤骨；in，砧骨；ca，颈内动脉；jb，颈静脉球；cp，匙突；pr，鼓岬；et，咽鼓管；s，镫骨；rw，圆窗

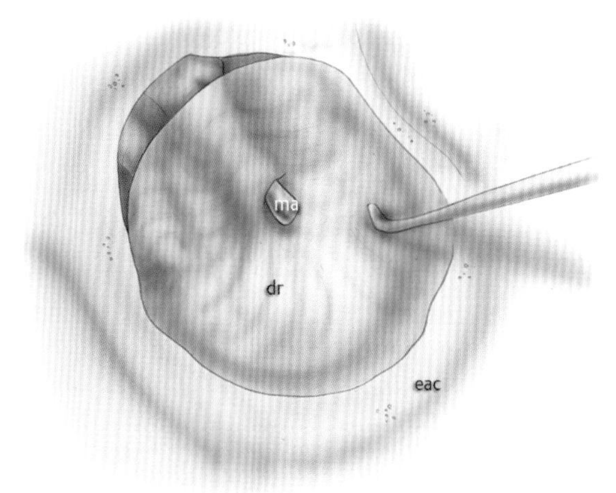

图 17.26　右耳。在锤骨表面重铺鼓膜。eac，外耳道；ma，锤骨；dr，鼓膜

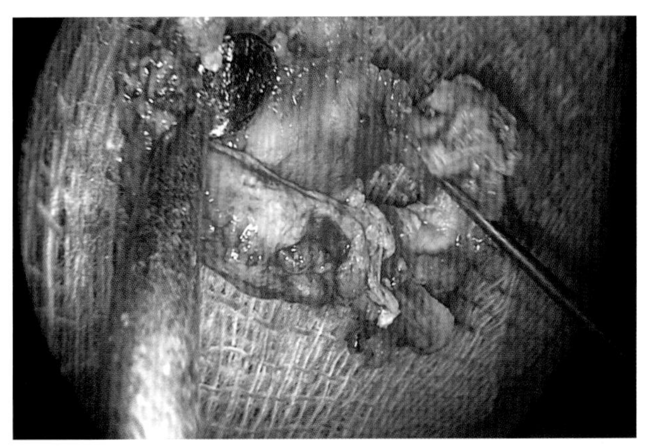

图 17.27　重铺外耳道皮瓣

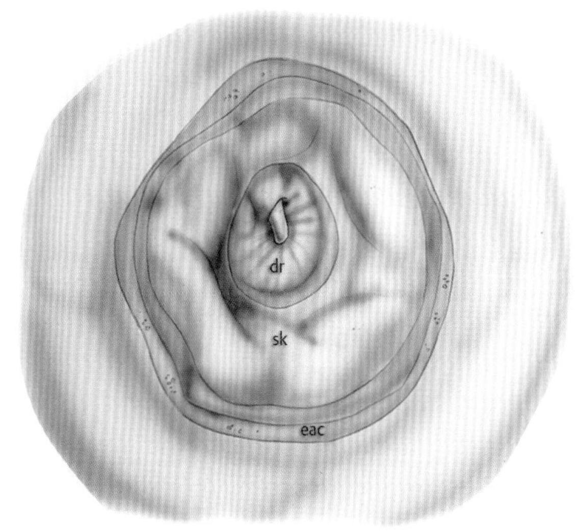

图 17.28　右耳。外耳道皮瓣重新铺入，覆盖外耳道骨壁。eac，外耳道；sk，皮瓣；dr，鼓膜

17.4 术后护理

· 术后 2d，患者可以出院。

· 出院后 30d，放置在外耳道的硅胶薄片需要取出。术后 12 个月，需进行中耳 CT 扫描，评估有无肿瘤复发的可能。

（赖彦冰　陈俊明　虞幼军　译；
赵　宇　审校）

参考文献

[1] Sanna M, Fois P, Pasanisi E, et al. Middle ear and mastoid glomus tumors (glomus tympanicum): an algorithm for the surgical management. Auris Nasus Larynx, 2010, 37: 661–668

[2] Bierry G, Riehm S, Marcellin L, et al. Middle ear adenomatous tumor: a not so rare glomus tympanicum-mimicking lesion. J Neuroradiol, 2010, 37: 116–121

[3] Dogru S, Wilkinson EP, Robinson RA, et al. Middle ear adenoma with neuroendocrine dierentiation (MEA-ND)in the pediatric population. Int J Pediatr Otorhinolaryngol, 2009, 73: 895–898

[4] Fisch U, Mattox D. Paragangliomas of the temporal bone. Microsurgery of the Skull Base. Stuttgart, NewYork: Georg Thieme Verlag, 1988: 148–281

[5] Jahrsdoerfer RA, Fechner RE, Moon CN, et al. Adenoma of the middle ear. Laryngoscope, 1983, 93: 1041–1044

[6] Torske KR, Thompson LD. Adenomaversus carcinoid tumor of the middle ear: a study of 48 cases and review of the literature.Mod Pathol, 2002, 15:543–555

[7] Maintz D, Stupp C, Krueger K, et al. MRI and CT of adenomatous tumours of the middle ear. Neuroradiology, 2001, 43: 58–61

[8] Rao AB, Koeller KK, Adair CF. Armed Forces Institute of Pathology. From the archives of the AFIP. Paragangliomas of the head and neck: radiologic-pathologic correlation. Radiographics, 1999, 19: 1605–1632

[9] Weissman JL, Hirsch BE. Beyond the promontory: the multifocal origin of glomus tympanicum tumors. AJNR Am J Neuroradiol, 1998, 19: 119–122

[10] Bakhos D, Lescanne E, Fetissof F, et al. Neuro-endocrine adenoma of the middle ear:a case study.Eur Arch Otorhinolaryngol, 2007, 264:1525–1528

[11] Denia A, Perez F, Canalis RR, et al. Extracanalicular osteomas of the temporal bone.Arch Otolaryngol, 1979, 105: 706–709

[12] Greinwald JH, Simko EJ. Diagnosis and management of middle ear osteomas: a case report and literature review. Ear Nose Throat J, 1998, 77: 134–136, 138–139

[13] Kim CW, Oh SJ, Kang JM, et al. Multiple osteomas in the middle ear. Eur Arch Otorhinolaryngol, 2006, 263: 1151–1154

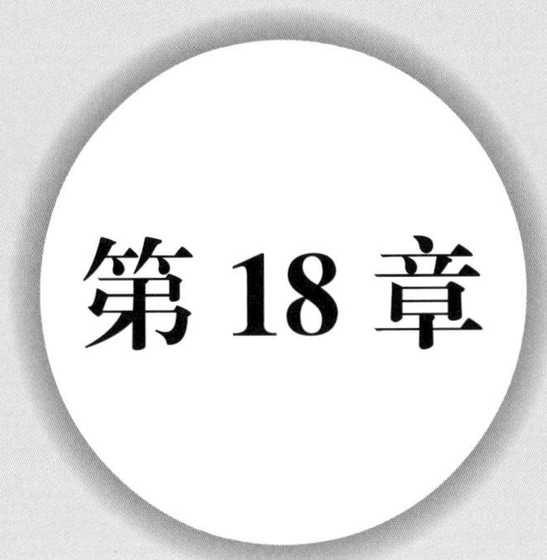

全耳内镜下经耳道入路内耳和岩部的手术

- 18.1 引　言
- 18.2 全耳内镜下经耳道的耳蜗下入路手术
- 18.3 全耳内镜下经耳道的前庭 / 耳蜗入路

18 全耳内镜下经耳道入路内耳和岩部的手术

Livio Presutti, Matteo Alicandri-Ciufelli, Francesco Mattioli, Gabriele Molteni, Daniele Marchioni

18.1 引　言

据文献报道，全内镜下手术为许多岩部疾病的治疗提供了新的方法[1]，较常规显微技术能更好地保留组织、降低并发症发生率及更好地保留如面神经和耳囊等重要结构。正如耳内镜下中耳手术可直接定位和清除病变，减少了对正常组织的损伤和破坏。

然而，各种处理岩部病变入路的关键点在于保护面神经功能及听觉功能。

另外，还需尽可能地保护其他的解剖结构，这些结构数量虽少但非常重要，如下。

· 颅后窝硬脑膜。
· 颅中窝硬脑膜。
· 迷路段面神经。
· 鼓室段面神经。
· 垂直段颈内动脉。
· 水平段颈内动脉。
· 颈静脉球。
· 耳蜗。
· 前庭和半规管。

开展此类手术的基本先决条件是精确的解剖知识，特别是内镜下的手术解剖。

本章介绍耳内镜下经耳道的岩部手术（特别是岩尖及内耳道底）处理病变的经验。下一章将重点介绍内镜与显微镜相结合的手术方法，并进一步比较保留耳蜗功能与破坏内耳不保留听力这两种手术方法。

需要注意的是，这些方法不需要进行面神经改道。

两种不同的经耳道的手术入路。

· 全耳内镜下经耳道的经耳蜗下入路。
· 经耳道的经前庭 / 耳蜗入路。

18.1.1　解剖概念[1-4]

前庭的外侧是鼓室，内侧是内耳道。熟悉前庭内侧壁解剖是开展经耳道内镜下内耳道底手术的基础（图 18.1~18.3）。前庭内侧壁重要的解剖标志。

· 球囊隐窝。
· 椭圆囊隐窝。

这两个解剖标志是前庭内侧壁的两个凹陷，由前庭嵴这个骨嵴分隔。前庭嵴的下方凹陷为球囊隐窝。

球囊隐窝是含有微孔的骨性区域，是前庭下神经进入的地方（称为中筛斑，图 18.4）。去除镫骨后，可见前庭内侧壁最底壁及球囊［（见内镜解剖 1 图 18.5~18.10）］：球囊隐窝位于去除镫骨后见到的前庭前部。球囊隐窝将前庭与内耳道底隔开：此处骨质较脆，刮匙即可轻易刮除［见内镜解剖 1 （图 18.9）］。切除球囊隐窝可使内耳道和中耳相通导致脑脊液耳漏，同时也使前庭下神经离断。

椭圆囊隐窝较小且位于球囊隐窝的后上方。它是一个容纳椭圆囊的椭圆形凹陷（图 18.1，图 18.2）。前庭上神经附着在这个筛状区域。椭圆囊隐窝在内镜下不易观察，因其位于鼓室段面神经的内侧。内镜下经耳道入路到达椭圆囊区域，必须将

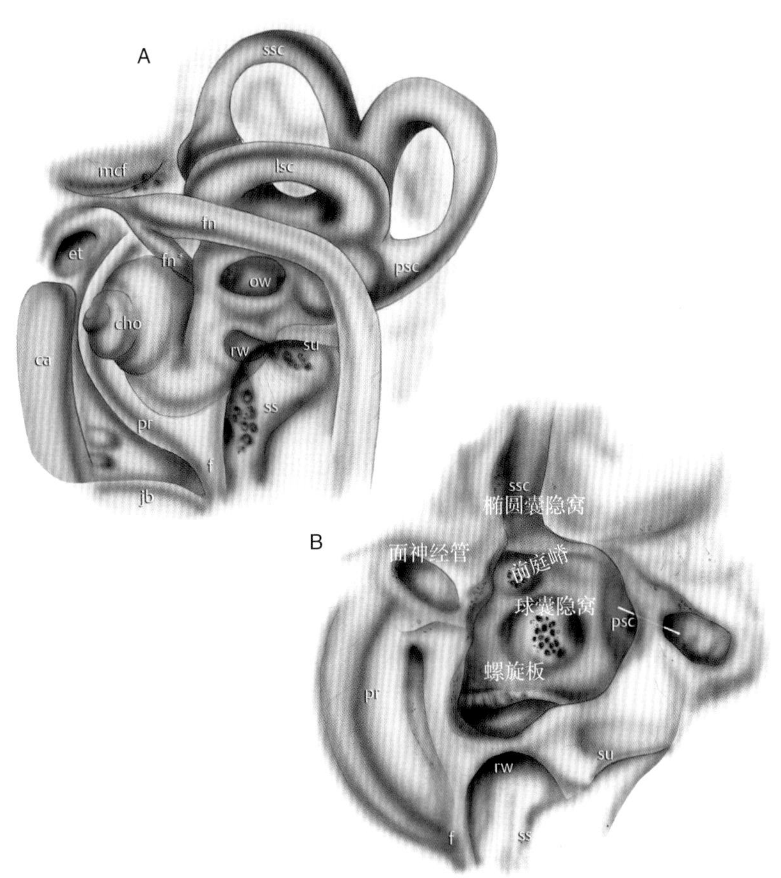

图 18.1　左耳。展示鼓室内侧壁最重要的解剖结构。重点注意迷路段面神经在鼓室内侧壁的位置；从膝状神经节出发，从外向内倾斜刚好走行于耳蜗第二转上方，然后进入内耳道底，靠近前庭的球囊隐窝。B. 扩大卵圆窗并取出鼓室段面神经可见完整的前庭内侧壁，了解球囊隐窝和椭圆囊隐窝的关系。筛状骨板处是球囊隐窝，前庭下神经进入此处；椭圆囊隐窝是更小的筛状骨板，前庭上神经进入此处。扩大卵圆窗下方后可见骨螺旋板，此结构是前庭和耳蜗之间的分离线。前庭后壁与球囊隐窝水平处有后半规管开口（白色箭头）。ssc，上半规管；lsc，外半规管；psc，后半规管；mcf，颅中窝；fn，面神经；et，咽鼓管；ow，卵圆窗；rw，圆窗；cho，耳蜗；su，岬下脚；ca，颈内动脉；pr，鼓岬；ss，下鼓室窦；f，岬末脚；jb，颈静脉球

鼓室段面神经改道。椭圆囊隐窝的这个筛状区域非常菲薄，分隔了前庭与内耳道上部。在椭圆囊隐窝的后方，可见沟状凹槽（沟状小窝，前庭导水管开口），这个小裂隙位于前庭内侧壁最近顶端部分，位于椭圆囊隐窝之外，前庭上部分总脚末端的下方（图 18.2）。沟状凹槽略微倾斜通向颅内，形成前庭导水管的开口。

耳蜗呈圆锥形，几乎水平地位于前庭前方（图 18.11），其顶点（蜗尖，cupula）朝向前外方，略微倾斜向下，接近鼓室内侧壁的前上部分，其基底相当于内耳道底位置，有许多小孔，为听神经耳蜗支穿过。基底到顶部约 5mm，基底宽约 9mm。耳蜗含有以下结构：圆锥状的中心轴为蜗轴；蜗管，内侧壁由蜗轴构成，自基底向蜗顶缠绕蜗轴螺旋 $2\frac{3}{4}$圈；骨螺旋板为精细薄板，自蜗轴凸出沿蜗管螺旋走形，将蜗管不完全地一分为二；基底膜，由螺旋板游离缘伸展向蜗管外侧骨壁，将蜗管完全地分为两个通道，但是这两个通道在蜗轴顶端经蜗孔相通。

耳蜗底转起始部 3~4mm 为耳蜗前庭部，位置在卵圆窗下前庭的下方。耳蜗前庭部其内侧壁由耳蜗底转末尾 1/4 构成，与前庭被一裂隙隔开，此裂隙为前庭耳蜗裂。随后底转向前螺旋走形，形成耳蜗。耳蜗前庭部与内耳道底非常接近。耳蜗底转与内耳道底的下部通过螺旋孔束密切相连，螺旋孔束是内耳道底耳蜗区域的通道，蜗神经纤

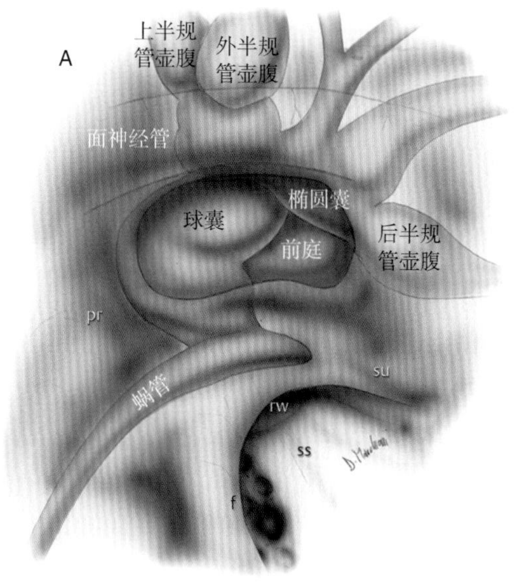

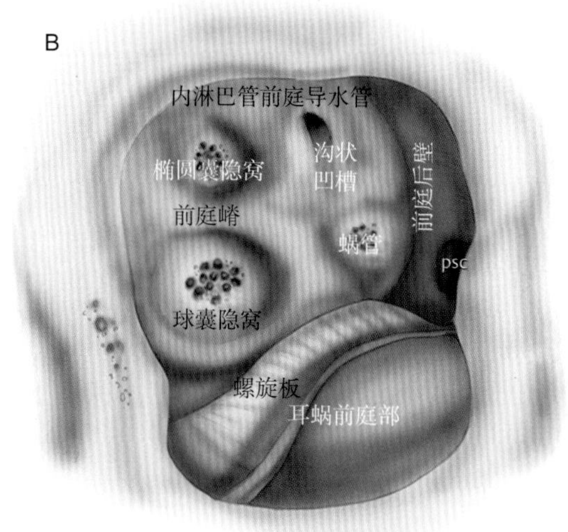

图 18.2 左耳。去除镫骨后观察卵圆窗。图示球囊和椭圆囊与卵圆窗的位置关系。透过卵圆窗由外向内观察见球囊占据了大部分前方视野。引自 Anson BJ，Donaldson JA，Warpeha RL，et al. Symposium: management of Ménière’s disease. II. Anatomic considerations. Laryngoscope，1965，75（10）:1497–1517.ss，下鼓室窦；rw，圆窗；f，岬末脚；su，岬下脚；pr，鼓岬；psc，后半规管

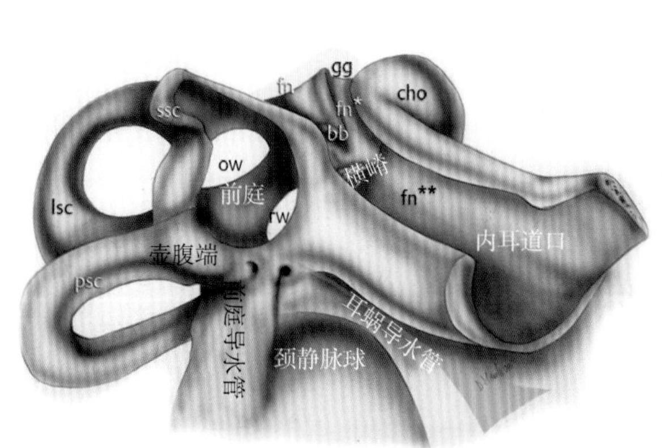

图 18.3 左耳。前庭与内耳道底背侧面的解剖关系。黄色表示颞骨内面神经；迷路段面神经从膝状神经节下行至内耳道；内耳道段面神经由外向内、由前向后走行。fn，面神经；fn*，迷路段面神经；fn**，内耳道段面神经；ow，卵圆窗；rw，圆窗；bb，垂直嵴（Bill’s 嵴）；gg，膝状神经节；cho，耳蜗；psc，后半规管；ssc，上半规管；lsc，外半规管

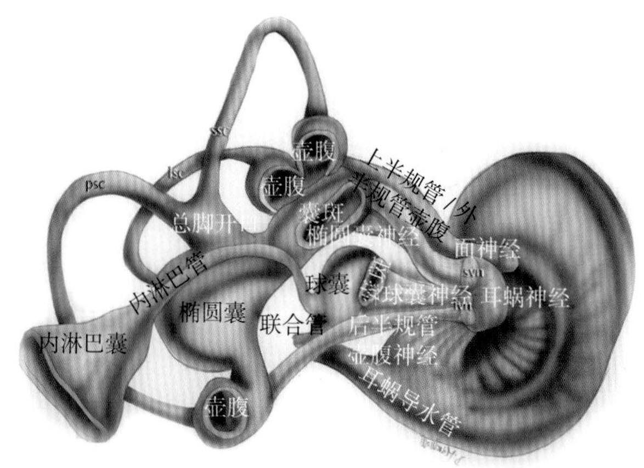

图 18.4 左耳。图示面 – 听神经从后方进入内耳道。当听神经在面神经下方进入内耳道时，第八神经分成两支：耳蜗神经和前庭神经。耳蜗神经进入内耳道底，附着在其底部孔道组成的螺旋孔束。前庭神经分为两个分支：上分支分为椭圆囊神经（附着在椭圆囊隐窝）和上壶腹神经（为上壶腹膜）；下分支分为球囊神经（附着在球囊隐窝）和后壶腹神经，后壶腹神经穿行于单孔。svn，前庭上神经；ivn，前庭下神经；ssc，上半规管；lsc，外半规管；psc，后半规管

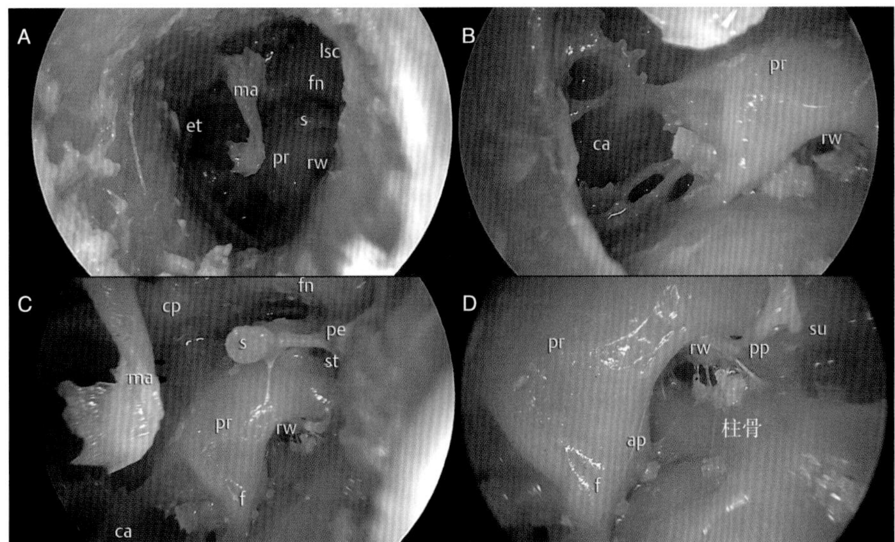

图 18.5　内镜解剖 1。左耳。耳内镜下经耳道经前庭入路。A. 去除外耳道鼓膜瓣，以及砧骨、锤骨头。B. 前鼓室可见颈内动脉。C, D. 内镜下可见鼓岬或圆窗龛。fn，面神经；pr，鼓岬；ma，锤骨；s，镫骨；rw，圆窗；pp，后柱；ap，前柱；su，岬下脚；cp 匙突；st，鼓室窦；et，咽鼓管；pe，锥隆起；lsc，外半规管；ca，颈内动脉；f，岬末脚

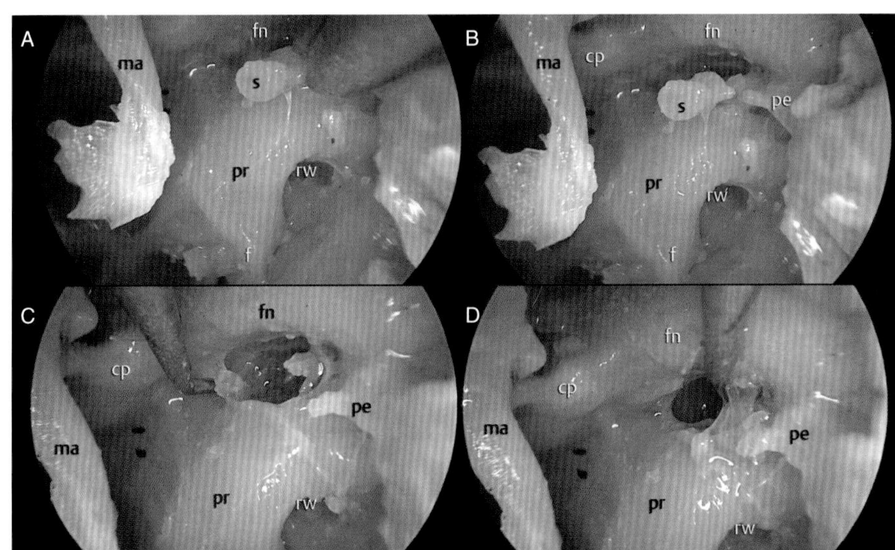

图 18.6　内镜解剖 1。左耳。耳内镜下经耳道经前庭入路。去除镫骨以便内镜下观察前庭内侧壁。镫骨去除前（A，B）去除后（C，D）。fn，面神经；s，镫骨；ma，锤骨；pr，鼓岬；pe，锥隆起；cp，匙突；rw，圆窗

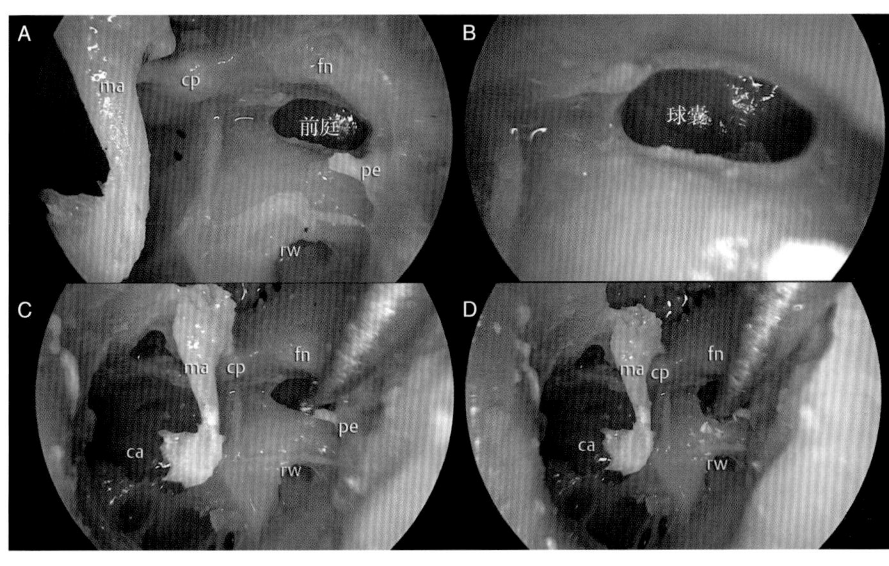

图 18.7　内镜解剖 1。左耳。耳内镜下经耳道经前庭入路。A，B. 显露的前庭内侧壁。C，D. 用刮匙扩大卵圆窗的下唇。fn，面神经；ma，锤骨；cp，匙突；pe，锥隆起；rw，圆窗；ca，颈内动脉

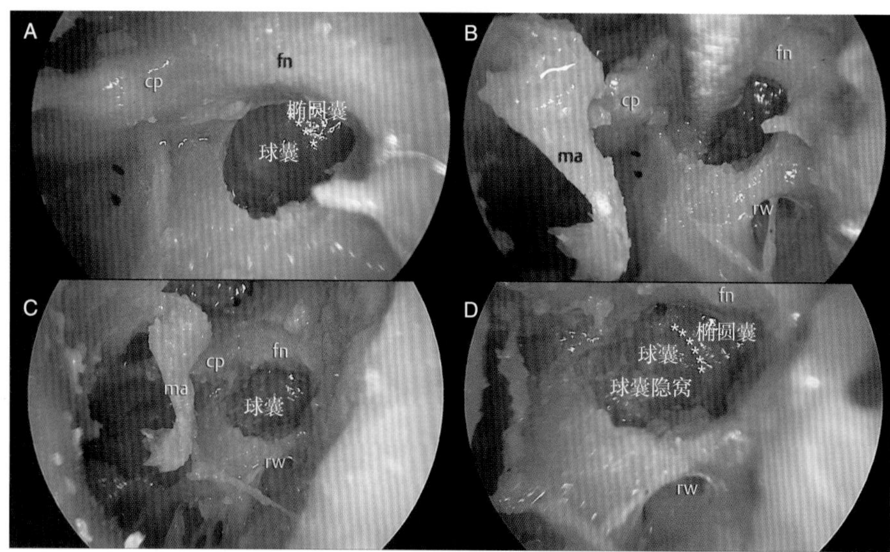

图 18.8　内镜解剖 1。左耳。耳内镜下经耳道经前庭入路。扩大卵圆窗前唇可以直接显露球囊隐窝。fn，面神经；ma，锤骨；cp，匙突；rw，圆窗；******，前庭嵴

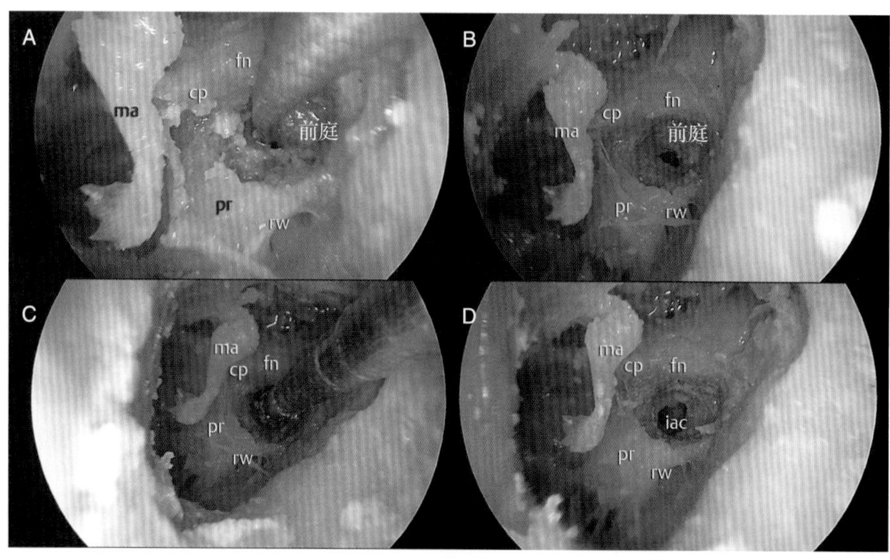

图 18.9　内镜解剖 1。左耳。耳内镜下经耳道经前庭入路。A，B. 用刮匙开放球囊隐窝；这样可以进入靠近面神经的内耳道底。C，D. 用金刚钻扩大内耳道与鼓室之间的通道。fn，面神经；ma，锤骨；cp，匙突；rw，圆窗；pr，鼓岬；iac，内耳道

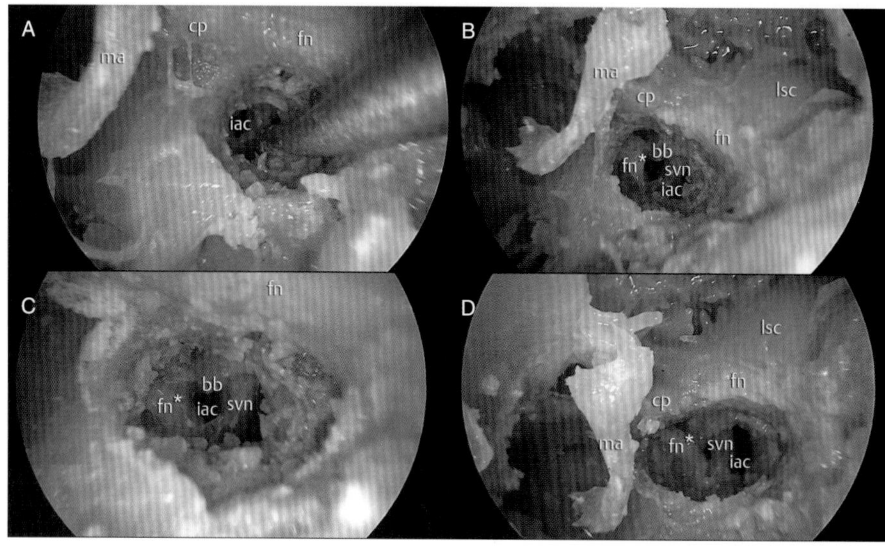

图 18.10　内镜解剖 1。左耳。耳内镜下经耳道经前庭入路。显露内耳道段面神经；向前下方扩大内耳道与前庭间的通道，我们可以看到耳蜗神经进入耳蜗。fn，面神经；ma，锤骨；cp，匙突；iac，内耳道；fn*，内耳道段面神经；lsc，外半规管；bb，垂直嵴（Bill's bar）；svn，前庭上神经

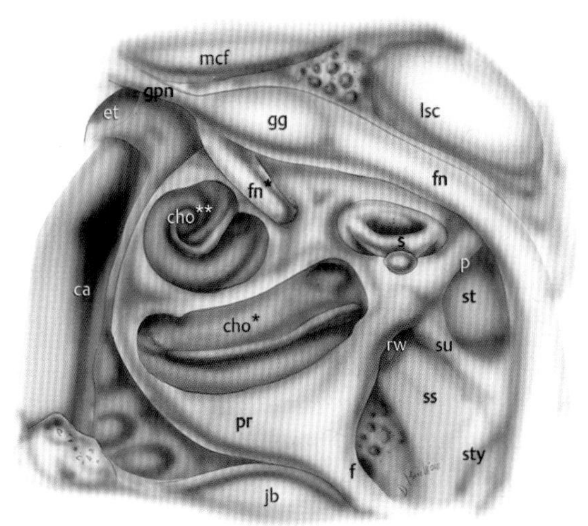

图 18.11　左耳。经耳道的经耳蜗 / 经前庭入路。耳蜗各转、面神经与前庭三者之间的关系。观察去除鼓膜张肌和部分鼓岬骨壁后的鼓室腔全景，可见耳蜗的底转、第二转和顶转，迷路段面神经从膝状神经节至内耳道刚好走行在第二转和顶转上。fn，面神经；lsc，外半规管；pr，鼓岬；gg，膝状神经节；rw，圆窗；ca，颈内动脉；s，镫骨；gpn，岩浅大神经；mcf，颅中窝；et，咽鼓管；jb，颈静脉球；p，岬小桥；st，鼓室窦；su，岬下脚；sty，茎突复合体；f，岬末脚；ss，下鼓室窦；cho*，耳蜗的基底；cho**，耳蜗第二转和蜗尖；fn*，迷路段面神经

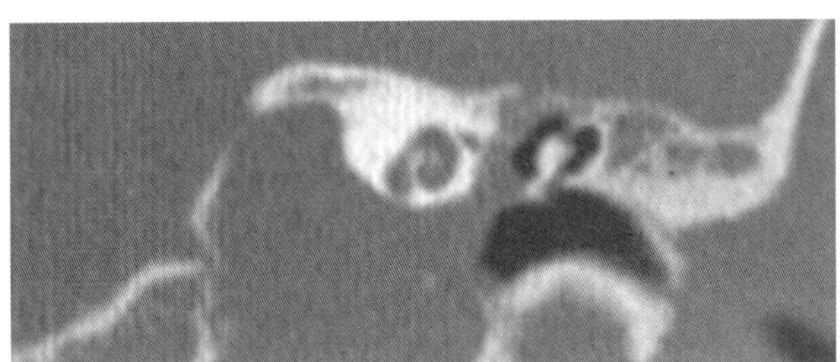

图 18.12　CT，冠状切面，图为耳蜗结构和功能正常，胆固醇肉芽肿侵犯岩尖的患者 CT。这种情况推荐内镜下经耳道的耳蜗下入路

维自骨迷路发出后，由螺旋孔束进入内耳道。该区域菲薄，容易去除，从而更好地开放内耳道底和显露蜗神经。

18.2 全耳内镜下经耳道的耳蜗下入路手术[5–7]

18.2.1　适应证

· 颞骨胆固醇肉芽肿，位于耳蜗下方，术前听力佳（图 18.12）。

· 胆脂瘤侵犯岬末脚下气房累及岩尖。

· 下鼓室窦胆脂瘤侵犯至耳蜗下（如耳蜗下通道，tunnel）。

18.2.2　手术步骤

使用 0°，长 15cm，直径 3mm 的内镜。

1. 用尖端带角度的圆刀或射频电刀（Vesalius 刀）在外耳道皮肤做圆周切口。

2. 袖状切除耳道鼓膜瓣。

3. 从锤骨柄上完整分离鼓膜。

4. 圆周扩大骨性外耳道（见 17 章 17.3.2）。

5. 0° 镜下向下扩大去除骨性鼓环，以获得充分的下鼓室视野，辨别并轮廓化颈静脉球 [图 18.13；内镜解剖 2（图 18.14~18.17）]。

如病变向前侵犯，需识别垂直段颈内动脉 [图 18.18；见内镜解剖 2（图 18.15，图 18.16）]。

6. 用金刚钻头磨除颈静脉球和耳蜗底转之间的鼓室内侧壁，如鼓岬的下部，直到病变范围边缘（图 18.19）。

7. 如为肉芽肿，注意引流。

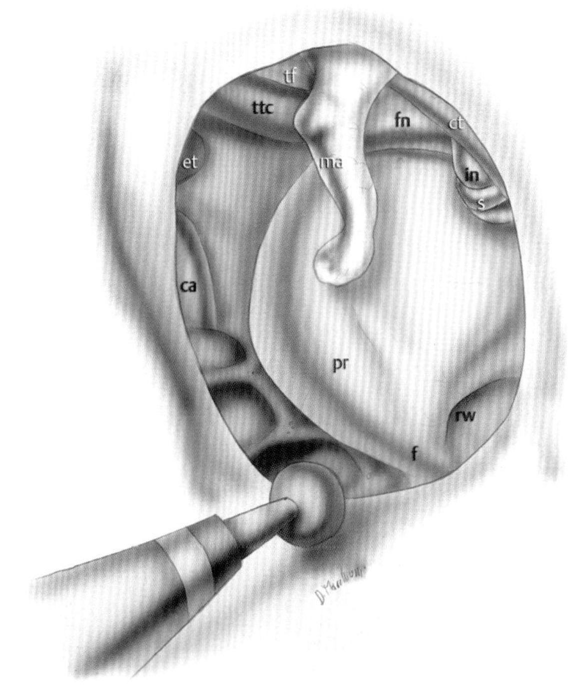

图 18.13　左耳。耳内镜下经耳道经耳蜗下入路。除去耳道鼓膜瓣后，用金刚钻扩大外耳道骨壁。fn，面神经；ct，鼓索；ma，锤骨；pr，鼓岬；rw，圆窗；f，岬末脚；ca，颈内动脉；et，咽鼓管；in，砧骨；s，镫骨；ttc，鼓膜张肌管；tf，鼓膜张肌皱襞

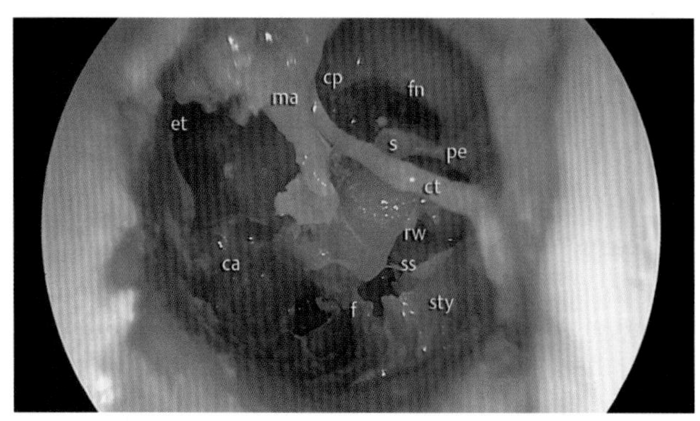

图 18.14　内镜解剖 2。左耳。耳内镜下经耳道经耳蜗下入路。解剖标本。耳蜗下入路。扩大外耳道，辨别颈内动脉。岬末脚可作为颈静脉球解剖定位的标志。fn，面神经；ct，鼓索；ma，锤骨；pr，鼓岬；rw，圆窗；f，岬末脚；ca，颈内动脉；et，咽鼓管；s，镫骨；pe，锥隆起；ss，下鼓室窦；sty，茎突复合体

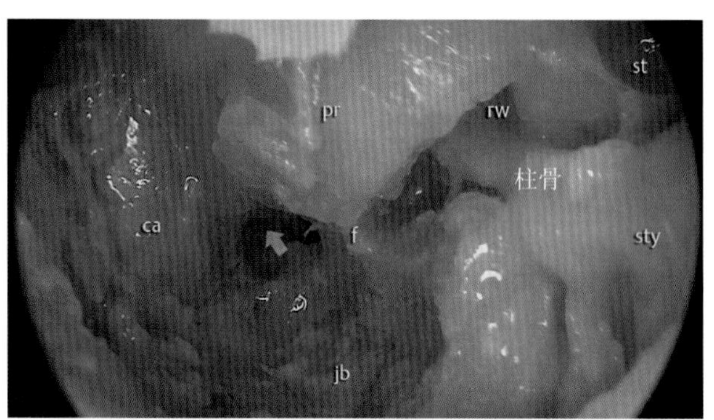

图 18.17　内镜解剖 2。左耳。耳内镜下经耳道经耳蜗下入路。解剖标本。颈内动脉、颈静脉球和鼓岬之间的骨被轻轻取出，以进入耳蜗下的岩尖（白色箭头）。ca，颈内动脉；jb，颈静脉球；f，岬末脚；pr，鼓岬；rw，圆窗；st，鼓室窦；sty，茎突复合体

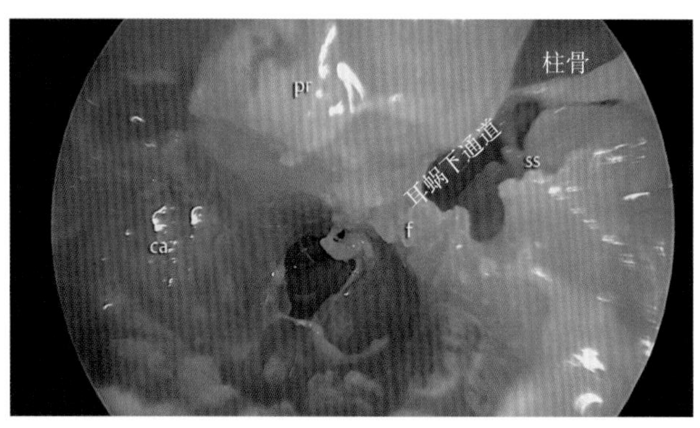

图 18.15　内镜解剖 2。左耳。耳内镜下经耳道经耳蜗下入路。解剖标本。放大的下鼓室。岬末脚指示颈静脉球的位置。在岬末脚和前柱下可见的一个耳蜗下通道。颈内动脉垂直部分在此解剖区前缘。pr，鼓岬；f，岬末脚；ss，下鼓室窦；ca，颈内动脉

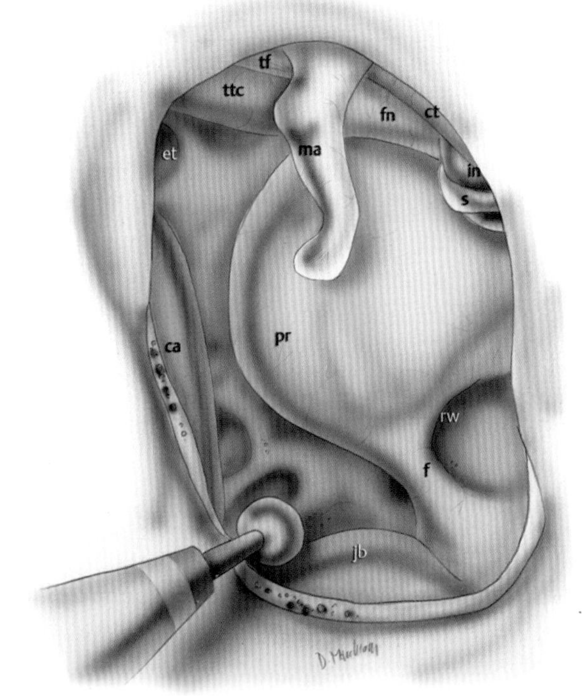

图 18.18　左耳。耳内镜下经耳道经耳蜗下入路。用钻显露颈内动脉和颈静脉球的解剖位置。fn，面神经；ct，鼓索；ma，锤骨；pr，鼓岬；rw，圆窗；f，岬末脚；ca，颈内动脉；et，咽鼓管；in，砧骨；s，镫骨；ttc，鼓膜张肌管；tf，鼓膜张肌皱襞；jb，颈静脉球

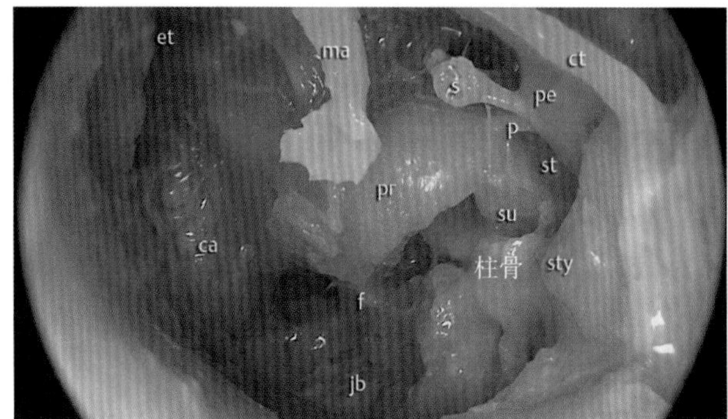

图 18.16　内镜解剖 2。左耳。耳内镜下经耳道经耳蜗下入路。解剖标本。去除下鼓室近岬末脚的骨壁，暴露颈静脉球。ct，鼓索；ma，锤骨；f，岬末脚；ca，颈内动脉；et，咽鼓管；s，镫骨；pe，锥隆起；sty，茎突复合体；p，岬小桥；st，鼓室窦；su，岬下脚；jb，颈静脉球

8. 如为胆脂瘤可进一步扩大术野，以彻底清除胆脂瘤基质。

9. 此时，可用 45° 镜探查术腔，寻找残留病变并用带角度器械清除。

10. 手术结束时复位耳道鼓膜瓣。

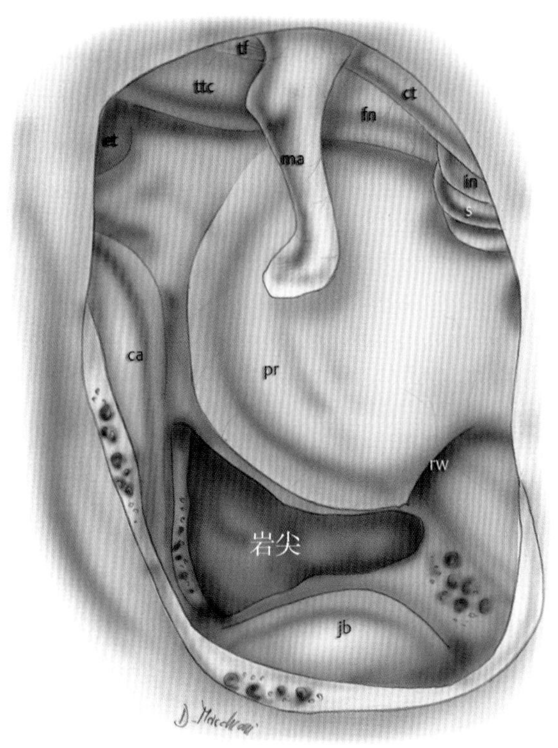

图 18.19　左耳。耳内镜下经耳道经耳蜗下入路。去除颈内动脉、颈静脉球和鼓岬下方之间的鼓室内壁骨质，以到达岩尖，同时保留耳蜗功能。fn，面神经；ct，鼓索；ma，锤骨；pr，鼓岬；rw，圆窗；ca，颈总动脉；et，咽鼓管；in，砧骨；s，镫骨；ttc，鼓膜张肌管；tf，鼓膜张肌皱襞；jb，颈静脉球

关键点：在下鼓室颈静脉球特别高位的情况下，使用 0° 镜即可识别颈静脉球球体与岬末脚下端的关系——在大多数情况下，球体位于岬末脚下端前几毫米（图 18.15，图 18.16）。金刚钻进一步轮廓化颈静脉球，使之成为重要的解剖标志。与此相反，在某些颈静脉球位置特别低位的情况下，可在岬末脚和耳蜗下通道水平准确地向深部开放下鼓室气房，这个对于正确识别颈静脉球非常重要。耳蜗下通道位于耳蜗下并向前通向垂直段颈内动脉。

18.3　全耳内镜下经耳道的前庭 / 耳蜗入路[8–10]

内镜下入路适用于局限在耳蜗下、前庭下和颈内动脉旁的岩尖及内耳道（IAC）病变，但病变没有累及乳突：

- 中鼓室胆脂瘤侵犯至内耳内侧壁 [侵犯耳蜗下、和（或）侵犯前庭、和（或）向前侵犯到颈内动脉区]。
- 岩尖胆固醇肉芽肿向前侵犯。
- 仅限于内耳道底症状轻微，且保守治疗无效的听神经瘤（图 18.20），见视频 18.1。
- 耳蜗神经鞘瘤伴或不伴内耳道侵犯（图 18.21，图 18.22）。

这种方法仍在探索阶段，目前病例很少，但初步结果是鼓舞人心的，它为耳内镜手术打开了新的观念：耳内镜手术也可用于以往无创方法很难达到的隐蔽区域。

18.3.1　适应证

- 伴有听力损失的胆固醇肉芽肿。
- 面神经瘤（伴听力损失的面神经膝状神经节肿瘤）。
- 伴有眩晕及听力损失的内耳道底小听神经瘤。

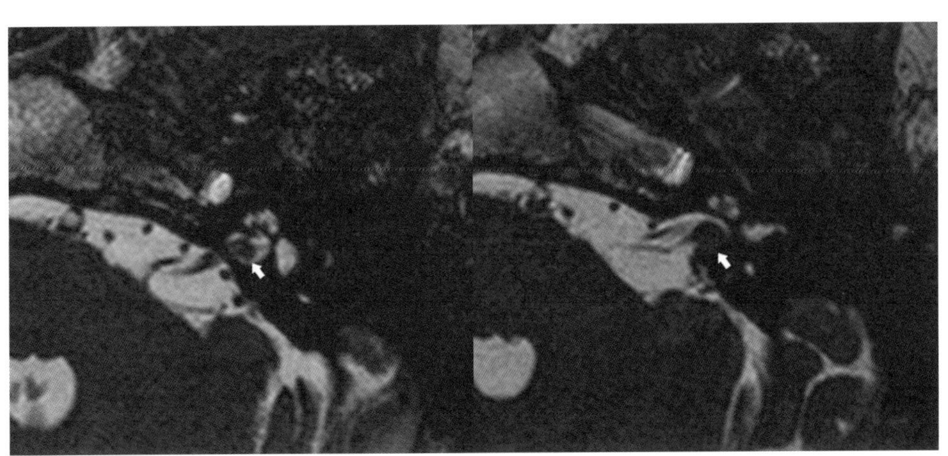

图 18.20　MRI，轴位图，显示小神经鞘瘤（箭头）位于内耳道底

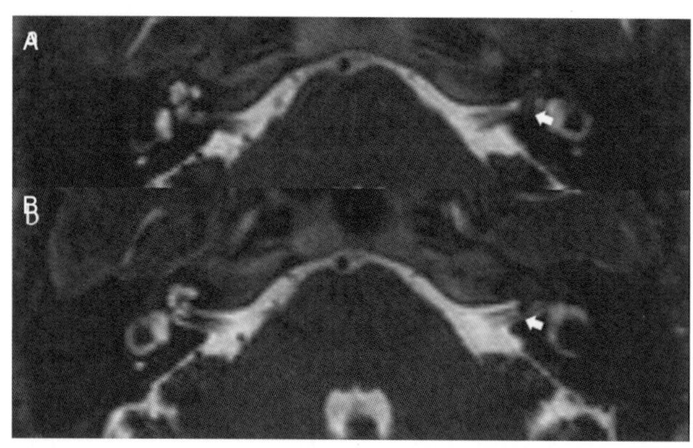

图 18.21　MRI，轴位图。MRI 显示耳蜗神经鞘瘤（箭头）累及耳蜗，侵犯到内耳道底（白色箭头）

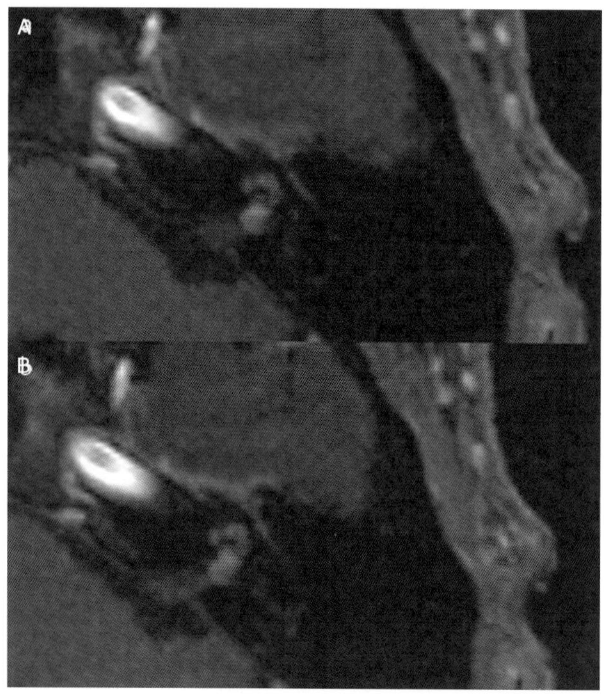

图 18.22　MRI，轴位图。MRI 显示高信号，为一个累及内耳道底的耳蜗内肿瘤

·迷路内或耳蜗的神经鞘瘤，伴有眩晕症状合并感音神经性听力损失，伴或不伴有侵犯内耳道底。

18.3.2　术前检查

必须进行高分辨率 CT 扫描，了解本区域骨质的情况及内耳道底、前庭、耳蜗间的关系。进行 MRI 扫描以了解神经结构与病变之间的关系（如面神经）。在内镜下进行内耳道手术前行 MRI 检查了解前下动脉与迷路动脉的走行是必需的。如果小脑前下动脉在内耳道迂曲走行，内镜下手术风险可能很高，在这种罕有的病例中不建议采用此术式。

18.3.3　手术步骤

1. 耳内镜下距鼓环 3mm 环形切开外耳道皮瓣，使用 0° 内镜，分离并取出耳道鼓膜瓣。圆周扩大外耳道，术野暴露良好。这是一个简单而基本的步骤，提供充足空间以供手术器械进入及 4mm 内镜使用，助手尚可帮助主术者进行吸引操作。

2. 接下来，操作前必须确认鼓室腔的大血管：位于下鼓室的颈静脉球和垂直段颈内动脉（图 18.23）。

3. 取出听骨链：切断鼓膜张肌腱后取出砧骨及锤骨，显露鼓室段面神经向前至膝状神经节和岩浅大神经（图 18.24~18.26）。

4. 游离鼓室段面神经和岩浅大神经。去除匙突，显露鼓膜张肌。这一步骤可使用小刮匙前后方向操作，因为此区域骨质菲薄。鼓膜张肌易出血，可以电凝，但因其位置毗邻膝状神经节需小心操作（图 18.27）。

5. 剥离鼓膜张肌并向前移位，以充分显露膝状神经节和岩浅大神经（图 18.28，图 18.29）。完成以上步骤，即可内镜直视下对面神经进行操作。此处面神经与鼓膜张肌非常靠近，鼓膜张肌上外侧缘直接贴附于面神经（膝状神经节的前下部分），见内镜解剖 3（图 18.30~18.32）。

6. 某些病变侵犯颈内动脉周围时，必须解剖岩浅大神经。前后方向解剖岩浅大神经来确认颅中窝硬脑膜，在此处颅中窝硬脑膜通常位置较底并与岩浅大神经贴附。岩浅大神经与水平段颈内动脉平行走行，是重要的解剖标志 [见内镜解剖 4（图 18.33~18.35）]。

7. 无论病变侵犯耳蜗内或者前庭内，伴或不伴内耳道受累，必须识别和保护迷路段面神经。从膝状神经节向内耳道段解剖迷路段面神经。以下两种方法均可行。

·前庭入路。

·耳蜗入路。

入路的选择取决于病变性质，是否累及内耳道，和（或）伴有骨质破坏。

经前庭入路

经前庭入路适应证。

·中耳病变，伴迷路广泛骨质破坏，内耳道与

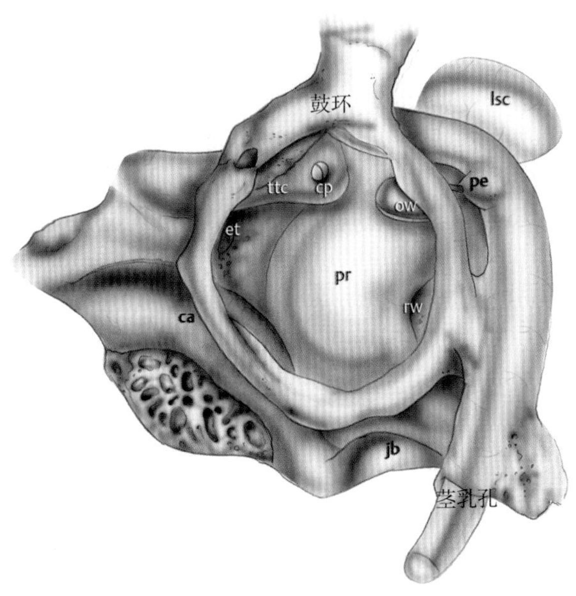

图 18.23 左耳。通过鼓环观察鼓室内侧壁解剖。需注意的主要标志：位于前鼓室的颈内动脉；位于下鼓室的颈静脉球；面神经的鼓室段和乳突段。显微镜通过外耳道的视觉受限于鼓环的存在，此结构分别阻碍观察下鼓室、前鼓室、后鼓室和上鼓室隐窝。fn，面神经；cp，匙突；et，咽鼓管；ttc，鼓膜张肌管；lsc，外半规管；pe，锥隆起；ca，颈内动脉；jb，颈静脉球；rw，圆窗；ow，卵圆窗；pr，鼓岬

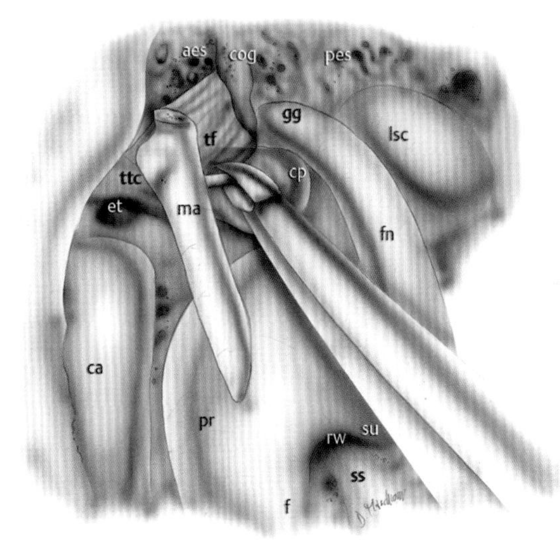

图 18.25 左耳。经耳道的经耳蜗 / 经前庭入路。从鼓室取出锤骨。fn，面神经；lsc，外半规管；pr，鼓岬；gg，膝状神经节；rw，圆窗；su，岬下脚；aes，上鼓室前隐窝；pes，上鼓室后隐窝；f，岬末脚；ca，颈内动脉；ttc，鼓膜张肌管；ss，下鼓室窦；et，咽鼓管；cp，匙突；tf，鼓膜张肌皱襞；cog，齿突；wa，锤骨；cog，齿突

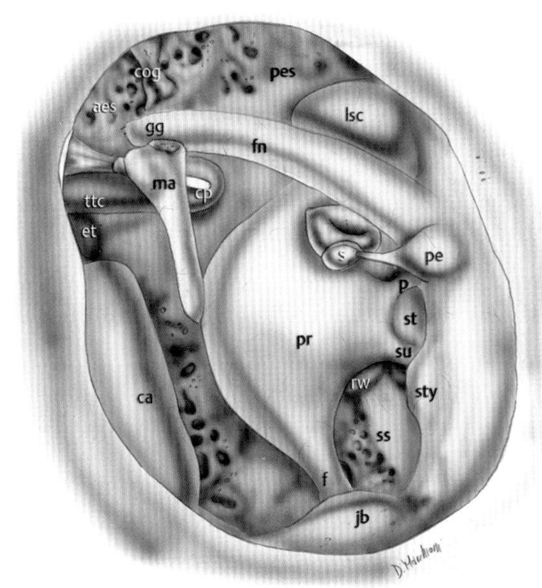

图 18.24 左耳。经耳道的经耳蜗 / 经前庭入路。去除鼓膜和外耳道的皮肤，以及砧骨和锤骨头。去除颈内动脉和颈静脉球上方的骨质显露这些血管结构，以便直接进入鼓室内侧壁。fn，面神经；ma，锤骨；lsc，外半规管；pr，鼓岬；gg，膝状神经节；rw，圆窗；su，岬下脚；st，鼓室窦；p，岬小桥；aes，上鼓室前隐窝；pes，上鼓室后隐窝；f，岬末脚；ca，颈内动脉；jb，颈静脉球；sty，茎突复合体；ttc，鼓膜张肌管；pe，锥隆起；ss，下鼓室窦；et，咽鼓管；cp，匙突；s，镫骨；cog，齿突

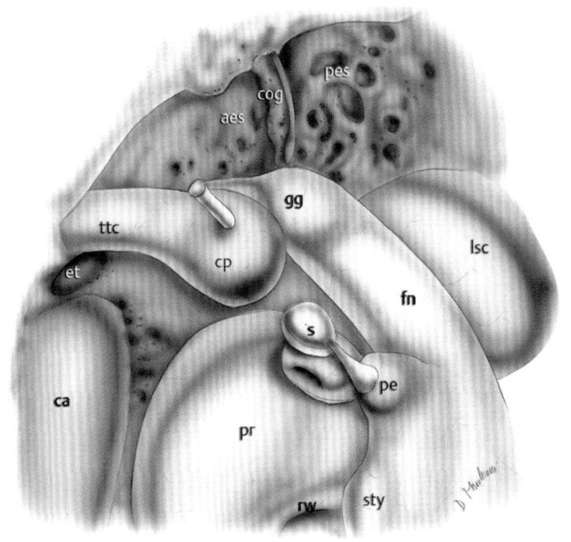

图 18.26 左耳。经耳道的经耳蜗 / 经前庭入路。去除锤骨后，内镜下的膝状神经节。此时，上鼓室前骨板是定位膝状神经节的标志。fn，面神经；lsc，外半规管；pr，鼓岬；gg，膝状神经节；rw，圆窗；aes，上鼓室前隐窝；pes，上鼓室后隐窝；ca，颈内动脉；ttc，鼓膜张肌管；et，咽鼓管；cp，匙突；s，镫骨；pe，锥隆起；sty，茎突复合体；cog，齿突

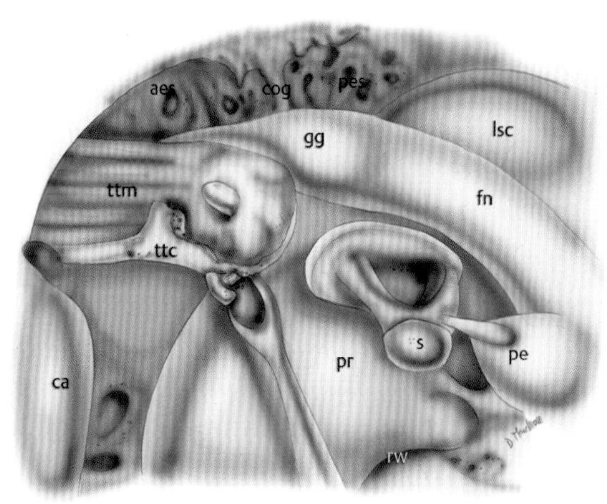

图 18.27 左耳。经耳道的经耳蜗 / 经前庭入路。用刮匙去除匙突和鼓膜张肌管壁的骨质，露出肌肉。fn，面神经；lsc，外半规管；pr，鼓岬；gg，膝状神经节；rw，圆窗；aes，上鼓室前隐窝；pes，上鼓室后隐窝；ca，颈内动脉；ttc，鼓膜张肌管；s，镫骨；pe，锥隆起；ttm，鼓膜张肌；cog，齿突

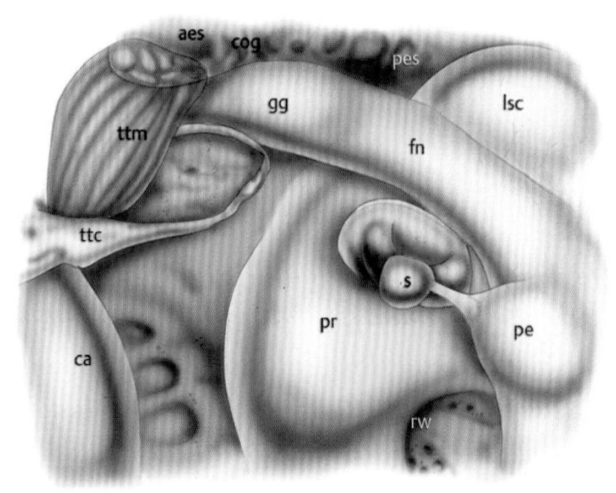

图 18.28 左耳。经耳道的经耳蜗 / 经前庭入路。用带角度的器械向前移位锤骨上的鼓膜张肌；这样可以很好的显露岩浅大神经。fn，面神经；lsc，外半规管；pr，鼓岬；gg，膝状神经节；rw，圆窗；aes，上鼓室前隐窝；pes，上鼓室后隐窝；ca，颈内动脉；ttc，鼓膜张肌管；s，镫骨；pe，锥隆起；ttm，鼓膜张肌；cog，齿突

中耳相通。

·病变位于内耳道底伴或不伴耳蜗受累（来源于内耳道底的小前庭神经鞘膜瘤或蜗神经鞘膜瘤）。

手术步骤

手术步骤在内镜解剖 5（图 18.36~18.42）中说明。

1. 连同镫骨底板切除镫骨，打开卵圆窗。

2. 必要时打开耳蜗，清晰显露迷路段面神经的

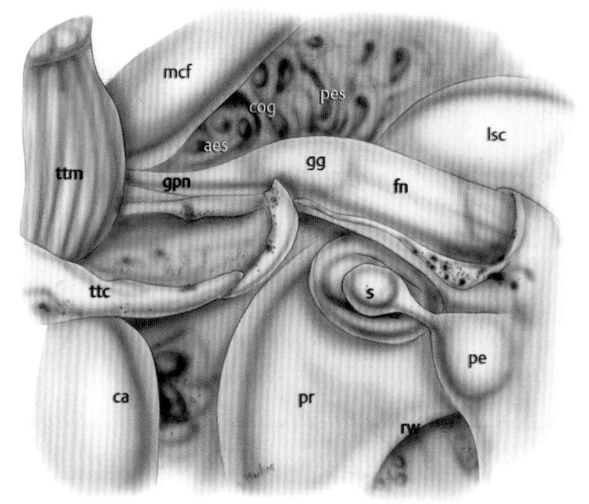

图 18.29 左耳。经耳道的经耳蜗 / 经前庭入路。去除鼓膜张肌可以很好地显露岩浅大神经和颅中窝硬脑膜。fn，面神经；lsc，外半规管；pr，鼓岬；gg，膝状神经节；rw，圆窗；aes，上鼓室前隐窝；pes，上鼓室后隐窝；ca，颈内动脉；ttc，鼓膜张肌管；s，镫骨；pe，锥隆起；ttm，鼓膜张肌；gpn，岩浅大神经；mcf，颅中窝；cog，齿突

走行（图 18.43）。

3. 向前下方扩大开放卵圆窗，暴露前庭内侧壁。

4. 确认前庭导水管开口和球囊隐窝，此处是前庭下神经末端。用小刮匙去除球囊隐窝，打开内耳道和行脑脊液引流。

5. 识别内耳道段面神经，其位于球囊隐窝投影前内 1mm。蜗神经在面神经下方，终止于耳蜗（图 18.44）。

6. 必要时，由内耳道底向膝状神经节沿迷路段面神经走行从后向前方向解剖神经。在此步骤前，需确认耳蜗第二转这个重要的解剖标志，因为面神经在耳蜗第二转上方跨过（图 18.45，图 18.46）。与面神经其他节段相比，迷路段面神经最细最为脆弱（图 18.47），其被厚厚的骨质包绕（这层骨质易被病变侵蚀而改变）。综合以上原因，笔者推荐这一步操作使用超声骨刀器械，切除骨质同时保留软组织及神经组织。

7. 此时面神经全部显露于内镜直视视野中，从而可以切除病变组织而保留神经结构（图 18.48，图 18.49）。

8. 如果病变在耳蜗及前庭，未累及内耳道底，可以保留内耳道硬脑膜（图 18.50）。

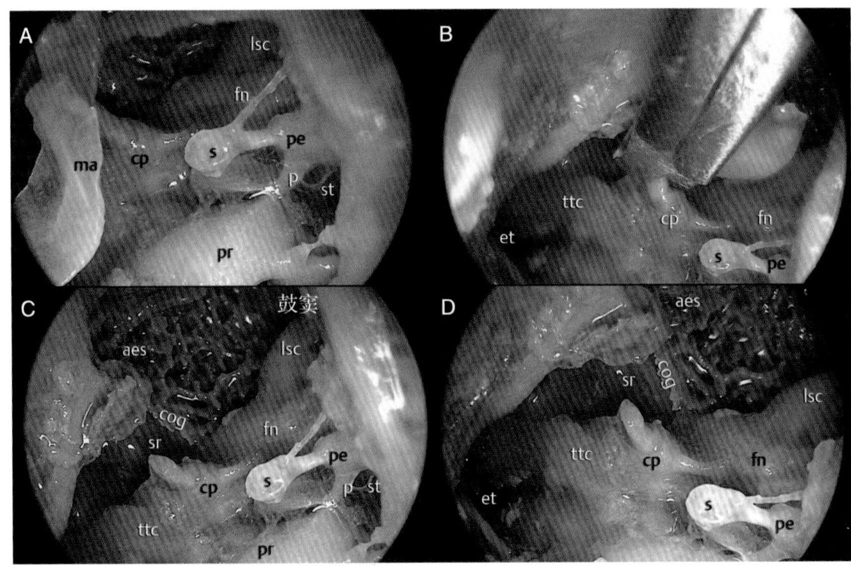

图 18.30　内镜解剖 3。左耳。耳内镜下入路显露鼓室段面神。A. 移除砧骨。B. 除锤骨，以便显露整个鼓室段面神经。C，D. 上鼓室前骨板提示膝状神经节所在位置。fn，面神经；cp，匙突；ttc，鼓膜张肌管；sr，上隐窝；lsc，外半规管；aes，前上鼓室；pr，鼓岬；pe，锥隆起；p；岬小桥；st，鼓室窦；ma，锤骨；s，镫骨；cog，齿突

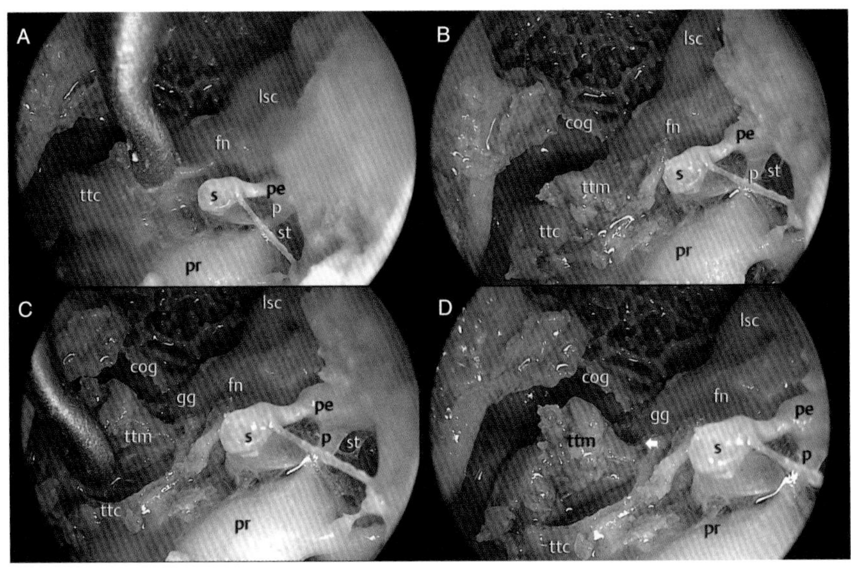

图 18.31　内镜解剖 3。左耳。耳内镜下入路显露鼓室段面神。A. 用刮匙去除匙突。B. 显露鼓膜张肌。C，D. 前移鼓膜张肌；在这个过程中，术者必须注意肌肉和面神经之间的密切关系（白箭头）。fn，面神经；ttc，鼓膜张肌管；ttm，鼓膜张肌；lsc，外半规管；pr，鼓岬；pe，锥隆起；p；岬小桥；st，鼓室窦；s，镫骨；gg，膝状神经节；cog，齿突

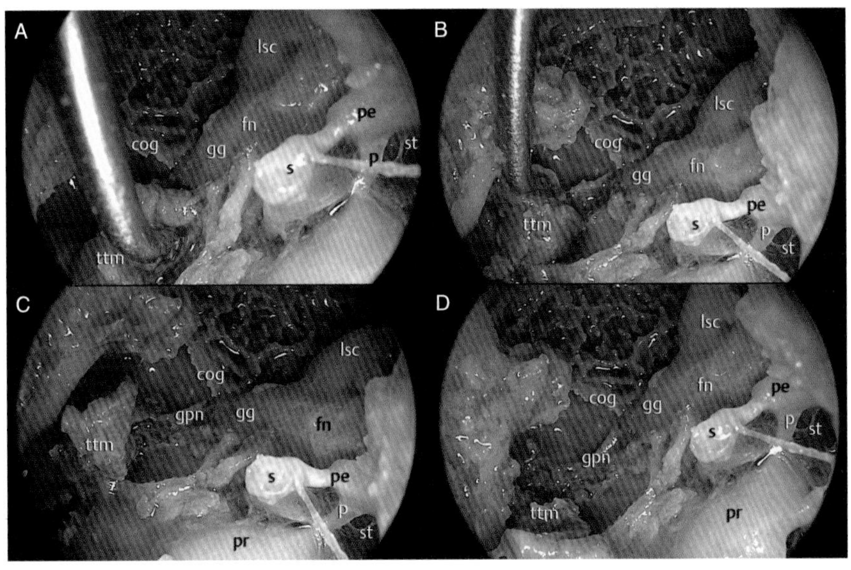

图 18.32　内镜解剖 3。左耳。耳内镜下入路显露鼓室段面神。向前移位鼓膜张肌可以直接显露岩浅大神经和膝状神经节。fn，面神经；ttm，鼓膜张肌；lsc，外半规管；pr，鼓岬；pe，锥隆起；p；岬小桥；st，鼓室窦；s，镫骨；gg，膝状神经节；gpn，岩浅大神经；cog，齿突

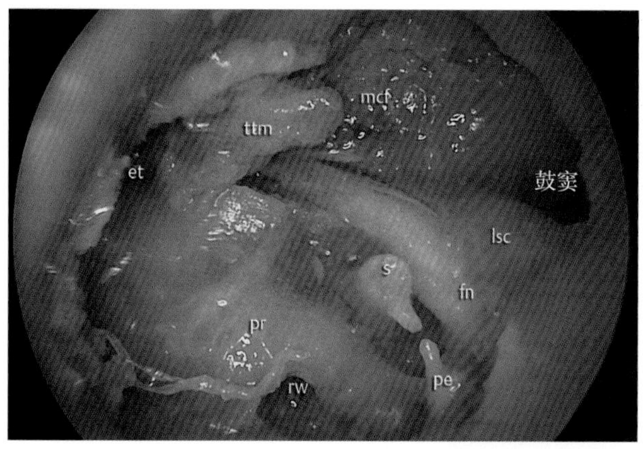

图 18.33 内镜解剖 4。左耳。移除听骨链；为了直观的显露鼓室段面神经，鼓膜张肌已向前移位。可见颅中窝硬脑膜。fn，面神经；ttm，鼓膜张肌；lsc，外半规管；pr，鼓岬；pe，锥隆起；s，镫骨；et，咽鼓管；rw，圆窗；mcf，颅中窝

经耳蜗入路

如果病变没有累及内耳道底，经耳蜗入路最适合的，能够避免内耳道开放和脑脊液漏。

如果病变累及内耳道底，经耳蜗入路需在耳蜗神经出现和面神经下方的部位开放内耳道。

适应证

· 中耳病变向内侵犯耳蜗与前庭，伴或不伴有内耳道底受累。

· 伴有听力损失的面神经鞘瘤。

· 中耳病变，侵犯耳蜗内及颈内动脉周围。

· 蜗神经鞘膜瘤伴 / 不伴有内耳道底受累。

· 病变位于岩尖，未侵犯乳突，伴或不伴有颈内动脉受累。

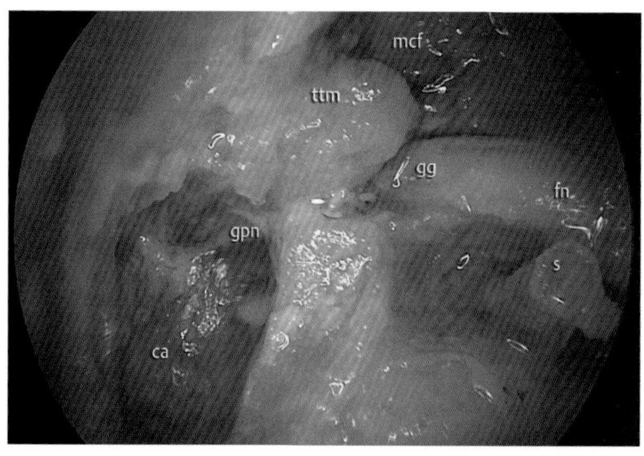

图 18.34 内镜解剖 4。左耳。可见岩浅大神经：定位水平段颈内动脉的一个解剖标志。fn，面神经；ttm，鼓膜张肌；gpn，岩浅大神经；gg，膝状神经节；ca，颈内动脉；s，镫骨；mcf，颅中窝

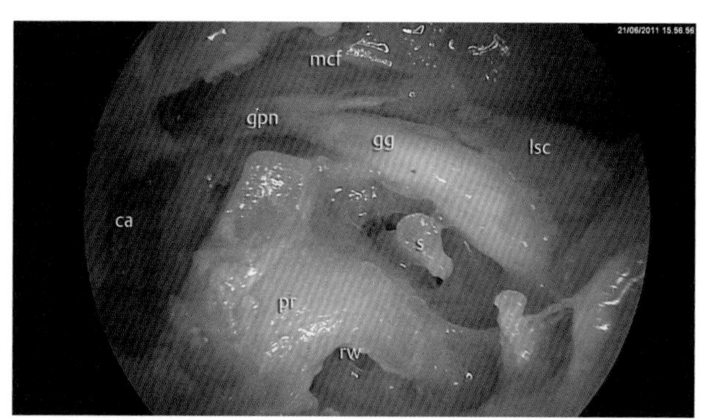

图 18.35 内镜解剖 4。左耳。移除鼓膜张肌，显露岩浅大神经。可见垂直段颈内动脉。gpn，岩浅大神经；gg，膝状神经节；ca，颈内动脉；s，镫骨；mcf，颅中窝；lsc，外半规管；pr，鼓岬；rw，圆窗

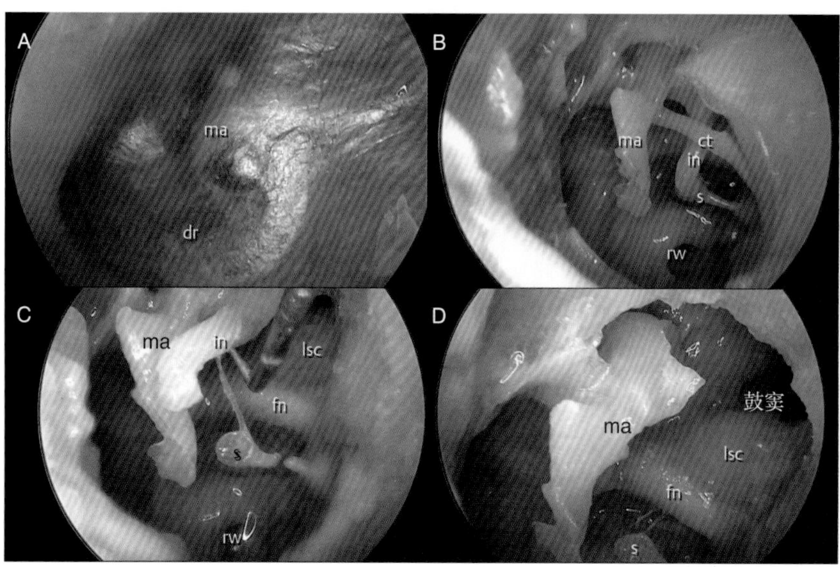

图 18.36 内镜解剖 5。左耳。全耳内镜下经耳道的经前庭入路。A. 内镜下鼓膜。B. 去除耳道鼓膜瓣，以暴露鼓室。C. 取出砧骨。D. 去除砧骨后可直达鼓室段面神经和外半规管。dr，鼓膜；s，镫骨；in，砧骨；ma，锤骨；fn，面神经；lsc，外半规管；ct，鼓索；rw，圆窗

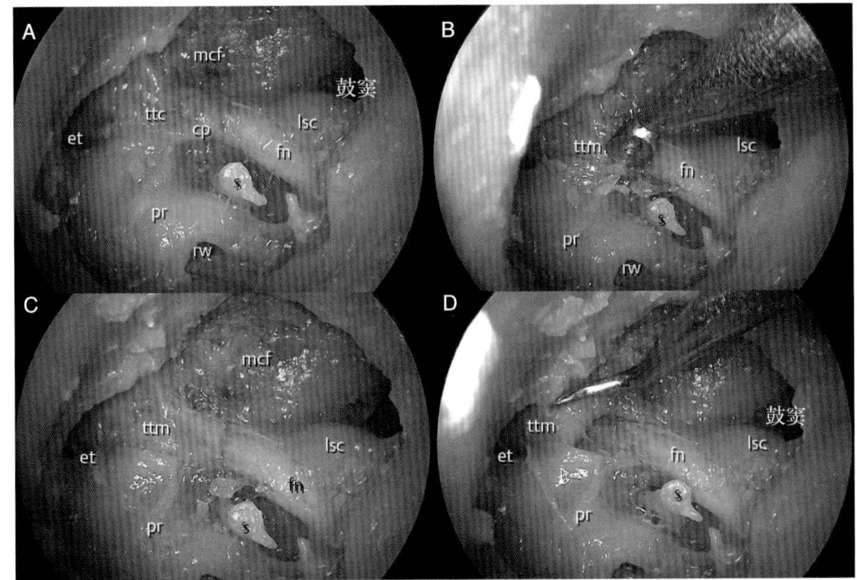

图 18.37　内镜解剖 5。左耳。全耳内镜下经耳道的经前庭入路。A. 移除锤骨，以显露鼓膜张肌半管、匙突；可见颅中窝硬脑膜。B. 用小刮匙去除位于匙突和鼓膜张肌半管的骨质，显露鼓膜张肌（C）。D. 前移肌肉暴露膝状神经节。fn，面神经；lsc，外半规管；s，镫骨；rw，圆窗；cp，匙突；et，咽鼓管；ttc，鼓膜张肌管；ttm，鼓膜张肌；mcf，颅中窝；pr，鼓岬

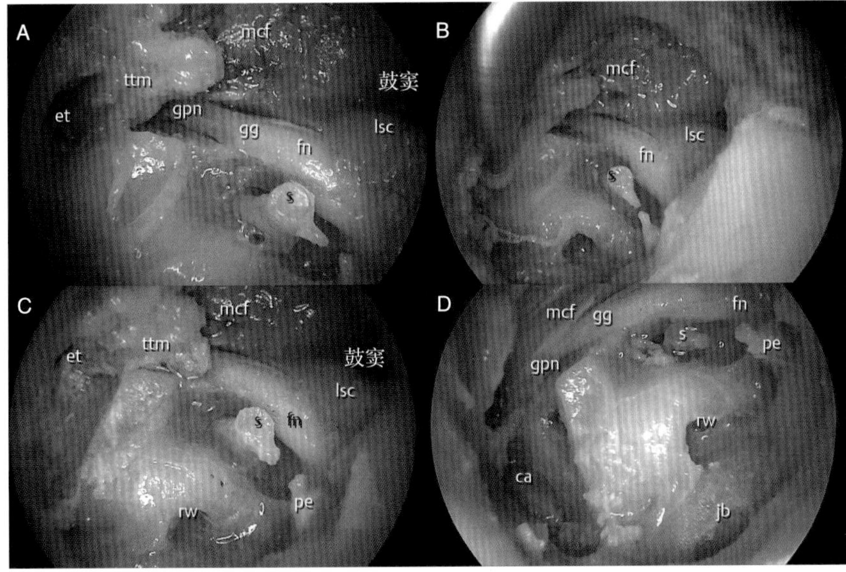

图 18.38　内镜解剖 5。左耳。全耳内镜下经耳道的经前庭入路。A. 移位鼓膜张肌后，内镜下观察膝状神经节及岩浅大神经。B，C. 用金刚钻暴露咽鼓管下的颈内动脉。D. 去除鼓膜张肌，显露岩浅大神经，其走行接近颅中窝硬脑膜，可作为水平段颈内动脉的解剖上界。fn，面神经；lsc，外半规管；s，镫骨；rw，圆窗；et，咽鼓管；ttm，鼓膜张肌；mcf，颅中窝；gg，膝状神经节；gpn，岩浅大神经；ca，颈内动脉；jb，颈静脉球；pe，锥隆起

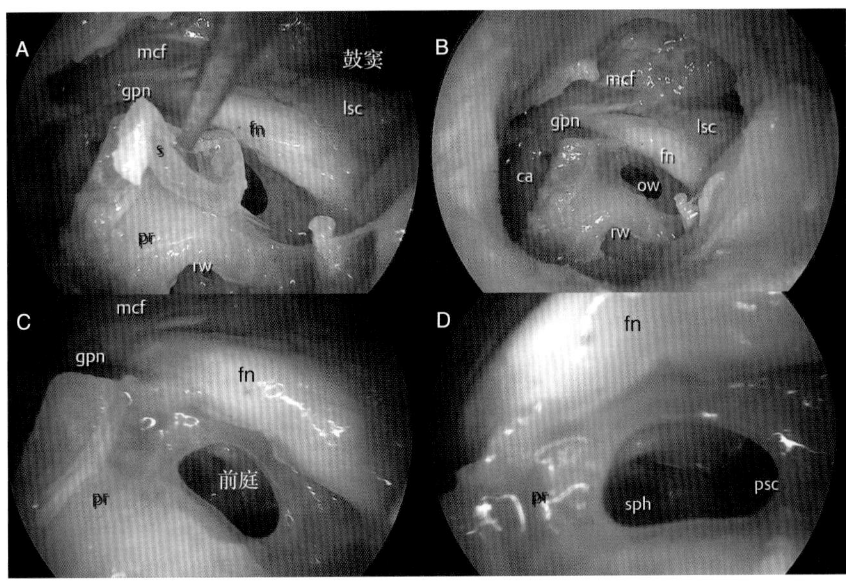

图 18.39　内镜解剖 5。左耳。全耳内镜下经耳道的经前庭入路。A，B. 去除镫骨进入前庭。C，D. 内镜经卵圆窗可识别前庭内壁的下部标志；球囊隐窝位于前方，后方可见后半规管的前庭开口。fn，面神经；lsc，外半规管；s，镫骨；rw，圆窗；ow，卵圆窗；mcf，颅中窝；gpn，岩浅大神经；ca，颈内动脉；pr，鼓岬；sph，球囊隐窝；psc，后半规管

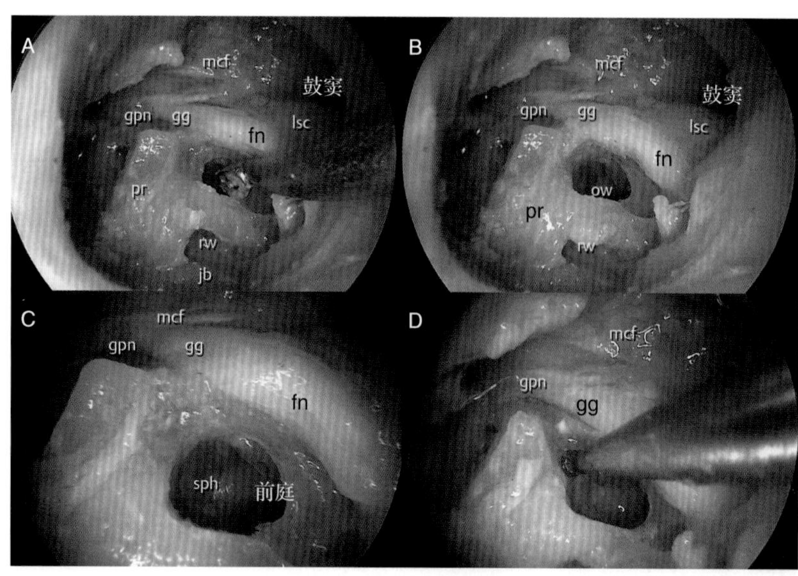

图 18.40 内镜解剖 5。左耳。全耳内镜下经耳道的经前庭入路。A~C. 扩大开放前庭，以便显露球囊隐窝。D. 金刚钻去除前庭正前方区域的鼓岬，以定位耳蜗第二转。fn，面神经；lsc，外半规管；rw，圆窗；ow，卵圆窗；mcf，颅中窝；gpn，岩浅大神经；pr，鼓岬；sph，球囊隐窝；gg，膝状神经节

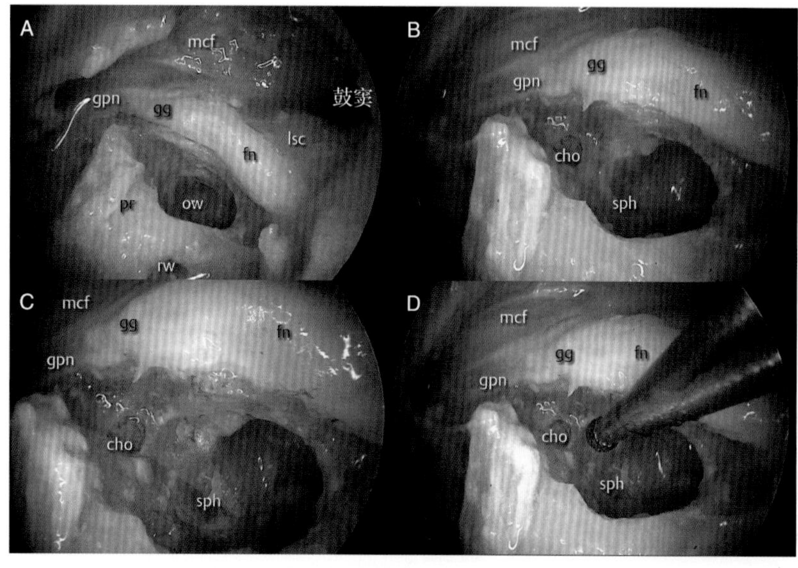

图 18.41 内镜解剖 5。左耳。全耳内镜下经耳道的经前庭入路。A，B. 用金刚钻进一步去除鼓岬骨质直到显露耳蜗第二转。C，D. 膝状神经节、耳蜗第二转前方（三角形的底）和球囊隐窝后方（三角形的顶点）之间的解剖三角是迷路段面神经走行的解剖标志（见 C 中黄色三角区）。fn，面神经；lsc，外半规管；rw，圆窗；ow，卵圆窗；mcf，颅中窝；gpn，岩浅大神经；pr，鼓岬；sph；球囊隐窝；gg，膝状神经节；cho，耳蜗

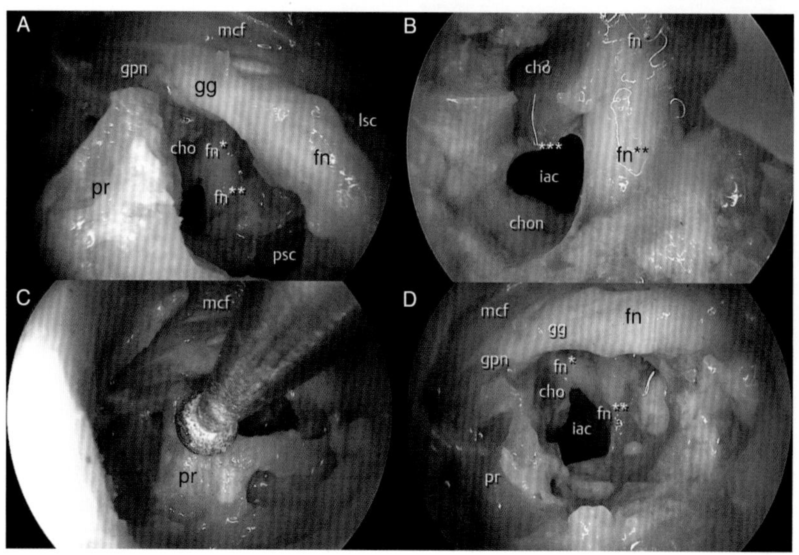

图 18.42 内镜解剖 5。左耳。全耳内镜下经耳道的经前庭入路。A，B. 去除膝状神经节、耳蜗第二转与球囊隐窝之间前庭内侧壁骨质后，我们能够进入内耳道底，看见迷路段和内耳道段面神经。C，D. 当内镜下可见完整的迷路段和内耳道段面神经时，可以去掉更多的鼓岬骨质以便进一步扩大内耳道。fn，面神经；fn*，迷路段面神经；fn**，内耳道段面神经；lsc，外半规管；mcf，颅中窝；gpn，岩浅大神经；pr，鼓岬；gg，膝状神经节；cho，耳蜗；psc，后半规管；chon，耳蜗神经；iac，内耳道；***，横嵴；iac，内耳道

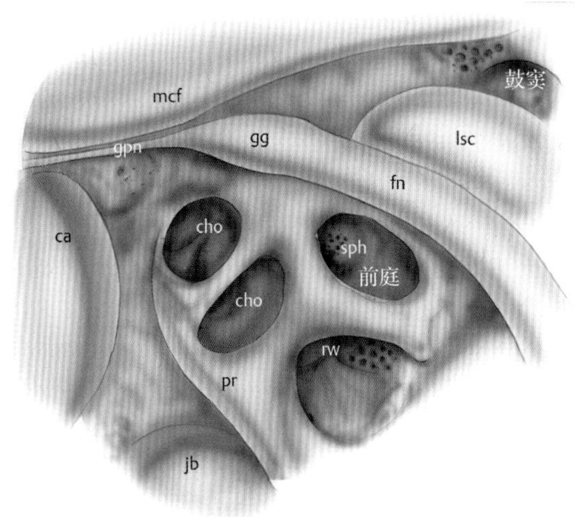

图 18.43　左耳。全耳内镜下经耳道的经前庭入路到达内耳道底。移除镫骨，显露出前庭后壁；磨除鼓岬，显露耳蜗的底转、第二转和顶转。扩大卵圆窗，显露前庭内侧壁前下方的球囊隐窝（球囊位于此处）。fn，面神经；lsc，外半规管；pr，鼓岬；gg，膝状神经节；gpn，岩浅大神经；mcf，颅中窝；cho，耳蜗；rw，圆窗；ca，颈内动脉；jb，颈静脉球；sph，球囊隐窝

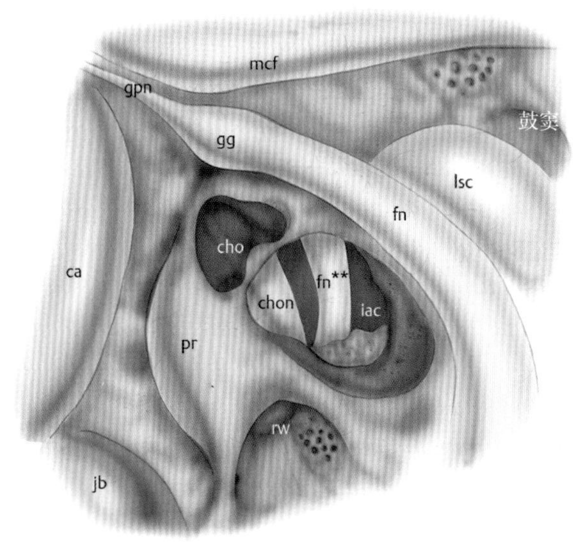

图 18.44　左耳。全耳内镜下经耳道的经前庭入路到达内耳道底。打开前庭的内侧壁，去除球囊隐窝后，进入内耳道底，确认内耳道段面神经，开放部分耳蜗基底转至前庭。这种方法可在内耳道底看到内耳道段面神经和耳蜗神经。保留膝状神经节和耳蜗第二转之间骨质（迷路段面神经被这些骨组织覆盖）。fn，面神经；fn**，内耳道段面神经；lsc，外半规管；pr，鼓岬；gg，膝状神经节；gpn，岩浅大神经；mcf，颅中窝；cho，耳蜗；chon，耳蜗神经；iac，内耳道；rw，圆窗；ca，颈内动脉；jb，颈静脉球

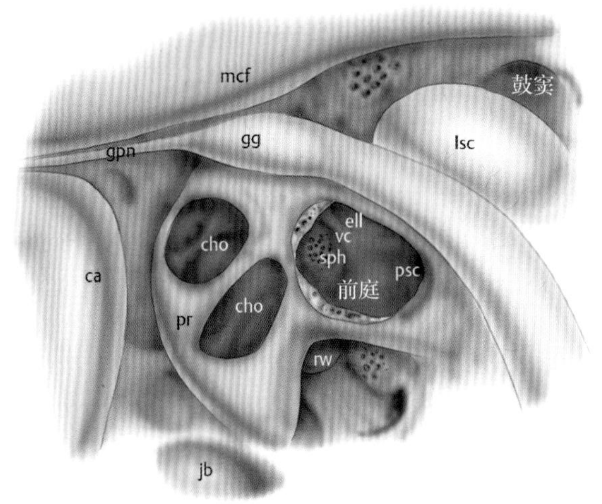

图 18.45　左耳。全耳内镜下经耳道的经前庭入路到达迷路段面神经。扩大卵圆窗，以便直观的显露前庭内侧壁；显露球囊隐窝。磨除鼓岬从而显露耳蜗各转。lsc，外半规管；pr，鼓岬；gg，膝状神经节；gpn，岩浅大神经；mcf，颅中窝；cho，耳蜗；rw，圆窗；ca，颈内动脉；jb，颈静脉球；sph，球囊隐窝；psc，后半规管；vc，前庭嵴；ell，椭圆囊隐窝

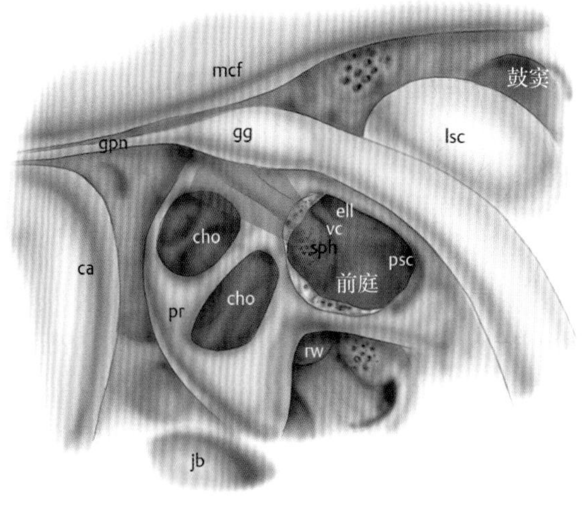

图 18.46　左耳。全耳内镜下经耳道的经前庭入路到达迷路段面神经。膝状神经节、耳蜗的第二转、与球囊隐窝（作为顶点）之间解剖三角（橙色三角形）是迷路段面神经所在的位置。lsc，外半规管；pr，鼓岬；gg，膝状神经节；gpn，岩浅大神经；mcf，颅中窝；cho，耳蜗；rw，圆窗；ca，颈内动脉；jb，颈静脉球；sph，球囊隐窝；psc，后半规管；vc，前庭嵴；ell，椭圆囊隐窝

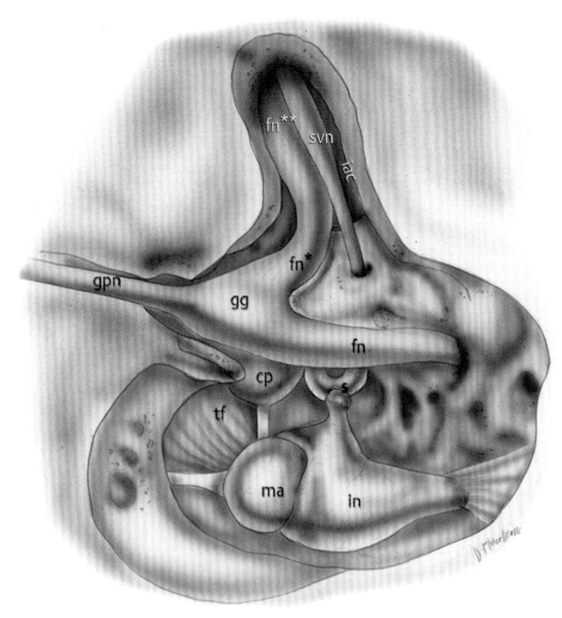

图 18.47　左耳。图示从上方视角看内耳道及鼓室。注意从膝状神经节至内耳道的迷路段面神经的走向。这段面神经从上向下、从前向内倾斜。当面神经进入内耳道时，变得更规则的从前向后并略微向水平倾斜。fn，面神经；fn*，迷路段面神经；fn**，内耳道段面神经；gg，膝状神经节；gpn，岩浅大神经；svn，前庭上神经；iac，内耳道；ma，锤骨；in，砧骨；s，镫骨；tf，鼓膜张肌皱襞；cp，匙突

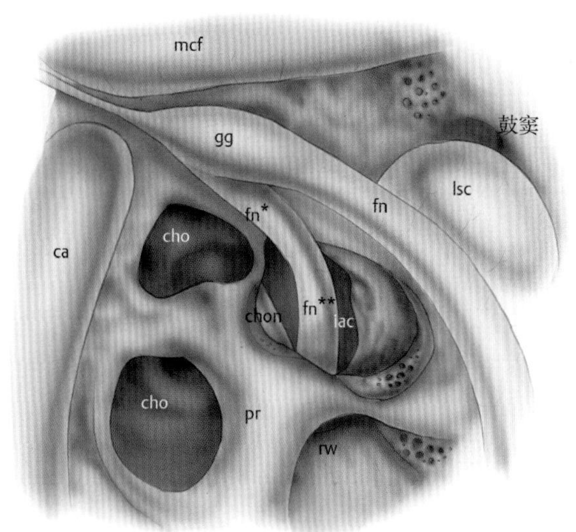

图 18.49　左耳。耳内镜下经耳道的经前庭入路到达迷路段面神经，延伸至内耳道底。开放前庭后壁并切开内耳道处硬脑膜，显露内耳道底、内耳道段面神经和耳蜗神经。这种方法可以处理内耳道（IAC）和大部分迷路段面神经区域。lsc，外半规管；pr，鼓岬；gg，膝状神经节；mcf，颅中窝；cho，耳蜗；chon，耳蜗神经；rw，圆窗；ca，颈内动脉；fn，面神经；fn*，迷路段面神经；fn**，内耳道段面神经；iac，内耳道

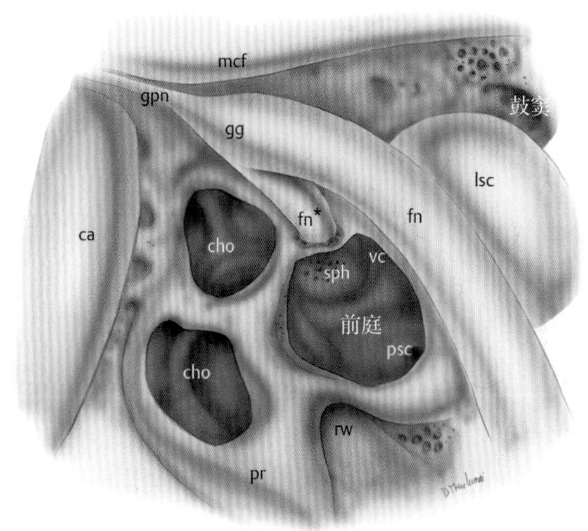

图 18.48　左耳。全耳内镜下经耳道的经前庭入路到达迷路段面神经。去除耳蜗和膝状神经节之间的骨质，显露迷路段面神经，它刚好走行在耳蜗第二转上方。前庭后壁被保留了下来，暴露球囊隐窝。这些解剖结构是内耳道（IAC）段面神经的重要解剖标志。lsc，外半规管；pr，鼓岬；gg，膝状神经节；gpn，岩浅大神经；mcf，颅中窝；cho，耳蜗；rw，圆窗；ca，颈内动脉；sph，球囊隐窝；psc，后半规管；vc，前庭嵴；fn，面神经；fn*，迷路段面神经

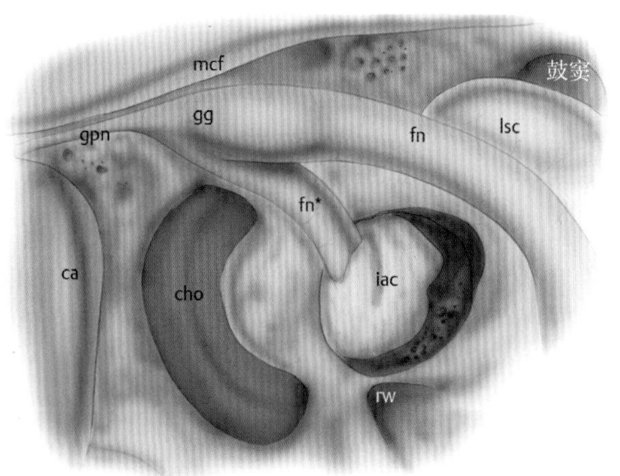

图 18.50　左耳。全耳内镜下经耳道的经前庭入路到达迷路段面神经。去除耳蜗和膝状神经节之间的骨质，显露迷路段面神经。去除前庭后壁，保留内耳道处硬脑膜。lsc，外半规管；fn，面神经；fn*，迷路段面神经；gg，膝状神经节；gpn，岩浅大神经；mcf，颅中窝；cho，耳蜗；rw，圆窗；ca，颈内动脉；iac，内耳道

· 局限于内耳道底的听神经瘤，有临床症状并有不断进展趋势

在定位迷路段面神经时，可通过耳蜗第二转、膝状神经节和前庭三个结构构成的解剖三角来定位（图 18.45，图 18.46）。

手术步骤

见病例 1 所有图片（图 18.51~18.66）。

1. 整体切除耳道鼓膜瓣。金刚钻扩大骨性外耳道。取出砧骨及锤骨。切除镫骨足板，显露前庭内侧壁。

2. 去除前庭前方及膝状神经节下方的鼓岬，即可识别耳蜗第二转，此为定位迷路段面神经的重要解剖标志（迷路段面神经位于耳蜗第二转上方，从膝状神经节由外而内走行，到达内耳道底；图 18.48）。

3. 扩大卵圆窗开口，显露球囊隐窝。球囊隐窝为另一重要解剖标志，其向内投影于内耳道段面神经（图 18.48）。

4. 必要时，使用超声骨刀去除由耳蜗前下、膝状神经节前上、前庭后下（球囊隐窝）围成解剖三角的骨质。这一步操作需特别仔细，经过此处的面神经较脆弱，骨管较厚。通常，病变组织侵犯面神经周围导致此处骨质变薄。

5. 如果硬膜外肿瘤未累及内耳道底，解剖神经

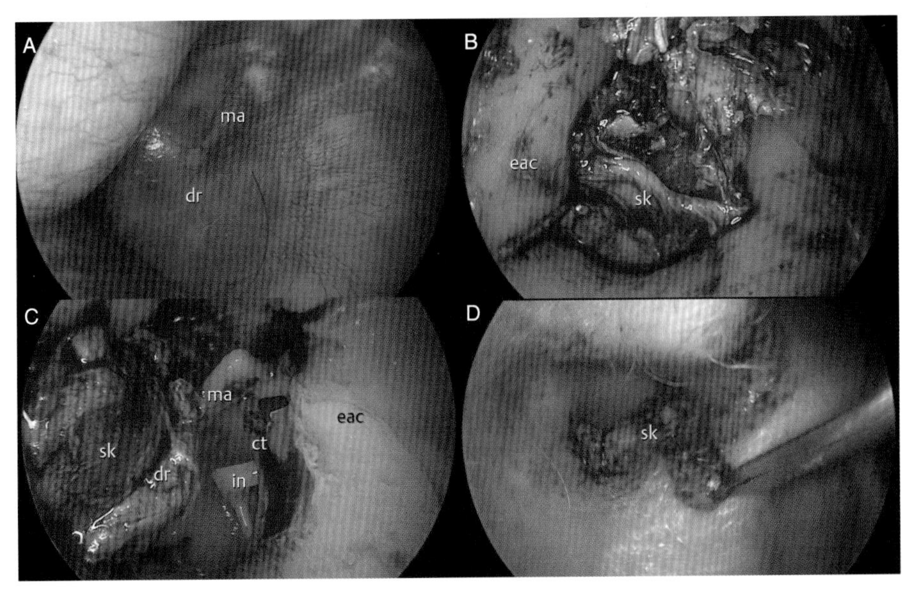

图 18.51　病例 1。全耳内镜下经耳道的经耳蜗入路。左耳。A~B. 外耳道皮瓣行环形切口，分离外耳道皮筒和鼓膜。从锤骨上分离鼓膜（C）。皮肤被保存（D）。dr，鼓膜；ma，锤骨；eac，外耳道；sk，皮肤；ct，鼓索；in，砧骨

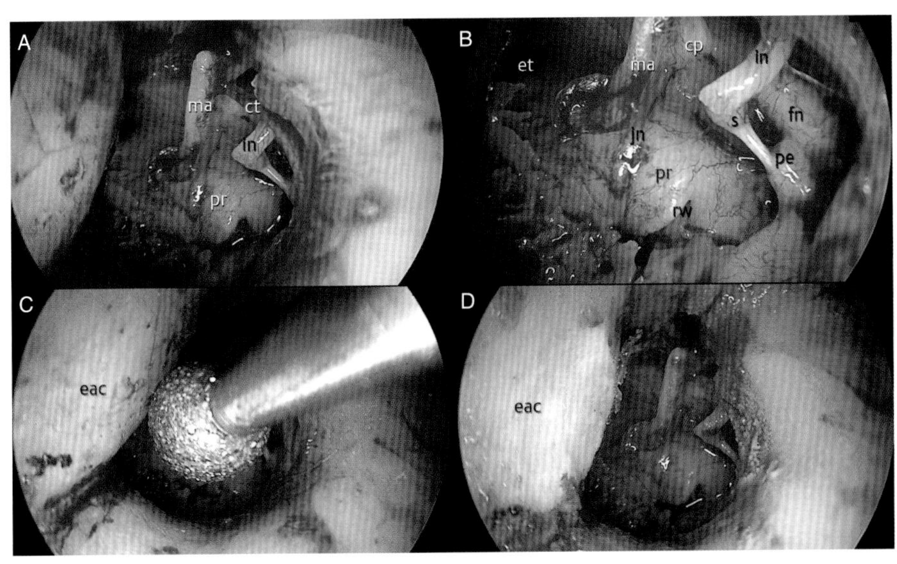

图 18.52　病例 1。全耳内镜下经耳道的经耳蜗入路。左耳。A~B. 去除鼓膜和皮瓣后，内镜下可观察鼓室内侧壁。C，D. 用金刚钻去除外耳道各壁突出的骨组织。ma，锤骨；ct，鼓索；eac，外耳道；in，砧骨；et，咽鼓管；pr，鼓岬；cp，匙突；fn，面神经；s，镫骨；pe，锥隆起

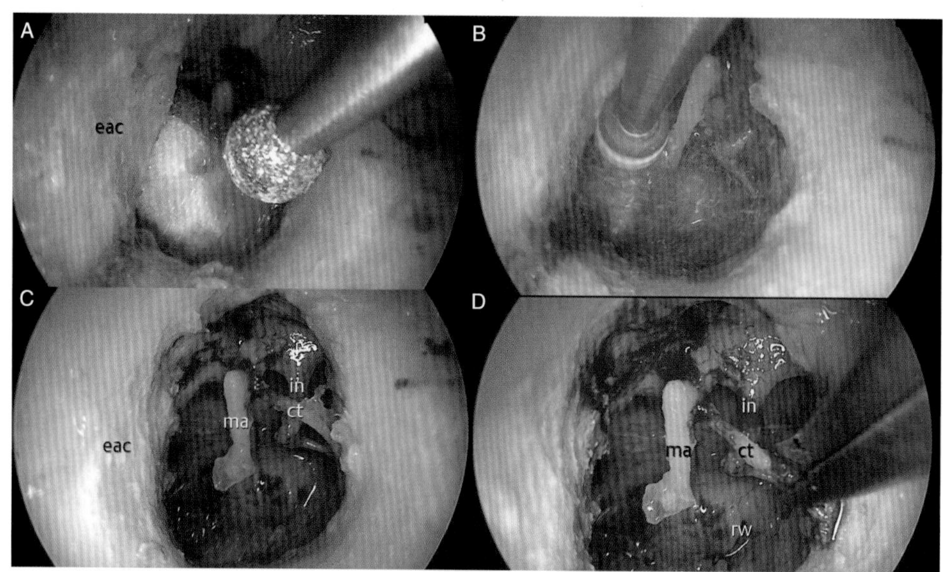

图 18.53　病例 1。全耳内镜下经耳道的经耳蜗入路。左耳。A~C. 用金刚钻进一步扩大外耳道。以便直观显露鼓室内侧壁。D. 切除鼓索。eac，外耳道；ma，锤骨；in，砧骨；ct，鼓索；rw，圆窗

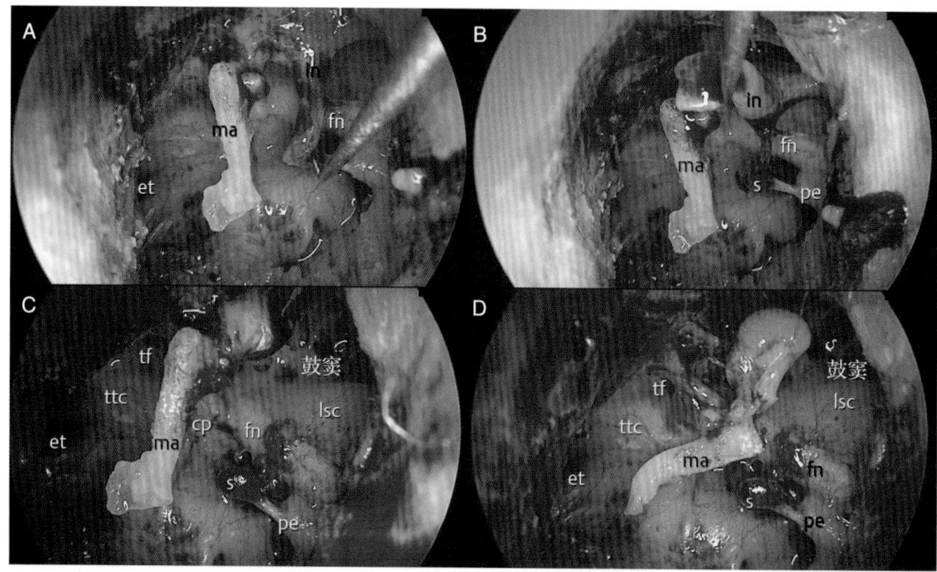

图 18.54　病例 1。左耳。全耳内镜下经耳道的耳蜗入路。A，B. 去除砧骨。C，D. 从锤骨韧带中分离锤骨。ma，锤骨；in，砧骨；et，咽鼓管；cp，匙突；fn，面神经；s，镫骨；pe，锥隆起；lsc，外半规管；tf，鼓膜张肌皱襞；ttc，鼓膜张肌管

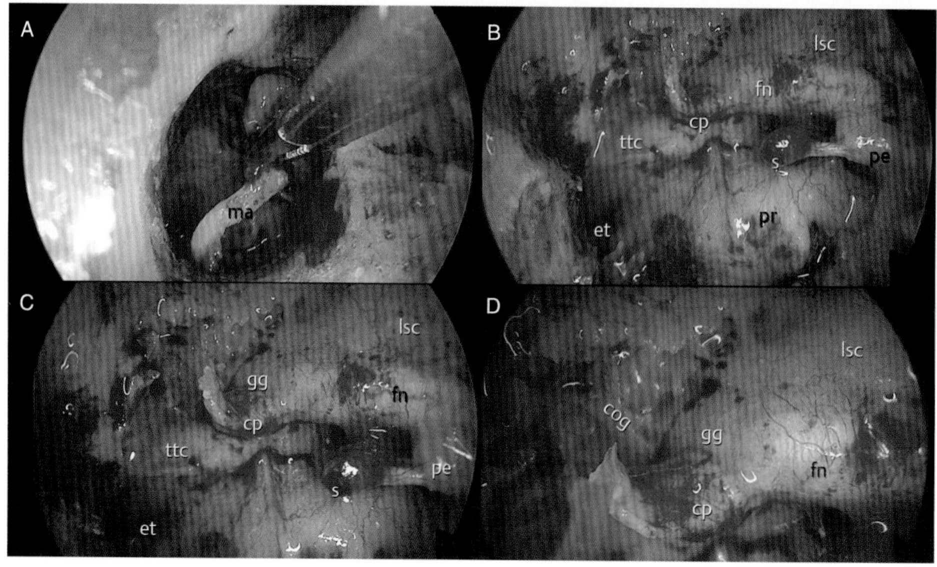

图 18.55　病例 1。左耳。全耳内镜下经耳道的经耳蜗入路。A. 去除锤骨。B，C. 去除听小骨后内镜下的鼓室内侧壁。注意鼓室段面神经与匙突的解剖关系。D. 内镜下放大的跨过匙突的膝状神经节。横嵴（上鼓室前骨板）所示是膝状神经节位置。ma，锤骨；et，咽鼓管；cp，匙突；fn，面神经；s，镫骨；pe，锥隆起；lsc，外半规管；ttc，鼓膜张肌管；gg，膝状神经节；pr，鼓岬

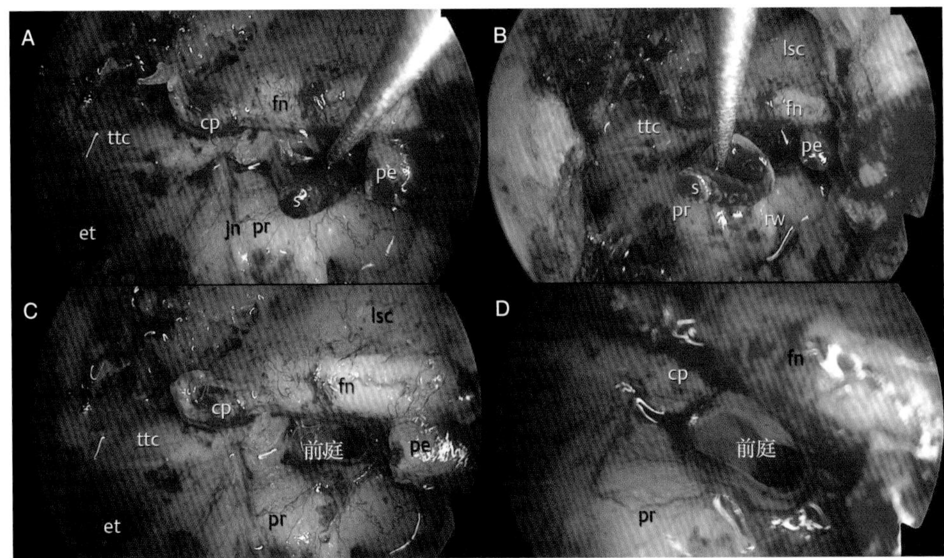

图 18.56　病例 1。左耳。全耳内镜下经耳道的经耳蜗入路。A，B. 去除镫骨，以显露前庭。C，D. 内镜下前庭内侧壁。et，咽鼓管；cp，匙突；fn，面神经；s，镫骨；pe，锥隆起；lsc，外半规管；ttc，鼓膜张肌管；pr，鼓岬

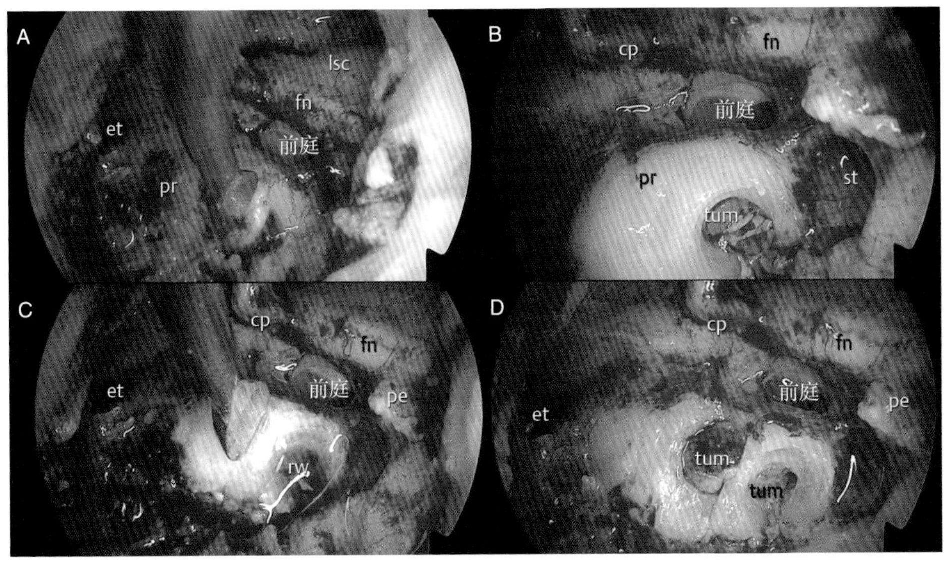

图 18.57　病例 1。左耳。全耳内镜下经耳道的经耳蜗入路。A~D. 用超声骨刀去除鼓岬骨质，直到打开耳蜗底转。可见耳蜗神经鞘瘤（tum）在耳蜗底转并侵及圆窗（D）。et，咽鼓管；cp，匙突；fn，面神经；pe，锥隆起；lsc，外半规管；pr，鼓岬；rw，圆窗；tum，肿瘤（听神经鞘瘤）；st，鼓室窦

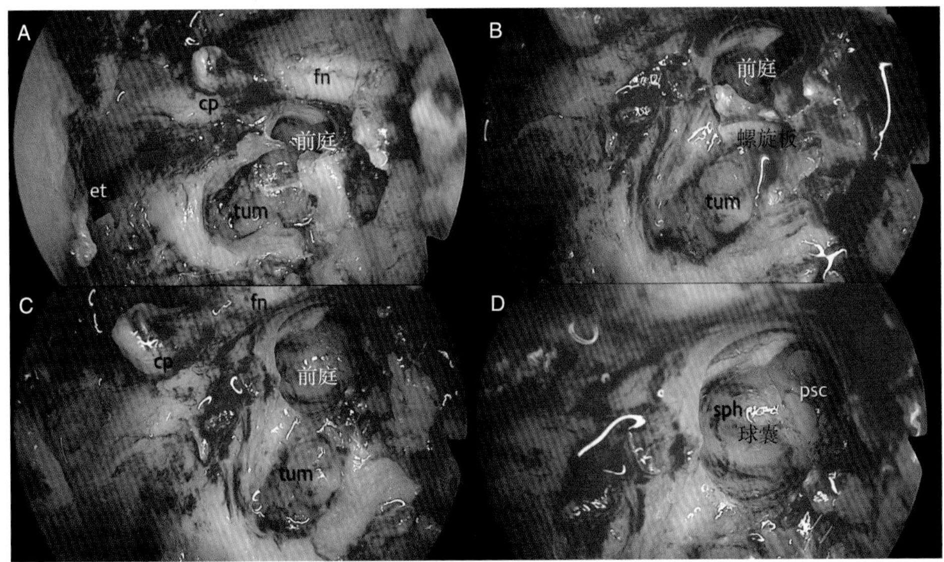

图 18.58　病例 1。左耳。全耳内镜下经耳道的经耳蜗入路。A. 进一步去除鼓岬骨质，开放前庭并进入耳蜗底转。B，C. 肿瘤（tum）侵占了整个耳蜗底转至前庭底，骨螺旋板在此处分隔了前庭腔与耳蜗。D. 内镜下放大的前庭内侧壁；可观察球囊隐窝和显露后半规管。et，咽鼓管；cp，匙突；fn，面神经；tum，肿瘤（耳蜗神经鞘膜瘤）；sph，球囊隐窝；psc，后半规管；S. lamina，薄板、螺旋板

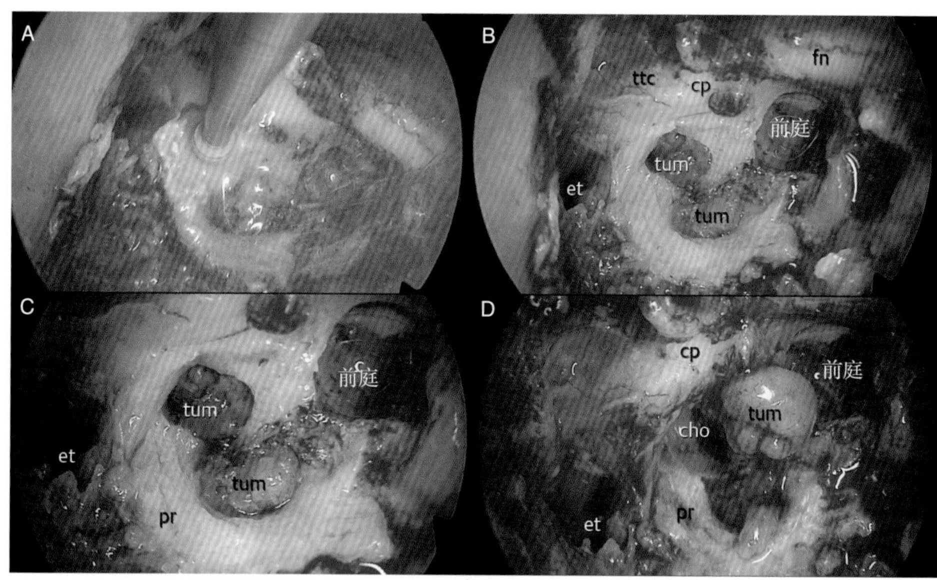

图 18.59　病例 1。左耳。全耳内镜下经耳道的经耳蜗入路。A. 用金刚钻开放耳蜗第二转至蜗尖。B，C. 耳蜗神经鞘瘤已侵犯到耳蜗第二转和蜗尖。D. 用带角度器械去除耳蜗第二转局部肿瘤。et，咽鼓管；cp，匙突；fn，面神经；tum，肿瘤（耳蜗神经鞘瘤）；cho，耳蜗；pr，鼓岬；ttc，鼓膜张肌管

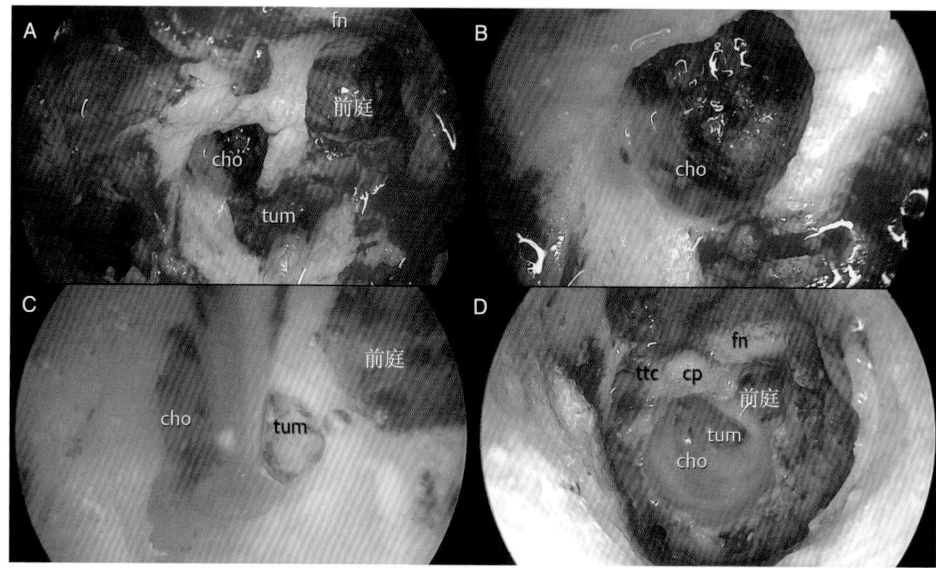

图 18.60　病例 1。左耳。全耳内镜下经耳道的经耳蜗入路。A. 逐步打开耳蜗顶转，清除内部的肿瘤。B. 内镜放大下蜗孔和耳蜗螺旋板。C，D. 用超声骨刀去除整个耳蜗骨壁。显露内耳道底最后部分的肿瘤。fn，面神经；cho，耳蜗；tum，肿瘤；cp，匙突；ttc，鼓膜张肌管

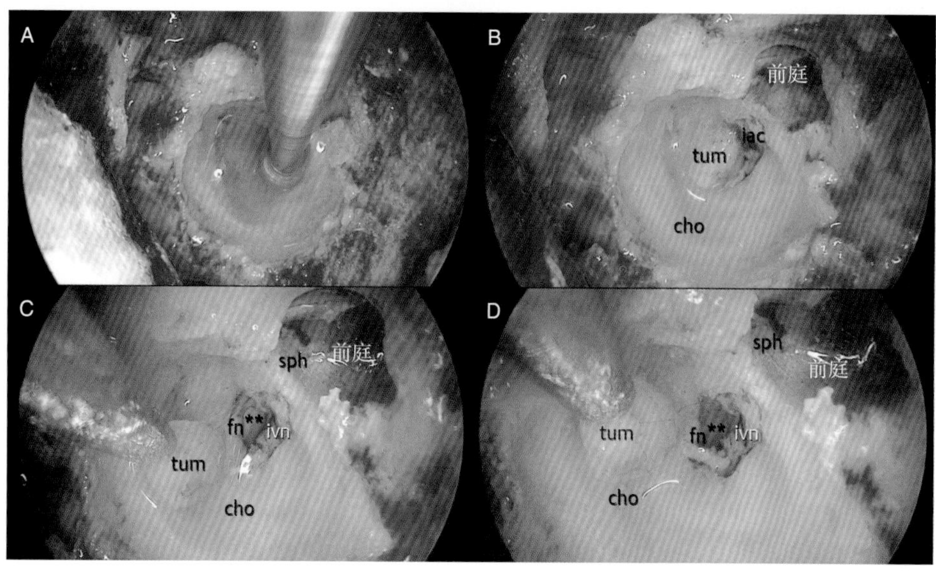

图 18.61　病例 1。左耳。全耳内镜下经耳道的经耳蜗入路。A，B. 扩大内耳道与鼓室之间的通道以切除肿瘤。C，D. 切除肿瘤后，显露内耳道及内耳道段面神经。神经也可以显露，下方内侧的球囊隐窝与其神经纤维连接。fn**，内耳道段面神经；iac，内耳道；tum，肿瘤；sph，球囊隐窝；ivn，前庭下神经；cho，耳蜗

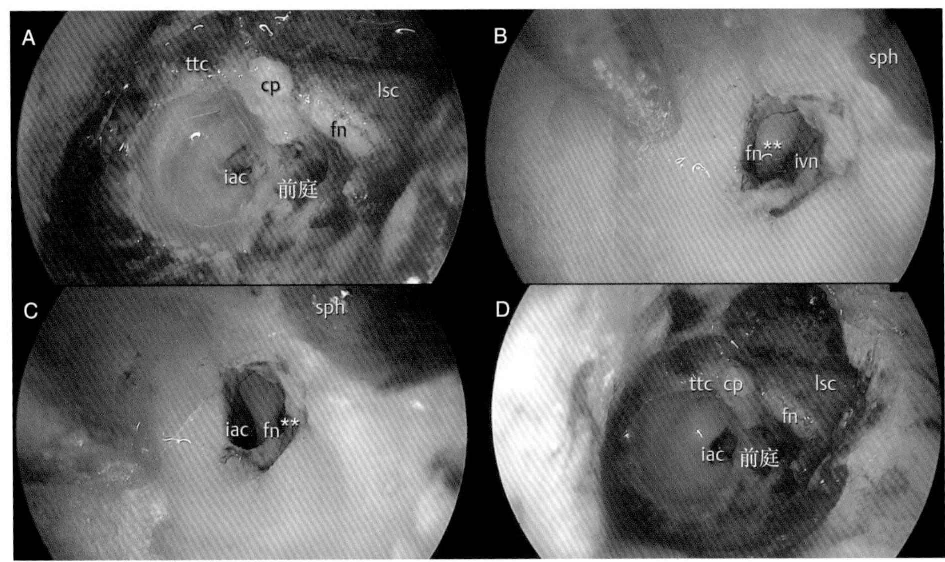

图 18.62　病例 1。左耳。全耳内镜下经耳道的经耳蜗入路。切除肿瘤后的术腔；内镜下探查内耳道底。fn**，内耳道段面神经；iac，内耳道；sph，球囊隐窝；ivn，前庭下神经；fn，面神经；cp，匙突；lsc，外半规管；ttc，鼓膜张肌管

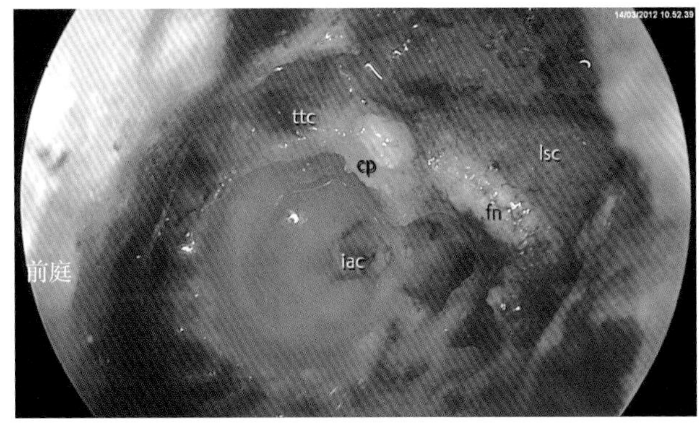

图 18.63　病例 1。左耳。全耳内镜下经耳道的经耳蜗入路。最后的术腔：显露内耳道，保留完整的前庭内侧壁。iac，内耳道；fn，面神经；cp，匙突；lsc，外半规管；ttc，鼓膜张肌管

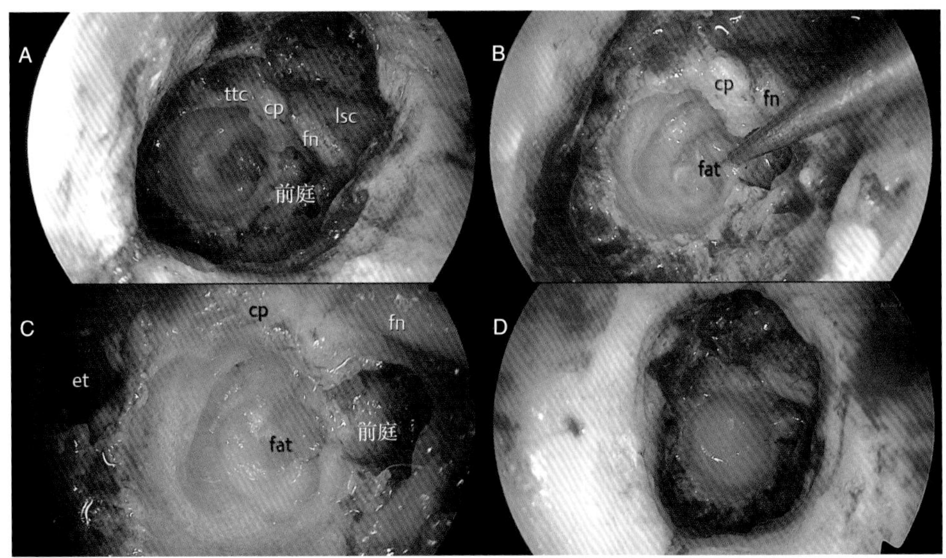

图 18.64　病例 1。A~C. 填塞一块脂肪在内耳道和鼓室之间的通道来防止脑脊液漏。D. 注入纤维蛋白胶覆盖在脂肪组织上。fn，面神经；cp，匙突；lsc，外半规管；ttc，鼓膜张肌管

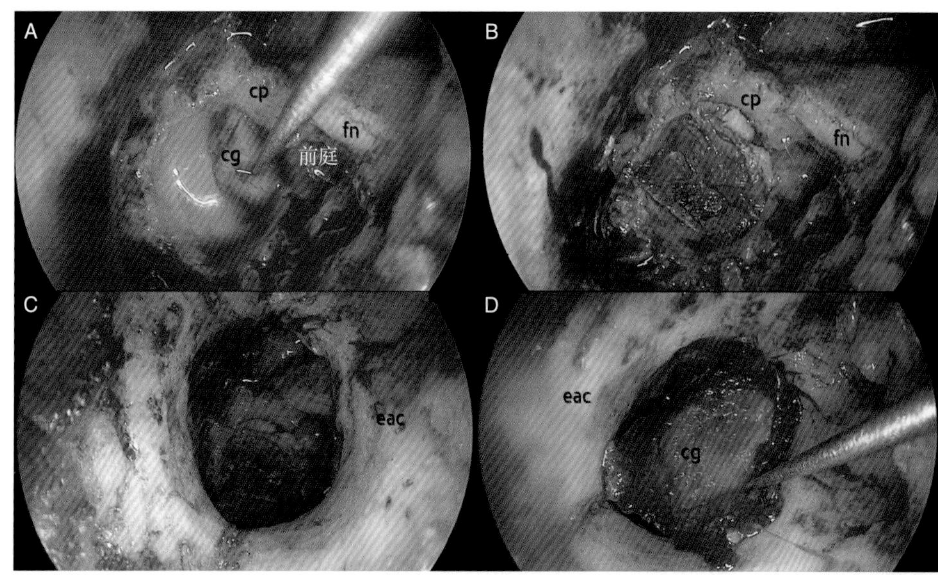

图 18.65 病例 1。左耳。全耳内镜下经耳道的经耳蜗入路。A~C. 鼓岬的空腔用软骨移植物充填。D. 软骨移植物放置在外耳道重建鼓膜。cg，软骨移植物；fg，筋膜移植物；cp，匙突；fn，面神经；eac，外耳道

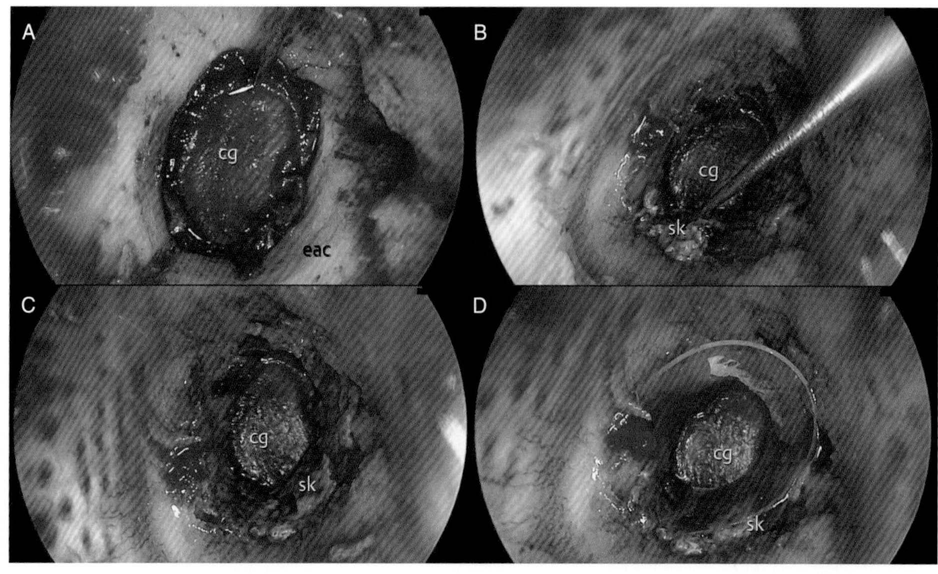

图 18.66 病例 1。左耳。全耳内镜下经耳道的经耳蜗入路。A. 用耳屏软骨膜重建的完整鼓膜。B，C. 外耳道皮瓣复位，覆盖显露的外耳道骨壁。D. 硅胶片放于外耳道以固定移植物。cg，软骨移植物；sk，皮瓣；eac，外耳道

直至进入内耳道，勿损伤硬脑，切除病变后形成了一个连接内耳道底的通道。

6. 此时，可以显露鼓室段和迷路段面神经、膝状神经节及岩浅大神经。

7. 清除病变。去除耳蜗骨的范围取决于向耳蜗和（或）岩尖侵犯的病变范围。这种入路和手术方法，几乎可以对岩尖的所有解剖部位进行干预，也可以对水平段颈内动脉的大部分进行解剖。

8. 最后，使用哑铃状的脂肪垫填充术中开放的内耳道底潜在通道。

如果病变（小前庭神经鞘膜瘤，耳蜗神经鞘膜瘤）累及内耳道底，手术步骤如内镜解剖 6 所示。

1. 切除镫骨足板，确认前庭、前庭水管开口、球囊隐窝（图 18.67）。

2. 从鼓岬开始，向上磨除耳蜗基底转、第二转及顶转，在前庭前下方形成宽敞的术腔（图 18.68，图 18.69）。

3. 开放前庭并去除前庭与耳蜗之间骨螺旋板后形成一个独特的术腔。保留球囊隐窝，以作为判断内耳道的解剖标志（图 18.69）。

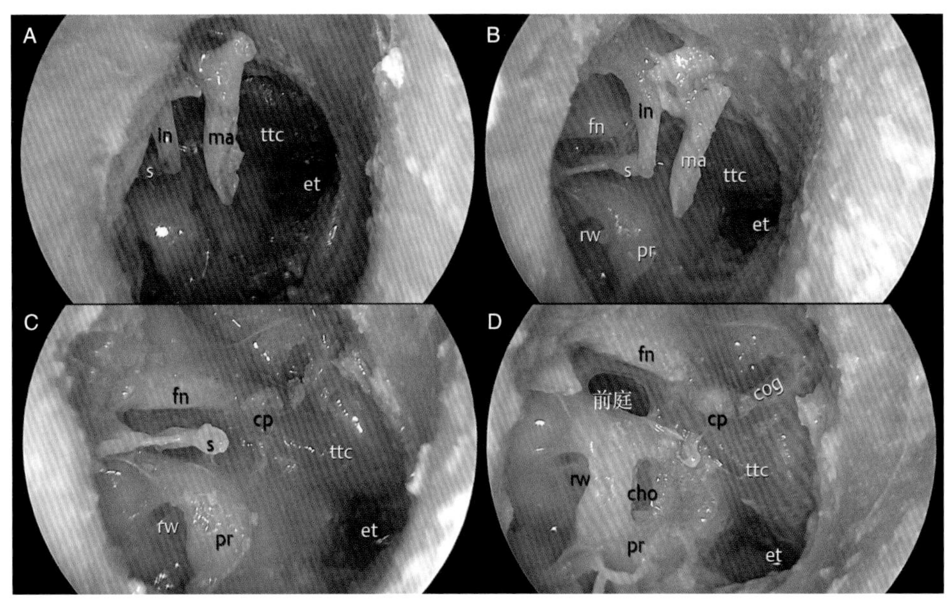

图 18.67　内镜解剖 6。全耳内镜下经耳道的经耳蜗入路。右耳。A. 去除耳道鼓膜瓣。B. 金刚钻扩大骨性。C. 移除砧骨、锤骨。D. 去除镫骨显露前庭内侧壁周边。ma，锤骨；in，砧骨；s，镫骨；et，咽鼓管；ttc，鼓膜张肌管；pr，鼓岬；cp，匙突；fn，面神经；cho，耳蜗；rw，圆窗

4. 进一步开放耳蜗，在蜗神经进入耳蜗处确认蜗神经，在面神经下方近内耳道底处开放内耳道。（图 18.70~18.72）。

这种入路可以清除未累及面神经的内耳道底病变。因此适用于累及内耳道底但仅在面神经下方的蜗神经病变。

病变范围更广时，可经耳蜗入路扩大至前庭，通过磨除球囊隐窝及部分球囊内侧壁，能够更充分暴露内耳道底。这种方法可适用于某些特殊病例。

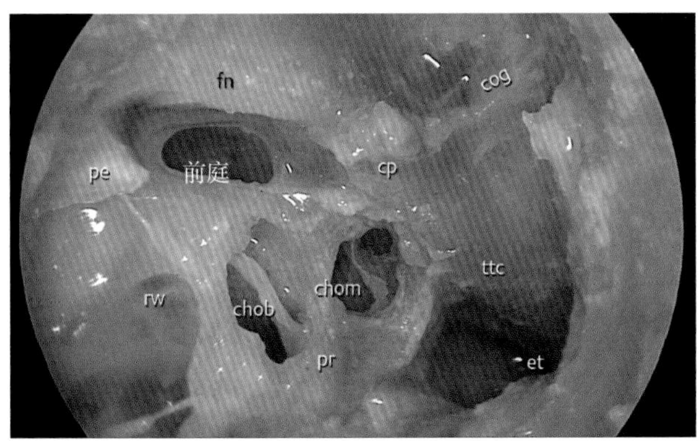

图 18.68　内镜解剖 6。耳内镜下经耳道的经耳蜗入路。右耳。金刚钻去除鼓岬骨组织以显露耳蜗底转、第二转和顶转。显露前庭和耳蜗的解剖关系。et，咽鼓管；pr，鼓岬；cp，匙突；fn，面神经；chob，耳蜗底转；chom，耳蜗的第二转；rw，圆窗；ttc，鼓膜张肌管；pe，锥隆起；cog，齿突

以上介绍的经前庭 / 经耳蜗入路，一旦出现硬脑膜破损，可采用腹部游离脂肪垫及生物蛋白胶进行充填 [见临床病例 1 （图 18.64）]。用软骨碎片修复鼓岬，用耳屏软骨进行鼓室成形术 [见临床病例 1（图 18.65，图 18.66）]。如果鼓室腔与内耳道广泛相通，才考虑封闭咽鼓管和外耳道。

如病变仅局限于岩尖部，伴 / 不伴累及颈内动脉，伴有听力损失，也推荐经耳蜗入路。这种情况，也需去除听骨链，显露前庭及鼓室段面神经。切除鼓膜张肌，扩大去除鼓岬，显露耳蜗各转。临近咽鼓管咽口，可以使用内镜直视下观察垂直段颈内动脉（图 18.73）。仅在特殊病例中须显露迷路段面神经（图 18.74）。在手术中需要谨慎操作，避免鼓室腔与内耳道底相通。

以这种方式显露所有解剖标志是安全的方法。通过去除颈内动脉、前庭及面神经（迷路段）的骨组织，到达岩尖部（图 18.75）。

根据病变程度，也可以扩大去除颈内动脉岩尖部内侧 [见内镜解剖 8（图 18.76）]。手术结束时使用游离脂肪充填鼓室腔，软骨移植材料重建鼓膜缺损。

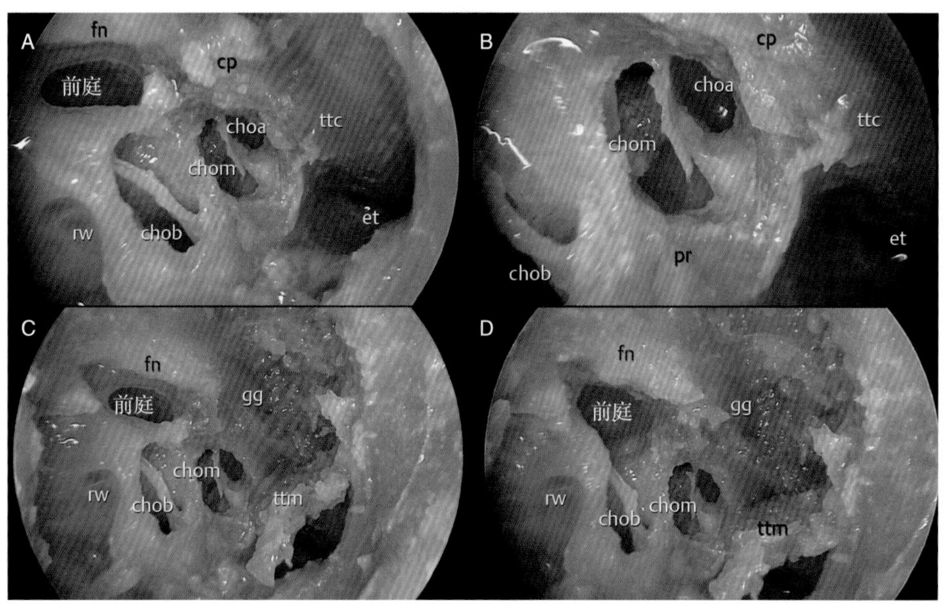

图 18.69 内镜解剖 6。耳内镜下经耳道的经耳蜗入路。右耳。内镜下放大的耳蜗各转。A，B. 识别耳蜗的第二转和顶转是至关重要的，它是寻找迷路段面神经解剖标志。从膝状神经节至内耳道部分迷路段面神经刚好行走在耳蜗第二转上。C. 向前移位鼓膜张肌以显露膝状神经节。D. 开放耳蜗底转进入前庭。et，咽鼓管；pr，鼓岬；cp，匙突；fn，面神经；chob，耳蜗的基底；chom，耳蜗的第二转；choa，蜗尖；rw，圆窗；ttc，鼓膜张肌管；gg，膝状神经节；ttm，鼓膜张肌

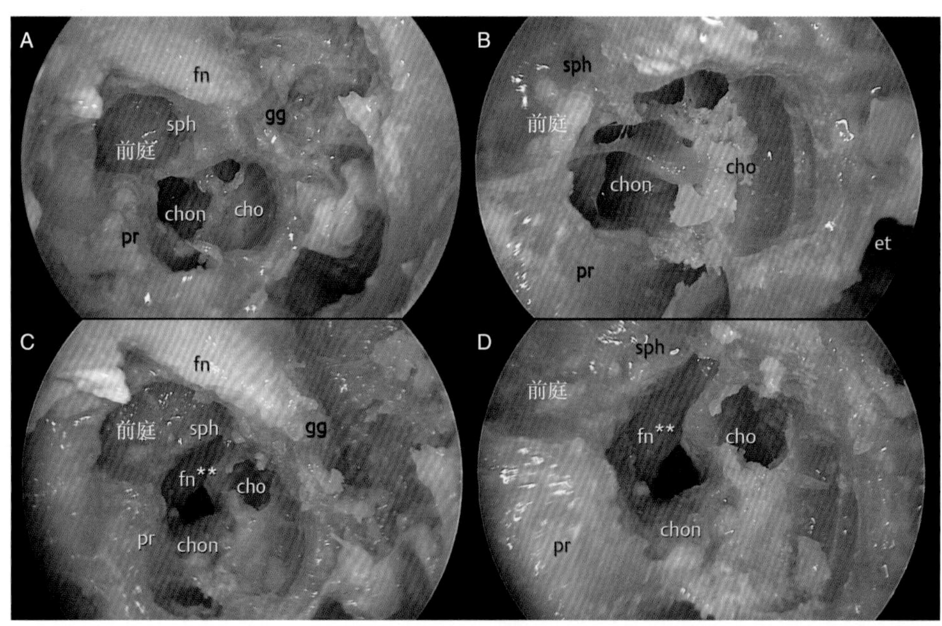

图 18.70 内镜解剖 6。耳内镜下经耳道的经耳蜗入路。右耳。保留前庭内侧壁：去除耳蜗底转，直至打开并可见螺旋神经孔束。这个步骤利于内耳道底部下半部分开放，显露耳蜗神经（A，B）。去除靠近球囊隐窝下方的骨质以显露面神经。内耳道段面神经向内走行，刚好位于球囊隐窝前缘和耳蜗第二转上缘（C，D）。et，咽鼓管；pr，鼓岬；fn，面神经；cho，耳蜗；chon，耳蜗神经；gg，膝状神经节；fn**，内耳道段面神经；sph，球囊隐窝

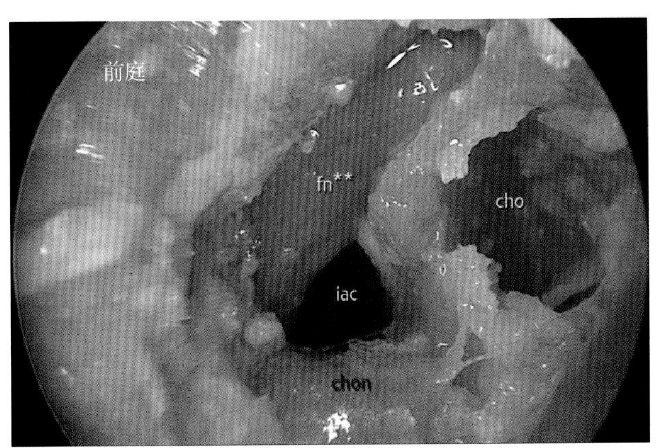

图 18.71　内镜解剖 6。耳内镜下经耳道的经耳蜗入路。右耳。内镜下放大的内耳道底。fn**，内耳道段面神经；cho，耳蜗；chon，耳蜗神经；iac，内耳道

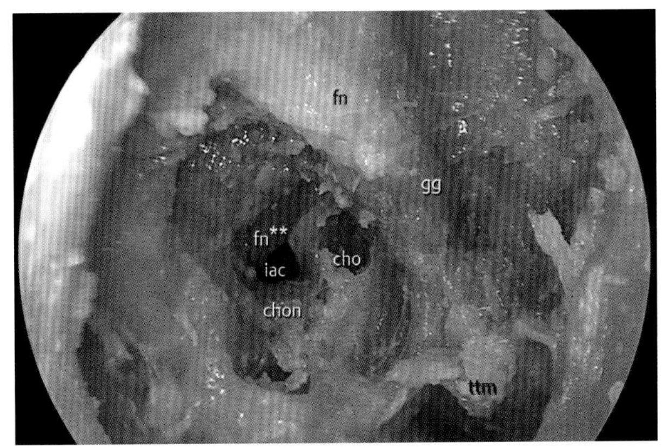

图 18.72　内镜解剖 6。耳内镜下经耳道的经耳蜗入路。右耳。最后的术腔：内耳道开放，内耳道（IAC）段面神经显露。cho，耳蜗；chon，耳蜗神经；fn，面神经；fn**，内耳道段面神经；iac，内耳道；gg，膝状神经节；ttm，鼓膜张肌

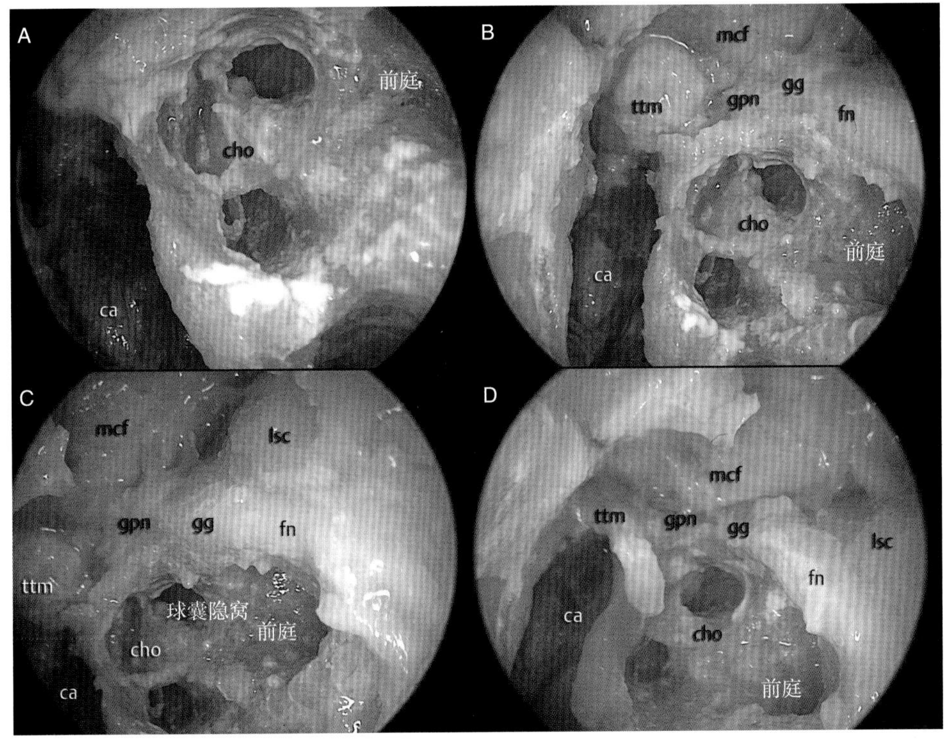

图 18.73　内镜解剖 7。左耳。耳内镜下经耳道的经耳蜗入路。内镜下颞骨解剖。A，B. 耳蜗各转、颈内动脉（垂直段）和面神经的解剖关系。C，D. 颅中窝硬脑膜邻近从后向前渐下行的岩浅大神经。cho，耳蜗；ca，颈内动脉；fn，面神经；gpn，岩浅大神经；mcf，颅中窝；ttm，鼓膜张肌；gg，膝状神经节；lsc，外半规管

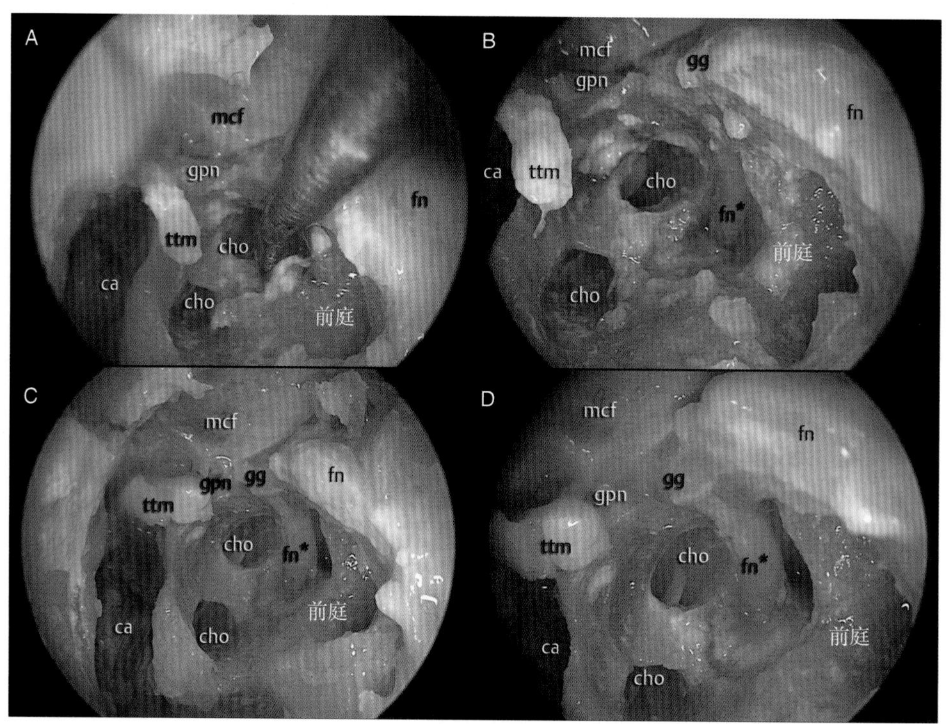

图 18.74 左耳。内镜解剖 7。耳内镜下经耳道的经耳蜗入路。内镜下颞骨解剖。A，B. 用小刮匙去除位于耳蜗顶转及第二转的骨质，以显露迷路段面神经。C，D. 可见膝状神经节到内耳道底的迷路段面神经；保留了内耳道的硬脑膜。fn，面神经；cho，耳蜗；gpn，岩浅大神经；mcf，颅中窝；ttm，鼓膜张肌；ca，颈内动脉；gg，膝状神经节；fn*，迷路段面神经

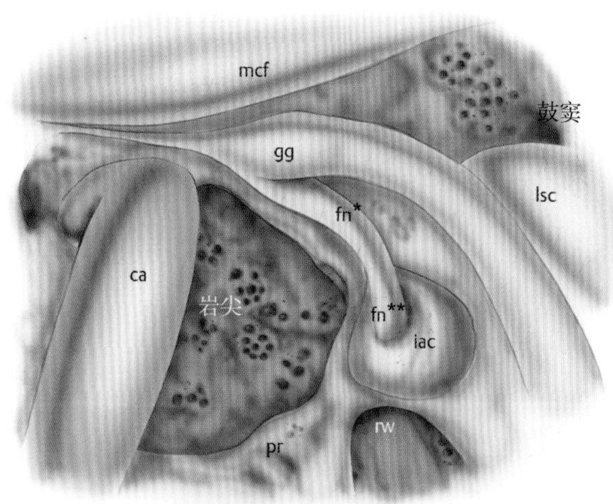

图 18.75 左耳。全耳内镜下经耳道的经耳蜗入路到达岩尖。开放和去除耳蜗，显露岩尖、颈内动脉和迷路段面神经。去除颈内动脉和颞骨内面神经之间骨质进入岩尖部；以岩浅大神经为解剖上界，显露水平段颈内动脉。lsc，外半规管；pr，鼓岬；gg，膝状神经节；mcf，颅中窝；rw，圆窗；ca，颈内动脉；fn*，迷路段面神经；fn**，内耳道段面神经；iac，内耳道

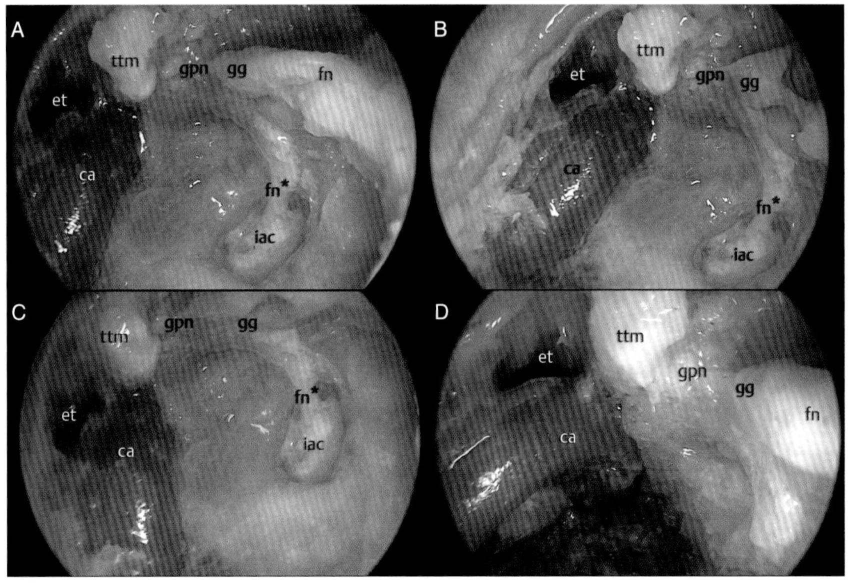

图 18.76　内镜解剖 8。左耳。耳内镜下经耳道的经耳蜗入路。内镜下颞骨解剖。A，B. 可见从膝状神经节至内耳道的完整第一段面神经；还可见垂直段颈内动脉，直到它在近咽鼓管处转入水平段。C，D. 为了到达岩尖，用金刚钻磨开垂直段颈内动脉与面神经之间内侧骨壁（黄色区域）。这个过程中可见水平段颈内动脉。fn，面神经；gpn，岩浅大神经；ttm，鼓膜张肌；gg，膝状神经节；ca，颈内动脉；fn*，迷路段面神经；et，咽鼓管；iac，内耳道

（王博琛　赖彦冰　虞幼军　译；汪照炎　审校）

参考文献

[1] Mattox DE. Endoscopy-assistedsurgery of the petrous apex. Otolaryngol Head Neck Surg, 2004, 130: 229–241

[2] Proctor B. Surgical Anatomyof the Ear and Temporal Bone. New York: Thieme Medical Publishers, 1989

[3] Gacek RR. Surgical landmark for the facial nerve in the epitympanum. Ann Otol Rhinol Laryngol, 1980, 89: 249–250

[4] Papangelou L. Study of the human internal auditory canal. Laryngoscope, 1972, 82: 617–624

[5] Giddings NA, Brackmann DE, Kwartler JA. Transcanal infracochlear approach to the petrous apex. Otolaryngol Head Neck Surg, 1991, 104: 29–36

[6] Leung R, Samy RN, Leach JL, et al. Radiographic anatomy of the infracochlear approach to the petrous apex for computerassisted surgery. Otol Neurotol, 2010, 31: 419–423

[7] Gerek M, Satar B, Yazar F, et al. Transcanal anterior approach for cystic lesions of the petrous apex. Otol Neurotol, 2004, 25: 973–976

[8] Brackmann DE, Toh EH. Surgical management of petrous apex cholesterol granulomas. Otol Neurotol, 2002, 23: 529–533

[9] Profant M, Steno J. Petrous apex cholesteatoma. Acta Otolaryngol, 2000, 120: 164–167

[10] Bottrill ID, Poe DS. Endoscope-assisted ear surgery. Am J Otol, 1995, 16: 158– 163

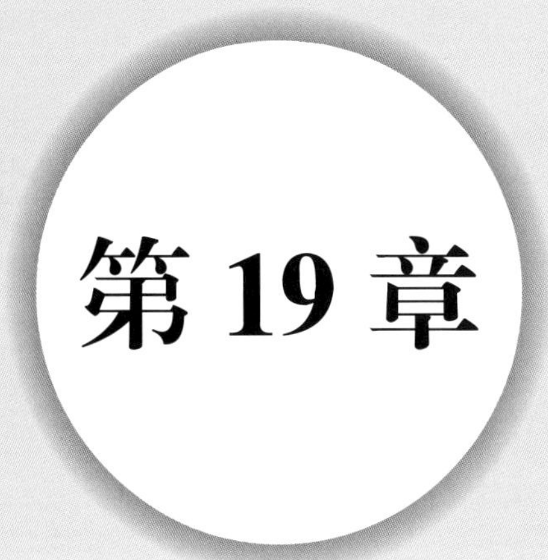

处理岩尖和内耳病变的联合入路

- 19.1 处理内耳周围相关病变的内镜入路的简介和分型
- 19.2 经乳突途径：显微镜和内镜联合入路（内镜辅助入路）处理岩尖部和（或）内耳道底病变
- 19.3 乙状窦后入路：显微镜联合内镜辅助下颅后窝手术入路
- 19.4 神经微血管减压手术

19 处理岩尖和内耳病变的联合入路

Livio Presutti, Alberto Grammatica, Matteo Alicandri-Ciufelli, Domenico Villari, Danide Marchioni

19.1 处理内耳周围相关病变的内镜入路的简介和分型

将内镜引入内耳周围相关病变处理的显微外科入路是极为实用的，在处理岩尖、内耳道和颅后窝三个解剖区域时，将内镜和显微镜联合应用，可以发挥更大的作用。

根据内镜在内耳周围相关区域的应用，可以将其分为两个内镜手术入路（A 和 B 型）。

A 型：内镜辅助入路，即显微镜和内镜的联合入路。这种联合入路又可以分为两种亚型。

1. 经乳突入路

- 迷路下内镜辅助入路（图 19.1a）。
- 内耳道上经迷路内镜辅助入路（图 19.1b）。
- 经耳囊内镜辅助入路（图 19.1c）。

2. 乙状窦后入路（图 19.2）

B 型：全内镜下经耳道、经耳蜗和前庭的手术入路（见第 18 章；图 19.3）。

此章节将着重介绍内镜辅助下的手术入路。制订手术方案，如何选择手术入路，取决于病变所涉及的解剖区域和病变的特点。在详细描述该入路的外科手术技巧前，有必要先简单地介绍一下这两种不同的入路。

19.1.1 经乳突入路

经乳突入路是一种通过乳突到达位于内耳、岩尖部和内耳道周围病变的手术入路。如果单独使用显微镜，不结合内镜来进行岩尖的手术，难以最大限度地避免术后并发症的发生。

在这一解剖区域内，需要保护以下解剖结构。

- 面神经。
- 颅中窝脑膜。
- 颅后窝脑膜。
- 颈内动脉。
- 颈静脉球。
- 迷路。
- 内耳道。

前文提及的几种手术入路是基于面神经前移位（颞下窝入路）或者面神经后移位（经耳蜗入路）。如果采用不进行面神经移位的手术入路方式（如经耳囊入路），由于术野狭窄，此类手术入路适应证相对局限。在处理某些病例时，内镜和显微镜的结合，可更有利于探查和处理被重要的解剖结构所遮挡的隐匿病灶，从而避免这些重要结构的移位和损伤。此外，避免了因扩大术野暴露而过多磨骨。这些都实现了微创的目的，进而达到患者术后反应更小，更快痊愈的良好效果。

19.1.2 乙状窦后入路

乙状窦后入路是一种经典的处理颅后窝病变的神经外科入路。通常显微镜下的乙状窦后入路可以切除大部分颅后窝病变，特别是病变位于桥小脑角（CPA）。这个部位最常见的病变是听神经瘤。脑膜瘤、血管源性肿瘤、表皮样囊肿、血管神经压迫、血管畸形病变等也不少见。

显微镜下独立完成乙状窦后入路时可能会表现出一些局限性，例如对桥前池和脑干腹侧控制和处理受限，无法处理 Meckel 囊和内耳道底的病变。

首先，在乙状窦后入路时脑牵开器的应用是很必要的，它可以更好地暴露脑干的腹侧面，获得更

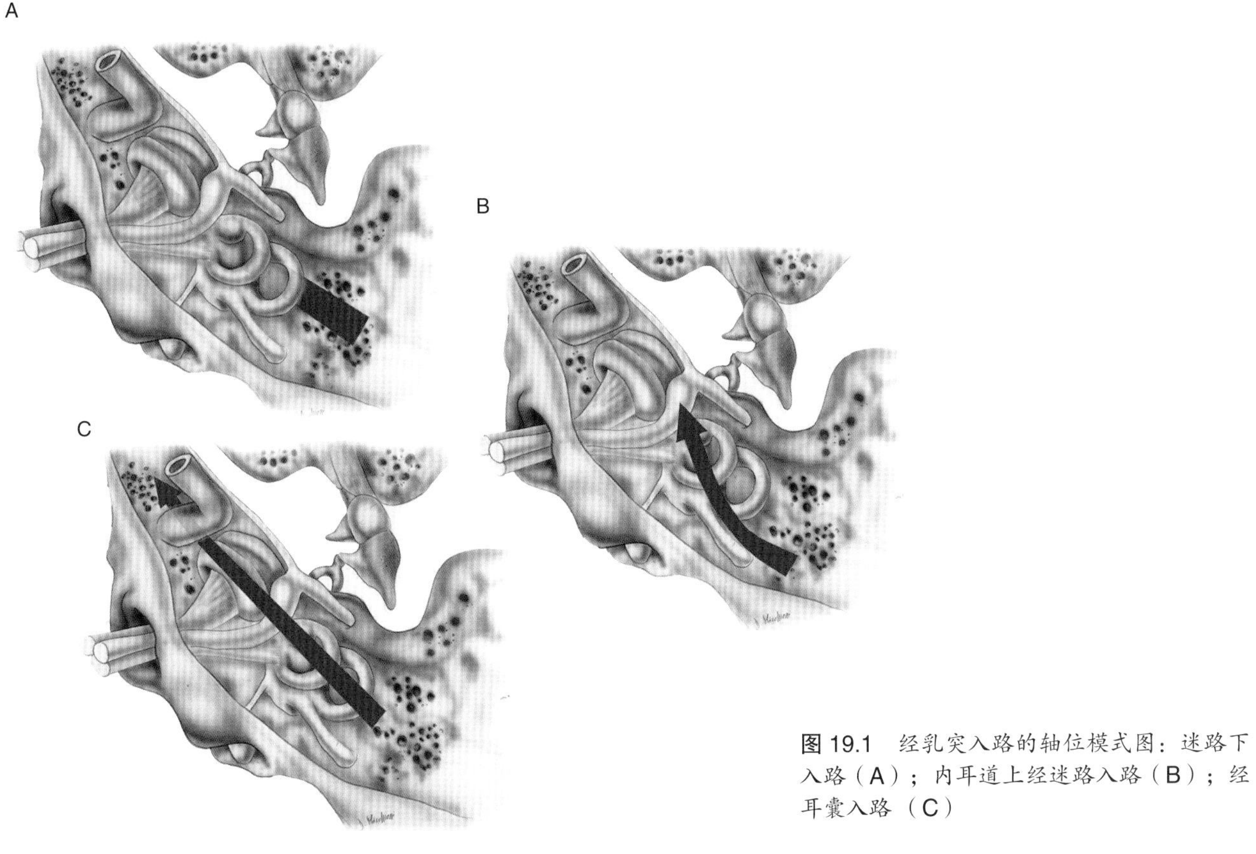

图 19.1　经乳突入路的轴位模式图：迷路下入路（A）；内耳道上经迷路入路（B）；经耳囊入路（C）

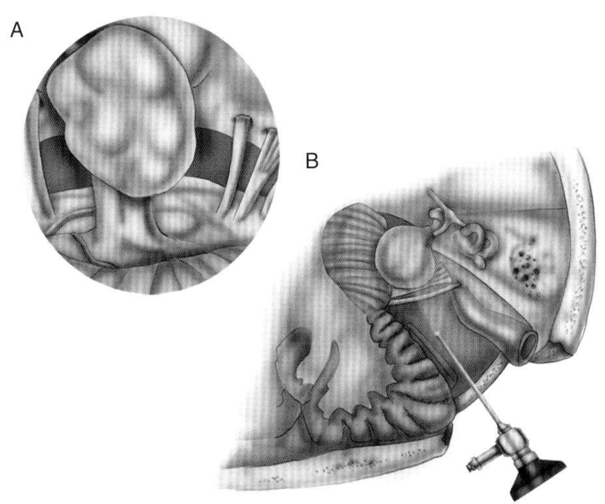

图 19.2　右耳。A. 内镜下桥小脑角区手术模式图：内镜下听神经瘤是可视可及的。B. 乙状窦后内镜下辅助入路进行颅后窝手术的模式图

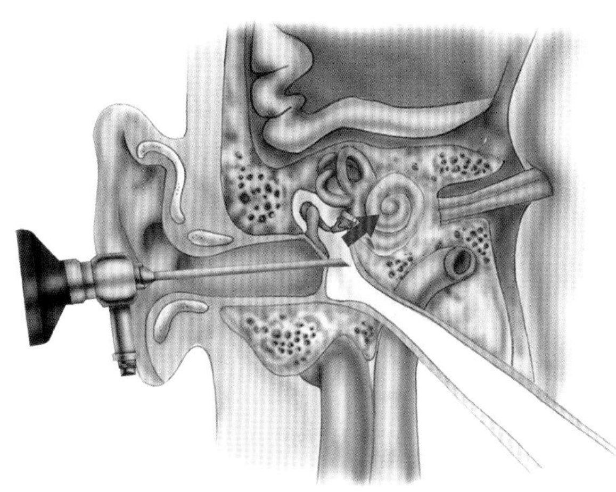

图 19.3　右耳。处理内耳（红色箭头）周围病变的经耳道，经耳蜗和经前庭的内镜入路的模式图

好的手术视野。但同时过多的小脑牵拉又可能导致小脑的水肿和损伤。

其次，如果肿瘤位于内耳道，并到达内耳道底，为了切除肿瘤，内耳道口和内耳道后壁的广泛磨骨是必需的。即使做到了内耳道充分暴露，显微镜下处理内耳道底的肿瘤仍然受限，清除这一区域的肿瘤仍有一定的遮挡。在这种情况下，术者可能不可避免地遗留肿瘤，导致肿瘤复发。

在经典的乙状窦后入路手术引入内镜的参与，可以很好地解决这些弊端和局限性。既可以获得脑干腹侧面良好的观察，还可以在避免广泛内耳道口

磨骨的情况下处理内耳道底病变。

19.2 经乳突途径：显微镜和内镜联合入路（内镜辅助入路）处理岩尖部和（或）内耳道底病变

内镜辅助下经由乳突的手术途径可以分为三种，具体手术路径的选择需要根据病变的病理特点和病变所处的解剖位置决定。

- 内镜辅助下迷路下入路。
- 内镜辅助下经耳囊入路。
- 内镜辅助下内耳道上经迷路入路。

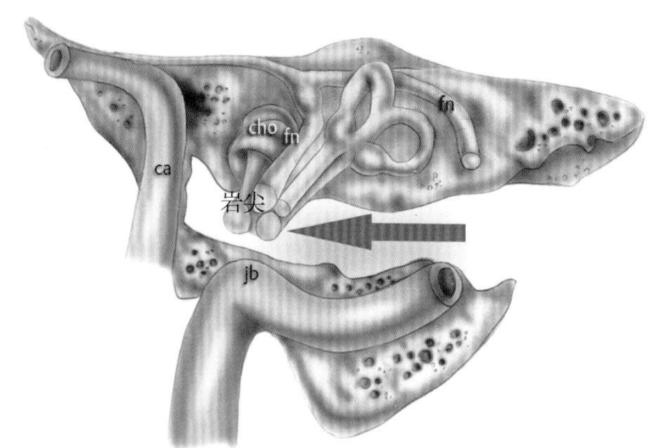

图 19.4 内镜辅助下迷路下入路（箭头），右耳后面观。为了达到岩尖部位病变，磨除位于骨迷路下方的乳突气房，迷路和耳蜗予以保留，进而保留了听力。ca，颈内动脉；jb，颈静脉球；cho，耳蜗；fn，面神经

19.2.1 内镜辅助下迷路下入路

适应证

此入路适用于病变在颞骨内，向下方扩展的（迷路下方）、具有正常听力的病例。此入路既可以切除肿瘤，又可以保留听觉功能（图 19.4）。

禁忌证

向上与迷路邻近的高位颈静脉球是此种入路的手术禁忌证。在这种情况下进行面神经下方的鼓室开放是极为危险的，此空间狭窄也不足以进行内镜手术操作。此外，病变侵袭脑膜，需要进行脑膜切除的病例，也不适合采用此手术入路。

手术步骤

手术步骤分为两步。第一步进行显微镜下的手术处理，开放乳突，并暴露病变；第二步在内镜下进行病变切除。

显微镜下的手术步骤

术者在显微镜下完成经典的乳突轮廓化，确定常规的重要解剖标志（图 19.5，图 19.6）。

上方的颅中窝脑膜，后方的乙状窦向下延伸，可以进而确定颈静脉球。如果必要，开放鼓窦入口，确定迷路和砧骨，保留听骨链的完整性。乙状窦表面骨质去除，这样可以压迫乙状窦以利于暴露术野；继续磨除乙状窦后方的骨质以利于将乙状窦进一步向后压迫。沿乙状窦走行继续向前下方暴露，可以确定颈静脉球的解剖位置（图 19.6）。

磨除乙状窦和面神经鼓室段之间的气房组织，暴露和保护后半规管，后半规管是迷路下入路暴露的上界（图 19.7）。完成此步骤后，用磨光钻继续磨除存留的气房，以暴露和确定颅后窝脑膜。在颅后窝和后半规管之间定位并保护内淋巴囊。根据二腹肌嵴向上与茎乳孔之间的解剖关系确定面神经位置，进而可以定位乳突段面神经走行路径，避免手术中损伤面神经（图 19.7）[1-5]。仔细地磨除面神经内侧的乳突气房，为进行面神经下入路做准备。为了暴露并达到颞骨下部的病变，在做这部分解

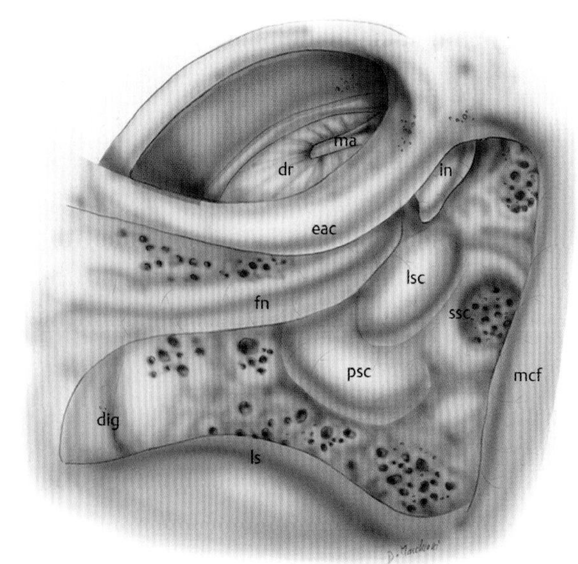

图 19.5 迷路下入路。左耳。在显微镜下进行经典的乳突切除。在磨骨的过程中，一些固定的解剖标志可以被暴露并确定。ls，乙状窦；eac，外耳道；psc，后半规管；lsc，外半规管；ssc，上半规管；mcf，颅中窝；fn，面神经；dr，鼓膜；ma，锤骨；in，砧骨；dig，二腹肌嵴

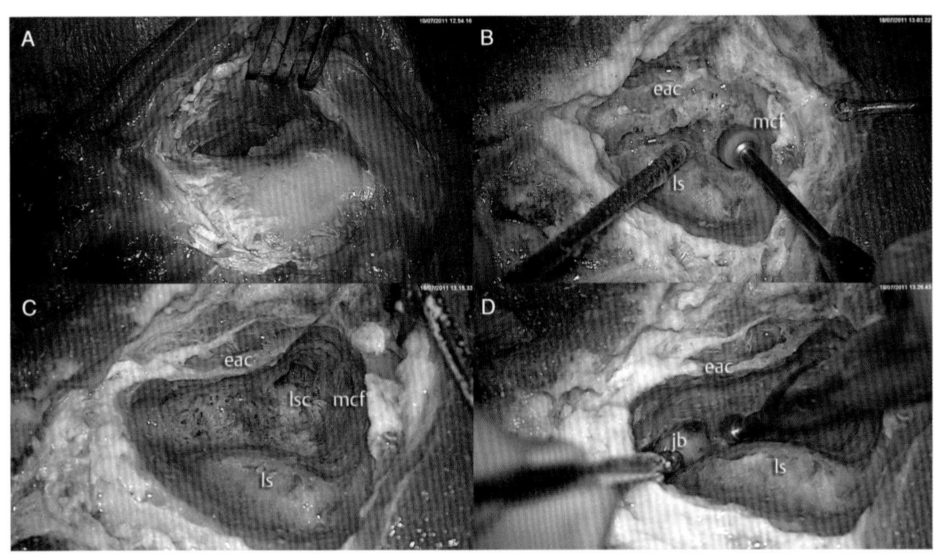

图 19.6　显微镜迷路下入路。左耳。A. 皮肤切口，显露乳突骨皮质，确定外耳道后上棘和外耳道后壁。B，C. 完成经典的乳突切除，保留外耳道后壁，显露鼓窦入口和骨迷路。D. 显露乙状窦，沿着乙状窦向下暴露确定颈静脉球。eac，外耳道；lsc，外半规管；ls，乙状窦；mcf，颅中窝；jb，颈静脉球

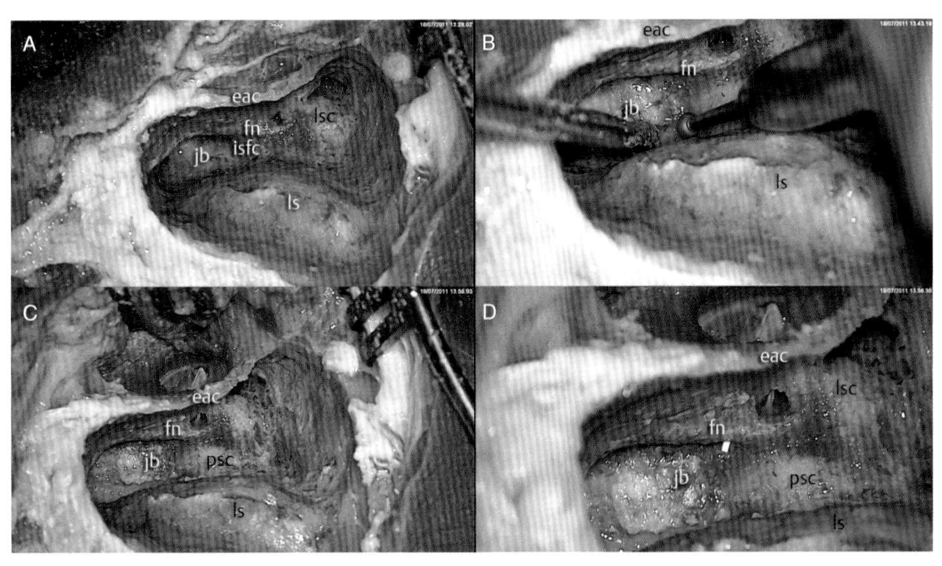

图 19.7　显微镜迷路下入路。左耳。A，B. 逐步磨除乙状窦，迷路骨和面神经之间的乳突气房，暴露面神经乳突段和后半规管。应用磨光钻可以更好地显露面神经内侧的颈静脉球穹顶。C. 后方的后半规管，前外侧的面神经乳突段以及下方的颈静脉球形成的骨性三角区域被显露和界定。D. 在骨迷路下方，应用磨光钻磨除此骨性三角区域内的气房，以显露到达岩尖部（白色箭头）。ls，乙状窦；eac，外耳道；psc，后半规管；lsc，外半规管；fn，面神经；jb，颈静脉球；isfc，迷路下，乙状窦和面神经乳突段之间的气房

剖时，向上小心保护骨迷路；向前外侧注意保护面神经[3，5]。

在术中应用内镜之前，术者完全可以在显微镜下暴露术野直至病变被充分显露。手术中暴露的界限（图 19.8）：①上方、迷路；②前外侧、面神经乳突段；③后外侧、颅后窝脑膜、乙状窦、颈静脉球。

内镜下的手术步骤

将内镜置入在显微镜下预先已经暴露好的面神经下方的空间（图 19.9），需要在迷路的下方，面神经乳突段的前内侧达到岩尖部，在整个过程中要仔细保护以上结构（图 19.10）。

在内镜的直视下，应用有角度和弧度的器械及吸引器可以充分清除岩尖部的病变。

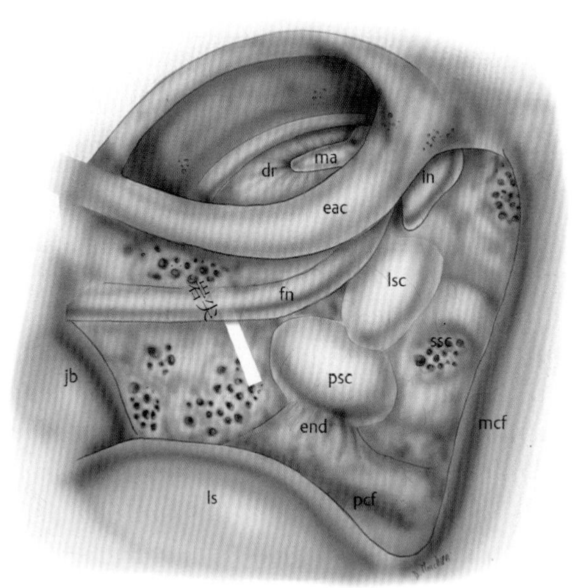

图 19.8　迷路下入路。左耳。迷路下入路的准备阶段（白色箭头），显露上方的后半规管，前外侧的面神经乳突段，后方的颅后窝脑膜及内淋巴囊。ls，乙状窦；eac，外耳道；psc，后半规管；lsc，外半规管；ssc，上半规管；mcf，颅中窝；pcf，颅后窝 fn，面神经；dr，鼓膜；ma，锤骨；in，砧骨；end，内淋巴囊 . jb，颈静脉球

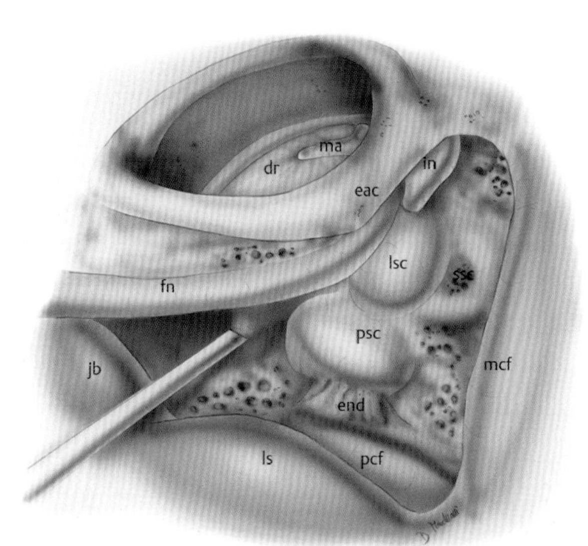

图 19.9　迷路下入路。左耳。内镜手术步骤。在显微镜下迷路下入路准备完成后，45° 内镜放置于面神经后间隙。l ls，乙状窦；eac，外耳道；psc，后半规管；lsc，外半规管；ssc，上半规管；mcf，颅中窝；pcf，颅后窝 fn，面神经；dr，鼓膜；ma，锤骨；in，砧骨；end，内淋巴囊 . jb，颈静脉球

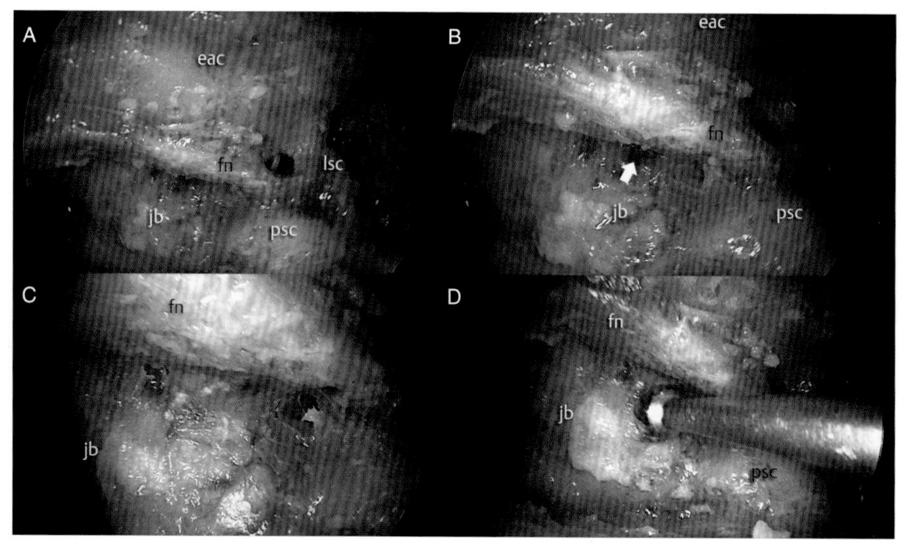

图 19.10　迷路下入路。左耳。内镜下解。A. 内镜探查确定术野内的解剖标志和解剖标志。B，C. 这个病例中存在颈静脉球高位，面神经乳突段和颈静脉球之间的空间狭窄（白色箭头）。这种解剖位置关系是迷路下入路的相对手术禁忌证。D. 在 45° 内镜辅助下可以去除面神经后方的骨性组织，注意避免损伤血管和神经结构。eac，外耳道；fn，面神经；jb，颈静脉球；lsc，外半规管；psc，后半规管

完成切除病变的第一步，需要内镜下探查肿瘤组织所破坏形成的腔隙内的解剖标志。这些标志中，最为重要的颈内动脉，在探查过程中需要格外细心地确定颈内动脉及其动脉鞘膜，颈内动脉通常位于内镜手术视野中的上部。在颈内动脉被病变组织包裹时，确定颈内动脉的位置及走行路径是极为必要的（图 19.11）。

内镜下病变的切除需要按照由内向外的方向进行，不要损伤迷路结构。笔者建议在进行解剖结构确定和定位时采用 0° 内镜，在切除病变时

改用 45° 内镜（如果术腔的空间允许，可采用长 15cm，直径 4mm 内镜），4mm 的内镜可以提供术腔内理想的亮度照明，同时可以最低程度地减小出血对术腔的影响。手术中可以间断地冲洗术腔，达到清除术腔血迹，实现清晰的内镜下手术视野的目的。带有角度的内镜可以观察整个术腔的情况。当术腔内的病变被切除后，利用带角度的内镜（一般是 45° 内镜）完成可能残留的病变的探查和清除过程 [见病例 1（图 19.12，图 19.13）]。在手术的术腔关闭阶段，岩尖部腔隙要用腹部脂肪填充。只有在少许病例中存在脑膜的损伤，咽鼓管需要用肌肉填塞封闭，术腔需要用脂肪填充，外耳道进行封闭。这些病例术后会遗留传导性听力下降。

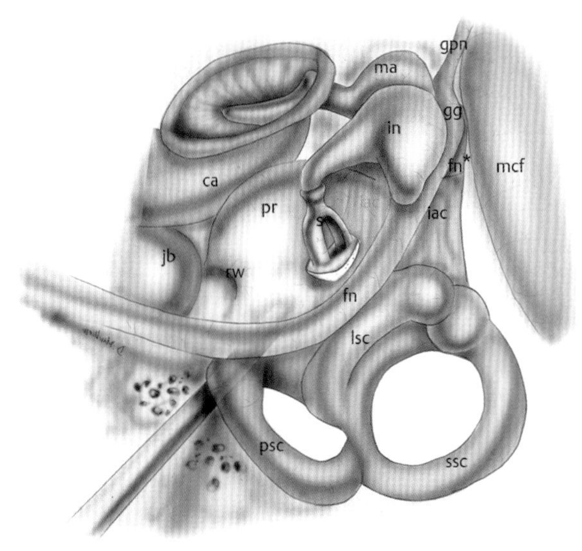

图 19.11　迷路下入路。左耳。模式图显示在迷路下入路时岩尖区域的解剖结构间的关系。psc，后半规管；lsc，外半规管；ssc，上半规管；mcf，颅中窝；fn，面神经；ma，锤骨；in，砧骨；s，镫骨；jb，颈静脉球；rw，圆窗；pr，鼓岬；ca，颈内动脉；gg，膝状神经节；gpn，岩浅大神经；fn*，迷路段面神经；iac，颈内动脉

19.2.2　内镜辅助下经耳囊入路

经典的经耳囊入路表现为面神经不经移位的情况下，牺牲耳蜗结构，经迷路入路向前延伸。在原有经典的经耳囊入路中引入内镜操作，可以切除侵犯整个岩尖部的巨大病变（例如胆固醇肉芽肿和胆脂瘤）和受累的听觉结构，并显露整个颈内动脉的垂直部。

经典的显微镜下经耳囊入路避免了面神经的移位，面神经保留在原位，在术腔里像桥状的结构。但是这样的保留又限制了对颈内动脉和岩尖的控制 [6-8]。正因为如此，在这个入路中引入内镜特别适

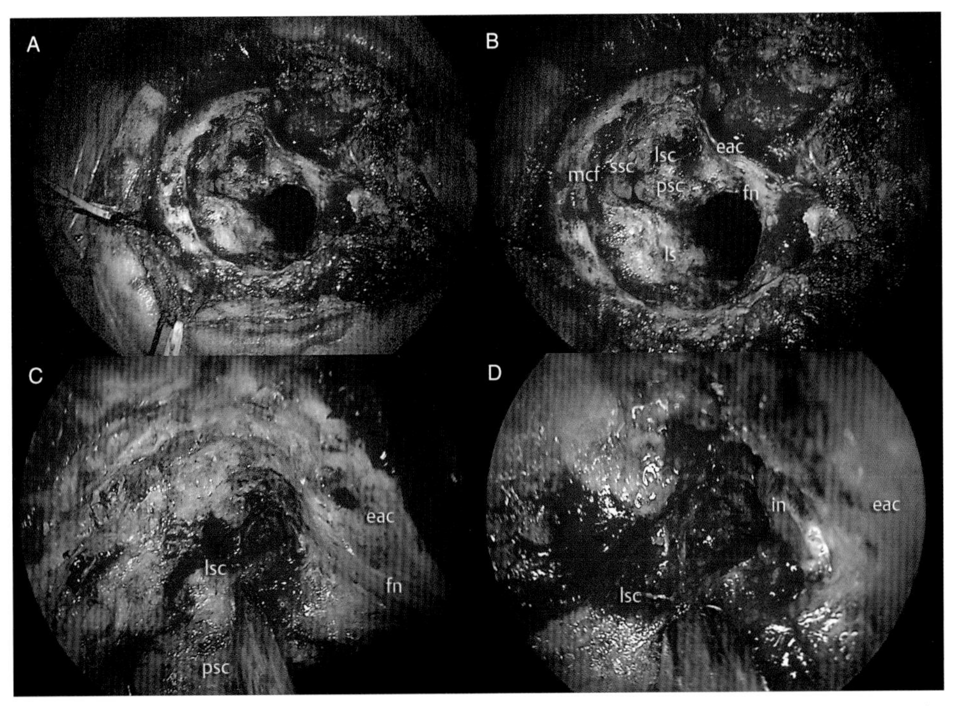

图 19.12　病例 1。右耳。A，B. 乳突切除，建立迷路下入路。迷路骨周围的骨质被切除，雕刻出迷路骨，并被很好地保护。轮廓化乳突段面神经，显露乙状窦。C，D. 开放鼓窦入口，显露砧骨。psc，后半规管；lsc，外半规管；ssc，上半规管；mcf，颅中窝；fn，面神经；in，砧骨；eac，外耳道；ls，乙状窦

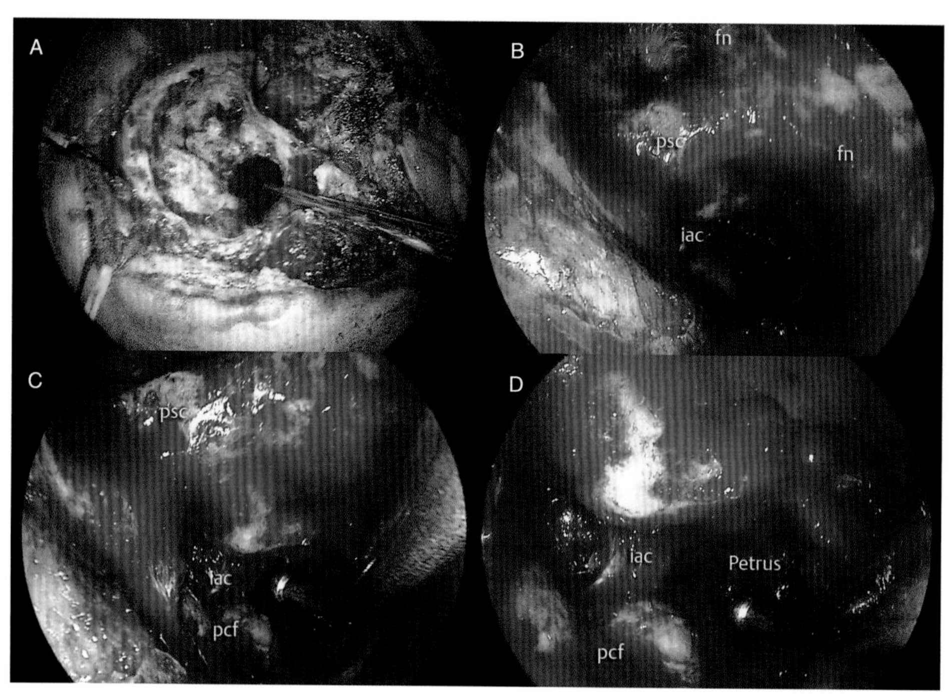

图 19.13 病例 1. 右耳。通过迷路下入路，应用 45° 内镜可以很好地清除岩尖部病变，保护好其内的重要结构，例如内耳道，颈内动脉，颅后窝脑膜。psc，后半规管；pcf，颅后窝；fn，面神经；iac，内耳道

合对斜坡区颈内动脉及岩尖部颈内动脉的控制（提供很好的入路通向岩骨内侧、颈内动脉垂直部前方、颈内动脉水平部的内下方区域）。由于避免了面神经的改道移位，最大可能地保留了面神经功能（图 19.14），见视频 19.1。

适应证

- 包裹颈内动脉的岩尖部胆脂瘤，正常的面神经功能。
- 侵犯内耳并向前延伸的胆脂瘤，耳蜗可以完整或者受侵 [见病例 2（图 19.15~19.17）]。
- 中耳肿瘤侵犯岩尖，具有正常的面神经功能。
- 胆固醇肉芽肿岩尖部侵犯 [见病例 3（图 19.18~19.21）]。

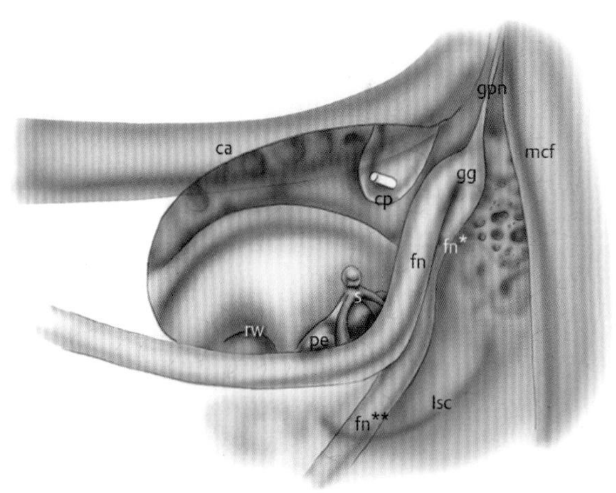

图 19.14 左耳。鼓室内和内耳的主要结构模式图。这些结构在经耳囊入路时可以充分显露。lsc，外半规管；mcf，颅中窝；fn，面神经；fn*，迷路段面神经；fn**，内耳道段面神经；s，镫骨；rw，圆窗；ca，颈内动脉；cp，匙突；gg，膝状神经节；gpn，岩浅大神经；pe，锥隆起

在这个病例中，我们仍可以先在显微镜下进行手术入路的准备，可以在显露和切除部分病变后，再过渡至内镜手术阶段。首先对颈内动脉进行有效的控制，再切除深在岩尖的病变。

显微镜下手术步骤

- 耳后沟后方约 3cm 的切口。
- 分离皮下组织，在骨及软骨交界处横断外耳道皮肤，外耳道皮肤外侧部分向外翻转，以备手术结束前封闭耳道用（图 19.22）。
- 分离肌骨膜瓣，暴露枕骨及乳突区。
- 完成经典的不保留外耳道后壁的扩大乳突切除。在这部分手术操作中，确定一些解剖标志是极为重要的，例如上方的颅中窝脑膜和后方的乙状窦。颅中窝脑膜需要比较广泛地暴露，向后下方轮廓化直至窦脑膜角（图 19.23，图 19.24）。

· 使用磨光钻广泛磨除乙状窦表面骨质，沿着乙状窦表面，按照由下向内的方向继续磨除骨质，可以暴露和确定迷路附近的颅后窝脑膜。在后半规管和颅后窝脑膜之间，可以继续显露内淋巴囊（图 19.24）。

· 沿着乙状窦向下继续解剖，可以暴露颈静脉球。

· 切除鼓膜、外耳道残余的皮肤及听骨结构。

· 显微镜下继续切除外耳道后壁，显露乳突段面神经。在完成这一步骤时，需要留一薄层骨壳在面神经的表面以保护神经（图 19.25）。磨除颈静脉球，颅后窝脑膜和乙状窦后内侧之间的骨质，可以有助于通往面神经下间隙通路的建立，即在面神经垂直段内侧达到耳蜗和鼓室区域。

· 当面神经乳突段（从茎乳孔至面神经第二膝部）被完全轮廓化后，继续鼓室内的解剖，完成面神经鼓室段的暴露，直至确定匙突上方的面神经膝状神经节。在完成这一步骤时，需要非常小心，避免损伤面神经，面神经鞘膜表面可以暴露薄层骨壳。鼓膜张肌半管和鼓膜张肌可以去除（图 19.26）。

· 去除镫骨，确定前庭；磨除鼓岬，显露耳蜗内腔隙（图 19.26）。如果需要，耳蜗骨质可以广泛磨除，直至确定内耳道底。

· 颈内动脉的垂直段被确定和暴露。在前鼓室的咽鼓管鼓室口内侧可以较容易确定颈内动脉的位

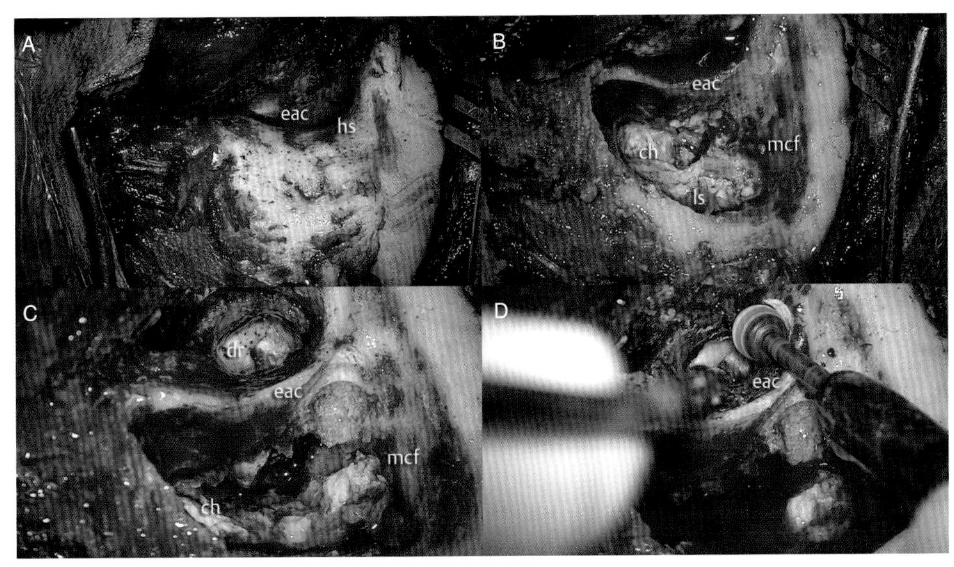

图 19.15　病例 2。左耳。侵犯内耳的范围较广的胆脂瘤病例。A. 暴露乳突骨皮质。B，C. 扩大乳突切除，以广泛显露颅中窝脑膜和乙状窦。D. 磨除外耳道后壁骨质。mcf，颅中窝；hs，外耳道后上嵴；eac，外耳道；ch，胆脂瘤；ls，乙状窦

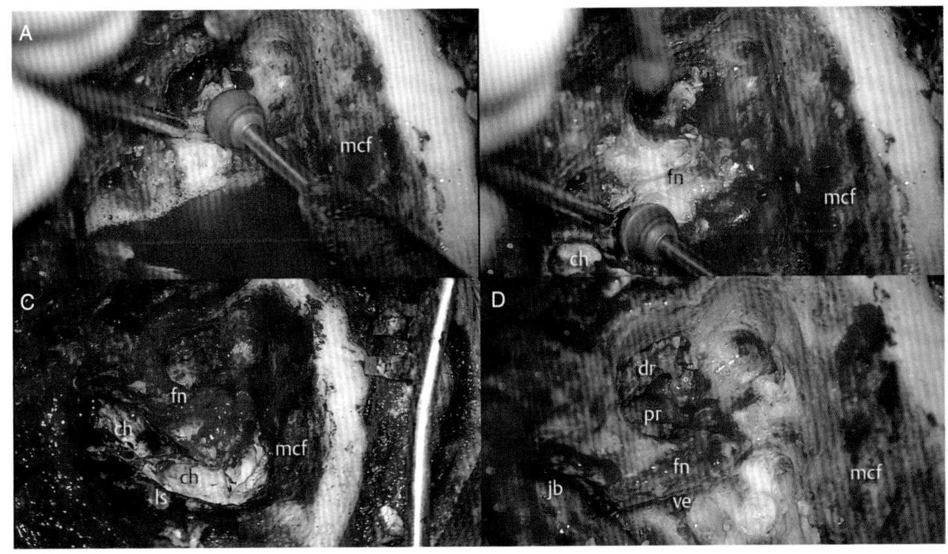

图 19.16　病例 2。左耳。侵犯内耳的范围较广的胆脂瘤病例。A，B. 外耳道后壁骨质被磨除，显露并保护乳突段面神经。C，D. 鼓室段面神经被暴露，向远心端直至显露膝状神经节。磨除面神经后方的气房。迷路切除，切除侵犯内耳的胆脂瘤组织。mcf，颅中窝；ch，胆脂瘤；fn，面神经；ls，乙状窦；ve，前庭；jb，颈静脉球；pr，鼓岬；dr，鼓膜

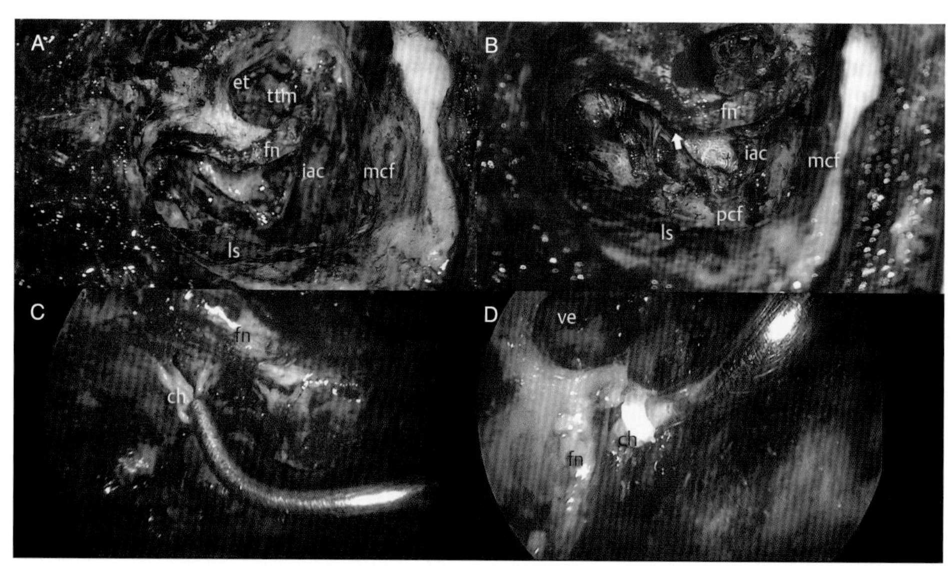

图 19.17 病例 2。左耳。侵犯内耳的范围较广的胆脂瘤病例。A，B. 为了彻底清除胆脂瘤组织，需要磨除迷路骨和耳蜗，面神经后方的气房需要进行磨除，然后确定内耳道位置。b 面神经像悬桥一样悬垂在术腔内，面神经的位置会遮挡面神经后方区域（白色箭头所指）。C，D. 使用 45° 的内镜有助于发现藏匿于乳突段面神经下方和前庭周围的残余胆脂瘤组织；使用弯曲的、带有吸引功能的器械可以便于清除残余病灶。mcf，颅中窝；ch，胆脂瘤；fn，面神经；ls，乙状窦；ve，前庭；jb，颈静脉球；pr，鼓岬；dr，鼓膜；et，咽鼓管；iac，内耳道；pcf，颅后窝；ttm，鼓膜张肌

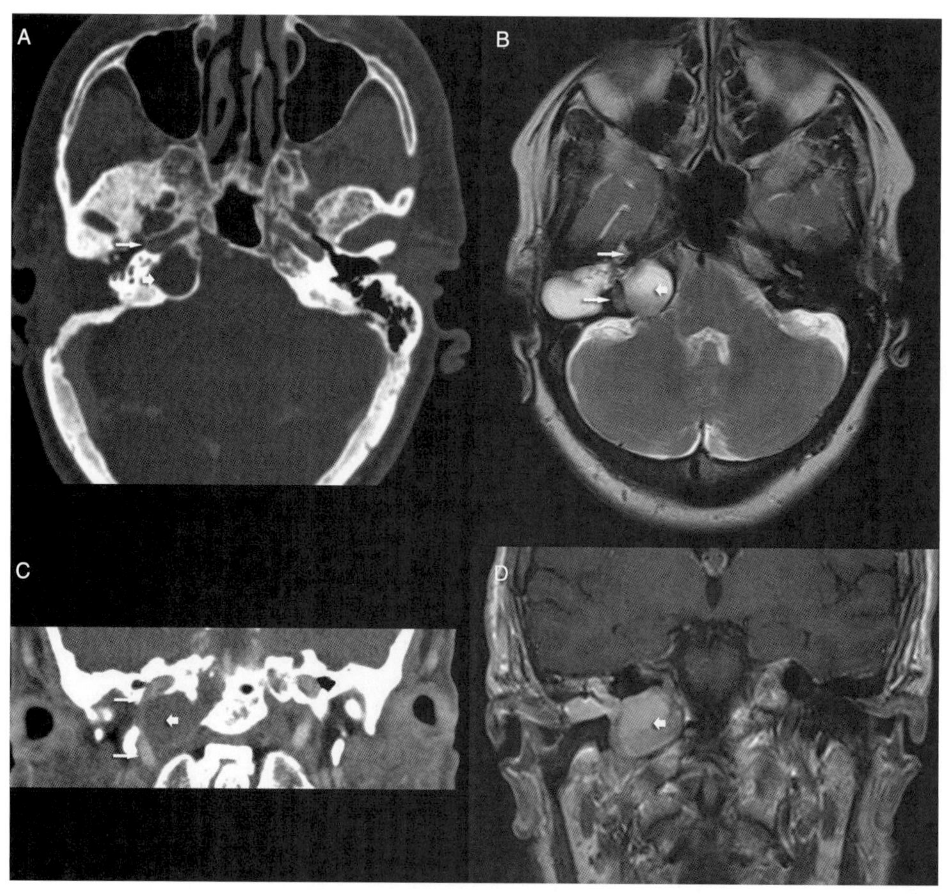

图 19.18 病例 3。右耳。术前 CT（A，C）and MRI（B，D）。一例胆固醇肉芽肿复发病例的影像学资料，右侧岩尖胆固醇肉芽肿病变（短箭头），同时伴有颈内动脉的受侵（长箭头）

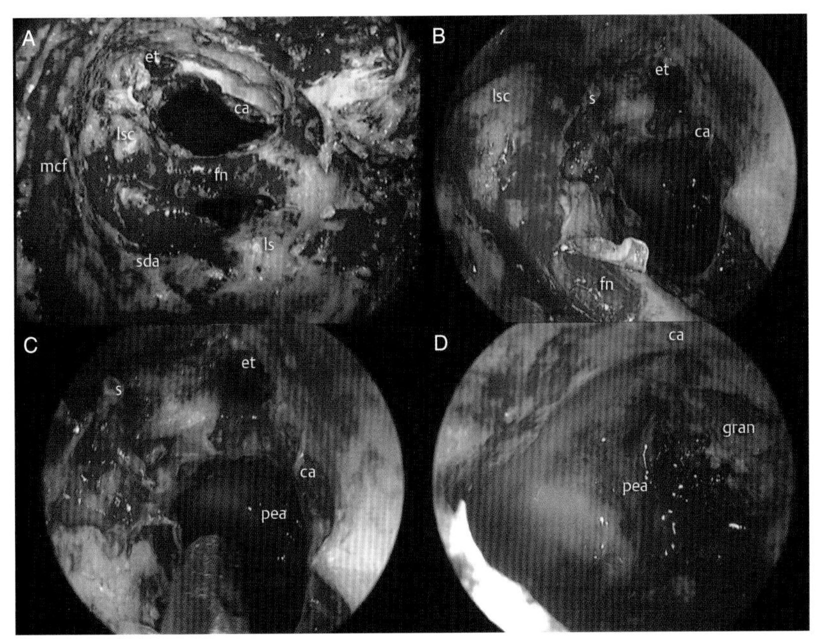

图 19.19　病例 3。右耳。A. 先在显微镜下完成经耳囊入路，显露面神经走形和颈内动脉。B~D. 使用 45° 内镜探查岩尖部和位于颈内动脉前内侧的病变。mcf，颅中窝；ls，乙状窦，fn，面神经；et，咽鼓管；lsc，外半规管；sda，窦脑膜角；ca，颈内动脉；pea，岩尖；gran，胆固醇肉芽肿

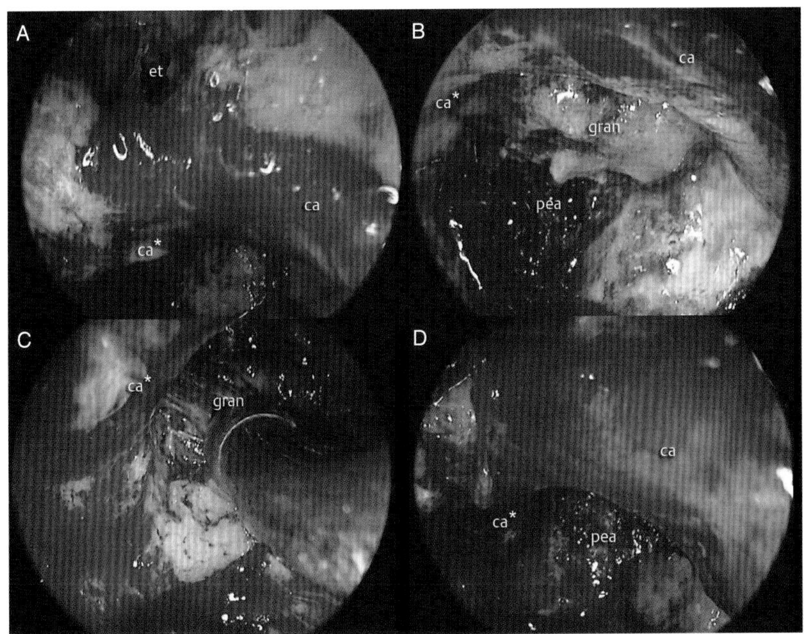

图 19.20　病例 3。右耳。A. 放大的内镜下观察颈内动脉和咽鼓管之间的关系。B. 胆固醇肉芽肿在颈内动脉垂直段的前内侧。C，D. 应用 45° 的内镜清除岩尖部的病变，不需要对颈内动脉进行控制处理。et，咽鼓管；ca，颈内动脉升部；ca*，颈内动脉水平部；pea，岩尖；gran，胆固醇肉芽肿

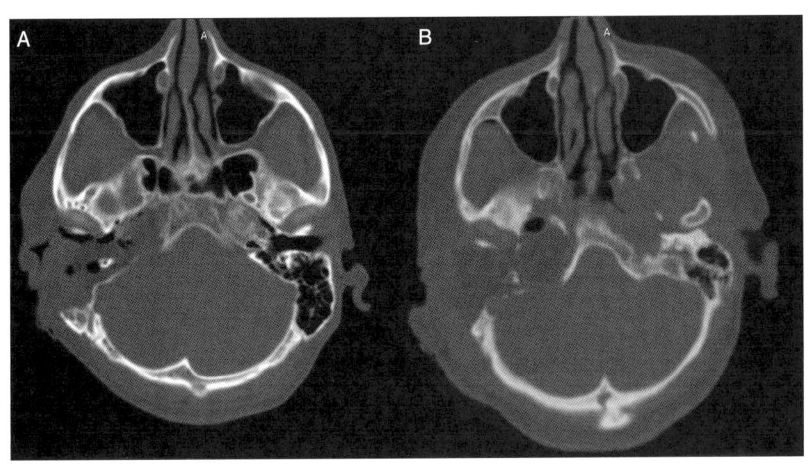

图 19.21　病例 3。右耳。内镜辅助下的经耳囊入路手术术后的 CT 影像

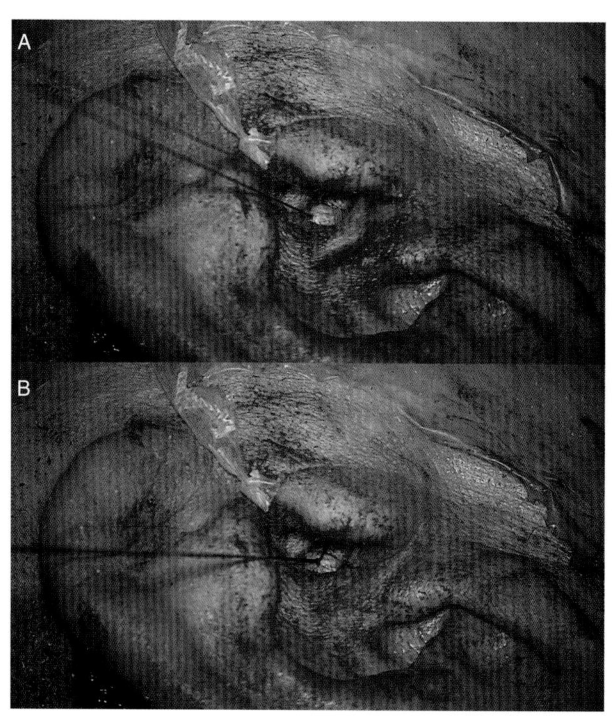

图 19.22　左耳。外耳道皮肤横断，袋状盲端封闭

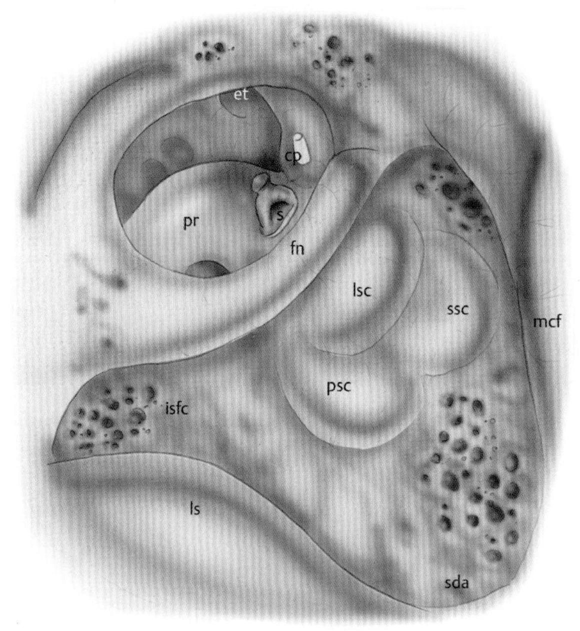

图 19.23　左耳。进行扩大乳突切除，磨除外耳道后壁，将茎乳孔至膝状神经节段之间的面神经进行轮廓化，颅中窝脑膜和乙状窦进行广泛暴露，磨除颈静脉球上方，面神经后方和乙状窦后内侧之间的气房。ls，乙状窦，fn，面神经；et，咽鼓管；sda，窦脑膜角；lsc，外半规管；psc，后半规管；ssc，上半规管；pr，鼓岬；s，镫骨；cp，匙突；isfc，颈静脉球上方，面神经后方和乙状窦后内侧之间气房

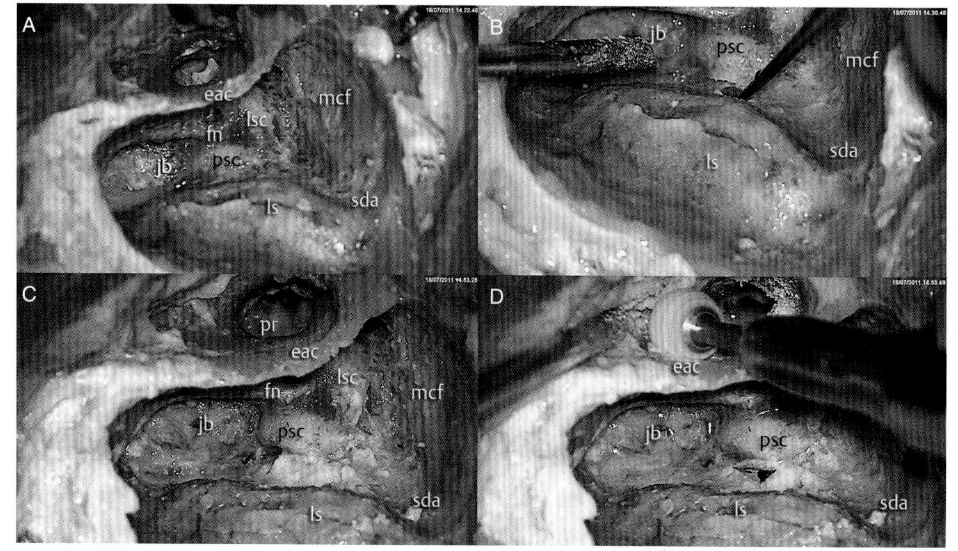

图 19.24　左耳（显微镜下手术步骤）。A. 完成乳突切除，向上暴露颅中窝脑膜，向后暴露乙状窦，继而向下暴露颈静脉球。面神经垂直段暴露后，确定迷路骨质。B. 在后半规规管和颅后窝脑膜之间暴露内淋巴囊导管。C. 磨除面神经后方气房，暴露颈静脉球。D. 磨除外耳道。mcf，颅中窝；ls，乙状窦；fn，面神经；sda，窦脑膜角；lsc，外半规管；psc，后半规管；pr，鼓岬；jb，颈静脉球；eac，外耳道

置（图 19.25）。颈内动脉位于咽鼓管口底部的内侧，在磨除颈内动脉表面骨质时需要按照由上至下进行。

· 如果病变组织位于岩尖部并邻近颈内动脉，颈内动脉垂直段需要进行广泛的轮廓化；如果病变向前广泛侵犯，有必要磨除咽鼓管区域及颈内动脉前方的骨质，使颈内动脉完全游离。

· 根据病变的范围，有可能需要进行迷路切除；完成迷路切除后，可以暴露内耳道脑膜（图 19.27，图 19.28）。

· 在显微镜下完成上述手术入路准备后，可以过渡到内镜手术阶段，进行颈内动脉前内侧的残余病变的切除步骤。在显微镜下进行颈内动脉升部的轮廓化（图 19.29），打开耳蜗，为下一步在内镜下进行病变切除做手术入路的准备（图 19.30）。

内镜下手术步骤

在开放的手术入路中，尤其是经耳囊手术入路，引入内镜手术操作的优势在于，相对容易地在颈内动脉升部的前内侧空间和颈内动脉水平部的尾侧空间进行磨骨，而不需要游离控制颈内动脉。如果病变涉及岩尖，并向颈内动脉的前内侧延伸，进行内镜辅助的经耳囊手术入路是很好的适应证。

在进行内镜下手术切除之前，首先需要在内镜下对术区内的解剖标志进行充分的定位和评估。这些解剖标志包括耳蜗、颈内动脉升部，鼓膜张肌、膝状神经节和颈静脉球（如果突入了鼓室；图 19.26，图 19.31）。

· 去除匙突和鼓膜张肌后，可以获得良好的空间到达管上区域。术者应该先确定膝状神经节，向前延伸至岩浅大神经。岩浅大神经紧密地附着于颅

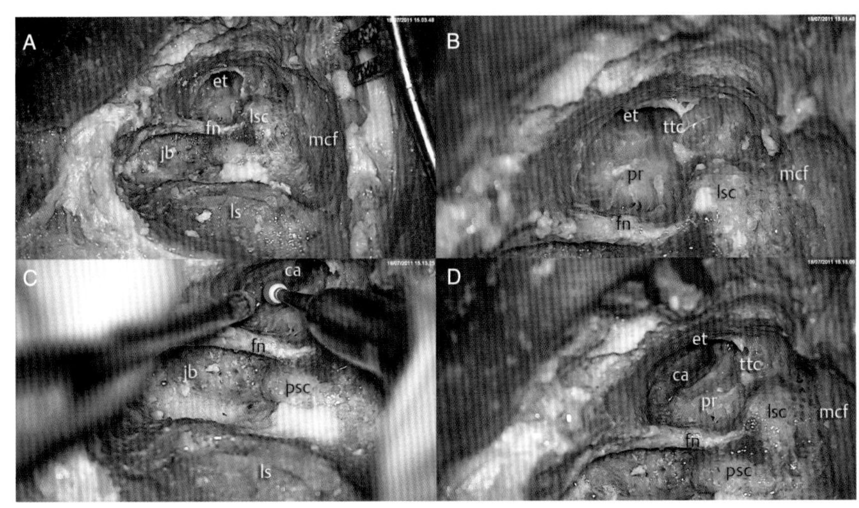

图 19.25　左耳（显微镜下手术步骤）. A，B. 去除外耳道，广泛暴露面神经垂直段。去除鼓膜和听骨。C，D. 使用磨光钻，磨除前鼓室的骨质，直至颈内动脉垂直段被显露。mcf，颅中窝；ls，乙状窦；fn，面神经；lsc，外半规管；psc，后半规管；pr，鼓岬；jb，颈静脉球；et，咽鼓管；ttc，鼓膜张肌半管；ca，颈内动脉

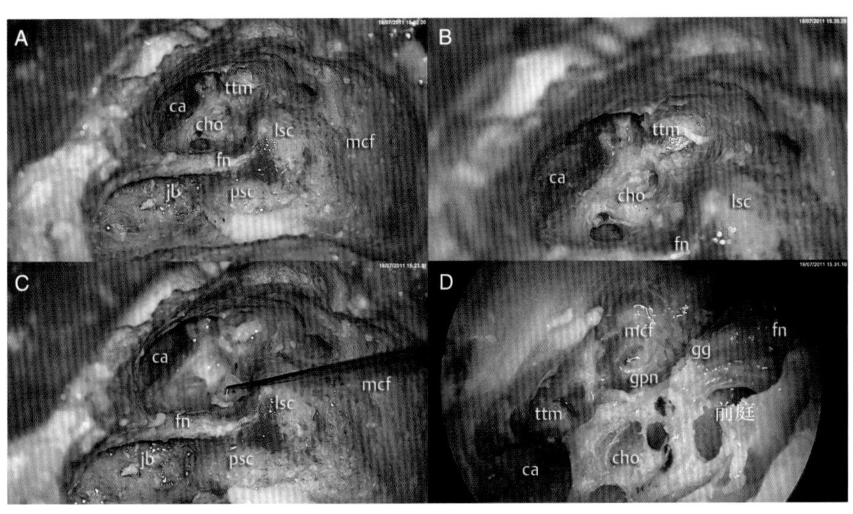

图 19.26　左耳。A~C. 去除镫骨，暴露前庭。磨除镫骨肌腱骨管，暴露镫骨肌。开放耳蜗。D. 在完成显微镜下手术步骤后，引入内镜，来确定相关解剖标志。mcf，颅中窝，fn，面神经；lsc，外半规管；psc，后半规管；jb，颈静脉球；ttm，鼓膜张肌；ca，颈内动脉；cho，耳蜗；gg，膝状神经节；gpn，岩浅大神经

中窝脑膜，这个区域相对较低，该神经代表了在此区域进行颅底切除的上界，它还是定位颈内动脉水平部的重要标志。实际上，岩浅大神经可以提示颈内动脉的解剖位置，它与颈内动脉水平部沿着颅底平行走向，向前远离三叉神经，接近破裂孔（图 19.32）。

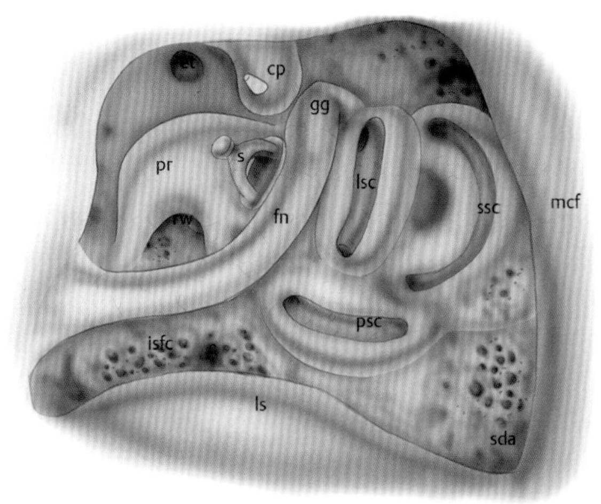

图 19.27　左耳。如果需要，迷路骨质可以磨除，开放半规管到达内耳道。mcf，颅中窝；ls，乙状窦，fn，面神经；sda，窦脑膜角；lsc，外半规管；psc，后半规管；ssc，上半规管；pr，鼓岬，rw，圆窗；cp，匙突；et，咽鼓管；isfc，颈静脉球上方，面神经后方和乙状窦后内侧之间气房；s，镫骨

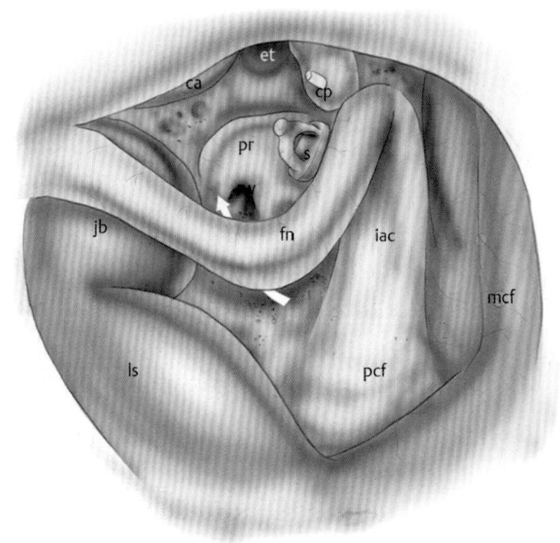

图 19.28　左耳。迷路骨质被磨除，暴露内耳道脑膜和颅后窝脑膜。面神经后方气房磨除后，将乳突和鼓室腔隙联通（白色箭头）。mcf，颅中窝；ls，乙状窦；fn，面神经；pr，鼓岬；rw，圆窗；cp，匙突；et，咽鼓管；s，镫骨；ca，颈内动脉，jb，颈静脉球；pcf，颅后窝；iac，内耳道

・内镜下，沿着显露的颈内动脉垂直部，向上可以找到岩浅大神经（由于岩浅大神经很纤细，在手术操作中容易损伤），然后在内镜下将前方颈内动脉垂直段，下方的耳蜗，上方的岩浅大神经，下方的颈静脉球之间的区域骨质磨除（图 19.33，图 19.34）。

・在 45° 内镜下，使用磨光钻将颈内动脉垂直段内侧的骨质进一步去除。这一步骤可以开放接近斜坡的斜坡周围气房；在磨除的过程中，为了确定

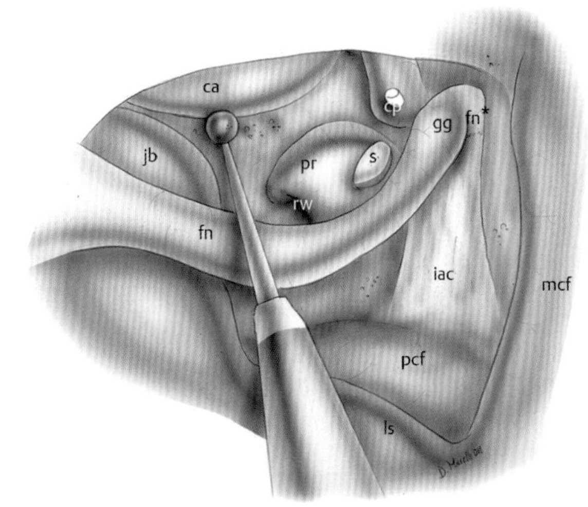

图 19.29　左耳。在显微镜下仔细磨除耳蜗前方和咽鼓管鼓室口内侧的骨质，显露颈内动脉。mcf，颅中窝；ls，乙状窦，fn，面神经；gg，膝状神经节；fn*，面神经迷路段；pr，鼓岬，rw，圆窗；cp，匙突；s，镫骨；ca，颈内动脉；jb，颈静脉球；pcf，颅后窝；iac，内耳道

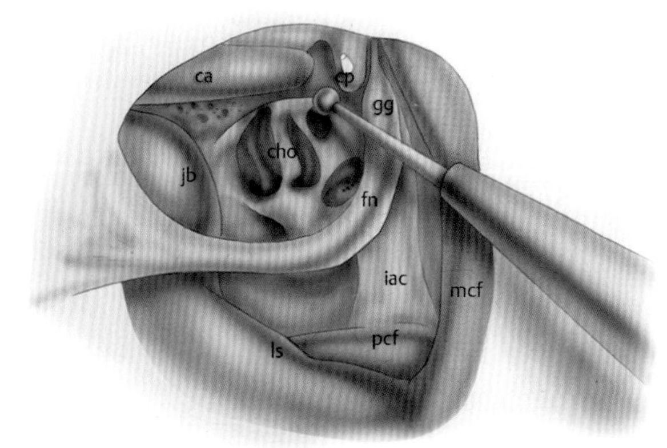

图 19.30　左耳。磨除鼓岬，开放耳蜗。取出镫骨，暴露前庭。mcf，颅中窝；ls，乙状窦，fn，面神经；cp，匙突；ca，颈内动脉，jb，颈静脉球；pcf，颅后窝；iac，内耳道；gg，膝状神经节；cho，耳蜗

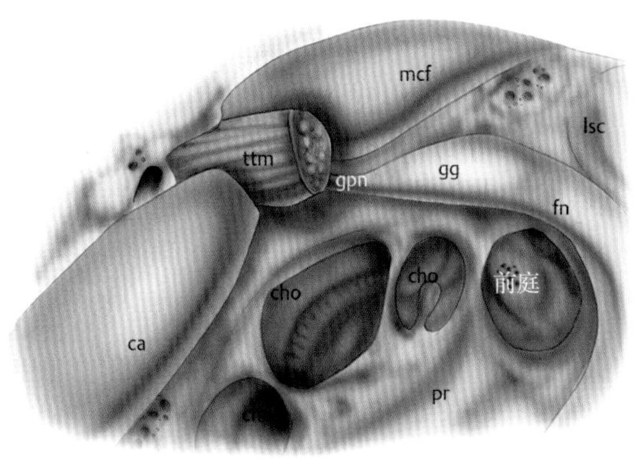

图 19.31　内镜下手术步骤。左耳。在进行手术切除开始前，进行内镜下的手术解剖标志定位极为必要。mcf，颅中窝，fn，面神经；ca，颈内动脉，gg，膝状神经节；cho，耳蜗；pr，鼓岬；gpn，岩浅大神经；ttm，鼓膜张肌；lsc，外半规管

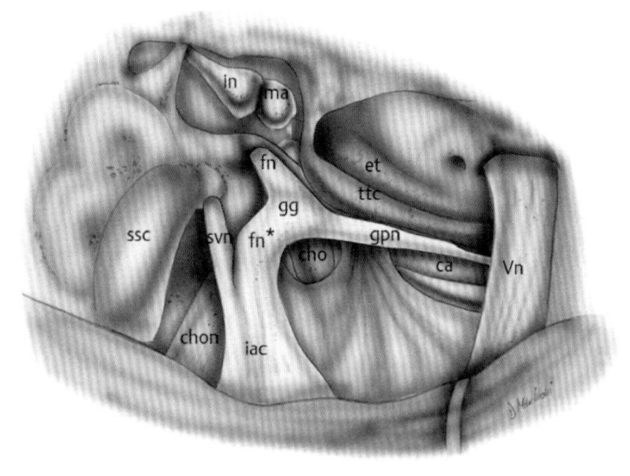

图 19.32　右耳。从颅中窝角度观察面神经，膝状神经节，岩浅大神经的解剖关系。可以注意到岩浅大神经与颈内动脉水平段平行走向，向前上至三叉神经。fn，面神经；ca，颈内动脉，gg，膝状神经节；cho，耳蜗；gpn，岩浅大神经；ttc，鼓膜张肌半管；ssc，上半规管；in，砧骨；ma，锤骨；et，咽鼓管；fn*，面神经迷路段；iac，内耳道；svn，上半规管；chon，耳蜗神经；Vn，三叉神经

颈内动脉水平段，磨骨的方向由下向上，这样可以向内前方接近破裂孔（图 19.35，图 19.36）。

· 为了建立内镜下可控的理想手术途径，颈内动脉周围及耳蜗区域的骨质需要充分磨除，直至可以获得良好的内镜观察视野和手术器械操作空间。磨骨的范围继续向颈内动脉内侧扩展，直至斜坡和岩尖的气房被开放。然后磨骨的方向向颈内动脉水平段内侧面进行，向前指向破裂孔（图 19.37，图

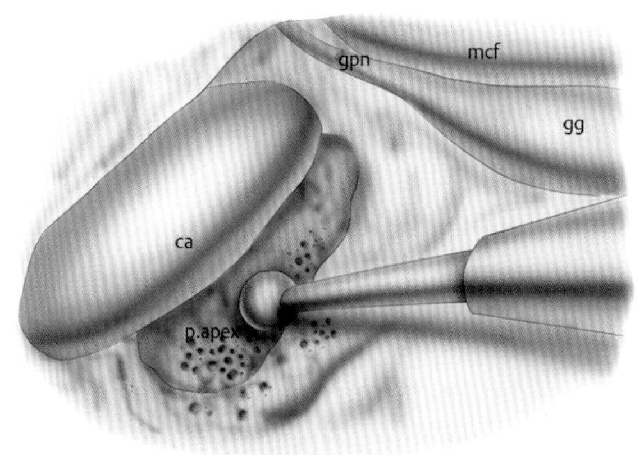

图 19.33　内镜下手术步骤。左耳。前方颈内动脉垂直段和后方的耳蜗之间的骨质磨除后，可以到达岩尖区域。膝状神经节和岩浅大神经已经被解剖显露。岩浅大神经代表手术解剖的上界，也可以提示颈内动脉水平段走行的路径。gpn，岩浅大神经；gg，膝状神经节；mcf，颅中窝；ca，颈内动脉；p. 岩尖

19.38）。

· 当颈内动脉下方和岩尖的颈内动脉周围的气房被充分磨除后，术者可以使用带角度的器械来切除病变。在这些侧颅底手术入路中，借助最新的神经导航设备的引导非常有用。

· 在内镜辅助下的经耳囊入路中，在面后气房充分磨除的情况下，45° 的内镜可以提供面神经下方广泛的手术观察视野（图 19.39，图 19.40）。在这个病例中，带吸引器和带角度的器械可有助于术者清除残余病变。而不需要像显微镜下经典的经耳蜗入路那样进行面神经的向后移位，完成术野的暴露后进行病变切除。

· 当内镜下的手术操作完成后，继续内镜下的探查来发现可能残余的病灶。使用颞肌组织块填塞咽鼓管，术腔用腹部脂肪组织填充后，进行密水性缝合，外耳道盲袋样缝合封闭。

19.2.3　内镜辅助下内耳道上经迷路入路

经迷路入路是传统手术径路中到达内耳道和桥小脑角区域最为直接的入路（图 19.41）。这个手术入路也被用于内耳道和迷路内侵犯的岩骨胆脂瘤。经迷路入路手术不能保留残余的听力。正因为如此，这个入路适合听力下降或无实用听力的患者。病变广泛的岩部胆脂瘤的外科治疗需要关注一些重要的问题，特别是当面神经被病变包裹时[9-11]。

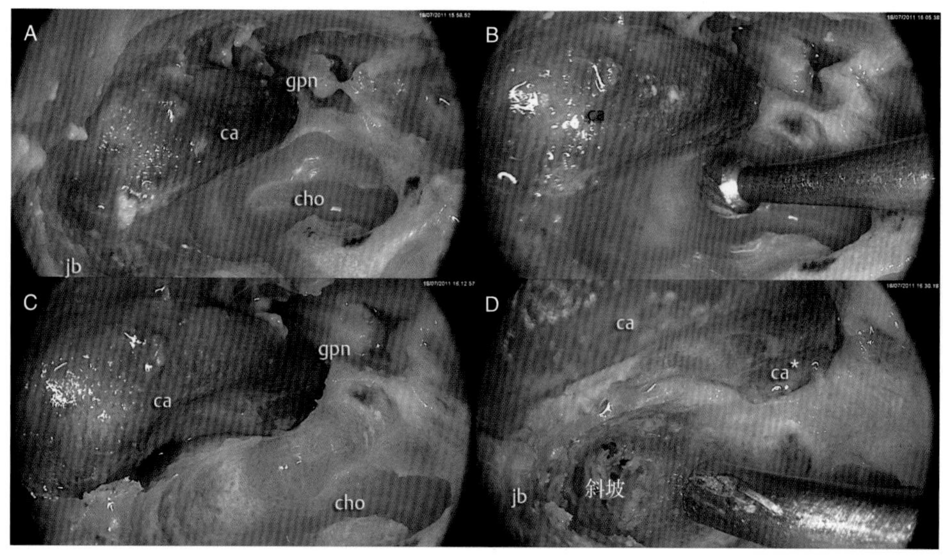

图 19.34　内镜手术步骤。左耳。A. 颈内动脉，岩大神经和耳蜗的位置和彼此相互关系，需要在内镜下探查确认。B，C. 耳蜗和颈内动脉之间的骨质需要磨除。D. 颈内动脉垂直段内侧的骨壁需要逐步磨除，显露岩尖和斜坡周围气房。gpn，岩大神经；ca，颈内动脉垂直部；ca*，颈内动脉水平段；cho，耳蜗；jb，颈静脉球

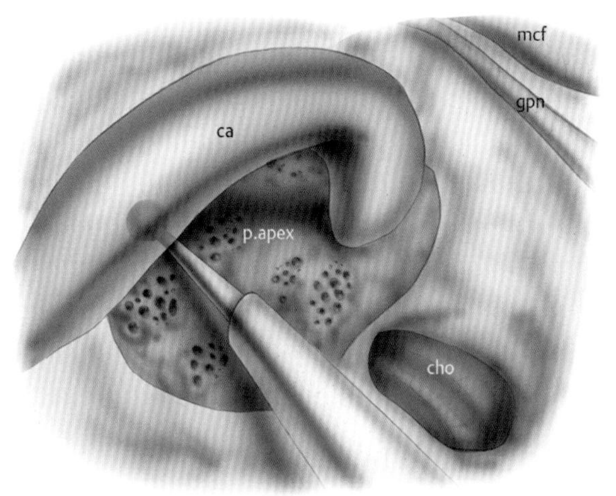

图 19.35　内镜下手术步骤。左耳。使用磨光钻磨除颈内动脉垂直段内侧的岩尖部气房组织。gpn，岩浅大神经；ca，垂直段颈内动脉；cho，耳蜗；p.apex 岩尖；mcf，颅中窝

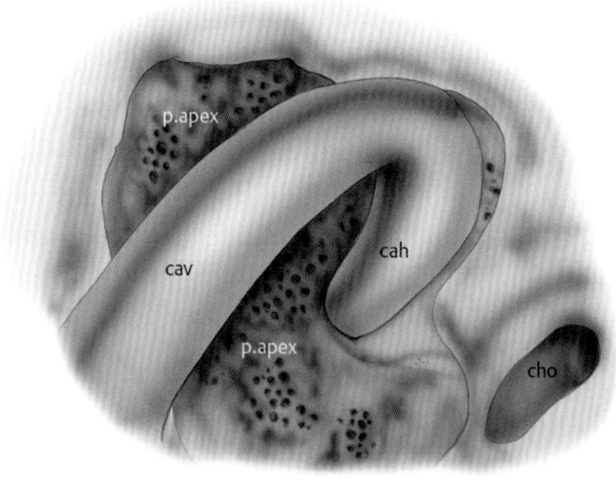

图 19.36　内镜下手术步骤。左耳。磨骨工作继续向颈内动脉的下方和前方进行，显露斜坡的气房。cav，垂直段颈内动脉；cah，水平段颈内动脉；p.apex，岩尖；cho，耳蜗

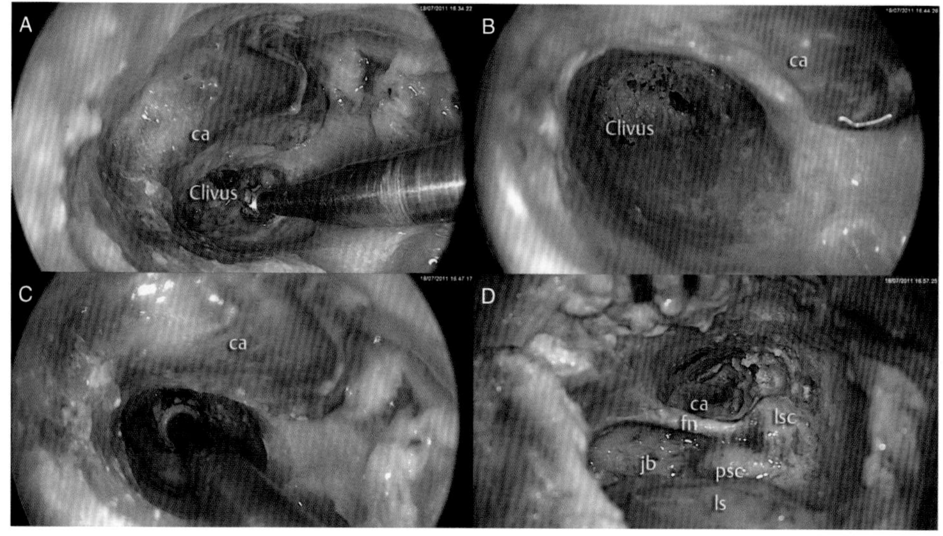

图 19.37　内镜下手术步骤。左耳。A~C. 内镜直视下，磨除颈内动脉垂直段内侧的骨质，显露斜坡气房。D. 显微镜下的手术视野。颈内动脉遮挡岩尖部的骨壁。ca，颈内动脉；fn，面神经；lsc，外半规管；psc，后半规管；ls，乙状窦；jb，颈静脉球

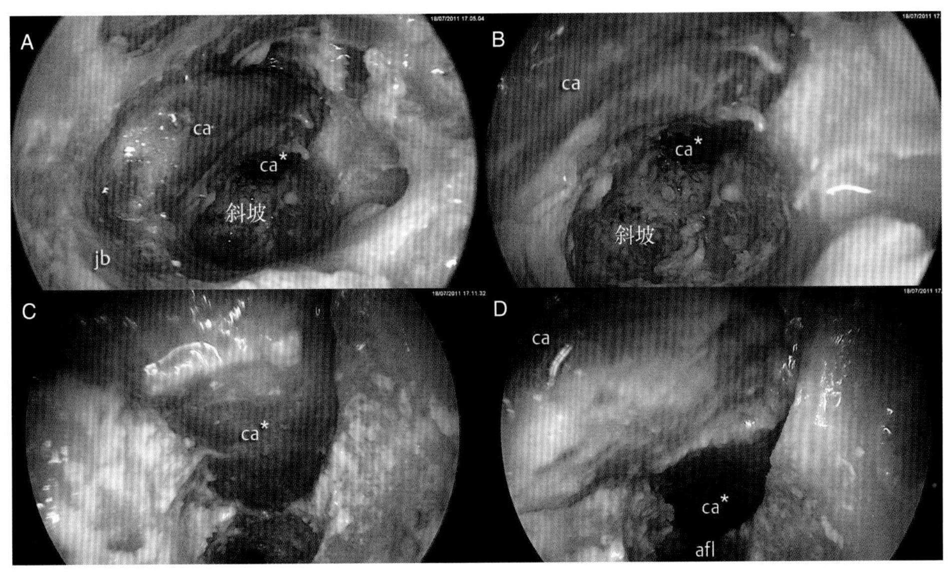

图 19.38　内镜下手术步骤。左耳。颈内动脉水平段被显露，直至显露前破裂孔。ca，颈内动脉垂直段；ca* 颈内动脉水平部；afl，前破裂孔

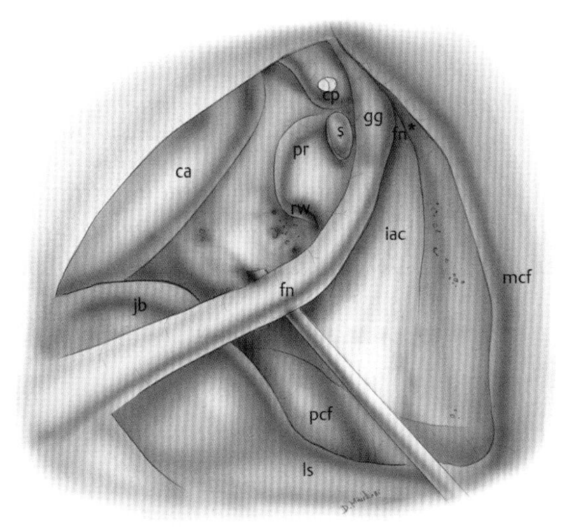

图 19.39　左耳。45° 内镜用来检查和确认被面神经骨管遮挡的面下和面后间隙空间。mcf，颅中窝；ls，乙状窦；fn，面神经；fn*，面神经迷路段；pr，鼓岬；rw，圆窗；cp，匙突；s，镫骨；ca，颈内动脉；jb，颈静脉球；pcf，颅后窝；iac，内耳道；s，镫骨；gg，膝状神经节

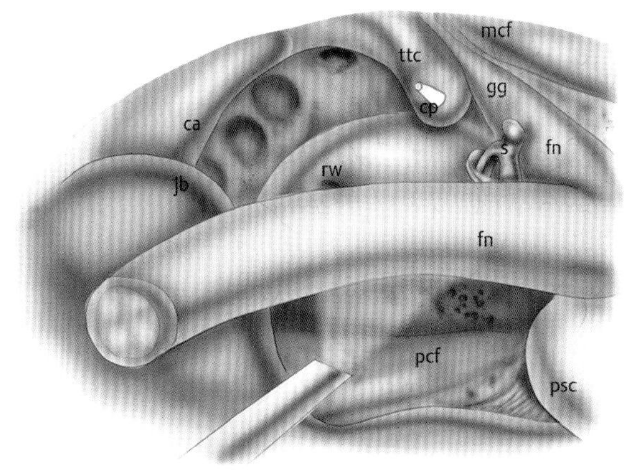

图 19.40　左耳。45° 内镜用来检查和确认面神经垂直段内侧表面是否存在残留病变。mcf，颅中窝；fn，面神经；rw，圆窗；cp，匙突；s，镫骨；ca，颈内动脉；jb，颈静脉球；pcf，颅后窝；gg，膝状神经节；psc，后半规管；ttc，鼓膜张肌半管

当迷路段面神经被病变包裹时，处理这样的情况绝对是种挑战。迷路段面神经是面神经骨管内最为纤细的一部分，它从内耳道段延续至膝状神经节，长约 3~5mm。当迷路段面神经到达耳蜗上外侧时，神经向前形成锐利夹角，该段面神经与岩骨长轴形成近直角。在膝状神经节处，面神经向后形成发卡样的反折，使得整个神经向后方走行。这样的解剖特点导致在显微镜下的手术解剖中无法观察到迷路段面神经全程和神经的内侧面。当迷路段面神经包裹于胆脂瘤的基质时，有时需要对面神经进行改道移位，来清除面神经表面的病变，这样的操作是非常必要的。对面神经改道移位是有损伤的操作，可以导致术后的面瘫。在乳突手术中引入内镜操作，可以有助于暴露和控制迷路段面神经内侧段和接近

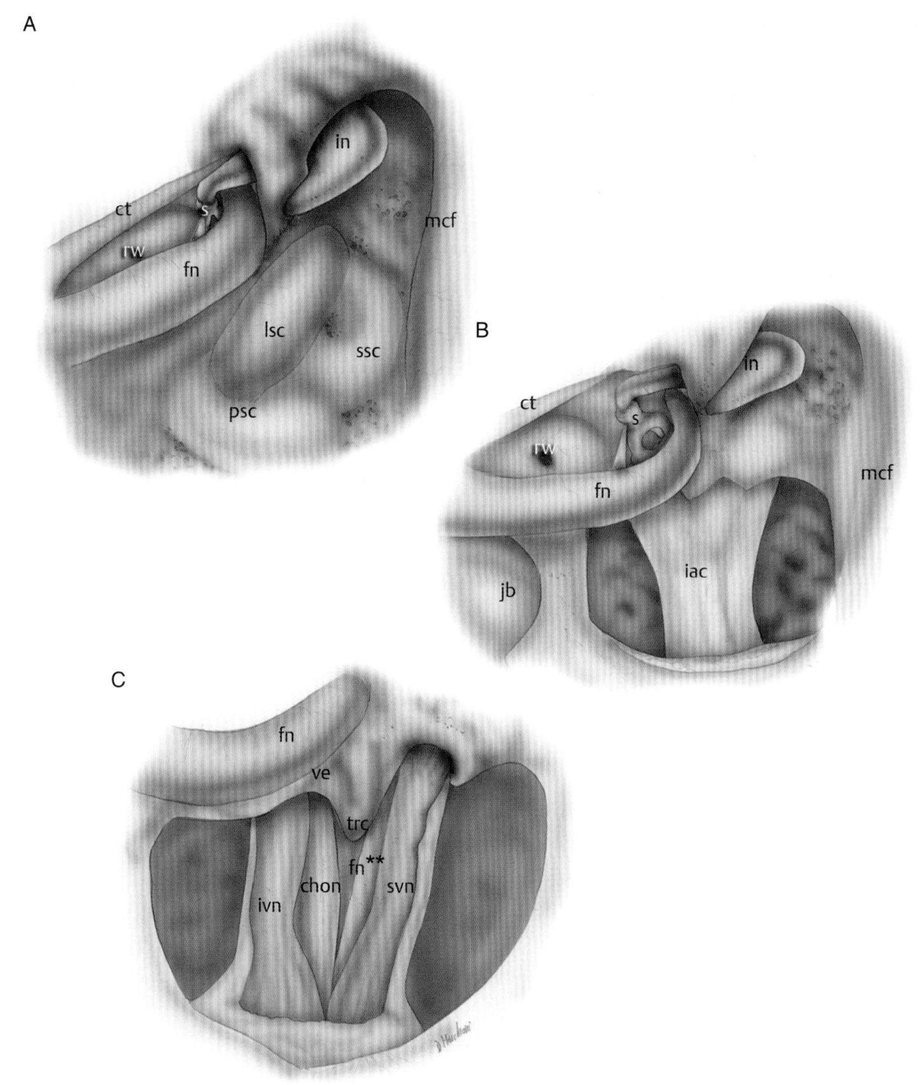

图 19.41　左耳。经典的经迷路入路的模式图。A. 砧骨，面神经，和迷路骨质被显露。B. 迷路骨质被磨除，内耳道脑膜近 270° 暴露。C. 打开内耳道底的脑膜，显露神经。mcf，颅中窝；fn，面神经；fn**，内耳道段面神经；rw，圆窗；s，镫骨；in，砧骨；psc，后半规管；lsc，外半规管；ssc，上半规管；jb，颈静脉球；iac，内耳道；ve，前庭；trc，横嵴；ivn，前庭下神经；svn，前庭上神经；chon，耳蜗神经；ct，鼓索神经

膝状神经节的部分，避免神经改道和保护神经功能。内镜直视下，清除了神经表面的胆脂瘤，也将神经损伤的概率降至最低。

适应证

这个手术操作适用于岩骨胆脂瘤侵犯迷路，面神经迷路段受累，伴或者不伴内耳道受累 [见病例 4~5 的所有图片（图 19.42~19.58）]，见视频 19.3。

显微镜下手术步骤 [9–11]

· 耳后沟后方 2~3cm 切口，深至颞肌筋膜层面，向前翻起皮下组织。

· 制备大的肌骨膜瓣，暴露乳突及枕部区域的骨质，识别定位外耳道后上嵴（Henle 嵴）和外耳道等标志。当乳突骨皮质被充分显露，继续完成扩大乳突切除的手术步骤。

· 完成不保留外耳道后壁的乳突切除，确定固定的解剖标志（上方的颅中窝脑膜，后方的乙状窦，外半规管；图 19.59）。在这个操作过程中，乳突开放术腔需尽可能大，上方的颅中窝硬脑膜需要广泛显露，乙状窦表面的骨板需要小心地磨除，直至窦脑膜角、乙状窦和颅后窝硬脑膜交汇处被充分显

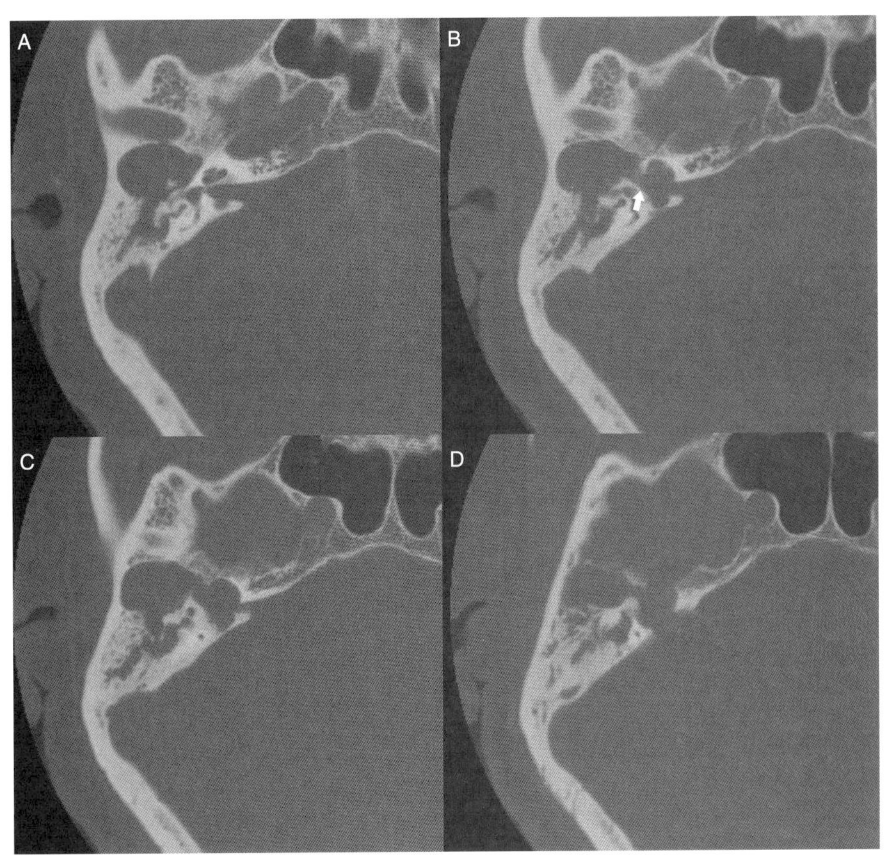

图 19.42　病例 4。轴位 CT，显示右侧迷路上型的胆脂瘤，侵及了内耳道和面神经迷路段（白色箭头）

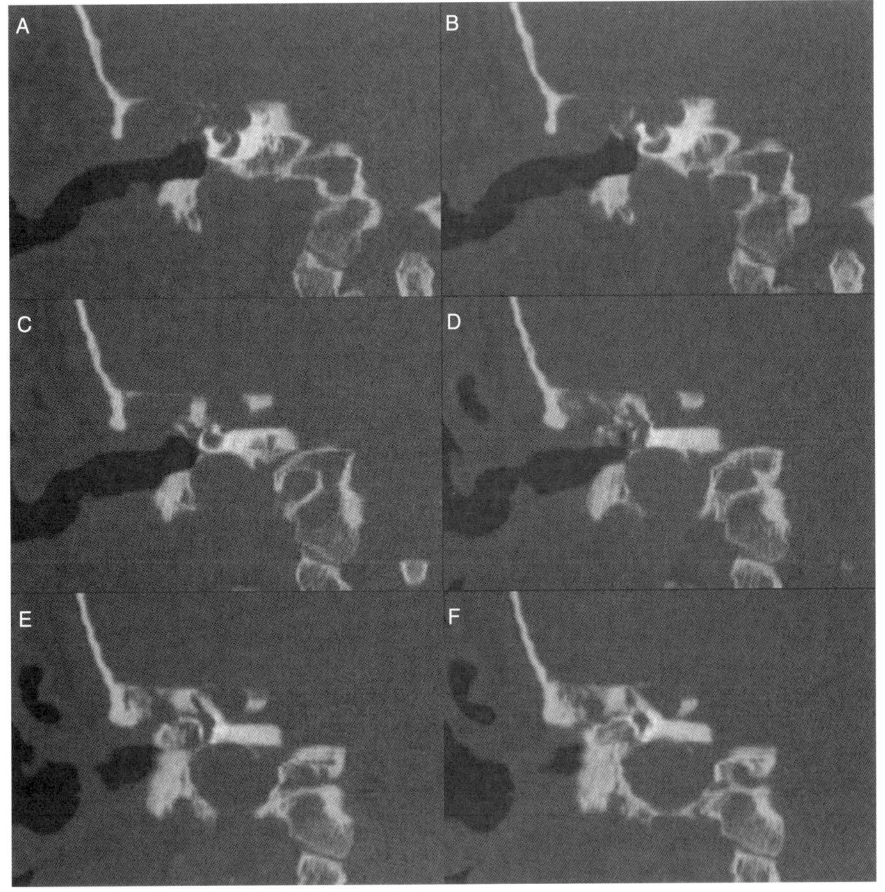

图 19.43　病例 4。冠状位 CT，显示右侧迷路上型的胆脂瘤破坏耳蜗（A，B），病变扩展至内耳道（C~F）

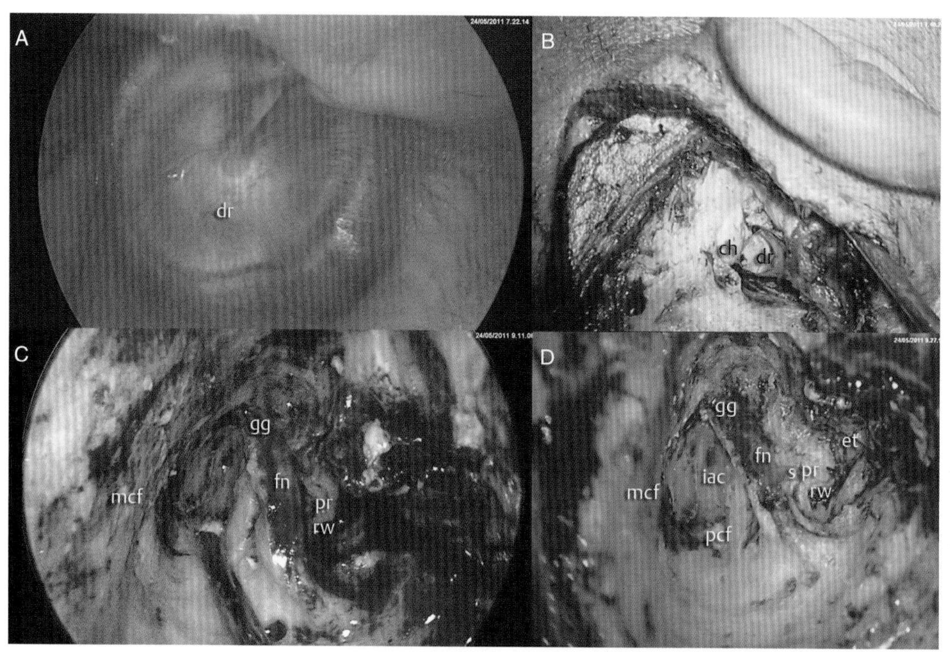

图 19.44 病例 4。右耳。A. 内镜下鼓膜像。胆脂瘤组织已经破坏外耳道骨壁，突出于外耳道内。B. 耳后切口，暴露乳突骨质及外耳道，胆脂瘤包囊即可见于外耳道内。C，D. 在显微镜下完成经迷路入路手术术野的暴露，显露内耳道和从茎乳孔至膝状神经节之间的面神经。dr，鼓膜；ch，胆脂瘤；fn，面神经；gg，膝状神经节；pr，鼓岬；rw，圆窗；mcf，颅中窝；et，咽鼓管；s，镫骨；pcf，颅后窝；iac，内耳道

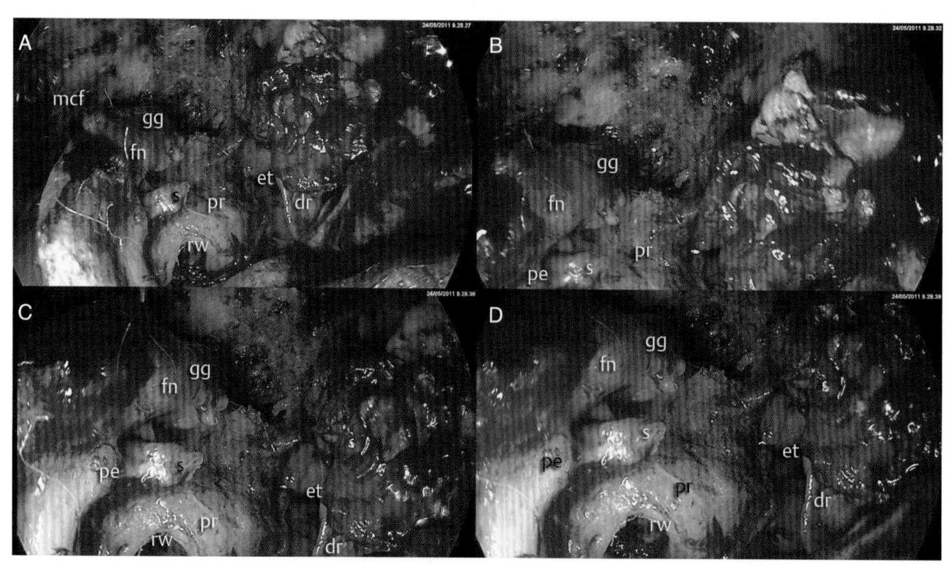

图 19.45 病例 4。右耳。在显微镜下开放的鼓室腔的内镜下图像。面神经鼓室段至膝状神经节段被显露，在内镜下充分探查整个鼓室腔，防止胆脂瘤组织残留。dr，鼓膜；fn，面神经；gg，膝状神经节；pr，鼓岬；rw，圆窗；et，咽鼓管；s，镫骨；mcf，颅中窝；pe，锥隆起

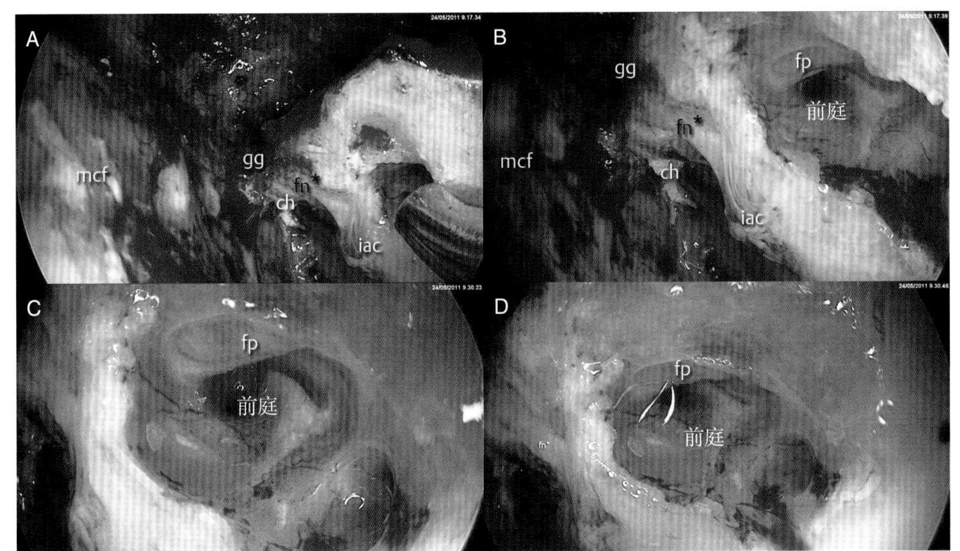

图 19.46　临床病例 4。右耳。A，B. 使用 45° 的内镜探查膝状神经节和前庭；胆脂瘤上皮附着于膝状神经节和面神经迷路段。C，D. 内镜下放大视野观察镫骨足板嵌在前庭窗和前庭池内的情况。fn*，面神经迷路段；gg，膝状神经节；ch，胆脂瘤；iac，内耳道；mcf，颅中窝；fp，镫骨足板

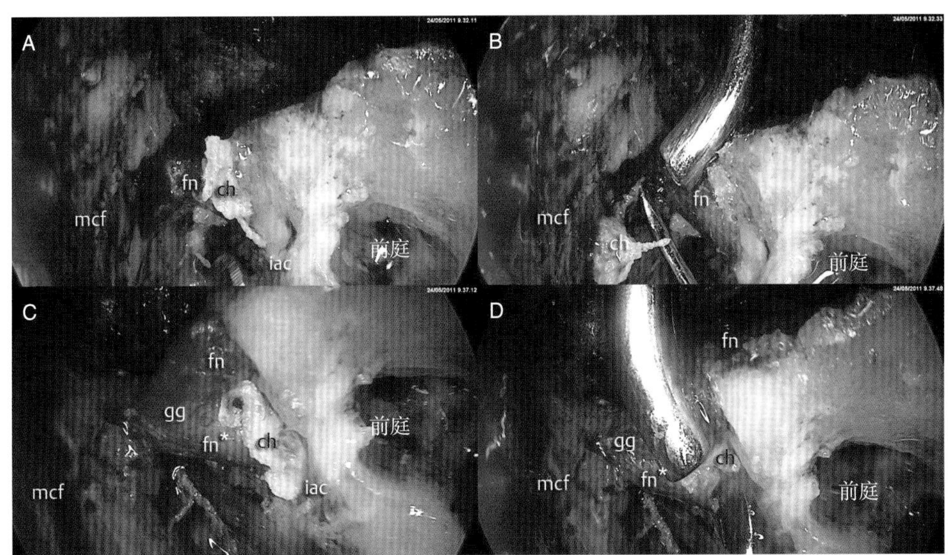

图 19.47　病例 4。右耳。A，B. 胆脂瘤基质从膝状神经节和面神经迷路段表面仔细剥离。在这个过程中，开放的术腔有利于术者一手持镜，一手持带角度的器械操作，同时助手可以使用吸引器械帮助术者。C. 胆脂瘤侵及面神经迷路段直至内耳道，并累及前庭。D. 内镜下逐步切除胆脂瘤组织，保存面神经结构。fn，面神经；fn*，面神经迷路段；gg，膝状神经节；ch，胆脂瘤；iac，内耳道；mcf，颅中窝

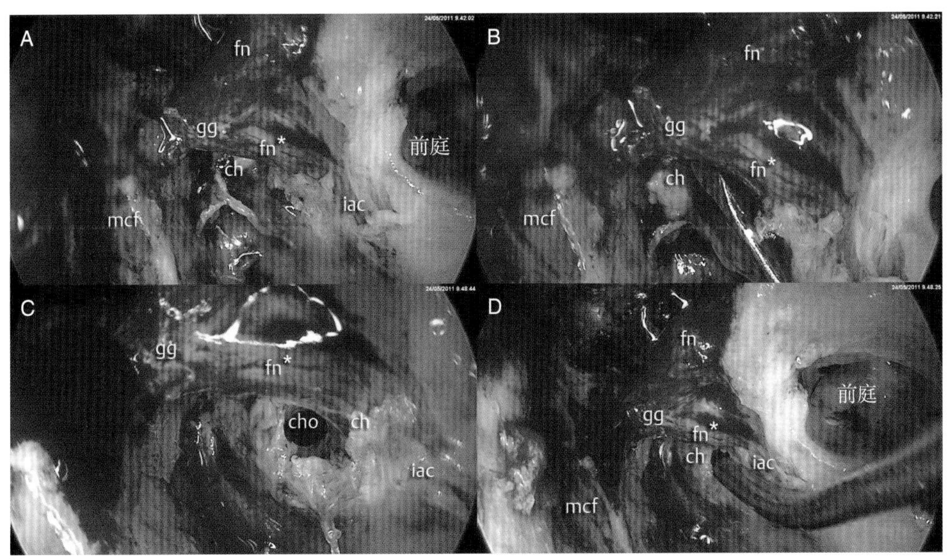

图 19.48　病例 4。右耳。A，B. 内镜下可以观察到迷路段面神经内侧和前方的胆脂瘤上皮，配合使用带角度器械可以切除此区域内的胆脂瘤上皮。C，D. 开放耳蜗，清除其内的胆脂瘤。fn，面神经；fn*，迷路段面神经；gg，膝状神经节；ch，胆脂瘤；iac，内耳道；mcf，颅中窝；cho，耳蜗

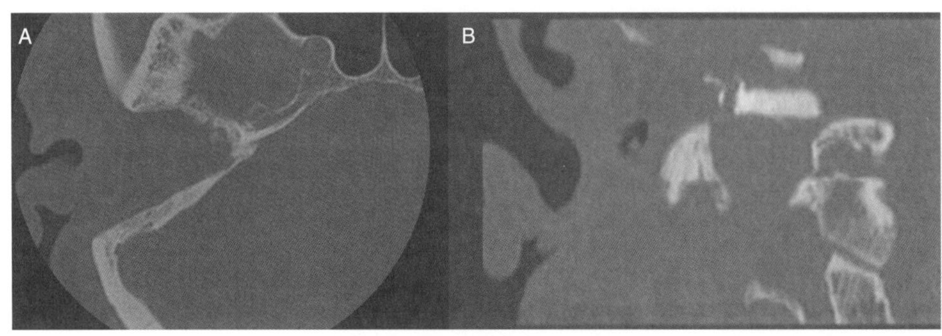

图 19.49　病例 4。右耳。术后 CT：轴位像（A）；冠状位（B）

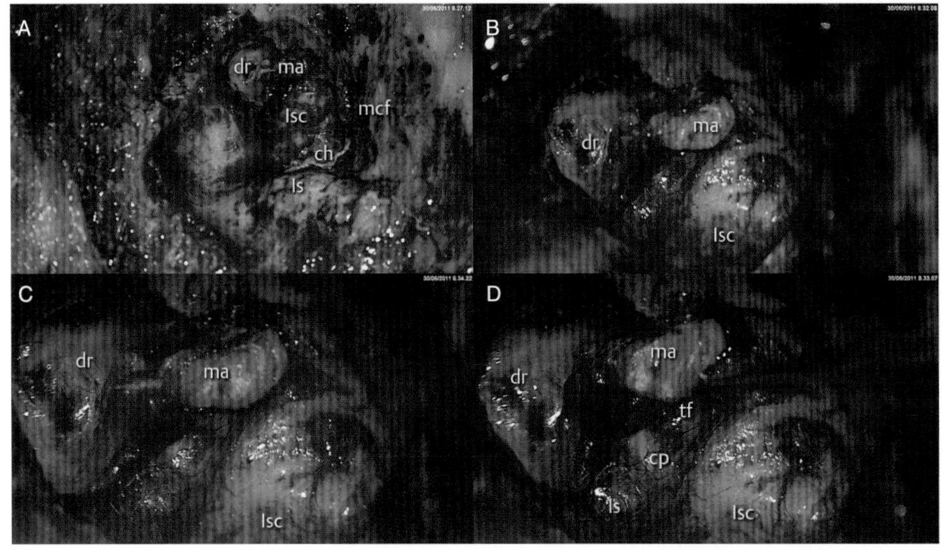

图 19.50　病例 5。左耳。A. 不保留外耳道后壁的乳突切除后，将术腔内胆脂瘤清除。B~D. 显微镜下可见鼓膜张肌皱襞完整，鼓峡被黏膜所封闭。外半规管瘘管可见。dr，鼓膜；ma，锤骨；lsc，外半规管；ls，乙状窦；ch，胆脂瘤；mcf，颅中窝；cp，匙突；is，被黏膜皱褶封闭的鼓峡；tf，鼓膜张肌皱襞

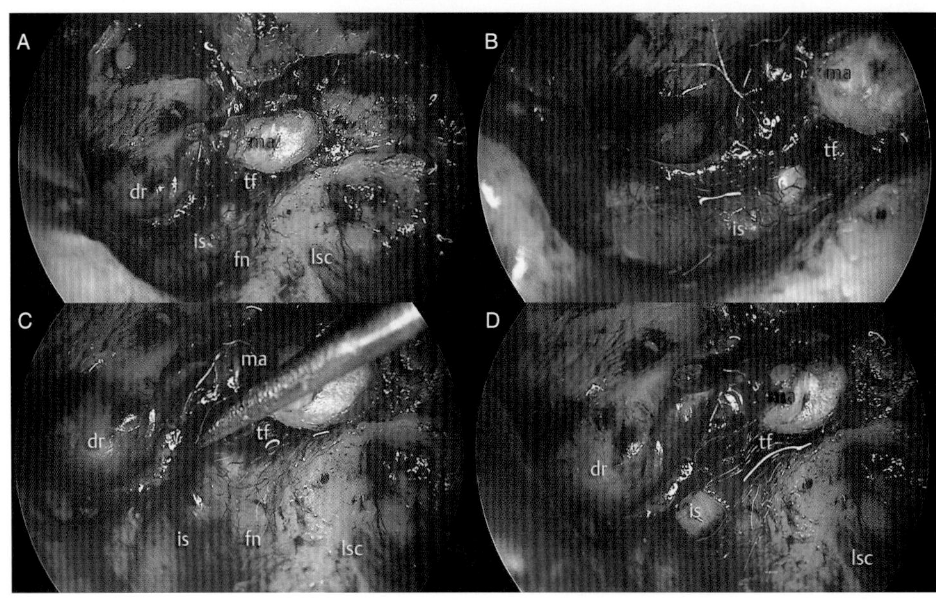

图 19.51　病例 5。左耳 显微镜下可见鼓峡通道被阻塞，还可以观察到鼓膜张肌皱襞的上缘。A，B. 黏膜皱褶从锥隆起延伸至匙突，封闭前后鼓峡的区域。C，D. 钩开黏膜皱褶，将中上鼓室之间的通气通道开放。中鼓室内的腔隙气化好，黏膜状态良好。dr，鼓膜；ma，锤骨；lsc，外半规管；is，被黏膜皱褶封闭的鼓峡；fn，面神经；tf，鼓膜张肌皱襞

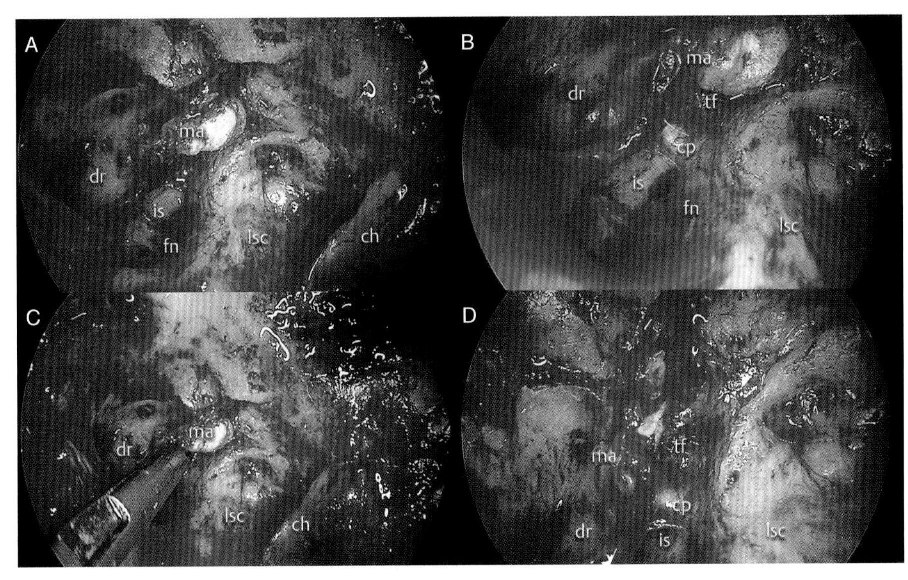

图 19.52　病例 5。左耳。A，B. 清除黏膜皱襞，将中上鼓室通气途径开放。C，D. 剪去锤骨头。dr，鼓膜；ma，锤骨；lsc，外半规管；is，鼓峡；fn，面神经；tf，鼓膜张肌皱襞；cp，匙突；ch，胆脂瘤

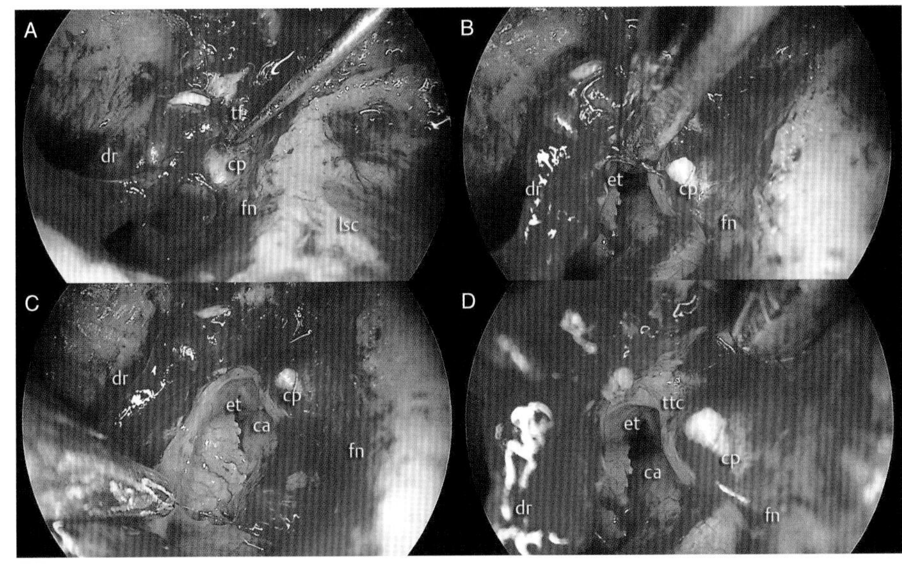

图 19.53　病例 5。左耳。鼓膜张肌皱襞去除后，剪断鼓膜张肌腱（A，B）。锤骨柄向外侧移位（C，D）。观察前鼓室黏膜，显露咽鼓管鼓室口。中鼓室黏膜状态良好。dr，鼓膜；lsc，外半规管；cp，匙突；fn，面神经；tf，鼓膜张肌皱襞；et，咽鼓管；ca，颈内动脉；ttc，鼓膜张肌半管

露和确定（见病例 4~5）。

· 乙状窦被进一步显露，向下延续直至颈静脉球的根部。

· 外耳道后壁被磨除，乙状窦和面神经之间的气房需要磨除，来保证骨迷路（外半规管和后半规管）和面神经乳突段（茎乳孔至面神经锥段之间）的良好暴露，进一步显露颅中窝和内淋巴囊。

· 一旦面神经乳突段被显露，沿着面神经锥段可以继续追踪至面神经鼓室段，继而找到膝状神经节。

· 为了获得膝状神经节和岩浅大神经良好的观察，需要切断匙突，确认鼓膜张肌。将鼓膜张肌向前移位，暴露岩浅大神经。在这一步的解剖过程中，特别需要注意将鼓膜张肌与面神经膝状神经节小心分离，因为在匙突的位置两者附着比较紧密［见病例 5（图 19.54，图 19.55）］。

· 开始经迷路入路的迷路骨质磨除的工作。首先将骨迷路进一步轮廓化，磨除迷路周围气房。然后进行骨迷路切除，序贯地磨除外半规管和后半规管。在磨除半规管时，要加倍小心，避免损伤面神经，面神经锥段紧邻外半规管的前方。在定位到后半规管和上半规管共同形成的总脚开口后，继而找到并开放上半规管，确认壶腹嵴。

· 开放和磨除迷路，直至确认前庭池和内耳道

脑膜（图 19.60）。

·进一步显露内耳道脑膜。内耳道脑膜的显露需要沿着岩上窦方向，向内耳道方向逐步扩大显露，内耳道脑膜与后方的颅后窝脑膜相延续（图 19.61）。磨除颅中窝脑膜和内耳道脑膜之间的骨质。

胆脂瘤基质侵犯至内耳道上方，迷路下胆脂瘤显露后，部分胆脂瘤已经切除 [见病例 4（图 19.44）和病例 5（图 19.55，图 19.56）]。

·在这一区域，面神经迷路段需要仔细解剖予以保护。注意迷路段面神经斜向走行，由膝状神经节向内侧降至内耳道内（图 19.61）。

由于面神经解剖走行特点和与周围相邻结构解剖关系，在显微镜下完全将迷路段面神经显露控制是非常困难的。因此，如果不能在清晰直视下，任何试图将病变组织从迷路段面神经上清除的动作都是危险和盲目的，极易造成迷路段面神经的损伤。为此，涉及这部分的手术操作时，可以在内镜的辅助下，清晰地观察和确定膝状神经节，颅中窝和迷路之间区域的解剖关系，避免损伤的风险。

内镜下手术步骤

·在显微镜下手术显露完成后，使用 0°，长度 15cm，直径 4mm 内镜，置入乳突腔内，探查迷路段面神经。内镜下可以从后方观察前庭和周围毗邻的解剖关系 [见病例 4（图 19.46），病例 5（图 19.57）]。

·为了获得对术野的理想的内镜下观察和确定迷路段面神经，有必要先定位外下侧的前庭，上方的颅中窝，前方的膝状神经节（图 19.62）。

·面神经迷路段在其与膝状神经节连接处被确定后，从前向后，从外向内追踪迷路段面神经进入内耳道。在其略微斜向的走行过程中，其在耳蜗上方，从膝状神经节降至内耳道底处（图 19.63）。经过迷路段后，面神经刚进入内耳道内的层面，和球囊隐窝在一个平面，解剖关系邻近前庭的内侧壁 [图 19.64；见病例 5（图 19.57）]。面神经迷路段外侧面的胆脂瘤基质在内镜下仔细地剥离后，可以呈现整个迷路段面神经的神经结构（图 19.65）。

·长度 15cm，直径 4mm 的 45° 内镜可以提供迷路段面神经及其前内侧的解剖区域良好的观察。

可以在不进行面神经改道的情况下，完整切除胆脂瘤的基质。尽可能减少对面神经操作的策略，对于术后获得良好的面神经功能来说是至关重要的 [见病例 4（图 19.47，图 19.48）]。

·如果胆脂瘤的基质没有侵及内耳道的脑膜，术中是可能保持脑膜完整，术后避免脑脊液漏的发生；如果脑膜已被胆脂瘤基质侵及，必须将受累的脑膜切除，术中即可见脑脊液漏。在这个病例中，利用转位的肌肉和颞肌筋膜修复了脑膜的缺损。

·切除胆脂瘤后，利用腹部脂肪对鼓室及乳突的术腔进行填塞，使用骨粉和颞肌对咽鼓管鼓室口进行封闭。耳后的切口逐层进行缝合 [见病例

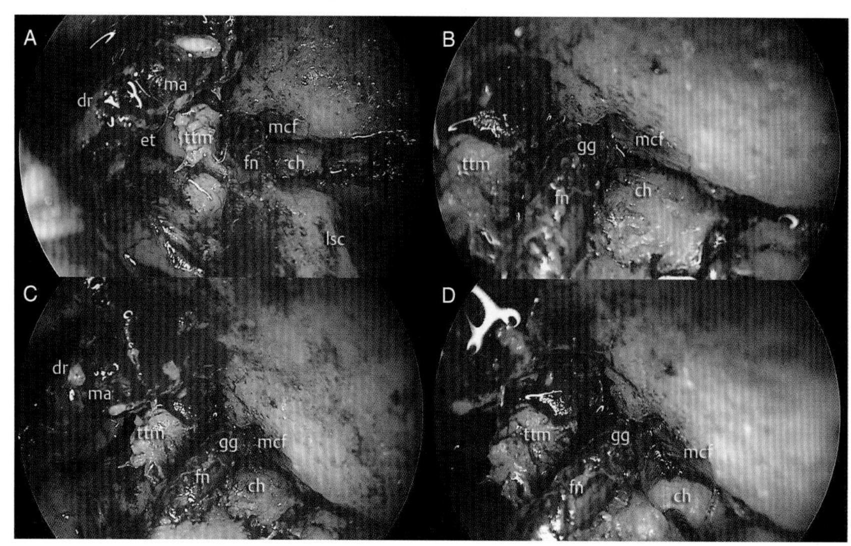

图 19.54　病例 5。左耳。A. 面神经骨管轮廓化直至膝状神经节处。打开鼓膜张肌半管，显露鼓膜张肌。B~D. 内镜下见胆脂瘤破坏迷路骨质，穿通于膝状神经节和颅中窝硬脑膜之间。dr，鼓膜；ma，锤骨；lsc，外半规管；fn，面神经；et，咽鼓管；ttm，鼓膜张肌；mcf，颅中窝；ch，胆脂瘤；gg，膝状神经节

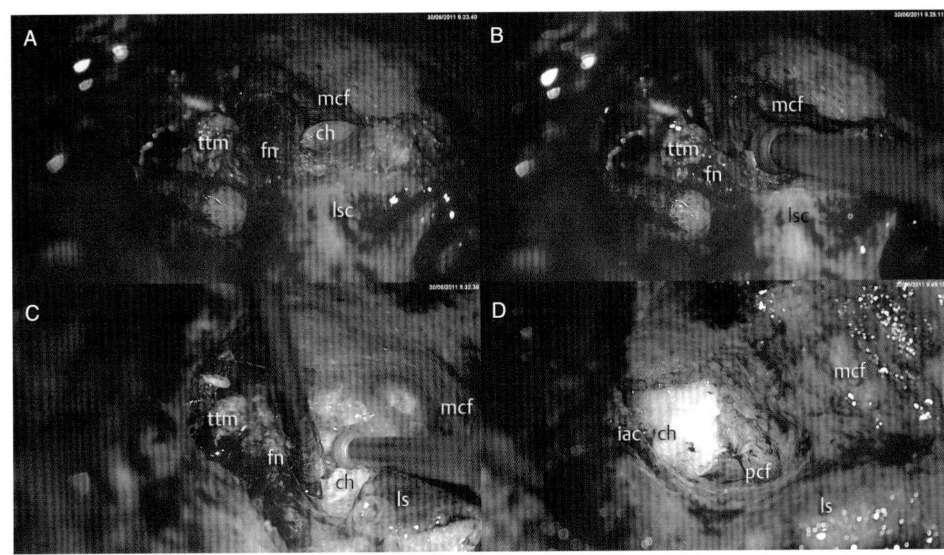

图 19.55　病例 5。左耳。显微镜下为了能够显露内耳中的胆脂瘤组织，到达内耳道底。使用电钻磨除迷路骨，颅中窝脑膜和面神经之间的骨质。lsc，外半规管；fn，面神经；ttm，鼓膜张肌；mcf，颅中窝；ch，胆脂瘤；pcf，颅后窝；iac，内耳道；ls，乙状窦

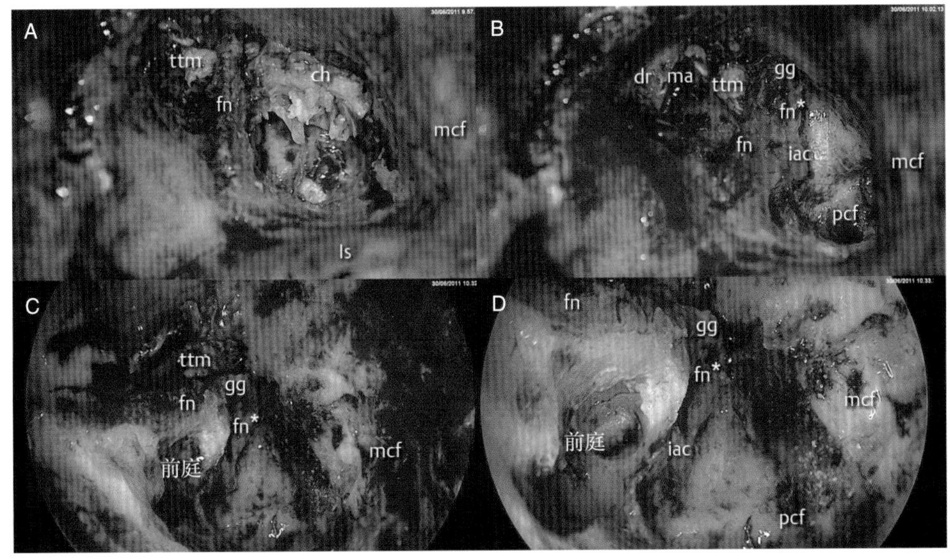

图 19.56　病例 5。左耳。A，B. 经迷路入路，清除侵及内耳的胆脂瘤组织，暴露内耳道。C，D. 使用 0° 内镜检查术腔，在检查是否有残余病变残留的过程中，显露迷路段面神经。fn，面神经；fn*，迷路段面神经；ttm，鼓膜张肌；mcf，颅中窝；ch，胆脂瘤；pcf，颅后窝；iac，内耳道；ls，乙状窦；gg，膝状神经节；ma，锤骨；dr，鼓膜

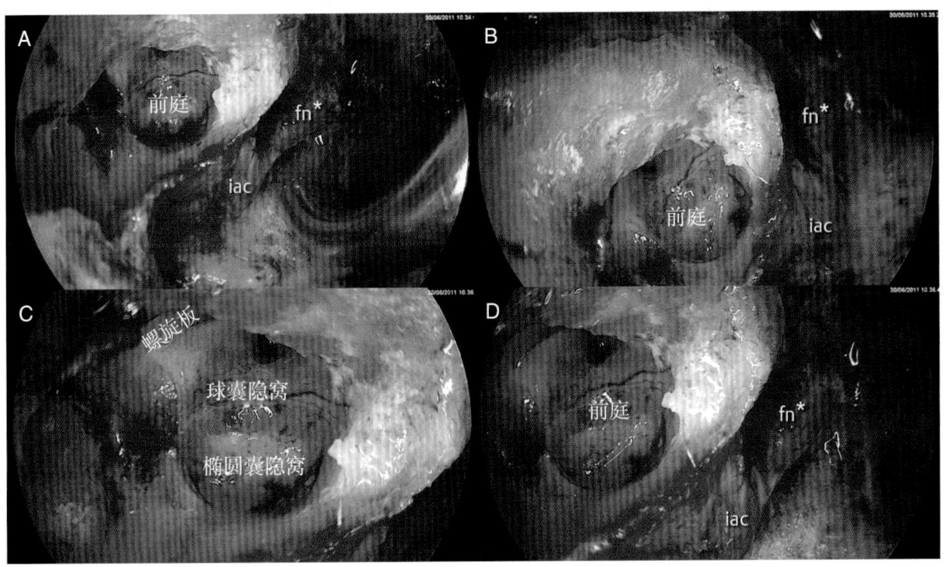

图 19.57　病例 5。左耳。内镜下可以放大倍数观察前庭和介于膝状神经节和内耳道之间的迷路段面神经，并查找位于这些结构之间的残留胆脂瘤上皮。fn*，迷路段面神经；iac，内耳道

5（图 19.58）]。

·外耳道的皮肤进行盲袋装封闭缝合，其处理方式与经耳囊入路手术一致。

19.2.4 经乳突入路手术的术后护理

对于接受这些手术的患者，对他们需要进行术后 24~36h 的严密观察；术后即刻应用抗生素治疗；需要进行至少 4d 的标准乳突手术的耳部包扎。

并发症

与传统显微镜下手术入路的并发症是一致的。常见的并发症包括脑膜炎、出血、脑脊液漏、面瘫。

19.3 乙状窦后入路：显微镜联合内镜辅助下颅后窝手术入路

19.3.1 乙状窦后入路

适应证

此入路适用于听神经瘤和累及桥小脑角的其他种类的病灶，例如脑膜瘤、表皮样囊肿和转移癌等，肿瘤可伴有或不伴有内耳道的受累。此外，乙状窦后入路还适用于症状性颅脑神经的微血管减压手术。

此入路的主要优点

·可以快速直接地到达病变部位。

·应用于伴有巨大的颈静脉球病例时，该入路没有技术限制。

·可应用于可能的听力保存病例中（根据肿瘤的大小）。

·在手术入路区域可以较早地确定面神经结构。

·颅后窝区域在术中完全可控。

·术后脑脊液漏发生率低。

·水密性缝合脑膜。

·脑膜炎发生率低

在过去采用此入路存在一定的争议。因为如果不进行内耳道后唇较为广泛的磨除，无法处理内耳道底的病变。然而，内耳道后唇的磨除有可能导致中耳气房暴露导致的脑脊液漏和后半规管开放导致的感音神经性耳聋；由于术中牵拉小脑所致的小脑挫伤的病例也常有报道。此外，术腔出血需急诊手术再次打开时更容易损伤神经。

上述一些弊端和风险已经通过手术技巧和术后管理处置策略的提高和改进而得到了较好的解决。乙状窦后入路时进行显微镜下的操作会有一些缺点，例如尽管磨除内耳道口的骨质，仍然不能很好地显露内耳道底，会导致病变的残留。此外，如果不能显露内耳道底的肿瘤，对内耳道内的肿瘤进行切除时就不能在直视下进行，很有可能损伤内耳道内的面神经。在乙状窦后入路手术中引入内镜的操作可以很好地解决这个问题，可以直视内耳道底，

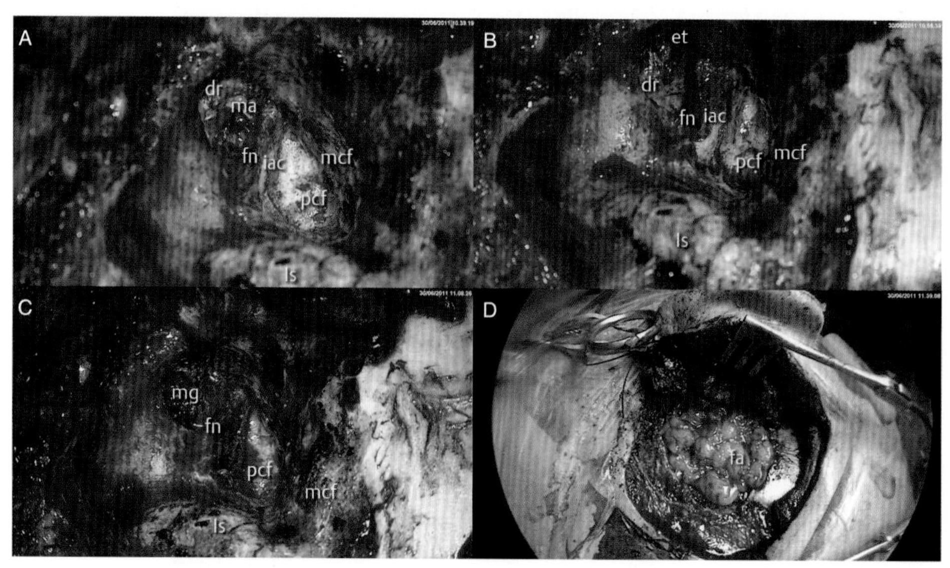

图 19.58 病例 5。左耳。A. 胆脂瘤完全切除后的显微镜下的术腔。B. 切除鼓膜，锤骨和鼓室腔的黏膜。C. 颞肌堵塞封闭咽鼓管鼓室口。D. 腹部脂肪组织填充鼓室及乳突腔，外耳道进行盲袋状封闭。fn，面神经；mcf，颅中窝；pcf，颅后窝；iac，内耳道；ls，乙状窦；ma，锤骨；dr，鼓膜；et，咽鼓管；mg，肌肉移植物；fa，脂肪块

减少对内耳道后方的磨骨工作，较好地控制面神经（图 19.66；视频 19.2）。

乙状窦后入路手术需要术者熟练掌握桥小脑角内的神经、小脑动脉、脑干和小脑表面相关结构的复杂的解剖关系。

桥小脑角内的血管神经结构可以被划分为三个血管神经复合体（图 19.67）[12]。

· 上血管神经复合体：包括三叉神经、动眼神

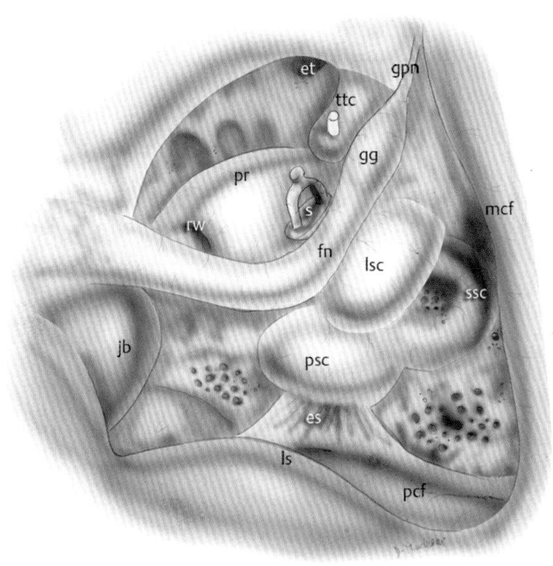

图 19.59 左耳。显微镜下手术步骤，完成不保留耳道后壁的扩大乳突根治，显露从膝状神经节至茎乳孔段的面神经；暴露颅中窝，颅后窝和迷路骨质。fn，面神经；gg，膝状神经节；mcf，颅中窝；pcf，颅后窝；ls，乙状窦；et，咽鼓管；pr，鼓岬；rw，圆窗；ttc，鼓膜张肌半管；es，内淋巴管；lsc，外半规管；psc，后半规管；ssc，上半规管；jb，颈静脉球；gpn，岩大神经 .

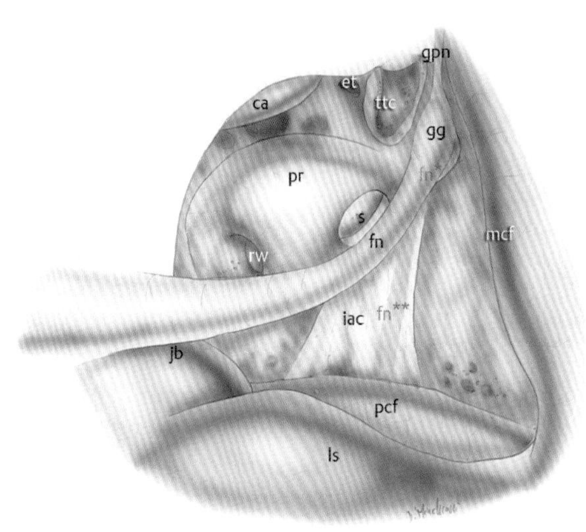

图 19.61 左耳。显微镜手术步骤。逐步暴露内耳道的脑膜，然后再磨除内耳道上方和下方残余的骨质。此时在显微镜下的观察角度，迷路段面神经依然被部分遮挡。fn，面神经；mcf，颅中窝；pcf，颅后窝；ls，乙状窦；et，咽鼓管；pr，鼓岬；rw，圆窗；ttc，鼓膜张肌半管；jb，颈静脉球；gpn，岩浅大神经；gg，膝状神经节；fn*，迷路段面神经；fn**，内耳道段面神经；s，镫骨；iac，内耳道

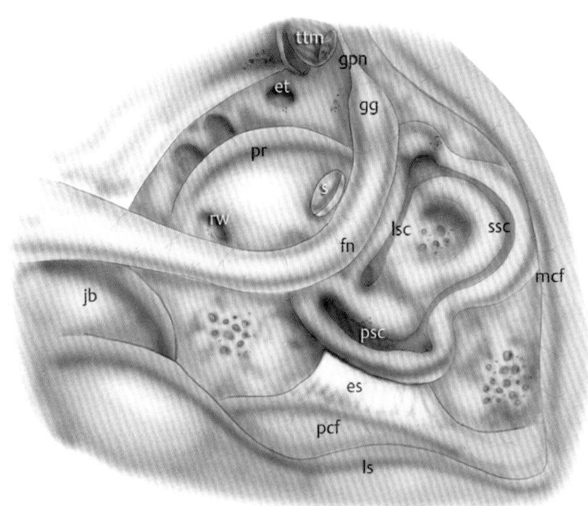

图 19.60 左耳。显微镜下手术步骤。打开鼓膜张肌半管，暴露鼓膜张肌；开始进行迷路切除，依次开放外，后和上半规管骨管。fn，面神经；mcf，颅中窝；pcf，颅后窝；ls，乙状窦；et，咽鼓管；pr，鼓岬；rw，圆窗；ttm，鼓膜张肌；es，内淋巴管；lsc，外半规管；psc，后半规管；ssc，上半规管；jb，颈静脉球；gpn，岩大神经

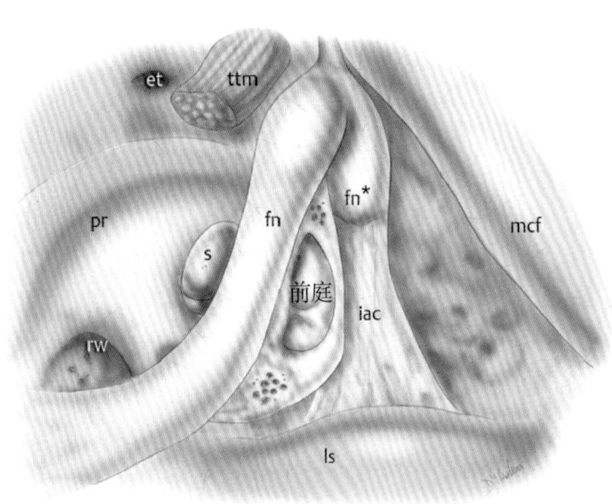

图 19.62 左耳。内镜下手术步骤。在开始进行内镜下手术之前，为了获得理想的术野内解剖标志的定位，需要使用 0° 内镜观察膝状神经节、迷路段面神经、内耳道脑膜和前庭之间的解剖关系。fn，面神经；fn*，迷路段面神经；mcf，颅中窝；ls，乙状窦；et，咽鼓管；pr，鼓岬；rw，圆窗；ttm，鼓膜张肌；iac，内耳道；s，镫骨

经、滑车神经、小脑中脑裂、小脑上动脉、小脑上脚、小脑幕。

· 中血管神经复合体：面听神经束、外展神经、脑桥、小脑桥脑裂、小脑前下动脉、小脑中脚、小脑岩面。

· 下血管神经复合体：包括后组颅神经丛、延髓、小脑延髓裂、小脑后下动脉、小脑小脚、小脑枕下面。

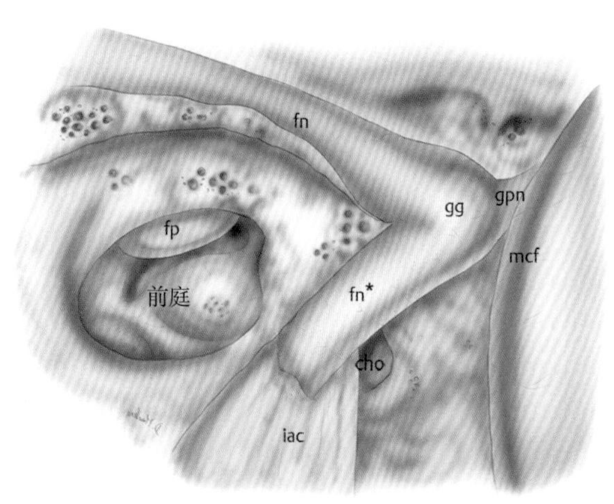

图 19.63 左耳。内镜下手术步骤。45° 内镜可以实现对前庭和迷路段面神经之间关系的准确观察和定位。观察已经显露的从膝状神经节至汇入内耳道之间的面神经。fn，面神经；fn*，迷路段面神经；mcf，颅中窝；iac，内耳道；fp，镫骨足板；cho，耳蜗；gpn，岩浅大神经

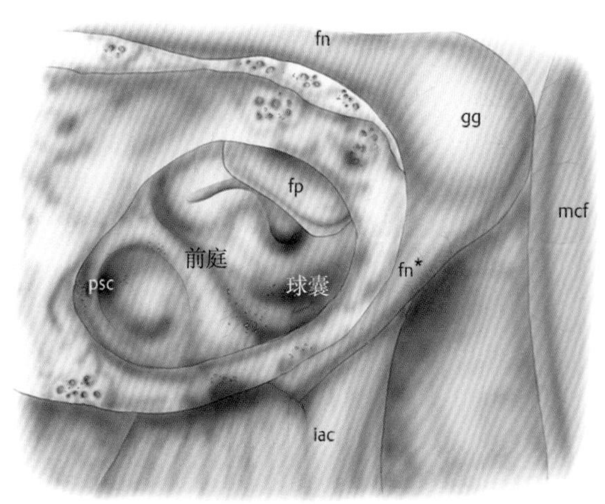

图 19.64 左耳。内镜下手术步骤。内镜下抵近观察前庭池，显露球囊。注意球囊和面神经在内耳道内的密切关系。fn，面神经；fn*，迷路段面神经；mcf，颅中窝；iac，内耳道；fp，镫骨足板；gg，膝状神经节；psc，后半规管

面听神经束起自邻近脑桥延髓沟的脑干。面神经在前庭神经前方 1~2mm 处发自脑桥延髓交接处。出此层面后，面神经即刻与前庭耳蜗神经束交汇。中间神经在桥小脑角汇入面神经主干。在脑桥延髓沟层面可以观察到前庭耳蜗神经束与面神经之间的

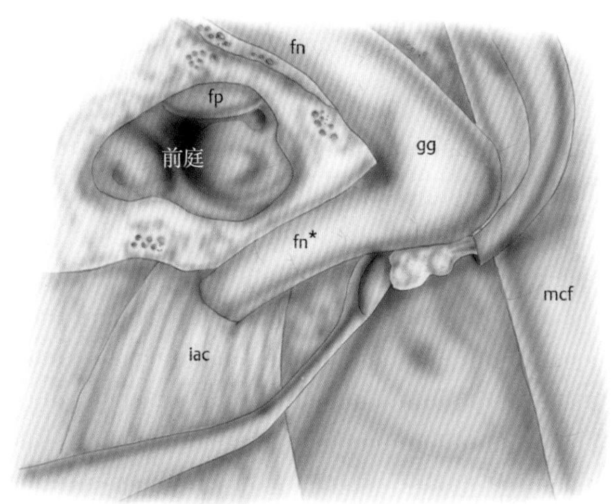

图 19.65 左耳。内镜下手术步骤。在保持面神经原位的情况下，助手持吸引器，术者使用带角度的剥离子来清除位于面神经迷路段和膝状神经节前内侧的胆脂瘤组织。fn，面神经；fn*，迷路段面神经；gg，膝状神经节；mcf，颅中窝；iac，内耳道；fp，镫骨足板

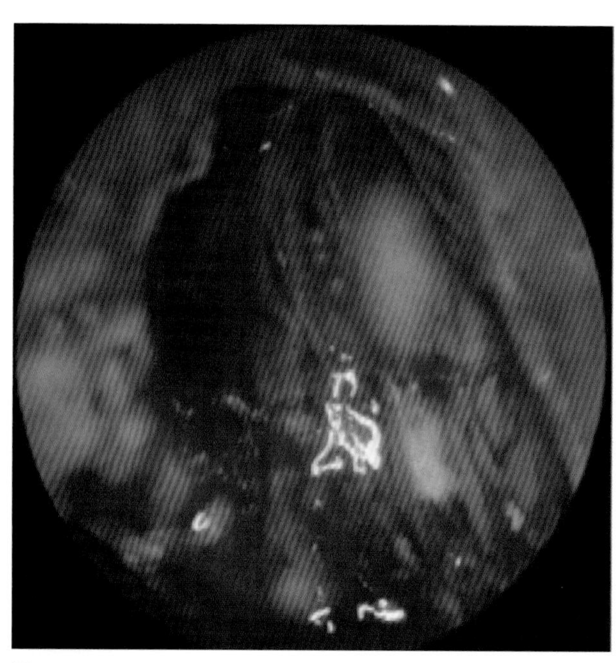

图 19.66 左耳。切除听神经瘤后，使用 45° 内镜观察内耳道底，可见保留良好的面神经（右侧）和耳蜗神经（左侧）

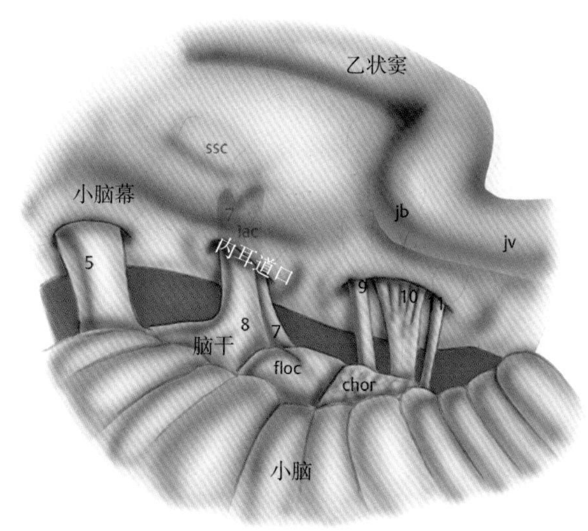

图 19.67 右侧。桥小脑角的解剖模式图。floc，小脑绒球；chor，脉络丛；ssc，上半规管；jb，颈静脉球；jv，颈内静脉；iac，内耳道；图中数字分别对应相应的脑神经

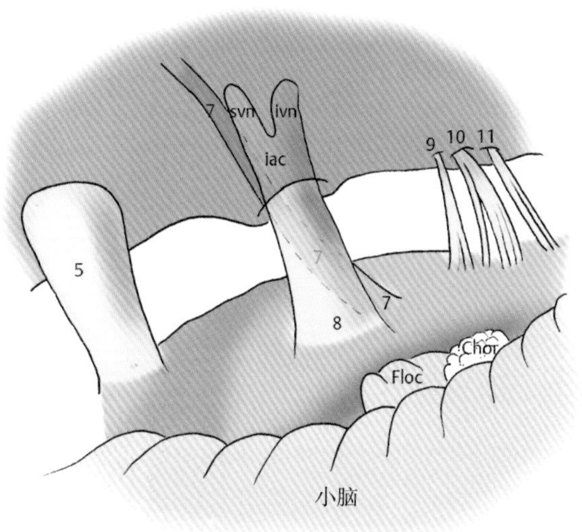

图 19.68 右侧。面神经从内耳道口至内耳道底的走形路径中，与其他颅脑神经之间的相对关系。Floc，小脑绒球；Chor，脉络丛；ivn，前庭下神经；svn，前庭上神经；iac，内耳道；图中数字分别对应相应的脑神经

间隙与关系。这些神经在越接近内耳道口的层面，其彼此距离愈加接近。

面听神经束形成后继续向前，在岩骨的后侧面进入内耳道。在桥小脑角，面神经走行于其他神经的前内侧，直至汇入内耳道；而面神经后方的前庭神经和耳蜗神经分别位于上方和下方。在内耳道口处，面神经的位置发生了改变，面神经走行于上方，而前庭神经和耳蜗神经位于下方（图 19.68，图 19.69）。

手术技巧

· 患者仰卧位，头部偏向术者对侧，颈部保持伸展状态，颈部和头部抬高，高于身体约 30°（图 19.70）。

· 使用 Myfield 头架可以避免头部褥疮发生，并能维持头部固定的位置（图 19.71）。

· 术中需要使用面神经监测。

· 耳后切口（距离耳后沟 3cm）；切口需要利于暴露乙状窦后方和横窦下方的枕骨（图 19.72）。

· 切开颞肌，直至骨质暴露；应用骨衣剥离子分离显露乳突和枕骨；乳突骨质的显露继续向下进行，直至二腹肌和半棘肌在乳突尖附近可见（图 19.73）。

· 做一个 4cm × 4cm 开颅骨窗，骨窗起自横窦下缘，需要显露乙状窦后份。横窦和乙状窦形成了开颅骨窗的上界和前界。用剥离子将覆盖在硬脑膜表面的颅骨小心地翘起取出。取下的颅骨骨片和骨屑予以保留（图 19.73）。

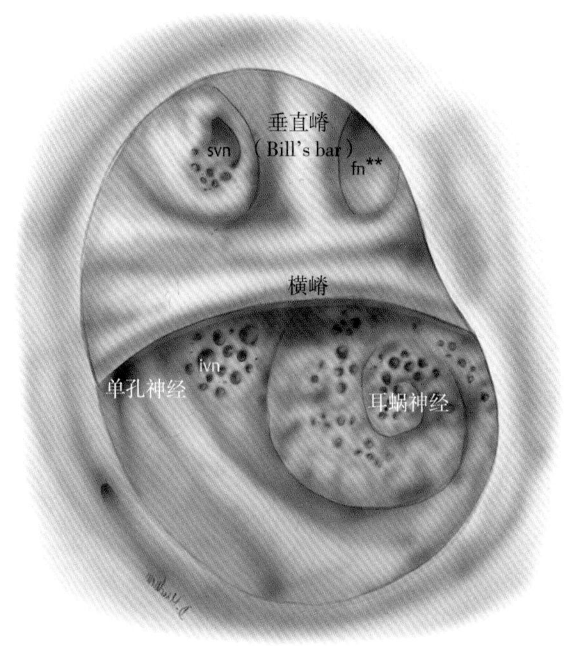

图 19.69 右侧。内耳道底的解剖。内耳道底的神经被横嵴分为上下两个部分。在下部，前庭下神经和单孔神经位于后方，耳蜗神经位于前方。在上部，垂直嵴又将前方的面神经和后方的前庭上神经分隔。ivn，前庭下神经；svn，前庭上神经；fn**，内耳道段面神经

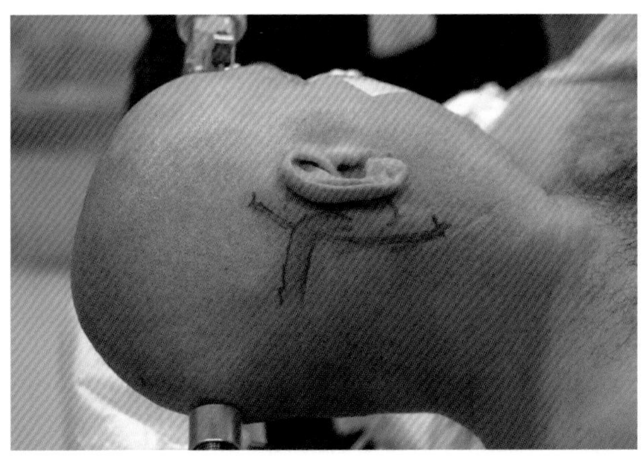
图 19.70　乙状窦后入路时患者的头位

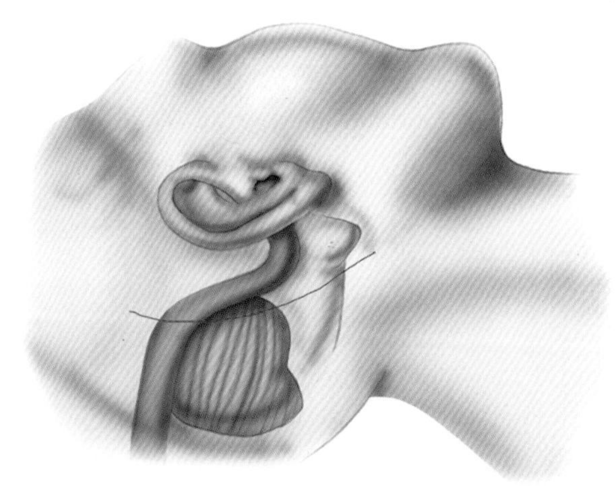
图 19.72　皮肤切口。在模式图中可以看到乙状窦后入路时需要参考的主要解剖标志位置与切口的关系

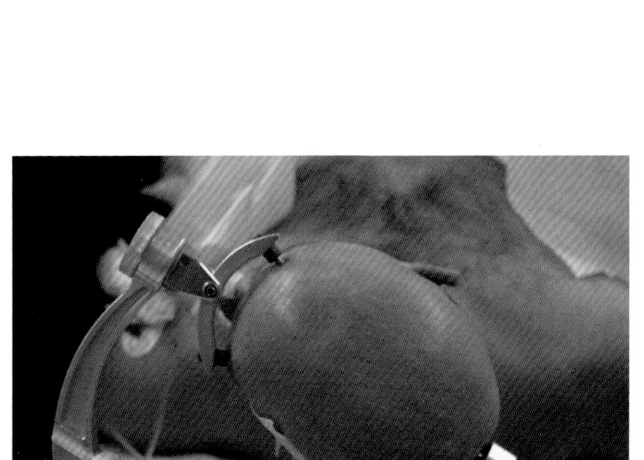
图 19.71　放置 Myfield 头架，保持头部位置的固定状态

·脑膜需要分为两步切开：脑膜第一切口在乙状窦后方 2mm（图 19.74）。脑膜的小切口既可以限制小脑的膨胀疝出，还可以伸入小剥离子来暴露小脑池。

轻柔地下压小脑的小表面，确认并开放蛛网膜池，这样可以充分引流释放脑脊液。

·完成乙状窦后的半月形脑膜切口（图 19.74）。脑膜瓣向前掀起，脑膜边缘用缝线悬吊，暴露颅内术腔。将小脑从岩骨后表面分离，此过程中不需要使用脑牵开器（图 19.74）。

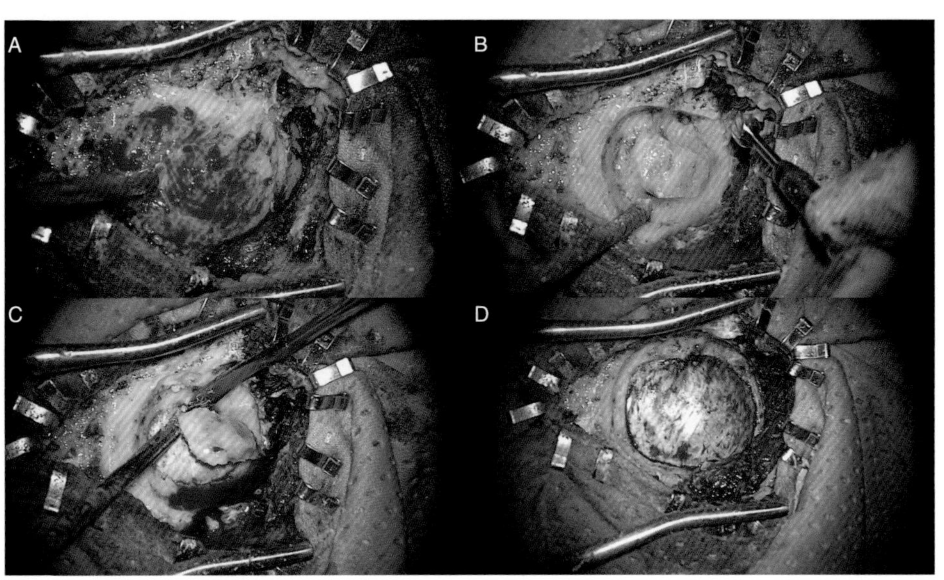

图 19.73　右侧。A. 掀起皮瓣，暴露枕骨和乳突区直至乳突尖。B. 开颅过程中 。C. 取出骨瓣，显露硬脑膜。D. 术区硬脑膜完全显露

· 在整个手术过程中，神经外科脑棉片始终需要放置于小脑表面，对小脑予以保护（图 19.75，图 19.76）。

· 切开包绕肿瘤的蛛网膜，开放脑桥前池 [见病例 6（图 19.77）]。

· 使用 0° 内镜（长 18cm，直径 4mm），探查桥小脑角和颅后窝内的结构，确定不同血管（Dandy 静脉，小脑前下动脉，小脑后下动脉）、神经和肿瘤的关系 [见病例 6（图 19.78）]。

· 三叉神经在听神经瘤的上方；后组颅神经在肿瘤的下方 [图 19.79；见病例 7（图 19.80）]。内镜下观察肿瘤和前庭耳蜗神经束之间的关系。

· 在大多数的病例中，面神经被肿瘤遮挡，观察受限（图 19.81）；正因为如此，有时面神经可以在内镜下进行观察；如果可能，甚至可以伸入到内耳道口进行观察。精细的剥离子可以有助于轻揉地分离肿瘤，利于确认面神经及了解神经和肿瘤的关系 [见病例 7（图 19.80）]。

切除肿瘤：显微镜下手术步骤

· 显微镜下可以完成肿瘤的切除。超声吸切设备可以实现肿瘤实体中的减瘤，瘤体缩小后，再完成将肿瘤包膜从周边包绕的血管上精细分离并切除。这些手术策略都是为了实现保存桥小脑角内面神经的完整性 [图 19.82；见病例 8（图 19.87）]；在此区域也可能发现耳蜗神经，并对耳蜗神经进行保留。如果患者听力正常，保留耳蜗神经是非常必要的 [13-15]。在这个脑膜瘤病例中，对整个面听神经的保留进行了尝试 [见病例 8 所有图片（图 19.83~19.93）]。

· 当瘤体的体积缩小后，沿着面神经走行方向锐性解剖分离周围组织，避免神经的牵拉。内耳道外的肿瘤完整切除后，内耳道内的残余肿瘤在显微镜下可见。因此，桥小脑角内的肿瘤在显微镜下全切后，需要使用 45° 内镜和带角度的器械进行内耳道内肿瘤的处理 [见病例 8（图 19.87，图 19.88）]。

切除肿瘤：内镜下手术步骤

· 45° 内镜（长 18cm，直径 4mm）轻柔缓慢地在脑棉表面置入桥小脑角内。在内镜手术阶段，术者需谨慎操作，避免内镜与周围的神经和血管组织接触，避免对小脑表面造成医源性损伤。

· 当内镜引入桥小脑角后，在内镜下发现并确定面神经，沿着面神经追踪至内耳道。

· 内镜下可以观察到内耳道口和肿瘤向内耳道侵犯的解剖特点。

· 当肿瘤压迫扩大内耳道口，形成了一个宽大的开口，这种情况非常适合内镜的应用。使用 45° 或 70° 内镜可以在不磨骨的情况下清晰地显示内耳道底。在这个病例里，应用带角度的剥离子将残余肿瘤从内耳道底切除 [图 19.94，图 19.95；见病

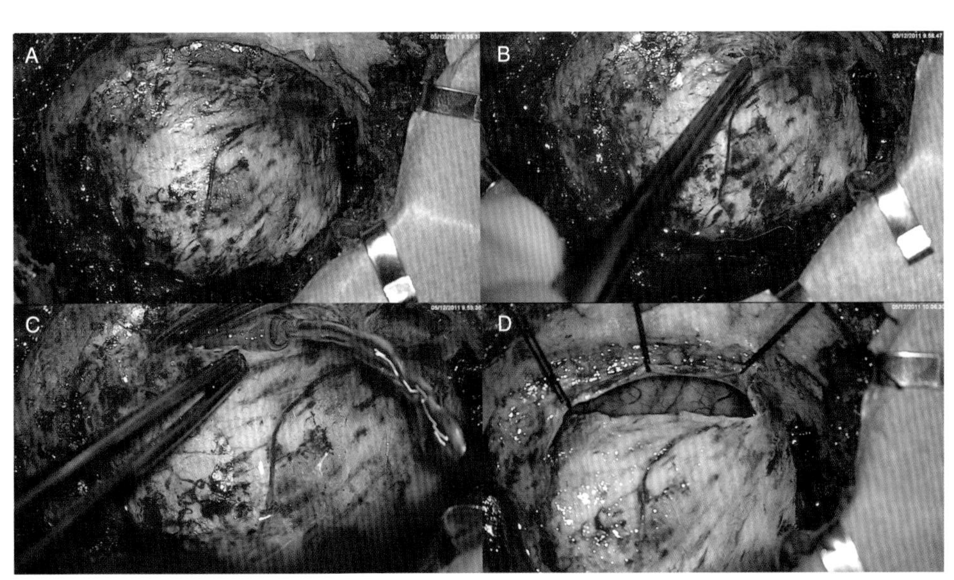

图 19.74　右侧。A，B. 脑膜的切口起自紧邻乙状窦的后方。C. 完成脑膜的切开，半月形脑膜切口紧邻乙状窦后方。D. 脑膜切开边缘处用缝针悬吊，暴露小脑表面

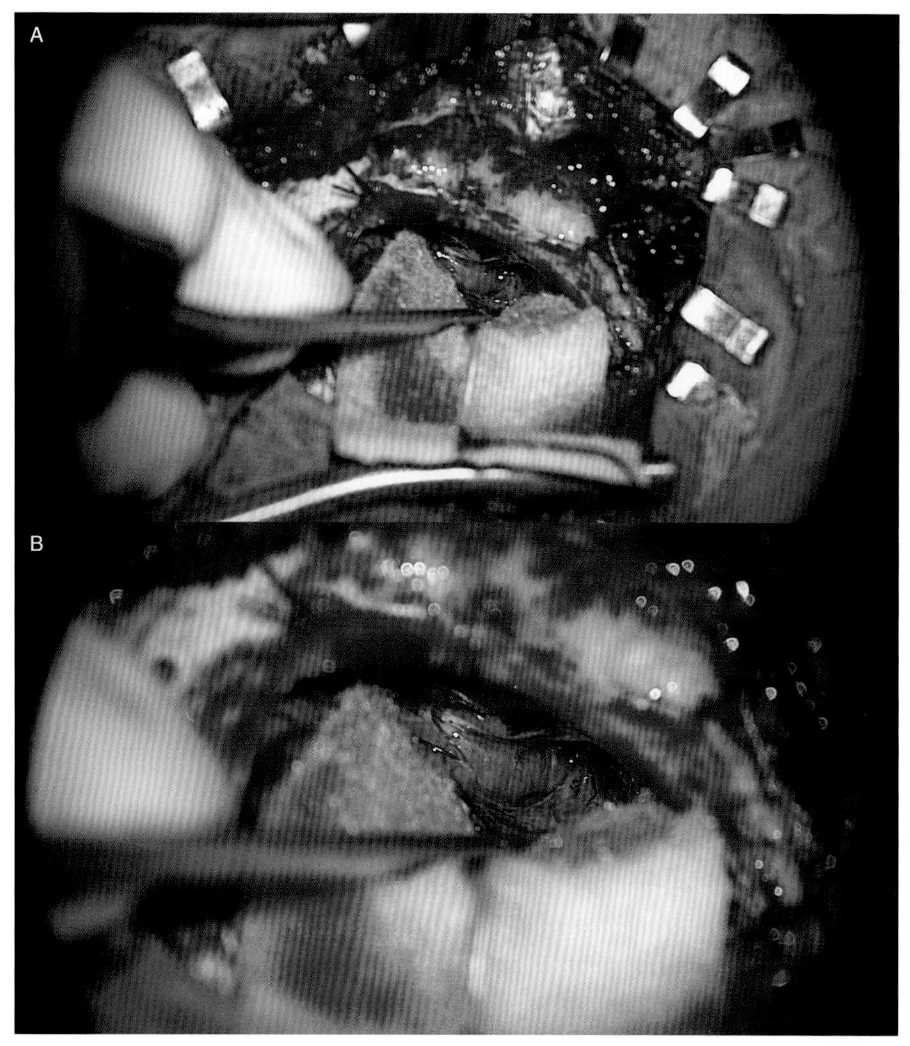

图 19.75　右侧。A，B. 为了避免小脑的损伤，在小脑的表面放置脑棉予以保护，然后暴露桥小脑角

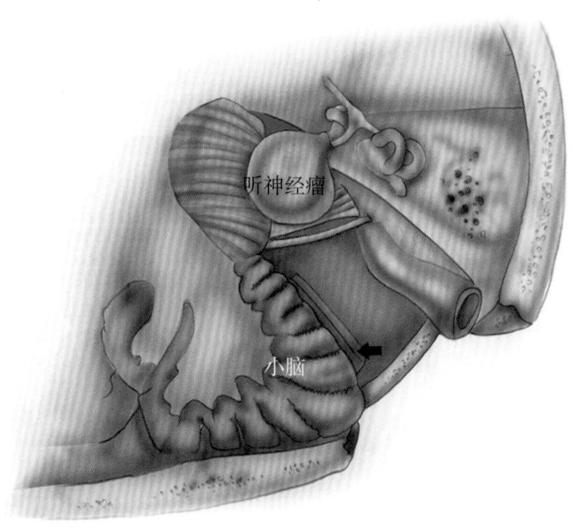

图 19.76　乙状窦入路的模式图。在小脑表面放置神经外科用脑棉片（黑色箭头），以避免小脑的牵拉。显露桥小脑角，肿瘤位于此区域

例 9（图 19.96，图 19.97，图 19.98）]。

· 当内耳道内的肿瘤达到内耳道底，而内耳道口没有被肿瘤扩大，可能有必要磨除内耳道口骨质，来为内镜下进行内耳道底肿瘤完整切除做准备 [图 19.99~19.102；见病例 8（图 19.89，图 19.90）]。在磨除内耳道口骨质时，超声骨刀能够有效地去除内耳道口骨质，避免热损伤内耳道内的神经。

· 在开始磨骨前，进行术前 CT 评估时，一些解剖因素需要仔细评估。例如，接近内耳道的颞骨气房气化良好。这种情况下，进行内耳道的磨骨可能造成颞骨和桥小脑角的沟通，导致脑脊液耳漏（图 19.103）。高位的颈静脉球也可能存在，这种高位的颈静脉球可以到达内耳道的下界，术者在进行内耳道口磨骨时需要小心避免损伤内耳道下界的高位

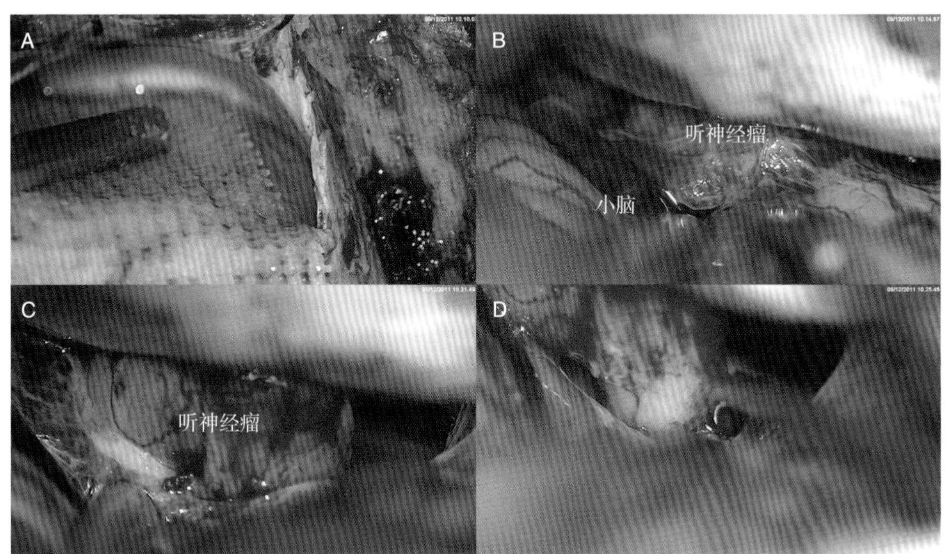

图 19.77　病例 6。右侧。A. 放置脑棉片于小脑表面，对其予以保护。B. 显微镜下开放脑前池，显露桥小脑角和其内的听神经瘤。C，D. 显微镜下从肿瘤表面分离蛛网膜层

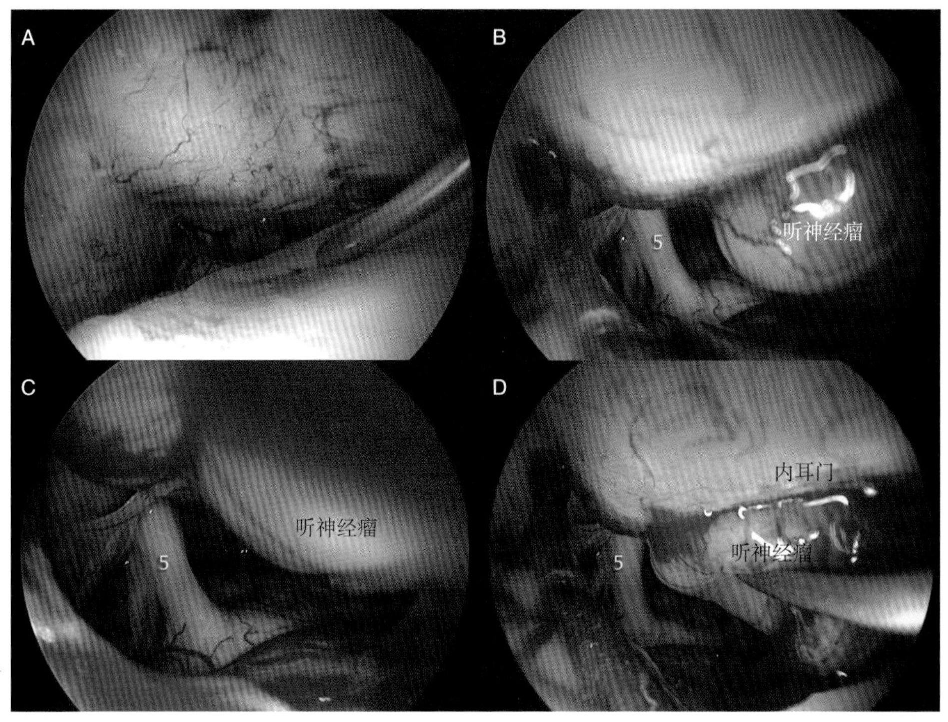

图 19.78　病例 6。右侧。A~D. 在乙状窦后入路中引入 0° 内镜来探查桥小脑角和位于此区域的重要结构的相邻关系

颈静脉球（图 19.104）。

・如果需要，应该小心地磨除内耳道口骨质；术者必须避免开放靠近内耳道的颞骨气房；如果开放了颞骨气房，内镜可以帮助术者发现气房开口，同时利用骨粉或者混有纤维蛋白胶的肌肉进行气房的修补。显微镜下，用磨光钻将内耳道口外侧的骨质小心磨除，直至内耳道脑膜暴露（图 19.99，图 19.100）；如果需要做脑膜的切口，可以做两个脑膜瓣（图 19.101），形成进入内耳道的开口。然后将内耳道内的肿瘤进行切除，切除的方向需要由内向外进行，这样尽可能地保留面神经完整性并保护内听动脉。

・有时进行这些手术操作时可能导致出血，小块吸收性明胶海绵可以用来填塞在内耳道内，以控

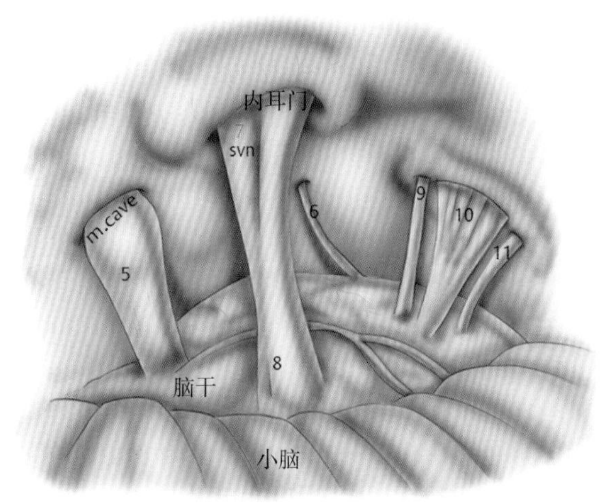

图 19.79 右侧。显微镜下的桥小脑角的整体观，可以显示颅神经之间的关系。svn，前庭上神经；m. cav，Meckel 囊；图中数字分别对应相应的脑神经

制出血，利于后续手术的进行。

· 内耳道内肿瘤切除的可行性关键取决于肿瘤的特点，是否完全占据内耳道。如果肿瘤易于从周围结构分离，在内耳道底将肿瘤整块从面神经表面切除是可以做到的。同理，如果肿瘤没有完全占据内耳道，但内耳道内的周围结构被肿瘤累及，切除肿瘤，并保留周围完整结构同样也是很困难的。

· 内镜下观察内耳道内和内耳道底的面神经位置，使用带有不同角度和维度的剥离器械可以精细地切除内耳道内残余肿瘤 [见病例 10（图 19.105）]，手术切除从下向上进行，从内耳道底向桥小脑角进行。术者需要轻柔操作，切除内耳道残余肿瘤，并保留面神经完整性，尽最大可能保留耳蜗神经（图 19.106）。

手术操作后，林格液缓慢冲洗桥小脑角区域，避免神经纤维去极化。

· 肿瘤切除后，在内镜或者显微镜下检查止血，关闭术腔（图 19.107~19.109）。

· 尽可能对脑膜进行密水性缝合（图 19.110），以降低术后脑脊液漏发生的风险。如果必要，小块肌肉组织骑跨脑膜缝合进行脑膜的局部缺损修补。将骨瓣重置后，骨瓣周围采用骨粉和吸收性明胶海

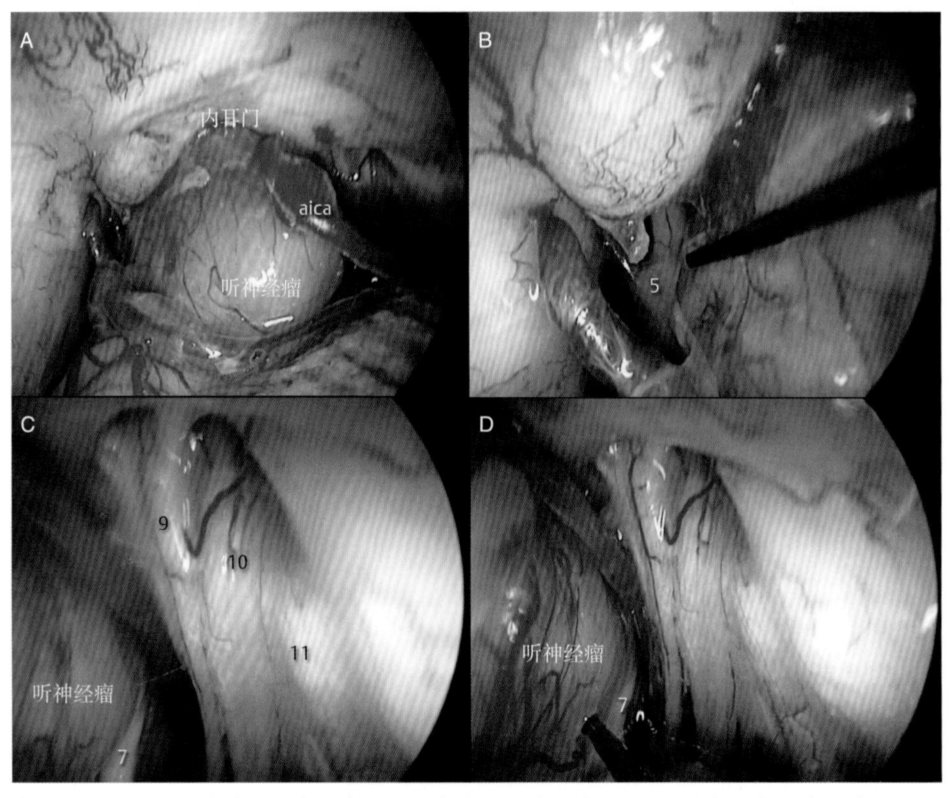

图 19.80 临床病例 7。右侧。0° 内镜可以实现在桥小脑角内的内镜探查。A~C. 探查肿瘤和其他神经结构的关系（三叉神经在肿瘤上方，后组颅神经在肿瘤的下方）。D. 小心地向上推开肿瘤，有可能在神经出内脑干处发现面神经，面神经相对于前庭耳蜗神经束的位置更加靠前下。Neuri，听神经瘤；aica，小脑前下动脉

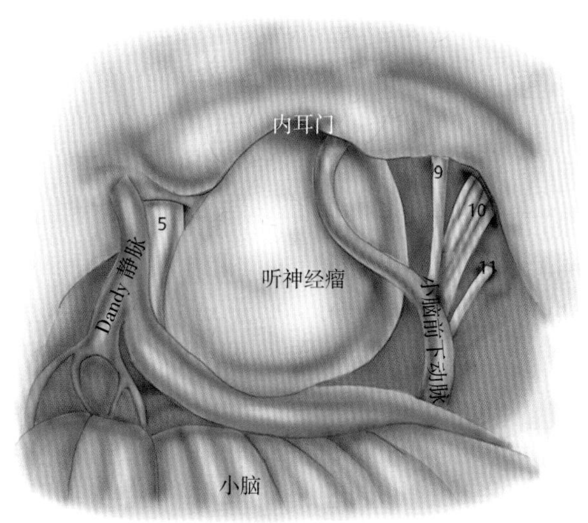

图 19.81　右侧。显微镜下听神经瘤在桥小脑角内的整体观。可以观察到三叉神经的位置，后组颅神经与肿瘤的关系，面神经被肿瘤所遮挡

绵来封闭骨质缺损。

·肌肉，皮下组织，皮肤逐层缝合。标准的耳部包扎 6d。

19.4 神经微血管减压手术

桥小脑角区域血管压迫神经可以表现一些临床疾病，这些疾病能够引发难以忍受的疼痛或者非自主的面部肌肉收缩，针对它们的治疗方法仍在不断探索中。下面介绍的是发生于桥小脑角的常见神经血管疾病。

19.4.1 三叉神经痛

三叉神经痛少见，是以间断发作、严重的、令人衰弱的面部疼痛为特点的疾病，它的疼痛发作在三叉神经分支的分布区域。大多数病例中，在神经出入脑干处的水平三叉神经受到了异位的（小脑上动脉或者静脉结构）压迫[16]。

19.4.2 半面痉挛

半面痉挛是以单侧、非自主发生的，面神经支配区局部区域的肌肉抽搐为特点的疾病（双侧受累极为罕见，但有发生可能）。在大多数病例中都能发现，在桥小脑角内存在扩张的血管压迫或与面神经接触；或者面神经被环形动脉包绕，导致神经受压（小脑前下动脉是最为常见的压迫或者接触面神经的血管）[17-18]。

19.4.3 舌咽神经痛

舌咽神经痛是极为罕见的，以在舌咽神经分支分布区出现的阵发性的、严重的导致患者衰弱的疼痛为临床特点的疾病（疼痛分布区包括软腭，舌根，咽弓和扁桃体，咽后壁，内耳）。迷走神经刺激征

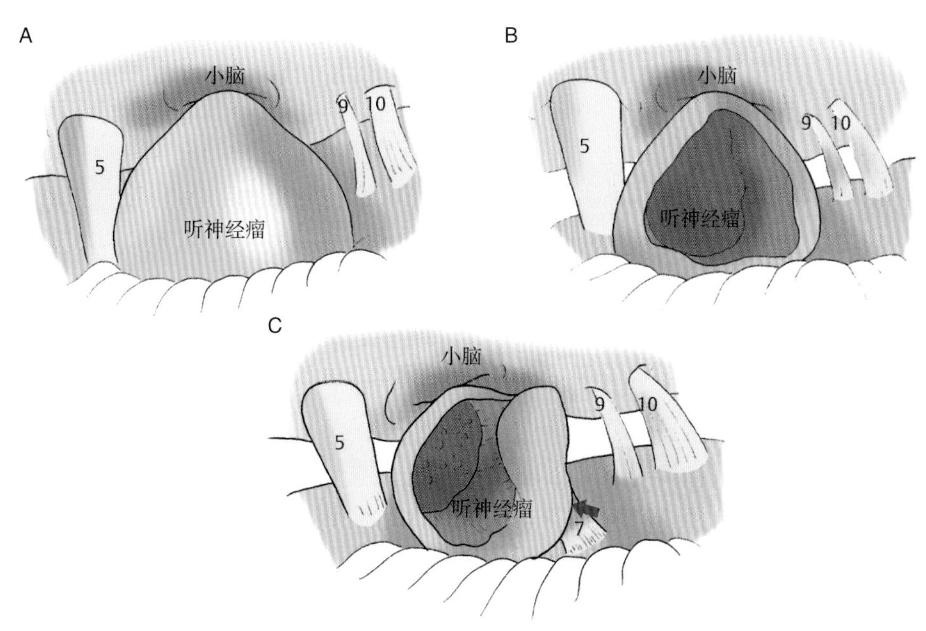

图 19.82　右侧。A，B. 对肿瘤中心进行减瘤，使瘤体减小。C. 减瘤后可以利于瘤体移位（红色箭头），有利于在面神经出入脑干区域确认面神经

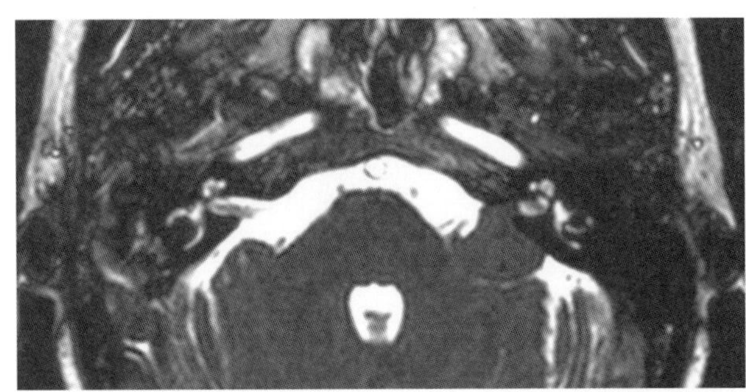

图 19.83　病例 8。MRI，轴位，显示左侧较大的脑膜瘤，肿瘤占据桥小脑角，并向内耳道侵犯

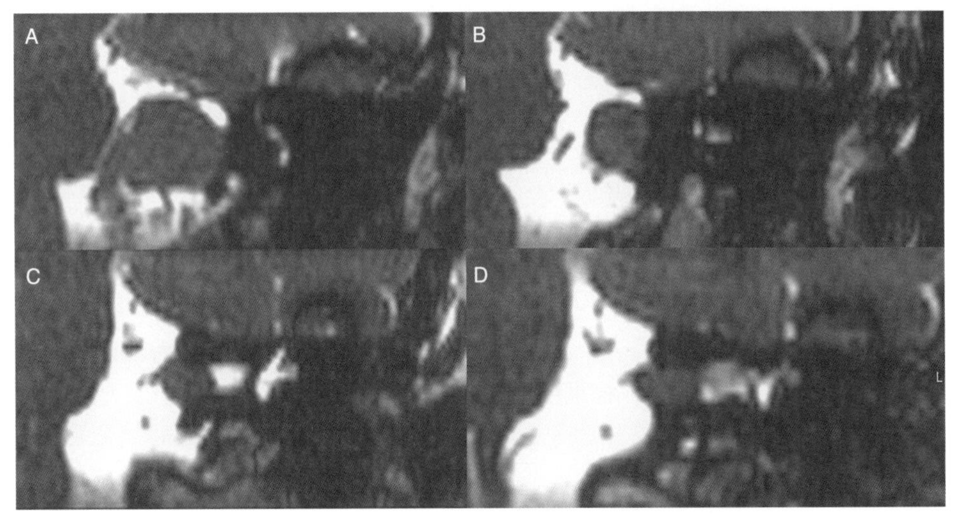

图 19.84　病例 8。MRI，冠状位，显示脑膜瘤从桥小脑角延伸至内耳道

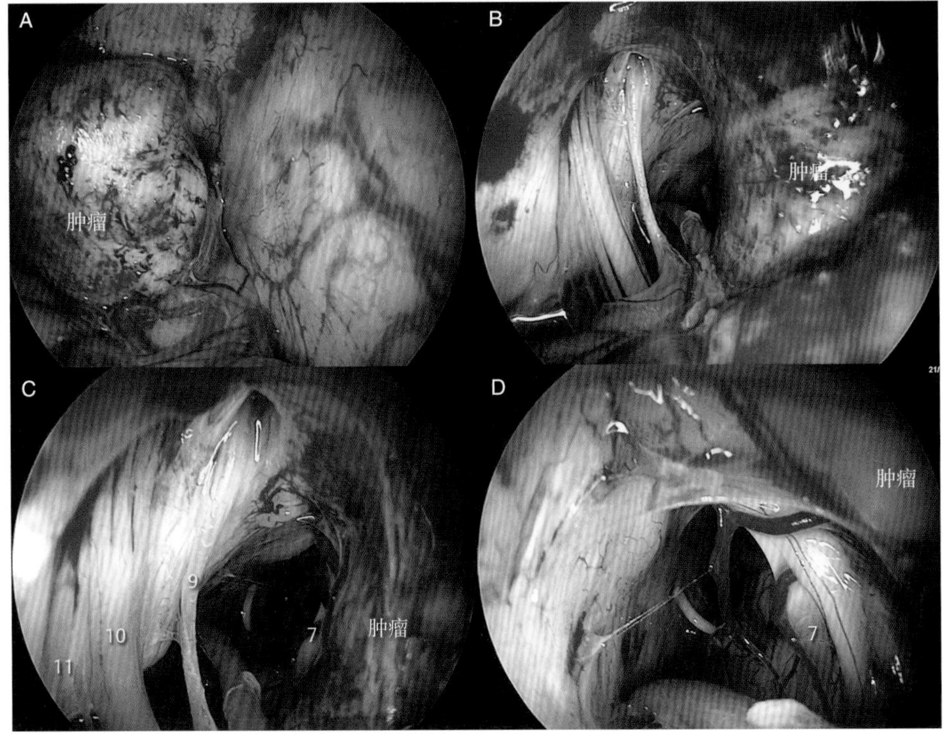

图 19.85　病例 8。左耳。A. 0° 内镜可以用来观察肿瘤与神经的关系。B. 可见后组颅神经在肿瘤的下方。C，D. 面听神经束在肿瘤的后方

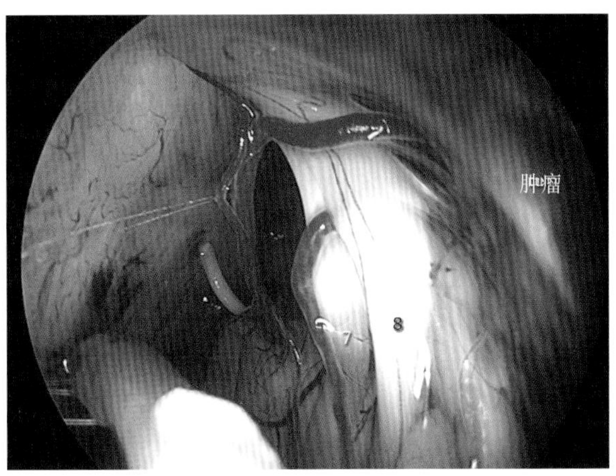

图 19.86　病例 8。左侧。在显微镜手术操作前，使用内镜在神经出入脑干处可以观察到面听神经位于肿瘤的后方

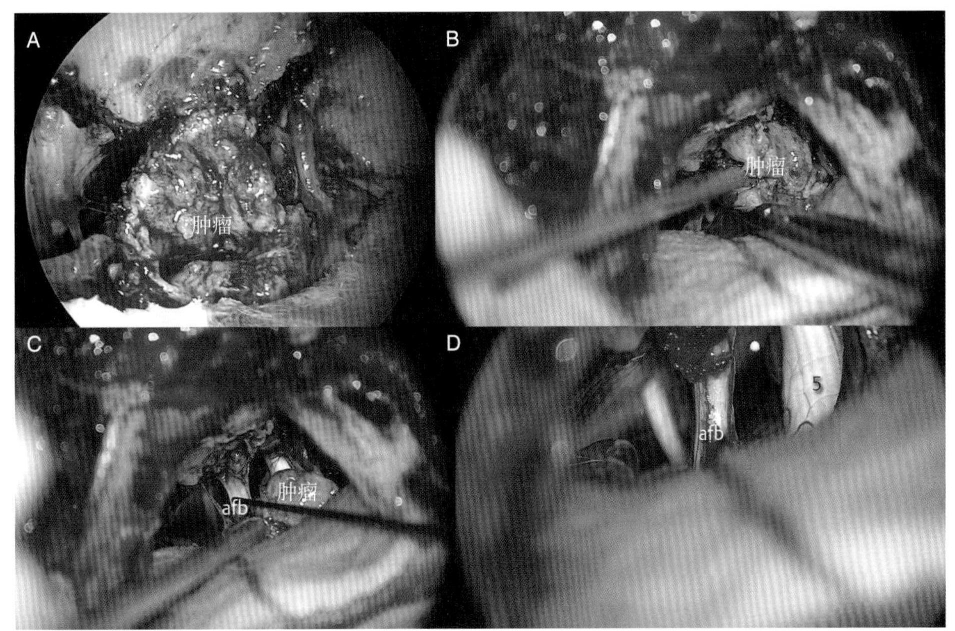

图 19.87　病例 8。左侧。A，B. 显微镜下对瘤体中心减瘤，减瘤后可以实现对肿瘤的移位，将肿瘤从面听神经束上切除。C，D. 肿瘤减瘤后，显微镜下对面听神经的观察。afb，面听神经

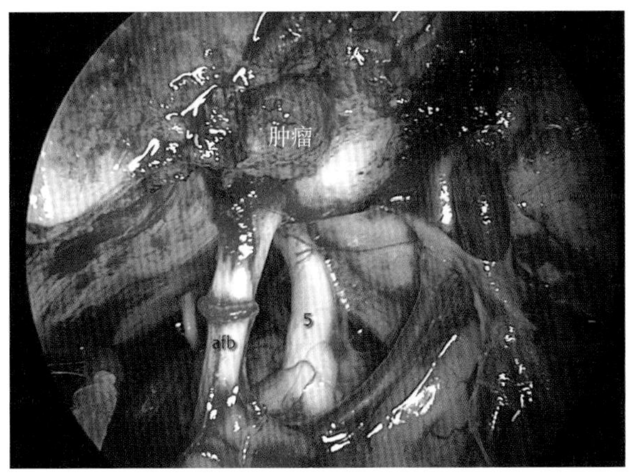

图 19.88　病例 8。左侧。在手术显微镜手术操作后，0° 内镜置入桥小脑角内，来探查内耳道内是否有残留的肿瘤组织。afb，面听神经束

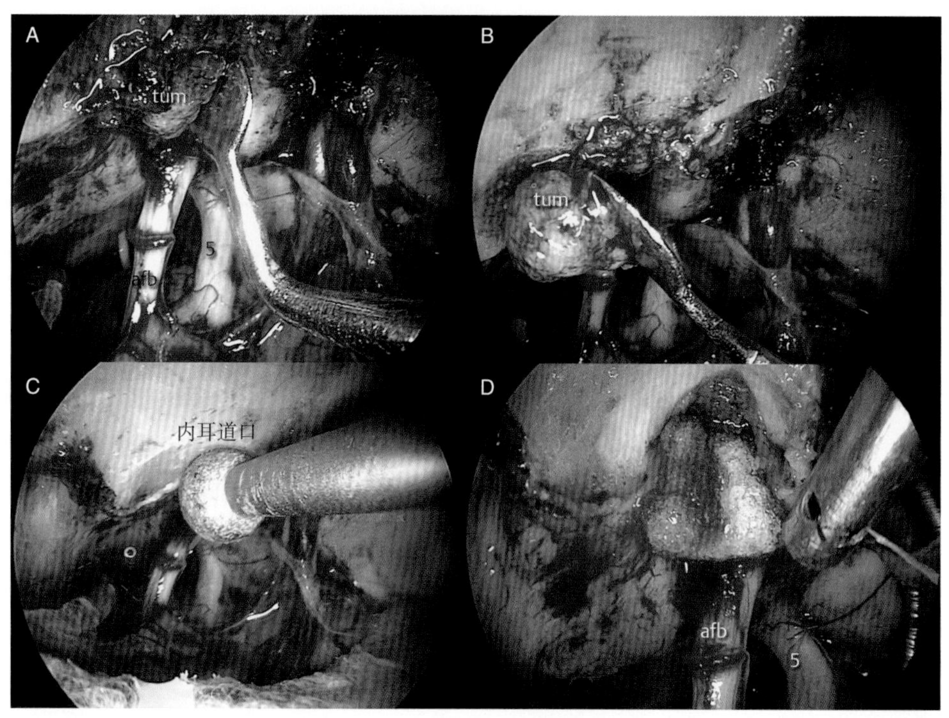

图 19.89 病例 8。左侧。A，B. 有角度的剥离子可以用来将内耳道内残留的肿瘤切除。C，D. 在此病例中，内耳道口需要进行有限地磨骨，来清除内耳道内的肿瘤。tum，肿瘤；afb，面听神经束

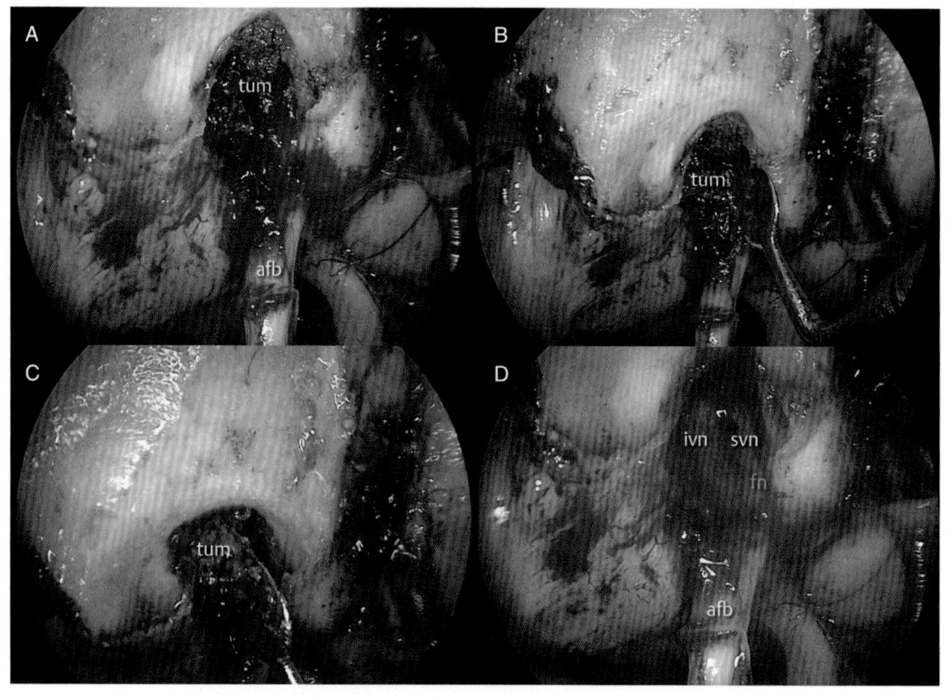

图 19.90 病例 8。左侧。使用带角度器械，将残余肿瘤从内耳道底切除（A~C）。完整保留的面听神经（D）。tum，肿瘤；afb，面听神经束；ivn，前庭下神经；svn，前庭上神经；fn，面神经

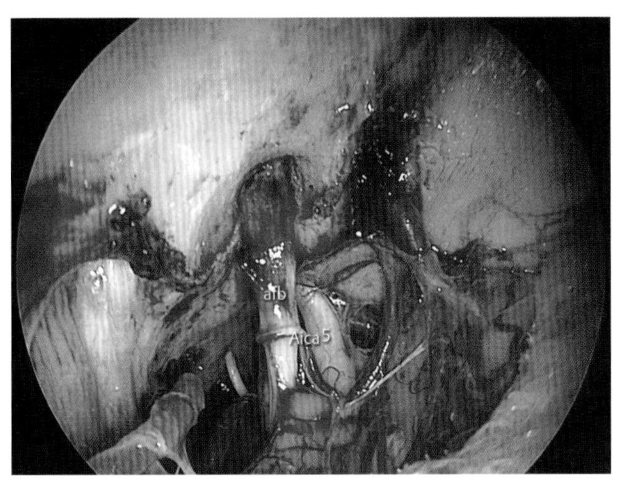

图 19.91　病例 8。左侧。肿瘤切除后，内镜下桥小脑角整体观。afb，面听神经束；aica，小脑前下动脉

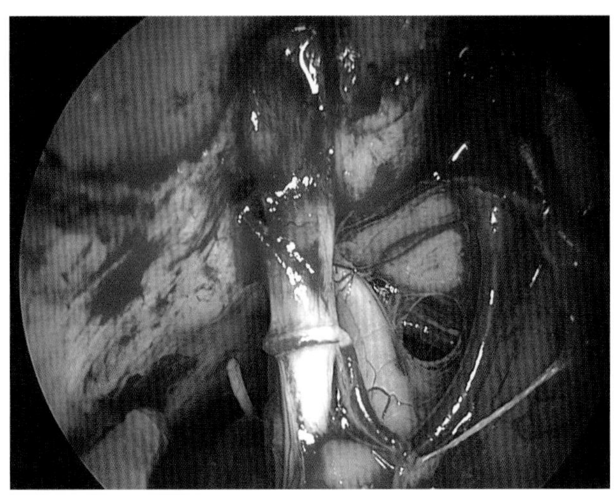

图 19.93　病例 8。左侧。肿瘤完整切除后，桥小脑角整体观

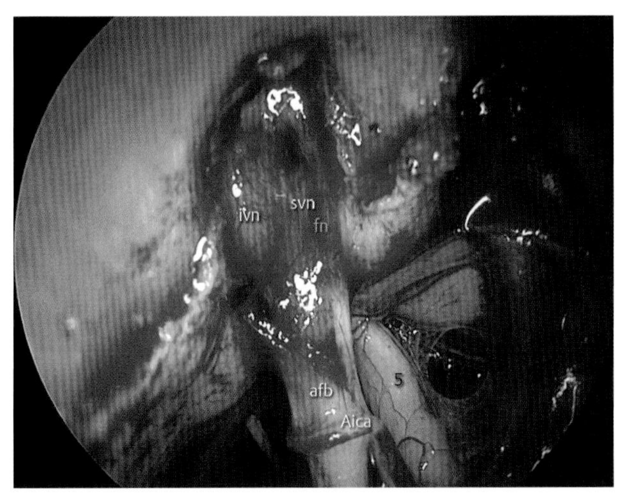

图 19.92　病例 8。左侧。内镜下近距离观察内耳道内的面听神经束（0°　内镜）。afb，面听神经束；ivn，前庭下神经；svn，前庭上神经；fn，面神经；Aica，小脑前下动脉

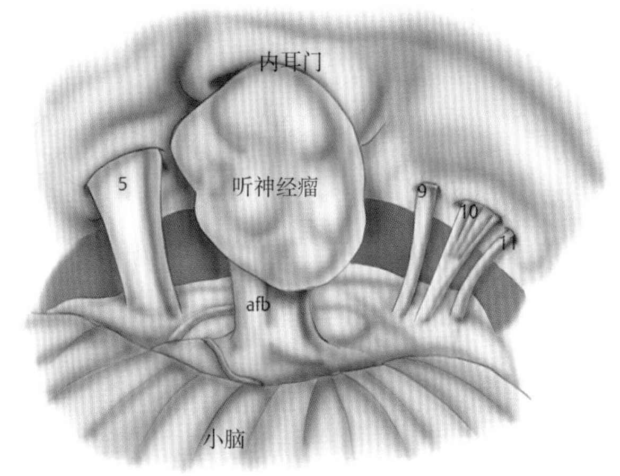

图 19.94　右侧。显微镜下对肿瘤进行部分减瘤后，在面神经出入脑干处将肿瘤与面神经分开，内镜检查是否有残余肿瘤。afb，面听神经束

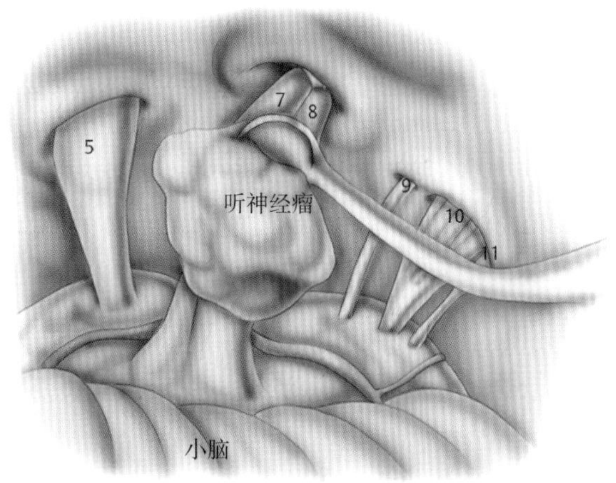

图 19.95　右侧。使用带角度的剥离器械将肿瘤从内耳道口处的面神经表面轻柔地切除。这些操作必须轻柔谨慎，以免损伤神经

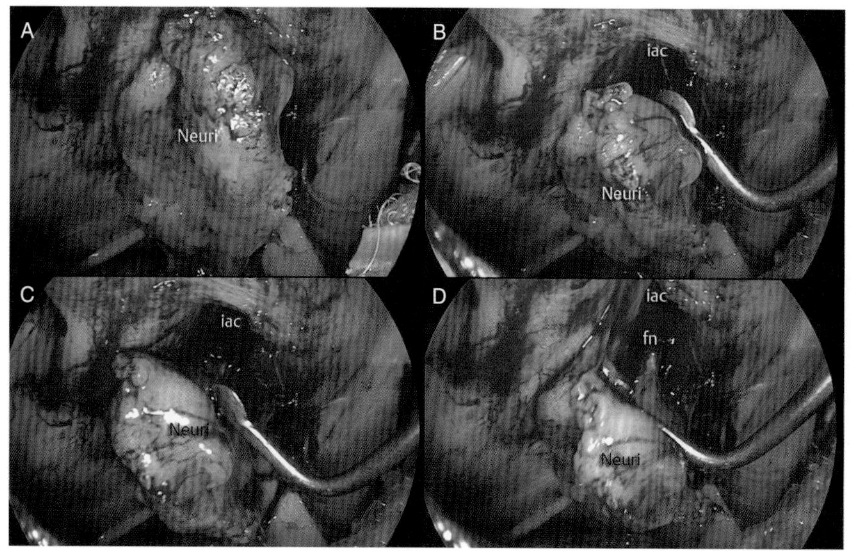

图 19.96 病例 9。左侧。A. 显微镜下肿瘤主体减瘤后，将 45° 内镜置入桥小脑角区域来观察内耳道内听神经瘤侵及的范围。B. 在此病例中，由于肿瘤膨胀生长导致内耳道口扩大。C，D. 在没有内耳道口磨骨的情况下，精细地从面神经表面分离肿瘤，使用带角度的器械将肿瘤从内耳道底切除。Neuri，听神经瘤；iac，内耳道；fn，面神经

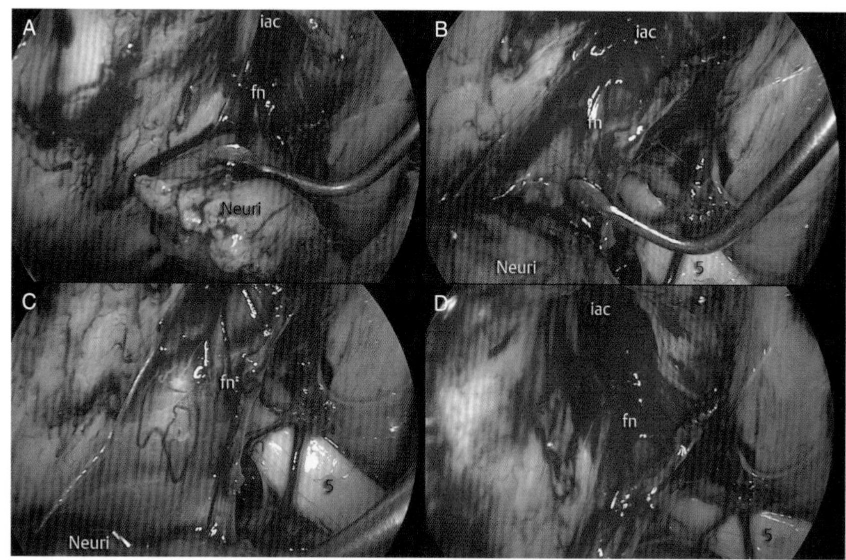

图 19.97 病例 9。左侧。肿瘤的切除从内耳道底向桥小脑角方向进行，整个过程之中注意保留面神经。Neuri，听神经瘤；iac，内耳道；fn，面神经

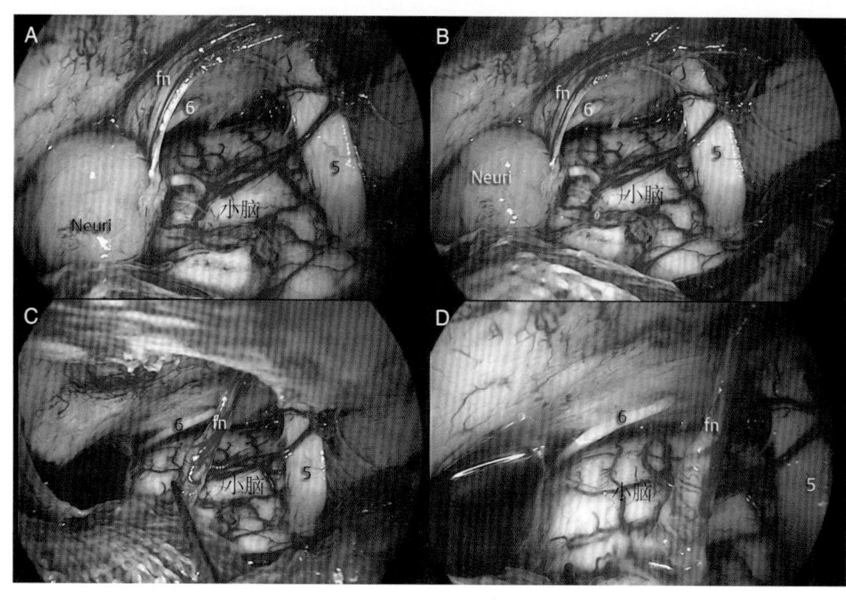

图 19.98 病例 9。左侧。听神经瘤完全从内耳道底切除，面神经保留。Neuri，听神经瘤；fn，面神经

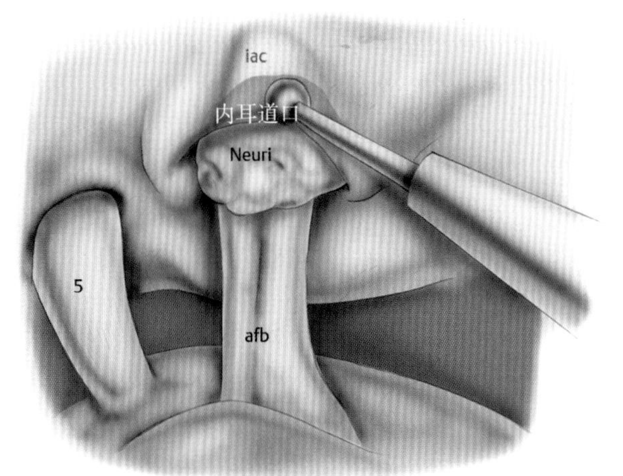

图 19.99　右侧。在此病例中，听神经瘤到达内耳道底，内耳道口被完全占据；切除内耳道内的肿瘤，需要用磨光钻进行内耳道口磨骨。Neuri，听神经瘤；iac，内耳道；afb，面听神经束

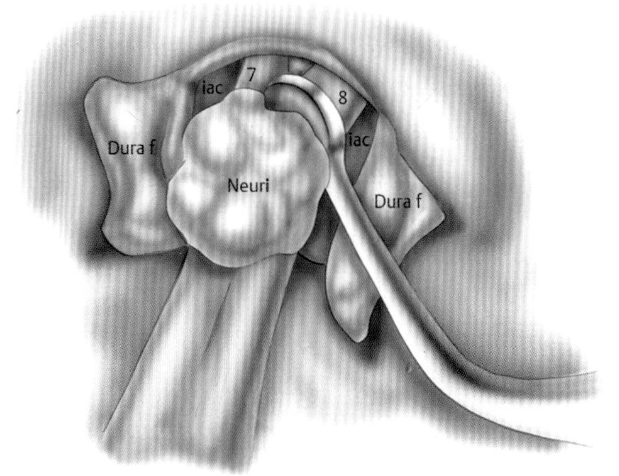

图 19.101　右侧。打开内耳道脑膜，保护面神经，从内耳道底将肿瘤切除。尽可能尝试保留耳蜗神经。Neuri，听神经瘤；iac，内耳道；Dura f；脑膜瓣

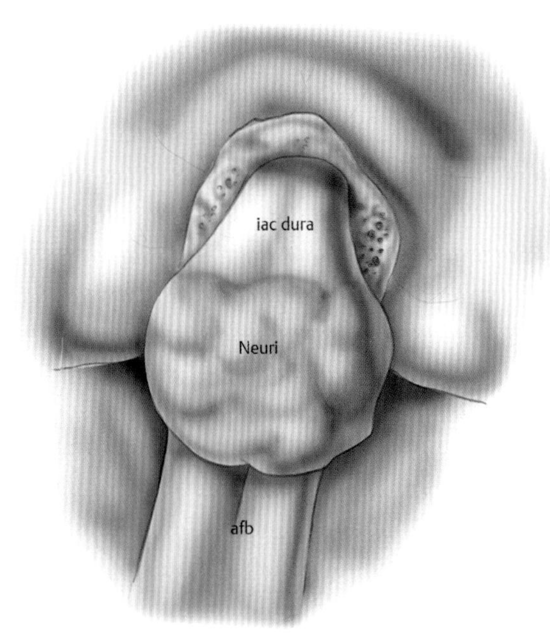

图 19.100　右侧。内耳道口的开放需要达到内耳道脑膜在内镜下可见的程度。iac dura，内耳道硬脑膜；afb，面听神经束；Neuri，听神经瘤

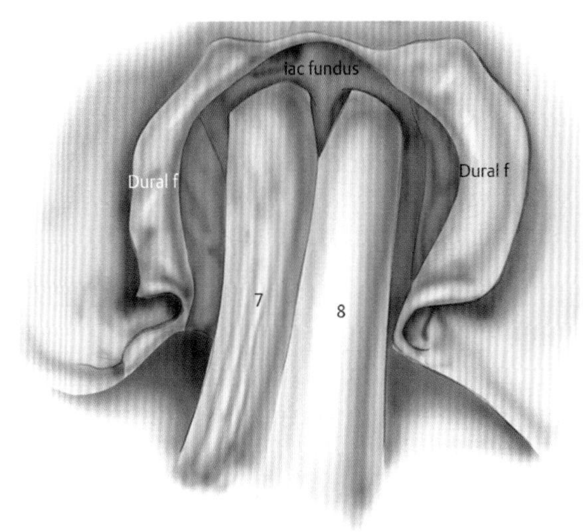

图 19.102　右侧。内耳道底肿瘤彻底切除后的术腔，面神经和耳蜗神经完整保留。iac fundus，内耳道底；Dural f，脑膜瓣

状也可能出现，导致低血压，心动过缓和晕厥。血管神经压迫目前也被认为是这种罕见病的病因。

当临床专科检查完成，怀疑舌咽神经痛时，手术方案制订前所有病例都需要进行 MRI 检查，以发现可能的影像学血管神经压迫征象。如果在 MRI 检查中可见血管神经压迫；或者高度可疑血管神经压迫，患者症状难以忍受，严重影响了患者的生活质量，建议进行手术治疗，手术选择乙状窦后入路。

19.4.4　手术入路

手术按照乙状窦后入路进行，手术入路与此章节前文描述的一致。

血管压迫神经产生症状多数发生于神经出入脑干处。因此，在显微镜下进行乙状窦后入路手术时，需要借助小脑牵开器，牵拉小脑来暴露神经出入脑干处。这种处理方式可导致小脑压迫，术后带来可能的小脑损伤。与之相比，神经外科

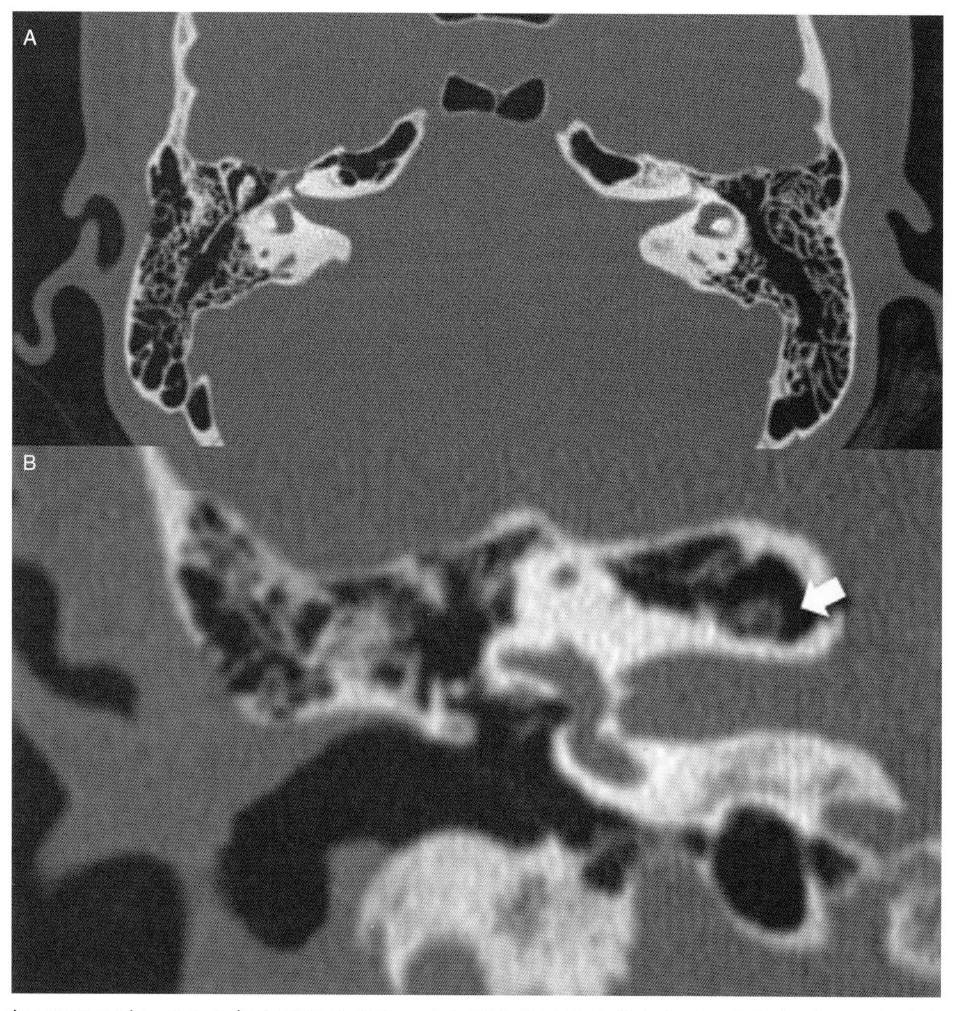

图 19.103　术前 CT 可以详细评估分析内耳道的维度以及内耳道周围是否存在气房。轴位（A）；冠状位（B）。此病例中，磨除内耳道时需要特别注意，由于内耳道周围气房的存在，可能导致术后脑脊液耳漏的发生（见白色箭头）

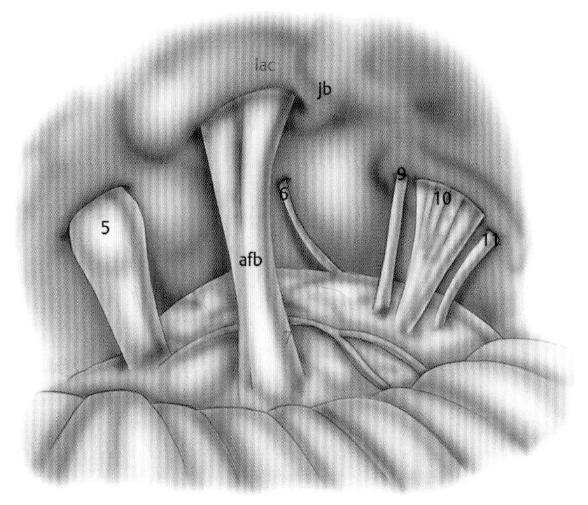

图 19.104　右侧。高位的颈静脉球凸至内耳道口的下方。iac，内耳道；afb，面听神经束；jb，颈静脉球

专用脑棉放置于小脑表面予以保护，内镜可以引入桥小脑角内，内镜下辅助手术中，多数不需要小脑牵拉，内镜下可以直接探查神经出入脑干区域。然而在一些病例中，尽管引入内镜观察，显露神经出入脑干处仍然很困难。因此，小脑牵开器辅助依然非常必要。

内镜下进行评估及确定责任血管，需要在整个神经路径仔细探查任何可能的血管压迫。

在三叉神经从神经出入脑干处至 Meckel 囊的整个路径中进行探查，面听神经束和后组颅神经束也需要在内镜下仔细检查。

通过乙状窦入路应用内镜技术可以准确定位神经血管压迫位置，同时还可以进行血管神经减压处理［图 19.111；见病例 11 所有图片（图 19.112~19.119）］。

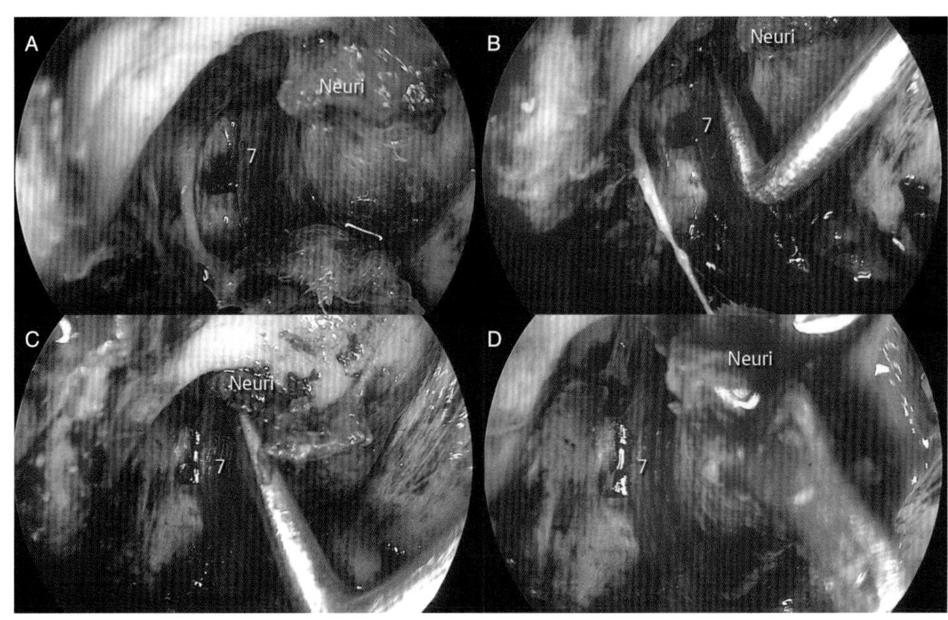

图 19.105　病例 10。右侧。A. 用 45° 的内镜可以观察到内耳道底的残余肿瘤。B~D. 在内镜观察下用带有角度的剥离子将残余肿瘤切除，保留面神经。Neuri，听神经瘤

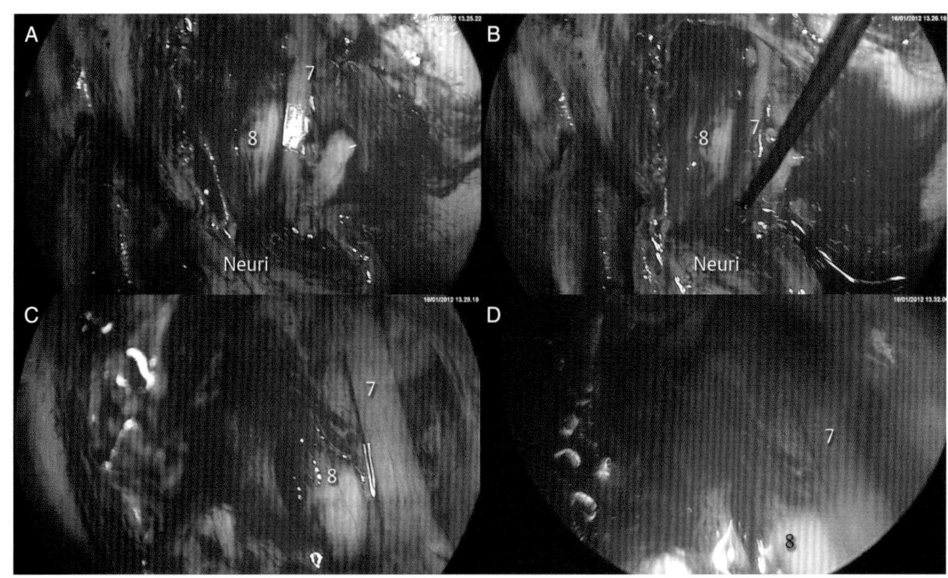

图 19.106　左耳。将肿瘤逐步从内耳道底分离，保存面神经完整性，尽可能保留耳蜗神经。Neuri，听神经瘤

·当血管和神经之间接触后，呈现出神经位置的改变或者神经表面的改变（包括压痕、压疮或颜色发生改变）。

·当血管结构较易从神经表面分开时，可以尝试进行精细解剖。

·根据血管压迫神经类型，当压迫部位周围蛛网膜粘连切除后，内镜下将血管精细地从神经表面分离。操作过程中，可以用剥离器械，轻柔地将血管从受压的神经分解开，解除神经的卡压 [见病例 11（图 19.117）]。

·当血管袢接触神经表面，这种接触必须轻柔分离，使血管和神经之间有足够空间。一小片肌肉或特氟隆（聚四氟乙烯）薄片可以放置于神经和血管之间，使两者相分隔 [图 19.120；见病例 11（图 19.117）]。

·在神经与责任血管之间放置自体材料或合成材料可以解决神经压迫问题。放置的材料保持在血管和神经之间，保持原位，分隔责任血管和神经，可以发挥血管搏动对神经压迫的缓冲作用 [图 19.121；见病例 11（图 19.118）]。

·最后的内镜下检查可以验证血管减压的有效性，也可以让术者探查神经结构的完整性和小脑脑

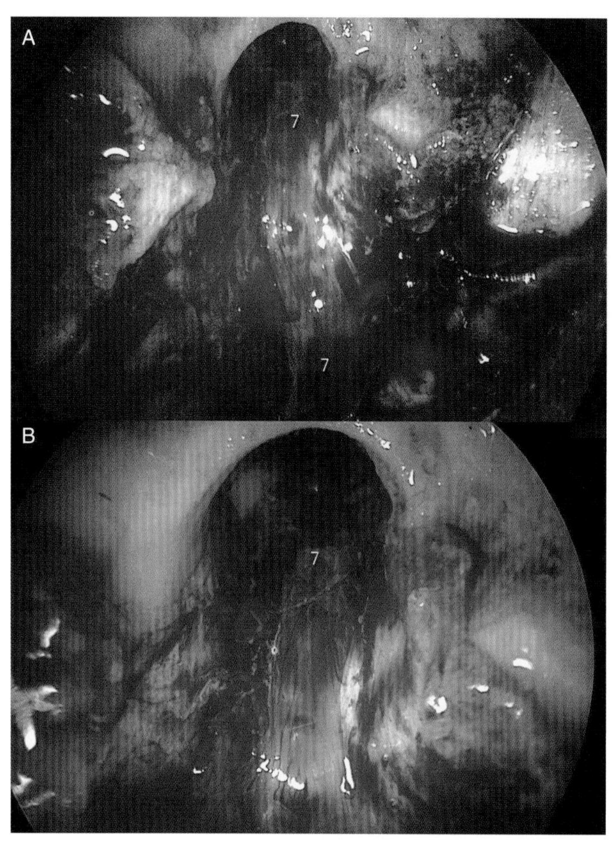

图 19.107　左耳。听神经瘤切除后，内镜下最后对内耳道底进行检查（45° 内镜）；面神经完整保留

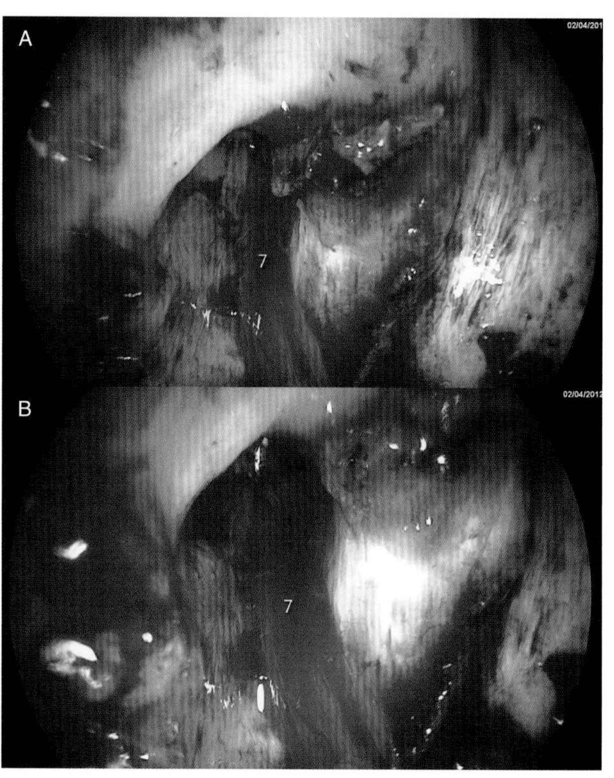

图 19.108　左耳。听神经瘤切除后，面神经保存良好。内镜下对内耳道底进行检查，避免肿瘤残留

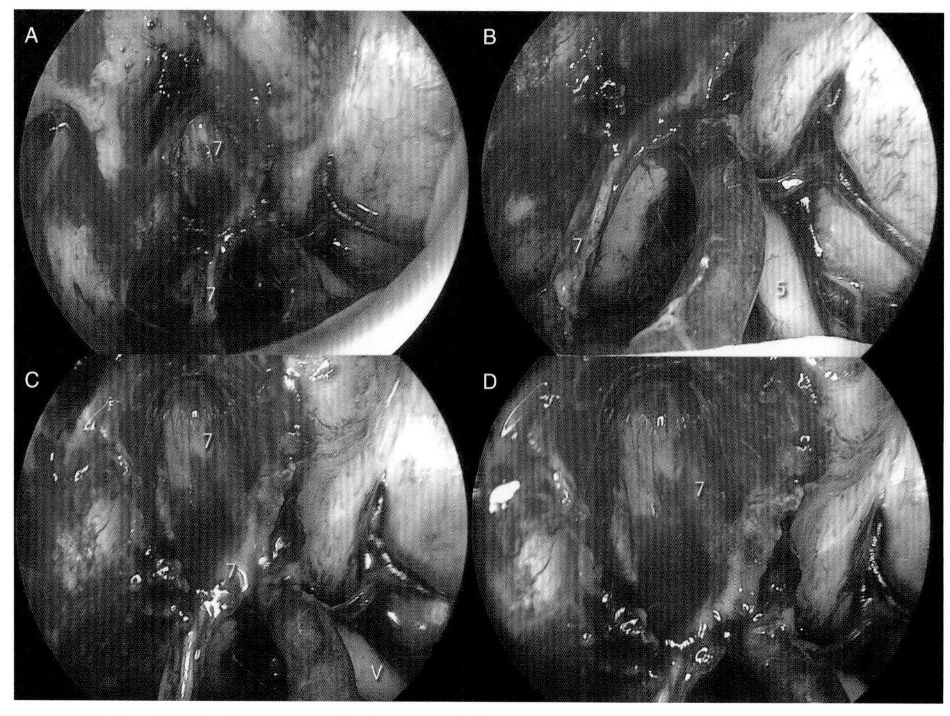

图 19.109　左耳。肿瘤切除后，45° 内镜可以用来实现桥小脑角区域和内耳道底的检查。V，三叉神经

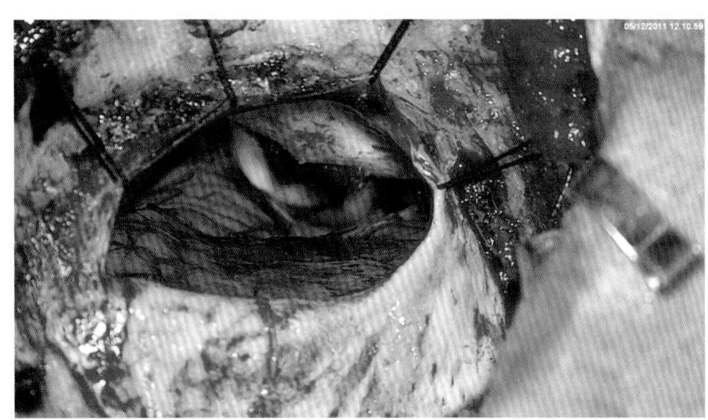

图 19.110　听神经瘤切除后的术腔：尽可能地进行密水性脑膜缝合

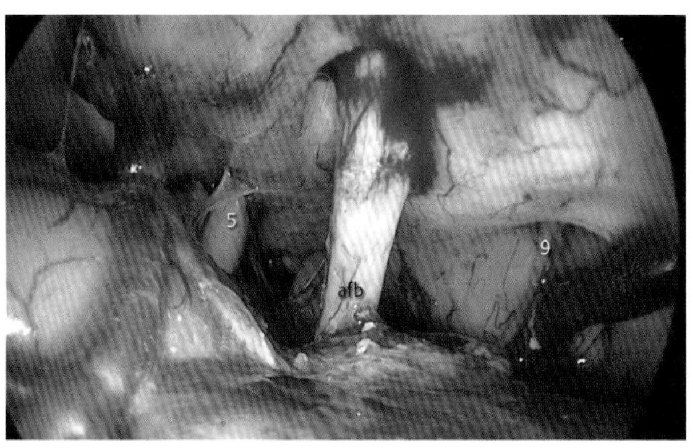

图 19.112　病例 11。右侧。半面痉挛患者。0° 内镜置入桥小脑角来寻找发现压迫神经的责任血管。afb，面听神经束

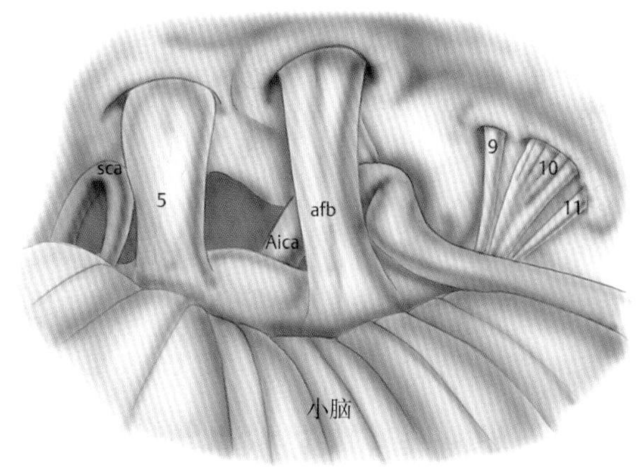

图 19.111　小脑前下动脉的环形袢环绕于面神经，导致了对神经的压迫。sca，小脑上动脉；Aica，小脑前下动脉；afb，面听神经束

叶的状态。

·脑膜需要仔细缝合。如果有小的缺损，可以用肌肉封闭缺损并缝合于脑膜固定。然后在脑膜表面覆盖止血纱布和骨粉；如果原有骨瓣已经复位覆盖在脑膜上，骨瓣的周围放置止血纱布以封闭骨质缺损，在其外侧再喷涂一层纤维蛋白胶。肌肉和皮下组织分层严密缝合，最后缝合皮肤切口。

19.4.5　术后护理

所有乙状窦后入路手术患者都需要术后在监护病房严密观察 24~36h。术后 2h 需要进行颅脑 CT 扫描检查。术后即刻应用抗生素治疗。

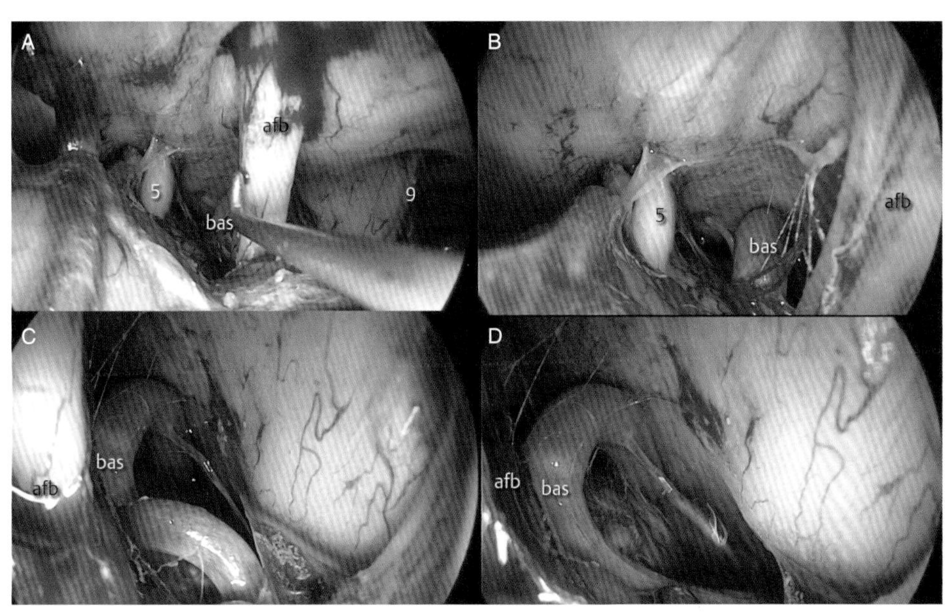

图 19.113　病例 11。右侧。A~D. 在神经出入脑干处进行内镜下确认责任血管。C~D. 基底动脉环形袢接触压迫了面听神经束。afb，面听神经束；bas，基底动脉

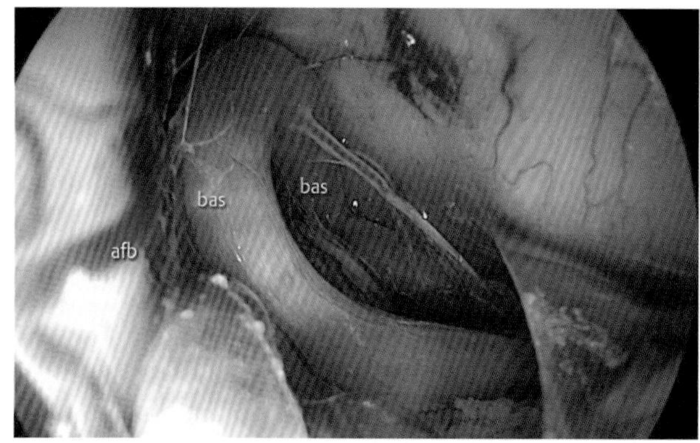

图 19.114　病例 11。右侧。内镜下抵近观察基底动脉环形袢压迫面听神经束。afb，面听神经束；bas，基底动脉

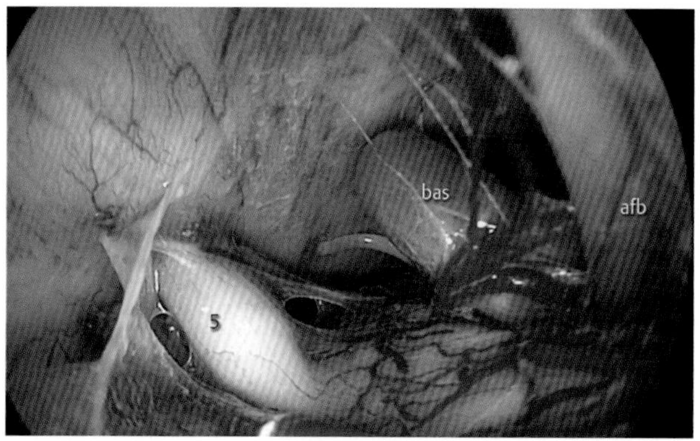

图 19.115　病例 11。右侧。在桥小脑角上部也可以在内镜下清晰地观察到基底动脉环形袢。afb，面听神经束；bas，基底动脉

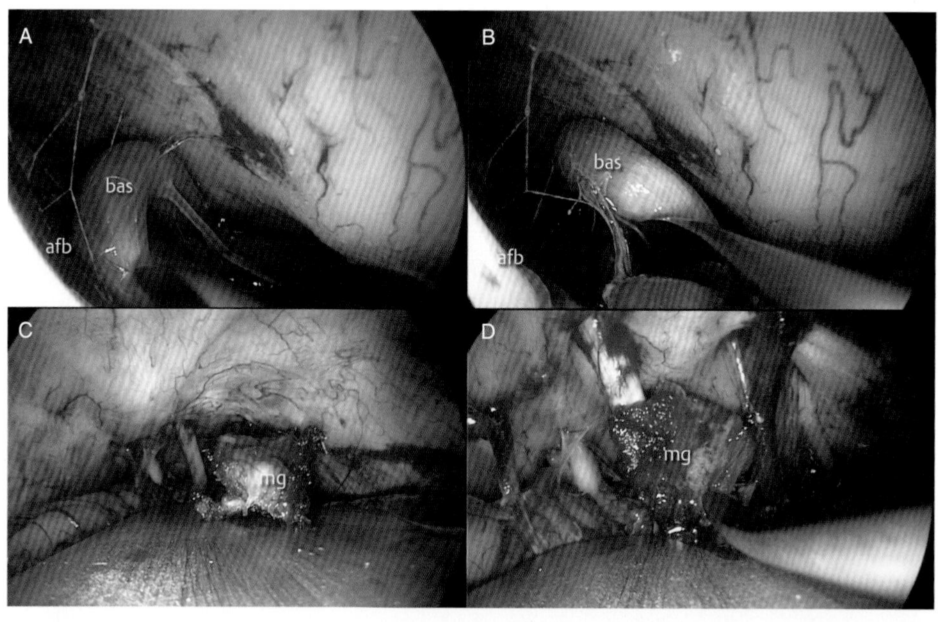

图 19.117　病例 11。右侧。A，B. 内镜下尝试用剥离子将基底动脉从面听神经束上小心分离。C，D. 肌肉移植物放置于血管和面听神经束之间，进行分隔。afb，面听神经束；bas，基底动脉；mg，肌肉移植物

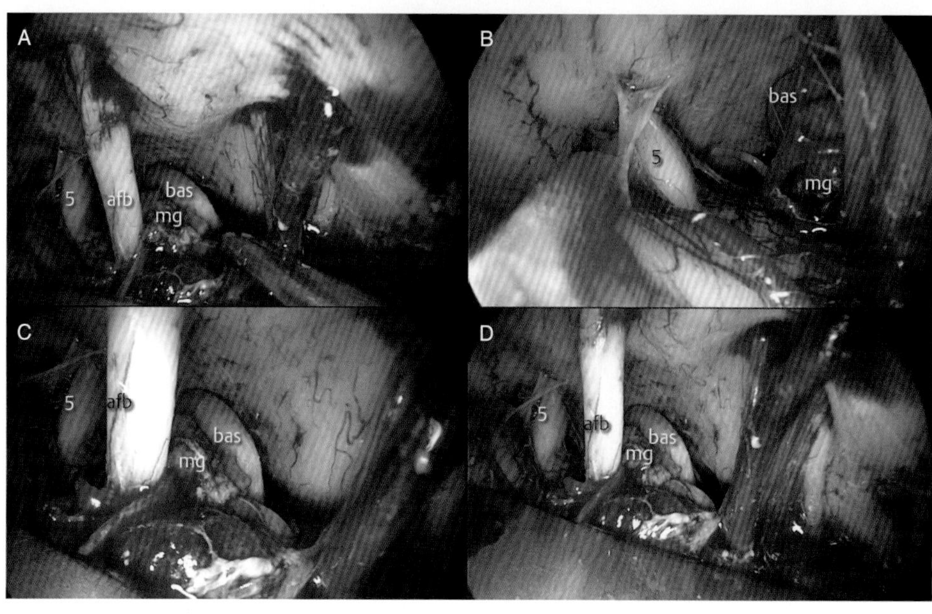

图 19.118　病例 11。右侧。内镜下检查放置在基底动脉和面听神经束之间的肌肉移植物的位置。afb，面听神经束；bas，基底动脉；mg，肌肉移植物

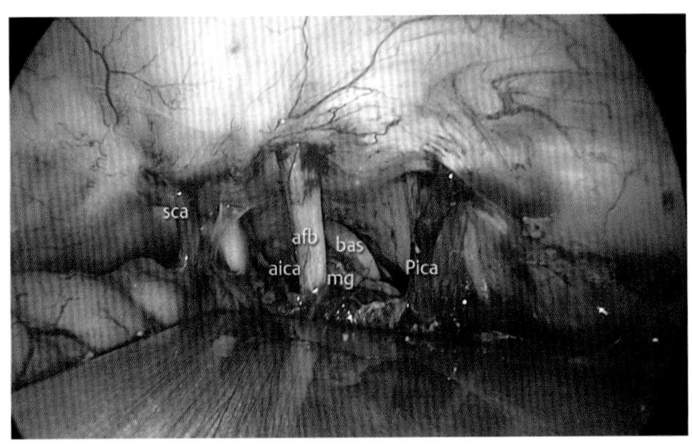

图 19.119　病例 11。右侧。关闭术腔前，桥小脑角整体观。afb，面听神经束；bas，基底动脉；mg，肌肉移植物；Pica，小脑后下动脉；sca，小脑上动脉；aica，小脑后下动脉

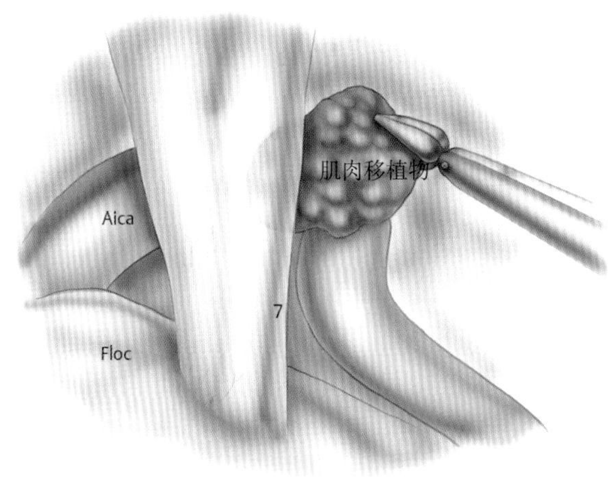

图 19.120　右侧。肌肉移植物放置于血管袢和面听神经束之间。Floc，小脑绒球；Aica，小脑前下动脉

19.4.6　术后并发症

现代的乙状窦后入路手术是很安全的手术方式，但术后仍有可能发生一些并发症，具体如下。

- 脑干和小脑损伤后引起的脑干和小脑的水肿和（或）血肿。
- 桥小脑角的血肿。
- 感染，脑膜炎。
- 颅内血管的损伤。
- 脑脊液漏（伤口的脑脊液漏或脑脊液耳漏）。
- 面瘫（暂时性或永久性面瘫）。
- 其他的颅神经损伤。
- 严重的术后头痛。
- 平衡及协调障碍。

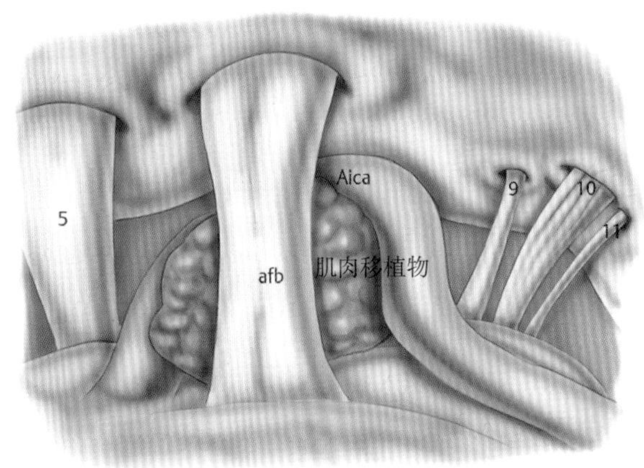

图 19.121　右侧。微血管减压后手术模式图。肌肉移植物妥善放置于血管和神经之间，解决了神经压迫问题。Aica，小脑前下动脉；afb，面听神经束

（侯昭晖　译；汪照炎　朱伟栋　审校）

参考文献

[1] Brackmann DE, Toh EH. Surgical management of petrous apex cholesterol granulomas. Otol Neurotol, 2002, 23: 529–533

[2] Sanna M, Dispenza F, Mathur N, et al. Otoneurological management of petrous apex cholesterol granuloma. Am J Otolaryngol, 2009, 30: 407–414

[3] Jacob CE, Rupa V. Infralabyrinthine approach to the petrous apex. Clin Anat, 2005, 18: 423–427

[4] Haberkamp TJ. Surgical anatomy of the transtemporal approaches to the petrous apex. Am J Otol, 1997, 18: 501–506

[5] Martin C, Prades JM. Removal of selected infralabyrinthine lesions without facial nerve mobilization. Skull Base Surg, 1992, 2: 220–226

[6] Browne JD, Fisch U. Transotic approach to the cerebellopontine angle. 1992. Neurosurg Clin N Am, 2008, 19: 265–278, vi

[7] Chen JM, Fisch U. The transotic approach in acoustic neuroma surgery. J Otolaryngol, 1993, 22: 331–336

[8] Gantz BJ, Fisch U. Modified transotic approach to the cerebellopontile angle. Arch Otolaryngol, 1983, 109: 252–256

[9] Brackmann DE, Green JD. Translabyrinthine approach for acoustic tumor removal. Otolaryngol Clin North Am, 1992, 25: 311–329

[10] Tringali S, Ferber-Viart C, Gallégo S, et al. Hearing preser-vation after translabyrinthine approach performed to remove a large vestibular schwannoma. Eur Arch Otorhinolaryngol, 2009, 266: 147–150

[11] Migirov L, Bendet E, Kronenberg J. Cholesteatoma invasion into the internal auditory canal. Eur Arch Otorhinolaryngol, 2009, 266: 657–662

[12] Matsushima T, Rhoton AL Jr, Lenkey C. Microsurgery of the fourth ventricle: Part 1. Microsurgical anatomy. Neurosurgery, 1982, 11: 631–667

[13] Cohen NL. Retrosigmoid approach for acoustic tumor removal.

Otolaryngol Clin North Am, 1992, 25: 295–310
[14] Rowed DW, Nedzelski JM. Hearing preservation in the removal of intracanalicular acoustic neuromas via the retrosigmoid approach. J Neurosurg, 1997, 86: 456–461
[15] Magnan J, Barbieri M, Mora R, et al. Retrosigmoid approach for small and medium-sized acoustic neuromas. Otol Neurotol, 2002, 23: 141–145
[16] Broggi G, Broggi M, Ferroli P, et al. Surgical technique for trigeminal microvascular decompression. Acta Neurochir (Vienna) 2012 Apr 25. [Epub ahead of print]
[17] Caces F, Chays A, Locatelli P, et al. Neuro-vascular decompression in hemifacial spasm: anatomical, electrophysiological and therapeutic results apropos of 100 cases [Article in French]. Rev Laryngol Otol Rhinol (Bord), 1996, 117: 347–351
[18] Magnan J, Caces F, Locatelli P, et al. Hemifacial spasm: endoscopic vascular decompression. Otolaryngol Head Neck Surg, 1997, 117: 308–314

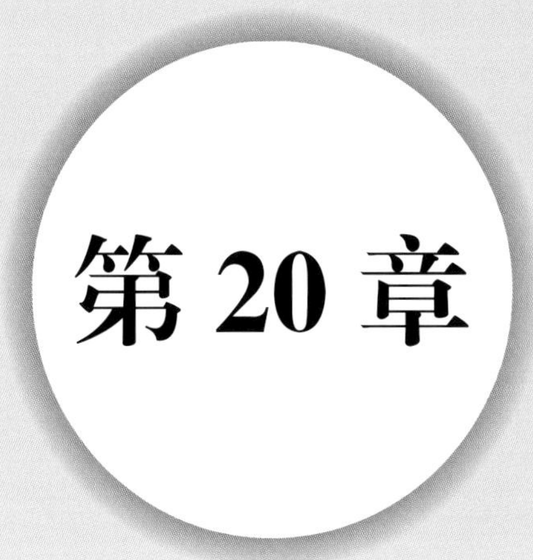

内镜下经鼻至岩尖的入路

- 20.1 引　言
- 20.2 解　剖
- 20.3 岩尖病变
- 20.4 术前患者的选择
- 20.5 内镜下经鼻入路的适应证
- 20.6 内镜下经鼻入路的禁忌证
- 20.7 手术入路
- 20.8 术中所需设备
- 20.9 内镜入路的优势
- 20.10 内镜入路的风险
- 20.11 术后护理
- 20.12 结　论

20 内镜下经鼻至岩尖的入路

Francesco Mattioli, Daniele Marchioni,
João Flávio Nogueira, Livio Presutti

20.1 引　言

岩尖病变包括的范围很广，而且有多种不同的病理类型，切除岩尖病变的侧颅底及神经外科手术入路也非常多。为了减少术后遗留的创伤问题，微创手术入路的应用成为趋势。在文献中偶见内镜辅助下经蝶窦技术处理岩尖的报道。此章节的目的主要是应用详细的解剖和手术标志来评价经鼻处理岩尖入路的可行性。

20.2 解　剖

岩尖是位于颞骨最内侧的锥形结构（图 20.1）[1]。

· 岩尖的底部是耳囊、鼓膜张肌半管和颈内动脉岩骨段。

· 岩尖上表面从弓上隆起向前延伸至海绵窦前颈内动脉和 Meckel 腔。

· 岩尖后表面朝向桥小脑角；其外侧起自总脚 / 前庭导水管，内侧终止于 Dorello 管和岩床突韧带。

· 颈静脉窝和岩下窦位于岩尖的下表面。

颈内动脉（ICA）进入岩尖，沿着颈内动脉管前行。内耳道起自岩骨后表面的内耳道口，终止于内耳道底。耳蜗导水管进入岩尖，在颈静脉窝内侧沿岩尖下表面走行。岩尖部骨质主要是由骨髓或者密质骨组成，只有约 9%~30% 的患者呈现出骨质气化。岩尖的气化差异很大，经常在同一患者的两侧都会有不同程度的气化。

20.3 岩尖病变

岩尖的病变可以分为两大类[2-3]。

· 炎症 / 囊性。

胆固醇肉芽肿（大于 90%）。

表皮囊肿或胆脂瘤（4%~9%）。

渗出或“气房积液”（1%）。

黏液囊肿（小于 1%）。

蛛网膜囊肿（小于 1%）。

岩尖炎症或脓肿（小于 1%）。

岩尖颈内动脉瘤（小于 1%）。

斜坡脊索瘤。

· 肿瘤

软骨肉瘤（小于 1%）。

脑膜瘤（小于 1%）。

转移癌（小于 1%）。

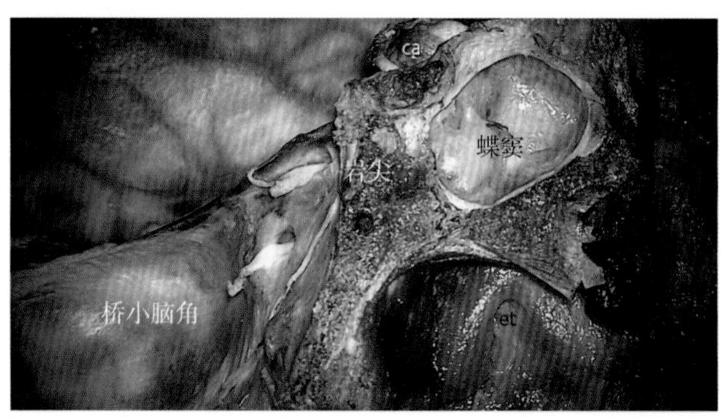

图 20.1　岩尖的整体观和岩尖相邻的结构（尸头的矢面观）。et，咽鼓管；ca，颈内动脉

20.4 术前患者的选择

谨慎认真的术前评估对于减少术中和术后的并发症是至关重要的[2–7, 8–14]。详尽的神经系统检查有助于确定和了解术前的神经功能障碍。

术前影像学

· 术前影像学可有助于了解肿瘤的准确大小，特别是有助于评估肿瘤位置及范围，以及与蝶窦的相对关系（图 20.2，图 20.3）；明确最便捷的鼻窦入路来完成手术；明确肿瘤和颈内动脉的位置关系，是否需要颈内动脉改道而增加手术难度甚至构成手术禁忌证[2, 10, 14]。当病变没有扩展到蝶窦时，脑干和颈内动脉垂直段之间的间隙可能会很窄。脑干和颈内动脉之间的间隙狭窄被认为是内镜经鼻进行岩尖区域手术的相对禁忌证（图 20.4）。

· 术前影像学有助于将胆固醇肉芽肿与其他的岩尖部病变区分，例如血管性疾病、肿瘤、岩尖炎症、胆脂瘤、黏液囊肿等[3, 5, 7–8, 15]。

CT（表 20.1）常常是用来评估确定可能的具有骨性破坏病变的首选影像学手段；如果没有禁忌证，建议静脉注射造影剂，进行强化 CT 扫描，有助于诊断（图 20.2）。

MRI （表 20.2）为准确地诊断病变提供有价值的信息（图 20.5，图 20.6）。

20.5 内镜下经鼻入路的适应证

· 涉及岩尖的胆固醇肉芽肿的引流。

· 岩尖炎症或者岩尖脓肿的引流。

· 岩尖实质性病变活检。

· 质软性肿瘤的手术切除，如软骨肉瘤。

20.6 内镜下经鼻入路的禁忌证

· 解剖情况：小的板障型蝶窦，岩尖病变与蝶窦只有狭窄通道相连。

· 颈内动脉位于岩尖病变引流通道之中（有可能需要移位岩尖部颈内动脉）。

20.7 手术入路

到达蝶窦的手术入路有两种（图 20.7，图

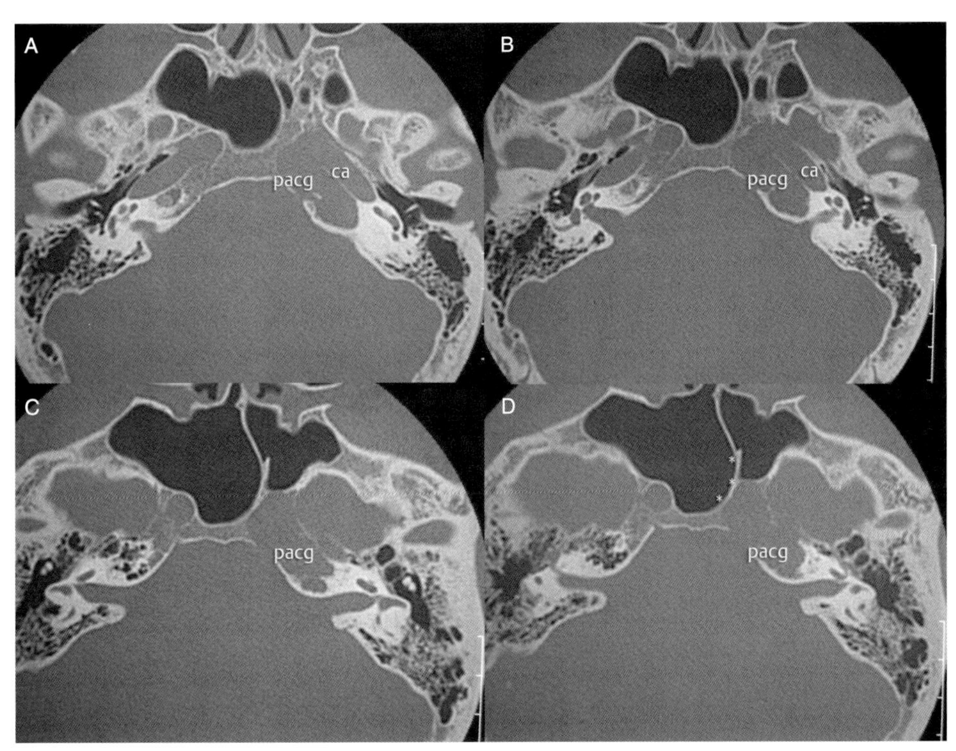

图 20.2 颞骨术前 CT，轴位。岩尖胆固醇肉芽肿位于颈内动脉的内侧。此例岩尖胆固醇肉芽肿和蝶窦后外侧壁关系密切，使得经蝶窦进行病变引流成为可能。*，窦内间隔

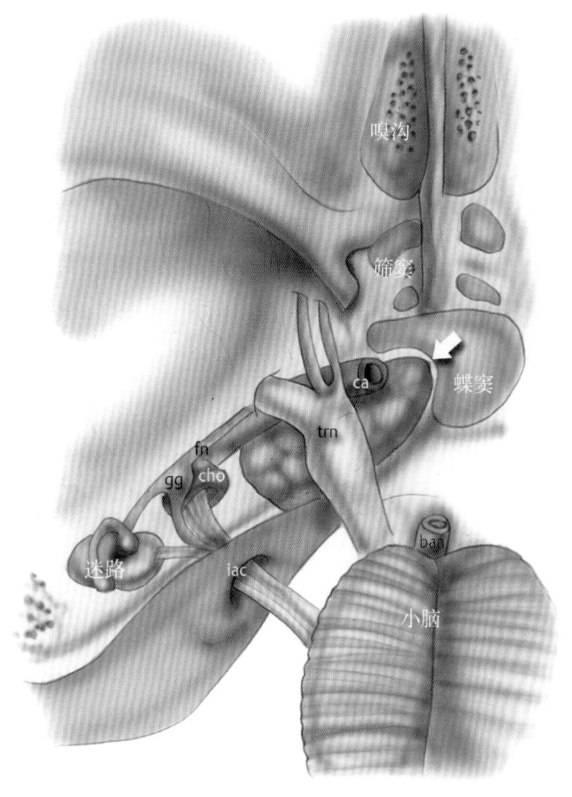

图 20.3　模式图（轴位观）表现岩尖病变侵及蝶窦的病例，图中可以显示岩尖和后方的桥小脑角的关系。Cho，耳蜗；fn，面神经；trn，三叉神经；iac，内耳道；ca，颈内动脉

20.8）[2, 12, 16–17]。

20.7.1　经鼻腔入路

·在这个入路中，筛骨可以保留，内镜下在外侧的上鼻甲和内侧的鼻中隔之间确定蝶窦的自然开口（图 20.9）。蝶窦自然开口大致位于后鼻孔穹顶上方 1~1.5cm 处。

·此入路的操作空间狭窄，因此该入路只适用于有限的病例。

20.7.2　经筛窦入路

·前筛和后筛切除可以显著地改善手术入路的视野（并非总是必要；图 20.10~20.15）。

·切除中鼻甲（在筛窦切除术结束时完成此步骤；图 20.16）。

·蝶窦开放术后，去除窦内间隔可以充分显露蝶窦后壁；有时双侧同时行此入路是必要的。鼻中隔后份切除后，将蝶骨喙突脱位并切除，完成较大范围的蝶窦开放术（图 20.17，图 20.18）。

·在蝶窦内确认各解剖标志：蝶骨平台、蝶鞍、斜坡隐窝、视神经管、颈内动脉内侧、外侧隐窝和颈内动脉管（图 20.18，图 20.19）。

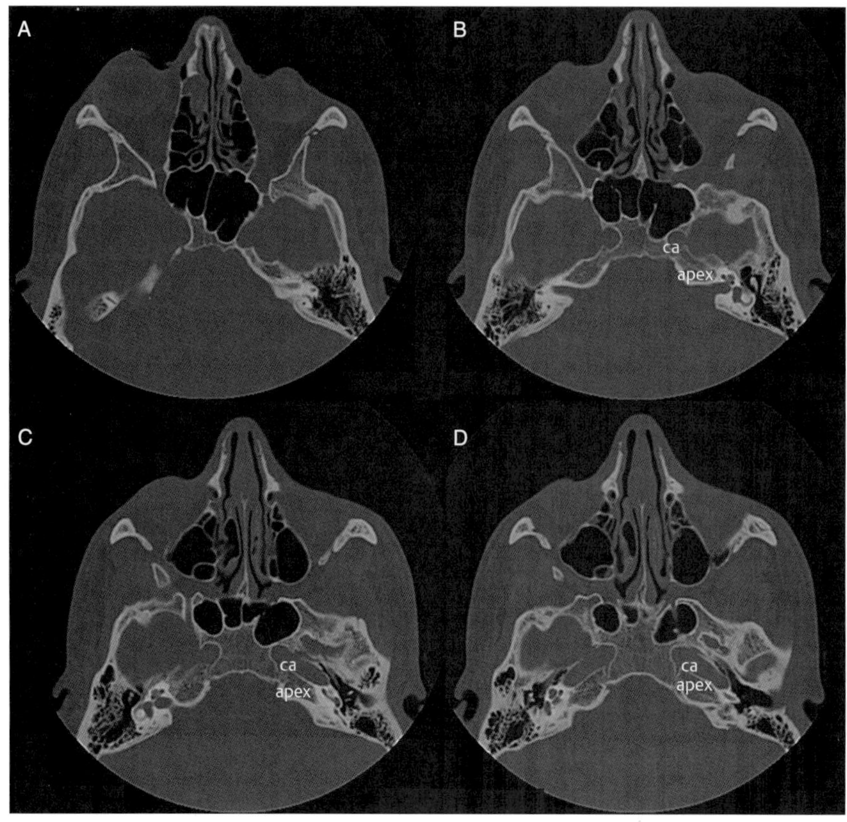

图 20.4　颞骨 CT 轴位观。在此病例中岩尖和蝶窦后壁没有直接接触。这样的解剖关系是内镜经鼻腔入路处理岩尖病变的禁忌证。ca，颈内动脉

表 20.1　岩尖病变 CT 特征

病变	骨破坏	病变边缘	对侧岩尖	是否强化
胆固醇肉芽肿	+	光滑	高度气化	–
胆脂瘤	+	光滑	经常无气化	–
岩尖炎	+	不规则	气化程度不定	–
岩尖积液	–	–	多数气化良好	–
骨髓腔不对称	–	–	气化程度不定	–
颈内动脉瘤	+	光滑	气化程度不定	+
肿瘤	+	不确定	气化程度不定	+

表 20.2　岩尖病变的 MRI 特征

病变	T1 加权	T2 加权	T1 增强	是否强化
胆脂瘤	低信号	高信号	无强化	–
胆固醇肉芽肿	高信号	显著高信号	无强化	–
岩尖炎	低信号	高信号	边缘强化	–
岩尖积液	低信号	高信号	黏膜强化	–
骨髓腔不对称	高信号	低信号	无强化	–
肿瘤	低信号	高信号	强化	+
颈内动脉瘤	低信号	混杂信号	边缘强化	+

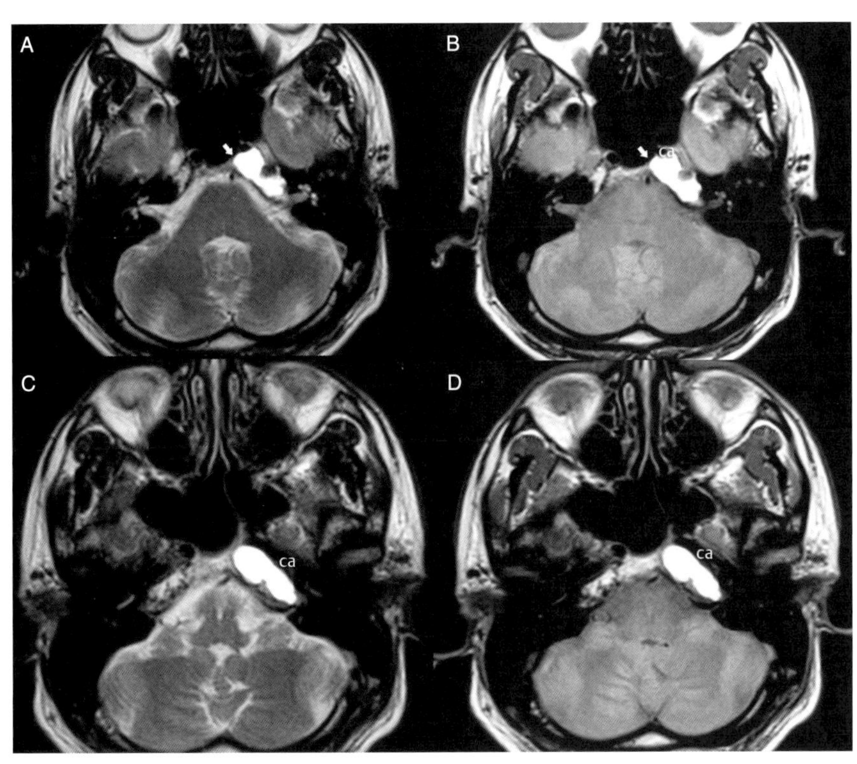

图 20.5　轴位 T2 MRI 显示在左侧岩尖部有显著高信号的病变，病变（箭头）位于颈内动脉（ca）内侧，凸入左侧蝶窦

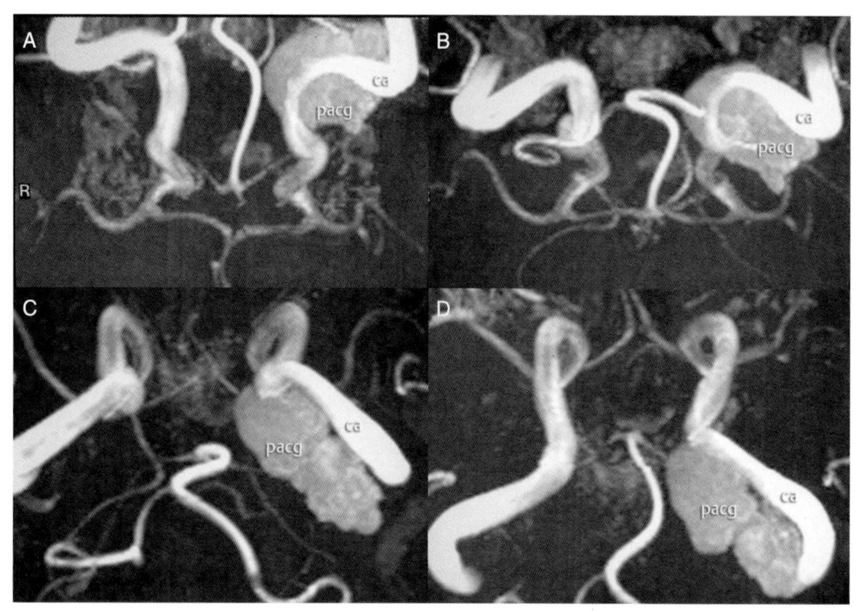

图 20.6 血管 MRI 显示岩尖病变和颈内动脉的关系。pacg，岩尖部胆固醇肉芽肿；ca，颈内动脉

· 根据岩尖的气化程度，影像导航或者术中超声（需要合适的探头）在术中是非常必要的，有助于确定颈内动脉的位置和走行。

· 蝶窦内的骨性分隔需要去除，此过程中避免颈内动脉管的损伤。

· 确认岩尖部病变；如果病变侵入蝶窦内，剥除凸入病变表面黏膜，黏膜下的囊性结构表面的骨质需要用 3mm 直径的磨光钻进行磨薄（图 20.20，图 20.21）。

· 磨骨工作起自骨性凸起的内侧面，沿着与颈内动脉走行相平行的一个垂直平面进行。

· 当骨质足够薄时，将骨质逐块去除后，可以完全显露病变。

· 当岩尖的病变开放后，岩尖内的内容物可以进行通过吸引、冲洗和灌洗等方式来充分引流（图 20.22）。

· 当岩尖内的囊腔与外界沟通后，可以将囊腔的内容物清除。

· 放置硅胶支架于岩尖开口，在痊愈的过程中维持足够的引流能力 [图 20.23；见病例 1（图 20.24）]。

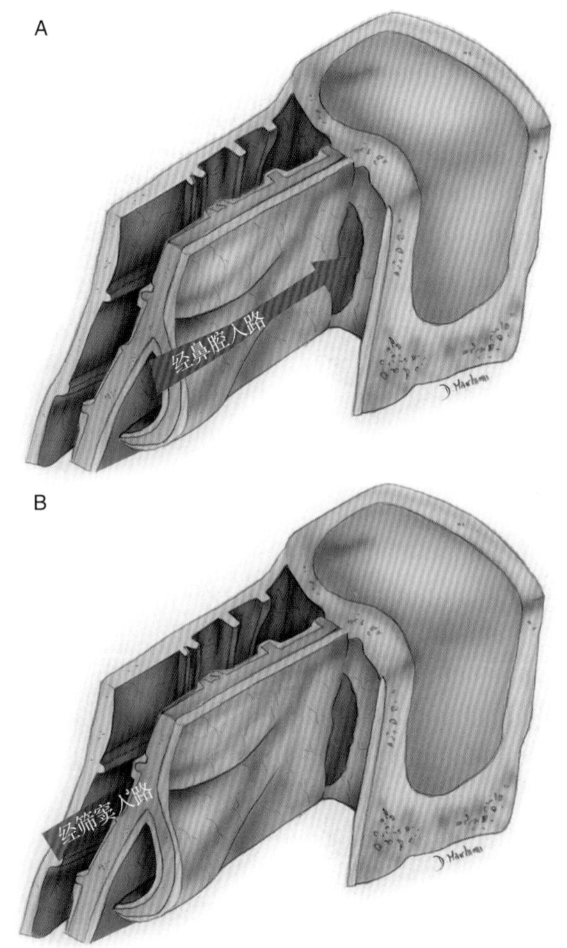

图 20.7 右侧。到达蝶窦的两种内镜外科手术入路：经鼻腔入路（A）；经筛窦入路（B）

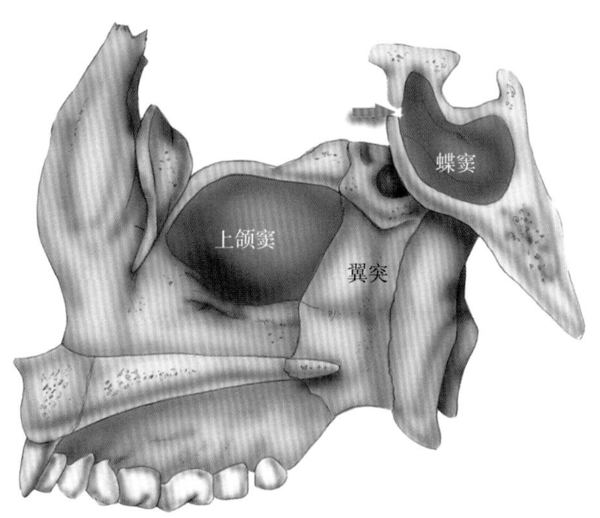

图 20.8　矢状位显示蝶窦自然开口

20.8 术中所需设备

术中影像导航可以保证在斜坡区域磨骨的准确性，才能从内侧暴露肿物的囊壁，同时将颈内动脉损伤的可能性降至最低。术中多普勒也有助于减少颈内动脉损伤的风险。

20.9 内镜入路的优势

- 避免了颞骨外侧的切除。
- 手术挑战性相对较小，手术时间更短。
- 减少了手术创伤。
- 无面瘫风险。
- 无听力下降的风险。

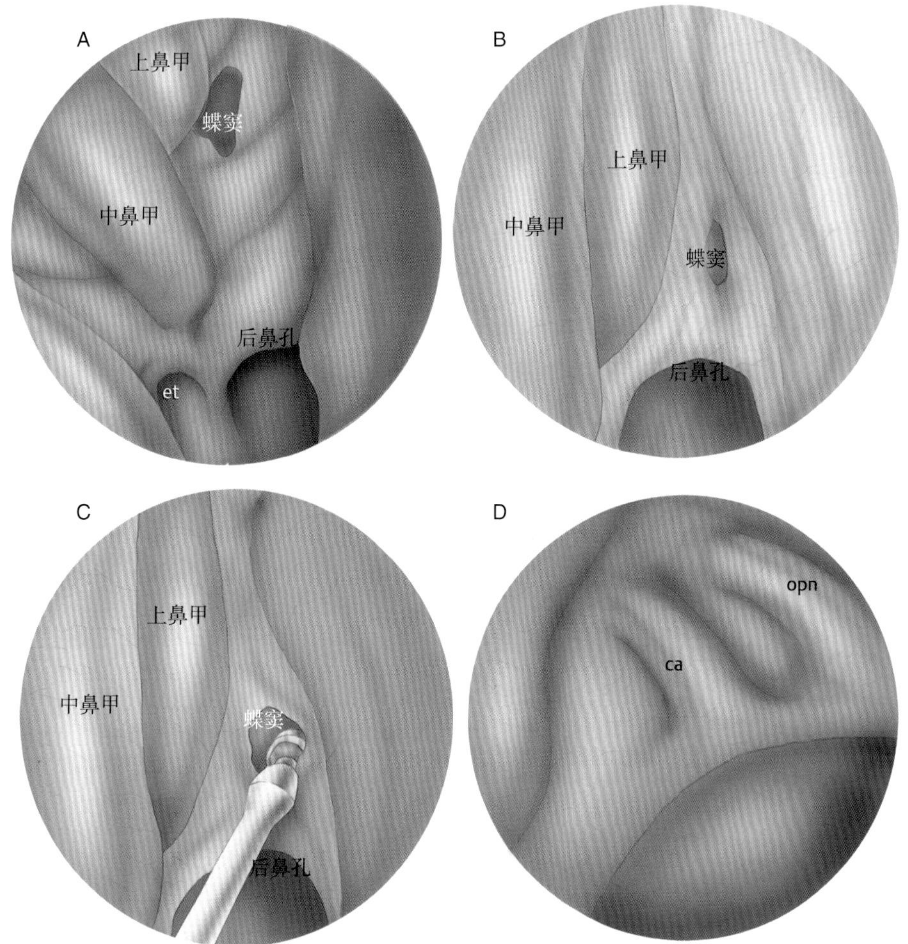

图 20.9　经鼻腔入路，右侧。内镜下确定外侧的上鼻甲和内侧鼻中隔之间的蝶窦自然开口（A，B）。蝶窦开放（C）和蝶窦腔后外侧壁的内镜观（D）。et，咽鼓管；ca，颈内动脉；opn，视神经

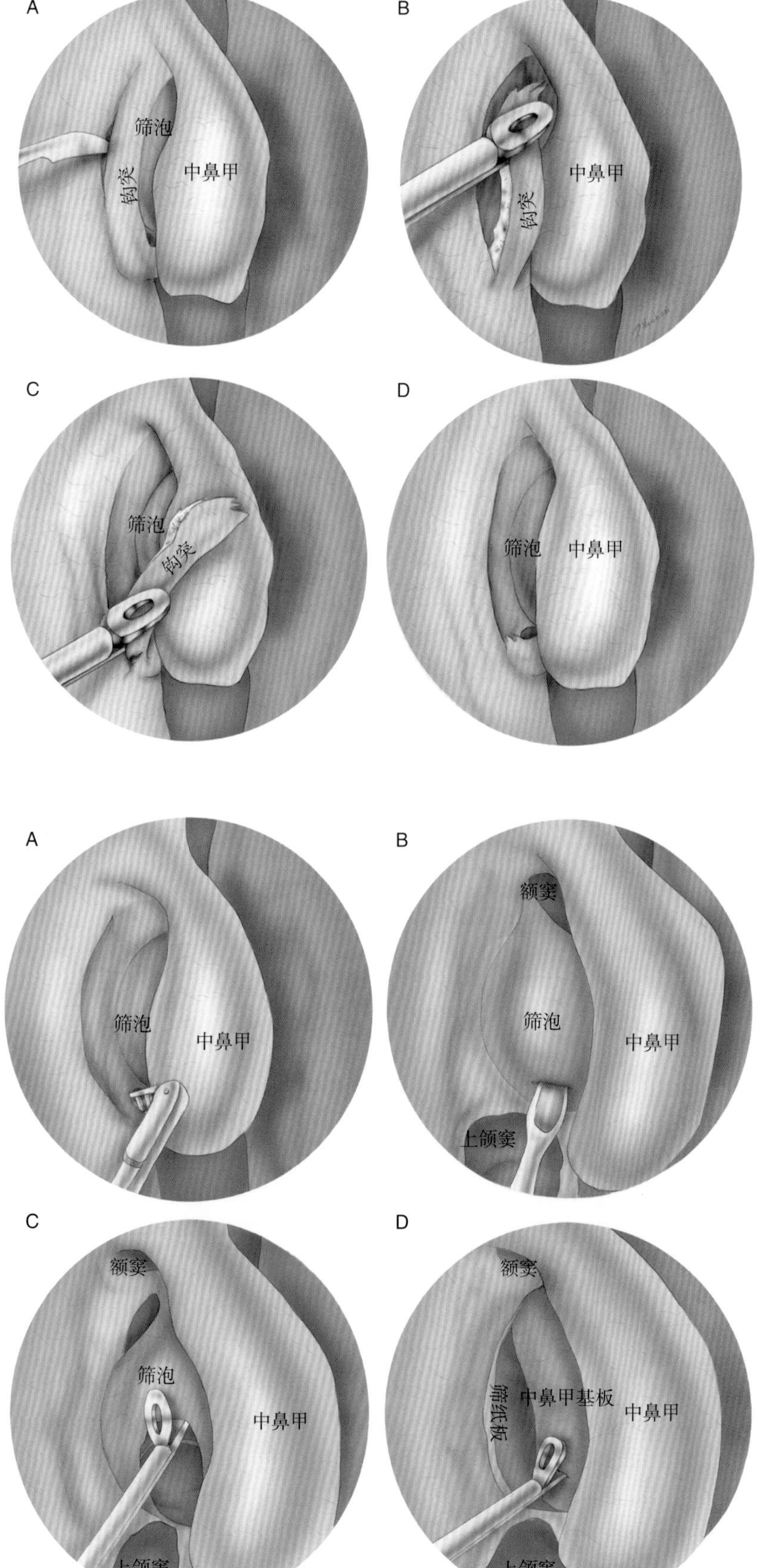

图 20.10 经筛窦入路，右侧。确定钩突后，进行钩突切除。钩突切除后可以更好地显示筛泡

图 20.11 经筛窦入路，右侧。上颌窦窦口开放术（A），筛泡开放（B）和切除筛泡（C），确定筛纸板和中鼻甲基板，切除中鼻甲基板，开放后筛气房（D）

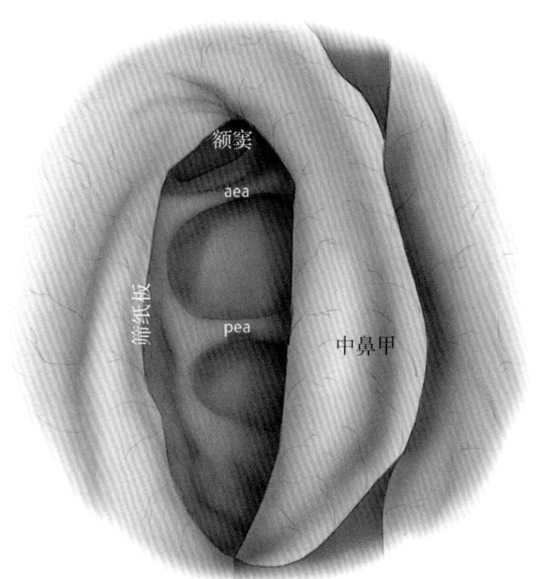

图 20.12　右侧。切除后筛的气房，确定筛顶。模式图显示筛窦气房全切后，筛顶的内镜观。aea，筛前动脉；pea，筛后动脉

20.10 内镜入路的风险

- 损伤视神经。
- 颈内动脉的损伤。
- 脑脊液漏。

20.11 术后护理

- 患者术后卧床观察 24h。
- 患者短期应用抗生素和糖皮质激素治疗。
- 患者术后很少需要静脉输入抗脑水肿药物和进行腰大池引流。
- 术后住院大约 3d。
- 术后 24h 应该进行高分辨率 CT 扫描，术后 6 个月时应该进行 CT 和 MRI 扫描的影像学随访。

20.12 结　论

对于有经验的内镜颅底外科医生来说，在病例选择合适时，内镜下经鼻入路处理岩尖病变是安全有效的手术入路。内镜入路的优势是避免了经颞骨入路或者经颅入路时损伤面神经和听力的危险性；还可以提供更宽敞自然的孔道引至鼻窦。其他的潜在优势包括避免了开颅，患者可快速愈合和康复，术后症状更少，头面部无手术瘢痕且住院时间更短。

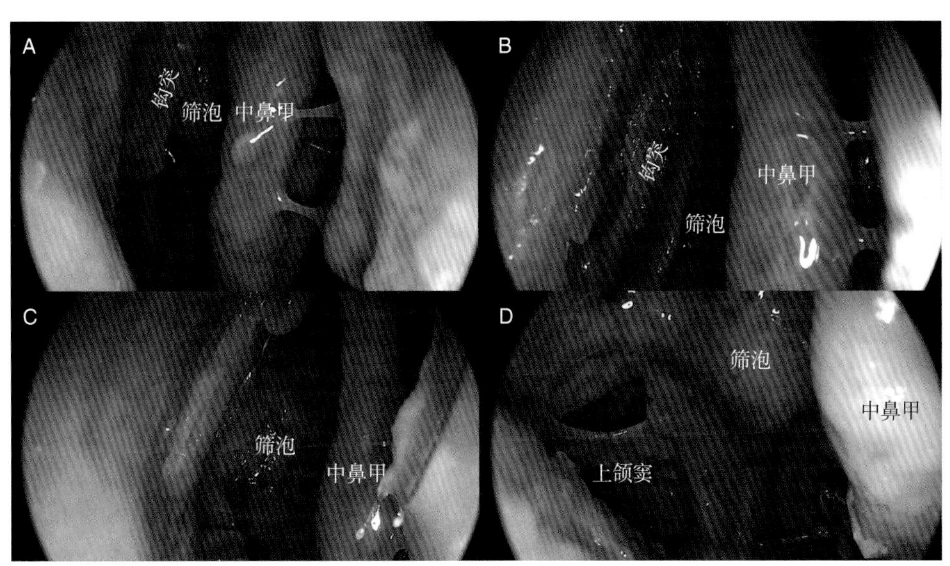

图 20.13　在尸头标本上进行经筛窦入路，右侧。A. 确认前筛的解剖标志。B，C. 钩突切除术；去除钩突的垂直部，确认筛泡的前壁。D. 开放上颌窦自然口，扩大开口

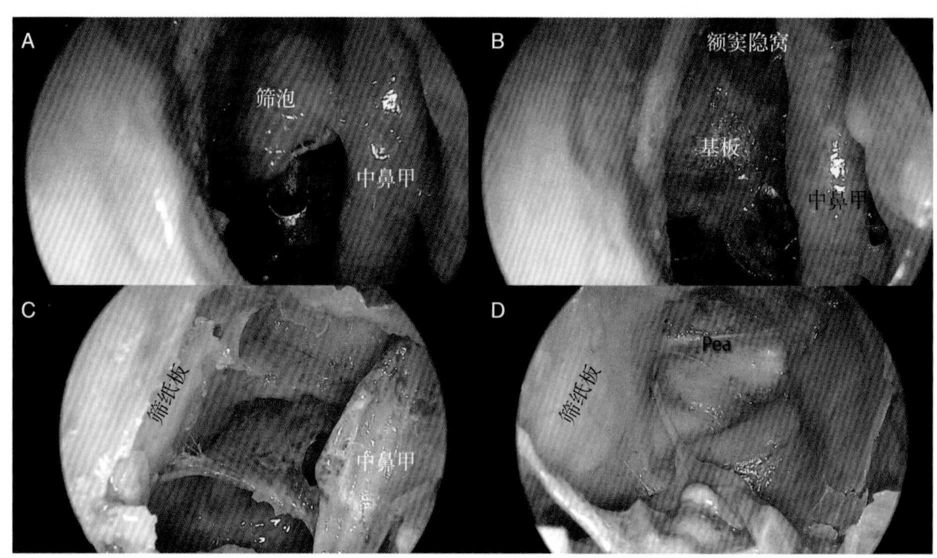

图 20.14　在尸头标本上进行经筛窦入路，右侧。切除筛泡后（A），确认中鼻甲基板，显示上方的额窦隐窝（B）。轮廓化整个筛顶和筛纸板（C），保留后筛动脉的骨管（D）。Pea，后筛动脉

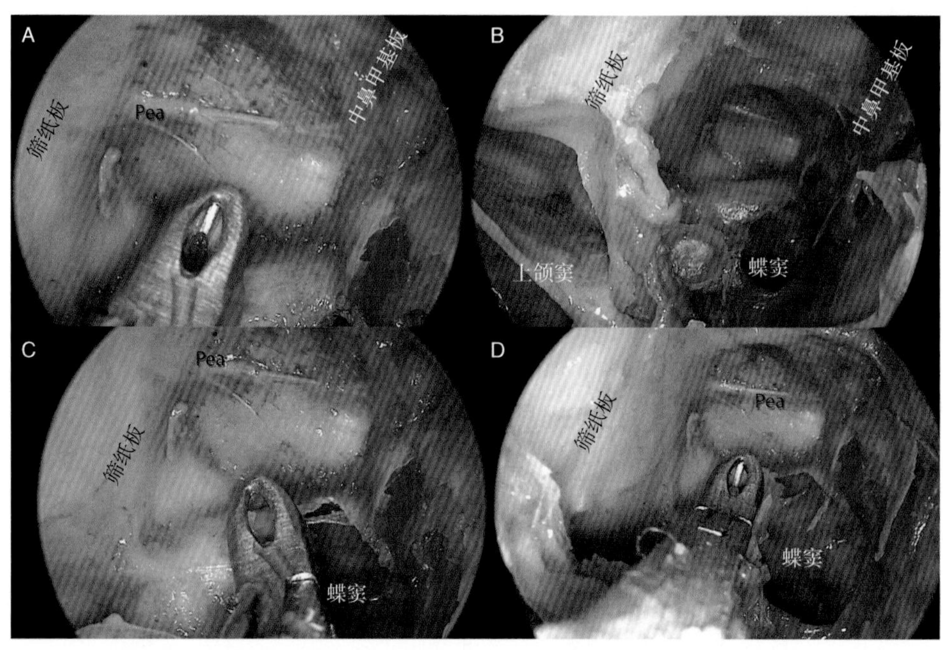

图 20.15　在尸头标本上进行经筛窦入路，右侧。沿着蝶窦顶壁，在筛纸板和中鼻甲基板之间向下到达蝶窦前壁（A，B）。蝶窦自然口位于筛后动脉的下方，完成蝶窦开放术（C，D）。Pea，筛后动脉

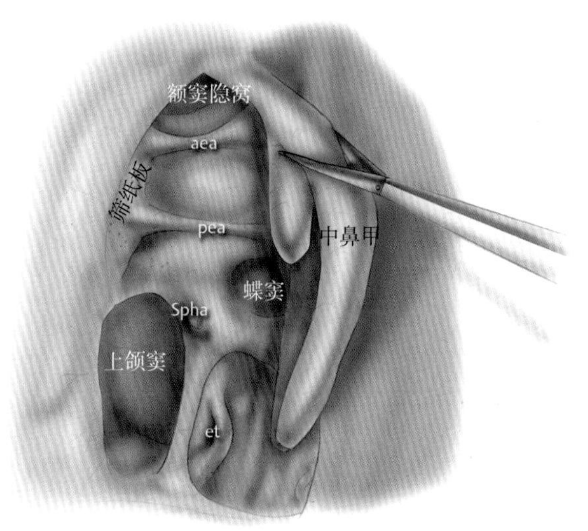

图 20.16　右侧。筛窦全切后，去除中鼻甲，获得充分的入路到达蝶窦。aea，筛前动脉；pea，筛后动脉；spha，蝶腭动脉；et，咽鼓管

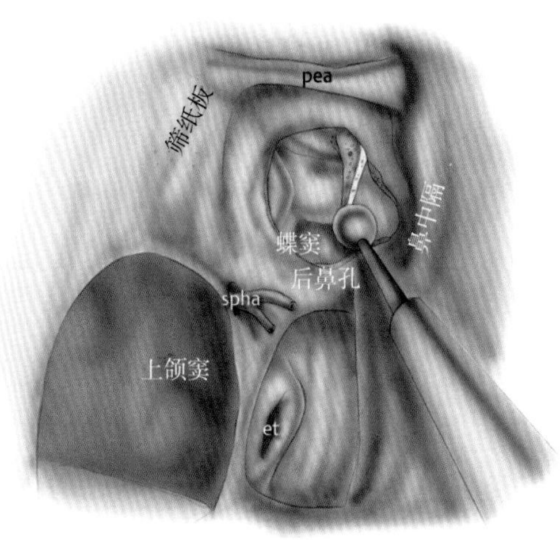

图 20.17　右侧。切除喙突和蝶窦内间隔，获得蝶窦后壁良好的显露。pea，筛后动脉；spha，蝶腭动脉；et，咽鼓管

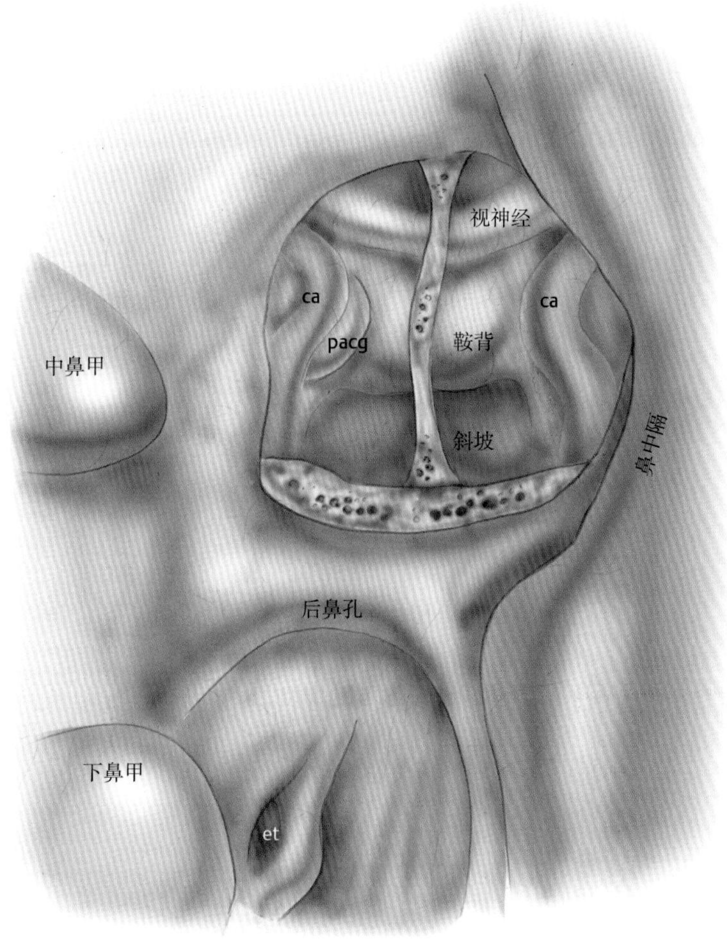

图 20.18　大范围的蝶窦开放可以为整个蝶窦腔的观察提供良好视野；确定蝶窦内所有相关的解剖标志：蝶骨平台，蝶鞍，斜坡隐窝，视神经管，内、外颈内动脉隐窝和颈内动脉管。ca，颈内动脉；pacg，岩尖胆固醇肉芽肿；et，咽鼓管

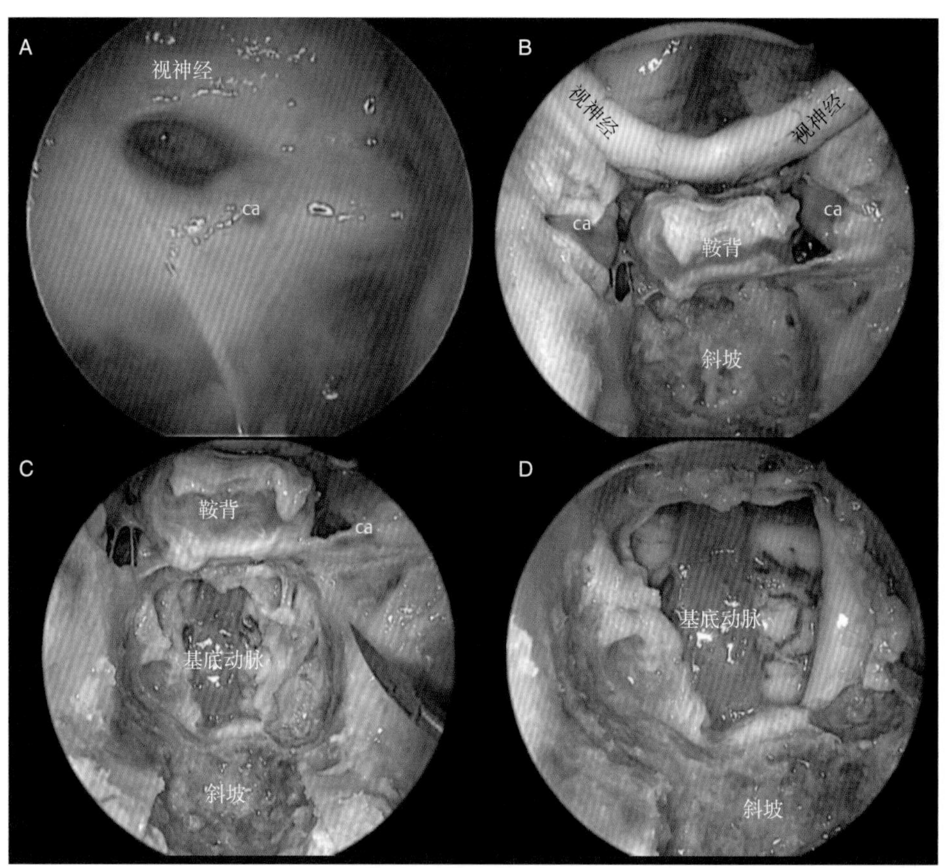

图 20.19　在尸头标本进行经筛窦入路操作。蝶窦腔内的解剖和相邻结构。A. 蝶窦的后外侧壁显示视神经管和颈内动脉的内、外隐窝。B~D. 切除蝶窦后壁和斜坡骨质后，注意到上方的视神经和视交叉，蝶鞍，颈内动脉和位于斜坡后方、蝶鞍下方的基底动脉。ca，颈内动脉；basilar a，基底动脉

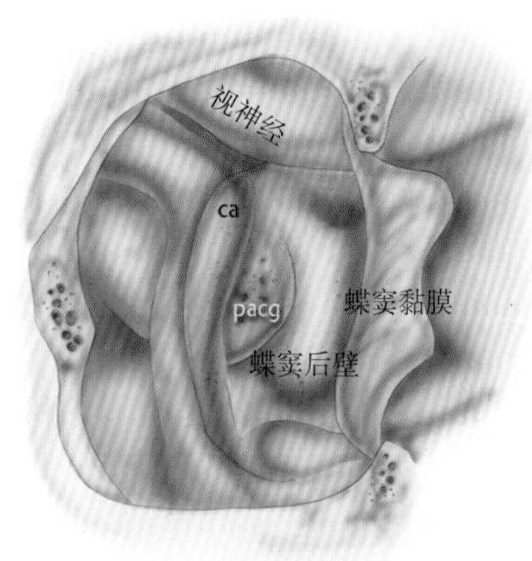

图 20.20　右侧。去除蝶窦后壁全部的黏膜后，确定蝶窦后壁和凸入蝶窦内的岩尖病变。pacg，岩尖胆固醇肉芽肿；ca，颈内动脉

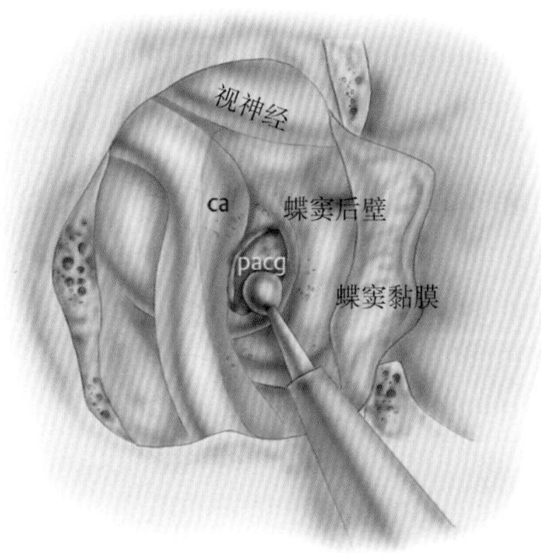

图 20.21　右侧。磨除紧贴颈内动脉内侧的病变表面的骨质，使用 3mm 的粗金刚钻逐层磨薄。pacg，岩尖胆固醇肉芽肿；ca，颈内动脉

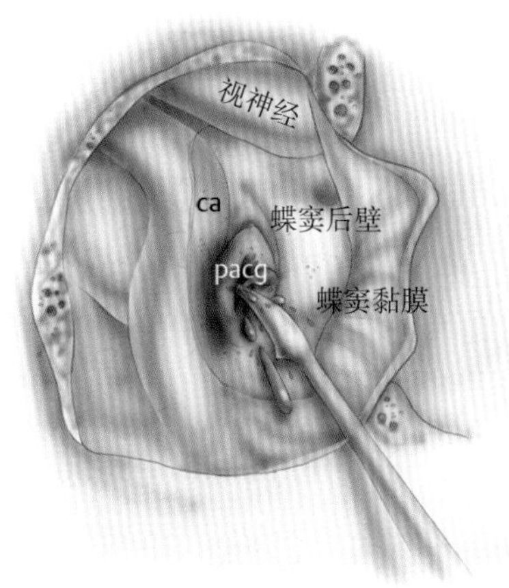

图 20.22　右侧。使用镰状刀切开岩尖病变，引流内容物。pacg，岩尖胆固醇肉芽肿；ca，颈内动脉；Optic n，视神经

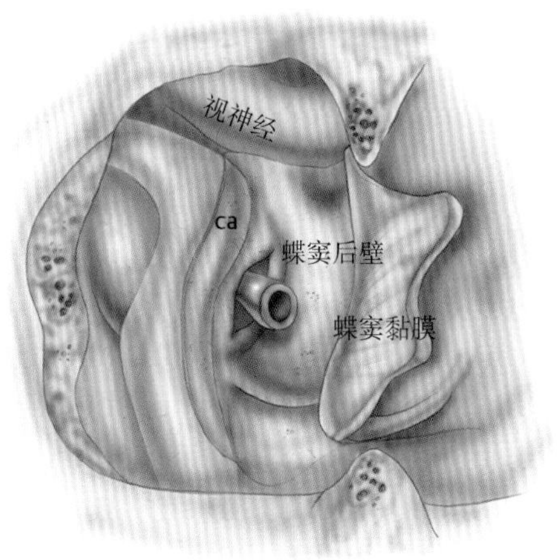

图 20.23　右侧。去除蝶窦后壁全部黏膜后，确认蝶窦后壁骨壁和凸入蝶窦内的病变。pacg，岩尖胆固醇肉芽肿；ca，颈内动脉

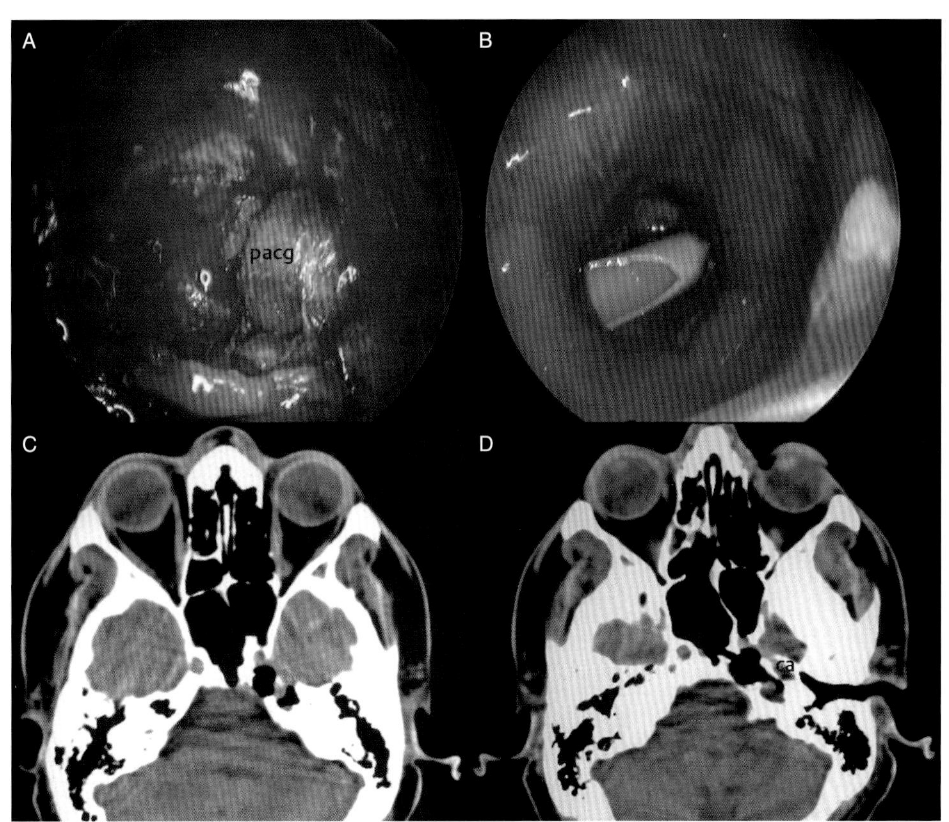

图 20.24　病例 1。A. 左侧岩尖病变全部显露后的内镜观。B. 囊壁开放，放置引流管。C，D. 术后 CT 显示残余的岩尖腔内获得了良好的通气。pacg，岩尖胆固醇肉芽肿

（侯昭晖　译；张　文　审校）

参考文献

[1] Brackmann DE, Toh EH. Surgical management of petrous apex cholesterol granulomas. Otol Neurotol, 2002, 23: 529–533

[2] Griffith AJ, Terrell JE. Transsphenoid endoscopic management of petrous apex cholesterol granuloma. Otolaryngol Head Neck Surg, 1996, 114: 91–94

[3] Terao T, Onoue H, Hashimoto T, et al. Cholesterol granuloma in the petrous apex: case report and review. Acta Neurochir (Wien), 2001, 143: 947–952

[4] Brodkey JA, Robertson JH, Shea JJ, et al. Cholesterol granulomas of the petrous apex: combined neurosurgical and otological management. J Neurosurg, 1996, 85: 625–633

[5] Thedinger BA, Nadol JB, Montgomery WW, et al. Radiographic diagnosis, surgical treatment, and long-term follow-up of cholesterol granulomas of the petrous apex. Laryngoscope, 1989, 99: 896–907

[6] Muckle RP, De la Cruz A, Lo WM. Petrous apex lesions. Am J Otol, 1998, 19: 219–225

[7] Jackler RK, Brackmann DE. Neurotology. Philadelphia: Elsevier Mosby, 2005

[8] Chang P, Fagan PA, Atlas MD, et al. Imaging destructive lesions of the petrous apex. Laryngoscope, 1998, 108: 599–604

[9] Mosnier I, Cyna-Gorse F, Grayeli AB, et al. Management of cholesterol granulomas of the petrous apex based on clinical and radiologic evaluation. Otol Neurotol, 2002, 23: 522–528

[10] Kassam AB, Gardner P, Snyderman C, et al. Expanded endonasal approach: fully endoscopic, completely transnasal approach to the middle third of the clivus, petrous bone, middle cranial fossa, and infratemporal fossa. Neurosurg Focus, 2005, 19: E6

[11] Isaacson B, Kutz JW, Roland PS. Lesions of the petrous apex. Diagnosis and management Otolaryngol Clin North Am, 2007, 40: 479–519, viii

[12] Presutti L, Villari D, Marchioni D. Petrous apex cholesterol granuloma: transsphenoid endoscopic approach. J Laryngol Otol, 2006, 120: e20

[13] Castelnuovo P, Dallan I, Battaglia P, et al. Endoscopic endonasal skull base surgery: past, present and future. Eur Arch Otorhinolaryngol, 2010, 267: 649–663

[14] Chatrath P, Nouraei SAR, De Cordova J, et al. Endonasal endoscopic approach to the petrous apex: an image-guided quantitative anatomical study. Clin Otolaryngol, 2007, 32: 255–260

[15] Moore KR, Harnsberger HR, Shelton C, et al. “Leave me alone” lesions of the petrous apex. AJNR Am J Neuroradiol, 1998, 19:733–738

[16] Zanation AM, Snyderman CH, Carrau RL, et al. Endoscopic endonasal surgery for petrous apex lesions. Laryngoscope, 2009, 119: 19–25

[17] Kingdom TT, Delgaudio JM. Endoscopic approach to lesions of the sphenoid sinus, orbital apex, and clivus. Am J Otolaryngol, 2003, 24: 317–322

中英文对照索引

英文原版书中个别参考文献有不对应现象，待原著作者核实之后，将更正信息公布于本公司网站 http://www.wpcxa.com，读者可进行查询。